"十二五"普通高等教育本科国家级规划教材

国家卫生和计划生育委员会"十二五"规划教材
全国高等医药教材建设研究会"十二五"规划教材
全国高等学校教材

供8年制及7年制("5+3"一体化)临床医学等专业用

病理学

Pathology

第3版

主　审　李甘地

主　编　陈　杰　周　桥

副主编　来茂德　卞修武　王国平

编　委　(以姓氏笔画为序)

丁彦青(南方医科大学)　　　　　　　李　良(首都医科大学)

王连唐(中山大学)　　　　　　　　　李玉林(吉林大学白求恩医学部)

王国平(华中科技大学同济医学院)　　李甘地(四川大学华西临床医学院)

王恩华(中国医科大学)　　　　　　　李连宏(大连医科大学)

卞修武(第三军医大学)　　　　　　　来茂德(浙江大学医学院)

文继舫(中南大学湘雅医学院)　　　　陈　杰(北京协和医学院)

卢朝辉(北京协和医学院)　　　　　　陈嘉薇(上海交通大学)

叶诸榕(复旦大学上海医学院)　　　　周　桥(四川大学华西临床医学院)

朱明华(第二军医大学)　　　　　　　周庚寅(山东大学医学院)

刘卫平(四川大学华西临床医学院)　　郑　杰(北京大学医学部)

孙保存(天津医科大学)　　　　　　　黄爱民(福建医科大学)

苏　敏(汕头大学医学院)　　　　　　戚基萍(哈尔滨医科大学)

秘　书　卢朝辉(北京协和医学院)

人民卫生出版社

图书在版编目（CIP）数据

病理学 / 陈杰，周桥主编 . —3 版 . —北京：人民卫生出版社，2015

ISBN 978-7-117-20518-4

Ⅰ.①病… Ⅱ.①陈…②周… Ⅲ.①病理学 –医学院校–教材 Ⅳ.①R36

中国版本图书馆 CIP 数据核字（2015）第 077043 号

人卫社官网　www.pmph.com 人卫医学网　www.ipmph.com	出版物查询，在线购书 医学考试辅导，医学数据库服务，医学教育资源，大众健康资讯

病　理　学

第 3 版

主　　编：陈　杰　周　桥

出版发行：人民卫生出版社（中继线 010-59780011）

地　　址：北京市朝阳区潘家园南里 19 号

邮　　编：100021

E - mail：pmph @ pmph.com

购书热线：010-59787592　010-59787584　010-65264830

印　　刷：三河市宏达印刷有限公司

经　　销：新华书店

开　　本：850 × 1168　1/16　印张：36

字　　数：991 千字

版　　次：2005 年 8 月第 1 版　　2015 年 8 月第 3 版
　　　　　2023 年 5 月第 3 版第 10 次印刷（总第 20 次印刷）

标准书号：ISBN 978-7-117-20518-4/R · 20519

定　　价：118.00 元

打击盗版举报电话：010-59787491　E-mail：WQ @ pmph.com

（凡属印装质量问题请与本社市场营销中心联系退换）

修 订 说 明

为了贯彻教育部教高函〔2004-9号〕文,在教育部、原卫生部的领导和支持下,在吴阶平、裘法祖、吴孟超、陈灏珠、刘德培等院士和知名专家的亲切关怀下,全国高等医药教材建设研究会以原有七年制教材为基础,组织编写了八年制临床医学规划教材。从第一轮的出版到第三轮的付梓,该套教材已经走过了十余个春秋。

在前两轮的编写过程中,数千名专家的笔耕不辍,使得这套教材成为了国内医药教材建设的一面旗帜,并得到了行业主管部门的认可(参与申报的教材全部被评选为"十二五"国家级规划教材),读者和社会的推崇(被视为实践的权威指南、司法的有效依据)。为了进一步适应我国卫生计生体制改革和医学教育改革全方位深入推进,以及医学科学不断发展的需要,全国高等医药教材建设研究会在深入调研、广泛论证的基础上,于2014年全面启动了第三轮的修订改版工作。

本次修订始终不渝地坚持了"精品战略,质量第一"的编写宗旨。以继承与发展为指导思想:对于主干教材,从精英教育的特点、医学模式的转变、信息社会的发展、国内外教材的对比等角度出发,在注重"三基"、"五性"的基础上,在内容、形式、装帧设计等方面力求"更新、更深、更精",即在前一版的基础上进一步"优化"。同时,围绕主干教材加强了"立体化"建设,即在主干教材的基础上,配套编写了"学习指导及习题集"、"实验指导/实习指导",以及数字化、富媒体的在线增值服务(如多媒体课件、在线课程)。另外,经专家提议,教材编写委员会讨论通过,本次修订新增了《皮肤性病学》。

本次修订一如既往地得到了广大医药院校的大力支持,国内所有开办临床医学专业八年制及七年制("5+3"一体化)的院校都推荐出了本单位具有丰富临床、教学、科研和写作经验的优秀专家。最终参与修订的编写队伍很好地体现了权威性,代表性和广泛性。

修订后的第三轮教材仍以全国高等学校临床医学专业八年制及七年制("5+3"一体化)师生为主要目标读者,并可作为研究生、住院医师等相关人员的参考用书。

全套教材共38种,将于2015年7月前全部出版。

全国高等学校八年制临床医学专业国家卫生和计划生育委员会规划教材编写委员会

	学科名称	主审	主编	副主编			
1	细胞生物学(第3版)	杨恬	左伋 刘艳平	刘佳	周天华	陈誉华	
2	系统解剖学(第3版)	柏树令 应大君	丁文龙 王海杰	崔慧先	孙晋浩	黄文华	欧阳宏伟
3	局部解剖学(第3版)	王怀经	张绍祥 张雅芳	刘树伟	刘仁刚	徐飞	
4	组织学与胚胎学(第3版)	高英茂	李和 李继承	曾园山	周作民	肖岚	
5	生物化学与分子生物学(第3版)	贾弘禔	冯作化 药立波	方定志	焦炳华	周春燕	
6	生理学(第3版)	姚泰	王庭槐	闫剑群	郑煜	祁金顺	
7	医学微生物学(第3版)	贾文祥	李明远 徐志凯	江丽芳	黄敏	彭宜红	郭德银
8	人体寄生虫学(第3版)	詹希美	吴忠道 诸欣平	刘佩梅	苏川	曾庆仁	
9	医学遗传学(第3版)		陈竺	傅松滨	张灼华	顾鸣敏	
10	医学免疫学(第3版)		曹雪涛 何维	熊思东	张利宁	吴玉章	
11	病理学(第3版)	李甘地	陈杰 周桥	来茂德	卞修武	王国平	
12	病理生理学(第3版)	李桂源	王建枝 钱睿哲	贾玉杰	王学江	高钰琪	
13	药理学(第3版)	杨世杰	杨宝峰 陈建国	颜光美	臧伟进	魏敏杰	孙国平
14	临床诊断学(第3版)	欧阳钦	万学红 陈红	吴汉妮	刘成玉	胡申江	
15	实验诊断学(第3版)	王鸿利 张丽霞 洪秀华	尚红 王兰兰	尹一兵	胡丽华	王前 王建中	
16	医学影像学(第3版)	刘玉清	金征宇 龚启勇	冯晓源	胡道予	申宝忠	
17	内科学(第3版)	王吉耀 廖二元	王辰 王建安	黄从新	徐永健	钱家鸣	余学清
18	外科学(第3版)		赵玉沛 陈孝平	杨连粤	秦新裕	张英泽	李虹
19	妇产科学(第3版)	丰有吉	沈铿 马丁	狄文	孔北华	李力 赵霞	

	学科名称	主审	主编	副主编
20	儿科学(第3版)		桂永浩 薛辛东	杜立中 母得志 罗小平 姜玉武
21	感染病学(第3版)		李兰娟 王宇明	宁 琴 李 刚 张文宏
22	神经病学(第3版)	饶明俐	吴 江 贾建平	崔丽英 陈生弟 张杰文 罗本燕
23	精神病学(第3版)	江开达	李凌江 陆 林	王高华 许 毅 刘金同 李 涛
24	眼科学(第3版)		葛 坚 王宁利	黎晓新 姚 克 孙兴怀
25	耳鼻咽喉头颈外科学(第3版)		孔维佳 周 梁	王斌全 唐安洲 张 罗
26	核医学(第3版)	张永学	安 锐 黄 钢	匡安仁 李亚明 王荣福
27	预防医学(第3版)	孙贵范	凌文华 孙志伟	姚 华 吴小南 陈 杰
28	医学心理学(第3版)	姜乾金	马 辛 赵旭东	张 宁 洪 炜
29	医学统计学(第3版)		颜 虹 徐勇勇	赵耐青 杨土保 王 彤
30	循证医学(第3版)	王家良	康德英 许能锋	陈世耀 时景璞 李晓枫
31	医学文献信息检索(第3版)		罗爱静 于双成	马 路 王虹菲 周晓政
32	临床流行病学(第2版)	李立明	詹思延	谭红专 孙业桓
33	肿瘤学(第2版)	郝希山	魏于全 赫 捷	周云峰 张清媛
34	生物信息学(第2版)		李 霞 雷健波	李亦学 李劲松
35	实验动物学(第2版)		秦 川 魏 泓	谭 毅 张连峰 顾为望
36	医学科学研究导论(第2版)		詹启敏 王 杉	刘 强 李宗芳 钟晓妮
37	医学伦理学(第2版)	郭照江 任家顺	王明旭 尹 梅	严金海 王卫东 边 林
38	皮肤性病学	陈洪铎 廖万清	张建中 高兴华	郑 敏 郑 捷 高天文

经过再次打磨,备受关爱期待,八年制临床医学教材第三版面世了。怀纳前两版之精华而愈加求精,汇聚众学者之智慧而更显系统。正如医学精英人才之学识与气质,在继承中发展,新生方可更加传神;切时代之脉搏,创新始能永领潮头。

经过十年考验,本套教材的前两版在广大读者中有口皆碑。这套教材将医学科学向纵深发展且多学科交叉渗透融于一体,同时切合了环境-社会-心理-工程-生物这个新的医学模式,体现了严谨性与系统性,诠释了以人为本、协调发展的思想。

医学科学道路的复杂与简约,众多科学家的心血与精神,在这里汇集、凝结并升华。众多医学生汲取养分而成长,万千家庭从中受益而促进健康。第三版教材以更加丰富的内涵、更加旺盛的生命力,成就卓越医学人才对医学誓言的践行。

坚持符合医学精英教育的需求,"精英出精品,精品育精英"仍是第三版教材在修订之初就一直恪守的理念。主编、副主编与编委们均是各个领域内的权威知名专家学者,不仅著作立身,更是德高为范。在教材的编写过程中,他们将从医执教中积累的宝贵经验和医学精英的特质潜移默化地融入到教材中。同时,人民卫生出版社完善的教材策划机制和经验丰富的编辑队伍保障了教材"三高"(高标准、高起点、高要求)、"三严"(严肃的态度、严谨的要求、严密的方法)、"三基"(基础理论、基本知识、基本技能)、"五性"(思想性、科学性、先进性、启发性、适用性)的修订原则。

坚持以人为本、继承发展的精神,强调内容的精简、创新意识,为第三版教材的一大特色。"简洁、精练"是广大读者对教科书反馈的共同期望。本次修订过程中编者们努力做到:确定系统结构,落实详略有方;详述学科三基,概述相关要点;精选创新成果,简述发现过程;逻辑环环紧扣,语句精简凝练。关于如何在医学生阶段培养创新素质,本教材力争达到:介绍重要意义的医学成果,适当阐述创新发现过程,激发学生创新意识、创新思维,引导学生批判地看待事物、辩证地对待知识、创造性地预见未来,踏实地践行创新。

坚持学科内涵的延伸与发展,兼顾学科的交叉与融合,并构建立体化配套、数字化的格局,为第三版教材的一大亮点。此次修订在第二版的基础上新增了《皮肤性病学》。本套教材通过编写委员会的顶层设计、主编负责制下的文责自负、相关学科的协调与蹉商、同一学科内部的专家互审等机制和措施,努力做到其内容上"更新、更深、更精",并与国际紧密接轨,以实现培养高层次的具有综合素质和发展潜能人才的目标。大部分教材配套有"学习指导及习题集"、"实验指导/实习指导"以及"在线增值服务(多媒体课件与在线课程等)",以满足广大医学院校师生对教学资源多样化、数字化的需求。

本版教材也特别注意与五年制教材、研究生教材、住院医师规范化培训教材的区别与联系。①五年制教材的培养目标:理论基础扎实、专业技能熟练、掌握现代医学科学理论和技术、临床思维良好的通用型高级医学人才。②八年制教材的培养目标:科学基础宽厚、专业技能扎实、创新能力强、发展潜力大的临床医学高层次专门人才。③研究生教材的培养目标:具有创新能力的科研型和临床型研究生。其突出特点:授之以渔、评述结合、启示创新,回顾历史、剖析现状、展望未来。④住院医师规范化培训教材的培养目标:具有胜任力的合格医生。其突出特点:结合理论,注重实践,掌握临床诊疗常规,注重预防。

以吴孟超、陈灏珠为代表的老一辈医学教育家和科学家们对本版教材寄予了殷切的期望,教育部、国家卫生和计划生育委员会、国家新闻出版广电总局等领导关怀备至,使修订出版工作得以顺利进行。在这里,衷心感谢所有关心这套教材的人们! 正是你们的关爱,广大师生手中才会捧上这样一套融贯中西、汇纳百家的精品之作。

八学制医学教材的第一版是我国医学教育史上的重要创举,相信第三版仍将担负我国医学教育改革的使命和重任,为我国医疗卫生改革,提高全民族的健康水平,作出应有的贡献。诚然,修订过程中,虽力求完美,仍难尽人意,尤其值得强调的是,医学科学发展突飞猛进,人们健康需求与日俱增,教学模式更新层出不穷,给医学教育和教材撰写提出新的更高的要求。深信全国广大医药院校师生在使用过程中能够审视理解,深入剖析,多提宝贵意见,反馈使用信息,以便这套教材能够与时俱进,不断获得新生。

愿读者由此书山拾级,会当智海扬帆!

是为序。

中国工程院院士
中国医科科学院原院长　　刘德培
北京协和医学院原院长

二〇一五年四月

李甘地,汉族,1949年10月生于重庆。1988年获联邦德国医学博士。四川大学华西临床医学院病理学教研室、四川大学华西医院病理科副院长教授,博士生和硕士生导师。长期从事病理学教学和教材编写工作。参加了五年制国家级规划教材《病理学》第4版、第5版的编写工作。主编长学制国家级规划教材《病理学》第1版和第2版。

2006年获得国家级教学名师奖。曾任中华医学会病理学分会副主任委员,中华医学会四川分会病理学会主任委员,中国抗癌协会常务理事,肿瘤病理专业委员会主任委员,淋巴瘤专业委员会副主任委员。现任中华病理学杂志副主编、临床与实验病理学杂志副主编、诊断病理学杂志编委、白血病与淋巴瘤杂志编委。

长期从事淋巴造血系统肿瘤的病理形态学和分子病理学诊断和研究,得到多项国家自然科学基金、国家教委基金和CMB基金资助。发表论文超过200篇。

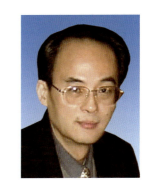

李甘地

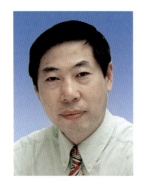

陈 杰

陈杰,1955年12月生。医学博士,现任中华医学会病理学分会名誉主任委员,中华医学会理事,教育部科技委生物与医学学部委员,国家卫计委病理质控及评价中心主任及专家委员会主任委员,全国病理医师定考专家委员会主任委员,《中华病理学杂志》总编辑,北京医师协会病理医师分会会长,北京医学会病理学分会主任委员,北京协和医院党委副书记,病理科前主任,博士生导师,教授、主任医师。

从事教学工作37年,1994年晋升主任医师/教授。多次获国家自然科学基金,1996年获国家杰出青年基金和国家教委跨世纪人才基金。作为课题牵头人主持国家"十一五"科技支撑课题和国家行业基金课题。已在国内外杂志发表学术论文300余篇,SCI收录论文70余篇。作为第二完成人获国家科技进步二等奖一项,卫生部科技进步二等奖2项。作为第一完成人获卫生部科技进步三等奖1项。作为第三完成人获中华医学奖二等奖一项,教育部科技进步一等奖1项,北京市科技进步一等奖1项。多次获北京协和医院科研成就一、二等奖。主编、参编医学专著二十余部。主编全国长学制统编病理学教材(第1版2005;第2版2010),第2版获北京市及教育部精品教材。在临床病理诊断方面有很高造诣。曾获国家教委霍英东基金会青年教师奖一等奖、国家四部委"青年科技之星"、国务院政府特殊津贴、卫生部有突出贡献专家、全国抗击非典型肺炎先进科技工作者、北京协和医学院教学名师等。

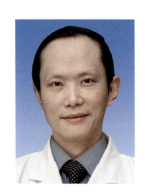

周 桥

周桥教授,四川大学华西医院病理科主任,博士研究生导师。从事病理诊断、教学和研究。1963年6月生。1984年和1987年在华西医科大学获医学学士与硕士学位;1994年赴美,1998年获美国杜克大学(Duke University)病理学博士学位。1987—2001年历任华西医院病理科住院医师、主治医师/讲师、副教授;1994—2000年期间先后在杜克大学医学中心、哈佛医学院作Fellow或博士后。2001年起任华西医院病理学教授、病理科副主任、病理研究室主任。2013年6月起任华西医院病理科主任。研究工作侧重于肿瘤分子诊断、细胞凋亡信号转导、基因表达调控特别是非编码RNA与表观遗传调控与肿瘤发生的关系,学术成果发表于 *American Journal of Pathology*、*Cancer Research*、*Journal of Biological Chemistry*、*Human Pathology*、*Modern Pathology*、*Journal of Neuropathology and Experimental Neurology* 等。获国家杰出青年科学基金(2001)、国家自然科学基金、973前期、教育部博士点基金等十余研究项目。培养博士后、博士和硕士生近50名。国际病理学会(IAP)中国分会、国际泌尿病理学会(ISUP)等学会会员、中国病理医师协会常委、中国抗癌协会肿瘤病理专委会常委暨四川分会主任委员;国家自然科学基金委医学科学部专家评审组成员;《中华病理学杂志》《四川大学学报》《临床与实验病理学杂志》和《诊断病理学杂志》编委;病理学规划教材(五年制6、7、8版,研究生规划教材)编委。

来茂德，医学博士、教授、主任医师、博士生导师。现任中国药科大学校长。1982 年毕业于浙江医科大学医学系（七七级）。曾任浙江医科大学副校长、浙江大学副校长、中华医学会病理学会主任委员和中国医师协会病理医师分会副会长等。2011 年当选德国科学院院士，2011 年获浙江省特级专家荣誉称号。

科研工作主要从事大肠癌病理学研究。作为课题负责人获得到国家自然科学基金重大项目"EMT 和大肠癌转移关系研究"、"十一五"国家科技支撑计划"代谢综合征的早期识别和干预技术研究"、中德合作项目"肿瘤发病的分子机制"和教育部"细胞 - 微环境互作创新引智基地"项目。获得省部级科研成果奖和国家教育成果奖多项。

从事教学工作 30 年。曾获全国优秀教师，原国家教委霍英东高校优秀青年教师奖等荣誉称号。国家级精品课程和国家级教学团队负责人。主编国家级研究生规划教材《医学分子生物学》和《病理学》，副主编国家级五年制、七年制和八年制规划教材《病理学》等。主编研究专著《上皮内瘤变》《恶性肿瘤组织病理学分级图谱》和病理医师晋升考试用书《病理学高级教程》。主编英文版专著 *Intraepithelial Neoplasia* 全球销售。

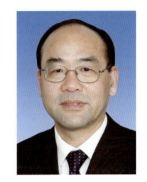

来茂德

卞修武，医学博士，教授、主任医师，博士生导师。全军临床病理学研究所所长，第三军医大学病理学教研室、西南医院病理科（国家重点临床专科）和西南癌症中心主任，全军病理学重点实验室和教育部肿瘤免疫病理学重点实验室主任，国家"万人计划"科技领军人才，国家杰出青年科学基金获得者，教育部"长江学者"特聘教授、国家 973 计划项目首席科学家，"新世纪百千万人才工程"国家级人选，军队高层次人才工程科技领军人才，总后勤部"院士后备人选"。获何梁何利科学与技术进步奖、中国科协"求是杰出青年奖"，享受国务院特殊津贴。发表论文 300 余篇，其中 *JNCI*、*PNAS*、*Cancer Res*、*Hepatology* 等 SCI 收录期刊论文 100 余篇。研究成果以第一完成人获国家科技进步一等奖、中华医学会科技奖一等奖、中国抗癌协会科技一等奖各 1 项，重庆市自然科学一等奖 2 项。现任全国病理学专委会主任委员、重庆市和全军病理学专委会主任委员，中国医师协会病理科医师分会副会长、中国抗癌协会肿瘤转移和神经肿瘤专委会副主任委员，兼任 *Am J Stem Cells*（美国干细胞杂志）主编、*Int J ClinExpPathol*（国际临床与实验病理学杂志）编委，《中华病理学杂志》等杂志副总编。荣立个人二等功 1 次、三等功 2 次。

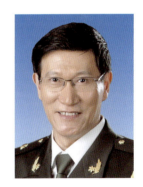

卞修武

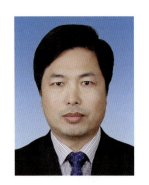

王国平

　　王国平,教授、博士生导师、教育部国家级重点学科(病理学)学科带头人、国家卫计委国家级临床重点专科(病理科)项目负责人。1987年大学毕业获医学学士学位,随后一直从事病理学的教学、科研和临床诊断工作,于1992年和1996年分别获病理学硕士和病理学博士学位。1998—2004年先后在日本熊本大学医学部、香港大学医学院和加拿大西安大略大学医学院学习和工作,2004年7月回国,同年晋升为教授。2005年起任博士生导师、华中科技大学同济医学院病理学系主任,2007年起任华中科技大学同济医学院附属同济医院病理研究所所长兼病理科主任。主要研究方向为心血管病理学及分子病理学,在心脏、血管及软组织疾病病理学和临床病理诊断方面具有深入的认识和见解;主编了《临床病理诊断指南》,主持了大型临床病理参考书《外科病理学》的再版工作,主译了国际病理学名著《KOSS诊断细胞学及其组织病理学基础》;先后以副主编和编委的身份参加了国家级规划教材《病理学》和国际英文教材的编写;近年来主持了多项国家级科研项目,取得了较好的研究成果。

第三版前言

供八年制及七年制("5+3"一体化)临床医学等专业用的《病理学》规划教材已成功发行了第 1 版(2005年)和第 2 版(2010 年)。自第 2 版至今已四年多了,作为八年制教材,它不能像五年制教材那样有大量的印数,但其高水平的内容和精湛的印刷,得到全国八年制医学生以及研究生的使用及好评,也入选了教育部全国精品教材名录。此次再版是在"三基"(基础理论、基本知识、基本技能)和"三严"(严肃的态度、严谨的要求、严密的方法)基础上,尽可能体现"更新、更深、更精"的原则,与时俱进,根据病理学的最新进展,并在广泛征求学生和授课教师意见的基础上,更新教材的内容,尽量做到易教、易学。

此次再版基本保持了原有的章节结构,但在此基础上全体编委对各章均进行重新审视及重新编撰,尽量使内容条理更明晰,概念阐述更加准确,模式图、大体及镜下等图片更加典型,以保持此教材的图文并茂、生动直观的视觉效果。在每章的结尾还增加了小结以便于学生对关键内容的理解和掌握。此次再版还将有相应的配套教材,包括《病理学学习指导及习题集》《病理学实习指导》以及增值服务(多媒体课件与在线课堂),以便学生对教材内容进行自学。部分章节还配备了供进一步思考的病例或思考题,方便学生通过实际病例深入学习病理学内容,起到启发学生自觉学习的作用。本书编撰过程中,除本书编委外,吉林大学白求恩医学院李一雷教授、中国医科大学邱雪杉教授、上海交通大学医学院王立峰教授、山东大学医学院吴晓娟老师、中南大学湘雅医学院的胡忠良副教授、第三军医大学杨景副教授和中山大学医学院王卓副教授等专家也为该书的修订做了大量工作,再此对他们的卓越贡献表示衷心的感谢。

由于时间较紧及编者自身知识水平的限制,此书难免还会有很多的缺点和不足,不当之处敬请各院校老师和学生批评指正。

陈 杰 周 桥

2015 年 5 月

目　录

第一章　细胞、组织的适应和损伤

机体器官和组织的基本单位是细胞。细胞的生命活动是在体内、外环境的动态平衡（homeostasis）中进行的。细胞和由其构成的组织、器官，以致机体，能对不断变化的体内、体外环境做出及时的反应，表现为代谢、功能和结构的调整。在生理负荷过多或过少时，或遇到轻度的持续的病理性刺激时，细胞、组织和器官表现为适应（adaptation）。如内外因素的刺激强度超过了细胞和组织的适应能力，则可能引起损伤（injury），表现出代谢、功能和结构方面的变化。较轻的细胞损伤是可逆的，即消除刺激因子后，受损伤的细胞可恢复正常，称为可逆性细胞损伤（reversible cell injury）或亚致死性细胞损伤（sublethal cell injury）。但如果引起损伤的刺激很强或持续存在，超过细胞所能承受的极限，则可导致不可逆的细胞损伤（irreversible cell injury），引起细胞死亡，包括凋亡和坏死。细胞死亡在疾病时任何组织和器官均可见到，其原因可为缺血、感染、中毒和免疫反应等。也可为正常胚胎发育、器官发育和维持内环境稳定的正常的和必不可少的过程。从正常细胞到适应、可逆性细胞损伤和不可逆性细胞损伤是代谢、功能和结构上连续的变化过程，其界限有时不甚清楚。它们之间的关系以心肌为例见图 1-1。

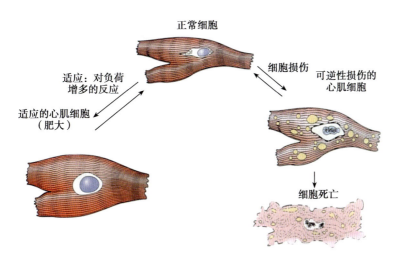

图 1-1　正常、适应、可逆性损伤和不可逆性损伤之间的关系

第一节   适   应

适应(adaptation)指细胞、组织、器官和机体对于持续性的内外刺激做出的非损伤性的应答反应。通过适应性反应,细胞、组织和器官改变其自身的代谢、功能和结构以达到新的平衡,以耐受各种刺激而得以存活,避免损伤。很多情况下,细胞仅表现为生理代谢性适应,并未出现形态的改变,如饥饿时血糖不足可分解脂肪以供给能量。当血钙降低时通过甲状旁腺素的作用从骨中释放钙以达到平衡。在某些情况下,则出现形态上的改变称为适应。适应在形态上表现为肥大、增生、萎缩和化生,涉及细胞数目、细胞大小或细胞分化的改变。

一、肥   大

细胞体积的增大,称为肥大(hypertrophy)。组织、器官的肥大通常是由于实质细胞的肥大所致,可伴有细胞数量的增加。由于工作负荷增加引起的肥大称为代偿性肥大(compensatory hypertrophy),由于激素刺激引起的肥大称为内分泌性肥大(endocrine hypertrophy)。肥大的细胞合成代谢增加,功能通常增强。肥大可分为生理性和病理性。

(一) 生理性肥大(physiological hypertrophy)

生理性肥大可以妊娠时子宫的增大为例。此时子宫可从正常的壁厚 0.4cm、重 100g 增大到壁厚达 5cm、重达 1000g。妊娠子宫的增大以肥大为主(图 1-2A)(早期也包含有增生)。此时雌激素作用于平滑肌细胞内的雌激素受体,使平滑肌细胞蛋白合成增加,细胞体积增大(内分泌性肥大)。骨骼肌、心肌细胞多属于不具有分裂能力的永久性细胞,只能以代偿性肥大来适应负荷的增加,如体力劳动者和运动员的肌肉肥大。

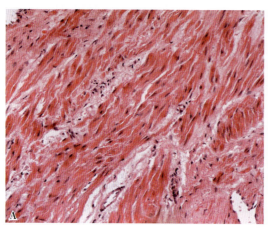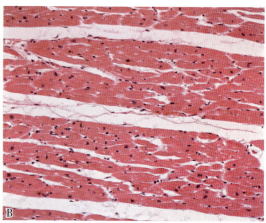

图 1-2   肥大

A. 妊娠时子宫平滑肌肥大;B. 高血压心脏病,心肌肥大,表现为肌纤维明显增粗,细胞核体积增大,胞质丰富红染

(二) 病理性肥大(pathological hypertrophy)

高血压病时心脏的肥大属于病理性代偿性肥大。为适应外周阻力的增加,心肌细胞发生肥大(图 1-2B)。幽门狭窄时胃壁平滑肌的肥大,男性尿道阻塞时膀胱壁平滑肌细胞的肥大,晚期肾小球肾炎时残存肾单位的肥大,一侧肾切除后对侧肾的肥大,肝叶切除后肝细胞增生时伴有的肥大等也属此种情况。以往所谓的前列腺肥大,实际上主要是由于前列腺的腺体和间质增生所致,故应称为前列腺增生(参见增生)。

细胞肥大的超微结构改变主要是细胞器增多、蛋白合成增多和微丝增多。肥大的细胞蛋白

Notes

合成增加的机制还未完全清楚。在心脏至少有两个机制参与：一是心肌本身的机械性伸展，通过伸展受体(stretch receptor)，刺激 RNA 和蛋白质合成，如多肽性生长因子(IGF-1)和血管活性因子；二是肌细胞表面受体(α- 肾上腺素能受体)活化从而改变某些收缩蛋白基因的表达。新近的研究表明，应对血液动力学压力的反应时，心脏的心肌细胞和非心肌细胞产生的生长因子和血管活性因子刺激各种基因的表达，导致心肌细胞肥大。

代偿性肥大是有限的，负荷超过一定的极限就会使器官功能发生衰竭(失代偿，decompensation)，如心力衰竭。这种情况可能与肥大心肌的血供受到限制，线粒体氧化磷酸化能力有一定限度，或与蛋白合成和降解改变有关。此时在心肌纤维中可见到多种可逆性损伤，如肌原纤维收缩成分的溶解和消失等。

二、增　生

器官或组织的实质细胞数目增多称为增生(hyperplasia)。增生可致组织、器官的体积增大。实质细胞的增多是通过有丝分裂来实现的，因此实质细胞有分裂能力的器官(肝、子宫、前列腺等)的体积的增大常常是通过增生和肥大共同完成的。而没有分裂能力的组织(心肌、骨骼肌等)通常仅有肥大。一般增生是因局部产生生长因子增多、相应细胞表面生长因子受体增多或特殊细胞内信号通路的激活所致，这些均可激活细胞内基因，包括生长因子及其受体基因、细胞周期调节基因等导致细胞增殖。激素可起到生长因子的作用，引发各种细胞基因的转录。细胞增殖不仅有原有细胞的增殖也有由干细胞来源的新细胞的参与。成体干细胞有修复损伤组织的潜能。增生可分生理性和病理性。

(一) 生理性增生(physiologic hyperplasia)

1. 激素性增生(hormonal hyperplasia)　如青春期女性乳腺上皮和妊娠期子宫平滑肌的增生。

2. 代偿性增生(compensatory hyperplasia)　如损伤或部分切除后的组织增生，例如部分肝切除后肝细胞的增生。

(二) 病理性增生(pathologic hyperplasia)

大多数病理性增生均为过量的激素或生长因子刺激所致，如过量雌激素刺激引起的子宫内膜增生(激素性增生)，此类患者子宫内膜癌发生的危险性增高。又如雄激素的代谢产物——二氢睾酮可使前列腺腺体和间质增生及肥大，导致排尿困难。在创伤愈合过程中，成纤维细胞和血管增生有助于损伤的修复，但增生过度可形成瘢痕疙瘩(keloid)。

细胞增生通常为弥漫性，导致相应的组织、器官呈弥漫性均匀增大。但在有关激素的作用下，前列腺、甲状腺、肾上腺和乳腺等增生常呈结节状。这可能是由于这类器官中有的靶细胞对于激素的作用更为敏感。

无论是生理性还是病理性增生，皆由刺激所引起，一旦刺激消除，则增生停止。这是与肿瘤性增生的主要区别之一(详见第六章)。但持续病理性增生可发展为肿瘤性增生，如在子宫内膜增生症的基础上可发生子宫内膜癌。

三、萎　缩

发育正常的实质细胞因细胞物质的丢失而体积变小称为萎缩(atrophy)。细胞萎缩可导致组织、器官的体积缩小。萎缩的器官常伴有细胞数量的减少。萎缩和发育不全(hypoplasia)及未发育(aplasia)和未发生(agenesis)不同，后三者是指器官或组织未充分发育至正常大小，或处于根本未发育的状态或根本在胚胎期即无向某个器官发育的胚细胞团。

萎缩可分为生理性和病理性。生理性萎缩是生命过程的正常现象。如老年人几乎所有器官和组织均不同程度地出现萎缩，尤以脑、心、肝、皮肤和骨骼等更为明显。

Notes

病理性萎缩可根据原因的不同,分以下几类:

(一)营养不良性萎缩(atrophy due to inadequate nutrition)

由营养不良引起的萎缩可波及全身或只发生于局部。饥饿、慢性结核病、糖尿病和恶性肿瘤等患者由于蛋白质等营养物质摄入不足或消耗过度可引起全身性营养不良性萎缩,称为恶病质(cachexia)。

(二)缺血性萎缩(atrophy due to diminished blood supply)

因组织供血不足可导致组织的萎缩,如老年时,可因脑动脉粥样硬化,导致慢性脑血供不足而出现脑萎缩,亦称老年性萎缩(senile atrophy)。

(三)废用性萎缩(atrophy due to decreased workload)

是由于长期工作负荷减少所致的萎缩。如骨折后肢体长期固定,可导致肌肉和骨骼体积缩小。宇航员重量减轻,麻痹肢体的骨骼肌体积缩小等也属于此类。废用性萎缩是由于活动减少伴随分解代谢降低,进而对合成代谢产生负反馈调节,使细胞体积缩小。也可能与器官活动停止后神经向心性冲动减少,致使神经调节活动降低有关。

(四)去神经性萎缩(atrophy due to loss of innervation)

下运动神经元或轴突破坏可引起所支配器官组织的萎缩。例如麻风患者的周围神经受到侵犯时,可导致肢体,尤其是肢体末端部位(包括肌肉、骨骼及皮肤)的明显萎缩。一方面去神经的肌肉不能自由活动导致废用,另一方面至少在最初几周,肌肉的合成代谢正常而分解代谢加速。并且神经对血管运动的调节丧失而致局部组织器官的营养不良。

(五)压迫性萎缩(atrophy due to pressure)

器官或组织长期受压亦可发生萎缩。这种萎缩除由于压迫的直接作用外,尚有营养不良和废用两种因素的作用。引起萎缩的压力并不需要过大,关键在于一定的压力持续存在。例如动脉瘤压迫脊椎引起脊椎萎缩,脑膜瘤引起局部颅骨的萎缩,肾盂积水(nephrohydrosis)造成的肾实质萎缩(图 1-3),脑室积水(hydrocephalus)时周围脑组织的萎缩,肝转移性癌结节周围肝细胞的萎缩等。

(六)内分泌性萎缩(atrophy due to loss of endocrine stimulation)

内分泌功能紊乱(主要为功能低下)可引起相应靶器官的萎缩。例如垂体损害,导致垂体功能降低,患者的甲状腺、肾上腺和性腺等都萎缩。甲状腺功能低下时皮肤毛囊和皮脂腺等萎缩。但是当甲状腺功能亢进时,由于机体分解代谢加速,患者可呈现全身性消瘦。

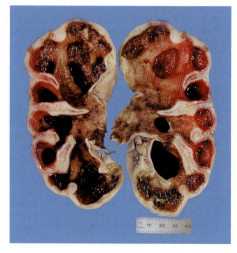

图 1-3   肾压迫性萎缩
输尿管梗阻导致肾盂积水、扩张,肾实质因受压而萎缩

萎缩的机制尚未完全清楚,但可能主要涉及蛋白合成和降解的平衡,其中蛋白降解的增加在萎缩中起关键作用。哺乳类细胞中含有多个蛋白溶解系统。溶酶体含有酸性水解酶和其他酶类,能降解从细胞外环境吞入的物质和细胞表面以及某些细胞内成分。泛素 - 蛋白酶体途径则负责降解很多细胞质内的蛋白和核蛋白。此途径被认为是包括癌性恶病质在内的很多代谢状态下蛋白溶解加速的主要机制。皮质激素和甲状腺素可刺激蛋白酶体介导的蛋白降解。此外像肿瘤坏死因子(TNF)等细胞因子也可增加肌肉内的蛋白溶解,导致组织萎缩,其功能亦下降。

轻度的萎缩一般可逆,在刺激或者病因去除后,组织或器官的大小和重量可恢复正常。严重的萎缩可引起细胞死亡,导致细胞数目减少。

萎缩的器官体积均匀性缩小,重量减轻。如大脑萎缩时,脑回变窄,脑沟变深,皮质变薄,体积缩小,重量减轻(图 1-4A)。镜下可见萎缩器官的实质细胞体积变小,线粒体、内质网等数量明显减少,有时伴有细胞数目的减少。萎缩细胞胞质内常可见脂褐素(lipofuscin)(图 1-4B),以心肌、肝细胞及肾上腺皮质网状带的细胞为常见。当脂褐素明显增多时,整个器官可呈棕褐色,故有褐色萎缩(brown atrophy)之称。电镜下萎缩细胞内自噬泡(autophagic vacuoles)显著增多。自噬泡内的某些细胞碎片不能被消化而以膜包绕的形式存在于细胞质,称为残体(residual body),即光镜下所见的脂褐素(参见病理性色素沉着)。

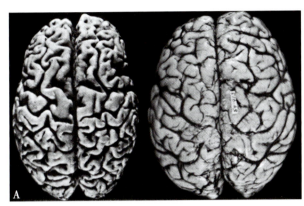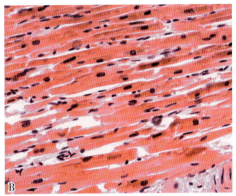

图 1-4　器官和组织萎缩

A. 脑萎缩:左为萎缩的脑,体积变小,脑回变窄,脑沟变深;右为正常脑;B. 心肌萎缩:心肌纤维变细,细胞体积变小,胞质内核两端可见脂褐素

在实质萎缩的同时,往往伴有一定程度的间质纤维组织和脂肪组织增生,以维持原有器官的正常外观,有时甚至体积比正常时还大,此种情况称为假性肥大(pseudohypertrophy),如萎缩的胸腺、萎缩的肌肉等。

四、化　生

一种分化成熟的细胞为另一种分化成熟的细胞所替代的过程称化生(metaplasia)。化生并非由一种成熟的细胞直接转变成另一种成熟细胞的表型变化,而是存在于正常组织中的干细胞或结缔组织中未分化间叶细胞通过增生转变,即重新程序化(reprogramming)的结果,化生过程中这些细胞循一种新的方向分化。因此化生只出现在具有增生能力的组织细胞中。这种分化上的转向通常只发生在同源的细胞之间,即上皮细胞之间或间叶细胞之间。常常由一种特异性较低的细胞取代特异性较高的细胞。在某些特定的情况下,上皮也可以发生向间叶组织的转化,称为上皮-间质转化(epithelial-mesenchymal transition,EMT)。分化过程受细胞因子、生长因子和细胞环境中细胞外基质成分产生的信号的影响,其中涉及很多组织特异性基因和分化基因,例如骨形成蛋白(morphogenetic protein)、TGFβ 超家族的某些因子可使干细胞出现软骨或成骨方向的分化,而抑制其向肌肉和脂肪的表型的分化。这些因子作为外源性启动者,诱导特异性转录因子而引发表型特异性基因的序贯表达,而形成完全分化的细胞。例如维生素 A 缺乏或过多可影响干细胞的分化方向。某些细胞周期抑制药物可干扰 DNA 甲基化而使一种间叶细胞如纤维母细胞变为另一种间叶细胞如肌肉或软骨细胞。但迄今为止,在很多情况下引起化生的详细机制尚不完全明了。

化生主要见于慢性刺激作用下的上皮组织,也可见于间叶组织。虽然化生的组织对有害的局部环境因素抵抗力增加,但失去了原有正常组织的功能,局部的防御能力反而削弱。更为重要的是,化生是一种异常的增生,可发生恶变。

(一)上皮细胞的化生

以鳞状上皮化生(squamous metaplasia,鳞化)最为常见。如慢性子宫颈炎时子宫颈管的柱状上皮化生为鳞状上皮(图 1-5);长期吸烟者气管和支气管黏膜的假复层纤毛柱状上皮化生为

Notes

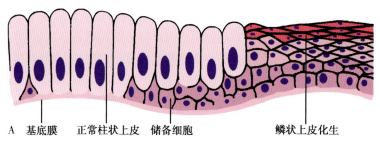

A　基底膜　　正常柱状上皮　　储备细胞　　　　　　　　鳞状上皮化生

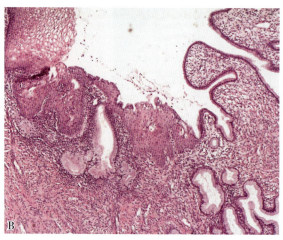

图 1-5　柱状(腺)上皮的鳞状上皮化生形态发生示意图

鳞状上皮;涎腺、胰腺导管和胆管结石时的柱状上皮鳞化;肾盂膀胱结石时的移行上皮鳞化等。维生素 A 缺乏时,在鼻黏膜、支气管、尿道、泪腺和唾液腺上皮都可出现鳞化。鳞化是正常不存在鳞状上皮的器官组织发生鳞状上皮癌的结构基础。鳞状上皮有时也可以化生为腺上皮,例如 Barrett 食管就是食管的鳞状上皮为柱状上皮所取代,在此基础上可发生食管的腺癌。

腺上皮化生的例子如发生于慢性胃炎时胃黏膜的肠上皮化生(intestinal metaplasia,肠化)(图 1-6)和假幽门腺化生。

(二) 间叶组织的化生

化生亦可发生于间叶组织。如在正常不形成骨的部位,纤维母细胞可转变成骨母细胞或软骨母细胞,形成骨(图 1-7)或软骨。这类化生多见于局部受损伤的软组织(如在骨化性肌炎)以

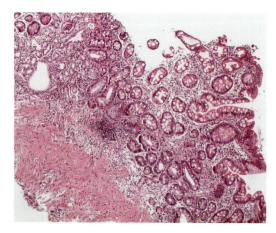

图 1-6　胃黏膜肠上皮化生

慢性萎缩性胃炎,胃固有腺体萎缩,出现类似肠上皮的腺体,其中可见较多杯状细胞

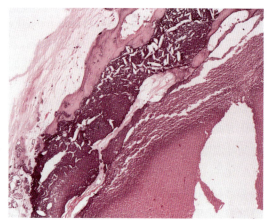

图 1-7　钙化及骨化

淋巴结结核,在干酪样坏死的基础上有大量钙化,边缘可见骨化

Notes

及一些肿瘤的间质。

　　上皮组织的化生在原因消除后可恢复。但骨或软骨化生则不可逆。

第二节　细胞、组织的损伤

　　当内外因素的刺激作用超出了组织细胞所能适应的程度，组织细胞出现损伤（injury）。轻者为可逆性，在病因去除后可恢复，重者可导致不可逆性损伤，或经过可逆性阶段最终导致细胞死亡（图 1-8）。细胞死亡有两种形式即坏死（necrosis）和凋亡（apoptosis）。

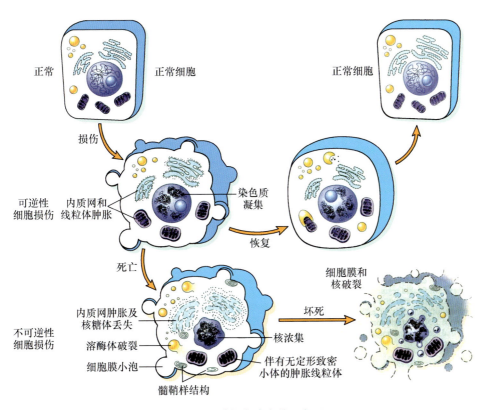

图 1-8　细胞损伤演变的示意图

一、细胞、组织损伤的原因

　　造成细胞和组织损伤的原因很多，大致可分为以下几大类：

（一）缺氧

　　缺氧或低氧（hypoxia）是导致细胞和组织损伤最常见和最重要的原因之一。缺氧时，细胞内氧化磷酸化过程发生障碍，从而引起代谢、功能和结构的变化。缺氧大致有三方面的原因：①血管性疾病或血栓导致动脉血流和静脉引流障碍，使血供减少或丧失（缺血，ischemia）；②心肺功能衰竭导致血的氧合不足；③血液携带氧的能力降低或丧失，如贫血、CO 中毒等。

（二）化学物质和药物因素

　　化学物质和药物是细胞适应、损伤和死亡的重要原因。实际上所有的化学物质和药物都可以引起细胞的适应、损伤和死亡，如酒精、麻醉药等。甚至像葡萄糖和盐这样的物质也是如此，如果浓度过高则可破坏细胞的渗透环境而引起细胞损伤或死亡。体内的某些代谢产物，如尿素及自由基等，亦可成为内源性化学性致病因素。其他物质，如砷、氰化物、汞等在几分钟或几小时内可造成大量细胞破坏。我们每天接触的环境如空气污染、杀虫剂、除草剂、石棉等均可造成

Notes

细胞损伤。

（三）物理因素

机械性损伤、高温、低温、气压改变、电离辐射、激光、超声波、微波和噪声等都可引起范围广泛的细胞和组织损伤。

（四）生物因素

生物因素主要包括病毒、立克次体、细菌、霉菌和寄生虫等，它们引起细胞、组织损伤的机制不同。多数细菌通过其内、外毒素或分泌的酶造成细胞损伤。有些细菌可以导致机体的变态反应而造成细胞和组织损伤。病毒通过整合入宿主 DNA 内，扰乱细胞功能或通过复制繁殖破坏细胞或通过免疫反应对细胞造成损伤。寄生虫除了其分泌物及代谢产物的毒性作用和免疫反应外，还可因虫体的运动造成机械性损伤。

（五）免疫反应

免疫反应可造成细胞损伤，如对外来抗原的变态反应和对某些自身抗原的自身免疫反应均可造成损伤。

（六）遗传性缺陷

染色体畸变和基因突变可引起细胞代谢、功能和结构的改变。表现为肉眼可见的先天性畸形，如 Down 综合征，或仅表现为蛋白结构和功能的改变，包括受体数目或功能、酶活性的改变等，也可表现为对某种化学物质、环境因素或对某些疾病的遗传易感性（genetic predisposition）。

（七）营养失衡

食物中缺乏某些必需的物质，如蛋白质、维生素、微量元素等可引起相应的病变。相反，营养过剩也可引起疾病，例如过多地摄入维生素 D 可致肾、心、主动脉等器官出现钙质沉积。食物中动物脂肪过多可致肥胖症和动脉粥样硬化，并且增加对许多疾病的易感性，如糖尿病等。

（八）其他

内分泌因素、衰老、心理和社会因素也可导致细胞组织的损伤。不良的社会—心理—精神刺激是现代社会中日益受到重视的致病因素。由思想、情感障碍引发细胞损伤所形成的疾病称为心身疾病（psychosomatic disease）。医学模式从生物医学模式向生物心理社会医学模式（bio-psycho-social medical model）的转变充分说明了这一点。例如心理—精神障碍是原发性高血压、消化性溃疡、冠心病和自主神经功能紊乱等的一个重要发病因素，甚至也可成为恶性肿瘤发生的潜在重要因素。一些目前用形态学方法未能发现细胞、组织形态学改变的疾病如神经官能症（neurosis）、精神病（psychosis）等，其分子水平已有改变。

在对患者原有疾病进行诊断、治疗时，由于诊治不当继发的伤害属于医源性疾病（iatrogenic disease）。医生在临床工作中要注意防范。

二、细胞、组织损伤的机制

各种原因引起的细胞、组织损伤的分子机制相当复杂。不同原因引起细胞死亡的机制不尽相同，不同类型和不同分化状态的细胞对同一致病因素的敏感性也不同。细胞对不同损伤因子作出的反应决定于损伤因子的类型、作用的持续时间和损伤因子的强度。受损伤细胞的最终结局因细胞类型、细胞所处状态和其适应性的不同而有差异。各种原因引起的细胞损伤的主要生化机制包括：

（一）ATP 的耗竭

低氧和化学（中毒性）损伤常伴有 ATP 的消耗和合成的减少。细胞内很多合成和降解过程均需要 ATP 提供能量，这些包括跨膜转运蛋白和脂质合成、磷脂代谢过程中的脱酰基及再酰基化等。ATP 的产生有两种途径，在哺乳类细胞中主要途径为线粒体内需氧的氧化磷酸化，其次为在无氧条件下的糖酵解途径。因此,具有较强糖酵解能力的组织(如肝)对因氧化代谢抑制导致的 ATP 减少耐受性较强。

ATP 减少到正常细胞的 5%~10% 对细胞具有明显的损伤效应。

1. 细胞膜依赖能量的钠泵的活性下降,导致细胞内钠的潴留和 K^+ 向细胞外的弥散。钠潴留导致细胞内水的增多,形成细胞水肿和内质网的扩张。

2. 细胞能量代谢改变,如果细胞氧供应减少,则氧化磷酸化停止,细胞依赖糖酵解提供能量。糖酵解消耗大量细胞内的糖原,并聚集了大量的乳酸和无机磷使细胞内 pH 降低,因此使很多细胞内酶的活性下降。

3. Ca^{2+} 泵的活性下降导致 Ca^{2+} 的内流,细胞内 Ca^{2+} 的浓度升高,可导致很多细胞内成分的损伤。

4. ATP 的耗竭,使细胞内合成蛋白的细胞器遭到破坏。如粗面内质网的核糖体脱失,多聚体变成单体,蛋白合成下降,最终出现不可逆的线粒体和溶酶体膜的破坏,细胞坏死。

5. 当细胞内氧或葡萄糖耗竭时,蛋白质可出现异常折叠。异常折叠的蛋白质可启动称为未折叠蛋白反应的细胞反应,导致细胞损伤,甚至死亡。此种过程亦可见于热或自由基损伤。

(二) 线粒体损伤

所有导致损伤的因素包括缺氧和中毒均可造成线粒体的损伤,引起线粒体形态的改变。细胞质内 Ca^{2+} 增多,经磷脂酶 A 和鞘髓磷脂途径造成的磷脂的分解以及由游离脂肪酸和酰基硝胺醇衍生的脂质分解产物均可产生线粒体损伤。此时形态学上表现为线粒体肿胀、嵴变短、稀疏甚至消失。在极度肿胀时,线粒体可转化为小空泡状结构。基质内可出现富含钙的无定形致密小体。线粒体损伤常导致线粒体内膜高导电性通道的形成,称为线粒体渗透性移位(mitochondrial permeability transition)(图 1-9)。虽在早期为可逆的,但如果刺激持续存在,这种非选择性的孔洞可持续存在,影响线粒体膜势能(potential)的维持。线粒体膜势能是线粒体

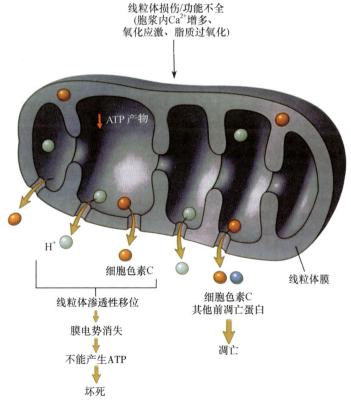

图 1-9　细胞损伤时线粒体的功能异常

氧化磷酸化所必需的。因此不可逆线粒体渗透性移位是对细胞的致命打击,可导致细胞坏死。线粒体损伤常伴有细胞色素 C 渗透到胞质中,细胞色素 C 为电子传递链中的重要成分,可在胞质中启动凋亡途径,导致细胞凋亡。

(三) 膜渗透性的缺陷

选择性膜渗透性的功能缺失导致明显的膜损伤是细胞损伤的明显特征,膜损伤可影响线粒体、细胞膜和其他细胞质膜。缺血的细胞、膜缺陷可能为 ATP 耗竭和钙激活磷酯酶的结果。然而细菌毒素、病毒蛋白、补体成分和很多物理化学因素均可直接损伤细胞膜。膜损伤的生化机制有:

1. 线粒体功能失常导致包括线粒体本身的所有细胞质膜磷酯合成下降,同时胞质内钙离子浓度升高及 ATP 的耗竭,导致线粒体摄取钙增高,激活磷酯酶,造成磷酯的分解。游离脂肪酸增多,结果形成线粒体渗透性移位,导致进行性细胞损伤。

2. 膜磷酸的损失可直接造成细胞损伤。

3. **细胞骨架异常** 细胞骨架细丝形成细胞膜和细胞内部的连接,钙增加可导致蛋白酶的激活,损伤细胞骨架成分造成细胞损伤。

4. 活性氧自由基可直接造成细胞膜损伤。

5. **脂质分解产物** 包括未酯化的游离脂肪酸、酰基肉毒碱、溶血磷脂、分解代谢产物均作为脂质降解产物积聚在损伤细胞中。这些物质对膜有破坏作用,它们可通过插入到膜脂质双层中或同膜磷脂进行交换,引起膜渗透性和电生理的改变。

细胞膜损伤导致膜渗透的失衡,液体和离子内流,蛋白、酶、辅酶和核酸的流失,溶酶体膜的损伤造成溶酶体酶的泄漏及激活,包括 RNA 酶、DNA 酶、蛋白酶、磷脂酶、糖苷酶和组织蛋白酶类(cathepsins),导致细胞的酶解性破坏,细胞坏死(图 1-10)。

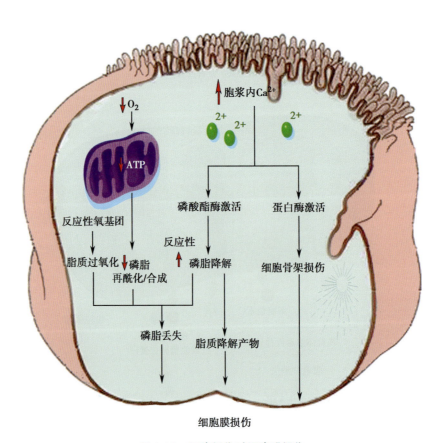

图 1-10 细胞损伤时细胞膜损伤

(四) 细胞内钙的流入和钙内环境稳定的破坏

钙离子是细胞损伤的重要介导因素,在正常生理条件下,胞质内游离 Ca^{2+} 浓度相当低,仅为细胞外 Ca^{2+} 浓度(1.3μmol)的 1/10 000。绝大多数细胞内 Ca^{2+} 存在于线粒体和内质网。上述细胞内外 Ca^{2+} 浓度差的维持有赖于 Ca^{2+}/Mg^{2+}-ATP 酶的活性。缺氧和某些毒素引起的细胞内 Ca^{2+} 浓度的升高是由于 Ca^{2+} 内流的净增加和线粒体、内质网 Ca^{2+} 的释放的结果。Ca^{2+} 浓度的持续升高则由于细胞膜通透性的非特异增高所致。胞质内 Ca^{2+} 浓度的增高可活化多种酶导致细胞的破坏(坏死),如 ATP 酶加速 ATP 的耗竭;磷脂酶(phospholipases)导致膜损伤;蛋白酶(proteases)导致膜和骨架蛋白的降解;核酸内切酶(endonucleases)导致 DNA 和染色体的碎裂。同时细胞内 Ca^{2+} 过高引起线粒体渗透性升高及诱发细胞凋亡(图 1-11)。

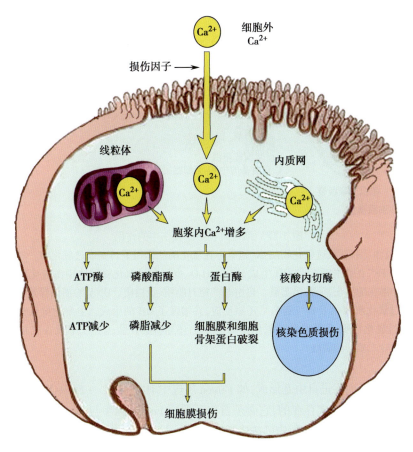

图 1-11　钙导致的细胞损伤示意图

(五) 氧自由基的积聚

自由基(free radical)指具有未配对外层电子的化学基团,主要包括羟自由基(OH^-)、超氧离子(O_2^-)、全羟自由基(HO_2^-)、CCl_3 自由基和不属于自由基的过氧化氢(H_2O_2)。前三者称为活性氧基团(activated oxygen species)。自由基可以是细胞正常代谢的产物,也可由外源性因素产生。如吸收的放射能能将水分解成 OH^- 和 H^- 自由基。外源性药物或化学物的代谢,如 CCl_4 能产生 CCl_3^-。正常代谢过程中细胞通过使分子氧还原成水而产生能量,在此过程中可产生少量部分还原的氧分子(O_2^-、H_2O_2 和 OH^-),这些为线粒体呼吸过程中不可避免的副产品。由于构象不稳定,自由基极易与周围分子反应释放出能量。如与细胞内的有机物或无机物反应,特别是与生物膜和核酸的关键分子反应能造成脂质、蛋白和核酸的损伤。自由基还可引发自身裂解反应,即与其反应的分子本身可转变成自由基,从而使细胞损伤链进一步放大(图 1-12)。

细胞本身具有清除这些物质以免造成损伤的系统。在细胞内反应期间过渡性金属,如铁和铜

Notes

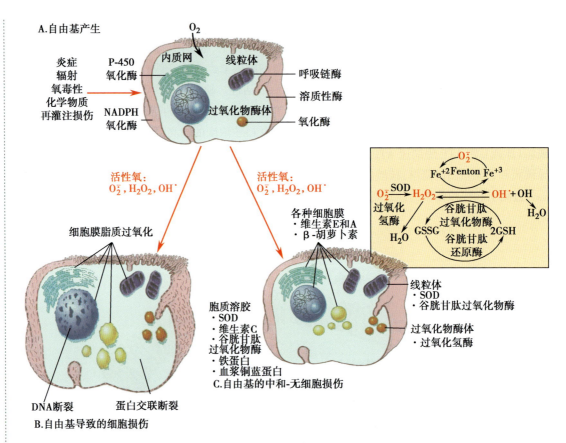

图 1-12　活性氧在细胞损伤中的作用

氧在内质网、线粒体、细胞膜、过氧化物酶体、胞质中在氧化酶的作用下转变成过氧化物。过氧化物再通过歧化反应和 Cu^{2+}/Fe^{2+} 的催化反应与 OH 生成 H_2O_2。H_2O_2 也可在过氧化物酶体中由氧化酶直接生成。图中未提到另一种潜在的损伤基团，单态氧。自由基产物对脂质、蛋白质、DNA 的损伤导致了各种类型的细胞损伤。注意过氧化酶催化了 Fe^{3+} 到 Fe^{2+} 还原反应，并增强了 OH 的生成。主要的抗氧化酶有超氧化物歧化酶(SOD)、过氧化物酶、谷胱甘肽过氧化物酶。GSH，还原谷胱甘肽；GSSG，氧化谷胱甘肽；NADPH，还原型烟酰胺腺嘌呤二核苷酸磷酸

释放或接受游离电子而促进自由基形成，如 Fenton 反应中 $H_2O_2+Fe^{2+} \rightarrow Fe^{3+}+OH^{\cdot}+OH^{-}$。因大多数细胞内游离铁是以 Fe^{3+} 形式存在的，它必须首先还原成 Fe^{2+} 才能参与 Fenton 反应。过氧化物可增强此还原过程，故过氧化物和铁均可造成细胞损伤。内皮细胞、巨噬细胞、神经元和其他细胞产生一氧化氮(NO)可作为自由基，并可转化为活性更强的 $ONOO^{-}$ 以及 NO_2 和 NO_3^{-} 引起细胞损伤。

自由基一旦形成以后，一方面可自发裂解而丧失作用，另一方面机体内有几个系统可消除自由基对机体的损伤：

1. 抗氧化物可阻止自由基的产生或灭活自由基，消除自由基引起的损伤，如脂溶性维生素 E、A 以及抗坏血酸及细胞中的谷胱甘肽。

2. 因铁和铜可催化反应性氧自由基的形成，通过将这些离子同储存和转运蛋白(如转铁蛋白、铜蓝蛋白等)结合，可减少 OH 的形成。

3. 几种酶可消除或分解氧化氢和过氧离子。如过氧化体中的过氧化氢酶可将过氧化氢变成氧和水($2H_2O_2 \rightarrow 2H_2O+O_2$)。很多细胞中有过氧化物歧化酶，此酶可将 O_2^{-} 转化为过氧化氢和氧($2O_2^{-}+2H \rightarrow H_2O_2+O_2$)。其中镁过氧化物歧化酶位于线粒体，铜-锌-过氧化物歧化酶位于胞质。谷胱甘肽过氧化酶(GSH)通过分解自由基而保护细胞免受损伤【$H_2O_2+2GSH \rightarrow GSSG$(谷光甘肽同构二聚体)$+2H_2O$ 或 $2^{\cdot}OH+2GSH \rightarrow GSSG+2H_2O$】。

自由基产生和清除如果失衡将导致细胞损伤。如化学损伤、放射损伤、缺血再灌注损伤、细

Notes

胞老化和吞噬细胞消灭微生物等。

　　自由基引起的细胞组织损伤主要涉及以下反应：①在氧存在的条件下自由基可导致生物膜的脂质过氧化。自由基的氧化损伤始于质膜中不饱和脂肪酸中的双键，引起膜通透性的增加。②DNA损伤：自由基与核和线粒体DNA中胸腺嘧啶反应，引起单链断裂。这种损伤可引起细胞老化或恶性转化。③蛋白质的氧化修饰：自由基作用于蛋白质中的巯基形成二硫键，导致蛋白与蛋白的交联和蛋白骨架的氧化，甚至蛋白的断裂。氧化修饰促进关键蛋白的降解，导致整个细胞破坏。在许多病理情况下，如缺血再灌注损伤、化学性和辐射损伤、氧和其他气体中毒性损伤、衰老、吞噬细胞的杀菌作用、炎性损伤和巨噬细胞杀伤肿瘤作用等，自由基尤其是活性氧基团起着重要的作用。

三、几种重要的损伤

（一）缺血和缺氧性损伤

　　缺血和缺氧性损伤是细胞损伤的最常见的类型。血红蛋白饱和不足和贫血均可导致缺氧。缺血通常为动脉阻塞而导致血流减少或中断的结果。缺氧时组织内糖酵解尚能进行，而缺血时无氧酵解产生能量的过程亦停止。因此缺血比缺氧对组织损伤更为迅速、更为严重。

　　缺血性损伤的程度取决于不同细胞类型的缺血的时间。损伤较轻时，如果恢复供血则改变是可逆的，其代谢恢复正常。如果缺血进一步加重，则细胞结构进一步破坏，细胞出现坏死或凋亡。

　　缺血性细胞损伤的机制正如前所述。缺血影响细胞内的氧化磷酸化过程、ATP耗竭、钠泵功能障碍，导致细胞水肿。细胞骨架的改变出现微绒毛消失、细胞膜出现小泡、线粒体肿胀、内质网扩张等。

　　如果缺血持续，则细胞出现不可逆性损伤。线粒体严重肿胀、细胞膜广泛破坏、溶酶体肿胀、大量钙流入到细胞内激活细胞内蛋白酶类，细胞发生坏死（图1-13），也可通过线粒体途径诱发

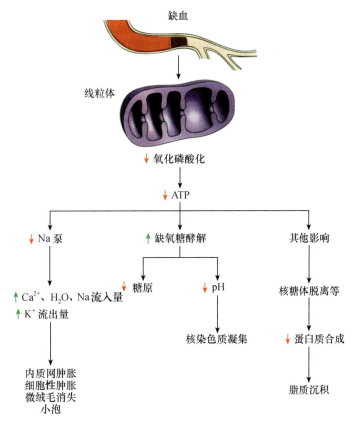

图1-13　缺血造成细胞损伤的示意图

Notes

细胞凋亡。细胞坏死后细胞内酶泄漏到细胞外,细胞外的大分子进入坏死细胞,脂蛋白的解离和磷酸基的暴露,导致细胞内和细胞外的髓鞘样小体(myelin figures)形成(图 1-14),最终坏死细胞可由大团磷脂构成的髓鞘样结构所取代。所谓髓鞘样结构是指细胞质膜和(或)细胞器膜脂质片段的螺旋状或同心圆层状卷曲。可被其他细胞吞噬或降解为脂肪酸,并钙化形成钙皂。

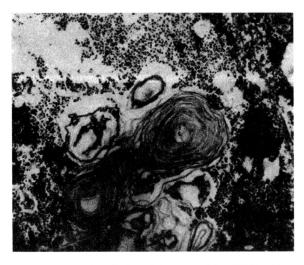

图 1-14　细胞损伤时脂质崩解后形成的髓鞘样小体

(二)缺血 - 再灌注损伤(ischemia-reperfusion injury)

缺血的组织血流恢复后,如果损伤为可逆的,其组织细胞可恢复正常。如果其细胞损伤已成不可逆的,恢复血流已无作用。然而,有些细胞在血流恢复后可出现进一步的坏死或凋亡。例如心肌梗死后,血流恢复可继发再灌注性损伤。其机制可能为:①血流恢复后的重新供氧可使实质细胞、血管内皮细胞或浸润的白细胞释放过多的氧自由基,加之细胞内的抗氧化系统已破坏,尚来不及恢复而导致细胞损伤;②活性氧自由基可进一步促发线粒体渗透性移位,导致线粒体不能恢复能量供应而造成细胞死亡;③缺血性损伤诱发的炎症导致的损伤;④补体的激活可促进缺血 - 再灌注损伤的发生。近来研究表明,补体可与渗入到病变区域的 IgM 抗体结合,引起细胞损伤和炎症。

(三)化学损伤(chemical injury)

化学物引起细胞损伤主要涉及以下两种机制:

1. **直接与某个(些)关键分子结合**　氯化汞中毒时,汞与细胞膜和其他蛋白质的巯基结合,从而引起膜通透性的增高和 ATP 酶依赖膜转运的抑制。许多抗癌药物和抗生素都通过直接的细胞毒作用而引起细胞损伤。

2. **代谢活化**　绝大多数化学品本身并无生物毒性,但进入体内后在肝滑面内质网细胞色素 P450 混合功能氧化酶的作用下,转变成具有反应毒性的代谢产物。这种代谢产物虽然有部分可直接与膜蛋白和脂质进行共价结合,但最重要的机制还是经代谢所形成的自由基造成细胞损伤。

例如四氯化碳造成的组织损伤。四氯化碳(CCl_4)曾广泛用于干洗业,其毒性作用是因 P450 可将其转化成具有强毒性的自由基 CCl_3^-($CCl_4+e \rightarrow CCl_3^-+Cl^-$)。局部产生的自由基引起质膜磷脂内聚烯脂肪酸的自身氧化,启动脂质的氧化分解进程,自身氧化的聚烯脂肪酸同氧反应后形成有机性过氧化物(脂质过氧化)。脂质的降解导致细胞质膜结构和功能被迅速破坏。因而四氯化碳导致的肝损伤发病迅速并十分严重。在不足 30 分钟内可出现肝蛋白合成下降,2 小时内出现内质网的肿胀和核糖体的解离。因不能合成脂蛋白而影响脂肪的运出,造成肝脂肪变,接着出现线粒体肿胀及进行性细胞肿胀,质膜破裂,钙流入和细胞死亡。

四、细胞、组织损伤的形态学改变

较轻的细胞损伤是可逆的,称为可逆性损伤。严重的细胞损伤是不可逆的,最终引起细胞的死亡,称为不可逆性损伤,包括坏死和凋亡。

各种细胞损伤的早期改变为 ATP 的减少,细胞膜完整性的缺失,蛋白合成下降,细胞骨架损伤和 DNA 损伤。在一定限度内损伤引起的改变为可逆的,传统形态学上亦称变性(degeneration)。如果引起损伤的刺激持续存在或过于强烈则导致不可逆的细胞损伤,细胞出现凋亡或坏死。此

Notes

时,大部分细胞质膜均受到损伤,溶酶体肿胀、线粒体空泡化、ATP产生减少或停止。细胞外钙流入及细胞内储存的钙释放出来,导致多种酶的激活,分解细胞膜、蛋白质、ATP和核酸。由于细胞膜的破坏,细胞内的蛋白、酶类释放到细胞外,临床上测量血中某些酶含量的变化可以推测细胞损伤的严重程度,如血清中谷氨酸—丙酮酸转氨酶(SGPT)含量的高低可反映肝细胞的损伤程度,血清中的肌酸磷酸激酶(CPK)的浓度改变可用来诊断心肌梗死。

在细胞损伤和出现形态学改变之间有一定的时间间隔。用组织化学和超微结构技术,在缺血后几分钟即可见到改变。但光镜下出现病变则要几小时或十几小时。

(一) 可逆性细胞损伤(reversible cell injury)

在光学显微镜下主要可见到两种形式的可逆性损伤,即细胞肿胀和脂肪变。有些细胞内(外)物质积聚也是细胞损伤的结果。

1. 细胞肿胀(cellular swelling)　只要细胞膜依赖能量的离子泵功能障碍使细胞不能维持离子和液体的平衡即可导致细胞肿胀。细胞肿胀几乎是所有细胞损伤最早的表现形式。在光学显微镜下,损伤细胞质中可见细小的空泡(图1-15)。此型可逆性损伤有时称为水变性或空泡变性。超微结构下,可见细胞膜出现空泡、微绒毛变钝扭曲、髓鞘样小体形成、细胞间连接松散等细胞膜改变;线粒体出现肿胀、淡染,可见小的富于磷脂的无定形物质;内质网扩张和多聚核糖体的脱落;细胞核可见染色质凝集。细胞肿胀常导致整个组织或器官的肿大,如肝、肾等。此时脏器的包膜紧张,切面边缘外翻,色较苍白而无光泽,似沸水烫过一样。

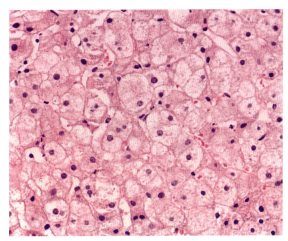

图1-15　肝细胞水肿

肝细胞明显肿胀,胞质淡染,部分肝细胞肿胀如气球样(气球样变)

2. 脂肪变(fatty change)　主要见于缺氧或中毒或代谢障碍的情况下,表现为细胞质内出现小或大的脂滴(见细胞内物质积聚一节)。

(二) 细胞内(外)物质积聚(intracellular accumulations)

细胞损伤或代谢异常时可表现为细胞内物质积聚,积聚的物质可为:①正常细胞成分的过多积聚,如水、脂质、蛋白和糖类。②外源性或内源性异常物质,如矿物质、感染产物或异常代谢或合成的产物。③色素。

细胞内(外)物质积聚有时是无害的,有时则是非常有害的。

细胞内物质积聚可因:①正常内源性物质产生正常但消除不足而积聚:如因脂质转运出肝的障碍而出现的肝脂肪变;②正常或异常内源性物质因先天或后天代谢的缺陷、包装、转运、分泌的缺陷而造成积聚:如α₁-抗胰蛋白酶缺乏症。此病因这种酶中单个氨基酸的改变导致蛋白折叠的缺陷,造成此酶在肝细胞内质网内的积聚;③异常外源性物质沉积:细胞无消化这些物质的酶或无力转运这些物质,如碳末。细胞内物质积聚可以是可逆的,有时是进行性的,严重时可引起继发性损伤导致组织的坏死,甚至导致患者死亡(图1-16)。

在理解细胞内物质积聚时,应了解自噬的概念。自噬(autophagy)是细胞吞噬自身成分并同溶酶体融合,形成自噬泡,消化降解吞噬成分的过程。

依物质如何被自噬的不同可分为:①分子伴侣介导的自噬:即由分子伴侣蛋白介导而直接穿过溶酶体膜进入溶酶体;②小自噬:即溶酶体膜通过内陷等方式直接包绕被吞噬物质;③大自噬:即细胞内物质被双层膜包绕形成自噬体,自噬体同溶酶体融合形成自噬溶酶体,细胞内容物

Notes

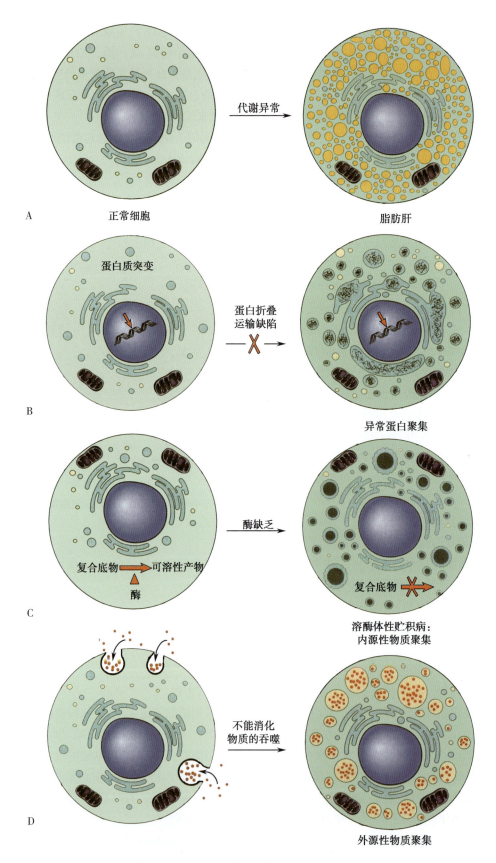

图 1-16 细胞内物质积聚的机制

A. 代谢异常，例如肝脂肪变；B. 基因突变导致蛋白折叠和转运的异常，例如 α_1- 抗胰蛋白酶缺乏症；C. 关键酶的缺乏导致溶酶体内物质不能分解而造成积聚，例如溶酶体储积病；D. 不能分解吞进细胞的物质，例如含铁血黄素沉积症和碳末的沉积

Notes

被降解的过程。与自噬有关的基因有十余种,称为 Atgs,参与调控自噬的整个过程。自噬通过维持细胞能量稳态促进饥饿细胞的生存,并在清除受损的线粒体和其他细胞器、降解细胞内的病原菌等发挥重要作用。如巨噬细胞特异性 Atg5 缺陷时,则对结核的易感性增高。自噬也涉及异常折叠蛋白的清除,如在神经元内,自噬的缺陷可能为这些蛋白积聚引起神经元死亡,进而导致神经变性性疾病的原因之一。全基因组研究也提示自噬相关基因中 SNP 与 Crohn 病和溃疡性结肠炎有关。自噬在恶性肿瘤中可能起到多方面的作用,一方面,自噬可能具有某种对肿瘤的防御功能,但在另一方面,如在严重营养缺乏时,肿瘤细胞可能通过自噬形成一种类似冬眠的状态而存活相当长的时间,这些可能是肿瘤耐药的重要机制。

常见的细胞内积聚的物质有:

1. 脂质

(1) 脂肪变:细胞内脂肪的异常蓄积称脂肪变(fatty change)。脂滴的主要成分为中性脂肪(甘油三酯)。细胞内的脂滴在常规 HE 制作过程中,被脂溶剂溶解而残留境界清楚的空泡。电镜下可见脂滴为有膜包绕的圆形小体,称为脂质小体。这些小体可逐渐融合变大形成光镜下所见的脂滴。脂肪变常见于肝细胞,也可发生于心肌、肾曲管上皮和其他器官。轻度脂肪变对细胞功能一般没有影响,其病变为可逆性。

HE 切片中细胞质呈空泡化除见于脂肪变外,还常见于糖原沉积和细胞水肿。因此需经特殊染色加以鉴别。如 PAS 染色阳性可明确为糖原沉积。确定脂肪可用冰冻切片做苏丹Ⅲ染色,脂滴呈橘红色。若用锇酸染色则呈黑色。既无脂肪又无糖原则空泡状胞质很可能是水分蓄积(细胞水肿)。

1) 肝脂肪变:肝脏是脂质代谢的主要器官,因此肝脂肪变最常见,即临床上的脂肪肝。肉眼观:中重度的肝脂肪变(hepatic steatosis,fatty liver),肝脏体积增大,表面光滑,边缘钝,色淡黄,质软,比重轻,切面有油腻感。镜下,核周可见许多小空泡,以后融合成大空泡,将核挤到细胞一边,酷似脂肪细胞,并可彼此融合成大小不一的脂囊。脂肪变在肝小叶内的分布与病因有一定的关系。如慢性肝淤血时,小叶中央区缺氧较重,故脂肪变首先发生于该区(图 1-17)。妊娠急性脂肪肝时,脂肪变也以小叶中央区肝细胞最为明显。磷中毒常是小叶周边带肝细胞受累,这可能是此区肝细胞对磷中毒更为敏感的缘故。严重的中毒和传染病时脂肪变常呈弥漫性。

肝脂肪变是可逆性变化,原因消除后病变可消退,但如进一步发展,严重者可导致肝硬化。

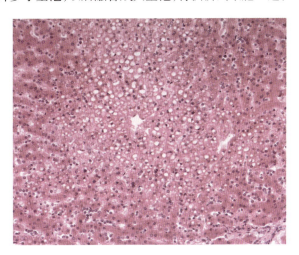

图 1-17　肝小叶中央脂肪变
肝小叶中央区肝细胞内可见大量脂肪空泡

许多原因可引起脂肪肝,在发达国家以酗酒为最常见的原因。蛋白营养不良、糖尿病、肥胖和肝毒素等都可引起脂肪肝。在我国,酗酒引起脂肪肝的比例在逐渐增高。

血液中的脂肪酸进入肝细胞质后,经多条途径代谢(图 1-18),其中任何一条途径的异常均可导致肝脂肪变的发生。例如:①肝细胞质内脂肪酸增多:高脂饮食或身体皮下、大网膜等处的脂肪组织大量分解(如营养不良时)可致血液脂肪酸增多;机体缺氧所致肝细胞糖酵解过程生成的乳酸可转化为多量脂肪酸;肝细胞内脂肪酸也可因氧化功能下降而相对增多;②酗酒:酗酒可致磷酸甘油增多而促进甘油三酯的合成;③缺氧、营养不良(如蛋白缺乏、饥饿和糖尿病等)和肝脏毒性物质(四氯化碳等)使载脂蛋白减少,进而脂蛋白形成减少,甘油三酯蓄积于肝细胞质内。

2）心肌脂肪变：呈灶性和弥漫性两型。灶性心肌脂肪变常发生于心内膜下及乳头肌处，多见于左心室。脂肪变的黄色条纹与未受侵犯的红色心肌相间排列，构成状似虎皮的斑纹，故有"虎斑心"之称。这种分布可能与乳头肌内的血管分布有关。黄色条纹相当于血管末梢分布区，因缺血缺氧程度重，病变明显。而近血管供应区则缺氧程度轻，病变轻或无病变。灶性心肌脂肪变可见于长期中等程度的缺氧。弥漫性心肌脂肪变常侵犯两侧心室，心肌呈弥漫性淡黄色。中毒和严重缺氧可引起弥漫性改变。白喉型中毒性心肌炎属弥漫性脂肪变的典型改变。镜下，脂肪滴常位于心肌细胞核附近，较细小，排列呈串珠状（图 1-19）。

心肌脂肪变与心肌脂肪浸润（fatty infiltration）不同，后者系指心外膜下有过多的脂肪，并向心肌内伸入。心肌因受伸入脂肪组织的挤压而萎缩并显薄弱。病变常以右心室，特别是心尖区为严重。心肌脂肪浸润多见于高度肥胖者或饮啤酒过度者，大多无明显症状，严重者可因心衰而猝死。

3）肾小管上皮细胞脂肪变：肾脏可稍增大，颜色淡黄，切面肾皮质增厚。镜下，脂滴主要沉积于近曲小管上皮细胞的基底部。严重病例远曲小管也可受累。肾小管上皮细胞脂肪变主要是由于原尿脂蛋白含量增高和（或）肾小管上皮细胞重吸收脂蛋白增多所致。严重的病变可影响肾小管的重吸收功能。

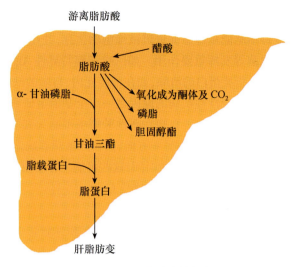

图 1-18　肝脂肪变的机制

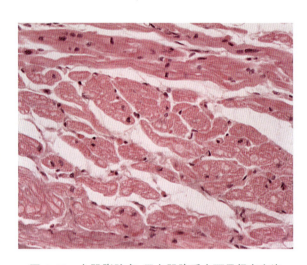

图 1-19　心肌脂肪变，示心肌胞质内可见很多空泡

（2）胆固醇和胆固醇酯：胆固醇在正常情况下是构成细胞膜的重要成分，一般不形成贮积，但在下列病理情况下胆固醇的贮积可出现在细胞内，形态上表现为细胞内的空泡。

1）粥样硬化：在动脉粥样硬化斑内，大动脉内膜内的平滑肌细胞和巨噬细胞内充满脂质空泡，其内主要为胆固醇和胆固醇酯。这些细胞破裂可释放到细胞外，形成胆固醇结晶。硬化斑大体上可为糊状或粥样，故称粥样硬化。

2）黄色瘤：巨噬细胞内胆固醇的积聚多见于遗传性或后天性高胆固醇血症。吞噬大量胆固醇的巨噬细胞胞质呈泡沫状。这些细胞可成团出现于皮下，形成瘤样肿物，称为黄色瘤。

3）炎症和坏死：因巨噬细胞吞噬大量被破坏细胞释放的脂质，故也可常见到泡沫状巨噬细胞及磷脂和髓鞘样结构。

胆囊的黏膜固有膜内，有时有大量吞噬胆固醇的巨噬细胞积聚称为胆固醇沉积症（图 1-20）。其机制尚不清楚。

4）尼曼 - 匹克病：C 型时因胆固醇转运有关酶的突变导致各个脏器均出现胆固醇的贮积。

2. 蛋白质　细胞内蛋白积聚通常为胞质内圆形嗜酸性小滴、空泡或不规则聚集物。电镜下为无定形、细丝状或结晶状。有些疾病如淀粉样变，淀粉样物主要沉积在细胞外间隙。

Notes

常见的细胞内蛋白的积聚如下：

（1）肾近曲小管内重吸收所形成的小滴。蛋白尿时肾曲管上皮重吸收蛋白增加。吸收的蛋白进入胞质小泡中，小泡同溶酶体融合形成吞噬溶酶体（phagolysosome）。光学显微镜下肾小管上皮胞质内可见粉红色透明滴。如蛋白尿停止，蛋白滴可经代谢消失，故为可逆性。

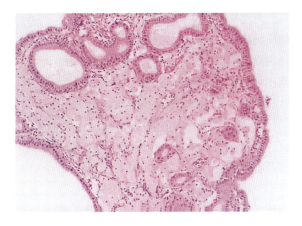

图 1-20 胆囊的胆固醇息肉，示黏膜上皮下有大量吞噬胆固醇的巨噬细胞积聚

（2）正常分泌蛋白的合成过多，如某些浆细胞合成了大量的免疫球蛋白，积聚在内质网中，使内质网明显扩张形成大的均质的嗜酸性包涵体，称为 Russell 小体。

（3）蛋白折叠缺陷。蛋白最初的多肽链在核糖体上合成，最终排成 α- 螺旋和 β- 片层。这些排列的适当构象（蛋白折叠）对各个蛋白的功能和转运到细胞器中是必需的。在折叠的过程中可出现部分折叠的中间型蛋白，这些中间型蛋白可在细胞内自身积聚或同其他蛋白缠绕在一起。在正常情况下，这些中间型蛋白可由一些与蛋白相互作用的分子伴侣所稳定。分子伴侣帮助这些蛋白实现适当的折叠并通过内质网、高尔基体转运。某些分子伴侣由身体正常合成并影响细胞内蛋白的转运，另一些分子伴侣由应激时产生，如热休克蛋白 -hsp70、hsp90，并避免应激蛋白异常折叠。如果折叠过程不成功，分子伴侣则促进损伤蛋白的降解，这种降解过程常需泛素（ubiquitin）的参与。泛素与要降解的异常蛋白结合，使其在蛋白酶体复合体（proteasome complex）中进行降解。蛋白折叠缺陷有几种形式可造成细胞内贮积而导致疾病。

1）细胞内转运和分泌关键蛋白的缺陷，如在 α₁- 抗胰蛋白酶缺乏症中，突变造成蛋白折叠的明显减慢，导致部分折叠的中间型蛋白形成。这些蛋白积聚在肝细胞的内质网内不能分泌。血循环中缺乏这种酶则导致肺气肿。囊性纤维化中突变使氯离子通道蛋白与其分子伴侣解离延迟，造成异常折叠并丧失功能。

2）由未折叠和异常折叠蛋白引发的内质网危机。这些蛋白积聚在内质网内并诱发很多细胞反应，称为未折叠蛋白反应（unfolded protein response）。未折叠蛋白反应可激活信号传导通路以减少异常折叠蛋白的形成、增加分子伴侣的产生、降低蛋白的翻译，也可以通过激活 caspases，尤其是位于内质网的 caspase12 而导致细胞凋亡。因此未折叠蛋白反应最初是细胞保护功能，但如果这些异常蛋白持续存在，则以促进凋亡的细胞毒性功能为主。因遗传突变、老化或未知环境因素引起的异常折叠蛋白的积聚是很多神经变性性疾病，包括老年性痴呆、帕金森病、舞蹈病及 2 型糖尿病的特征。缺氧、糖的缺乏和热损伤也可能导致蛋白的异常折叠，诱发未折叠蛋白反应，造成细胞损伤和细胞死亡。

异常蛋白也可能沉积于组织中，干扰其正常功能而引起疾病。蛋白可沉积于细胞内、细胞外或二者均有。这些疾病有时称为蛋白病（proteinopathies）或蛋白积聚病（protein-aggregation diseases）。淀粉样变即属于此类。心脏、肝脏和肾脏的淀粉样变可出现心力衰竭、肝功能改变和肾衰竭。

淀粉样变（amyloid change）是指在细胞外间质内出现淀粉样物质的异常沉积。淀粉样物质为结合黏多糖的不同蛋白质，遇碘时被染成赤褐色，再加硫酸则呈蓝色，与淀粉遇碘时的反应相似，故由此得名为淀粉样物质。在 HE 切片上淀粉样物质染成淡红色均质状（图 1-21）。沉积常见于细胞间、小血管基底膜下或沿网状纤维支架分布。电镜下为非分支的原纤维构成的网，这种原纤维长度不一，宽度为 7.5~10nm。除原纤维外，还含有由正常血清球蛋白构成的非纤维性无定形物质和硫酸肝素。刚果红染色呈橘红色，在偏光显微镜下呈苹果绿色双折光。

Notes

由淀粉样物质引发的疾病称为淀粉样物质沉积症(amyloidosis)或淀粉样变。淀粉样物质沉积症可分为原发性和继发性,依据范围可分为全身性和局灶性。原发性全身性病例的淀粉样物质的前体为免疫球蛋白的轻链,见于多发性骨髓瘤和 B 淋巴细胞肿瘤。继发性全身性病例的淀粉样物质是一种肝脏合成的非免疫球蛋白的蛋白质(淀粉样相关蛋白),常继发于慢性炎症,如慢性结核病、慢性化脓性骨髓炎、类风湿关节炎和某些恶性肿瘤,如 Hodgkin 淋巴瘤。继发性的局灶性淀粉样物质沉积症见于 Alzheimer 病的脑、甲状腺髓样癌组织和 2 型糖尿病的胰岛等。因此淀粉样物质是一类形态学和

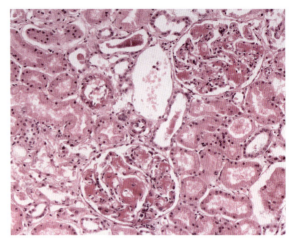

图 1-21　肾淀粉样变,肾小球球丛可见均质红染物质沉积

特殊染色反应相同,而化学结构不同的异质性物质,其沉积的机制也不同。

3. 糖原　糖原是正常细胞内的正常成分,糖或糖原代谢异常时可出现过多的细胞内沉积,如糖尿病时肾近曲管上皮细胞、亨利氏袢的降支、肝细胞及胰岛 β 细胞、心肌均可见有糖原沉积。

遗传性糖代谢缺陷可导致糖原贮积病,这类疾病因合成或分解糖原的酶缺陷而导致糖原过多贮积而继发细胞损伤和细胞死亡。

4. 玻璃样变　玻璃样变通常用来描述在常规 HE 切片中细胞内或细胞外组织变成均质、红染、毛玻璃样。又称透明变(hyaline change)或透明变性(hyaline degeneration)。这种着色性变化可由很多改变产生,并不代表一种特殊的积聚。不同部位的病变只是 HE 染色相似,而其病因、发病机制、功能意义和透明变物质的化学成分各不相同。以上所述的细胞内蛋白积聚(重吸收小滴)、Russell 小体、酒精性肝炎时的 Mallory 小体均为细胞内透明变。

细胞外透明变则更难分析,陈旧瘢痕中的胶原性纤维组织可有透明变(图 1-22),但其机制尚不清楚。肉眼观:病变组织呈灰白半透明状,质地致密坚韧,弹性消失。镜下,见结缔组织中的纤维细胞和血管均减少,胶原纤维变粗,彼此融合而失掉纤维性状,形成均质红染的梁状或片

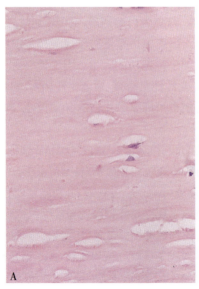
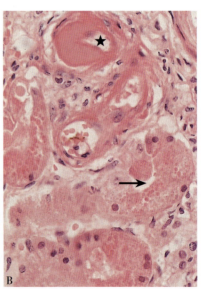

图 1-22　玻璃样变

A.结缔组织玻璃样变;B.肾小动脉玻璃样变

状结构。长期高血压和糖尿病时小动脉尤其肾小动脉壁可因血浆蛋白渗出和基底膜样物质的沉积而呈透明变。此时管壁增厚、变硬，管腔狭窄甚至闭塞，故称细动脉硬化。可导致器官的缺血。

5. 黏液样变（mucoid change）　又称黏液样变性（mucoid degeneration），是指间质内有黏多糖（透明质酸等）和蛋白质的蓄积。常见于间叶组织肿瘤、风湿病、动脉粥样硬化和营养不良时的骨髓和脂肪组织等。镜下，间质疏松，有多突起的星芒状纤维细胞散在于灰蓝色黏液样基质中。甲状腺功能低下时，可能是由于甲状腺素减少所致的透明质酸酶活性减弱，使含有透明质酸的黏液样物质以及水分蓄积于皮肤及皮下的间质中，形成黏液性水肿（myxedema）。借助 Alcian blue 等染色，黏液样变可与分泌上皮产生的黏液（mucin）区别。

6. 病理性色素沉着　有色物质（色素，pigment）在细胞内、外的异常蓄积称为病理性色素沉着（pathologic pigmentation）。沉着的色素主要是由体内生成的（内源性色素），包括含铁血黄素、脂褐素、胆红素和黑色素等。随空气吸入肺内的碳末和纹身时注入皮内的着色物质等属于外源性色素沉着。这些吞噬的色素也可长期滞留在吞噬细胞内形成色素颗粒。

（1）含铁血黄素（hemosiderin）：含铁血黄素是血红蛋白代谢的衍生物。红细胞或血红蛋白被巨噬细胞吞噬后，通过溶酶体的消化，来自血红蛋白的 Fe^{3+} 与蛋白形成电镜下可见的铁蛋白微粒，若干铁蛋白微粒聚集成为光镜下可见的大小形状不一的金黄色或棕黄色颗粒，具有折光性。含铁血黄素通常见于骨髓、脾和肝的巨噬细胞内。细胞崩解后也可见于细胞外。含铁血黄素由于含有 Fe^{3+}，普鲁士蓝（Prussian blue）反应成蓝色（图 1-23A）。

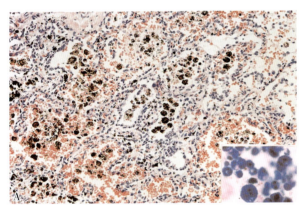
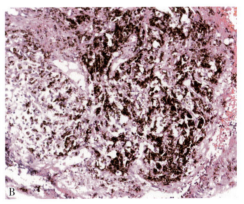

图 1-23　细胞内色素沉积
A.肺内含铁血黄素沉积；B.肺门淋巴结内碳末沉积

局部出血或长期淤血区可见局灶性含铁血黄素沉着，如机化的血肿、出血性梗死、骨折等病灶附近。长期反复发作的心力衰竭患者，因肺内持续充血，漏出的或因毛细血管破裂出血所外逸的红细胞被肺巨噬细胞所吞噬，然后以含铁血黄素方式沉积下来。这类出现于左心衰竭患者肺内和痰内的含有含铁血黄素的巨噬细胞称为心力衰竭细胞（heart failure cell）。除心力衰竭患者外，凡是肺内有出血的患者，肺内都可见到这种细胞，但此时不能称之为心力衰竭细胞。全身性含铁血黄素沉着（含铁血黄素沉着症，hemosiderosis），见于铁摄入过多、溶血性贫血、铁利用障碍以及反复多次输血的患者，含铁血黄素沉积主要发生在脾、肝和骨髓等器官的巨噬细胞内或者细胞外，一般不损害实质细胞。但在血色病（hemochromatosis）时含铁血黄素也可进一步沉着于肝、心、胰腺、内分泌腺等器官的实质细胞，并导致肝纤维化、心衰和糖尿病。

（2）脂褐素（lipofuscin）：脂褐素是一种黄褐色色素，内含 50% 左右的脂质。一般认为是由于胞质中的自噬溶酶体内的细胞器碎片不能被酶消化而形成的一种不溶性残体。脂褐素本身对细胞并无损伤，它只代表自由基损伤和脂质过氧化的结果。脂褐素通常见于老年、营养不良和慢性消耗性患者的肝细胞、心肌细胞（图 1-4）和神经元内，故又有老年性色素和消耗性色素之

Notes

称。正常人的附睾上皮细胞、精囊上皮、睾丸间质细胞及某些神经元内也可含有脂褐素。

镜下，见黄褐色的颗粒状色素位于核周围（如肝细胞）或核的两端（如心肌细胞）。当老年或重度营养不良患者的心脏体积缩小，且又有过多的脂褐素沉积时，称为褐色萎缩（参见萎缩）。

（3）黑色素：黑色素（melanin）是由黑色素细胞合成的一种黑褐色的内源性色素。正常时存在于皮肤、毛发、虹膜、脉络膜、软脑膜、卵巢、肾上腺髓质、膀胱及脑的黑质等处。黑色素细胞（melanocyte）为来源于神经外胚叶的树突状细胞，主要位于表皮和黏膜的基底层或基底上层。黑色素细胞与基底细胞及角化细胞的比例随种族、年龄、身体部位和日照的程度的不同而不同。黑色素细胞合成的黑色素以黑色素颗粒的形式传递到周围的角质细胞，对紫外线的辐射有保护作用。黑色素细胞含有酪氨酸酶，能催化胞质内的酪氨酸氧化成多巴（dihydroxyphenylalanine，Dopa），并进一步生成黑色素。根据这一特性可利用多巴染色鉴定黑色素细胞。

人类的黑色素合成受垂体、肾上腺和性腺等激素的调控。腺垂体分泌的黑色素细胞刺激激素（MSH）和 ACTH 能促进其合成。而肾上腺皮质激素能抑制 MSH 的释放，故肾上腺皮质功能低下的 Addison 病患者皮肤色素增多。肾上腺髓质激素也有干扰 MSH 对黑色素细胞的作用。

雌激素可促进皮肤黑色素的沉着。全身性皮肤黑色素增多除见于 Addison 病外，还见于某些与性激素有关的疾病和状态，如前列腺癌接受大量雌激素治疗者、慢性肝病患者、孕妇和口服含雌激素的避孕药的妇女。局限性黑色素增多常见于色素痣（图 1-24）及恶性黑色素瘤等。

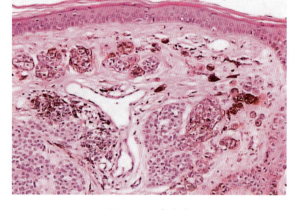

图 1-24　皮内痣
位于真皮内的痣细胞内含有大量黑褐色的黑色素

尿黑酸尿症的患者，黑色素可沉淀于皮肤、结缔组织和软骨称为褐黄病。

（4）胆红素（bilirubin）：胆红素是正常胆汁的主要色素，由血红蛋白衍生而来，不含铁。胆红素在细胞或组织内增多时可导致组织淤胆。临床上出现黄疸。

7. 病理性钙化　组织内有钙盐的异常沉积称为病理性钙化（pathologic calcification）。病理性钙化可发生在很多疾病的情况下，除钙盐外，尚可有少量铁、镁和其他矿物质。当钙盐在组织中沉积到一定量时，肉眼可见灰白颗粒状或团块状坚硬的物质，触之有砂粒感或石砾感。组织切片中，钙化物呈不规则的颗粒或团块，苏木素染成蓝色，硝酸银染成黑色。有时在钙化的基础上又发生骨化，甚至有骨髓形成。这种钙盐的成分与正常骨相似。有时钙化呈同心圆状，状似砂粒，称砂粒体。砂粒体可见于甲状腺乳头状癌、卵巢浆液性癌等。病理性钙化可分为营养不良性钙化和转移性钙化。

（1）营养不良性钙化：营养不良性钙化（dystrophic calcification）指继发于局部组织坏死或异物的异常钙盐沉积。可见于结核坏死灶（图 1-7）、脂肪坏死灶、动脉粥样硬化斑块、陈旧性瘢痕组织和血栓等。还见于坏死的寄生虫体、虫卵、石棉纤维和其他异物以及老化或损伤的心瓣膜。如前面所述，细胞损伤后膜通透性增加，钙离子内流增加，线粒体摄取钙也增加。故细胞内钙化始于坏死细胞的线粒体。细胞外钙化则始于有膜包绕的小泡内的磷脂。这些磷脂可能来源于变性或老化的细胞。钙在这些小泡内通过同小泡膜的磷脂结合而被浓缩。磷脂经磷酸酶降解形成磷酸盐。损伤和坏死组织中变性的蛋白质极易与磷酸盐离子结合，再与 Ca^{2+} 形成磷酸钙沉淀。营养不良性钙化者的血磷、血钙的水平正常。营养不良性钙化常可引起器官的功能异常：如心瓣膜钙化导致心功能衰竭，动脉粥样硬化可造成心、脑、肾等脏器的损害等。

Notes

（2）转移性钙化：转移性钙化（metastatic calcification）系指全身性钙、磷代谢障碍、血钙和血磷增高所引起的某些组织的异常钙盐沉积。可见于甲状旁腺功能亢进或恶性肿瘤分泌异位甲状旁腺素样物质、维生素D过多症和肿瘤转移至骨引起的骨组织的快速广泛的破坏、骨派杰病、结节病、特发性婴儿高钙血症和肾衰竭等。转移性钙化时钙盐常沉积于正常泌酸的部位，如肺泡壁（图1-25）、肾小管的基底膜和胃黏膜上皮。一般认为，这些局部氢氧根离子含量高，在高钙血症的情况下形成氢氧化钙[$Ca(OH)_2$]和混合盐羟磷灰石（$3Ca_3[PO_4]_2 \cdot Ca(OH)_2$）。转移性钙化一般无明显的临床表现，但严重的肺钙化可损伤呼吸功能，肾的严重钙化可造成肾损害。

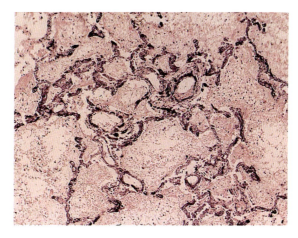

图 1-25　肺转移性钙化
肺泡壁中可见钙沉积（蓝黑色）

（三）细胞死亡

细胞受到严重损伤累及细胞核时，呈现代谢停止、结构破坏和功能丧失等不可逆性损伤，即细胞死亡（cell death）。细胞死亡包括坏死和凋亡两种类型。

1. 坏死　坏死（necrosis）是指活体内局部组织、细胞的死亡的一种形式。坏死可因不可逆损伤直接迅即发生，也可以由可逆性损伤（变性）发展而来。坏死后的细胞和组织不仅代谢停止、功能丧失，而且细胞内物质的溢出，引起周围组织的炎症性反应。坏死细胞和组织的一系列形态改变，主要是由坏死细胞被自身的溶酶体酶消化（自溶，autolysis）引起的，也可以由坏死引发的急性炎症时渗出的嗜中性粒细胞释放的溶酶体酶引起（异溶，heterolysis）。有无炎症反应对鉴别坏死和死后自溶很有价值，后者无炎症反应。

（1）坏死的基本病变：细胞坏死后发生镜下可见的自溶性改变常要在细胞死亡几小时后才能见到，如心肌梗死最早的形态学证据要在梗死后4~12小时才出现。但因坏死细胞膜通透性增加，胞质中的一些酶可释放到血液中，使血中该酶活性升高，如心肌梗死在细胞死亡2小时后就可测到血液中肌酸激酶、乳酸脱氢酶和谷草转氨酶的升高；肝细胞坏死时的血液中谷草转氨酶、谷丙转氨酶升高；胰腺坏死时的血清淀粉酶升高等。

1）细胞核的变化：细胞死亡的形态改变主要在细胞核，包括核固缩、核碎裂和核溶解（图1-26）。核溶解是坏死的主要形式。在细胞pH降低的情况下，DNA酶活化，水解染色质，使嗜碱性减退，仅能见到核的轮廓，称核溶解（karyolysis）。核固缩、核碎裂最后染色质都溶解消失，但是核固缩、核碎裂、核溶解并不一定是一个循序渐进的过程。细胞凋亡时见到的主要为核固缩和核碎裂。两种不同类型的细胞死亡的核形态变化过程也不一样。

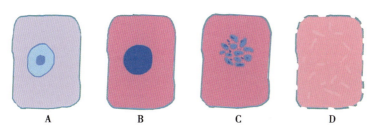

图 1-26　坏死时细胞核的形态变化
A. 正常细胞；B. 核固缩；C. 核碎裂；D. 核溶解

Notes

　　2）细胞质和细胞膜的变化：死亡细胞的胞质嗜酸性增强，可能因糖原丢失而比正常细胞更为均质。这是因为 RNA 的丢失以及蛋白变性，增强其与伊红染料的亲和力的结果。当酶消化细胞器时，则可出现虫蚀状或空泡化。坏死细胞的细胞膜出现破裂或崩解，细胞内容物溢出，可引起周围组织的炎症反应，是坏死和凋亡的区别要点之一。死亡细胞可最终由称为髓鞘样小体（myelin figure）的漩涡样磷脂团所取代，这些磷脂沉淀物再被其他细胞吞噬或被进一步分解成脂肪酸。这些脂肪酸的钙化导致钙皂化。电镜下坏死细胞的特征为细胞膜和细胞器质膜的崩解、线粒体扩张，其内可见大的无定形物沉积。另可见细胞内髓鞘样小体、无定形的嗜锇酸碎屑和可能为变性蛋白的绒样物质。

　　3）间质的变化：间质对各种损伤因子的耐受性大于实质细胞，所以早期间质可没有明显改变。后期由于酶的作用，基质逐渐解聚，胶原纤维肿胀、液化和纤维性结构消失，成为一片无结构的红染物质。

　　由于坏死的形态学改变的出现需要一定的时间，因此早期的组织坏死常不易辨认。临床上一般将失去生活能力的组织称为失活组织（devitalized tissue），在治疗中必须将其清除。一般讲，失活组织失去原有的光泽，颜色苍白、混浊；失去原有弹性，刺激后回缩不良；无血管搏动，切开后无新鲜血液流出；失去正常的感觉和运动（如肠蠕动）功能等。

　　(2) 坏死的类型：引起坏死形态改变有两个基本过程即蛋白质的变性和细胞的酶性消化。根据坏死的形态表现，坏死可分为以下几类：

　　1）凝固性坏死：指坏死组织呈灰白、干燥的凝固状，尚保留有原组织的细胞轮廓，称凝固性坏死（coagulative necrosis）。其发生可能与坏死局部的酸中毒不仅使结构蛋白发生变性，也使细胞内的溶酶体酶变性，阻断自溶过程有关。凝固性坏死可发生于除脑以外的所有组织，但多见于脾、肾和心等实质器官的缺血性坏死，也见于剧烈的细菌毒素、石炭酸、升汞和其他化学腐蚀剂引起的坏死。

　　肉眼观坏死灶因蛋白质的凝固而呈灰白或黄白色，质地较硬，周围可形成与健康组织分界清晰的暗红色缘（充血出血带）（图1-27）。显微镜下，坏死区细胞结构消失，但细胞的外形和组织轮廓仍可保存一段时间。凝固性坏死可被吞噬细胞清除或被渗入的白细胞溶解而变成液化性坏死。

　　2）液化性坏死：组织坏死很快因酶性分解而变成液态，称液化性坏死（liquefaction necrosis）。常发生于含脂质多（如脑）和含蛋白酶多（如胰腺）的组织，例如脑组织中水分和磷脂多而蛋白成分少，坏死后能形成半流体状，称脑软化（encephalomalacia）。化脓菌感染时，由于大量嗜中性粒细胞的渗出，释放水解酶，坏死组织溶解形成脓肿（abscess）（图1-28），亦属液化性坏死。

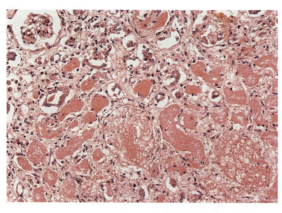

图 1-27　肾凝固性坏死（贫血性梗死）
坏死区的细胞结构消失，但肾小球和肾小管的组织轮廓尚存在

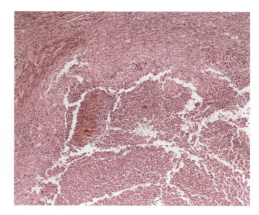

图 1-28　肝脓肿
示肝组织完全坏死、液化，其中有大量脓细胞聚集

Notes

3）特殊类型的坏死：一些类型的组织坏死其形态学和发生机制有别于凝固性坏死和液化性坏死，故本书将其列为特殊类型的坏死。

① 干酪样坏死：干酪样坏死（caseous necrosis）是特殊类型的凝固性坏死。肉眼观微黄，质松软、细腻，状似干酪而得名。主要见于结核病，偶可见于某些梗死灶、坏死的肿瘤、梅毒树胶肿和结核样型麻风之粗大神经等。显微镜下，原有的组织结构完全崩解破坏，呈现一片无定形、颗粒状的红染物（图 1-29）。

② 坏疽（gangrene）：指继发有腐败菌感染的大块组织坏死。坏疽常发生在肢体或与外界相通的内脏。感染的腐败菌常为梭状芽孢杆菌属的厌氧菌和奋森螺旋体等。腐败菌在分解坏死组织过程中，产生硫化氢，与血红蛋白中的铁离子结合，形成硫化铁，使组织变为黑色或暗绿色。根据坏疽的形态，可分为三种：

干性坏疽（dry gangrene）：多发生于肢体，特别是下肢。动脉粥样硬化、血栓闭塞性脉管炎和冻伤等疾病时，动脉阻塞，肢体远端可发生缺血性坏死。由于静脉回流仍通畅，加上体表水分蒸发，坏死的肢体干燥且呈黑色，与周围正常组织之间有明显的分界线（图 1-30）。由于病变干燥，不利于腐败菌生长，因此腐败性变化较轻。

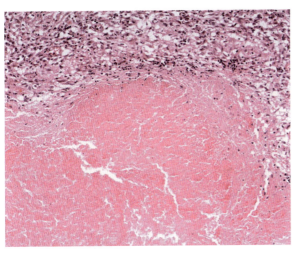

图 1-29 干酪样坏死

在结核病病灶中呈现大片凝固性坏死。坏死组织呈无结构的细颗粒状，坏死组织处不见原有的组织结构和坏死细胞的残影，仅在坏死边缘尚见一些核碎屑

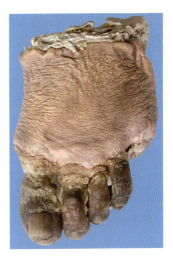

图 1-30 足干性坏疽

继发于动脉缺血性坏死（梗死），坏死组织范围大，边界清楚，呈黑色，干枯

湿性坏疽（wet gangrene）：多发生在与体表相通的内脏如肺、肠和子宫等。也可发生于动脉阻塞又有淤血水肿的肢体。由于坏死组织水分多，为腐败菌的入侵和繁殖创造了有利的条件，故腐败菌感染严重使局部肿胀，呈黑色或暗绿色。湿性坏疽组织与健康组织无明显分界线。肠坏疽、坏疽性阑尾炎和坏疽性胆囊炎等都是实例。坏死组织经腐败分解产生吲哚、粪臭素等，故有恶臭。由于坏死组织腐败分解所产生的大量毒性物质被机体吸收，可造成毒血症，威胁生命。

气性坏疽（gas gangrene）：深在的开放性创伤合并产气荚膜梭状芽孢杆菌（Clostridium Perfringens）等感染时，组织坏死并产生大量气体，使病区肿胀，棕黑色，有奇臭。病变特点之一是明显累及肌肉，并易沿肌束蔓延。肌纤维发生凝固性坏死，部分为液化性坏死，与正常组织分界不清，并可因含气而呈蜂窝状。坏死组织分解产物和毒素大量吸收，可致患者迅速中毒而死亡。

③ 脂肪坏死：脂肪坏死（fat necrosis）主要有酶解性脂肪坏死和外伤性脂肪坏死两种。前者常见于急性胰腺炎时胰酶外溢并激活，将细胞内的脂肪分解为甘油和脂肪酸，甘油很快被机体吸收，而脂肪酸则与组织中钙离子结合形成钙皂。肉眼观为不透明的灰白色斑点或斑块。镜下，

Notes

坏死细胞有时尚能见到模糊的轮廓,细胞内有散在的嗜酸性颗粒状物(钙皂)(图1-31)。外伤性脂肪坏死则大多见于乳腺外伤。外伤引起脂肪细胞破裂,脂肪释出引起慢性炎症和异物巨细胞反应,局部可形成肿块。

④ 纤维素样坏死:纤维素样坏死(fibrinoid necrosis)曾称为纤维素样变性(fibrinoid degeneration),是发生于纤维结缔组织和血管壁的一种坏死。病变局部结构消失,形成边界不清的小条或小块状染色深红的、有折光性的无结构物质(图1-32)。由于其染色性质与纤维素(纤维蛋白)相似,故而得名。

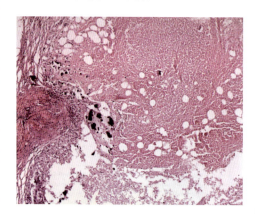

图 1-31　脂肪坏死

急性胰腺炎时的脂肪坏死

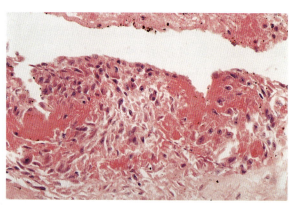

图 1-32　纤维素样坏死

风湿性心内膜炎,心内膜组织原有正常结构破坏,结缔组织发生坏死并有纤维素沉积,呈深红色颗粒状的无定形物

纤维素样坏死常见于变态反应性疾病,如急性风湿病、结节性动脉周围炎和新月体性肾小球肾炎等。也见于非变态反应性疾病,如恶性高血压的小动脉和胃溃疡底部的动脉壁。不同疾病时纤维素样坏死所形成的机制可能不同。纤维素样坏死物质可能是肿胀、崩解的胶原纤维或是沉积于结缔组织中的抗原抗体复合物,也可能是由血液中渗出的纤维蛋白原转变的纤维素。

(3) 坏死的结局

1) 溶解吸收:组织坏死后,由于坏死组织本身及坏死灶周围嗜中性粒细胞所释放的各种水解酶的作用,使坏死组织溶解液化,然后由淋巴管或血管吸收。不能吸收的碎片,则由吞噬细胞吞噬、消除。小的坏死灶溶解吸收后,常通过修复使功能和形态部分恢复。大的坏死灶溶解后不易完全吸收,可形成囊腔(cyst)。

2) 分离排出:位于体表和与外界相通的脏器的较大的坏死灶不易完全溶解吸收。其周围发生炎症反应,渗出的嗜中性粒细胞释放水解酶,可加速坏死灶边缘组织的溶解,使坏死灶与健康组织分离、脱落,形成缺损。坏死灶如位于皮肤或黏膜,可形成溃疡(ulcer)。肾、肺等器官的坏死组织液化后可经自然管道(输尿管、气管)排出,留下的空腔称为空洞(cavity)。溃疡和空洞仍可修复。肢体的干性坏疽可以分界线为限与正常部分分离脱落。

3) 机化:坏死组织不能完全溶解吸收或分离排出,则由肉芽组织长入坏死区,代替坏死组织。这种由肉芽组织代替坏死组织、纤维素性渗出物、浓缩的脓液、组织内血肿和血栓等无生机物质的过程,称为机化(organization)。最后可形成瘢痕组织。

4) 包裹、钙化:如果坏死灶较大,或坏死物难以溶解吸收,或不能完全机化,则常由周围肉芽组织加以包裹(encapsulation),以后则为增生的纤维组织包裹,其中的坏死物质有时可继发营养不良性钙化。

(4) 坏死对机体的影响:坏死对机体的影响与下列因素有关:①坏死细胞的生理重要性,例如心肌、脑组织的坏死后果严重;②坏死细胞的数量,例如肝细胞的广泛性坏死后果严重;③坏死细胞所在器官的再生能力,例如肝细胞易于再生,如果不是广泛性坏死,坏死后容易恢复;

Notes

④发生坏死器官的贮备代偿能力，例如肾、肺为成对器官，贮备能力强，即便发生较大的坏死也不会明显影响功能。

2. 凋亡（apoptosis） 凋亡一词来自希腊语，原意是指枯萎的树叶从树上凋落，是形态学和生化特征上不同于经典坏死的另一种类型的细胞死亡方式，是依赖能量的细胞内死亡程序活化而致的细胞自我清除，故一般文献称之为程序性细胞死亡（programmed cell death，PCD）。但从严格意义上讲两者有所区别。PCD 原意是指在发育过程中，定时可见的生理性刺激导致的细胞死亡，是一个生理过程，是基因在一定的时空情况下引起的细胞死亡，因此是一个功能性名称。而凋亡强调的是形态学改变。一方面程序性细胞死亡并非都是细胞凋亡的形态学特征，另一方面细胞凋亡可见于许多非生理状态时，如疾病所引起的细胞凋亡和抗癌药所致的癌细胞死亡等。凋亡时激活的酶导致细胞自身的 DNA 和核内及胞质内蛋白的降解，但细胞膜仍保持完整，故凋亡细胞很快由吞噬细胞清除。凋亡时因无细胞内容的泄漏，故不引起炎症反应，这与坏死不同，但二者有时可同时存在。凋亡和坏死在发生机制上有时可交叉并具有某些共同特征。某些细胞可以发生凋亡，也可以发生坏死，选择细胞死亡的类型取决于损伤因子的强度和持续时间、死亡过程的快慢以及 ATP 消耗的程度。二者的区别见表 1-1 及图 1-33。

表 1-1　凋亡与通常的细胞坏死的区别

	坏死	凋亡
诱导原因	仅见于病理性损伤（低氧，毒素等）	生理性和病理性均可见
组织学改变		
范围	一般发生于多数细胞	多发生于单个细胞
胞质	肿胀	皱缩
线粒体	肿胀→破坏	致密
其他细胞器	肿胀→破坏	致密
染色质	凝聚成块状	致密
细胞膜	完整性破坏	保持完整性
	坏死细胞崩解	形成凋亡小体
炎症反应	存在	缺乏，凋亡小体被吞噬
DNA 分解机制	随意性，弥漫性	核小体（nucleosome）间分解（180~200bp）
	ATP 减少	基因活化（新蛋白质合成）
	膜损害，自由基损害	核酸内切酶激活

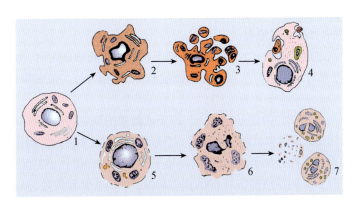

图 1-33　凋亡与坏死的超微结构形态演变示意图

1. 正常细胞；2~4 显示细胞凋亡过程：2. 细胞皱缩，核染色质凝聚、边集、解离，胞质致密；3. 胞质分叶状突起并分离成多个凋亡小体（表被胞膜）；4. 凋亡小体迅速被其周围巨噬细胞等吞噬、消化；5~6 显示细胞坏死过程；5. 细胞可显肿胀，核染色质凝聚、边集，裂解成许多小团块，细胞器肿胀、线粒体基质絮状凝集；6. 细胞膜、细胞器膜、核膜崩解，进而自溶；7. 因细胞内酶溢出，引起炎症反应

Notes

（1）凋亡的意义：细胞凋亡是多细胞动物中存在的一种高度保守的现象，以不引起周围组织炎症反应的方式"干净"地既清除个别不需要的细胞，又保持结构和功能正常的代价最小的方式，对维持机体正常生理功能和自身稳定十分重要。凋亡可见于很多生理情况下，也可见于很多病理状态。

生理情况下，凋亡在去除不再需要的细胞方面起重要作用。

1）胚胎发育期间有计划地去除某些细胞，以决定哪些细胞进一步发育，哪些细胞已完成使命而走向凋亡。

2）成人组织中激素依赖性的退化，如月经周期中的子宫内膜、绝经期的卵巢滤泡闭锁、断奶后的乳腺的退化等。

3）增殖细胞群体中的细胞去除，以维持相对恒定的细胞数，如肠隐窝上皮。

4）宿主细胞在完成有用的任务后的死亡，如急性炎症反应时的中性粒细胞和免疫反应后的淋巴细胞。这些细胞在完成任务后因断绝生存信号（如生长因子）等而走向凋亡。

5）去除潜在有害的自身反应性淋巴细胞。

6）细胞毒 T 细胞诱导的细胞死亡。此种方式构成针对病毒和肿瘤的防御系统以清除病毒感染的细胞和肿瘤细胞。

生理性凋亡与增生一起，作为"阴阳"调节中的阴性调节者的生理意义在于：保持成年个体的器官的大小和功能；参与器官的发育和改建；参与生理性萎缩和消散；处理阴性选择的免疫细胞等。老化可能也与凋亡有关。

病理情况下的凋亡：

1）各种损伤性因素产生的细胞死亡，例如放射和细胞毒性药物损伤 DNA 如果不能及时修复，则细胞走向凋亡。此种机制可防止含因突变和移位等 DNA 损伤的细胞不及时清除造成的恶性转化。

2）某些病毒性感染，如病毒性肝炎中的嗜酸性小体（Councilman body）。

3）某些实质性器官的导管阻塞后出现的病理性萎缩，如胰腺、腮腺和肾可出现细胞凋亡。

4）肿瘤中的细胞死亡，最常见于肿瘤退化时，也可见于进展期的肿瘤。

5）细胞毒性 T 细胞导致的细胞死亡，如在细胞免疫性排斥反应和移植物抗宿主反应时。

6）激素依赖的组织和器官的病理性萎缩，例如睾丸切除后的前列腺萎缩。

7）有些情况下虽以坏死为主，但线粒体的损伤可诱发凋亡。

凋亡不足或凋亡过多均与很多疾病的发生关系密切。凋亡不足和细胞存活延长，意味着异常细胞的更换减少。这些异常细胞积聚起来可发生恶性肿瘤，尤其是有 p53 突变的肿瘤或激素依赖性肿瘤，如乳腺癌、前列腺癌或卵巢癌。如果针对自身抗原的淋巴细胞不能及时清除，则可发生自身免疫性疾病，如红斑狼疮等。

凋亡过多则导致过多的细胞死亡，影响脏器甚至机体的功能导致疾病。如神经变性性疾病、缺血性损伤、心肌梗死时或中风时所见到心肌细胞和脑细胞的凋亡、很多病毒感染时病毒感染细胞的凋亡等。

（2）凋亡的机制：诱发凋亡的信号包括生长因子或激素的缺乏、死亡受体的特异性参与以及各种损伤因子的作用等。缺乏生长因子或激素，可使线粒体通路中促凋亡因子多于抗凋亡因子，诱发细胞凋亡。放射或化疗药物引起的凋亡，则始于 DNA 损伤，其中 p53 起重要作用。DNA 损伤时 p53 使细胞停止于 G_1 期以使损伤的 DNA 得以修复。如 DNA 修复失败，p53 则启动凋亡程序。当 p53 突变或缺失时，修复功能缺失，带有损伤 DNA 的细胞可继续增殖进而可发展为恶性肿瘤。细胞毒性 T 细胞分泌穿孔素，可使称为粒酶 B 的蛋白酶进入到所攻击的细胞中，粒酶 B 可裂解蛋白，激活细胞的半胱氨酸、天冬氨酸蛋白酶家族（caspases）。细胞毒性 T 细胞表面也表达 fasL，它通过同 Fas 受体的结合，启动凋亡。肿瘤坏死因子受体（tumor necrosis factor receptor, TNFR）家族不仅能直接引起肿瘤细胞坏死，还可通过 TNF-TNFR 同 TNF 受体相关死亡结构域（domain）

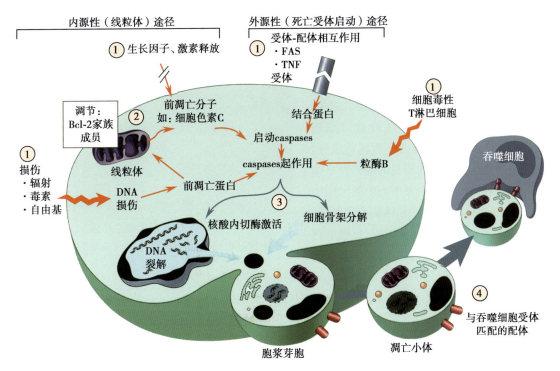

图 1-34　凋亡的机制

的结合,激活 caspase,诱发细胞凋亡(图 1-34)。

凋亡的过程分为起始阶段和执行阶段。在起始阶段 caspases 被激活,引起一系列酶促级联反应。在执行阶段,这些酶的作用导致细胞凋亡。起始阶段的信号通路有两个,即外源性通路和内源性通路。

1)外源性通路:又称死亡受体起始的通路。诱导凋亡的细胞外因素与细胞表面的受体结合,将信号传入细胞内,死亡受体包括肿瘤坏死因子受体(tumor necrosis factor receptor,TNFR)家族和相关蛋白 Fas。当 Fas 由其配体 FasL 交联到一起时,3 个或更多的 Fas 分子聚合到一起,同细胞内的死亡结构域一起,再同 Fas 相关的死亡结构域一起激活 caspase 8,启动凋亡过程。此通路可由称为 FLIP 的蛋白所抑制,因 FLIP 蛋白能同 caspase 8 结合而阻断此凋亡通路。某些病毒和正常细胞可产生 FLIP 来保护其感染细胞或正常细胞免于凋亡。

2)内源性通路:又称线粒体通路。此通路不需要死亡受体,而是因线粒体的通透性改变和一些促凋亡分子如细胞色素 C 释放到胞质中而诱发凋亡。细胞色素 C 与凋亡激活因子 -1(ACF-1)结合可激活 caspase 9,引发凋亡。其他线粒体蛋白,如凋亡诱导因子(apoptosis inducing factor,AIF),如果释放到胞质中亦可同抑制凋亡的因子结合,阻遏凋亡抑制因子的功能而促发凋亡。线粒体膜上的 bcl-2 和 bcl-x 对细胞色素 C 和 Apaf-1 具有抑制作用,故正常条件下 bcl-2 具有抑制凋亡的作用。

执行阶段:此阶段主要由 caspase 3、6 作为执行者,它们具有裂解细胞骨架和核基质蛋白的能力,激活 DNA 酶等,细胞发生凋亡。

死亡细胞的清除:在凋亡的早期,凋亡细胞分泌能吸引巨噬细胞的可溶性因子。使死亡细胞在释放其细胞内容之前就被迅速清除,故无炎症反应。

(3)凋亡的形态学特征:凋亡一般为正常细胞群体中单个细胞的死亡。由于死亡细胞核水分脱失,染色质凝聚,细胞核变小,嗜碱性增强,称核固缩(pyknosis)。光镜下可见单个细胞与周围的细胞分离,核染色质浓集呈紫蓝色致密的球状。或者染色质重新分布于核膜下,胞质浓缩,嗜酸性增强。在电镜下,凋亡细胞首先出现核的致密化,染色质浓缩,沿着核膜排列(染色

Notes

质边集),然后染色质逐步分裂为碎片,称核碎裂(karyorrhexis)。与此同时,细胞器也发生浓缩,失去水分。凋亡的细胞皱缩,但细胞膜完整。而后细胞膜下陷,包裹核碎片和细胞器,形成多个凋亡小体(apoptotic bodies)。凋亡小体外被以细胞膜,其中可含核碎片,也可仅为胞质成分。病毒性肝炎时肝组织内所见的嗜酸性小体(图1-35)和淋巴组织生发中心中的可染小体(tangible bodies)是凋亡小体的典型例子。

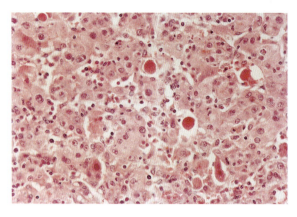

图1-35   肝脏的凋亡小体
病毒性肝炎,见散在嗜酸性小体(Councilman bodies)

单个细胞凋亡后,相邻细胞(巨噬细胞和肿瘤细胞等)可吞噬凋亡小体,并在吞噬溶酶体中消化降解(图1-22)。细胞凋亡发生很快,持续约2~4小时。

凋亡的生化特征主要为caspases激活。在正常细胞内,很多caspases以前酶的形式存在,其激活可裂解很多重要的细胞蛋白,破坏核骨架和细胞骨架。Caspases激活DNA酶造成DNA的降解,故凋亡细胞中出现特征性的DNA降解,使DNA分解成20~30kb的片段,再在Ca^{2+}、Mg^{2+}依赖性内切酶的作用下,裂解成180~200个碱基的片段,故在凝胶中可见DNA梯子现象。一般来说坏死时DNA呈抹片状,无明显梯子现象出现。凋亡细胞在其胞膜外层表达磷脂酰丝氨酸、血栓黏合素(thrombospondin)。这些物质易同巨噬细胞分泌的蛋白结合而有助于早期被巨噬细胞识别和吞噬,而不引起周围炎症反应。

3. **坏死性凋亡(necroptosis)**   细胞死亡的形式除坏死和凋亡外,近来有学者还提出坏死性凋亡(necroptosis)的概念。坏死性凋亡指的是一种具有坏死形态的程序性细胞死亡,它由TNFR1的配体结合或由RNA或DNA病毒的病毒蛋白所启动,但不激活caspase(故亦称caspase-非依赖途径),而是通过RIP1和RIP3复合体的信号途径,使线粒体产生ATP减少、导致ROS的产生,进而引起溶酶体膜渗透性改变,出现如坏死时的细胞肿胀和膜损伤。细胞内容物的溢出引发如坏死时的炎症反应。

第三节   细 胞 老 化

个体的生命过程一般经过发育、成熟、衰老和死亡几个阶段。机体成熟后,随着年龄的增大,几乎所有的器官系统均发生生理功能和组织结构的退行性改变。这种退行性改变一般统称为老化(aging)或衰老(senescence)。

细胞的老化(cellular aging)是个体老化的基础,表现在许多细胞功能的降低和组织形态学的改变。老化细胞在代谢和功能方面表现为线粒体氧化磷酸化功能减弱、核酸和蛋白质(结构蛋白质、酶、细胞受体和转录因子等)合成减少、摄取营养物质的能力降低和DNA或线粒体损伤修复功能减弱等。在形态学上表现为细胞核不规则、异常分叶、线粒体空泡化、内质网减少、高尔基器扭曲和脂褐素沉积等。目前认为,细胞老化是细胞增殖活性进行性下降和长期的外界影响导致细胞和分子损伤积累的结果。

人们从基因、代谢和器官水平来解释细胞的老化过程,但迄今没有公认的学说。老化时钟和代谢遗传损害积累学说是两种主要的学说,在此介绍。

一、细胞复制功能下降(老化时钟)

老化时钟,即表现为细胞复制功能下降(decreased cellular replication)。实验证明正常组织

Notes

细胞在体外培养的条件下的分裂能力是有限的。经过一定次数的传代培养后便会死亡,而培养的恶性肿瘤细胞是永生的。正常人纤维母细胞在培养条件下可进行 60 次的群体倍增,而早老性常染色体隐性遗传病——Werner 综合征患者的纤维母细胞只有 20 次。上述现象提示细胞的增殖次数是由基因组中记时器即老化时钟(aging clock)所控制的。

端粒和端粒酶的发现证实了老化时钟的存在。端粒(telomere)是位于真核细胞线性染色体末端的一种特殊结构,由端粒染色体末端 DNA 和末端 DNA 结合蛋白构成的复合物(图 1-36)。端粒的作用是保护基因组的完整性,防止染色体的融合、丢失和降解。端粒 DNA 的主要成分是富含鸟嘌呤的简单串联重复序列(TTAGGG),可重复长达 10kb 以上。端粒结合蛋白具有序列特异性,保护端粒 DNA 免受化学修饰和核酸酶的作用。端粒的长短与细胞的"年龄"呈负相关,细胞越老,端粒越短,反之亦然。端粒长度的维持是通过端粒酶(telomerase)的作用来实现的。端粒酶是一种特化的 RNA 蛋白复合体,以自身含有的 RNA 作为模板合成和补充端粒的长度,具有逆转录酶活性,是一种 RNA 依赖的 DNA 聚合酶。限制端粒长度的调节蛋白可抑制端粒酶的活性。在正常情况下,生殖细胞(germ cells)和干细胞(stem cells)中存在有端粒酶的活性,而在其他细胞中则不能检测出端粒酶的活性。随着体细胞的分裂,端粒逐渐缩短,细胞走向老化。而在永生化的恶性肿瘤细胞中端粒酶则再度活化,细胞可无休止地分裂繁殖,这可能是恶性肿瘤发生的主要机制。

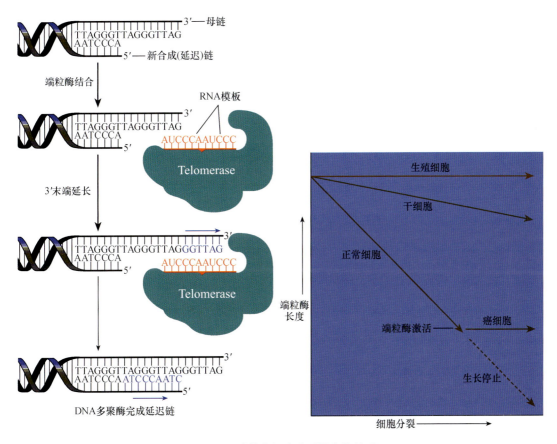

图 1-36　端粒和细胞分裂能力的关系

端粒酶抑制的重复序列:图下方为染色体,其短臂的末端有重复 DNA 序列,称为端粒(上)。端粒酶位于端粒的末端。活化的端粒酶可以加上重复的端粒序列和调节蛋白(中),调节蛋白又可反过来抑制端粒酶的活性

Notes

二、DNA 损伤

细胞老化与正常 DNA 复制中及自由基所导致的 DNA 损伤(DNA damage)的增加有密切关系。虽然大多数 DNA 损伤可由 DNA 修复酶修复,但因老化而这种修复能力下降,而不能完全修复。某些老化综合征就与 DNA 修复酶的缺陷有关。近来的研究表明热卡限制(calorie restriction)可导致一定程度的应激,激活 Sirtuin 家族蛋白,如 Sir2,它具有组胺去乙酰化酶的作用,故而可激活 DNA 修复酶,稳定 DNA。当缺乏这些酶时,DNA 易受损伤。

三、缺陷的蛋白质内环境稳定和组织干细胞的再生能力减弱

老化时,由于合成的减少和转换的加速以及细胞伴侣分子的活性降低,细胞很难维持正常的蛋白质内环境稳定。细胞伴侣分子的活性降低可导致蛋白折叠的异常,蛋白酶体的活性下降则不能有效地降解异常折叠的蛋白,修复酶的减少则不能及时修复受损的细胞器或核酸,这些可引起细胞存活、复制和功能的改变,异常折叠蛋白质的积聚可诱发细胞凋亡。另外老化组织干细胞中有 p16 蛋白的积聚,这些干细胞进行性丧失其自我更新的能力。涉及胰岛素和胰岛素样生长因子 -1 信号通路等调节代谢机制的改变均可导致对营养物质敏感性的改变,这些都可能为老化的原因。

四、代谢产物累积

细胞寿命也受细胞损伤和修复之间平衡的影响。代谢产物如氧自由基可引起蛋白、脂质和核酸的共价修饰,氧化物损伤随年龄的增加而逐渐增多。老化细胞中的脂褐素增多正是这些损伤的结果。由反复环境暴露而增加的氧化物损伤如电辐射以及抗氧化防御机制(如维生素 E、谷胱甘肽过氧化酶)的进行性下降均可导致老化。

表现为早熟性老化的 Werner 综合征的患者中缺少一种 DNA 复制和修复中的 DNA 解旋酶(helicase)。此酶的缺陷导致损伤线粒体的积聚。这些很像细胞老化时所见到的损伤。细胞老化时不仅有损伤 DNA 的积聚,也有损伤的细胞器的积聚。这些可能为蛋白酶功能下降的结果。这些蛋白酶正常时可清除异常的和不需要的细胞内蛋白。

小　结

机体细胞、组织对环境的变化可表现出适应和损伤。适应在形态学上表现为肥大、增生、萎缩和化生四种现象。损伤分可逆性和不可逆性,形态学上可逆性损伤表现为变性,不可逆性损伤表现为细胞死亡(坏死和凋亡)。变性是指细胞内或细胞外出现异常物质或正常物质数量明显增多。细胞变性包括细胞肿胀和脂肪变。细胞肿胀主要由缺血缺氧致细胞能量代谢改变,ATP 产生减少,钠泵功能障碍,水钠潴留。光镜下除细胞肿胀外,胞质中可见红色细小颗粒。这些颗粒本质上是肿胀的线粒体。脂肪变需要与脂肪浸润相鉴别。细胞外变性包括淀粉样变、玻璃样变、黏液样变、病理性色素沉着和钙化等。坏死是指活体内局部组织、细胞的死亡。依据形态学特征,坏死可以分为凝固性坏死、液化性坏死和特殊类型坏死(干酪样坏死、坏疽、脂肪坏死和纤维素样坏死)。凋亡是有别于坏死的一种细胞死亡形式,是指细胞内死亡程序启动,依赖能量的细胞"自杀"过程。其形态学特征是凋亡小体形成。一般为单个细胞或几个细胞。心力衰竭细胞、机化、坏死性凋亡、自噬和老化等一些概念也需要理解和掌握。

Notes

（陈　杰　来茂德）

主要参考文献

1. Kumar V, Abbas AK, Aster JC. Cell injury, cell death, and adaptations. // Kumar V, Abbas AK, Aster JC. Robbins Basic Pathology. 9th ed. Philadelphia: Elsevier Saunders, 2013: 1-28.

2. Kumar V, Abbas AK, Aster JC. Cellular responses to stress and toxic insults: adaptations, injury, and death. // Kumar V Abbas AK, and Aster JC. Robbins and Cotran Pathologic Basis of Disease. 9th ed. Philadelphia: Elsevier Saunders, 2015: 31-68.

3. Hotchkiss RS, Strasser A, McDunn JE, et al. Cell death. N Engl J Med, 2009, 361(16): 1570-1583.

4. Sridhar S, Bothol Y, Macian F, et al. Autophagy and disease: always two sides to a problem. J Pathol, 2012, 226(2): 255-273.

Notes

第二章　损伤的修复

　　损伤造成机体部分细胞和组织丧失后,机体对所形成缺损进行修补恢复的过程,称为修复(repair),修复后可完全或部分恢复原组织的结构和功能。参与修复过程的主要成分包括细胞外基质和各种细胞。修复过程可概括为两种不同的形式:①由损伤周围的同种细胞来修复,称为再生(regeneration),如果完全恢复了原组织的结构及功能,则称为完全再生;②由纤维结缔组织来修复,称为纤维性修复,以后形成瘢痕,故也称瘢痕修复。在多数情况下,由于有多种组织发生损伤,故上述两种修复过程常同时存在。在组织损伤和修复过程中,常有炎症反应。

第一节　再　　生

　　再生可分为生理性再生及病理性再生。生理性再生是指在生理过程中,有些细胞、组织不断老化、消耗,由新生的同种细胞不断补充,以保持原有的结构和功能的再生。例如,表皮的表层角化细胞经常脱落,而表皮的基底细胞不断地增生、分化,予以补充;消化道黏膜上皮约1~2天就更新一次;子宫内膜周期性脱落,又由基底部细胞增生加以恢复;红细胞寿命平均为120天,白细胞的寿命长短不一,短的如嗜中性粒细胞,只存活1~3天,因此需不断地从淋巴造血器官输出大量新生的细胞进行补充。本节乃指病理状态下细胞、组织缺损后发生的再生,即病理性再生。

一、细胞周期和不同类型细胞的再生潜能

　　细胞周期(cell cycle)由间期(interphase)和分裂期(mitotic phase,M 期)构成。间期又可分为 G_1 期(DNA 合成前期)、S 期(DNA 合成期)和 G_2 期(分裂前期)。不同种类的细胞,其细胞周期的时程长短不同,在单位时间里可进入细胞周期进行增殖的细胞数也不相同,因此具有不同的再生能力。一般而言,低等动物比高等动物的细胞或组织再生能力强。就个体而言,幼稚组织比高分化组织再生能力强;平时易受损伤的组织及生理状态下经常更新的组织有较强的再生能力。按再生能力的强弱,可将人体细胞分为三类。

　　1. 不稳定细胞(labile cells)　又称持续分裂细胞(continuously dividing cell)。这类细胞总在不断地增殖,以代替衰亡或破坏的细胞,如表皮细胞、呼吸道和消化道黏膜被覆细胞、男性及女

性生殖器官管腔的被覆细胞、淋巴及造血细胞、间皮细胞等。这些细胞的再生能力相当强,由其构成的组织超过 1.5% 的细胞处于分裂期。干细胞(stem cell)的存在是这类组织不断更新的必要条件,干细胞在每次分裂后,子代之一继续保持干细胞的特性,另一个子代细胞则分化为相应的成熟细胞,表皮的基底细胞和胃肠道黏膜的隐窝细胞即为典型的成体干细胞。

2. 稳定细胞(stable cells) 又称静止细胞(quiescent cell)。在生理情况下,这类细胞增殖现象不明显,在细胞增殖周期中处于静止期(G_0),但受到组织损伤的刺激时,则进入 DNA 合成前期(G_1),表现出较强的再生能力。这类细胞包括各种腺体或腺样器官的实质细胞,如胰、涎腺、内分泌腺、汗腺、皮脂腺和肾小管的上皮细胞等,由其构成的组织处于分裂期的细胞低于 1.5%。此类组织中的内分泌腺和上皮无干细胞存在。目前认为,器官的再生能力是由其复制潜能决定的,而不是决定于分裂期的细胞数量,如肝脏,处于分裂期的细胞数量低于一万五千分之一,但在切除 70% 后,仍可快速再生。

3. 永久性细胞(permanent cells) 又称非分裂细胞(nondividing cell)。属于这类细胞的有神经细胞、骨骼肌细胞及心肌细胞。不论中枢神经细胞及周围神经的神经节细胞,在出生后都不能分裂增生,一旦遭受破坏则成为永久性缺失,但这不包括神经纤维。在神经细胞存活的前提下,受损的神经纤维有着活跃的再生能力。

二、各种组织的再生过程

(一)上皮组织的再生

1. 被覆上皮再生 鳞状上皮缺损时,由创缘或底部的基底层细胞分裂增生,向缺损中心迁移,先形成单层上皮,以后增生分化为鳞状上皮。黏膜,如胃肠黏膜的上皮缺损后,同样也由邻近的基底部细胞分裂增生来修补。新生的上皮细胞起初为立方形,以后增高变为柱状细胞。

2. 腺上皮再生 腺上皮虽有较强的再生能力,但再生的情况依损伤的状态而异。如果有腺上皮的缺损而腺体的基底膜未被破坏,可由残存细胞分裂补充,完全恢复原来腺体结构;如腺体构造(包括基底膜)完全被破坏,则难以再生。构造比较简单的腺体如子宫内膜腺、肠腺等可从残留部细胞再生。肝细胞有活跃的再生能力,肝再生可分为三种情况:①肝在部分切除后,通过肝细胞分裂增生,短期内就能使肝脏恢复原来的大小;②肝细胞坏死时,不论范围大小,只要肝小叶网状支架完整,从肝小叶周边区再生的肝细胞可沿支架延伸,恢复正常结构;③肝细胞坏死较广泛,肝小叶网状支架塌陷,网状纤维转化为胶原纤维,或者由于肝细胞反复坏死及炎症刺激,纤维组织大量增生,形成肝小叶内间隔,此时再生肝细胞难以恢复原来小叶结构,成为结构紊乱的肝细胞团,例如肝硬化时的再生结节。

(二)纤维组织的再生

在损伤的刺激下,受损处的成纤维细胞进行分裂、增生。成纤维细胞可由静止状态的纤维细胞转变而来,或由未分化的间叶细胞分化而来。幼稚的成纤维细胞胞体大,两端常有突起,突起亦可呈星状,胞质略呈嗜碱性。电镜下,胞质内有丰富的粗面内质网及核蛋白体,说明其合成蛋白的功能很活跃。胞核体积大,染色淡,有 1~2 个核仁。当成纤维细胞停止分裂后,开始合成并分泌前胶原蛋白,在细胞周围形成胶原纤维,细胞逐渐成熟,变成长梭形,胞质越来越少,核越来越深染,成为纤维细胞。

(三)软骨组织和骨组织的再生

软骨再生起始于软骨膜的增生,这些增生的幼稚细胞形似成纤维细胞,以后逐渐变为软骨母细胞,并形成软骨基质,细胞被埋在软骨陷窝内而变为静止的软骨细胞。软骨再生能力弱,软骨组织缺损较大时由纤维组织参与修补。

骨组织再生能力强,骨折后可完全修复(参见第三节)。

Notes

（四）血管的再生

1. 毛细血管的再生　毛细血管的再生过程又称为血管形成，是以生芽（budding）方式来完成的。首先在蛋白分解酶作用下基底膜分解，该处内皮细胞分裂增生形成突起的幼芽，随着内皮细胞向前移动及后续细胞的增生而形成一条细胞索，数小时后便可出现管腔，形成新生的毛细血管，进而彼此吻合构成毛细血管网（图2-1）。增生的内皮细胞分化成熟时还分泌Ⅳ型胶原、层粘连蛋白和纤维连接蛋白，形成基底膜的基板。周边的成纤维细胞分泌Ⅲ型胶原及基质，组成基底膜的网板，本身则成为血管外膜细胞，至此毛细血管的构筑遂告完成。新生的毛细血管基底膜不完整，内皮细胞间空隙较大，故通透性较高。为适应功能的需要，这些毛细血管还会不断改建，有些

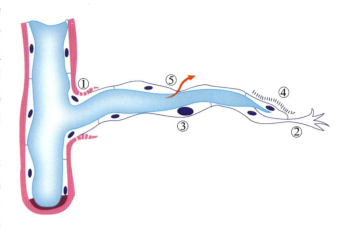

图2-1　毛细血管再生模式图
①基底膜溶解；②细胞移动和趋化；③细胞增生；④细胞管腔形成、成熟及生长抑制；⑤细胞间通透性增加

管壁增厚发展为小动脉、小静脉，其平滑肌等成分可能由血管外未分化间叶细胞分化而来。

2. 大血管的修复　大血管离断后需手术吻合，吻合处两侧内皮细胞分裂增生，互相连接，恢复原来内膜结构。但离断的肌层不易完全再生，而由结缔组织增生连接，形成瘢痕修复。

（五）肌组织的再生

肌组织的再生能力很弱。横纹肌的再生依肌膜是否存在及肌纤维是否完全断裂而有所不同。横纹肌细胞是一个多核的长细胞，长可达4cm，核可多达数十乃至数百个。损伤不太重而肌膜未被破坏时，肌原纤维仅部分发生坏死，此时嗜中性粒细胞及巨噬细胞进入该部吞噬清除坏死物质，残存部分肌细胞分裂，产生肌浆，分化出肌原纤维，从而恢复正常横纹肌的结构；如果肌纤维完全断开，断端肌浆增多，也可有肌原纤维的新生，使断端膨大如花蕾样。但这时肌纤维断端不能直接连接，而靠纤维瘢痕愈合。愈合后的肌纤维仍可以收缩，加强锻炼后可以恢复功能；如果整个肌纤维（包括肌膜）均被破坏，则难以再生，此时结缔组织增生连接，形成瘢痕修复。平滑肌也有一定的分裂再生能力，前面已提到小动脉的再生中就有平滑肌的再生，但是断开的肠管或是较大血管经手术吻合后，断处的平滑肌主要是通过纤维瘢痕连接。

心肌再生能力极弱，破坏后一般都是瘢痕修复。

（六）神经组织的再生

脑及脊髓内的神经细胞破坏后不能再生，由神经胶质细胞及其纤维修补，形成胶质瘢痕。外周神经受损时，如果与其相连的神经细胞仍然存活，则可完全再生。首先，断处远侧段的神经纤维髓鞘及轴突崩解，并被吸收；近侧段的数个Ranvier节神经纤维也发生同样变化。然后由两端的神经鞘细胞增生形成带状的合体细胞，将断端连接。近端轴突以每天约1mm的速度逐渐向远端生长，穿过神经鞘细胞带，最后达到末梢鞘细胞，鞘细胞产生髓磷脂将轴索包绕形成髓鞘（图2-2）。此再生过程常需数月以上才能完成。若断离的两端相隔太远，或者两端之间有瘢痕或其他组织阻隔，或者因截肢失去远端，再生轴突均不能到达远端，而与增生的结缔组织混杂在一起，卷曲成团，成为创伤性神经瘤，可发生顽固性疼痛。

Notes

三、细胞再生的影响因素

细胞死亡和各种因素引起的细胞损伤,皆可刺激细胞增殖。作为再生的关键环节,细胞的增殖在很大程度上受细胞外微环境和各种化学因子的调控。过量的刺激因子或抑制因子缺乏,均可导致细胞增生和肿瘤的失控性生长。细胞的生长可通过缩短细胞周期来完成,但最重要的因素是使静止细胞重新进入细胞周期。

(一)细胞外基质在细胞再生过程中的作用

细胞外基质(extracellular matrix,ECM)在任何组织都占有相当比例,它的主要作用是把细胞连接在一起,借以支撑和维持组织的生理结构和功能。近年来的研究证明,尽管不稳定细胞和稳定细胞都具有

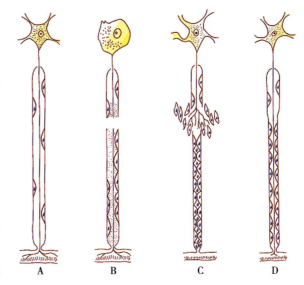

图 2-2　神经纤维再生模式图

A. 正常神经纤维;B. 神经纤维断离,远端及近端的一部分髓鞘及轴突崩解;C. 神经膜细胞增生,轴突生长;D. 神经轴突达末端多余部分消失

完全的再生能力,但再生的细胞能否重新构建为正常组织结构尚依赖 ECM 的调控,因为后者在调节细胞的生物学行为方面发挥更为主动和复杂的作用。它可影响细胞的形态、分化、迁移、增殖和生物学功能。由其提供的信息可以调控胚胎发育、组织重建与修复、创伤愈合、纤维化及肿瘤的侵袭等。其主要成分如下:

1. 胶原蛋白　胶原蛋白(collagen)是动物体内最常见的一种蛋白,为所有多细胞生物提供细胞外支架。胶原蛋白由三条具有 Gly-x-y 重复序列的多肽 α 链构成三螺旋结构。约 30 条 α 链形成了至少 14 种不同的胶原蛋白。Ⅰ、Ⅱ、Ⅲ型胶原为间质性或纤维性胶原蛋白,体内含量最为丰富。Ⅳ、Ⅴ、Ⅵ型胶原为非纤维性(或无定形)胶原蛋白,存在于间质和基底膜内。

胶原蛋白在核糖体内合成后,α 链要经过一系列酶的修饰,包括脯氨酸和赖氨酸残基的羟基化,从而使胶原蛋白富含羟化脯氨酸(10%)。胶原前肽的羟基化需要维生素 C,这也可以解释为何维生素 C 缺乏(坏血病)时可引起创伤愈合不良。α 链经过修饰后,前胶原链形成三螺旋结构。在此阶段,前胶原分子仍为可溶性并含有 N- 末端和 C- 末端前肽。在分泌过程中或稍后,前胶原肽酶切掉末端前肽链,促进原纤维的形成(常称为原胶原)。在原纤维形成过程中伴随着由细胞外赖氨酰氧化酶催化的特异赖氨酸及羟化赖氨酸残基的氧化,从而导致邻近 α 链间的交联,形成稳定的胶原特有的排列结构。正是这种交联结构决定了胶原蛋白的张力强度。

2. 弹力蛋白(elastin)　各种组织,如血管、皮肤、子宫和肺组织在结构上需要弹性以发挥功能。虽然张力强度是由胶原蛋白提供的,但这些组织的回缩能力则由弹力纤维来完成。这些纤维可延长数倍并在张力消失后回缩至其原长度。在形态上,弹力纤维包括一个中轴,其周围由微丝形成的网状结构围绕。中轴由分子量为 70kD 的弹力蛋白构成。在大血管壁(如主动脉)、子宫、皮肤和韧带中存在大量弹力蛋白。和胶原蛋白相似,弹力蛋白一级结构中三分之一为甘氨酸,富含脯氨酸和丙氨酸;和胶原蛋白不同的是,弹力蛋白只含极少的羟化脯氨酸并且无羟化赖氨酸残基。成熟的弹力蛋白含有交联结构以调节其弹性。

3. 黏附性糖蛋白和整合素　黏附性糖蛋白(adhesive glycoproteins)和整合素(integrins)在结构上并不相同,但其共同特性为其既能与其他细胞外基质结合,又能与特异性的细胞表面蛋白结合。这样,它们就把不同的细胞外基质、细胞外基质与细胞之间联系起来。

(1)纤维粘连蛋白(fibronectin):纤维粘连蛋白是一种多功能的黏附蛋白,其主要作用是能

Notes

使细胞与各种基质成分发生粘连。分子量为接近450kD的大分子糖蛋白。可由成纤维细胞、单核细胞、内皮细胞及其他细胞产生。纤维粘连蛋白与细胞黏附、细胞伸展和细胞迁移直接相关。另外,纤维粘连蛋白还可增强某些细胞如毛细血管内皮细胞对生长因子增殖作用的敏感性。

(2)层粘连蛋白(laminin):层粘连蛋白是基底膜中含量最为丰富的大分子糖蛋白(分子量约为820kD),为三个不同的亚单位共价结合形成的交叉状结构并跨越基底膜。层粘连蛋白一方面可与细胞表面的特异性受体结合,另一方面也可与基质成分如Ⅳ型胶原和硫酸肝素结合,还可介导细胞与结缔组织基质黏附。在体外细胞培养中,它可改变各种细胞的生长、存活、形态、分化和运动。若在培养的内皮细胞中加入FGF,则层粘连蛋白可引起内皮细胞有序排列,然后形成毛细血管管腔,这是血管生成的关键步骤。层粘连蛋白和纤维粘连蛋白与许多细胞外基质成分相似,与整合素受体家族成员具有结合能力。

(3)整合素:整合素是细胞表面受体的主要家族。对细胞和细胞外基质的黏附起介导作用。其特殊类型在白细胞黏附过程中还可诱导细胞与细胞间的相互作用。整合素在体内表达广泛,大多数细胞表面都可表达一种以上的整合素,在多种生命活动中发挥关键作用。例如,由于整合素具有黏附作用,使其成为白细胞游出、血小板凝集、发育过程和创伤愈合中的关键因素。另外,某些细胞只有通过黏附才能发生增殖,若通过整合素介导的细胞与细胞外基质黏附发生障碍则可导致细胞凋亡。

4. 基质细胞蛋白 基质细胞蛋白(matricellular proteins)是一类新命名的分泌性蛋白,可与基质蛋白、细胞表面受体及能作用于细胞表面的其他分子(如生长因子、细胞因子或蛋白水解酶)相互作用。虽然其功能表现为多样性,但都具有影响细胞—基质相互作用的能力。这一家族包括:①富含半胱氨酸的酸性分泌蛋白(secreted protein acidic and rich in cysteine,SPARC),亦称骨连接素(osteonectin),可促进损伤后发生的组织重建,其本身又是一个血管生成抑制剂;②血栓黏合素(thrombospondin),为具有多种功能的蛋白家族。其一部分成员与SPARC相似,也可抑制血管生成;③骨桥蛋白(osteopontin),可介导白细胞迁移;④细胞黏合素(tenascin)家族,为多聚体大分子蛋白,与细胞黏附的调控有关。

5. 蛋白多糖和透明质酸素 蛋白多糖(proteoglycans)和透明质酸素(hyaluronan)构成了细胞外基质的另一重要成分。其结构包括核心蛋白及与核心蛋白相连接的多糖或多个多糖聚合形成的氨基多糖(glycosaminoglycan)。蛋白多糖明显表现出多样性,某种细胞外基质可含有几种不同的核心蛋白,而每一种核心蛋白又可含有不同的氨基多糖。最常见的一些蛋白多糖包括硫酸肝素(heparan sulfate)、硫酸软骨素(chondroitin sulfate)和硫酸皮肤素(dermatan sulfate)。它们在调控结缔组织的结构和通透性中具有多重作用。

透明质酸素是大分子蛋白多糖复合物的骨架,与调节细胞增殖和迁移的细胞表面受体有关。透明质酸素可结合大量的水分子形成高度水合的凝胶,使多种类型的结缔组织,尤其是关节软骨,具有膨胀压、抗压、反弹及润滑的能力。透明质酸素亦存在于发生迁移和增殖细胞周围的细胞外基质中,抑制细胞间的黏附并促进细胞迁移。

损伤修复过程中,ECM经代谢调整,其成分也会有所改变,如Ⅲ型胶原减少而Ⅰ型胶原增多,使组织修复能力增强。然而实质脏器慢性炎症时,该脏器的某些间叶来源细胞(如肝脏的贮脂细胞,肺泡隔间叶细胞)可增生、激活、转化为成纤维细胞,最终引起ECM过度增多和沉积,器官发生纤维化、硬化。

(二) 生长因子

当细胞受到损伤因素的刺激后,可释放多种生长因子(growth factor),刺激同类细胞或同一胚层发育来的细胞增生,促进修复过程。尽管有许多化学介质都可影响细胞的再生与分化,但以多肽类生长因子最为关键,它们除刺激细胞的增殖外,还参与损伤组织的重建。有些生长因子可作用于多种类型的细胞,而有些生长因子只作用于特定的靶细胞。生长因子同样也在细胞

Notes

移动、收缩和分化中发挥作用。其中较为重要者简述如下：

1. **血小板源性生长因子**(platelet derived growth factor, PDGF)　来源于血小板的 α 颗粒，能引起成纤维细胞、平滑肌细胞和单核细胞的增生和游走，并能促进胶质细胞增生。

2. **成纤维细胞生长因子**(fibroblast growth factor, FGF)　生物活性十分广泛，几乎可刺激所有间叶细胞，但主要作用于内皮细胞，特别在毛细血管的新生过程中，能使内皮细胞分裂并诱导其产生蛋白溶解酶，后者溶解基膜，便于内皮细胞穿越生芽。

3. **表皮生长因子**(epidermal growth factor, EGF)　是从颌下腺分离出的一种 6kD 多肽。对上皮细胞、成纤维细胞、胶质细胞及平滑肌细胞都有促进增殖的作用。

4. **转化生长因子**(transforming growth factor, TGF)　许多细胞都分泌 TGF。TGF-α 的氨基酸序列有 33%~44% 与 EGF 同源，可与 EGF 受体结合，故与 EGF 有相同作用。TGF-β 由血小板、巨噬细胞、内皮细胞等产生，它对成纤维细胞和平滑肌细胞增生的作用依其浓度而异：低浓度诱导 PDGF 合成、分泌，为间接分裂原；高浓度抑制 PDGF 受体表达，使其生长受到抑制。此外 TGF-β 还促进成纤维细胞趋化，产生胶原和纤维连接蛋白，抑制胶原降解，促进纤维化发生。

5. **血管内皮生长因子**(vascular endothelial growth factor, VEGF)　最初从肿瘤组织中分离提纯，对肿瘤血管的形成有促进作用，也可促进正常胚胎的发育、创伤愈合及慢性炎症时的血管增生。VEGF 还可明显增加血管的通透性，进而促进血浆蛋白在细胞基质中沉积，为成纤维细胞和血管内皮细胞长入提供临时基质。由于仅内皮细胞存在 VEGF 受体，故 VEGF 对其他细胞增生的促进作用都是间接的。

6. **具有刺激生长作用的其他细胞因子**(cytokines)　白介素 1(IL-1)和肿瘤坏死因子(TNF)能刺激成纤维细胞的增殖及胶原合成，TNF 还能刺激血管再生。

此外还有许多细胞因子和生长因子，如造血细胞集落刺激因子、神经生长因子、IL-2(T 细胞生长因子)等，对相应细胞的再生都有促进作用，在此不再赘述。

在损伤部位，多肽生长因子与细胞膜上相应受体结合，并激活该受体使其具有内源性激酶活性。后者使大量底物发生磷酸化，当然这些底物是参与信号转导和第二信使生成的。通过激酶的扩大效应激活核转录因子，启动 DNA 合成，最终引起细胞分裂。如前所述，在体内，细胞的增殖又受周期蛋白(cyclins)家族调控，当周期蛋白与周期蛋白依赖性激酶(cycline-dependent kinase, CDK)形成复合物时，涉及细胞分裂的有关蛋白质的磷酸化将受到抑制，细胞分裂的相关蛋白质的磷酸化将受到抑制，进而抑制了细胞的分裂。可见机体存在着刺激增生与抑制增生两种机制，两者处于动态平衡，如刺激增生机制增强或抑制增生机制减弱，则促进增生，反之增生受到抑制。

(三) 抑素与接触抑制

与生长因子相比，对抑素(chalone)的了解甚少。抑素具有组织特异性，似乎任何组织都可以产生一种抑素抑制本身的增殖。例如已分化的表皮细胞丧失时，抑素分泌终止，基底细胞分裂增生，直到增生分化的细胞达到足够数量或抑素达到足够浓度为止。前面提到的 TGF-β 虽然对某些间叶细胞增殖起促进作用，但对上皮细胞则是一种抑素。此外 interferon-α、前列腺素 E_2 和肝素在组织培养中对成纤维细胞及平滑肌细胞的增生都有抑素样作用。

皮肤创伤，缺损部周围上皮细胞分裂增生迁移，将创面覆盖而相互接触时，或部分切除后的肝脏，当肝细胞增生使肝脏达到原有大小时，细胞停止生长，不致堆积起来。这种现象称为接触抑制(contact inhibition)。细胞缝隙连接(可能还有桥粒)也许参与接触抑制的调控。

另外，在对血管生成的研究中已发现多种具有抑制血管内皮细胞生长的因子，如血管抑素(angiostatin)、内皮抑素(endostatin)和血小板反应蛋白 1(thrombospondin 1)等。

细胞生长和分化涉及多种信号之间的整合及相互作用。某些信号来自于多肽类生长因子、细胞因子和生长抑制因子。另一些则来自于细胞外基质的组成成分，并通过整合素依赖性信号

Notes

转导系统进行传递。虽然某一信号转导系统可被其特异类型的受体所激活,但还存在信号转导系统之间的相互作用,从而使信号整合以调节细胞增殖及细胞的其他生物学行为。

四、干细胞在细胞再生和组织修复中的作用

干细胞是个体发育过程中产生的具有自我更新、高度增殖和多向分化潜能的细胞群体。一旦机体需要,干细胞可按照发育途径,通过分裂而产生单一功能细胞,并可进一步发育成组织或器官,生理状态下维持器官的组织结构和功能;病理状态下可参与机体所有组织损伤的修复。因此干细胞在损伤的修复中发挥重要作用。

(一) 干细胞的来源和分类

根据来源和个体发育过程中出现的先后次序不同,干细胞可分为胚胎干细胞(embryonic stem cell,ESC)和成体干细胞(adult stem cell)。胚胎干细胞是指起源于着床前胚胎内细胞群的全能干细胞,具有向三个胚层分化的能力,可以分化为成体所有类型的成熟细胞。成体干细胞是指存在于各组织器官中具有自我更新和一定分化潜能的不成熟细胞。近来通过体细胞重编程又获得了诱导性多能干细胞(induced pluripotent stem cells,iPSCs)。以下简要介绍三种类型的干细胞及其在细胞再生和组织修复中的作用:

1. **胚胎干细胞**　胚胎干细胞是在人胚胎发育早期——囊胚(受精后约5~7天)中未分化的细胞。囊胚含有约140个细胞,外表是一层扁平细胞,称滋养层,可发育成胚胎的支持组织如胎盘等。中心的腔称囊胚腔,腔内一侧的细胞群,称内细胞群,这些未分化细胞可进一步分裂、分化、发育成个体。因而这些细胞被认为具有全能性。当内细胞群在培养皿中培养时,我们称之为胚胎干细胞(图 2-3)。

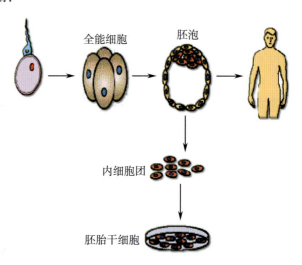

图 2-3　胚胎干细胞的提取模式图

胚胎干细胞研究的意义:①首先是它们拥有类似胚胎的全能分化性,可以从单个的受精卵发育成完整的个体,利用其作为材料和干细胞研究方法最终阐明人类正常胚胎的发生发育、非正常胚胎的出现(通过改变细胞系的靶基因)等的复杂调控机制;②人胚胎干细胞的分离及体外培养的成功,对生物医学领域的一系列重大研究,如致畸致瘤实验、组织移植、细胞治疗和基因治疗等都将产生重要影响;③胚胎干细胞最激动人心的潜在应用是用来修复甚至替换丧失功能的组织和器官。因为它具有发育分化为所有类型组织细胞的能力,任何涉及丧失正常细胞的疾病,如神经变性疾病(帕金森综合征、亨廷顿舞蹈症、阿尔茨海默病等)、糖尿病、心肌梗死等都可以从干细胞移植中获益。

2. **成体干细胞**　成体干细胞普遍存在并定位于特定的微环境中,目前面临的问题是如何寻找和分离各种组织特异性干细胞。微环境中存在一系列生长因子或配体,与干细胞相互作用,调节成体干细胞的更新和分化。

机体内多种分化成熟的组织中存在成体干细胞,如造血干细胞、表皮干细胞、间充质干细胞、肌肉干细胞、肝脏干细胞和神经干细胞等。现已发现,部分组织中的成体干细胞不仅可以向本身组织进行分化,也可以向无关组织类型的成熟细胞进行分化,称之为转分化(transdifferentiation)。这些转分化的分子机制一旦被阐明,就有望利用患者自身健康组织的干细胞,诱导分化成可替代病变组织功能的细胞来治疗各种疾病。这样既克服了由于异体细胞移植而引

Notes

起的免疫排斥,又避免了胚胎干细胞来源不足以及相应的社会伦理问题。人们渴望从自体中分离出成体干细胞,在体外定向诱导分化为靶组织细胞并保持增殖能力,将这些细胞回输入体内,从而达到长期治疗的目的。因此转分化的发现在干细胞研究中具有革命性意义,它为干细胞生物工程在临床治疗中的广泛应用奠定了基础。

3. **诱导性多能干细胞**　是通过体外基因转染技术将已分化的成体细胞重编程所获得的一类干细胞。该细胞的细胞形态、生长特性、表面标志物、形成畸胎瘤等生物学特性与 ESC 非常相似。由于其具有 ESC 的全能性,可分化为神经等多种组织的细胞,适合于干细胞移植、组织工程、受损组织器官的修复等个体化治疗。与 ESC 不同,iPSCs 的获取使人们可以在不损毁胚胎或不用卵母细胞的前提下制备用于疾病研究或治疗的 ESC 样细胞。这样不仅成功地避免了长期以来争论不休的伦理问题的困扰,也为获得具有患者自身遗传背景的 ESC 样细胞增加了新的途径。同时在理论上证实了人类已分化成熟的体细胞可以被重编程转化为更为幼稚具有高度增殖和分化潜能的 ESC 样细胞,为干细胞的基础研究和实际应用开辟了广泛的前景。

(二) 干细胞在组织修复与细胞再生中的作用

当组织损伤后,骨髓内的干细胞和组织内的干细胞都可以进入损伤部位,进一步分化成熟来修复受损组织的结构和功能。以下将简单讨论干细胞在骨髓组织、肝脏、脑、肌肉和表皮损伤中的作用(表 2-1)。

表 2-1　人类成体干细胞及其主要分化方向

细胞类型	分布	分化方向
造血干细胞	骨髓,外周血	骨髓和血液淋巴造血细胞
间充质干细胞	骨髓,外周血	骨、软骨、腱、脂肪组织,肌组织,骨髓间质,神经细胞
神经干细胞	室管膜细胞,中枢神经系统的星形胶质细胞	神经元,星形胶质细胞,少突胶质细胞
肝脏干细胞	胆管内或近胆管	肝细胞,胆管细胞,之后产生卵圆形细胞
胰脏干细胞	胰岛,巢蛋白阳性细胞,卵圆形细胞,胆管细胞	β 细胞
骨骼肌干细胞 / 卫星细胞	肌纤维	骨骼肌纤维
皮肤干细胞	表皮基底层,毛囊膨大区	表皮,毛囊
肺上皮干细胞	器官基底部和黏液分泌细胞,细支气管细胞,Ⅱ型肺泡细胞	黏液细胞,纤毛细胞,Ⅰ型Ⅱ型肺泡细胞
肠上皮干细胞	每个隐窝周围的上皮细胞	潘氏细胞,刷状缘肠上皮细胞,分泌黏液的杯状细胞,肠绒毛内分泌细胞

1. **骨髓组织**　骨髓组织内有两类干细胞,即造血干细胞和骨髓间充质干细胞。前者是体内各种血细胞的唯一来源,它主要存在于骨髓、外周血、脐带血中。造血干细胞的基本特征是具有自我维持和自我更新能力,即干细胞通过不对称性的有丝分裂,不断产生大量祖细胞并使其保持不分化状态。造血干细胞的另一个特点是具有可塑性,可以分化为肝脏、肌肉及神经组织的细胞,一定条件下肌肉干细胞、神经干细胞还可以分化为造血干细胞,参与相应组织的修复。

在临床治疗中,造血干细胞应用较早。造血干细胞移植,就是应用超大剂量化疗和放疗以最大限度杀灭患者体内的白血病细胞,同时全面摧毁其免疫和造血功能,然后将正常人造血干细胞输入患者体内,重建造血和免疫功能,达到治疗疾病的目的。除了可以治疗急性白血病和慢性白血病外,造血干细胞移植也可以用于治疗重型再生障碍性贫血、地中海贫血、恶性淋巴瘤、多发性骨髓瘤等血液系统疾病以及小细胞肺癌、乳腺癌、睾丸癌、卵巢癌、神经母细胞瘤等多种实体肿瘤。对急性白血病无供体者,也可以在治疗完全缓解后采取自身造血干细胞用于移植,称自体造血干细胞移植。

间充质干细胞(mesenchymal stem cell,MSC)是骨髓另一种成体干细胞,具有干细胞的共性。最近研究发现人的骨骼肌、脂肪、骨膜、脐血和外周血中也存在 MSC,与造血干细胞有相同的作用。由于它具有向骨、软骨、脂肪、肌肉及肌腱等组织分化的潜能,因而利用它进行组织工程学研究有如下优势:①取材方便且对机体无害。间充质干细胞可取自自体骨髓,简单的骨髓穿刺即可获得;②由于间充质干细胞取自自体,由它诱导而来的组织在进行移植时不存在组织配型及免疫排斥问题;③由于间充质干细胞分化的组织类型广泛,理论上能分化为所有的间质组织类型,如分化为骨、软骨、肌肉或肌腱等,在治疗创伤性疾病中具有应用价值(图 2-4);分化为心肌组织,可构建人工心脏;分化为真皮组织,则在烧伤治疗中有广泛的应用前景。

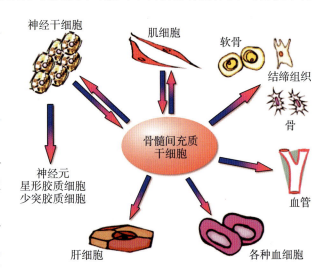

图 2-4   骨髓间充质干细胞分化和意义模式图

2. 脑   20 世纪 90 年代初,研究者在脑组织中分离出能够不断分裂增殖、具有多分化潜能的细胞群落,提出了神经干细胞的概念。脑内的神经干细胞是多能干细胞,它可以进一步分化为脑内三种类型细胞——神经元、星形胶质细胞和少突胶质细胞。依据其体外培养时对丝裂原反应性的不同,分为 EGF 反应型细胞和 FGF-2 反应型细胞,前者多分化为胶质细胞,后者多分化为神经元表型祖细胞。细胞因子对其分化起重要作用,在人工干预下,睫状神经营养因子(CNTF)可使其向星形胶质细胞分化;而胰岛素样生长因子 1(IGF-1)、血小板源性生长因子(PDGF)和维甲酸等可促进神经干细胞向神经表型分化。此外,神经干细胞注射到脑内不同区域,分化为神经细胞的种类也不尽相同,说明了细胞外微环境对其分化的影响。

神经干细胞的分化能力不仅仅局限于神经系统,在适当的微环境中神经干细胞具有向其他组织细胞多向分化的能力。如 TGF-β 可诱导神经干细胞分化为平滑肌细胞。如果把神经干细胞植入骨髓,他们可分化为血细胞,而移入肌肉则可产生出肌细胞。

3. 表皮组织   自我更新的表皮含有干细胞,后者是皮肤发生、修复和改建的关键性源泉。表皮干细胞为组织特异性干细胞,在胎儿期主要集中于初级表皮嵴,至成人时呈片状分布在表皮基底层。在毛囊隆突部含有丰富的干细胞。在没有毛发的部位如手掌、脚掌,表皮干细胞位于与真皮乳头顶部相连的基底层。

4. 角膜   在角膜和结膜的移行区,即角膜缘的基底部存在角膜缘干细胞,角膜缘干细胞不仅可以分化、增殖为上皮细胞,而且在保持角膜的生理生化环境、完整性和维持局部免疫反应中占有重要地位。更重要的是角膜缘干细胞像一道屏障,阻止结膜上皮细胞移行至角膜表面,这对于保持角膜的透明性与正常生理功能有重要意义。

5. 肝脏   目前已确认在肝脏的赫令管,即肝实质细胞和胆管系统结合部位存在干细胞,具有分化成胆管上皮细胞和肝细胞的双向潜能。在肝功能衰竭、肝癌、慢性肝炎和肝硬化时,可见此种细胞明显增生,参与损伤肝脏的修复。

6. 骨骼肌和心肌   骨骼肌细胞属于永久性细胞,但损伤的骨骼肌的再生可由干细胞来完

Notes

成,后者位于细胞肌膜下,也被称为肌卫星细胞。当骨骼肌损伤后干细胞增殖分化形成肌细胞。到目前为止还没有发现心肌组织内有干细胞。

总之,干细胞在促进组织修复和细胞再生中应用,进而完美地修复或替代因疾病、意外事故或遗传因素所造成的组织、器官伤残已不再只是设想。干细胞及其衍生物组织器官的临床应用,必将极大地推动生命科学和医学的进步,给人类带来全新的医疗理念和医疗手段(表 2-2)。

表 2-2　造血组织来源的成体干细胞在组织修复方面的潜在临床应用

疾病范畴	模型	干细胞来源	结果
不完善成骨	临床 BMT	骨髓细胞	增加全身骨矿物质含量
Ⅰ型酪氨酸血症(肝)	实验 BMT	纯化的骨髓造血干细胞	纠正代谢性肝病
乙肝、丙肝	实验 BMT 或外周血 SCT	β-干扰素转染的骨髓或外周血干细胞	减轻体内毒血症
肝硬化	实验 BMT 或外周血 SCT	干细胞生长因子转染的骨髓或外周血干细胞	抑制纤维蛋白生成和细胞凋亡,肝纤维化消除
心梗	临床 BMT	纯化的骨髓造血干细胞	减少梗死区域,改善心脏血流动力学;产生供者来源的心肌细胞和内皮细胞
	G-CSF 介导的实验性干细胞动员	外周血干细胞	梗塞面积减小,死亡率下降,血流动力学改善
局部缺血性心脏病	临床 BMT(自体)	骨髓细胞	改善心肌灌注和功能
老化心血管功能受损	实验 BMT	骨髓细胞	改善老化损伤心血管功能
慢性肢体缺血	临床 BMT(自体)	骨髓细胞	改善踝-腕指数,静息疼痛和无痛行走时间
缺血性血管病	GM-CSF 介导的实验性干细胞动员	外周血来源的内皮祖细胞	改善局部缺血组织的新生血管形成
局部缺血视网膜病变	实验 BMT	纯化骨髓来源的造血干细胞和内皮祖细胞	改善视网膜血管生成
Duchenne 肌营养不良	实验 BMT	纯化骨髓造血干细胞	部分恢复肌肉抗肌萎缩蛋白表达
广泛肺泡损伤性疾病	实验 BMT	单一造血干细胞	产生Ⅱ型肺泡细胞
神经变性疾病	实验 BMT	骨髓细胞	产生表达神经标记的细胞

注:1. BMT 为骨髓干细胞移植。2. 实验性指动物实验。3. SCT 为干细胞移植。

第二节　纤维性修复

组织结构的破坏包括实质细胞与间质细胞的损伤,常发生在伴有坏死的炎症中,并且是慢性炎症的特征。此时,即使是损伤器官的实质细胞具有再生能力,其修复也不能单独由实质细胞的再生来完成,因此这种修复首先通过肉芽增生,溶解、吸收损伤局部的坏死组织及其他异物,并填补组织缺损,以后肉芽组织转化成以胶原纤维为主的瘢痕组织,修复便告完成。

一、肉芽组织的形态及作用

(一)肉芽组织的成分及形态

肉芽组织(granulation tissue)由新生薄壁的毛细血管以及增生的成纤维细胞构成,并伴有炎

Notes

性细胞浸润,肉眼表现为鲜红色,颗粒状,柔软湿润,形似鲜嫩的肉芽故而得名。

镜下可见大量由内皮细胞增生形成的实性细胞索及扩张的毛细血管,对着创面垂直生长,并以小动脉为轴心,在周围形成袢状弯曲的毛细血管网。新生毛细血管的内皮细胞核体积较大,呈椭圆形,向腔内突出。在此种毛细血管的周围有许多新生的成纤维细胞,此外常有大量渗出液及炎性细胞(图 2-5)。炎性细胞中常以巨噬细胞为主,也有多少不等的中性粒细胞及淋巴细胞。巨噬细胞能分泌 PDGF、FGF、TGF-β、IL-1 及 TNF,加上创面凝血时血小板释放的 PDGF,进一步刺激成纤维细胞及毛细血管增生。巨噬细胞及中性粒细胞能吞噬细菌及组织碎片,这些细胞破坏后释放出各种蛋白水解酶,能分解坏死组织及纤维蛋白。

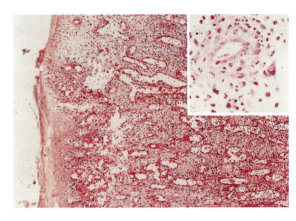

图 2-5　肉芽组织

肉芽组织中一些成纤维细胞的胞质中含有肌细丝,此种细胞除有成纤维细胞的功能外,尚有平滑肌细胞的收缩功能,因此应称其为肌成纤维细胞(myofibroblast)。成纤维细胞产生基质及胶原。早期基质较多,以后则胶原越来越多。

(二) 肉芽组织的作用及结局

肉芽组织在组织损伤修复过程中有以下重要作用:①抗感染保护创面;②填补创口及其他组织缺损;③机化或包裹坏死、血栓、炎性渗出物及其他异物。

肉芽组织在组织损伤后 2~3 天内即可出现,自下向上(如体表创口)或从周围向中心(如组织内坏死)生长推进,填补创口或机化异物。随着时间的推移(如 1~2 周),肉芽组织按其生长的先后顺序,逐渐成熟。其主要形态标志为:间质的水分逐渐吸收减少;炎性细胞减少并逐渐消失;部分毛细血管管腔闭塞、数目减少,按正常功能的需要少数毛细血管管壁增厚,改建为小动脉和小静脉;成纤维细胞产生越来越多的胶原纤维,同时成纤维细胞数目逐渐减少、胞核变细长而深染,变为纤维细胞。时间再长,胶原纤维量更多,而且发生玻璃样变性,细胞和毛细血管成分更少。至此,肉芽组织成熟为纤维结缔组织,并且逐渐转化为老化阶段的瘢痕组织。

二、瘢痕组织的形态及作用

瘢痕(scar)组织是指肉芽组织经改建成熟形成的纤维结缔组织。此时组织由大量平行或交错分布的胶原纤维束组成。纤维束往往呈均质性红染即玻璃样变。纤维细胞很稀少,核细长而深染,组织内血管减少。大体上局部呈收缩状态,颜色苍白或灰白半透明,质硬韧并缺乏弹性。瘢痕组织的作用及对机体的影响可概括为两个方面:

1. 瘢痕组织的形成对机体有利的一面　①它能把损伤的创口或其他缺损长期地填补并连接起来,可使组织器官保持完整性;②由于瘢痕组织含大量胶原纤维,虽然没有正常皮肤的抗拉力强,但比肉芽组织的抗拉力要强得多,因而这种填补及连接也是相当牢固的,可使组织器官保持其坚固性。如果胶原形成不足或承受力大而持久,加之瘢痕缺乏弹性,故可造成瘢痕膨出,在腹壁可形成疝,在心壁可形成室壁瘤。

2. 瘢痕组织的形成对机体不利或有害的一面　①瘢痕收缩:特别是发生于关节附近和重要器官的瘢痕,常常引起关节挛缩或活动受限,如十二指肠溃疡瘢痕可引起幽门梗阻。关于瘢痕收缩的机制可能是由于其中的水分丧失或含有肌成纤维细胞所致;②瘢痕性粘连:特别是在器官之间或器官与体腔壁之间发生的纤维性粘连,常常不同程度地影响其功能。器官内广泛损伤导致广泛纤维化玻璃样变,可发生器官硬化;③瘢痕组织增生过度:又称肥大性瘢痕,如果这种

Notes

肥大性瘢痕突出于皮肤表面并向周围不规则地扩延,称为瘢痕疙瘩(keloid)(临床上又常称为"蟹足肿")。其发生机制不清,一般认为与体质有关;也有人认为,可能与瘢痕中缺血缺氧,促使其中的肥大细胞分泌生长因子,使肉芽组织增长过度有关。

瘢痕组织内的胶原纤维在胶原酶的作用下,可以逐渐地分解、吸收,从而使瘢痕缩小、软化。胶原酶主要来自成纤维细胞、中性粒细胞和巨噬细胞等细胞。因此,要解决瘢痕收缩和器官硬化等的关键是在细胞生长调控和细胞外基质等分子病理水平上,阐明如何调控肉芽组织中胶原的合成和分泌以及如何加速瘢痕中胶原的分解与吸收。

三、肉芽组织和瘢痕组织的形成过程及机制

肉芽组织在组织损伤后 2~3 天内即可出现,最初是成纤维细胞和血管内皮细胞的增殖,随着时间的推移,逐渐形成纤维性瘢痕,这一过程包括:①血管生成;②成纤维细胞增殖和迁移;③细胞外基质成分的积聚和纤维组织的重建。

(一)血管生成的过程

从发生学和组织学观点出发,把广义的血管新生(neovascularization)分为两种类型,其中一种见于发生初期,由内皮细胞前期细胞(endothelial progenitor cell,EPC)或者血管母细胞(angioblast)形成新的血管,叫做血管形成(vasculogenesis);另外一种是由组织中既存的成熟血管的内皮细胞发生增殖和游走,形成小的血管,叫做血管新生(angiogenesis),以往认为胎儿后期或成人体内血管的生成是属于血管新生的过程,即残存的血管内皮细胞增殖和迁移的过程。但是对周围相当有限的血管及其内皮细胞是否能在相应部位(如肿瘤组织或缺血组织)形成所需要的丰富新生血管一直持有疑问。最近研究证明,血液中存在 EPC,它参与重症缺血区域血管的形成,其机制与胎儿期血管发生机制是一致的。所以,病理状态下的血管生成既包括广义的血管形成(vasculogenesis)又有狭义的血管新生(angiogenesis)。

血管新生包括一系列步骤(图 2-1):①原有血管基底膜降解并引起毛细血管芽的形成和细胞迁移;②内皮细胞向刺激方向迁移;③位于迁移细胞后面的内皮细胞增殖和发育成熟。后者包括生长停止、形成毛细血管管腔和内皮细胞外侧出现新的细胞成分。在毛细血管外出现周细胞。在较大的血管外出现平滑肌细胞以支撑管腔,维持内皮细胞和周细胞的功能。

所有这些步骤均由生长因子、细胞和细胞外基质间的相互作用所调控。

1. 生长因子和受体　尽管许多生长因子均具有促进血管生成活性,但多数实验结果表明,VEGF 和血管生成素(angiopoietin)在血管形成中发挥特殊作用。多种间叶细胞均能分泌生长因子,但具有酪氨酸激酶活性的受体则主要存在于内皮。在血管发育的早期,VEGF 与血管内皮细胞上的 VEGF 受体之一 VEGF-R2 结合,介导内皮细胞增殖和迁移,然后,VEGF 与另一个受体(VEGF-R1)结合并引起毛细血管管腔形成。进一步的血管新生则依赖于血管生成素(Ang1 和 Ang2)的调控,Ang1 与内皮细胞上称为 Tie2 的受体相互作用,使内皮细胞外侧出现新的细胞,这种新的细胞除维持新生血管的稳定外,Ang1 和 Tie2 的相互作用还可促进血管的成熟,使其从简单的内皮细胞构成的管腔,成为更精细的血管结构并维持内皮细胞处于静止状态(图 2-6)。

在发育成熟组织的生理性血管新生(如子宫内膜增殖)和病理性血管新生(如慢性炎症、创伤愈合、肿瘤、视网膜病变和早熟等)过程中,VEGF 作用最为重要。VEGF 的表达可由一些细胞因子和生长因子如 TGF-β、PDGF、TGF-α 等诱导,而更令人关注的是,缺氧也是引起 VEGF 高表达的重要介导因子(表 2-3)。其他一些生长因子,如 bFGF、DPGF、TGF-β 及其相应受体在血管发育成熟和重构中也发挥重要作用。

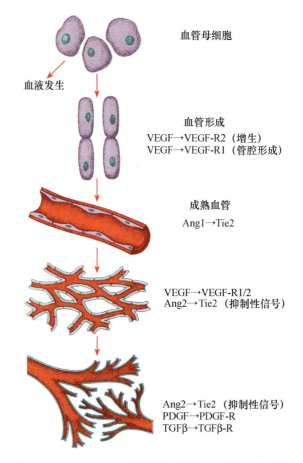

血管母细胞

血液发生

血管形成
VEGF→VEGF-R2（增生）
VEGF→VEGF-R1（管腔形成）

成熟血管
Ang1→Tie2

VEGF→VEGF-R1/2
Ang2→Tie2（抑制性信号）

Ang2→Tie2（抑制性信号）
PDGF→PDGF-R
TGFβ→TGFβ-R

图 2-6　VEGF 与其受体相互作用引起血管发生模式图

表 2-3　血管内皮细胞生长因子（VEGF）

蛋白	家族成员：VEGF，VEGF-B，VEGF-C，PDGF，具有多种异构体的糖蛋白二聚体 VEGF 靶突变可导致血管形成和血管新生缺陷不良
产生部位	在一些发育成熟组织低表达，而在有些部位如肾小球内的足细胞和心肌细胞高表达
介导因子	缺氧 TGF-β PDGF TGF-α
受体	VEGF-R1 VRGF-R2 限制性内皮细胞 受体基因的靶突变可导致血管形成的数不足或缺如
功能	促进血管新生 增加血管通透性 刺激内皮细胞迁移 刺激内皮细胞增殖 VEGF-C 选择性诱导淋巴管增生 正反馈调节内皮细胞表达纤溶酶原激活剂（PLA），纤溶酶原激活剂 抑制剂，组织因子，间质胶原酶

Notes

2. **细胞外基质**　血管生成的关键环节是内皮细胞的运动和直接迁移。这些过程由几类蛋白调控,包括:①整合素:特别是 $\alpha_\gamma\beta_3$。它对新生血管的形成和稳定尤为重要;②基质-细胞蛋白:包括血栓黏合素 1(thrombospondin 1)、SPARC 和细胞黏合素 C,它们可导致细胞与基质的相互作用失衡,从而促进血管新生;③蛋白水解酶:如前所述的纤溶酶原激活剂和基质金属蛋白酶,它们在内皮细胞迁移过程中发挥重要作用。另外,这些蛋白酶水解细胞外基质所产生的水解片段也对血管生成起调节作用。如内皮抑素(endostatin)为一种特殊类型的胶原小片段,可抑制内皮细胞增殖和血管形成。

(二) 纤维化

在富含新生血管和疏松细胞外基质的肉芽组织内发生纤维化的过程是:①损伤部位的成纤维细胞迁移和增殖;②细胞外基质的积聚。

1. **成纤维细胞增殖**　肉芽组织富含新生血管。VEGF 除可促进血管生成外还能增加血管的通透性。血管通透性的增高导致血浆蛋白如纤维蛋白原和血浆纤维连接蛋白在细胞外基质中积聚,为生长中的成纤维细胞和内皮细胞提供临时基质。多种生长因子可启动成纤维细胞向损伤部位的迁移及随之发生的增殖,包括 TGF-β、PDGF、EGF、FGF 和促纤维化性细胞因子如 IL-1 和 TNF-α。这些生长因子来源于血小板和各种炎细胞以及活化的内皮细胞。在肉芽组织中,巨噬细胞除是清除细胞外碎片、纤维蛋白和其他外源性物质的重要细胞外,还对 TGF-β、PDGF 和 bFGF 的表达有正反馈调节作用,因而促进成纤维细胞的迁移和增殖。若有适当的趋化性刺激,肥大细胞、嗜酸性粒细胞和淋巴细胞数量也相应增加。每种细胞皆可直接或间接地调节成纤维细胞的迁移和增殖。TGF-β 因其在纤维组织积聚中发挥多种作用,所以认为是引起感染性纤维化的最重要的生长因子。肉芽组织中大多数细胞都可产生 TGF-β,引起成纤维细胞迁移和增殖、胶原和纤维粘连蛋白合成增加、降低金属蛋白酶对细胞外基质的降解作用。TGF-β 对单核细胞具有趋化性并引起血管生成。例如,在许多人和实验性动物的慢性纤维化性疾病中,证明其组织中 TGF-β 的表达明显增强。

2. **细胞外基质积聚**　在修复过程中,增生的成纤维细胞和内皮细胞的数量逐渐减少。成纤维细胞开始合成更多的细胞外基质并在细胞外积聚。纤维性胶原是修复部位结缔组织的主要成分,对创伤愈合过程中张力的形成尤为重要。胶原的合成早在 3~5 天即开始出现,并根据创口的大小可持续数周。许多调节成纤维细胞增殖的生长因子同样可刺激细胞外基质的合成(表 2-4)。

表 2-4　与创伤愈合有关的生长因子

对单核细胞具有趋化性	PDGF,FGF,TGF-β
成纤维细胞迁移	PDGF,EGF,FGF,TGF-β,TNF
成纤维细胞增殖	PDGF,EGF,FGF,TNF
血管生成	VEGF,Ang,FGF
胶原合成	TGF-β,PDGF,TNF
分泌胶原酶	PDGF,FGF,EGF,TNF,TGF-β 抑制物

如上所述的几类因子,包括生长因子(PDGF,FGF,TGF-β)和细胞因子(IL-1,IL-4)皆可促进胶原合成,而这些因子在创伤愈合时又由白细胞和成纤维细胞所分泌。然而,胶原的积聚不仅与胶原合成的增加有关,还与胶原降解抑制有关。最后,肉芽组织转变为含有梭形成纤维细胞、致密胶原、弹性纤维和其他细胞外基质成分的瘢痕。在瘢痕成熟过程中,血管逐渐退化,最终由富含血管的肉芽组织演变为苍白、血管稀少的瘢痕。

(三) 组织重构

肉芽组织转变为瘢痕的过程也包括细胞外基质的结构改变过程。一些能刺激胶原和其他结缔组织分子合成的生长因子,还有调节金属蛋白酶的合成与激活的作用,而金属蛋白酶是降

Notes

解细胞外基质成分的关键酶。细胞外基质合成与降解的最终结果不仅导致了结缔组织的重构，而且又是慢性炎症和创伤愈合的重要特征。

胶原和其他细胞外基质成分的降解可由锌离子依赖性的基质金属蛋白酶家族来完成。中性粒细胞弹性蛋白酶、组织蛋白酶 G、激肽、纤溶酶及前文提到的蛋白水解酶虽可降解细胞外基质成分，但它们为丝氨酸蛋白水解酶，而非金属蛋白酶。金属蛋白酶家族包括：①间质胶原酶：降解Ⅰ、Ⅱ、Ⅲ型纤维性胶原；②明胶酶（又称Ⅳ型胶原酶）：降解明胶及纤维粘连蛋白；③基质溶素（stromelysin）：降解蛋白多糖，层粘连蛋白，纤维粘连蛋白和无定形胶原；④膜型金属蛋白酶：金属蛋白酶可由成纤维细胞、巨噬细胞、中性粒细胞、滑膜细胞和一些上皮细胞等多种细胞分泌，并由生长因子（PDGF，FGF）、细胞因子（IL-1，TNF-α）及吞噬作用和物理作用等刺激因素所诱导。TGF-β 和类固醇在生理条件下有抑制胶原酶降解胶原的作用，切断三螺旋结构成为大小不等的两个片段，然后再由其他蛋白水解酶继续降解。这一过程若无控制，将对机体有不利影响，但在组织内金属蛋白酶是以无活性的酶原形式分泌的，并需要化学刺激才能活化，如 HOCL 和蛋白酶（纤溶酶）。活化型金属蛋白酶可由特异性金属蛋白酶组织抑制剂（TIMP）家族快速抑制，大多数间质细胞可分泌 TIMP，从而有效地控制降解过程。可见创伤愈合过程中胶原酶及其抑制剂活性在受到严密调控的同时，也成为损伤部位清除坏死物质和结缔组织重构的必要条件。

第三节 创 伤 愈 合

创伤愈合（wound healing）是指机体遭受外力作用，皮肤等组织出现离断或缺损后的愈复过程，为包括各种组织的再生和肉芽组织增生、瘢痕形成的复杂组合，表现出各种过程的协同作用。

一、皮肤创伤愈合

（一）创伤愈合的基本过程

最轻度的创伤仅限于皮肤表皮层，可通过上皮再生愈合。稍重者有皮肤和皮下组织断裂，并出现伤口；严重的创伤可有肌肉、肌腱、神经的断裂及骨折。以皮肤手术切口为例，叙述创伤愈合的基本过程如下：

1. **伤口的早期变化**   伤口局部有不同程度的组织坏死和血管断裂出血，数小时内便出现炎症反应，表现为充血、浆液渗出及白细胞游出，故局部红肿。早期白细胞浸润以嗜中性粒细胞为主，3 天后转为巨噬细胞为主。伤口中的血液和渗出液中的纤维蛋白原很快凝固形成凝块，有的凝块表面干燥形成痂皮，凝块及痂皮起着保护伤口的作用。

2. **伤口收缩**   2~3 日后边缘的整层皮肤及皮下组织向中心移动，伤口迅速缩小，直到 14 天左右停止。伤口收缩的意义在于缩小创面。不过在各种具体情况下，伤口缩小的程度因伤口部位、大小及形状而不同。伤口收缩是由伤口边缘新生的肌成纤维细胞的牵拉作用引起的，而与胶原无关。因此伤口收缩的时间正好是肌成纤维细胞增生的时间。

3. **肉芽组织增生和瘢痕形成**   大约从第 3 天开始从伤口底部及边缘长出肉芽组织填平伤口。毛细血管大约以每日延长 0.1~0.6mm 的速度增长。其方向大都垂直于创面，并呈袢状弯曲。肉芽组织中没有神经，故无感觉。第 5~6 天起成纤维细胞产生胶原纤维，其后一周胶原纤维形成甚为活跃，以后逐渐缓慢下来。随着胶原纤维越来越多，出现瘢痕形成过程，大约在伤后一个月瘢痕完全形成。可能由于局部张力的作用，瘢痕中的胶原纤维最终与皮肤表面平行。

4. **表皮及其他组织再生**   创伤发生 24 小时内，伤口边缘的基底细胞即开始增生，并在凝块下面向伤口中心迁移，形成单层上皮，覆盖于肉芽组织的表面。当这些细胞彼此相遇时，则停止迁移，并增生、分化成为鳞状上皮。健康的肉芽组织对表皮再生十分重要，因为它可提供上皮再生所需的营养及生长因子。如果肉芽组织长时间不能将伤口填平并形成瘢痕，则上皮再生将

Notes

延缓;在另一种情况下,由于异物及感染等刺激而过度生长的肉芽组织(exuberant granulation),高出于皮肤表面,也会阻止表皮再生,因此临床常需将其切除。若伤口过大(一般认为直径超过20cm时),则再生表皮很难将伤口完全覆盖,往往需要植皮。

皮肤附属器(毛囊、汗腺及皮脂腺)如遭完全破坏,则不能完全再生,而出现瘢痕修复。肌腱断裂后,初期也是瘢痕修复,但随着功能锻炼而不断改建,胶原纤维可按原来肌腱纤维方向排列,达到完全再生。

(二)创伤愈合的类型

根据损伤程度及有无感染,创伤愈合可分为以下两种类型:

1. **一期愈合(healing by first intention)**　见于组织缺损少、创缘整齐、无感染、经黏合或缝合后创面对合严密的伤口。这种伤口只有少量的血凝块,炎症反应轻微,表皮再生在24~48小时内便可将伤口覆盖。肉芽组织在第3天就可从伤口边缘长出并很快将伤口填满。5~7天伤口两侧出现胶原纤维连接,此时切口已可拆线,切口达临床愈合标准,然而肉芽组织中的毛细血管和成纤维细胞仍继续增生,胶原纤维不断积聚,切口可呈鲜红色,甚至可略高出皮肤表面。随着水肿消退,浸润的炎细胞减少,血管改建数量减少,第2周瘢痕开始"变白"。这个"变白"的过程需数月的时间。一月后覆盖切口的表皮结构已基本正常,纤维结缔组织仍富含细胞,胶原组织不断增多,抗拉力强度在3个月达到顶峰,切口数月后形成一条白色线状瘢痕(图2-7)。

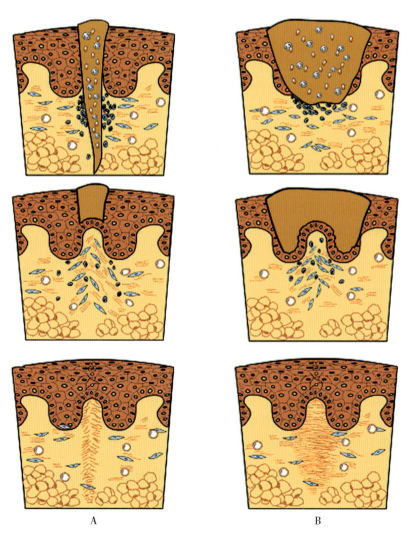

A　　　　　　　　　　　　　B

图 2-7　创伤愈合模式图

A. 创伤一期愈合模式图;B. 创伤二期愈合模式图

Notes

2. **二期愈合**(healing by second intention)　见于组织缺损较大、创缘不整、哆开、无法整齐对合，或伴有感染的伤口。这种伤口的愈合和一期愈合比较有以下不同：①由于坏死组织多，或感染，继续引起局部组织变性、坏死，炎症反应明显。只有等到感染被控制，坏死组织被清除以后，再生才能开始；②伤口大，伤口收缩明显，从伤口底部及边缘长出多量的肉芽组织将伤口填平；③愈合的时间较长，形成的瘢痕较大（图2-7）。

二、骨 折 愈 合

骨折(bone fracture)通常可分为外伤性骨折和病理性骨折两大类。骨的再生能力很强。骨折愈合的好坏，所需的时间与骨折的部位、性质、错位的程度、年龄以及引起骨折的原因等因素有关。一般而言，经过良好复位后的单纯性外伤性骨折，几个月内便可完全愈合，恢复正常结构和功能。骨折愈合过程可分为以下几个阶段（图2-8）：

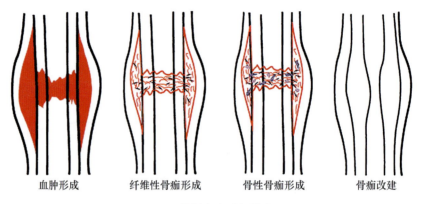

血肿形成　　　纤维性骨痂形成　　　骨性骨痂形成　　　骨痂改建

图 2-8　骨折愈合过程模式图

1. **血肿形成**　骨组织和骨髓都有丰富的血管，在骨折的两端及其周围伴有大量出血，形成血肿，数小时后血肿发生凝固。与此同时常出现轻度的炎症反应。由于骨折伴有血管断裂，在骨折早期，常可见到骨髓组织的坏死，骨皮质亦可发生坏死，如果坏死灶较小，可被破骨细胞吸收；如果坏死灶较大，可形成游离的死骨片。

2. **纤维性骨痂形成**　骨折后的2~3天，血肿开始由肉芽组织取代而机化，继而发生纤维化形成纤维性骨痂，或称暂时性骨痂，肉眼及X线检查见骨折局部呈梭形肿胀。约1周左右，上述增生的肉芽组织及纤维组织可进一步分化，形成透明软骨。透明软骨的形成一般多见于骨外膜的骨痂区，骨髓内骨痂区则少见。

3. **骨性骨痂形成**　上述纤维性骨痂逐渐分化出骨母细胞，并形成类骨组织，以后出现钙盐沉积，类骨组织转变为编织骨(woven bone)。纤维性骨痂中的软骨组织也经软骨化骨过程演变为骨组织，至此形成骨性骨痂。

4. **骨痂改建或再塑**　编织骨由于结构不够致密，骨小梁排列紊乱，故仍达不到正常功能需要。为了适应骨活动时所受应力，编织骨经过进一步改建成为成熟的板层骨，皮质骨和髓腔的正常关系以及骨小梁正常的排列结构也重新恢复。改建是在破骨细胞的骨质吸收及骨母细胞的新骨质形成的协调作用下完成的。

三、影响创伤愈合的因素

损伤的程度、组织的再生能力，伤口有无坏死组织和异物以及有无感染等因素决定修复的方式、愈合的时间及瘢痕的大小。因此，治疗原则应是缩小创面（如对合伤口）、防止再损伤、感染以及促进组织再生。影响再生修复的因素包括全身及局部因素两方面。

Notes

（一）全身因素

1. 年龄　青少年的组织再生能力强、愈合快。老年人则相反,组织再生力差,愈合慢,此与老年人血管硬化、血液供应减少有很大关系。

2. 营养　严重的蛋白质缺乏,尤其是含硫氨基酸(如甲硫氨酸、胱氨酸)缺乏时,肉芽组织及胶原形成不良,伤口愈合延缓。维生素中以维生素 C 对愈合最重要。这是由于 α- 多肽链中的两个主要氨基酸—脯氨酸及赖氨酸,必须经羟化酶羟化,才能形成前胶原分子,而维生素 C 具有催化羟化酶的作用,因此,维生素 C 缺乏时前胶原分子难以形成,从而影响了胶原纤维的形成。在微量元素中锌对创伤愈合有重要作用,手术后伤口愈合迟缓的患者,皮肤中锌的含量大多比愈合良好的患者低,因此补给锌能促进愈合。其作用机制可能与锌是细胞内一些氧化酶的成分有关。

（二）局部因素

1. 感染与异物　感染对再生修复的妨碍甚大。许多化脓菌产生一些毒素和酶,能引起组织坏死,溶解基质或胶原纤维,加重局部组织损伤,妨碍创伤愈合;伤口感染时,渗出物很多,可增加局部伤口的张力,常使正在愈合的伤口或已缝合的伤口裂开,或者导致感染扩散加重损伤;坏死组织及其他异物,也妨碍愈合并有利于感染。因此,伤口如有感染,或有较多的坏死组织及异物,必然是二期愈合。临床上对于创面较大,已被细菌污染但尚未发生明显感染的伤口,施行清创术以清除坏死组织、异物和细菌,并可在确保没有感染的情况下缝合创口。这样有可能使本来是二期愈合的伤口,达到一期愈合。

2. 局部血液循环　局部血液循环一方面保证组织再生所需的氧和营养,另一方面对坏死物质的吸收及控制局部感染也起重要作用。因此,局部血液供应良好时,则再生修复较为理想,相反,如下肢血管有动脉粥样硬化或静脉曲张等病变,使局部血液循环不良时,则该处伤口愈合迟缓。

3. 神经支配　正常的神经支配对组织再生有一定的作用。例如麻风引起的溃疡不易愈合,是神经受累致使局部神经性营养不良的缘故。自主神经损伤,使局部血液供应发生变化,对再生的影响更为明显。

4. 电离辐射　能破坏细胞、损伤小血管、抑制组织再生,因此影响创伤的愈合。

（三）影响骨折愈合的因素

凡影响创伤愈合的全身及局部因素对骨折愈合都起作用。此外,尚需强调以下三点:

1. 骨折断端的及时、正确的复位　完全性骨折由于肌肉的收缩,常常发生错位或有其他组织、异物的嵌塞,可使愈合延迟或不能愈合。及时、正确的复位是为以后骨折完全愈合创造必要的条件。

2. 骨折断端及时、牢靠的固定　骨折断端即便已经复位,由于肌肉活动仍可错位,因而复位后的及时、牢靠的固定(如打石膏、小夹板或髓腔钢针固定)更显重要,一般要固定到骨性骨痂形成后。

3. 早日进行全身和局部功能锻炼,保持局部良好的血液供应　由于骨折后常需复位、固定及卧床,虽然有利于局部愈合,但长期卧床,血运不良,又会延迟愈合。局部长期固定不动也会引起骨及肌肉的废用性萎缩、关节强直等不利后果。为此,在不影响局部固定情况下,应尽早离床活动。

骨折愈合障碍者,有时新骨形成过多,形成赘生骨痂,愈合后有明显的骨变形,影响功能的恢复。有时纤维性骨痂不能变成骨性骨痂并出现裂隙,骨折两端仍能活动,形成假关节。

小　结

损伤造成机体部分细胞和组织丧失后,机体对所形成缺损进行修补恢复,修复后可完全或部分恢复原组织的结构和功能。参与修复过程的主要成分为细胞外基质和各种细胞。修复过程包括再生和纤维性修复两种方式。在组织损伤和修复过程中,常有炎症反应。根据再生能力的强弱,可将人体细胞分为三类:不稳定细胞,稳定细胞和永久性细胞。

干细胞是个体发育过程中产生的具有无限或较长时间自我更新和多向分化能力的一类细胞。当组织损伤后,骨髓内的干细胞和组织内的干细胞都可以进入损伤部位,进一步分化成熟来修复受损组织的结构和功能。

纤维性修复首先通过肉芽组织增生,溶解、吸收损伤局部的坏死组织及其他异物,并填补组织缺损,以后肉芽组织转化成以胶原纤维为主的瘢痕组织,修复便告完成。

创伤愈合包括各种组织的再生和肉芽组织增生、瘢痕形成的复杂组合,表现出各种过程的协同作用。

损伤的程度、组织的再生能力,伤口有无坏死组织和异物以及有无感染等因素决定修复的方式、愈合的时间及瘢痕的大小。

(李玉林)

主要参考文献

1. Rozario T. The extracellular matrix in development and morphogenesis: A dynamic view. Dev Biol, 2010, 341(1): 126-140.
2. Lee YS. Wound healing in development. Birth Defects Res C, 2012, 96(3): 213-222.
3. Jackson WM. Mesenchymal stem cell therapy for attenuation of scar formation during wound healing. Stem Cell Res Ther, 2012, 3(3): 20.
4. Nelson TJ. Induced pluripotent stem cells: developmental biology to regenerative medicine. Nat Rev Cardiol, 2010, 7(12): 700-710.
5. Kumar V, Abbas AK, Fauston N. Robbins and Cotran Pathologic basis of disease. 9th ed. Philadelphia: Elsevier Saunders, 2015: 69-112.

Notes

第三章　局部血液循环障碍

正常的血液循环和体液内环境稳定是保证组织细胞健全的必要条件。在正常情况下,血管壁的完整性和通透性、血管内血容量、血液的凝固性、血管内外的渗透压等在一定的生理范围内波动,并达到相应的平衡。机体一旦发生失衡,并超过了生理调节范围时,即可引起血液循环障碍,影响相应的局部器官和组织的代谢、功能和形态结构,出现组织的萎缩、变性、坏死等改变,严重者甚至导致机体死亡。

血液循环障碍可分为全身性和局部性两类,两者既有区别又有联系。局部血液循环障碍多由局部因素引起,表现为某一局部组织或器官的血液循环障碍,亦可以是全身血液循环障碍的局部表现,与全身血液循环有关的器官(如心脏)发生血液循环障碍时常影响全身血液循环。相反,全身血液循环障碍亦可表现为局部组织、器官的血液循环障碍,如右心衰竭时在肝的局部表现。

局部血液循环障碍表现为:①血管内水分逸出:水分在组织间隙中增加称水肿;在体腔内积聚称积液;②局部组织血管内血液含量异常:动脉血量增加称充血;静脉血量增加称淤血;血管血量减少称缺血;③血液内出现异常物质:包括血液凝固形成的血栓以及血管内出现的空气、脂滴、羊水等异常物质阻塞局部血管,造成血管栓塞和组织梗死;④血管损伤后,血液逸出血管外造成出血。局部出血使组织受压;广泛出血则可造成休克和死亡。局部血液循环障碍及其所引起的病变是疾病的基本病理改变,常出现在许多疾病过程中,因此本章所叙述的血液循环障碍在人类疾病谱中占有重要地位。

第一节　充血和淤血

局部组织血管内血液含量的增多称为充血(hyperemia),分为动脉性和静脉性(图 3-1)。

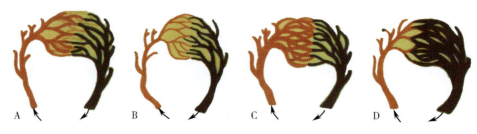

图 3-1   充血和淤血模式图

A. 正常血供；B. 缺血 - 动脉性供血减少；C. 动脉性充血 - 动脉输入血量增加；D. 淤血 - 静脉血液回流受阻

一、充　血

器官或组织因动脉输入血量的增多而发生的充血，称动脉性充血（arterial hyperemia），是主动过程，主要表现为局部组织或器官小动脉和毛细血管扩张，血液输入量增加。

（一）常见的充血类型

各种原因通过神经体液作用，使血管舒张神经兴奋性增高或血管收缩神经兴奋性降低，引起细动脉扩张，血流加快，导致微循环动脉血灌注量增多。常见的充血可分为：

1. 生理性充血　为适应器官和组织生理需要和代谢增强需要而发生的充血，称生理性充血。如进食后的胃肠道黏膜充血，运动时的骨骼肌充血和妊娠时的子宫充血等。

2. 病理性充血　指各种疾病状态下的充血。炎症性充血为常见的病理性充血，特别是在炎症反应的早期，由于致炎因子的作用引起的神经轴突反射使血管舒张神经兴奋，以及炎症介质如血管活性胺的作用，使细动脉扩张充血，局部组织变红和肿胀。

减压后充血属特殊的病理性充血。长期受压的器官或组织压力突然解除时，细动脉发生反射性扩张引起充血，称为减压后充血。如腹水压迫腹腔内器官，组织内的血管张力降低，若突然一次性大量抽取腹水，局部压力迅速解除，受压组织内的细动脉发生反射性扩张，导致局部充血，患者出现血压突然下降。

（二）病变及后果

动脉性充血的器官和组织，由于微循环内血液灌注量增多，使体积轻度增大。充血若发生于体表，由于微循环内氧合血红蛋白增多，局部组织颜色鲜红，并因代谢增强使局部温度增高。镜下见局部细动脉及毛细血管扩张充血。

动脉性充血是短暂的血管反应，原因消除后，局部血量恢复正常，通常对机体无不良后果。但在有高血压或动脉粥样硬化等疾病的基础上，由于情绪激动等原因可造成脑血管（如大脑中动脉）充血、破裂，后果严重。

二、淤　血

器官或局部组织静脉血液回流受阻，血液淤积于小静脉和毛细血管内，称淤血（congestion），又称静脉性充血（venous hyperemia）。淤血是被动过程，可发生于局部或全身。

（一）原因

1. 静脉受压　静脉受外部各种原因压迫，使静脉管腔发生狭窄或闭塞，血液回流障碍，导致器官或组织淤血。常见有肿瘤压迫局部静脉引起相应组织淤血；妊娠时增大的子宫压迫髂总静脉引起下肢淤血水肿；肠疝嵌顿、肠套叠、肠扭转压迫肠系膜静脉引起局部肠段淤血；肝硬化时，假小叶内纤维组织增生和假小叶的形成，压迫肝窦和小叶下静脉，肝静脉回流受阻，门静脉压升高，导致肠道和脾淤血。

2. 静脉腔阻塞　静脉血栓形成或侵入静脉内的其他栓子，阻塞静脉血液回流，导致局部淤血。由于组织内静脉有较多的分支，相互吻合，静脉淤血不易发生，只有在侧支循环不能有效建

Notes

立的情况下,静脉腔阻塞才会引起淤血。

3. 心力衰竭　心力衰竭时心脏不能排出正常容量的血液进入动脉,心腔内血液滞留,压力增高,阻碍了静脉的回流,造成淤血。如二尖瓣或主动脉瓣狭窄和关闭不全、高血压病后期或心肌梗死等均可引起左心衰竭,使肺静脉压增高,造成肺淤血。当慢性支气管炎、支气管扩张症、矽肺等疾病引起肺源性心脏病时,右心出现衰竭,导致体循环淤血,主要表现为肝淤血,严重时也可出现脾、肾、胃肠道及下肢淤血。

4. 深静脉瓣膜功能不全　由于先天性或继发性原因,导致深静脉瓣膜不能紧密关闭,引起血液逆流并淤积在静脉内。常表现为下肢浅静脉的明显曲张及下肢胀痛和沉重感。常见原因有:①深静脉瓣膜先天性发育异常;②持久的超负荷回心血量,造成瓣膜相对短小而关闭不全;③瓣膜结构薄弱,在持久的逆向血流及血柱重力作用下,瓣膜不能紧密闭合,造成静脉血经瓣叶间的裂隙向远侧逆流。

(二) 病变和后果

发生淤血的局部组织和器官,由于血液的淤积而肿胀。发生于体表时,由于局部微循环的灌注量减少,血液内氧合血红蛋白含量减少而还原血红蛋白含量增加,皮肤呈紫蓝色,称为发绀(cyanosis)。淤血时局部血流停滞,毛细血管扩张,散热增加,故体表温度下降。镜下:正常毛细血管腔仅能容纳1~2个红细胞,淤血时局部细静脉及毛细血管扩张,过多红细胞积聚。由于毛细血管床淤血与水肿的发生关系密切,因此淤血和水肿常同时发生。由淤血引起的水肿称为淤血性水肿(congestive edema)。淤血区域毛细血管通透性进一步增高或破裂,可致红细胞漏出,形成小灶性出血,称为淤血性出血(congestive hemorrhage)。出血灶中的红细胞碎片被吞噬细胞吞噬,血红蛋白被溶酶体酶分解,析出含铁血黄素(hemosiderin)并堆积在吞噬细胞胞质内,这种细胞称含铁血黄素细胞(hemosiderin-laden macrophage)。

淤血的后果取决于器官或组织的性质、淤血的程度和时间长短等因素。短时间的淤血后果轻微,而长时间慢性淤血(chronic congestion),导致局部组织缺氧、营养物质供应不足和代谢中间产物堆积和刺激,使实质细胞发生萎缩、变性,甚至死亡。同时,间质纤维组织增生,加上组织内网状纤维胶原化,使器官逐渐变硬,出现淤血性硬化(congestive sclerosis)。

(三) 重要器官的淤血

临床上常见的重要器官淤血为肺淤血和肝淤血,分述如下:

1. 肺淤血　由左心衰竭引起。左心衰竭时,左心腔内压力升高,肺静脉回流受阻,造成肺淤血。

急性肺淤血时,肺体积增大,暗红色,切面有泡沫状红色液体流出。镜下:急性肺淤血的特征是肺泡壁毛细血管扩张充血,可伴有肺泡间隔水肿,部分肺泡腔内充满水肿液及漏出的血细胞。

慢性肺淤血时,肺重量增加,被膜紧张、切面部分成棕红色,质地变硬(图3-2)。镜下:除肺泡壁毛细血管扩张充血、肺泡腔内有水肿液及出血外,还可见肺泡壁变厚和纤维化、肺泡腔内可见大量含有含铁血黄素颗粒的巨噬细胞,称为心衰细胞(heart failure cells)(图3-3)。慢性肺淤血晚期肺质地变硬,肉眼呈棕褐色,称为肺褐色硬化(brown duration)。

肺淤血的患者临床上有呼吸急促、面色灰白、发绀、烦躁,以及咳嗽、咳粉红色泡沫痰等症状。

2. 肝淤血　由右心衰竭引起。右心衰竭时,右心腔压力

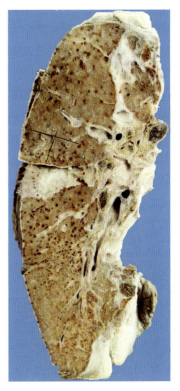

图3-2　慢性肺淤血

Notes

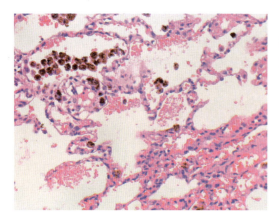

图 3-3　慢性肺淤血

肺泡壁毛细血管扩张充血,肺泡腔内除有漏出水肿液及红细胞外,还可见含铁血黄素细胞(心衰细胞)

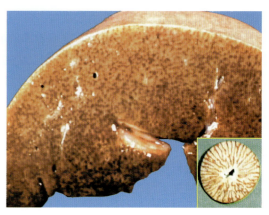

图 3-4　槟榔肝

肝脏切面出现红(淤血区)黄(肝脂肪变区)相间的条纹,状似槟榔切面(右下角插图)

升高,肝静脉回流受阻,血液淤积在肝小叶静脉内,致使肝小叶中央静脉及肝窦扩张淤血。

急性肝淤血时,肝脏体积增大,暗红色。镜下:小叶中央静脉和肝窦扩张,充满红细胞,严重时可有小叶中央肝细胞坏死。小叶汇管区附近肝细胞因靠近肝小动脉,缺氧较轻,可仅出现肝脂肪变性。

慢性肝淤血时,肝小叶中央区因严重淤血呈暗红色,而肝小叶周边部肝细胞则因脂肪变性呈黄色,致使肝切面出现红(淤血区)黄(肝脂肪变区)相间,状似槟榔切面的条纹,称为槟榔肝(nutmeg liver)(图 3-4)。镜下:肝小叶中央肝窦高度扩张淤血、出血,肝细胞萎缩,甚至坏死消失。肝小叶周边部肝细胞脂肪变性(图 3-5)。严重长期的肝淤血,小叶中央肝细胞萎缩消失,该处的网状纤维支架塌陷并发生胶原化,位于肝窦间隙狄氏腔的肝星状细胞(hepatic stellate cells,HSC)增生,合成胶原纤维增多,加上汇管区纤维结缔组织的增生,致使整个肝脏的间质纤维组织增多,形成淤血性

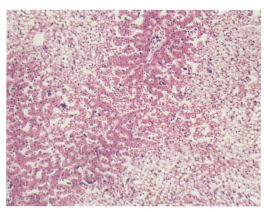

图 3-5　慢性肝淤血

肝小叶中央静脉周围肝窦扩张,充满红细胞。肝细胞脂肪变性胞质出现大小不等的脂肪空泡

肝硬化(congestive liver cirrhosis),因常与心力衰竭有关,故又称心源性肝硬化(cardiac cirrhosis)。淤血性肝硬化与门脉性肝硬化不同,肝小叶改建不明显,不形成门脉高压和肝功能衰竭。

第二节　出　血

血液从血管或心腔逸出,称为出血(hemorrhage)。毛细血管的漏出性出血常发生于慢性淤血;大动脉、大静脉的破裂性出血则常见于血管外伤、动脉粥样硬化破裂或炎症和肿瘤侵蚀血管壁所引起。根据发生部位不同,出血可分为内出血和外出血。

一、病因和发病机制

出血由创伤、炎症、肿瘤、血管病变、出血性疾病及局部血液循环障碍引起。按血液逸出的机制分为破裂性出血和漏出性出血。

Notes

（一）破裂性出血

破裂性出血由心脏或血管壁破裂所致,一般出血量较多。原因有:

1. **血管机械性损伤**　如割伤、刺伤、弹伤等。

2. **血管壁或心脏病变**　如心肌梗死后形成的室壁瘤、主动脉瘤、动脉粥样硬化灶破裂等。

3. **血管壁周围病变侵蚀**　如恶性肿瘤侵及周围血管;结核性病变侵蚀肺空洞壁血管;消化性溃疡侵蚀溃疡底部血管等。

4. **静脉破裂**　常见于肝硬化时食管下段静脉曲张破裂出血。

5. **毛细血管破裂**　多见于局部软组织的损伤。

（二）漏出性出血

由于微循环的毛细血管和毛细血管后静脉通透性增高,血液通过扩大的内皮细胞间隙和受损的基底膜漏出血管外,称为漏出性出血。常见原因为:

1. **血管壁的损害**　是常见的出血原因,常由于缺氧、感染、中毒等因素的损害引起。如脑膜炎球菌败血症、立克次体感染、流行性出血热、蛇毒、有机磷中毒等损伤血管壁,致通透性增高;某些化学药品中毒和细菌毒素,如链球菌毒素引起变态反应性血管炎,血管壁也会受损伤;维生素 C 缺乏时,毛细血管内皮细胞接合处的基质和血管外的胶原基质形成不足,致血管脆性和通透性增加;过敏性紫癜时由于免疫复合物沉着于血管壁引起变态反应性血管炎。

2. **血小板减少或功能障碍**　如再生障碍性贫血、白血病、骨髓内广泛性肿瘤转移等均可使血小板生成减少;原发性或继发性血小板减少性紫癜、弥漫性血管内凝血(disseminated intravascular coagulation,DIC)使血小板破坏或消耗过多;某些药物在体内诱发免疫反应,所形成的抗原抗体复合物吸附于血小板表面,使血小板连同免疫复合物被巨噬细胞吞噬;细菌的内毒素及外毒素也有破坏血小板的作用。在血小板数少于 5×10^9/L 时,即有出血倾向。

3. **凝血因子缺乏**　如凝血因子Ⅷ(血友病 A)、Ⅸ(血友病 B)、遗传性 vWF 缺乏(von Willebrand disease,vW 病)以及纤维蛋白原、凝血酶原、Ⅳ、Ⅴ、Ⅶ、Ⅹ、Ⅺ等因子的先天性缺乏;肝实质疾患如肝炎、肝硬化、肝癌时,凝血因子Ⅶ、Ⅸ、Ⅹ合成减少;DIC 时凝血因子大量消耗等。

埃博拉出血热（ebola hemorrhagic fever,EBHF）

埃博拉出血热(EBHF)由埃博拉病毒(Ebola virus)引起,埃博拉病毒是一种人畜共患的病原体。中部和南部的非洲地区不同种类的果蝠可以携带这种病毒。人与人之间的传播可引起暴发,是当今世界最严重的病毒性出血热。2014 年在非洲大面积流行,感染者死亡率在 50%~90% 之间。

感染埃博拉病毒后患者可出现高热、头痛、喉咙痛、关节痛等全身中毒症状,继之出现严重呕吐、腹泻。可在 24~48 小时内发生凝血功能障碍与血小板减少症,从而导致鼻腔或口腔内出血,伴随皮肤出血性水泡。在 3~5 天内,出现肾衰竭,并导致多器官功能衰竭和弥漫性血管内凝血及体液的大量流失。致死原因主要为中风、心肌梗死、低血容量休克或多发性器官衰竭。

二、病　理　变　化

（一）内出血

内出血指血液逸入体腔或组织内的出血。内出血可见于体内任何部位,血液积聚于体腔内称体腔积血,如心包积血(hemopericardium)、胸腔积血(hemothorax)、腹腔积血(hemoperitoneum)和关节腔积血(hemarthrosis)。在组织内局限性的大量出血称为血肿(hematoma),如脑硬膜下血肿、

Notes

皮下血肿、腹膜后血肿等。少量出血时仅能在显微镜下看到组织内有数量不等的红细胞或含铁血黄素的存在,对生命不存在危险。但大量的出血,如因腹主动脉瘤破裂引起腹膜后大血肿,则可引起休克或死亡。

(二) 外出血

外出血指血液流出体外。临床对于一些部位的外出血有专门的称谓。如鼻黏膜出血称鼻衄;肺出血(如肺结核空洞或支气管扩张)经口排出到体外称咯血;上消化道出血(如消化性溃疡或食管静脉曲张)经口排出到体外称为呕血;下消化道出血经肛门排出称便血;泌尿道出血经尿排出称尿血;皮肤、黏膜、浆膜面形成的较小出血点(直径 1~2mm)称为淤点(petechiae);稍大范围的出血(直径 3~5mm)称为紫癜(purpura);直径超过 1~2cm 的皮下出血灶称为淤斑(ecchymosis)。局部出血灶中的红细胞被巨噬细胞吞噬并降解,血红蛋白(呈红 - 蓝色)被酶水解转变为胆红素(bilirubin,呈蓝绿色),最后变成棕黄色的含铁血黄素,成为出血灶的特征性颜色改变。有广泛性出血的患者,由于大量的红细胞崩解,胆红素释出,有时可发展为黄疸。

三、后　　果

出血对机体的影响取决于出血的类型、出血量、出血速度和出血部位。破裂性出血若出血过程迅速,在短时间内丧失循环血量 20%~25% 时,可发生出血性休克。漏出性出血,若出血广泛时,如肝硬化因门静脉高压发生的广泛性胃肠道黏膜出血,亦可导致出血性休克。发生在重要器官的出血,即使出血量不多,亦可引起严重的后果,如心脏破裂引起心包内积血,由于心包填塞,可导致急性心功能不全。脑干出血时,因重要的神经中枢受压可致死亡。局部组织或器官的出血,可导致相应的功能障碍,如脑内囊出血引起对侧肢体的偏瘫,视网膜出血可引起视力消退或失明。慢性反复性出血可引起缺铁性贫血。

缓慢少量的出血,由于局部受损血管发生反射性收缩,或血管受损处形成血凝块,多可自行止血。局部组织或体腔内的血液,可通过吸收或机化消除,较大的血肿吸收不完全则可机化或纤维包裹。

第三节　血 栓 形 成

在活体的心脏和血管内,血液发生凝固或血液中某些有形成分凝集形成固体质块的过程,称为血栓形成(thrombosis)。所形成的固体质块称为血栓(thrombus)。

血液中存在凝血系统和抗凝血系统(纤维蛋白溶解系统)。生理状态下,血液中的凝血因子被不断地有限激活,产生凝血酶,形成微量的纤维蛋白,沉着于心血管内膜上,但其又不断地被激活的纤维蛋白溶解酶系统所溶解。同时被激活的凝血因子也不断地被单核巨噬细胞系统吞噬。上述凝血和抗凝血系统的动态平衡,既保证了血液潜在的可凝固性,又保证了血液的流体状态。若在某些诱发凝血过程的因素作用下,上述的动态平衡被破坏,触发了凝血过程,便可形成血栓。

一、血栓形成的条件和机制

血栓形成是血液在流动状态由于血小板的活化和凝血因子被激活致血液发生凝固。目前公认血栓形成的条件为魏尔啸(Rudolf Virchow)提出的三个条件(图 3-6):

(一) 心血管内皮细胞的损伤

心血管内膜的内皮细胞具有抗凝和促凝的两种特性,在生理情况下,以抗凝作用为主,从而使心血管内血液保持流体状态。

Notes

内皮细胞的抗凝作用：

1. 屏障保护作用　完整的内皮细胞把血液中的血小板、凝血因子和有高度促凝作用的内皮下细胞外基质分隔开,因此,完整的内皮细胞具有屏障保护作用。

2. 抗血小板黏集作用　内皮细胞能：①合成前列环素（Prostacyclin GI2,PGI2）和一氧化氮（nitric oxide, NO）,这些物质具有很强的血管扩张和抑制血小板黏集的作用；②分泌二磷酸腺苷酶（ADP 酶）,降解 ADP（adenosinediphosphate）和抑制血小板黏集。

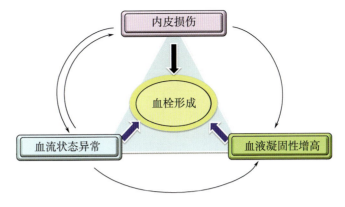

图 3-6　血栓形成的条件

血栓形成的三个条件多同时存在,相互作用,其中心血管内皮细胞损伤具有最重要的意义

　　3. 抗凝血作用　内皮细胞能：①合成血栓调节蛋白（thrombomodulin）：该蛋白是一种跨膜糖蛋白,与血液中凝血酶结合后激活抗凝血因子蛋白 C（肝脏合成的一种血浆蛋白）,后者与由内皮细胞合成的蛋白 S 协同作用,裂解凝血因子 V a 和Ⅷ a；②合成膜相关肝素样分子（membrane-associated heparin-like molecules）：该分子位于内皮细胞表面,能与抗凝血酶Ⅲ结合,灭活凝血酶、凝血因子 X a、Ⅸ等。

　　4. 促进纤维蛋白溶解　内皮细胞合成组织纤维蛋白溶解酶原活化因子（tissue plasminogen activator,t-PA）,促使纤维蛋白溶解,清除沉着于内皮细胞表面的纤维蛋白。

　　内皮细胞的促凝作用：

　　1. 激活外源性凝血过程　细胞因子如肿瘤坏死因子（tumor necrosis factor,TNF）、白介素 -1（interleukin-1,IL-1）或细菌内毒素能诱导内皮细胞释出组织因子,激活外源性的凝血过程。

　　2. 辅助血小板黏附　内皮损伤时释出血管性假血友病因子（von Willebrand factor,vWF）,vWF 由正常内皮细胞合成,在介导血小板与内皮下胶原的黏附中起重要作用。

　　3. 抑制纤维蛋白溶解　内皮细胞分泌纤维蛋白溶解酶原活化因子的抑制因子（inhibitors of plasminogen activator,PAIs）,抑制纤维蛋白溶解。

　　在正常情况下,完整的内皮细胞主要起抑制血小板黏集和抗凝血作用（图 3-7）,但在内皮损伤或被激活时,则引起局部凝血。

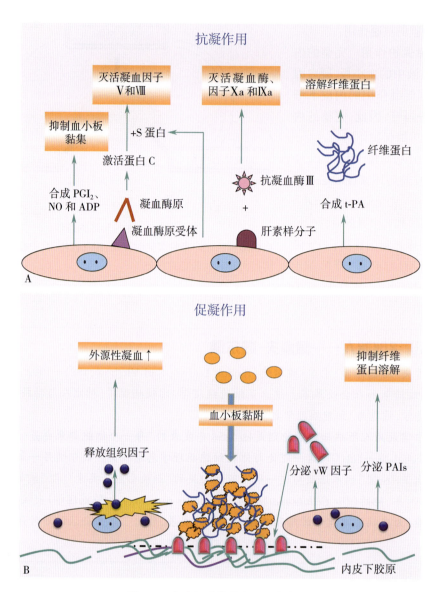

图 3-7　内皮细胞的抗凝和促凝作用

A. 抗凝作用：①合成 PGI2、NO 和分泌 ADP 酶；②合成凝血酶调节蛋白；③合成蛋白 S；④合成膜相关肝素样分子；⑤合成 t-PA；B. 促凝作用：①释出组织因子；②释出 vW 因子；③分泌 PAIs

内皮细胞损伤促发血栓形成的机制：

心脏和血管内膜的损伤是血栓形成的最重要和最常见的原因。内皮细胞损伤后,暴露内皮下细胞外基质(extracellular matrix,ECM,主要成分为胶原),激活血小板和凝血因子Ⅻ,启动了内源性凝血过程;同时,损伤的内皮细胞释放组织因子,激活凝血因子Ⅶ,启动外源性凝血过程(图 3-8)。实际上,这两条凝血途径并非截然分开,二者在体内存在密切的相互联系。内、外源性凝血途径启动后,通过一系列凝血酶原的级联放大反应,最终促进血栓形成。目前,临床上可以通过检测患者相关凝血指标来监测内、外源性凝血功能,主要包括凝血酶原时间(prothrombin time,PT)和部分凝血活酶时间(partial thromboplastin time,PTT)。其中凝血酶原时间主要反映外源性凝血功能,而部分凝血活酶时间则反映内源性凝血功能。

在凝血过程启动中,血小板的活化极为重要,主要表现为以下三种连续的反应：

1. 黏附反应(adhesion) 血小板黏附于内皮下 ECM 的过程需要 vW 因子的参与。vW 因子起桥梁连接作用,将血小板表面受体(如糖蛋白 Ib,GpIb)与胶原纤维连接起来,介导血小板的

Notes

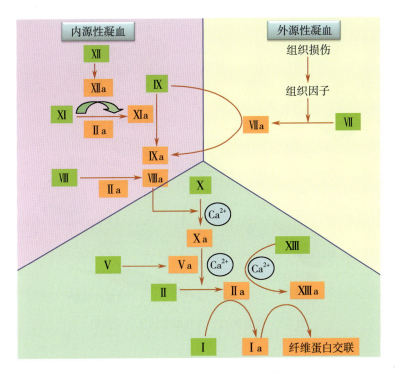

图 3-8　内源性和外源性凝血机制

黏附过程。这一黏附过程牢固,不易被血流的剪切力冲走。此外,血小板也可直接通过胶原受体与 ECM 结合。电镜下,黏附后血小板内的微丝和微管收缩、变形,称黏性变态。

2. 分泌和释放反应(secretion and release reaction)　黏附后,血小板被激活,分泌 α 颗粒和 δ 颗粒(又称致密颗粒),并将两种颗粒内的物质释放出来。α 颗粒含纤维蛋白原、纤维连接蛋白(fibronectin)、V 因子、vW 因子、IV 因子、血小板源性生长因子(PDGF)和转化生长因子(TGF)等;δ 颗粒含 ADP、ATP、Ca 离子、组织胺、5- 羟色胺、肾上腺素等。δ 颗粒的内容物尤其重要,其中的 Ca 离子参与血液凝固的连锁反应过程,而 ADP 是血小板与血小板间黏集的强有力介质,同时也促使其他血小板释放 ADP,使黏集反应进一步放大。

3. 黏集反应(aggregation)　血小板黏附和分泌之后出现血小板黏集。除 ADP 外,血小板合成的血栓素 A_2(thromboxane A_2,TXA_2)对血小板黏集也起重要作用。ADP 和 TXA_2 共同作用,启动自动催化过程,使血小板彼此黏集成堆并逐渐增大。此时形成的血小板黏集堆是可逆的。随着凝血过程激活,凝血酶产生。

凝血酶不仅催化凝血级联反应,而且对血管局部以及炎症周围环境产生广泛的影响,甚至参与限制体内止血过程。凝血酶可与血小板表面受体,如活性蛋白酶受体(protease-activated receptor,PAR)结合,以及与 ADP、TXA_2 协同作用,使血小板进一步黏集、增大,随后血小板收缩,形成不可逆性血小板团块,成为血栓形成的起始点。同时,在血小板团块中,凝血酶将纤维蛋白原转变为纤维蛋白,将血小板紧紧地交织在一起。因此,凝血酶是血栓形成的核心成分,也是临床治疗血栓的靶点(图 3-9)。

血小板和内皮细胞的相互作用在血栓形成中起重要作用。由血管内皮合成的 PGI_2 是血管扩张剂,抑制血小板聚集;而血栓素 A_2 是血小板来源的前列腺素,是强血管收缩剂,可激活血小板聚集。PGI_2 和血栓素 A_2 共同调节血小板功能。在正常情况下,防止血管内血小板聚集,但在内皮损伤时则利于凝血栓子形成。临床对有冠状动脉血栓形成危险的患者使用 Aspirin(一种环氧酶抑制剂),正是利用其抑制血栓素 A_2 合成的作用。

心血管内膜损伤导致的血栓形成,多见于风湿性、感染性心内膜炎、心肌梗死区的心内膜、动脉粥样硬化斑块溃疡灶、创伤性或炎症性的动、静脉损伤部位。缺氧、休克、败血症和细菌内

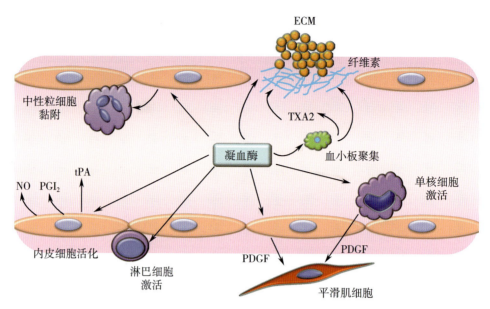

图 3-9   凝血酶在止血和细胞活化中的作用

毒素等可引起全身广泛的内皮损伤,激活凝血过程,造成弥漫性血管内凝血,在全身微循环内形成血栓。

(二) 血流状态的改变

血流状态改变主要指血流减慢和产生漩涡等改变,有利于血栓的形成。正常血流时,血浆(边流)将血液的有形成分(轴流)与血管壁隔开,阻止血小板与内膜接触和激活。当血流减慢或产生漩涡时,血小板可进入边流,与内膜接触和黏附的机会增加。同时,被激活的凝血因子和凝血酶在局部易达到凝血所需的浓度。此外,血流缓慢导致缺氧,内皮细胞损伤,暴露其下的胶原,从而触发内、外源性的凝血过程。血流缓慢是静脉血栓形成的主要原因,而血液涡流形成是动脉和心脏血栓形成的常见原因。

临床中静脉血栓的发生比动脉血栓多4倍。静脉血栓多见的原因主要有:①静脉内有静脉瓣,瓣膜囊内的血流不但缓慢,而且可出现漩涡,常成为血栓形成的起始点;②静脉没有搏动,血流有时可出现短暂的停滞;③静脉壁较薄,容易受压;④血流通过毛细血管到达静脉后,血液的黏性有所增加,这些因素都有利于血栓形成。下肢深静脉和盆腔静脉血栓常发生于心力衰竭、久病和术后卧床患者,也可伴发于大隐静脉曲张。

虽然心脏和动脉内的血流快,不易形成血栓,但在二尖瓣狭窄时的左心房、动脉粥样硬化斑块溃疡灶、动脉瘤、室壁瘤内或血管分支处血流缓慢及出现涡流,易并发血栓形成。血液高凝综合征(如红细胞增多症)也可因血流阻力增加而使小血管血流停滞引起血栓。

(三) 血液凝固性增加

血液凝固性增加是指血液中血小板和凝血因子增多,或纤维蛋白溶解系统的活性降低,导致血液的高凝状态(blood hypercoagulability)。此状态可见于原发性(遗传性)和继发性(获得性)疾病(表3-1)。

1. 遗传性高凝状态   最常见的是第Ⅴ因子和凝血酶原基因突变。患有复发性深静脉血栓形成的患者中第Ⅴ因子基因的突变率高达60%。突变的第Ⅴ因子能抵抗激活的蛋白C对它的降解,因此造成血液高凝状态。凝血酶原基因3'端非翻译区的突变致使凝血酶原水平升高,容易形成静脉血栓。遗传性高凝血状态还与抗凝血酶Ⅲ、蛋白C或蛋白S的先天性缺乏有关。

2. 获得性高凝状态   获得性高凝状态通常是多因素的,因此相对于遗传性高凝状态机制

Notes

表 3-1　增加血栓形成的危险因素

原发性（遗传性）	继发性（获得性）
常见原因（>1% 人群） ● 第 V 因子突变（G1691A 突变；V 因子 Leiden 突变） ● 凝血酶原突变（G20210A 变异） ● 5,10- 亚甲基四氢叶酸还原酶基因突变（C677T 纯合性突变） ● 凝血因子Ⅷ，Ⅸ，Ⅺ或纤维蛋白原水平增加	高危因素 ● 长期卧床和不活动 ● 心肌梗死 ● 心房纤颤 ● 组织损伤（如外科手术、骨折、烧伤） ● 癌症 ● 心瓣膜修补 ● 弥漫性血管内凝血 ● 肝素诱导性血小板减少症 ● 抗磷脂抗体综合征
少见原因 ● 抗凝血酶Ⅲ缺陷 ● 蛋白 C 缺陷 ● 蛋白 S 缺陷	低危因素 ● 心肌病 ● 肾病综合征 ● 高雌激素状态（怀孕或产后） ● 口服避孕药 ● 镰刀状细胞贫血 ● 吸烟
罕见原因 ● 纤维蛋白溶解作用缺陷 ● 纯合性高胱氨酸尿症（β- 胱硫醚合成酶缺陷）	

更为复杂。如心衰和外伤，血流停滞和血管损伤可能是引起高凝状态的重要原因。广泛转移的晚期恶性肿瘤，由于癌细胞释放出促凝因子，如组织因子等，致出现多发性、反复发作的血栓性游走性脉管炎（migratory phlebitis）。黏液癌细胞释出的黏液含半胱氨酸蛋白酶，能直接激活 X 因子，其他血浆凝血因子如 V、Ⅶ、Ⅷ因子和纤维蛋白原也常升高，血液常处于高凝状态。DIC 时，血液凝固性的增高是由于一系列因素所诱发的凝血因子激活和组织因子释放所致。在严重创伤、大面积烧伤、大手术后或产后大失血时，血液浓缩，血中纤维蛋白原、凝血酶原及其他凝血因子（Ⅻ、Ⅶ）的含量增多，以及血中补充大量幼稚的血小板，其黏性增加，易于发生黏集形成血栓。

　　在获得性高凝状态中，肝素诱导血小板减少（heparin-induced thrombocytopenic，HIT）综合征也是引起血液高凝状态的重要原因。HIT 综合征发病率约为 5%。当这些患者注射未分馏的肝素（用于抗凝治疗）后，血中出现抗肝素抗体，后者与位于血小板和内皮细胞表面的肝素 - 血小板膜蛋白复合体结合，引起血小板激活和内皮损伤，形成血栓的起点。低分子量肝素既有抗凝作用，又不激活血小板。应用低分子量肝素可减少 HIT 综合征的发生。

　　另一值得注意的获得性高凝状态疾病为抗磷脂抗体综合征（antiphospholipid antibody syndrome），以前称为狼疮抗凝剂综合征（lupus anticoagulant syndrome）。该病临床表现多样，包括复发性的血栓形成、反复流产、心瓣膜赘生物、血小板减少等。患者可以产生针对阴离子磷脂（如心肌磷脂）和血浆蛋白的自身抗体。在体内，这些抗体可以通过直接激活血小板或干扰内皮细胞产生 PGI_2 而形成血液高凝状态。抗磷脂抗体综合征有两种类型，大多数患者为继发性，其有明确的自身免疫性疾病，如系统性红斑狼疮（参见第五章）。而原发性抗磷脂抗体综合征患者仅有高凝状态，无自身免疫紊乱的表现。

　　必须强调，上述血栓形成的条件同时存在和相互影响。虽然心血管内膜损伤是血栓形成最重要和最常见的原因，但在某些情况下，血流缓慢及血液凝固性增高也可能是重要的因素。血流缓慢致使血管内皮细胞缺氧,反过来也可造成血管内膜损伤。例如心肌梗死区附壁血栓形成,不但与内皮损伤有关,而且与局部心壁肌肉不能收缩、血流凝滞及血液凝固性增高相关。

二、血栓形成的过程及形态

(一) 形成过程

在血栓形成的过程中,首先是血小板黏附于内膜损伤后裸露的内皮下 ECM,血小板被激活,发生肿胀变形,分泌血小板颗粒,再从颗粒中释放出 ADP、血栓素 A_2、5-HT 及血小板第Ⅳ因子等物质,使血流中的血小板不断地在局部黏集,形成血小板小堆。此时血小板的黏集是可逆的,可被血流冲散消失。同时,内皮损伤还可通过暴露胶原、激活Ⅻ因子以及释放组织因子(也称为凝血因子Ⅲ或Ⅲ因子)而启动内源性和外凝血途径,使凝血酶原转变为凝血酶。凝血酶将纤维蛋白原转变为纤维蛋白。后者与受损处内膜基质中的纤维连接蛋白结合,形成纤维蛋白网,使黏附的血小板堆牢固附着于受损的血管内膜表面,成为不可逆的血小板血栓,并作为血栓的起始点(图 3-10)。

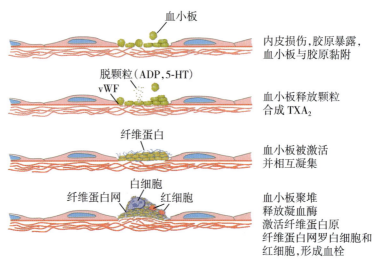

图 3-10　血栓形成过程示意图

1. 血管内皮损伤,暴露内皮下 ECM,血小板黏附、活化;2. 血小板释出颗粒;
3. ADP、5-HT,血栓素 A_2 激活血中血小板,互相黏集,并将纤维蛋白原转变为纤维蛋白,网住白细胞和红细胞;4. 内膜受损处血栓形成

血小板血栓在镜下呈淡红色无结构,其间可见少量纤维蛋白。电镜下见血小板的轮廓,但颗粒消失。由于不断生成的凝血酶、ADP 和血栓素 A_2 的协同作用,使血流中的血小板不断激活和黏附于血小板血栓上,致使血小板血栓不断增大,血流在其下游形成漩涡,再形成新的血小板堆。如此反复进行,血小板黏集形成不规则梁索状或珊瑚状突起,称为血小板梁。在血小板梁间则由网有大量红细胞的纤维蛋白网填充(图 3-11)。

血小板黏集小堆形成的血小板血栓是血栓形成的第一步,血栓形成的发展、形态和组成以及大小取决于血栓发生的部位和局部血流状态。

(二) 类型和形态

血栓可发生于心血管系统的任何部位,动脉或心脏内血栓通常发生在内皮损伤或血流产生漩涡(如血管分支处)的部位;静脉血栓主要发生于血流缓慢的部位。所有血栓的头部贴附在血管壁或心壁上。动脉血栓朝着血流的相反方向延伸,而静脉血栓则顺着血流的方向发展。血栓的尾部,特别是静脉血栓,不一定与管壁黏附,而且容易破碎、脱离并造成栓塞(embolism)。

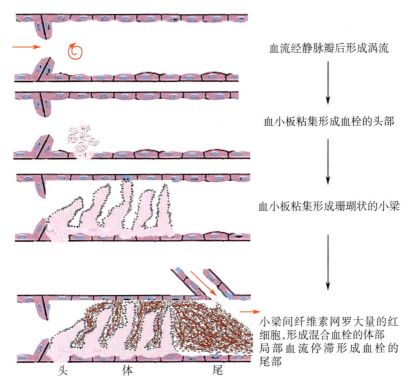

血流经静脉瓣后形成涡流

↓

血小板粘集形成血栓的头部

↓

血小板粘集形成珊瑚状的小梁

↓

小梁间纤维素网罗大量的红细胞,形成混合血栓的体部
局部血流停滞形成血栓的尾部

头　体　尾

图 3-11　静脉内血栓形成示意图

在心脏或主动脉壁上形成的血栓,肉眼和镜下观察均为层状(lines of Zahn),由灰白色的血小板和纤维素层以及暗红色的红细胞层相间而成,并混有变性的白细胞,称为混合血栓(mixed thrombi)(图 3-12)。大体为灰白色、易碎。其层状结构说明血栓在血液流动时形成,意义在于可区分尸检时血管内血凝块为死前血栓形成还是死后血液凝固。在静脉和小动脉形成的血栓,层状结构并不明显。在血流缓慢的静脉,所形成的血栓与血凝块相似,但仔细观察,仍可见不规则和隐约可辨的层状结构。

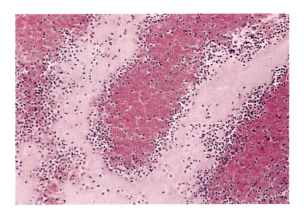

图 3-12　混合血栓(镜下)
血小板凝集成小梁状,小梁之间充满大量凝固的纤维蛋白和网络的红细胞,小梁边缘可见白细胞

在心腔或主动脉内形成的血栓由于其底部与心壁或血管壁相连,称为附壁血栓(mural thrombi)。异常的心肌收缩(如心律不整、扩张性心肌疾病或心肌梗死)和心内膜损伤(如心肌炎、心导管插管创伤)都能导致心脏附壁血栓的形成(图 3-13)。而溃疡性动脉粥样硬化斑块和动脉瘤扩张部则是主动脉血栓形成的起始部位。发生于左心房内的血栓,由于心房的收缩和舒张,血栓可呈球形,称为球形血栓(ball thrombi)。

1. 动脉血栓(arterial thrombi)　血管阻塞的常见原因,常见部位依次为冠状动脉、脑动脉、股动脉。动脉血栓多位于动脉硬化斑块上,其次在血管损伤处(如血管炎和创伤)。动脉血栓可以是白色血栓,也可以是混合血栓。

2. 静脉血栓(venous thrombi, phlebothrombosis)　为阻塞性血栓。血栓的大小与静脉管腔大小相同,为长条形固体物质。静脉血栓形成主要是由于凝血连锁反应被激活,其次为血小板的作用。由于这些血栓是在血流缓慢的静脉形成,因此,血栓的头部为白色血栓,体部位为

Notes

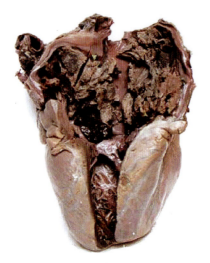

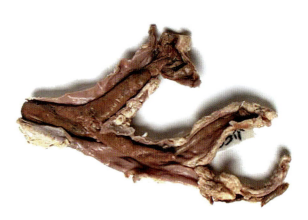

图 3-13   左心房附壁血栓

由于二尖瓣狭窄,血液在心房收缩时不能顺利通过,心房内出现漩涡,最终形成附壁血栓

图 3-14   静脉血栓

髂静脉内血栓,部分区域可见灰白与褐色相间的条纹

混合血栓,尾部为红色血栓(red thrombi)。静脉血栓最常见的部位为下肢静脉,占静脉血栓的90%;其次为上肢静脉、前列腺周围的静脉丛、卵巢和子宫静脉。在特殊情况下,硬膜窦、门静脉和肝静脉,甚至胎儿的脐静脉也可形成静脉血栓。大体上(图 3-14),静脉血栓质实,横断面可以看到灰白色纤维素条索。

3. 微循环纤维素血栓(fibrin thrombi)
主要成分为嗜酸性均质性的纤维蛋白,在毛细血管内形成,这种血栓只能在显微镜下观察到,故又称微血栓(microthrombus)(图 3-15),常见于弥漫性血管内凝血(disseminated intravascular coagulation,DIC)。后者是许多疾病(如产科疾病、晚期恶性肿瘤等)的合并症。由于全身的组织器官特别是脑、肺、心、肾的微循环纤维素血栓迅速形成,患者出现广泛循环衰竭。

4. 心脏瓣膜血栓   急性风湿性心脏病时,二尖瓣和主动脉瓣闭锁缘胶原变性,加上血流冲击,内皮细胞脱落,在闭锁缘上形成粟粒大小、排列整齐的血栓,这种血栓

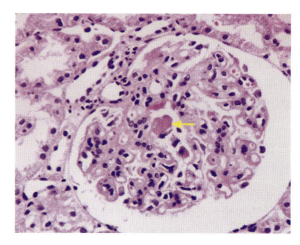

图 3-15   纤维素性血栓

肾小球毛细血管可见均质红染的纤维素性微血栓

由血小板和纤维素构成,称白色血栓(pale thrombi)或血小板血栓(platelet thrombi)。肉眼呈灰白色小结节状,表面粗糙、质实、不易脱落。

特殊情况下,血液细菌和真菌感染可导致瓣膜损伤(感染性心内膜炎),产生大块的血栓,称赘生物;如果患者血液处于高凝状态,即使在非感染性的心内膜上也可形成无菌性赘生物,称为非细菌性血栓性心内膜炎(non-bacterial thrombotic endocarditis)。患有风湿性心内膜炎、系统性红斑狼疮的患者,在心内膜上形成非感染性赘生物,称疣状心内膜炎(verrucous endocarditis or Libman-Sacks endocarditis)。

Notes

三、血栓的结局

(一) 软化、溶解、吸收

新近形成的血栓由于血栓内的纤维蛋白溶解酶的激活和白细胞崩解释放溶蛋白酶,可使血栓软化并逐渐被溶解。溶解的快慢取决于血栓的大小和新旧程度。小而新鲜的血栓可被快速完全溶解;大的血栓仅部分溶解或软化,被血液冲击可形成碎片或整个脱落,随血流运行到组织器官中,在与血栓大小相应的血管中停留,造成血栓栓塞。

(二) 机化、再通

如果血栓长时间不被溶解,则出现机化。在血栓形成后的 1~2 天,开始有内皮细胞、成纤维细胞和肌纤维母细胞从血管壁长入血栓并逐渐取代血栓。由肉芽组织逐渐取代血栓的过程,称为血栓机化(thrombus organization)。较大的血栓约 2 周便可完全机化,此时血栓与血管壁紧密黏着不再脱落。在血栓机化过程中,由于水分被吸收,血栓干燥收缩或部分溶解而出现裂隙,周围新生的内皮细胞长入并被覆于裂隙表面形成新的血管,相互吻合沟通,使被阻塞的血管部分地重建血流。这一过程称为再通(recanalization)(图 3-16)。

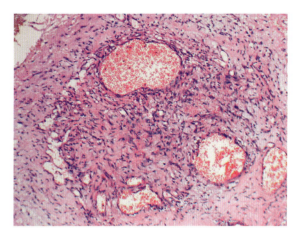

图 3-16　血栓机化和再通
血栓机化,可见再通的血管

(三) 钙化

若血栓未能软化又未完全机化,可发生钙盐沉着,称为钙化(calcification)。血栓钙化后成为静脉石(phlebolith)或动脉石(arteriolith)。机化的血栓,在纤维组织玻璃样变的基础上也可发生钙化。

四、血栓对机体的影响

血栓形成对破裂的血管起止血的作用,这是对机体有利的一面。如慢性胃、十二指肠溃疡底部和肺结核性空洞壁的血管,在病变侵蚀前已形成血栓,可避免大出血的可能性。但多数情况下血栓形成对机体有不同程度的不利影响,这取决于血栓形成的部位、大小、类型和阻塞血管腔的程度以及有无侧支循环的建立。

(一) 阻塞血管

动脉血管未完全阻塞管腔时,可引起局部器官或组织缺血,实质细胞萎缩。若完全阻塞而又无有效的侧支循环时,则引起局部器官或组织缺血性坏死(梗死)。如脑动脉血栓引起脑梗死;心冠状动脉血栓引起心肌梗死;血栓闭塞性脉管炎时引起患肢的坏死,合并腐败菌感染发生坏疽等。

静脉血栓形成,若未能建立有效的侧支循环,则引起引流部位淤血、水肿、出血,甚至坏死。如肠系膜静脉血栓可引起肠的出血性梗死;胎儿脐静脉血栓形成导致胎儿死亡。静脉血栓绝大部分发生在小腿深静脉或浅静脉。肢体浅静脉由于有丰富的侧支循环,在血栓形成时极少出现栓塞,但在受累的静脉区域可出现淤血、肿胀、疼痛及触痛等。深静脉血栓由于可引起血管栓塞,临床更为严重。约 50% 深静脉血栓形成患者在发生栓塞前可无任何症状。

(二) 栓塞

由于血栓与血管壁黏着不牢固,或在血栓软化、碎裂过程中,血栓的整体或部分脱落形成的

Notes

栓子,随血流运行,引起栓塞。严重的栓塞可使脏器发生梗死,甚至导致患者死亡。深部静脉形成的血栓或心室、心瓣膜上形成的血栓最易脱落成为栓子。若栓子内含有细菌,可引起栓塞组织的败血性梗死或脓肿形成。

(三) 心瓣膜变形

风湿性心内膜炎和感染性心内膜炎时,心瓣膜上反复形成的血栓发生机化,可使瓣膜增厚变硬、瓣叶之间黏连,造成瓣膜口狭窄;瓣膜增厚、卷缩,腱索增粗缩短,引起瓣膜关闭不全。

(四) 广泛性出血

见于微循环内广泛性纤维素性血栓形成。由于严重创伤、大面积烧伤、羊水栓塞、癌肿等原因致使促凝物质释放入血液,启动外源性凝血过程;或由于感染、缺氧、酸中毒等引起广泛性内皮细胞损伤,启动内源性凝血过程,引起微血管内广泛性纤维素性血栓形成。主要累及肺、肾、脑、肝、胃肠、肾上腺、胰腺等器官,导致组织广泛坏死和出血。在纤维蛋白凝固过程中,凝血因子大量消耗,加上纤维素形成后促使血浆素原激活,血液出现不凝固,可引起患者全身广泛性出血和休克,称耗竭性凝血障碍病(consumption coagulopathy)。必须强调,DIC不是一种原发性疾病,而是许多疾病发展过程中的一种严重合并症。

第四节 栓 塞

在循环血液中出现的不溶于血液的异常物质,随血流运行阻塞血管腔的现象称为栓塞(embolism)。阻塞血管的异常物质称为栓子(embolus)。栓子可以是固体、液体或气体。最常见的栓子是部分或全部脱落的血栓。罕见的有脂肪滴、空气、羊水和肿瘤细胞团等。

一、栓子的运行途径

栓子运行途径一般随血流方向运行(图3-17)。最终停留在口径与其相当的血管并阻断血流。来自不同血管系统的栓子,其运行途径不同。

1. **静脉系统及右心栓子** 来自体静脉系统及右心的栓子,随血流进入肺动脉主干及其分支,引起肺动脉栓塞。某些体积小而又富于弹性的栓子(如脂肪栓子)可通过肺泡壁毛细血管回流入左心,再进入体动脉系统,阻塞动脉小分支。

2. **主动脉系统及左心栓子** 来自主动脉系统及左心的栓子,随动脉血流运行,阻塞各器官的小动脉,常见于脑、脾、肾及四肢的指、趾等部位。

3. **门静脉系统栓子** 来自肠系膜静脉等门静脉系统的栓子,可引起肝内门静脉分支的栓塞。

4. **交叉性栓塞(crossed embolism)** 又称反常性栓塞(paradoxical embolism)。偶见来自右心或腔静脉系统的栓子,在右心压力升高的情况下通过先天性房(室)间隔缺损到达左心,再进入体循环系统引起栓塞。罕见有静脉脱落的小血栓经肺动脉未闭的动脉导管进入体循环而引起栓塞。

5. **逆行性栓塞(retrograde embolism)** 下腔静脉内血栓在极罕见情况下,由于胸、腹压突然升高(如咳嗽或深呼吸),使血栓一时性逆流至肝、肾、

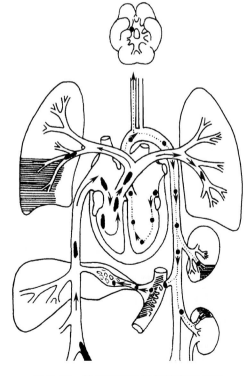

图 3-17 栓子运行途径与栓塞模式图

髂静脉分支并引起栓塞。

二、栓塞类型和对机体的影响

（一）血栓栓塞

由血栓或血栓的一部分脱落引起的栓塞称为血栓栓塞（thromboembolism），血栓栓塞是栓塞最常见的原因，占所有栓塞的99%以上。由于血栓栓子的来源、大小和栓塞部位的不同，对机体的影响也有所不同。

1. **肺动脉栓塞**　造成肺动脉栓塞（pulmonary embolism）的栓子95%以上来自下肢膝以上的深部静脉，特别是腘静脉、股静脉和髂静脉，偶可来自盆腔静脉或右心附壁血栓。根据栓子的大小和数量，其引起栓塞的后果不同：①临床上60%~80%的肺栓塞患者，由于栓子较小而无症状，但随着时间的推移，这些栓子逐渐机化并与血管壁黏附；②大的血栓栓子：栓塞肺动脉主干或大分支（图3-18）。较长的栓子栓塞左右肺动脉干，称为骑跨性栓塞（saddle embolism）。患者可突然出现呼吸困难、发绀、休克等症状，严重者可因急性呼吸循环衰竭死亡（猝死）；③中等大小的栓子：阻塞肺动脉，由于肺有双重血供，通常很少引起肺梗死，仅有肺出血。但若栓塞前，肺已有严重的淤血（如左心衰），则同样的栓塞，可引起明显的肺组织梗死；④较小的栓子：栓塞小的

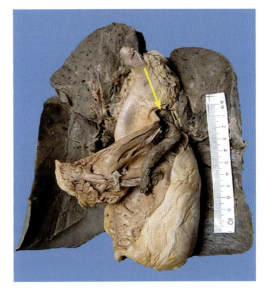

图3-18　肺动脉血栓栓塞
血栓堵塞肺动脉主干

肺动脉末端，可致相应部位发生梗死；⑤随着时间的推移，大量栓子反复栓塞，最终可引起肺动脉高压和右心衰竭，即肺心病。

肺动脉栓塞引起猝死的机制尚未完全清楚。一般认为：①肺动脉主干或大分支栓塞时，肺动脉内阻力急剧增加，造成急性右心衰竭；同时肺缺血缺氧，左心回心血量减少，冠状动脉灌流量不足导致心肌缺血；②肺栓塞刺激迷走神经，通过神经反射引起肺动脉、冠状动脉、支气管动脉和支气管平滑肌的痉挛，导致急性右心衰竭和窒息；血栓栓子内血小板释出5-HT及血栓素A_2，亦可引起肺血管的痉挛，故新鲜血栓栓子比陈旧性血栓栓子危害性大。

2. **体循环动脉栓塞**　栓子80%来自左心，常见有亚急性感染性心内膜炎时心瓣膜上的赘生物、二尖瓣狭窄时左心房附壁血栓、心肌梗死的附壁血栓。其次来自动脉粥样硬化溃疡或动脉瘤的附壁血栓。动脉栓塞的主要部位为下肢（75%）和脑（10%），其次为肠、肾和脾。栓塞的后果取决于栓塞的部位和局部的侧支循环情况以及组织对缺血的耐受性。当栓塞的动脉缺乏有效的侧支循环时，可引起局部组织的梗死。上肢动脉吻合支丰富，肝脏有肝动脉和门静脉双重供血，故很少发生梗死。

（二）脂肪栓塞

循环血流中出现脂肪滴阻塞小血管，称为脂肪栓塞（fat embolism）。脂肪栓塞的栓子常来源于长骨骨折、脂肪组织严重挫伤和烧伤。脂肪细胞破裂释出脂滴，由破裂的骨髓血管窦状隙或静脉进入血循环引起脂肪栓塞。虽然，90%严重骨折患者出现脂肪栓塞，但只有不足10%的人有临床表现。

脂肪组织创伤时，脂肪栓子从静脉入右心，再到达肺，直径大于20μm的脂滴栓子引起肺动脉分支、或毛细血管的栓塞；直径小于20μm的脂滴栓子可通过肺泡壁毛细血管→肺静脉→左

Notes

心→到达体循环的分支,引起全身多器官的栓塞。最常见的是脑血管阻塞,可引起脑水肿和血管周围点状出血。

脂肪栓塞的临床症状主要为肺功能不全、神经症状、贫血和血小板减少,死亡率约10%。典型症状约在损伤后1~3天出现,临床表现为突然发作性的呼吸急促,呼吸困难,心动过速和特征性的淤斑性皮疹。脑脂肪栓塞引起的神经症状包括兴奋、烦躁不安、谵妄和昏迷等。

脂肪栓塞的致病机制包括血管的机械性阻塞和生物化学损伤两方面。脂肪微栓子阻塞肺和脑的微血管;局部血小板和红细胞集聚使血管阻塞加重;从脂滴释放的游离脂肪酸可引起局部中毒使内皮损伤,进一步加重病变;血小板活化和粒细胞(有自由基、蛋白酶、类花生酸的释放)的募集使血管损伤更加严重。

脂肪栓塞的后果,取决于栓塞部位及脂滴数量的多少。少量脂滴入血,可被巨噬细胞吞噬吸收,或由血中脂酶分解清除,无不良后果,仅在组织冰冻切片脂肪染色时见小血管内有脂滴。若大量脂滴进入肺循环,使75%的肺循环面积受阻时,可因窒息和急性右心衰竭死亡。

（三）气体栓塞

大量空气迅速进入血循环或原溶于血液内的气体迅速游离,形成气泡阻塞心血管,称为气体栓塞(gas embolism)。前者为空气栓塞(air embolism),后者是在高气压环境急速转到低气压环境的减压过程中发生的气体栓塞,称减压病(decompression sickness)。

1. 空气栓塞　多由于静脉损伤破裂,外界空气由缺损处进入血流所致。如头颈、胸壁和肺手术或创伤时损伤静脉、使用正压静脉输液以及人工气胸或气腹误伤静脉时,空气可因吸气时静脉腔内负压而被吸引,由损伤口进入静脉。分娩或流产时,由于子宫强烈收缩,可将空气挤入子宫壁破裂的静脉窦内。

空气进入血循环的后果取决于进入的速度和气体量。少量气体入血,可溶解于血液内,不会发生气体栓塞。若大量气体(多于100ml)迅速进入静脉,随血流到右心后,因心脏搏动,将空气与血液搅拌形成大量血气泡,充满心腔,阻碍静脉血的回流和向肺动脉的输出,造成严重的循环障碍。患者可出现呼吸困难,发绀,甚至猝死。进入右心的部分气泡,可进入肺动脉阻塞小的肺动脉分支,引起肺小动脉气体栓塞。

2. 减压病　又称沉箱病(caisson disease)和潜水员病(diver's disease),在高气压环境下(如深海潜水),吸入的气体(特别是氮气)可大量溶解在血液和组织中,当人体从高气压环境迅速进入常压或低气压环境时,原来溶于血液、组织的气体包括氧气、二氧化碳和氮气迅速游离形成气泡。氧和二氧化碳可再溶于体液内被吸收,但氮气在体液内溶解迟缓,可在血液和组织内形成很多微气泡或融合成大气泡,而引起气体栓塞(故又称氮气栓塞),使多种组织出现局灶缺血,包括脑和心脏。因气体析出部位不同,其临床表现也不同。位于肌肉和关节周围组织的急性气体栓塞可引起关节和肌肉疼痛;位于皮下时引起皮下气肿;慢性减压病骨骼内长期有气体栓子,可引起局部缺血性坏死,股骨头、胫骨、肱骨最常受累,也是股骨头、胫骨和髂骨无菌性坏死的常见原因;位于肠道末梢的血管,可引起肠痉挛性疼痛;肺内脉管系统的气体栓塞可引起水肿、出血、局灶性肺不张或肺气肿,甚至呼吸衰竭。若短期内大量气泡形成,阻塞多数血管,特别是阻塞冠状动脉时,可引起严重血循环障碍甚至迅速死亡。

（四）羊水栓塞

羊水栓塞(amniotic fluid embolism)是分娩过程中一种罕见严重的合并症,发病率约为1/50 000人,死亡率20%~40%。在分娩过程中,羊膜破裂、早破或胎盘早期剥离,又逢胎儿阻塞产道时,由子宫强烈收缩,宫内压增高,可将羊水压入子宫壁破裂的静脉窦内,经血循环进入肺动脉分支、小动脉及毛细血管内引起羊水栓塞。少量羊水可通过肺的毛细血管经肺动脉到达左心,引起体循环器官的小血管栓塞。羊水栓塞的典型变化是显著肺水肿、弥漫性肺泡损伤以及肺小动脉和毛细血管内有羊水成分,包括角化鳞状上皮、胎毛、胎脂、胎粪和黏液。本病发病急,

Notes

后果严重,患者常在分娩过程中或分娩后突然出现呼吸困难、发绀、抽搐、休克、昏迷甚至死亡。若患者度过最初的危险期,随后可出现典型的肺水肿和DIC。

　　羊水栓塞引起猝死的发病机制为:①羊水中胎儿代谢产物入血引起过敏性休克;②羊水栓子阻塞肺动脉及羊水内含有血管活性物质引起反射性血管痉挛;③羊水具有凝血激活酶的作用引起DIC。

第五节　梗　　死

　　器官或局部组织由于血管阻塞、血流停止导致缺氧而发生的坏死,称为梗死(infarction)。梗死一般由动脉阻塞引起,但静脉阻塞、局部血流停滞和缺氧,也可引起梗死。

一、梗死形成的原因和条件

　　任何引起血管管腔阻塞,导致局部组织缺血的原因均可引起梗死。

　　(一)梗死的原因

　　1. **血栓形成**　是梗死最常见的原因。主要见于冠状动脉、脑动脉粥样硬化合并血栓形成时引起的心肌梗死和脑梗死。伴有血栓形成的足背动脉闭塞性脉管炎可引起足部梗死。静脉内血栓形成一般只引起淤血、水肿,但肠系膜静脉血栓形成可引起所属静脉引流肠段的梗死。

　　2. **动脉栓塞**　多为血栓栓塞,亦可为气体、羊水、脂肪栓塞,常引起脾、肾、肺和脑的梗死。

　　3. **动脉痉挛**　在严重的冠状动脉粥样硬化或合并硬化灶内出血的基础上,冠状动脉发生强烈和持续的痉挛,引起心肌梗死。

　　4. **血管受压闭塞**　见于血管外的肿瘤压迫,肠扭转、肠套叠和嵌顿疝时肠系膜静脉和动脉受压,卵巢囊肿或睾丸扭转致血流供应中断等。

　　(二)梗死形成的影响因素

　　血管阻塞是否造成梗死,还与下列因素有关:

　　1. **供血血管的类型**　有双重血液循环的器官,其中一条动脉阻塞,另一条动脉可以维持供血,通常不易引起梗死。如肺有肺动脉和支气管动脉供血,肺动脉小分支的血栓栓塞不会引起梗死。肝梗死很少见,是因为肝动脉和门静脉双重供血,肝内门静脉阻塞一般不会发生肝梗死,但肝动脉血栓栓塞,偶尔会造成梗死。前臂和手有两条平行的桡动脉和尺动脉供血,之间有丰富的吻合支,因此前臂和手绝少发生梗死。一些器官动脉的吻合支少,如肾、脾及脑,动脉迅速发生阻塞时,由于不易建立有效的侧支循环,常易发生梗死。

　　2. **局部组织对缺血的敏感程度**　大脑神经细胞对氧的耐受性最低,3~4分钟的缺血即引起梗死。心肌细胞对缺血也很敏感,缺血20~30分钟就会死亡。骨骼肌、纤维结缔组织对缺血耐受性最强。

　　3. **局部组织氧含量**　严重的贫血或心功能不全,血氧含量降低,可促进梗死的发生。

　　4. **血管阻塞发生的速度**　缓慢发生的血管阻塞,由于有较为充足的时间建立吻合通路,因此很少发生梗死。

二、梗死的病变及类型

　　(一)梗死的形态特征

　　梗死的形态因不同组织器官而有所差异。

　　1. **梗死灶的形状**　取决于该器官的血管分布方式。多数器官的血管呈锥形分布,如脾、肾、肺等,故梗死灶也呈锥形。切面呈三角形,尖端位于血管阻塞处,常指向脾门、肾门、肺门,底部为器官的浆膜面(图3-19),常有纤维素性渗出物被覆。心冠状动脉分支不规则,故心肌梗死灶的形状也不规则,呈地图状。肠系膜血管呈扇形分支和支配某一肠段,故肠梗死灶呈节段形分布。

Notes

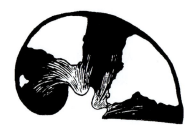
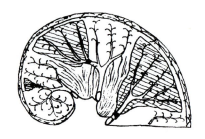

图 3-19   肾动脉分支栓塞及肾贫血性梗死模式图

2. 梗死灶的质地   心、脾、肾的梗死为凝固性坏死。新鲜时,由于组织崩解,局部胶体渗透压升高而吸收水分,使局部肿胀,表面和切面均有微隆起。陈旧性梗死因含水分较少而略呈干燥,质地变硬,表面下陷。脑梗死为液化性坏死,新鲜时质软疏松,日久逐渐液化成囊状。

3. 梗死的颜色   取决于病灶内的含血量,含血量少时颜色灰白,称为贫血性梗死或白色梗死。含血量多时,颜色暗红,称为出血性梗死或红色梗死。

(二)梗死类型

根据梗死灶内含血量的多少和有无合并细菌感染,将梗死分为以下三种类型:

1. 贫血性梗死(anemic infarct)   发生于组织结构较致密、侧支循环不充分的实质器官,如脾、肾、心肌和脑组织。当动脉分支阻塞时,局部组织缺血缺氧,使其所属微血管通透性增高,病灶边缘侧支血管内的血液通过通透性增高的血管漏出于病灶周围,肉眼或显微镜下在梗死灶周围可见出血带。由于梗死灶组织致密,灶内出血量反而不多,残留在出血灶内少量的红细胞崩解被吸收,梗死灶呈灰白色。发生于脾、肾的梗死灶呈锥形(图 3-20)。心肌梗死灶呈不规则地图状。在梗死的早期,梗死灶与正常组织交界处因炎症反应出现充血出血带,数日后因红细胞被巨噬细胞吞噬后转变为含铁血黄素而变成黄褐色,晚期病灶表面下陷,质地变坚实,出血带消失,梗死灶发生机化,形成瘢痕组织。镜下贫血性梗死灶呈凝固性坏死,早期尚可见核固缩、碎裂、溶解等改变,胞质均匀红染,但原组织结构的轮廓尚保存(图 3-21)。晚期病灶呈均质性结构,边缘有肉芽组织长入和瘢痕组织形

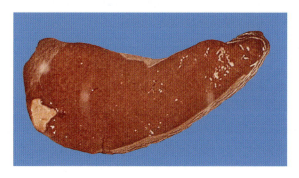

图 3-20   脾贫血性梗死

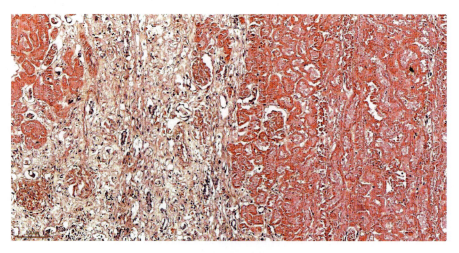

图 3-21   肾贫血性梗死

成,最终被瘢痕组织取代。

此外,脑梗死一般为贫血性梗死。梗死区的脑组织变软、液化,随后被吸收形成囊状或被增生的星形细胞和胶质纤维所代替,形成胶质瘢痕。

2. 出血性梗死 (hemorrhagic infarct)

(1) 发生条件:①严重淤血:当器官原有严重淤血时,血管阻塞引起的梗死为出血性梗死,如肺淤血。严重淤血是肺梗死形成的重要先决条件,因为在左心功能下降时,肺脏出现淤血,肺静脉和毛细血管内压增高,一旦肺动脉发生阻塞,原有的肺淤血影响支气管动脉的有效供血,致使肺脏出现梗死。由于梗死灶组织疏松,血液进入肺泡,因此肺梗死是出血性梗死;②组织疏松:肠和肺的组织较疏松,梗死初期疏松的组织间隙内可容纳多量漏出的血液,当组织坏死吸收水分而膨胀时,也不能把漏出的血液挤出梗死灶外,因而梗死灶为出血性;③动脉阻塞同时伴有静脉阻塞:如卵巢扭转、肠扭转。在动脉供血停止的同时,静脉回流也受阻,血液从淤血的毛细血管内漏出,形成出血性梗死;④双重血供(如肺有肺动脉和支气管动脉供血):并行的未阻塞血管血流可进入坏死区,但这种灌流又不足以弥补局部的缺血时发生出血性梗死。

(2) 出血性梗死常见部位

1) 肺出血性梗死:常位于肺下叶,常多发,病灶大小不等,呈锥形,尖端朝向肺门,底部紧靠肺膜,肺膜表面有纤维素性渗出物(图 3-22)。梗死灶质实,因弥漫性出血呈暗红色,略向表面隆起。时间久后逐渐机化,梗死灶变成灰白色,瘢痕组织收缩使病灶表面下陷。镜下梗死灶呈凝固性坏死,可见肺泡轮廓,肺泡腔及肺间质充满红细胞(图 3-23)。早期(48 小时内)红细胞轮廓尚保存,以后崩解。梗死灶边缘肺组织充血及出血。临床上,由于梗死灶的肺胸膜发生纤维素性胸膜炎,可出现胸痛;肺出血及支气管黏膜受刺激,可引起咳嗽及咯血;组织坏死可引起发热及白细胞总数升高。

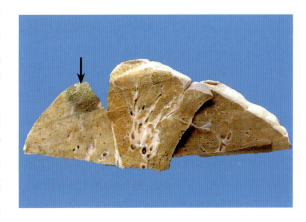

图 3-22　肺出血性梗死
肺组织上叶下部见三角形红色梗死灶

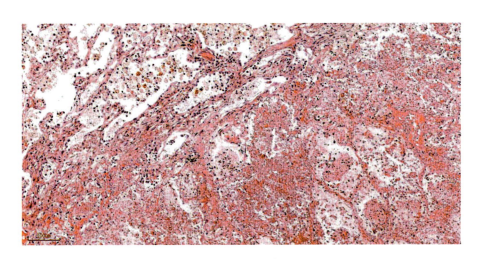

图 3-23　肺出血性梗死
肺组织轮廓尚可辨认,小血管及肺泡壁毛细血管扩张充血,肺泡腔内可见出血、血浆蛋白性渗出、含铁血黄素细胞等;由于明显出血、渗出以及大量含铁血黄素颗粒,致使肺组织结构不够清晰

Notes

2) 肠出血性梗死:多见于肠系膜动脉栓塞和静脉血栓形成,或因肠套叠、肠扭转、嵌顿疝、肿瘤压迫等引起出血性梗死。肠梗死灶呈节段性暗红色,肠壁因淤血、高度水肿和出血而明显增厚。随之肠壁坏死,质脆易破裂,肠浆膜面可有纤维素性脓性渗出物被覆(图3-24)。临床上,由于血管阻塞,肠壁肌肉缺氧引起持续性痉挛致剧烈腹痛;因肠蠕动加强可产生逆蠕动引起呕吐;肠壁坏死累及肌层及神经,可引起麻痹性肠梗阻;肠壁全层坏死可致穿孔及腹膜炎,引起严重后果。

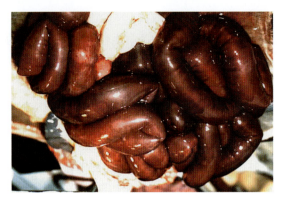

图 3-24　肠出血性梗死
梗死的肠壁肿胀、呈暗红色

3. 败血性梗死(septic infarct)　由含有细菌的栓子阻塞血管引起,常见于急性感染性心内膜炎。含细菌的栓子从心内膜脱落,顺血流方向运行而引起相应组织器官动脉栓塞所致。梗死灶内可见有细菌团及大量中性白细胞,若有化脓性细菌感染时,可出现脓肿形成。

三、梗死对机体的影响和结局

(一) 梗死对机体的影响

取决于发生梗死的器官、梗死灶的大小和部位以及有无细菌感染等因素。梗死发生在重要器官,如心肌梗死可影响心功能,范围大者可导致心功能不全,甚至死亡;脑梗死灶大者也可导致死亡。梗死若发生在脾、肾,则对机体影响不大,仅引起局部症状。如肾梗死可出现腰痛和血尿;肺梗死有胸痛和咯血;肠梗死常出现剧烈腹痛、血便和肠穿孔后腹膜炎症状。肺、肠、四肢的梗死,若继发腐败菌感染,可引起坏疽,后果严重。败血性梗死,如急性感染性心内膜炎含化脓性的菌栓脱落引起的栓塞,梗死灶内可出现脓肿。

(二) 梗死的结局

梗死与坏死的结局相同。梗死灶形成时,引起病灶周围的炎症反应,血管扩张充血,有中性粒细胞及巨噬细胞渗出,继而形成肉芽组织。在梗死发生24~48小时后,肉芽组织已开始从梗死灶周围长入病灶内,小的梗死灶可被肉芽组织完全取代机化,日久变为纤维瘢痕。大的梗死灶不能完全机化时,则由肉芽组织和日后转变成的瘢痕组织加以包裹,病灶内部可发生钙化。脑梗死则可液化成囊腔,周围由增生的胶质瘢痕包裹。

第六节　水　肿

水肿(edema)是指组织间隙内的体液增多。如果体液积聚在体腔称为积水(hydrops),如胸腔积水(hydrothorax)、心包积水(hydropericardium)、腹腔积水(hydroperitoneum),又称腹水(ascites)、脑积水(hydrocephalus)等。按水肿波及的范围可分为全身性水肿(anasarca)和局部性水肿(local edema)。按发病原因可分为肾性水肿、肝性水肿、心性水肿、营养不良性水肿、淋巴性水肿、炎性水肿等。全身水肿除浆膜腔积水外,还伴明显的全身性皮下组织水肿。

一、水肿的发病机制

在生理状态下,血管和组织间隙中体液的移动依赖于血管流体静压和血浆胶体渗透压之间的相互拮抗作用。正常时,从微循环小动脉端流入间质的液体与小静脉端流入血管的液体几乎平衡,少量的组织间液则由淋巴管回流。因此,毛细血管压的增加、血浆胶体渗透压的降低或淋巴液回流障碍均能导致组织间液的增加和水肿形成(图 3-25)。另外肾脏病引起的钠潴留也可引起水肿。

(一)毛细血管流体静压的增高

静脉回流受阻可导致局部血管内压升高。局部毛细血管流体静压升高时,毛细血管静脉端回流入血的液体减少,造成组织液生成增多,当超过淋巴回流能力时,便可引起水肿。如下肢深静脉血栓形成使受影响的下肢出现水肿。全身性静脉流体静压增高则往往由右心充血性心力衰竭引起,其结果是造成全身性水肿。然而,右心充血性心力衰竭引起的水肿,除静脉流体静压升高,还有更为复杂的因素参与。充血性心力衰竭时,心脏排出量减少,导致肾

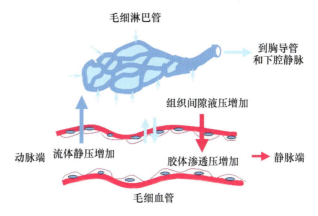

图 3-25 影响水分进出毛细血管的因素

正常毛细血管的流体静压和胶体渗透压平衡,通过毛细血管的液体量没有改变。当流体静压增加和胶体渗透压减低时,液体进入组织间隙增加(水肿)。此时毛细淋巴管移走过多的组织间液。如果组织间液的量超越淋巴管引流的能力,则发生持续的组织水肿

灌注减少,从而启动了肾素-血管紧张素-醛固酮(renin-angiotensin-aldosterone)分泌系统,引起肾性水钠潴留(继发性醛固酮增多症)。静脉内积存过量的液体,导致压力升高,进入组织间的液体增加,最终出现水肿(图 3-26)。此外,左心衰竭时可引起肺淤血水肿;妊娠子宫压迫髂总静脉可致下肢水肿。

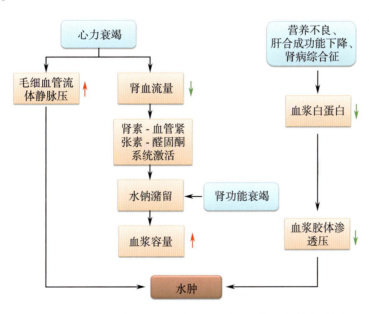

图 3-26 心力衰竭、肾衰竭或血浆渗透压降低引起全身性水肿机制

(二)血浆胶体渗透压的降低

在血管内外液体交换中,限制血浆液体从毛细血管向外滤过的主要力量是有效胶体渗透压,其中血浆胶体渗透压起重要作用。血浆胶体渗透压主要由血浆白蛋白维持,当血浆白蛋白合成减少或大量丧失时,血浆胶体渗透压下降,组织液的生成增加。血浆白蛋白降低的原因主要有:①蛋白质合成障碍:见于肝硬化或严重营养不良;②蛋白质分解代谢增强:见于慢性消耗性疾病,如结核、恶性肿瘤等;③蛋白质丧失过多:见于肾病综合征时大量蛋白质从尿中丧失。

（三）淋巴回流障碍

正常时略多生成的组织液通过淋巴回流返回体循环。当淋巴道堵塞时，淋巴回流受阻，含蛋白的水肿液在组织间隙聚积，形成淋巴性水肿（lymphedema）。如乳腺癌进行手术或放射治疗时波及腋窝淋巴结，造成淋巴循环破坏或纤维化，可引起患侧上肢严重的水肿。丝虫病可引起腹股沟淋巴管和淋巴结广泛纤维化，使淋巴回流受阻，引起患肢和阴囊水肿，严重时称象皮病（elephantiasis）。

（四）毛细血管壁通透性增加

正常时毛细血管壁是一层半透膜，血液中的蛋白质由于分子量较大而不易通过。感染、烧伤、冻伤、化学伤和昆虫咬伤等可直接损伤毛细血管壁或通过炎症介质如组胺、激肽等的作用使毛细血管壁通透性增高而引起水肿。炎症性、血管神经性和变态反应性水肿属此机制。此型水肿其水肿液中所含蛋白量较高，可达 $30\sim60g/L$。

（五）水钠潴留

正常时，肾通过肾小球的滤过和肾小管的重吸收功能维持体内水、钠的动态平衡。当肾的这些功能紊乱时，可使水、钠在体内过多的潴留而形成水肿。肾排钠障碍的主要原因，是由于醛固酮及抗利尿激素分泌过多，使远曲小管对水、钠的重吸收增强所致；或由于利钠激素（natriuretic hormone）又称心钠素分泌减少，使肾近曲小管对钠、水重吸收增加。此外，由于肾小球广泛病变或有效循环血量明显减少，致肾小球滤过率下降，也可导致水肿。任何原因所致的肾功能降低，都可造成钠盐潴留。

二、水肿的病理变化

水肿的肉眼改变为组织肿胀，颜色苍白、质软，切面有时呈冻胶样。镜下：由于水肿液积聚于细胞间和纤维结缔组织之间或腔隙内，因此，HE 染色为透亮空白区，细胞外基质成分被水肿液分隔变得疏松。尽管任何组织器官都可发生水肿，但以皮下、肺、脑为最常见。

（一）皮下水肿

皮下水肿（subcutaneous edema）分为弥漫性和局部性。右心心力衰竭性水肿是典型的体位性水肿，长期站立时下肢水肿，而卧床时骶部水肿。由肾功能不全或肾病综合征引起的水肿比心源性水肿更为严重，影响全身各部位，但早期首先影响疏松结缔组织，如眼睑水肿。皮肤水肿时表面紧张、苍白，用手指按压时可留下凹陷，称为凹陷性水肿（pitting edema）。

（二）肺水肿

引起肺水肿（pulmonary edema）的最常见原因是左心室心力衰竭，其次见于肾衰竭、成人呼吸窘迫综合征（adult respiratory distress syndrome，ARDS）、肺部感染和过敏反应。水肿液积聚于肺泡腔内，使肺肿胀、变实，重量可达正常的 2~3 倍，切面有淡红色泡沫状液体渗出。

（三）脑水肿

脑水肿（brain edema）可以位于局部受损伤的脑组织，如梗死、脓肿、肿瘤灶的周围，也可全脑性水肿，如脑炎、高血压危象和脑静脉流出通道阻塞。全脑性水肿大体见脑回变扁平，脑沟变浅，重量增加。小脑受枕骨大孔压迫可出现脑疝。镜下表现为脑组织疏松，血管周围空隙加宽。

三、水肿对机体的影响

水肿对机体的影响取决于水肿的部位、程度、发生速度及持续时间。全身性皮下水肿提示有心或肾衰竭的可能。局部皮肤水肿影响伤口的愈合和感染的清除。肺水肿时，水肿液聚集在肺泡壁毛细血管周围，阻碍氧气交换，可引起死亡；而聚集在肺泡腔内，则形成有利于细菌生长的环境。脑水肿由于可引起颅内压增高，脑疝形成，或压迫脑干，而造成患者的迅速死亡。喉头水肿引起气管阻塞，患者因此窒息死亡。

小　结

正常的血液循环和体液内环境稳定是保证组织和细胞正常活动的必要条件，一旦发生紊乱即可发生一系列的病理变化。

充血为局部血液循环障碍的常见变化，指局部组织血管内血液含量增加。分为动脉性充血和淤血（静脉性充血）。其中淤血更常见和具有临床意义。临床常见的重要器官淤血主要有肺和肝脏。慢性淤血的肝脏又称为"槟榔肝"，而慢性肺淤血的肺组织内常可见大量含有含铁血黄素的巨噬细胞（心衰细胞）。血液从血管或心脏内逸出称为出血。少量的出血对机体无明显影响，但重要脏器或大量出血则可危及生命。

血栓形成是指在活体的心脏和血管内，血液发生凝固或血液中的有形成分凝集形成固体质块的过程，所形成的固体质块称为血栓。血栓形成的三个条件为：血管内皮细胞的损伤、血流状态的改变和血液凝固性增高。其中内皮细胞损伤最重要，此单一因素即可引起血栓形成。血栓根据其发生部位可分为动脉性血栓、静脉性血栓、微血管血栓和心脏瓣膜血栓，根据其形态特点可分为白色血栓、混合血栓和红色血栓；动脉性血栓可为白色血栓，也可为混合血栓，而静脉性血栓则以红色血栓为主。血栓形成后，小的、新形成的或经过治疗的血栓可以软化、溶解、吸收；而较大的及陈旧性的血栓则出现机化、再通，部分血栓可发生钙化。血栓对机体的影响主要有阻塞血管、栓塞、心瓣膜变形及广泛性出血。

栓塞是指在循环血液中出现不溶于血液的异常物质，随血流运行阻塞血管腔的现象。阻塞血管腔的异常物质称为栓子。栓子可以是固体、液体和气体。身体99%以上的栓塞由血栓栓塞引起。根据栓子的来源、大小和栓塞部位的不同，血栓栓塞分为肺动脉栓塞和体循环动脉栓塞。除血栓栓塞外，脂肪滴、空气、羊水等也可引起栓塞。

梗死是指器官或局部组织由于血管阻塞、血流停止导致缺氧而发生的坏死。梗死的原因有血栓形成、动脉栓塞、动脉痉挛和血管受压闭塞。梗死灶的大体形态取决于各脏器的血管分布方式。根据梗死灶含血量的多少及有无细菌感染，分为贫血性梗死、出血性梗死和败血性梗死。梗死对机体的影响取决于梗死的器官、梗死灶的大小和部位等。心脑等重要脏器大范围梗死灶常引起明显脏器功能障碍，甚至危及生命。

水肿是指组织间隙内的体液增多。若体液积聚在体腔称为积水。与水肿发生有关的机制包括：毛细血管流体静压增高、血浆胶体渗透压降低、淋巴回流障碍、毛细血管渗透压增加和水钠潴留。水肿可发生于任何组织，常见的是皮下水肿、肺水肿和脑水肿。水肿起对机体的影响取决于水肿的部位、程度发生速度及持续时间。

（丁彦青　黄爱民）

主要参考文献

1. Richart N. Mitchell Hemodynamic disorder, thrombosis, and shock. //Vinay Kumar, Abul K Abbas, Jon C Aster. Robbins Basis pathology. 9th edition. Beijing: Peking University Medical Press, 2013: 75-98.

2. Gatherer D. The 2014 Ebola virus disease outbreak in West Africa. J Gen Virol, 2014, 95 (Pt 8): 1619-1624.

3. Kwaan HC, MM Samama. The significance of endothelial heterogeneity in thrombosis and hemostasis. Semin Thromb Hemost, 2010, 36 (3): 286-300.

4. Mackman N, RE Tilley, NS Key. Role of the extrinsic pathway of blood coagulation in hemostasis and thrombosis. Arterioscler Thromb Vasc Biol, 2007, 27 (8): 1687-1693.

5. Montagnana M, M Franchi, E Danese, et al. Disseminated intravascular coagulation in obstetric and gynecologic disorders. Semin Thromb Hemost, 2010, 36 (4): 404-418.

Notes

6. Kubota T, Fukuya Y, Hashimoto R, et al. Possible involvement of chemokine-induced platelet activation in thrombophilic diathesis of antiphospholipid syndrome. Ann N Y Acad Sci, 2009, 1173: 137-145.

7. Martinelli I, V De Stefano, PM Mannucci. Inherited risk factors for venous thromboembolism. Nat Rev Cardiol, 2014, 11(3): 140-156.

8. 李玉林. 病理学. 北京: 人民卫生出版社, 2013: 44-62.

Notes

第四章 炎 症

　　炎症(inflammation)是临床常见的基本病理过程之一,各种外源性或内源性损伤因子可引起机体细胞和组织发生各种损伤性变化,与此同时,机体的局部和全身也发生一系列复杂的反应以局限和消灭损伤因子,清除和吸收坏死组织和细胞,并修复损伤,机体这种复杂的以防御为主的反应即为炎症。炎症是损伤、抗损伤和修复的统一过程。但在一定情况下,炎症对机体也可引起不同程度的危害。

第一节 概 述

一、炎症的概念

　　炎症是具有血管系统的活体组织对损伤因子所发生的复杂防御反应。从单细胞动物、低等多细胞动物到血管系统尚未发育的无脊椎动物均可对损伤因子发生反应,主要包括吞噬损伤因子、通过细胞或细胞器肥大来中和有害刺激物,然而这些反应均不能称为炎症。只有当生物进化到具有血管系统时,才能发生以血管反应为主要特征的,同时又保留了上述吞噬和清除等反应的复杂而完善的炎症现象。因此,血管反应是炎症过程的中心环节。机体通过一系列血管反应,例如液体渗出、白细胞渗出和激活,可稀释、中和、杀伤和包围损伤因子,同时机体通过实质和间质细胞的再生使受损伤的组织得以修复和愈合。

　　通常情况下,炎症对人体是有益的,是机体的主动防御反应。但炎症反应中的某些有利因素,在一定条件下,也可能转化成对机体有害的因素。例如渗出液过多时可造成相关器官的功能障碍:胸腔积液可压迫肺脏,出现呼吸困难;大量心包积液可影响心脏搏动;喉部的急性水肿可引起窒息等。炎症的修复反应也能引起机体功能障碍,例如纤维素性心包炎所引起的心包纤维性粘连可影响心脏的收缩和舒张。因此炎症反应虽然是对机体有利的防御反应,但在某些情况下也要加以控制。

二、炎症的原因

　　凡是能引起组织和细胞损伤的因子都能引起炎症,致炎因子种类繁多,可归纳为以下几类:

1. **物理性因子**　引起炎症的物理性因子包括高温、低温、机械性创伤、紫外线和放射线等。

2. **化学性因子**　包括外源性和内源性化学物质。外源性化学物质有强酸、强碱和强氧化剂，以及芥子气等。内源性化学物质有坏死组织的分解产物以及在某些病理条件下堆积于体内的代谢产物（如尿素）。

3. **生物性因子**　是最常见的引起炎症的原因，包括病毒、细菌、立克次体、螺旋体、真菌、原虫和寄生虫等。由生物因子引起的炎症性反应又称感染（infection）。病毒可通过在细胞内复制而导致感染细胞坏死。细菌及其所释放的内毒素和外毒素可激发炎症。某些病原体通过其抗原性诱发变态反应性炎症，寄生虫感染和结核便是例证。

4. **坏死组织**　缺血或缺氧等原因可引起组织坏死，坏死组织可释放各种致炎因子，在新鲜梗死灶的边缘所出现的出血充血带和炎症细胞浸润都是炎症的表现。

5. **变态反应**　当机体免疫反应状态异常时，可引起不适当或过度的免疫反应，造成组织损伤，形成炎症（如结缔组织变态反应性疾病以及自身免疫反应性疾病）。

6. **异物**　包括手术缝线、假体、虫卵、尘埃颗粒、各种物质碎片等，可引起不同程度的炎症反应。

三、炎症的基本病理变化

炎症的基本病理变化包括变质（alteration）、渗出（exudation）和增生（hyperplasia）三种改变。一般病变的早期以变质和（或）渗出为主，病变的后期以增生为主。但变质、渗出和增生是相互联系的。一般来说，变质是损伤性过程，而渗出和增生是抗损伤和修复过程。

1. **变质**　为炎症局部组织、细胞发生的变性和坏死改变。变质可以发生于实质细胞，也可以发生于间质细胞。实质细胞常出现的变质性变化包括：细胞水肿、脂肪变性、细胞凝固性坏死和液化性坏死等。间质细胞常出现的变质性变化包括黏液变性和纤维素性坏死等。变质可由致病因子直接作用，或由局部血液循环障碍和炎症反应产物的间接作用引起。变质体现了组织和细胞的损伤过程，对机体是不利的。然而由于局部坏死组织分解代谢增强，局部出现酸中毒、组织渗透压增高等改变，限制了病原微生物的生长，也为炎症渗出提供了条件。

2. **渗出**　是炎症的特征性变化，炎症局部组织血管内的液体和细胞成分通过血管壁进入组织、体腔、体表和黏膜表面的过程叫渗出。所渗出的液体和细胞称为渗出物或渗出液（exudate）。渗出液聚集在组织间隙内可引起炎性水肿（edema），若聚集于浆膜腔内则称为炎性积液（hydrops）。

炎症渗出所形成的渗出液与单纯血液循环障碍引起的漏出液（transudate）的区别在于前者蛋白质含量较高，含有较多的细胞和细胞碎片，比重高于1.018，常外观混浊，静置一段时间后可发生自凝。渗出液的产生是血管壁通透性明显增加的结果。相比之下漏出液蛋白质含量低，所含的细胞和细胞碎片少，比重低于1.018，外观清亮，静置后不发生自凝。漏出液的产生是血浆超滤的结果，并无血管壁通透性的明显增加。但两者均可引起水肿或浆膜腔积液。

渗出性反应常常发生于炎症反应的早期，在局部发挥着重要的防御作用：①渗出液可以稀释和中和毒素，减轻毒素对局部组织的损伤作用；②局部浸润的白细胞可以吞噬搬运坏死组织，清除消灭致病因子；③渗出液可为局部组织带来营养物质和运走代谢产物；④渗出物中所含的抗体和补体有利于消灭病原体；⑤渗出物中的纤维素交织成网，不仅可限制病原微生物的扩散，还有利于白细胞吞噬消灭病原体，在炎症后期的纤维素网架可成为修复的支架，并有利于成纤维细胞产生胶原纤维；⑥渗出物中的病原微生物和毒素随淋巴液而到达局部淋巴结，刺激细胞免疫和体液免疫的产生。

然而，渗出液过多则对机体产生不利影响，例如肺泡内渗出液堆积可影响换气功能，关节腔积液影响关节的运动。渗出物中的纤维素吸收不良可发生机化，例如引起肺肉质变、浆膜粘连

Notes

甚至浆膜腔闭锁。

3. **增生** 炎症时组织增生包括实质细胞和间质细胞的增生。实质细胞的增生包括鼻黏膜上皮细胞和腺体的增生,慢性肝炎中的肝细胞增生。间质细胞的增生包括组织细胞、内皮细胞、成纤维细胞等的增生。成纤维细胞增生可产生大量胶原纤维,使炎症组织纤维化,在慢性炎症中表现较突出。实质细胞和间质细胞的增生与相应的生长因子刺激有关。炎症性增生可限制炎症病灶的蔓延,有利于组织的损伤修复。然而组织细胞的过度增生也可引起器官功能障碍,如肝炎后肝硬化。

任何致炎因子所引起的炎症性改变都具有变质、渗出和增生三种基本病理变化,但不同类型的炎症往往以其中一种病理改变为主。变质、渗出、增生三者之间存在着密切的联系,可相互影响,相互转化,从而组成了一个复杂的炎症反应过程。

四、炎症的局部表现和全身反应

(一)炎症的局部表现

包括红、肿、热、痛和功能障碍。炎症局部发红和发热是由于局部血管扩张、血流加快所致。炎症局部肿胀与局部炎症性充血、液体和细胞成分渗出有关。渗出物的压迫和炎症介质的作用可引起疼痛。在此基础上可进一步引起局部组织、器官的功能障碍,例如关节炎可引起关节活动不灵活,肺泡性和间质性肺炎均可影响换气功能。

(二)炎症的全身反应

炎症急性期的全身反应包括发热、外周血白细胞数目的改变、急性期反应蛋白合成增多、慢波睡眠增加、厌食以及肌肉蛋白降解加速等。

细菌产物和其他致炎因子可以刺激细胞因子的产生。IL-1、IL-6 和 TNF 是介导急性期炎症反应最重要的细胞因子。IL-1 和 TNF 作用于下丘脑的体温调节中枢,通过在局部产生前列腺素 E 引起发热,因而阿司匹林和非甾体类抗炎药物可退热。最常见的急性期反应蛋白是 C 反应蛋白、血清淀粉样蛋白 A 和纤维蛋白原,这些蛋白均由肝脏合成,炎症急性期时其血清浓度可呈现数百倍增加。IL-1 和 TNF 可刺激血清淀粉样蛋白 A 的合成,其与细菌细胞壁结合,作为调理素而固定补体。IL-6 能刺激肝脏合成纤维蛋白原和 C 反应蛋白等血浆蛋白,血浆纤维蛋白原水平增高促进红细胞凝聚,使血沉加快。

外周血白细胞计数增加是炎症反应的常见表现,尤其常见于细菌感染所引起的炎症,白细胞计数可达 15 000~20 000/mm³,若达到 40 000~100 000/mm³ 称为类白血病反应。IL-1 和 TNF 能刺激白细胞从骨髓储存库释放,从而引起末梢血白细胞计数增加,而且相对不成熟的杆状核中性粒细胞所占比例增加,称之为"核左移"。持续感染时,IL-1 和 TNF 能促进集落刺激因子的产生,引起骨髓造血前体细胞的增殖。多数细菌感染引起中性粒细胞增加;寄生虫感染和过敏反应引起嗜酸性粒细胞增加;一些病毒感染选择性地引起淋巴细胞比例增加,如单核细胞增多症、病毒性腮腺炎和风疹等。但多数病毒、立克次体、原虫和部分细菌(如伤寒杆菌)感染则引起末梢血白细胞计数减少。

第二节 急 性 炎 症

依据不同的观察指标炎症可有多种分类方法。如依据损伤原因可分为感染性炎症(由致病微生物,如细菌、病毒、衣原体等引起的炎症)和非感染性炎症(不是由致病微生物引起,如外伤、高温、紫外线等引起的炎症)。依据炎症的基本病变性质,可分为变质性炎症、渗出性炎症、增生性炎症。根据炎症持续的时间,炎症分为急性炎症(acute inflammation)和慢性炎症(chronic inflammation)。急性炎症反应迅速,持续时间短,常常仅几天,一般不超过一个月,以渗出性病

Notes

变为主,浸润的炎症细胞主要为中性粒细胞。有些急性炎症呈爆发经过,持续几小时至数天,常以变质和渗出性变化为主,称为超急性反应(hyper-acute inflammation)。慢性炎症持续时间较长,数月到数年,以增生性病变为主,其浸润的炎症细胞主要为巨噬细胞和淋巴细胞。某些炎症的临床经过介于急性炎症和慢性炎症之间,病程为1个月到几个月,称为亚急性炎症(subacute inflammation)。

急性炎症是机体对致炎因子的快速反应,以渗出性病变为主,目的是把白细胞和血浆蛋白(例如抗体)运送到感染或组织损伤的部位。炎症局部组织内血流动力学发生改变(血管管径和血流的变化)、血管通透性增加、白细胞渗出在局部发挥作用等构成了急性炎症的主要过程和形态特征。炎症介质在这一病理过程中发挥着重要作用。

一、急性炎症过程中的血流动力学改变

组织发生损伤后,局部病灶组织中很快发生血流动力学变化,即血流量和血管口径的改变。血流动力学变化的速率取决于损伤的严重程度,血流动力学变化按如下顺序发生(图4-1)。

1. 细动脉短暂收缩　由神经调节和化学介质引起,损伤发生后立即出现,仅持续几秒钟。

2. 血管扩张和血流加速　短暂的细动脉痉挛后,细动脉扩张,然后毛细血管床开放,使局部血流加快,血流量增加,这是炎症局部组织发红和发热的原因。血管扩张的发生机制与神经和体液因素有关,神经因素即轴突反射,体液因素包括组胺、一氧化氮(NO)、缓激肽和前列腺素类化学介质,这些炎症介质作用于血管平滑肌而引起血管扩张。血管扩张持续时间取决于致炎因子损伤的时间长短、损伤的类型和程度。

3. 血流速度减慢　血管通透性升高导致血管内液体流失,从而使血流速度减慢、小血管内红细胞浓集和血液黏稠度增加。最后在扩张的小血管内挤满红细胞,称为血流停滞(stasis)。血流停滞有利于白细胞黏附于血管内皮并渗出到血管外。

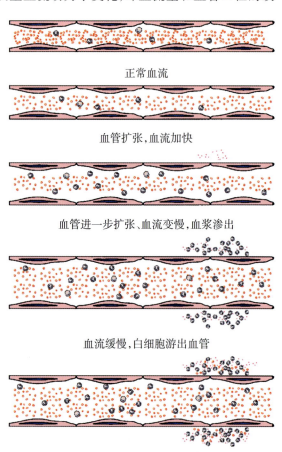

正常血流

血管扩张,血流加快

血管进一步扩张、血流变慢,血浆渗出

血流缓慢,白细胞游出血管

血流显著缓慢,白细胞游出增多,红细胞漏出

图4-1　血流动力学变化模式图

急性炎症过程中血流动力学改变的速度取决于致炎因子损伤的种类和严重程度。极轻度刺激引起血流加快仅持续10~15分钟,然后逐渐恢复正常;轻度刺激下血流加快可持续几小时,随后血流速度减慢,甚至发生血流停滞;较重的刺激可在15~30分钟内出现血流停滞;而严重损伤可在几分钟内发生血流停滞。此外,在炎症灶的不同部位,血流动力学改变是不同的,例如烧伤病灶的中心已发生了血流停滞,但病灶周边部血管可能仍处于扩张状态。

二、血管通透性增加

血管通透性增加是导致炎症局部液体渗出的重要因素,微循环血管通透性的维持主要依赖

Notes

于血管内皮细胞的完整性。在炎症过程中下列机制可引起血管通透性增加(图4-2)。

1. 内皮细胞收缩 血管内皮细胞的收缩导致内皮间缝隙增大,是血管通透性增加最常见的机制。组胺、缓激肽、白细胞三烯和P物质等作用于内皮细胞受体使内皮细胞迅速发生收缩,在内皮细胞间出现0.5~1.0μm的缝隙,导致血管通透性增加。由于这些引起内皮细胞收缩的炎症介质的半衰期较短,仅为15~30分钟,而且所引起内皮细胞收缩是可逆的,因而称为速发短暂反应(immediate transient response)。这种反应常常累及毛细血管后静脉,抗组胺药物可抑制该反应。

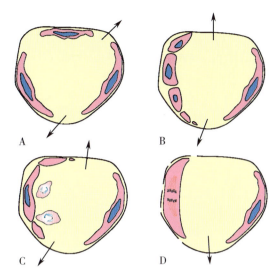

图4-2 血管通透性增加机制模式图
A. 内皮细胞收缩;B. 内皮细胞损伤;C. 白细胞介导内皮细胞损伤;D. 新生毛细血管高通透性

血管内皮细胞骨架结构的改建也可引起内皮细胞的收缩,但这种改变一般发生于损伤后4~6小时,持续可超过24小时,因此又称为迟发持续反应(delayed prolonged response)。TNF和IL-1等细胞因子是引起这一反应的主要原因。

2. 内皮细胞穿胞作用增强 在内皮细胞之间的连接处附近,存在着由相互连接的囊泡所构成的囊泡体,这些囊泡体形成穿胞通道,富含蛋白质的液体通过穿胞通道穿越内皮细胞的现象称为穿胞作用(transcytosis)。当内皮细胞受到损伤刺激后,这种穿胞作用增强,表现为内皮细胞穿胞通道数量增加和囊泡口径增大。血管内皮生长因子(VEGF)、组胺、缓激肽、白细胞三烯和P物质等许多炎症介质可介导这一反应。

3. 血管内皮细胞损伤 化脓菌等严重损伤因子可直接损伤内皮细胞,使之坏死脱落导致血管通透性迅速增高;轻、中度损伤,如X线、紫外线照射,其造成内皮细胞损伤、血管通透性增加发生较晚,常在损伤后2~12小时发生,但损伤可持续几小时到数天。白细胞黏附于内皮细胞,其释放的毒性物质和蛋白水解酶也可造成内皮细胞的损伤脱落。多数情况下,损伤后立即发生渗漏,持续数小时直至损伤血管形成血栓或修复。

4. 新生毛细血管的高通透性 在炎症修复过程中有许多新生的毛细血管形成,由于血管发育不完全,内皮细胞连接不紧密,基底膜尚未完全形成,因此具有高通透性。

引起血管通透性增加的不同机制在某一损伤刺激下可同时或先后起作用。此外,血管扩张和血流加速引起血管内流体静力压升高;同时富含蛋白质的液体外渗到血管外,使血浆胶体渗透压降低,组织内胶体渗透压升高均可造成血管通透性的增加。上述诸因素均为渗出提供了基础。

三、白细胞渗出和局部作用

白细胞经血管壁游出到血管外的过程称为白细胞渗出。炎症反应过程中,白细胞的渗出及其在局部发挥作用经历了一系列复杂的连续的主动过程,主要包括:①白细胞的边集、游出;②白细胞游走并聚集到感染和损伤的部位;③白细胞在病灶局部发挥吞噬和免疫作用,清除坏死组织及致炎物质。

(一)白细胞渗出

炎症反应最重要的功能是将炎症细胞输送到炎症病灶,白细胞渗出是炎症反应最重要的特征。白细胞的渗出过程是复杂的连续过程。首先,白细胞在血管内边集、滚动并黏附于内皮细胞;之后游出血管;最后,在趋化因子的作用下到达炎症灶,在局部发挥重要的防御作用(图4-3)。

Notes

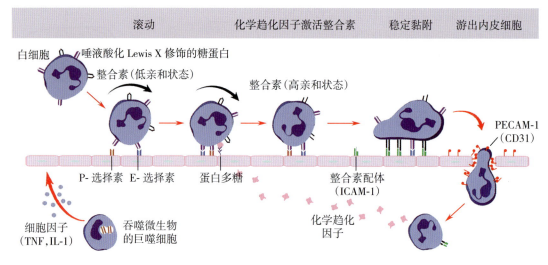

图 4-3　中性粒细胞渗出过程模式图

1. 白细胞边集、滚动和黏附　随着血流缓慢和液体渗出的发生,毛细血管后静脉中的白细胞离开血管的中心部(轴流),到达血管的周边部(边流),称为白细胞边集(leukocytic margination)。随后在内皮细胞表面翻滚,并不时黏附于内皮细胞,称为白细胞滚动(leukocytic rolling)。之后白细胞牢固地黏附于内皮细胞的表面,称为白细胞黏附(adhesion)。

白细胞滚动是由选择素(selectin)介导的,选择素是表达在白细胞和内皮细胞表面的一种糖蛋白受体,已知的选择素有三种:①E 选择素,表达于内皮细胞;②P 选择素,表达于内皮细胞和血小板;③L 选择素,表达于白细胞。P 选择素和 E 选择素通过它们的凝集素结构域与糖蛋白的唾液酸化 Lewis X 结合,介导中性粒细胞、单核细胞、T 淋巴细胞在内皮细胞表面的滚动。白细胞的 L 选择素可以与内皮细胞的含糖细胞黏附分子 1(glycan-bearing cell adhesion molecule 1,GlyCAM-1)、CD34 结合(表 4-1)。内皮细胞正常情况下不表达或表达少量选择素,炎症损伤刺激可使内皮细胞选择素表达水平增高。

表 4-1　内皮细胞和白细胞表达的黏附分子及其作用

内皮细胞表达的黏附分子	白细胞表达的黏附分子	主要作用
P 选择素	唾液酸化 Lewis X	滚动(中性粒细胞、单核细胞、T 淋巴细胞)
E 选择素	唾液酸化 Lewis X	滚动和黏附(中性粒细胞、单核细胞、T 淋巴细胞)
含糖细胞黏附分子(GlyCAM-1)、CD34	L 选择素	滚动(中性粒细胞、单核细胞)
细胞间黏附分子 1(ICAM-1)	LFA-1 和 MAC-1 整合素	黏附、俘获、游出(中性粒细胞、单核细胞、淋巴细胞)
血管细胞黏附分子 1(VCAM-1)	VLA-4 整合素	黏附(嗜酸性粒细胞、单核细胞、淋巴细胞)

白细胞黏附于内皮细胞是由内皮细胞黏附分子(免疫球蛋白超家族分子)和白细胞表面的黏附分子(整合素 integrin)介导的。免疫球蛋白超家族分子包括两种内皮细胞黏附分子:细胞间黏附分子 1(intercellular adhesion molecule 1,ICAM-1)和血管细胞黏附分子 1(vascular cell adhesion molecule 1,VCAM-1)。它们分别与白细胞表面的整合素受体结合。整合素分子是由 α和 β 亚单位组成的异二聚体,不仅介导白细胞和内皮细胞黏附,还介导白细胞与细胞外基质黏附。与 ICAM-1 结合的是 LFA-1(CD11a/CD18)和 MAC-1(CD11b/CD18),与 VCAM-1 结合的是 VLA-4 和 α4β7(表 4-1)。VLA-4 只表达于白细胞,是介导包括淋巴细胞在内的白细胞黏附于内

Notes

皮细胞最重要的分子。LFA-1 在介导白细胞黏附于内皮细胞和抗原呈递方面发挥非常重要的作用;MAC-1 除了介导白细胞和内皮细胞的黏附以及从血管内渗出之外,还是巨噬细胞表面的纤维粘连蛋白和补体的受体。

在炎症过程中介导白细胞滚动和黏附的机制包括:黏附分子再分布、诱导黏附分子的合成,以及增强黏附分子的亲和性。例如,P 选择素在正常情况下仅存在于内皮细胞 Weibel-Palade 小体中,在组胺、凝血酶或血小板活化因子(PAF)的作用下,P 选择素重新分布到内皮细胞表面。在正常情况下,内皮细胞不含 E 选择素,ICAM-1 和 VCAM-1 含量亦较少,组织中的巨噬细胞、肥大细胞和血管内皮细胞接触到感染的微生物和坏死组织后,会产生 TNF、IL-1、化学趋化因子等炎症介质。在 IL-1 和 TNF 的作用下,仅需 1~2 小时就能诱导内皮细胞合成 E 选择素,同时 ICAM-1 和 VCAM-1 的表达也增高,这些改变是内皮细胞激活的重要表现。白细胞表面的 LFA-1 正常时处于低亲和状态,因而不与内皮细胞的 ICAM-1 结合,在内皮细胞产生的化学趋化因子(chemokines)的作用下,LFA-1 发生构型改变,变为高亲和状态,通过 LFA-1 与高亲和状态的 ICAM-1 结合使白细胞紧紧黏附于内皮细胞。同样与 VCAM-1 结合的 VLA-4 也可由低亲和状态变为高亲和状态。中性粒细胞、嗜酸性粒细胞、单核细胞和各种淋巴细胞通过某些共同和各自不同的黏附分子黏附于血管内皮细胞。

2. **白细胞游出** 血管内白细胞逸出血管进入周围组织的过程,称为白细胞游出(transmigration),主要发生在毛细血管后小静脉。化学因子作用于黏附的白细胞,刺激白细胞以阿米巴运动的方式从内皮细胞缝隙中逸出。穿过内皮细胞的白细胞可分泌胶原酶降解血管基底膜,进入周围组织中,然后通过白细胞表面的整合素和 CD44 分子而黏附于细胞外基质,使白细胞滞留于炎症病灶。除白细胞 - 血管内皮的细胞间黏附分子在白细胞游出中起重要作用外,血管的内皮细胞间黏附分子在白细胞游出中也起重要作用。例如,免疫球蛋白超家族成员 CD31,又称血小板内皮细胞黏附分子(platelet endothelial cell adhesion molecule,PECAM-1),位于内皮细胞连接处,起着将内皮细胞黏附在一起的作用,可溶性 CD31 或 CD31 抗体能抑制白细胞从血管中游出。黏附分子缺陷的转基因动物显示明显的白细胞滚动和血管游出障碍,这些均支持白细胞和血管内皮的细胞间黏附分子在白细胞游出中起重要作用。

炎症的不同阶段游出的白细胞的种类有所不同。在急性炎症的早期(24 小时内)中性粒细胞首先游出,24~48 小时则以单核细胞浸润为主。其原因在于:①中性粒细胞寿命短,经过 24~48 小时后,中性粒细胞由于凋亡和崩解而消失,而单核细胞在组织中寿命长;②中性粒细胞停止游出后,单核细胞可继续游出;③炎症的不同阶段所激活的化学趋化因子不同,已证实中性粒细胞能释放单核细胞趋化因子,因此中性粒细胞游出后必然引起单核细胞游出。此外致炎因子的不同,渗出的白细胞也不同,葡萄球菌和链球菌感染以中性粒细胞浸润为主,病毒感染以淋巴细胞浸润为主,一些过敏反应中则以嗜酸性粒细胞浸润为主。

3. **趋化作用** 化学趋化作用(chemotaxis)是指白细胞沿化学物质浓度梯度向着化学刺激物做定向移动,移动的速度为每分钟 5~20μm。这些具有吸引白细胞定向移动的化学刺激物称为趋化因子(chemotactic factors)。趋化因子具有特异性,有些趋化因子只吸引中性粒细胞,而另一些趋化因子则吸引单核细胞或嗜酸性粒细胞。不同的炎症细胞对趋化因子的反应不同,粒细胞和单核细胞对趋化因子的反应较明显,而淋巴细胞对趋化因子的反应则较弱。

一些外源性和内源性物质具有趋化作用。最常见的外源性化学趋化因子有可溶性细菌产物,特别是含有 N- 甲酰基蛋氨酸末端氨基酸的多肽。内源性趋化因子包括:补体成分(特别是 C5a)、白细胞三烯(主要是 LTB4)、细胞因子(如 IL-8 等)。

所有化学趋化因子都是通过与白细胞表面的特异性 G 蛋白耦联受体结合而发挥作用的,二者结合后激活第二信使,进而使细胞内钙离子升高,激活 Rac/Rho/cdc42 家族的 GTP 酶和一系列激酶。这些信号导致肌动蛋白聚合并分布在细胞运动的前缘,而肌球蛋白纤维分布在细胞后缘,白细胞通过延伸丝状伪足而拉动细胞向前运动,引起细胞的移位。

当白细胞由血管内游出到血管外后即称为炎症细胞(inflammatory cells),各种白细胞从血管渗出到达组织间隙的过程即为炎细胞的浸润(infiltration)。与此同时红细胞也伴随白细胞发生外渗,但这一过程属于被动过程,称为红细胞漏出(leakage)。

(二) 白细胞在炎症局部的作用

1. 白细胞的激活　白细胞聚集到感染或组织坏死部位后,必须被激活才能发挥作用。白细胞的激活可由病原体、坏死细胞产物、抗原抗体复合物和细胞因子引起。白细胞表达不同受体从而识别感染的微生物和坏死组织以及传递活化信号,表达的受体如下:

(1) Toll 样受体(toll-like receptors,TLRs):该受体表达于白细胞表面和内体小泡,可以识别细胞外和摄入细胞内的微生物产物。目前为止,已经发现了 10 种哺乳动物 TLRs,不同的 TLRs 分别识别细菌脂多糖、蛋白多糖、脂类、未甲基化 CpG 核苷以及病毒的双链 RNA 等,通过受体 - 相关激酶而刺激杀菌物质和细胞因子的产生。白细胞的某些胞质内蛋白也可以识别细菌多肽和病毒 RNA。

(2) G 蛋白耦联受体:该受体表达于中性粒细胞、巨噬细胞等多种白细胞,主要识别含有 N-甲酰甲硫氨酸的细菌短肽。有些 G 蛋白耦联受体识别趋化因子、C5a 的降解产物和脂类介质。G 蛋白耦联受体通过与微生物产物和化学介质等配体结合而导致白细胞游出血管,并产生杀菌物。

(3) 调理素受体:调理素(opsonins)是指一类通过包裹微生物而增强吞噬细胞吞噬功能的蛋白质,包括抗体 IgG 的 Fc 段、补体 C3b 和凝集素(lectins)。抗体 IgG 或补体 C3b 包裹微生物的过程,称为调理素化(opsonization)。调理素化的微生物分别与白细胞 Fc 受体(FcγR)或 C3 受体(CR1)结合后,提高白细胞吞噬作用,并激活白细胞。血浆凝集素也可与细菌结合,并呈递给白细胞。

(4) 细胞因子受体:感染微生物后,机体产生多种细胞因子,这些细胞因子通过与白细胞表面的受体结合而激活白细胞。最重要的细胞因子是干扰素 -γ(IFN-γ),由自然杀伤细胞和抗原激活的 T 淋巴细胞产生,主要激活巨噬细胞。

2. 吞噬作用　白细胞通过其表面的受体识别微生物或坏死组织而被激活,导致白细胞内钙离子升高,并激活蛋白激酶 C 和磷脂酶 A_2。之后,白细胞通过脱颗粒和释放溶酶体酶而杀伤微生物。白细胞吞入并杀伤微生物和其他致炎物质的过程即吞噬作用(phagocytosis),是炎症防御反应的重要环节。

(1) 吞噬细胞的种类:具有吞噬作用的细胞主要为中性粒细胞和巨噬细胞。

中性粒细胞又称小吞噬细胞,常出现于炎症早期、急性炎症和化脓性炎症。中性粒细胞吞噬能力较强,细胞质内含有嗜天青颗粒和特异性颗粒。嗜天青颗粒含有酸性水解酶、中性蛋白酶、髓过氧化物酶(MPO)、阳离子蛋白、溶菌酶和磷脂酶 A_2,特异性颗粒含有溶菌酶、磷脂酶 A_2、乳铁蛋白及碱性磷酸酶等。

巨噬细胞又称大吞噬细胞,常见于炎症晚期、慢性炎症和非化脓性炎症。炎症中的巨噬细胞来自血液的单核细胞,亦可由原有局部组织内的巨噬细胞增生而来。其溶酶体含有酸性磷酸酶和过氧化物酶。巨噬细胞受到外界刺激后被激活,表现为细胞体积增大,细胞表面皱褶增多,线粒体和溶酶体增多,功能增强。

(2) 吞噬过程:包括识别和附着、吞入、杀伤和降解三个阶段。

1) 识别和附着(recognition and attachment):吞噬细胞表面的甘露糖受体、清道夫受体和各种调理素受体都可以识别并结合微生物。甘露糖受体为一种巨噬细胞凝集素,可与糖蛋白和糖脂末端的甘露糖和海藻糖残基结合。病原体的细胞壁含有甘露糖和岩藻糖,而哺乳类细胞的糖蛋白和糖脂的末端为唾液酸或 N- 乙酰半乳糖胺,所以吞噬细胞能吞噬病原体,而不会吞噬自身细

Notes

胞。清道夫受体也可与各种病原体的细胞壁结合。调理素通过包裹微生物而增强吞噬细胞的吞噬功能。

2）吞入（engulfment）：吞噬细胞附着于调理素化的细菌等颗粒状物体后，便伸出伪足，随着伪足的延伸和相互融合，形成由吞噬细胞膜包围吞噬物的泡状小体，称之为吞噬体（phagosome）。吞噬体与初级溶酶体融合形成吞噬溶酶体（phagolysosome），细菌在溶酶体内容物的作用下被杀伤和降解。FcγR 附着于调理素化的颗粒便能引起吞入，但单纯补体 C3 受体不能引起吞入，只有在 C3 受体被细胞外基质成分（纤维粘连蛋白和层粘连蛋白）以及某些细胞因子激活的情况下，才能引起吞入。在此过程中，白细胞发生活跃的细胞膜重构和细胞骨架重构。

3）杀伤和降解（killing and degradation）：进入吞噬溶酶体的细菌可通过氧依赖和非氧依赖途径杀伤和降解，氧依赖途径主要由活性氧完成。还原型辅酶Ⅱ（NADPH）在激活的白细胞氧化酶（NADPH 氧化酶）作用下氧化而产生超氧负离子（O_2^-）。大多数超氧负离子经自发性歧化作用转变为 H_2O_2，H_2O_2 进一步被还原成高度活跃的羟自由基。H_2O_2 不足以杀灭细菌，中性粒细胞胞质内的嗜天青颗粒含有髓过氧化物酶（MPO），MPO 可催化 H_2O_2 和 Cl^- 产生 $HOCl^-$。$HOCl^-$ 是强氧化剂和杀菌因子。H_2O_2-MPO- 卤素是中性粒细胞最有效的杀菌系统。此外，活性氮（主要是 NO）也参与微生物的杀伤作用，NO 由一氧化氮合成酶作用于精氨酸而产生，NO 与超氧负离子（O_2^-）相互作用而生成高活性的自由基——过氧亚硝酸盐（ONOO·）。这些氧自由基和氮自由基攻击和破坏微生物的蛋白、脂质和核酸。

$$2O_2 + NADPH \xrightarrow{\text{NADPH 氧化酶}} 2O_2^- + NADP^+ + H^+$$

$$H_2O_2 + Cl^- \xrightarrow{\text{MPO}} HOCl^- + H_2O$$

除上述氧依赖途径外，白细胞还可以通过以下非氧依赖途径杀伤病原菌：①溶酶体内的细菌通透性增加蛋白（bacterial permeability-increasing protein，BPI）可激活磷脂酶和降解细胞膜磷脂，使细菌外膜通透性增加，导致细菌死亡；②溶菌酶可通过水解细菌糖肽外衣杀伤病原菌；③白细胞特异性颗粒所含的乳铁蛋白和嗜酸性粒细胞的主要碱性蛋白（MBP），虽然它们的杀菌能力有限，但对许多寄生虫具有毒性；④防御素（defensins）存在于白细胞颗粒中，是一种富含精氨酸的阳离子多肽，对病原微生物及某些哺乳类细胞有毒性。

吞噬作用是炎症防御反应的重要环节，但在某些特殊情况下也会给机体带来不利影响。例如，结核分枝杆菌由于其特殊的细胞壁结构，在感染早期被巨噬细胞吞噬后可抵抗宿主的杀伤，并在吞噬细胞内受到保护，维持胞内繁殖和扩散，在结核分枝杆菌致病性上有重要意义。

3. 免疫作用　参与免疫反应的细胞主要有淋巴细胞、浆细胞和巨噬细胞。巨噬细胞将抗原加工处理后呈递给 T 或 B 淋巴细胞，T 细胞受到抗原刺激后转化为致敏 T 淋巴细胞，当其再次与相应抗原接触时，激活的 T 淋巴细胞可直接杀伤靶细胞，或通过释放一系列淋巴因子作用于靶细胞，发挥细胞免疫作用。B 淋巴细胞在抗原刺激下，可以增殖转化为浆细胞，浆细胞产生抗体引起体液免疫反应。

4. 组织损伤作用　白细胞在化学趋化、激活和吞噬过程中，可以脱颗粒形式向细胞外间质释放溶酶体酶、活性氧自由基、前列腺素及花生四烯酸代谢产物等物质。这些物质可引起血管内皮细胞和组织损伤，加重原有致炎因子的损伤作用。此外，坏死、崩解的白细胞也可释放大量毒性物质，引起组织的损伤。这种白细胞介导的组织损伤可见于急性肾小球肾炎、移植排斥反应、急性免疫性滑膜炎等伴有中性粒细胞参与的炎症。

白细胞向细胞外间质释放产物的机制包括：①吞噬溶酶体在完全封闭之前仍与细胞外相通，溶酶体酶可外溢；②某些不能被吞噬的物质（如免疫复合物），虽然不能被白细胞吞入，但这些物质可引起白细胞的细胞膜运动，导致溶酶体酶释放到细胞外间质中；③白细胞对细菌或其他异物发挥表面吞噬作用时也可释放溶酶体酶；④白细胞吞噬了能溶解溶酶体膜的物质（如尿酸盐),可使溶酶体发生中毒性释放;⑤中性粒细胞的特异性颗粒可直接通过出胞作用分泌到细胞外。

(三)白细胞功能缺陷

任何影响白细胞黏附、化学趋化、吞入、杀伤和降解的先天性或后天性缺陷均可导致白细胞功能障碍,引起患者严重、反复的感染。

1. **黏附缺陷**　人类白细胞黏附缺陷(leukocyte adhesion deficiency,LAD)为遗传性白细胞黏附糖蛋白缺陷,可分为 LAD-1 和 LAD-2 两型。LAD-1 型是由于白细胞整合素 LFA-1 和 Mac-1 的 CD18-β 亚单位合成缺陷,导致白细胞黏附、游出、吞噬和氧化激增反应障碍,引起患者反复细菌感染和创伤愈合不良。LAD-2 型则由于墨角藻糖基转移酶突变使唾液酸化 Lewis X 缺乏,LAD-2 型临床表现与 LAD-1 型相似,但症状较轻。

2. **吞噬溶酶体形成障碍**　Chediak-Higashi 综合征为常染色体隐性遗传性疾病,由于细胞器移动障碍导致吞噬体与溶酶体融合出现异常,同时 T 细胞分泌具有溶解作用的颗粒也发生障碍,造成严重的免疫缺陷和患者反复细菌感染。

3. **杀菌活性障碍**　NADPH 氧化酶几种成分的基因缺陷导致依赖活性氧杀伤机制的功能障碍,可引起慢性肉芽肿性疾病(见后)。这种基因缺陷大部分遗传方式为 X 连锁(质膜结合成分 gp91phox 突变),部分为常染色体隐性遗传(胞质成分 p47phox 和 p67phox 突变)。

4. **骨髓白细胞生成障碍**　造成白细胞数目下降,主要由再生障碍性贫血、肿瘤化疗和肿瘤广泛骨转移所致。

5. **白细胞激活障碍**　极少数具有宿主防御缺陷的患者已被证实携带有 Toll 样受体突变基因,从而导致白细胞激活障碍,影响其功能发挥。

四、炎症介质在炎症过程中的作用

炎症反应时出现的血管扩张、通透性增加和白细胞渗出是通过一系列化学因子的作用实现的,这些参与并介导炎症反应的化学因子称为化学介质(chemical mediator)或炎症介质(inflammatory mediator)。

炎症介质的共同特点是:①炎症介质的来源为血浆和细胞,来自血浆的炎症介质主要在肝脏合成,以前体的形式存在,需经蛋白酶水解才能激活。来自细胞的炎症介质,有些以细胞内颗粒的形式储存于细胞内,在有需要的时候释放到细胞外,有些炎症介质在致炎因子的刺激下即刻合成,发挥作用;②大多数炎症介质通过与靶细胞表面的特异性抗体结合发挥其生物学效应,少数炎症介质本身具有酶活性或可介导氧化损伤;③炎症介质作用于靶细胞可进一步引起细胞产生次级炎症介质,放大或抵消初级炎症介质的作用;④炎症介质可作用于一种或多种靶细胞,可对不同的细胞和组织产生不同的作用;⑤炎症介质半衰期很短,一旦激活或分泌到细胞外后,很快被酶降解灭活或被拮抗分子抑制或清除;⑥大多数炎症介质对正常组织都具有潜在的危害性。

(一)细胞释放的炎症介质

1. **血管活性胺**　包括组胺(histamine)和 5- 羟色胺(5-hydroxytryptamine,5-HT),一旦受到刺激即可迅速释放并作用于血管,所以命名为血管活性胺。

组胺主要存在于肥大细胞和嗜碱性粒细胞的颗粒中,也存在于血小板中。当受到刺激时即以脱颗粒方式释放,引起组胺释放的因素包括:冷、热等物理因子;免疫反应,即抗原结合于肥大细胞表面的 IgE;补体片段,如过敏毒素(anaphylatoxin),即 C3a 和 C5a;白细胞来源的组胺释放蛋白;某些神经肽,如 P 物质;细胞因子,如 IL-1 和 IL-8。组胺主要通过与血管内皮细胞的 H1 受体结合发挥作用,可使细动脉扩张,血管内皮细胞收缩、细静脉通透性增加。

5-HT 又称血清素(serotonin),主要存在于血小板和肠嗜铬细胞。胶原纤维、凝血酶、ADP、免

Notes

疫复合物、血小板活化因子(PAF)等可刺激血小板发生凝集,促进血小板释放 5-HT。5-HT 的生物学作用与组胺相似,可使血管扩张、血管通透性增加。

2. 花生四烯酸代谢产物　花生四烯酸(arachidonic acid,AA)代谢产物包括前列腺素(prostaglandins,PG)、白细胞三烯(leukotriene,LT)和脂氧素(lipoxins,LX)。AA 是二十碳不饱和脂肪酸,广泛存在于体内多种器官如前列腺、脑、肾、肺和肠等的细胞膜磷脂内。在炎症刺激因子和炎症介质的作用下,激活磷脂酶 A_2,使 AA 释放,通过环氧化酶或脂氧化酶途径分别产生 PG 和 LT,并可通过其他途径生成脂氧素等代谢产物(图 4-4)。

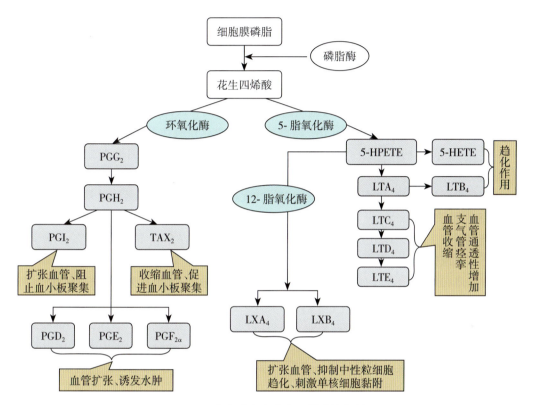

图 4-4　炎症过程中花生四烯酸的代谢

(1) 前列腺素(PG):是 AA 通过环氧化酶途径生成的代谢产物,包括 PGE_2、PGD_2、PGF_2、PGI_2 和 TXA_2 等,参与炎症的全身反应和血管反应。TXA_2 主要由血小板产生,使血小板聚集和血管收缩。而 PGI_2 主要由血管内皮细胞产生,可抑制血小板聚集和使血管扩张,增强血管通透性。PGD_2 主要由肥大细胞产生,产生 PGE_2 和 PGF_{2a} 的细胞种类较多。PGE_2、PGD_2 和 PGF_2 协同作用,引起血管扩张和促进水肿发生。PG 还可引起炎症发热和疼痛,PGE_2 使皮肤对疼痛刺激更为敏感,在感染过程中与细胞因子相互作用引起发热。

(2) 白细胞三烯(LT):是 AA 通过脂氧化酶途径产生的,AA 首先转化为 5 羟基过氧二十碳四烯酸(5-HPETE),然后再转化为白细胞三烯 LTB_4、LTC_4、LTD_4、LTE_4 及 5 羟基二十碳四烯酸(5-HETE)。5-HETE 是中性粒细胞的化学趋化因子。LTB_4 是中性粒细胞的化学趋化因子和白细胞功能反应(黏附于内皮细胞、产生氧自由基和释放溶酶体酶)的激活因子。LTC_4、LTD_4、LTE_4 主要由肥大细胞产生,可引起明显血管收缩、支气管痉挛和静脉血管通透性增加。

(3) 脂氧素(LX):也是 AA 的活性代谢产物,是炎症的抑制因子。主要功能是抑制中性粒细胞的化学趋化作用及黏附于内皮细胞。LX 可能是 LT 内源性的炎症负调节因子,还可能与炎症的消散有关。

很多抗炎药物是通过抑制 AA 的代谢而发挥作用。阿司匹林和非甾体类抗炎药物可抑制环

Notes

氧化酶活性,抑制 PG 的产生。齐留通(Zileuton)可抑制脂质氧化酶,抑制白细胞三烯的产生,用于哮喘的治疗。糖皮质类固醇可抑制磷脂酶 A$_2$、环氧化酶 2、炎症细胞因子(IL-1 和 TNFα)的转录,发挥着抗炎作用。

3. **白细胞产物**　主要包括中性粒细胞和巨噬细胞释放的活性氧代谢产物和溶酶体内各种蛋白酶。

白细胞接触了微生物、化学趋化因子、免疫复合物或发生吞噬作用后,会向细胞外释放氧自由基,包括超氧阴离子、过氧化氢和羟自由基。超氧阴离子还能与 NO 结合产生活性氮中间产物。这些介质的少量释放可促进趋化因子 IL-8、细胞因子、内皮细胞 - 白细胞间黏附分子的表达,增强和放大炎症反应。这些介质的大量释放可使组织损伤,主要包括:内皮损伤,使血管通透性增加;实质细胞、红细胞的损伤;灭活抗蛋白酶系统,造成细胞外基质的破坏增加。例如肺组织由于 α$_1$ 抗胰蛋白酶的灭活,导致肺弹力组织破坏,引起肺气肿。血清、组织液和靶细胞亦有抗氧化保护机制,是否引起损伤取决于两者的平衡。

中性粒细胞和巨噬细胞还可通过胞质内溶酶体颗粒的释放而引起炎症反应。溶酶体颗粒含有多种酶,如酸性水解酶、中性蛋白酶、溶菌酶等。酸性水解酶在吞噬溶酶体内降解细菌及其碎片。中性蛋白酶包括弹力蛋白酶、胶原酶和组织蛋白酶,可降解各种细胞外成分,包括胶原纤维、基底膜、纤维素、弹力蛋白和软骨基质等,在化脓性炎症的组织破坏中起重要作用。中性蛋白酶还能直接降解 C3 和 C5 而产生 C3a 和 C5a,并促进由激肽原产生缓激肽样多肽。

4. **细胞因子(cytokines)**　细胞因子由激活的淋巴细胞、巨噬细胞、内皮细胞、上皮细胞和结缔组织细胞等产生,可以调节其他细胞的生理功能,参与免疫应答,介导炎症反应等生物学效应的小分子多肽或糖蛋白。根据功能可将细胞因子大致分成以下 7 类:①白细胞介素(interleukin,IL):目前报道白细胞介素已有 23 种,分别以 IL-1~IL-23 命名;②干扰素(interferon,IFN):可分为 α、β 和 γ 三种类型;③肿瘤坏死因子(tumor necrosis factor,TNF):分为 TNF-α 和 TNF-β 两种;④集落刺激因子(colony-stimulating factor,CSF);⑤转化生长因子 -β(transforming growth factor-β,TGF-β);⑥生长因子(growth factor,GF);⑦趋化因子(chemokine,CK)。根据作用的靶细胞和主要功能,可将细胞因子分成以下 4 类:①调节淋巴细胞激活、增殖和分化的细胞因子:如 IL-2 和 IL-4 可促进淋巴细胞增殖,IL-10 和 TGF-β 是免疫反应的负调节因子;②调节自然免疫:如 TNF-α,IL-1β,IFN-α,IFN-β 和 IL-6;③激活巨噬细胞的细胞因子:如 IFN-γ,TNF-α,TNF-β,IL-5,IL-10,IL-12;④各种炎症细胞化学趋化因子等。

TNF 和 IL-1 是介导炎症反应的两个重要细胞因子,主要由激活的巨噬细胞产生。内毒素、免疫复合物和物理性因子等可以刺激 TNF 和 IL-1 的分泌,两者均可促进内皮黏附分子的表达以及其他细胞因子的分泌,并可引起发热、食欲缺乏、产生慢波睡眠、促进骨髓向末梢血液循环释放中性粒细胞、促进 ACTH 和肾上腺皮质类固醇的释放。TNF 和 IL-1 可使败血症患者血压降低、血管外周阻力降低、心率加快和血液 pH 降低。

化学趋化因子是一组小分子蛋白质,主要功能是刺激白细胞的游出以及调节细胞在组织中的迁移。C-X-C 趋化因子对中性粒细胞有化学趋化作用,C-C 趋化因子对单核细胞、嗜碱性粒细胞和淋巴细胞有化学趋化作用,C 趋化因子对淋巴细胞有特异性的化学趋化作用。最近发现一类新的化学趋化因子 CX3C,可使单核细胞和 T 淋巴细胞黏附于内皮细胞,并对它们有趋化作用。

5. **血小板激活因子(platelet activating factor,PAF)**　PAF 是磷脂类炎症介质,由嗜碱性粒细胞、血小板、肥大细胞、中性粒细胞、单核巨噬细胞和血管内皮细胞产生,分为分泌型和细胞膜结合型。除了激活血小板外,PAF 可引起血管、支气管收缩。PAF 在极低浓度下可使血管扩张和小静脉通透性增加,比组胺作用强 100~10 000 倍。PAF 还可引起白细胞与内皮细胞黏附,促进白细胞化学趋化和脱颗粒。人工合成的 PAF 受体的拮抗剂可抑制炎症反应。

Notes

6. 一氧化氮（NO） NO可由内皮细胞、巨噬细胞和脑内某些神经细胞产生，在NO合成酶的作用下，这些细胞利用精氨酸合成NO。NO在炎症过程中有双重作用，一方面，NO可导致平滑肌细胞松弛，引起小血管扩张；另一方面，NO可抑制炎症细胞反应，抑制血小板黏附、聚集和脱颗粒，抑制肥大细胞引起的炎症反应，并且是白细胞游出的抑制因子，因此，NO被认为是调控炎症反应的内源性因子。NO及其衍生物可杀伤病原微生物，是宿主抗感染的炎症介质。

7. 神经肽（neuropeptide） 神经肽是泛指存在于神经组织并参与神经系统功能作用的内源性生物活性物质，在体内调节多种生理功能，如痛觉、睡眠、情绪、学习、记忆以及神经系统本身的分化和发育。如P物质存在于肺和胃肠道的神经纤维内，可传导疼痛，引起血管扩张和血管通透性增加。

（二）体液中的炎症介质

血浆中存在着三种相互关联的系统：激肽、补体和凝血系统/纤维蛋白溶解系统，是重要的炎症介质（图4-5）。

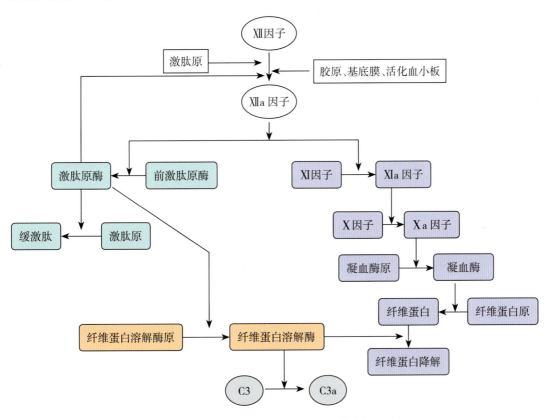

图4-5 激肽、凝血、纤维蛋白溶解及补体的相互作用

1. 激肽系统（kinin system） 血浆中激肽原（kininogen）在激肽原酶（kallikrein）作用下最终裂解为具有生物活性的缓激肽（bradykinin），后者使细动脉扩张，血管通透性增加，血管以外的平滑肌细胞收缩，并可引起疼痛。缓激肽还可激活Ⅻ因子，后者使前激肽原酶转变成激肽原酶，进一步促进缓激肽的产生，同时激肽原酶又是Ⅻ因子的强有力的激活因子，这样便使原始的刺激得以放大。激肽原酶本身还具有化学趋化活性，并能使C5转变成C5a。

2. 补体系统（complement system，C） 补体系统由20种蛋白质组成，是存在于血浆和组织液中的一系列具有酶活性的蛋白质，具有使血管通透性增加、化学趋化作用和调理素化作用。血浆中的补体以未活化形式存在，可通过经典途径（抗原抗体复合物）和替代途径（病原微生物表面分子，例如内毒素或脂多糖）和凝集素途径激活。

补体系统中以C3和C5的激活最为重要，其裂解片段C3a、C5a在炎症过程中发挥重要作

Notes

用,主要表现在:①过敏毒素作用:C3a 和 C5a 通过刺激肥大细胞释放组胺使血管扩张和血管通透性增加,引起类似过敏反应的病理变化,故称为过敏毒素(anaphylatoxin),这类作用可被抗组胺药物封闭;②白细胞黏附、趋化作用:C3a、C5a 是中性粒细胞、嗜酸性粒细胞、嗜碱性粒细胞和单核细胞的趋化因子。C5a 可使白细胞激活和增加白细胞表面整合素的亲和力,促进白细胞黏附;③吞噬作用:C3b 和 iC3b 可与细菌细胞壁结合,通过其调理素化作用增加具有 C3b 和 iC3b 受体的中性粒细胞和单核细胞的吞噬作用。

3. **凝血系统(clotting system)和纤维蛋白溶解系统(fibrinolytic system)** XII因子激活不仅能启动激肽系统,而且能启动凝血和纤维蛋白溶解两个系统。凝血系统激活后产生凝血酶(thrombin)、纤维蛋白多肽和凝血因子Ⅹa,凝血酶通过结合于血小板、血管内皮细胞、平滑肌细胞和许多其他细胞的蛋白酶激活受体(protease-activated receptors,PARs),促进白细胞游出和一系列炎症反应。纤维蛋白多肽能够增加血管的通透性和白细胞趋化反应,Ⅹa 可促进血管通透性增加和白细胞渗出。纤维蛋白溶解系统激活后产生的纤溶酶(plasmin),可降解 C3 产生 C3a,使血管扩张和血管通透性增加。另外,纤维蛋白降解所产生纤维蛋白降解产物,也可使血管通透性增加。

主要炎症介质的作用归纳于表 4-2。

表 4-2　主要炎症介质及作用

炎症反应	炎症介质
血管扩张	组胺、5-HT、缓激肽、前列腺素、P 物质
血管通透性升高	组胺、5-HT、缓激肽、C3a、C5a、LTC_4、LTD_4、LTE_4、PAF、P 物质、PGI_2
趋化作用、白细胞渗出和激活	TNF、IL-1、趋化因子、C3a、C5a、LTB_4、PAF、NO
发热	IL-1、IL-6、TNF-α、前列腺素
疼痛	前列腺素、缓激肽
组织损伤	溶酶体酶、活性氧、NO

五、急性炎症的类型及其病理变化

急性渗出性炎症是最为常见的炎症类型,依据炎症所发生的器官组织的不同、组织反应的轻重程度不同以及炎症致病因子的不同,其表现也不相同。根据渗出物主要成分和病变特点,将急性渗出性炎症分为浆液性炎、纤维素性炎、化脓性炎和出血性炎等类型。

(一) 浆液性炎

浆液性炎(serous inflammation)以浆液渗出为主要特征,浆液性渗出物以血浆成分为主,也可由浆膜的间皮细胞分泌,含有 3%~5% 的蛋白质,其中主要为白蛋白,同时混有少量中性粒细胞和纤维素。浆液性炎常发生于黏膜、浆膜、皮肤和疏松结缔组织等。如感冒初期鼻黏膜排出大量浆液性分泌物;浆膜的浆液性炎可引起体腔积液,如胸腔积液、腹腔积液、心包腔积液;皮肤的浆液性炎,如皮肤烧伤或病毒感染,浆液性渗出物在表皮内和表皮下可形成水疱。黏膜的浆液性炎又称浆液性卡他性炎,卡他(catarrh)一词源于希腊语,是指渗出物沿黏膜表面顺势下流的意思,卡他性炎(catarrhal inflammation)是指发生于黏膜的渗出性炎症。在黏膜和浆膜的浆液性炎中,上皮细胞和间皮细胞也可发生变性、坏死和脱落。

浆液性炎一般预后良好,由于其渗出物中含有蛋白量较少,因此渗出物可由淋巴管和血管吸收,易于消退。但浆液性渗出物过多可产生不利影响,甚至导致严重后果。如喉头浆液性炎造成的喉头水肿可引起窒息。胸膜和心包腔大量浆液聚积可严重影响心、肺功能。

Notes

（二）纤维素性炎

纤维素性炎（fibrinous inflammation）以纤维蛋白原渗出为主,继而在病灶中形成纤维蛋白,即纤维素为主要特征。多由某些细菌毒素（如白喉杆菌、痢疾杆菌和肺炎球菌的毒素）,或各种内源性和外源性毒物（如尿毒症的尿素和汞中毒的汞）引起,由于血管壁损伤严重,导致血管通透性明显增加的结果。纤维素性炎易发生于黏膜、浆膜和肺组织。在 HE 切片中,纤维素呈相互交织的网状、条状或颗粒状的红染物质,常混有中性粒细胞和坏死细胞的碎片（图 4-6）。黏膜的纤维素性炎,渗出的纤维素、坏死组织和炎细胞共同形成一层覆盖于黏膜表面的灰白颜色膜状物（图 4-7）,称为伪膜或假膜,故又称伪 / 假膜性炎。如细菌性痢疾时在肠黏膜表面形成伪膜,伪膜与肠黏膜结合不牢固,脱落后随粪便排出体外形成伪膜便。咽部白喉伪膜与深部组织结合牢固,不易脱落,称为固膜性炎;而发生于气管白喉伪膜则较易脱落,称为浮膜性炎,可引起窒息。浆膜的纤维素性炎常见于胸膜和心包膜,如结核性纤维素性胸膜炎和风湿性心包炎,后者由于心脏的不停搏动,渗出的纤维素在心包表面形成大量绒毛状结构,故称为"绒毛心"。肺的纤维素性炎见于大叶性肺炎的灰色及红色肝样变期,肺泡腔内有大量纤维素渗出。

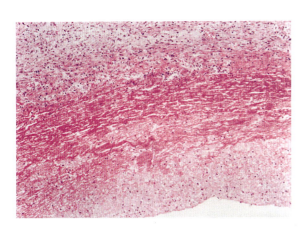

图 4-6 纤维素性胸膜炎
胸膜脏层表面覆盖大量纤维素性渗出物

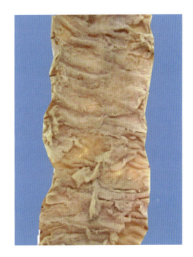

图 4-7 伪膜性肠炎
肠黏膜表面可见一层灰白颜色的假膜

当渗出的纤维素量较少时,可由中性粒细胞释放的蛋白水解酶溶解,或被吞噬细胞搬运清除,病变组织得以愈合。否则若纤维素渗出过多、中性粒细胞渗出过少,或组织内抗胰蛋白酶含量过多可致纤维素清除障碍而发生机化,造成浆膜的纤维性粘连,浆膜腔闭锁,或大叶肺炎肉质变。

（三）化脓性炎

化脓性炎（suppurative or purulent inflammation）是以中性粒细胞渗出为主,并有不同程度的组织坏死和脓液形成为特征的炎症。化脓性炎多由化脓菌（如葡萄球菌、链球菌、脑膜炎双球菌、大肠杆菌）感染所致,亦可由组织坏死继发感染产生。脓性渗出物称为脓液（pus）,是一种混浊的凝乳状液体,呈灰黄色或黄绿色,脓液中的中性粒细胞除极少数仍有吞噬能力外,大多数已发生变性和坏死,称为脓细胞。脓液中除含有脓细胞外,还含有细菌、坏死组织碎片和少量浆液。由葡萄球菌引起的脓液较为浓稠,由链球菌引起的脓液较为稀薄。化脓性炎依据病因和发生部位的不同可分为表面化脓和积脓、蜂窝织炎和脓肿。

1. 表面化脓和积脓 为黏膜和浆膜常见的化脓性炎。表面化脓是指发生在黏膜和浆膜的化脓性炎。黏膜的化脓性炎又称脓性卡他性炎,此时中性粒细胞向黏膜表面渗出,深部组织的中性粒细胞浸润不明显。如化脓性尿道炎和化脓性支气管炎,渗出的脓液可沿尿道、支气管排出体外。当化脓性炎发生于浆膜、胆囊和输卵管时,脓液则在浆膜、胆囊和输卵管腔内积存,称为积脓(emphysema)。

2. 蜂窝织炎 是疏松结缔组织的弥漫性化脓性炎。蜂窝织炎(phlegmonous inflammation)常发生于皮肤、肌肉和阑尾。蜂窝织炎主要由溶血性链球菌引起,链球菌分泌的透明质酸酶能降解疏松结缔组织中的透明质酸。链球菌分泌的链激酶,可溶解纤维素,因此细菌易于通过组织间隙和淋巴管扩散。表现为疏松结缔组织内大量中性粒细胞弥漫性浸润,组织高度水肿,与周围组织界限不清,但组织坏死不明显。因此蜂窝织炎轻者预后较好,炎症得到及时控制后可以完全吸收,不留痕迹。如阑尾蜂窝织炎(图 4-8)。

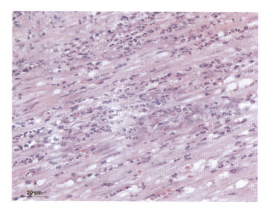

图 4-8 阑尾蜂窝织炎
阑尾壁肌层中可见中性粒细胞弥漫浸润

3. 脓肿 脓肿(abscess)为局限性化脓性炎症,其主要特征是组织发生溶解坏死,形成充满脓液的腔。脓肿可发生于皮下和内脏,主要由金黄色葡萄球菌引起,这些细菌可产生毒素使局部组织坏死,继而大量中性粒细胞浸润,之后中性粒细胞崩解形成脓细胞,并释放出蛋白溶解酶使坏死组织液化形成含有脓液的空腔(图 4-9,图 4-10)。金黄色葡萄球菌可产生血浆凝固酶,使渗出的纤维蛋白原转变成纤维素,因而病变较局限。金黄色葡萄球菌具有层粘连蛋白受体,使其容易通过血管壁而在远处产生迁徙性脓肿。小脓肿可以吸收消散,较大脓肿由于脓液过多,吸收困难,常需要切开排脓或穿刺抽脓。脓腔局部常由肉芽组织修复。

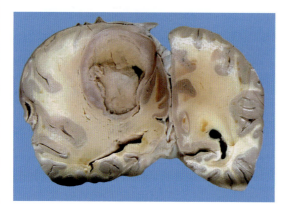

图 4-9 脑脓肿
脑实质内可见一大脓腔,腔内有黏稠的脓液

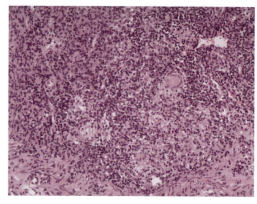

图 4-10 脑脓肿(镜下)
病灶中正常组织消失,可见大量脓细胞和坏死组织

疖是毛囊、皮脂腺及其周围组织的脓肿。疖中心部分液化变软后,脓液便可破出。痈是多个疖的融合,在皮下脂肪和筋膜组织中形成许多相互沟通的脓肿,必须及时切开排脓。

(四) 出血性炎

出血性炎(hemorrhagic inflammation)是以渗出物中含有大量红细胞为特征的炎症,常见于流行性出血热、钩端螺旋体病和鼠疫等疾病。

上述各型炎症可单独发生,亦可合并存在,如浆液性纤维素性炎、纤维素性化脓性炎等。在炎症的发展过程中一种炎症可转变成另一种炎症,如浆液性炎可转变成纤维素性炎或化脓性炎。

Notes

六、急性炎症的结局

大多数急性炎症能够痊愈,少数迁延为慢性炎症,极少数可蔓延扩散到全身。

(一)痊愈

在炎症过程中病因被清除,若炎症渗出物较少或坏死组织范围较小,可被完全溶解吸收,通过周围健在细胞的再生,可以完全恢复原来的组织结构和功能,称为完全愈复。若坏死范围较大,则由肉芽组织增生修复,称为不完全愈复。

(二)迁延为慢性炎症

如果致炎因子不能在短期清除,在机体内持续起作用,不断地损伤组织造成炎症迁延不愈,使急性炎症转变成慢性炎症,病情可时轻时重。

(三)蔓延扩散

在机体抵抗力低下,或病原微生物毒力强、数量多的情况下,病原微生物可不断繁殖,并沿组织间隙或脉管系统向周围和全身组织和器官扩散。

1. **局部蔓延** 炎症局部的病原微生物可通过组织间隙或自然管道向周围组织和器官扩散蔓延。如气管炎沿支气管播散引起肺炎,急性膀胱炎可向上蔓延引起输尿管炎或肾盂肾炎。

2. **淋巴道蔓延** 急性炎症渗出的富含蛋白的炎性水肿液或部分白细胞可通过淋巴液回流至淋巴结。其中所含的病原微生物也可沿淋巴液扩散,引起淋巴管炎和所属淋巴结炎。如足部感染时腹股沟淋巴结可肿大,在足部感染灶和肿大的腹股沟淋巴结之间出现红线,即为淋巴管炎。病原微生物可进一步通过淋巴入血,引起血行蔓延。

3. **血道蔓延** 炎症灶中的病原微生物可直接或通过淋巴路侵入血液循环,病原微生物的毒性产物也可回流入血引起菌血症、毒血症、败血症和脓毒败血症。

(1)菌血症(bacteremia):细菌由局部病灶入血,全身无中毒症状,但从血液中可查到细菌,称为菌血症。一些炎症性疾病的早期就有菌血症,如大叶肺炎和流行性脑脊髓膜炎。菌血症发生在炎症的早期阶段,肝、脾和骨髓的吞噬细胞可组成一道防线,以清除细菌。

(2)毒血症(toxemia):细菌的毒性产物或毒素被吸收入血称为毒血症。临床上出现高热和寒战等中毒症状,同时伴有心、肝、肾等实质细胞的变性或坏死,严重时出现中毒性休克,但血培养找不到细菌。

(3)败血症(septicemia):细菌由局部病灶入血后,不仅没有被清除,而且还大量繁殖,并产生毒素,引起全身中毒症状和病理变化,称为败血症。败血症除有毒血症的临床表现外,还常出现皮肤和黏膜的多发性出血斑点,以及脾脏和淋巴结肿大等。此时血液中常可培养出病原菌。

(4)脓毒败血症(pyemia):化脓菌所引起的败血症可进一步发展成为脓毒败血症。此时除有败血症的表现外,可在全身一些脏器中出现多发性栓塞性脓肿(embolic abscess),或称转移性脓肿(metastatic abscess)。显微镜下小脓肿中央的小血管或毛细血管中可见细菌菌落,周围大量中性粒细胞局限性浸润伴有局部组织的化脓性溶解破坏。

第三节 慢 性 炎 症

慢性炎症一般病程较长,可持续数周或数月甚至数年。慢性炎症大多由急性炎症发展而来,也可隐匿发生而无急性炎症经过,或者在急性炎症反复发作的间期存在。慢性炎症的发生与以下因素有关:①病原微生物(包括结核菌、梅毒螺旋体、某些霉菌)的持续存在,这些病原微生物一般毒力弱,抗清除能力强,常可激发免疫反应,特别是迟发性过敏反应;②长期暴露于内源性或外源性毒性因子,例如矽肺是由于长期暴露于二氧化硅的结果,胆囊结石是造成慢性胆囊炎的主要原因;③对自身组织产生免疫反应,如类风湿关节炎和系统性红斑狼疮等自身免疫性疾病。

Notes

一、一般慢性炎症的病理变化特点

(一)一般慢性炎症的特点

一般慢性炎症又称非特异性慢性炎症,其主要病变特点是:①炎症灶内浸润细胞主要为巨噬细胞、淋巴细胞、浆细胞、肥大细胞等慢性炎症细胞,反映了机体对损伤的持续反应;②常伴有较明显的纤维结缔组织、血管以及上皮细胞、腺体等实质细胞的增生,以替代和修复损伤的组织;③同时伴有组织的破坏,主要由持续的致炎因子或炎症细胞引起。慢性炎症的纤维结缔组织增生常伴有瘢痕形成,可造成管道性脏器的狭窄或梗阻,产生较严重的后果。如胃幽门部溃疡形成大量瘢痕,可引起幽门狭窄。

在一些特定部位的一般慢性炎症可形成特殊的形态特点。黏膜表面在长期刺激因子作用下,局部黏膜上皮、腺体、肉芽组织增生,形成的突出于黏膜表面的带蒂肿块,称为炎性息肉(inflammatory polyp)(图 4-11)。如鼻黏膜息肉、子宫颈息肉、胃肠道息肉、胆囊息肉等。息肉一般体积较小,直径多在 2cm 以下。在一些实性器官中,如肺、眼眶,组织慢性炎症性增生形成一个境界清楚的肿瘤样团块,称为炎性假瘤(inflammatory pseudotumor)。组织学上炎性假瘤由纤维组织、炎症细胞、增生的实质细胞和肉芽组织构成。临床上肺部炎性假瘤易与肺的肿瘤性疾病相混淆,最终需要病理检查确诊。

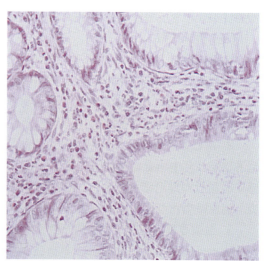

图 4-11　肠炎性息肉
镜下可见腺体、肉芽组织增生及慢性炎症细胞浸润

(二)主要慢性炎症细胞

巨噬细胞是一般慢性炎症的主要炎症细胞,其在病灶内的大量聚集取决于以下几个方面:①在黏附分子和化学趋化因子作用下,血液中大量的单核细胞离开血液并聚集到炎症灶,即为巨噬细胞;②浸润到炎症病灶中的巨噬细胞获得了更强的分裂增殖能力,使巨噬细胞数量不断增加;③某些细胞因子,如巨噬细胞移动抑制因子,可以使巨噬细胞长期停留于炎症病灶内,同时某些细胞因子和氧化性类脂质的共同作用可使巨噬细胞的寿命延长。血液中的单核细胞半衰期仅为一天,而组织中的巨噬细胞的生存期则为数月到数年。单核细胞在急性炎症的早期就有渗出,可以在 48 小时内逐渐成为主要的炎症细胞。巨噬细胞在炎症病灶内被激活,可以释放多种生物活性物质,发挥生物学功能。能激活巨噬细胞的因子包括:致敏 T 细胞释放的 IFN-γ、细菌毒素及其他化学介质、细胞外基质成分如纤维粘连蛋白等。激活的巨噬细胞吞噬能力更强;可释放各种细胞因子和炎症介质,造成病灶的扩散;同时也可启动纤维组织增生、修复;为 T 细胞呈递抗原,参与细胞免疫反应。

淋巴细胞是慢性炎症中浸润的另一种重要炎症细胞,淋巴细胞运动到炎症灶主要是通过α4β1/VCAM-1、ICAM-1/LFA-1 和淋巴细胞化学趋化因子介导的。淋巴细胞接触到抗原后可被激活,发挥细胞和体液免疫作用,亦可产生针对自身抗原的自身抗体。激活的淋巴细胞可产生细胞因子,例如 IFN-γ,是激活巨噬细胞的主要因子。巨噬细胞产生的细胞因子反过来又可激活淋巴细胞,使炎症反应周而复始、连绵不断。

肥大细胞在结缔组织中广泛分布,肥大细胞表面存在免疫球蛋白 IgE 的 Fc 受体,在对昆虫叮咬、食物或药物过敏反应及对寄生虫的炎症反应中起重要作用。

嗜酸性粒细胞浸润是 IgE 介导的炎症反应和寄生虫引起的炎症反应的特点,嗜酸性粒细胞在化学趋化因子 eotaxin 介导下运动到靶器官。嗜酸性颗粒中含有的主要嗜碱性蛋白是一种阳

Notes

离子蛋白,对寄生虫有独特的毒性,也能引起哺乳类上皮细胞的坏死。

二、慢性肉芽肿性炎

(一)慢性肉芽肿性炎的概念

慢性肉芽肿性炎(chronic granulomatous inflammation)是以肉芽肿形成为特点的特殊慢性炎症。肉芽肿是由巨噬细胞及其衍生细胞局部增生构成的境界清楚的结节状病灶,直径一般在0.5~2mm,其衍生细胞主要包括上皮样细胞和多核巨细胞。不同的病因可引起形态不同的肉芽肿,根据肉芽肿形态特点常可做出病因诊断。

(二)慢性肉芽肿性炎的常见病因

1. **细菌感染** 结核分枝杆菌和麻风杆菌分别引起结核病和麻风。一种革兰氏阴性杆菌可引起猫抓病。

2. **螺旋体感染** 梅毒螺旋体引起梅毒。

3. **真菌感染** 包括念珠菌病、毛霉菌病、隐球菌病等。

4. **寄生虫感染** 包括血吸虫病、丝虫病、蛔虫病。

5. **异物** 常见的异物包括手术缝线、石棉、铍、滑石粉(可见于静脉吸毒者)、隆乳术的填充物、移植的人工血管等。

6. **原因不明** 如结节病。

(三)肉芽肿的形成

肉芽肿是在细胞免疫的基础上形成的。一些病原菌(如结核分枝杆菌、麻风杆菌),由于其特殊的菌壁结构致抵抗吞噬能力较强,当被巨噬细胞吞噬后不易被杀伤降解。巨噬细胞吞噬病原微生物后将抗原呈递给 T 淋巴细胞,并使其激活产生细胞因子 IFN-γ,IFN-γ 又可进一步激活巨噬细胞;另一些病原(如缝线、粉尘等)则不能被吞噬降解,引发慢性炎症反应,病灶中释放的各种炎症介质也可激活巨噬细胞。在趋化因子作用下,巨噬细胞不断移动并聚集在炎症病灶局部,巨噬细胞通过上述免疫反应途径或非免疫反应途径被激活。激活后的巨噬细胞在形态和功能上均发生改变,其吞噬和消灭病原的能力显著增强,形态转化为上皮样细胞或多核巨细胞。

(四)肉芽肿的类型及形态特点

1. **感染性肉芽肿(infective granuloma)** 感染性肉芽肿是指由细菌、螺旋体、真菌、寄生虫等生物病原体感染引起的肉芽肿。肉芽肿的主要细胞成分是上皮样细胞和多核巨细胞。上皮样细胞的胞质呈淡粉色,略呈颗粒状,胞质界限不清,细胞核呈圆形或长圆形,有时核膜折叠,染色浅淡,核内可有 1~2 个小核仁,因这种细胞的形态与上皮细胞相似,故称上皮样细胞(epithelioid cell)。肉芽肿内的多核巨细胞是由上皮样细胞融合而来,细胞核数目可达几十个,甚至几百个。其功能也与上皮样细胞相似,特别常见于不易消化的较大异物周围,组织中的角化上皮和尿酸盐周围。

例如,结核病是由结核分枝杆菌引起的慢性肉芽肿性炎,其病变特征是形成结核结节(tuberculous nodule),又称结核性肉芽肿(tuberculous granuloma)(图 4-12)。该肉芽肿中央为干酪样坏死,周围有增生的

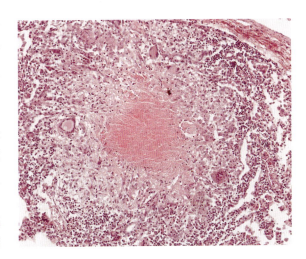

图 4-12 感染性肉芽肿(结核结节)
中心为干酪样坏死,周围可见上皮样细胞、朗汉斯多核巨细胞和淋巴细胞

Notes

上皮样细胞和多核巨细胞。该巨细胞核排列规则，常位于细胞的周边，呈花环状或马蹄形，称为朗汉斯多核巨细胞（Langhans multinucleate giant cell）。外周还可见淋巴细胞和成纤维细胞围绕。

2. **异物性肉芽肿**（foreign body granuloma）　异物肉芽肿是指由缝线、粉尘等异物引起的肉芽肿。病变中心为异物，周围有大量巨噬细胞、异物巨细胞（foreign body giant cell）、成纤维细胞和淋巴细胞。异物巨细胞核排列不规则，常杂乱无章地分布于细胞内。

3. **原因不明肉芽肿**　如结节病肉芽肿。结节病是一种病因未明的全身性疾病，认为与免疫功能障碍有关。该肉芽肿主要由上皮样细胞、多核巨细胞和淋巴细胞构成，无干酪样坏死。

小　结

炎症是具有血管系统的活体组织对损伤因子所发生的复杂防御反应，炎症的基本病理变化包括变质、渗出和增生，体现了机体损伤、抗损伤、修复的过程。炎症的局部表现是红、肿、热、痛和功能障碍。炎症的全身反应包括发热、末梢血白细胞数目的改变、急性期反应蛋白合成增多等。根据炎症持续的时间可将炎症分为急性炎症和慢性炎症。急性炎症是机体对致炎因子的快速反应，持续时间短，常常仅几天，一般不超过一个月，以渗出性病变为主。急性炎症过程中，机体发生血管反应和白细胞反应。血管反应表现为血管扩张和通透性增加。白细胞反应包括一系列连续的过程：①白细胞的渗出；②白细胞的激活；③白细胞在炎症病灶局部发挥吞噬和免疫作用。炎症介质在炎症过程中发挥着重要作用，来自细胞的炎症介质主要有血管活性胺、花生四烯酸代谢产物、活性氧、溶酶体酶、细胞因子、化学趋化因子、血小板激活因子、一氧化氮和神经肽等。来自血浆的炎症介质包括三种相互关联的系统：激肽、补体和凝血系统／纤维蛋白溶解系统。根据渗出物主要成分的不同，急性炎症可分为浆液性炎、纤维素性炎、化脓性炎（脓肿、蜂窝织炎、表面化脓和积脓）和出血性炎。大多数急性炎症能够痊愈，少数迁延为慢性炎症，极少数可蔓延扩散到全身。慢性炎症持续时间较长，从数月到数年，以增生性病变为主，有两个主要类型。一般慢性炎症又称非特异性慢性炎症，浸润细胞主要为巨噬细胞、淋巴细胞及纤维结缔组织、血管增生等。慢性肉芽肿性炎是以肉芽肿形成为特点的特殊慢性炎症，肉芽肿是由巨噬细胞及其衍生细胞局部增生构成的境界清楚的结节状病灶。常见的类型有感染性肉芽肿、异物性肉芽肿和原因不明肉芽肿。

（李良　郑杰）

主要参考文献

1. Kumar V, Abbas AK, Fausto N. Acute and Chronic Inflammation//Kumar V, et al. Robbins and Cotran Pathologic Basis of Disease. 9 th ed. Philadephia：Elsevier Saunders, 2015：69-111.
2. Mitchell RN, Cotran RS. Acute and Chronic Inflammation. //Kumar V, Cotran RS, Robbins SL. Robbins Basic Pathology. 9th ed. Philadephia：Elsevier Saunders, 2013：29-73.
3. 李玉林. 病理学. 第8版. 北京：人民卫生出版社, 2013.
4. 孙保存. 病理学. 第2版. 北京：北京大学医学出版社, 2013.

Notes

第五章 免疫性疾病

免疫(immunity)指机体的一系列反应对感染产生抵抗能力,从而不感染疾病。免疫系统由免疫组织和器官、免疫细胞和免疫活性分子组成。免疫细胞对病原体或肿瘤细胞等的适当应答,使之清除,从而执行免疫防卫功能。然而,如果免疫功能紊乱,引起免疫应答过高、过低,或者对自身组织发生免疫反应,则会引起相应的疾病,对机体有害。本章仅对常见的免疫性疾病进行简要介绍。

第一节 自身免疫性疾病

自身免疫性疾病(autoimmune disease)指机体对自身组织或组织中的某种成分产生免疫反应,导致组织损伤和(或)多器官功能障碍的一类疾病。这种免疫损伤有时是抗体反应(自身抗体),但更多情况下是细胞介导的细胞毒反应,同时,有针对细胞中某种成分的自身抗体生成。自身抗体本身并不一定能引起组织损伤,但对某些自身免疫性疾病的诊断和分型有重要价值。

自身抗体的出现并不总意味着存在自身免疫性疾病。无自身免疫疾病的正常人,尤其是老年人,血中可检出抗甲状腺球蛋白、胃壁细胞、双链DNA(double strand DNA,dsDNA)等自身抗体。此外,心肌缺血或心肌梗死时也可产生抗心肌自身抗体,可能是一种生理反应,与坏死心肌的清除有关。

不同的自身免疫性疾病的发生与自身免疫的相关程度不甚相同。如系统性红斑狼疮(systemic lupus erythematosus,SLE)存在多种自身抗体,且免疫荧光和电镜技术证实病变组织中存在这些抗体,因此是比较确定的自身免疫性疾病;结节性多动脉炎则可能由自身免疫引起,但与自身免疫的确切关系尚不清楚。

一、自身免疫性疾病的发病机制

免疫耐受指机体对某种特定的抗原不产生免疫反应,自身耐受指机体对自身组织抗原不产生免疫反应。免疫耐受(immune tolerance)的丧失是自身免疫性疾病发生的根本原因,遗传因素或某些病原微生物感染也可能是促发的因素。

(一)免疫耐受的丧失

免疫耐受的机制十分复杂,根据淋巴细胞的成熟程度不同,接触抗原的量及方式不同,获得免疫耐受的机制也不相同。主要有以下几种机制:①中枢耐受(central tolerance):指在胚胎期及在 T 与 B 细胞发育过程中,遇到自身抗原所形成的耐受,又称中枢删除(central deletion);②外周耐受(peripheral tolerance):指 T 及 B 免疫功能细胞,遇内源性或外源性抗原,不产生免疫应答。包括免疫不应答、激活介导的细胞死亡和 T 细胞外周抑制等(图 5-1)。

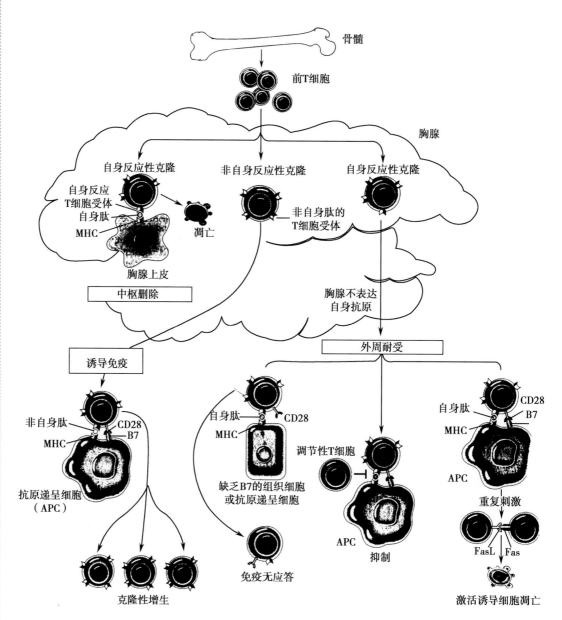

图 5-1　中枢耐受和外周耐受示意图

免疫耐受丧失可能有以下两种机制:

1. T 细胞激活,未能诱导自身凋亡　正常情况下,具有潜在自身反应的 T 细胞持续激活,然后通过 Fas-Fas 受体系统,诱导自身凋亡。如果 T 细胞激活时不能诱导细胞凋亡,则自身反应 T 细胞在外周淋巴组织中持续增殖。

2. T 细胞"免疫不应答"功能丧失　从中枢删除中逃脱的有潜在自身反应能力的 T 细胞,遇到自身抗原后,如果缺乏共同刺激分子(costimulatory molecule),则表现为免疫不应答。但是,正常的组织细胞在某种情况下产生共同刺激分子,则"免疫不应答"丧失。感染、组织坏死和局部炎症等均可产生共同刺激分子。在多发性硬化、类风湿性关节炎和银屑病患者中,可观察到共同刺激分子 B7-1 表达的升高。

Notes

3. **B 细胞和 T 细胞协同作用失调**　许多自身抗原有多个抗原决定簇,一部分被 B 细胞识别而另一部分被 T 细胞识别。具有潜在自身免疫反应性的 B 细胞,只有在 Th 细胞的帮助下才能产生免疫应答。Th 细胞中枢删除或 T 细胞免疫不应答时,即便具有特异性自身反应的 B 细胞,也不发生免疫反应,而处于自身耐受状态。某些情况下(如药物或病原微生物感染时)自身抗原中的 T 细胞的抗原决定簇被修饰,从而能被其他 Th 细胞所识别,进而激活自身反应 B 细胞,发生自身免疫反应。例如,自身免疫性溶血性贫血(autoimmune hemolytic anemia)时在服用某些药物后,红细胞表面的一些抗原决定簇被修饰,从而被 Th 细胞识别,诱发自身免疫反应,红细胞溶解、破坏。

4. **T 细胞介导的抑制丧失**　具有调节(抑制)作用的 T 细胞数目减少或功能丧失可能引起自身免疫反应。

5. **交叉免疫反应(cross-reaction)**　一些病原微生物与自身抗原具有相同的抗原决定簇,因而针对病原微生物的免疫反应同样引起自身抗原的免疫反应,称为交叉免疫反应。例如链球菌感染后引起的风湿性心脏病,是由于抗链球菌 M 蛋白的抗体,可与心肌细胞的糖蛋白发生交叉免疫反应。有时 T 细胞抗原决定簇也可发生交叉免疫反应。

6. **多克隆淋巴细胞的激活**　一些病原微生物或超抗原(superantigen)可通过非抗原依赖方式,引起多克隆的 B 细胞或 T 细胞激活,从而导致自身免疫反应的发生。

7. **隔离抗原(sequestered antigen)的释放**　隔离抗原指某些器官组织的抗原成分从胚胎时期就与免疫系统隔离,机体对隔离抗原并无免疫耐受性。一旦由于外伤、感染或其他原因使隔离抗原释放,则可发生自身免疫反应。例如一侧眼球外伤后,可导致对侧未受伤的眼球发生针对玻璃体抗原的交感性眼炎(sympathetic ophthalmitis)。

(二)遗传因素

自身免疫性疾病的易感性与遗传因素密切相关:①一些自身免疫病如系统性红斑狼疮、自身免疫性溶血性贫血和自身免疫性甲状腺炎等均有家族史;②有些自身免疫病与 HLA,特别是与 HLA-Ⅱ 型抗原有关;③在转基因大鼠可诱发自身免疫疾病。例如人类的强直性脊柱炎(ankylosing spondylitis, AS)与 HLA-B_{27} 关系密切,将 HLA-B_{27} 基因转至大鼠,可导致大鼠发生强直性脊柱炎。

HLA 在自身免疫中的确切作用尚不完全清楚,其机制可能是 HLA-Ⅱ 型抗原的等位基因影响自身抗原向 T 细胞的呈递过程。值得提出的是,一些 HLA 以外的基因也与自身免疫性疾病的易感性有关,其机制也不清楚。

(三)微生物感染

各种微生物,包括细菌、支原体和病毒等可引起自身免疫,可能的机制有:①病毒和细菌,尤其是链球菌(streptococci)和克雷伯杆菌(Klebsiella)与一些自身抗原有交叉免疫反应;②微生物的抗原和自身抗原可形成免疫复合物,从而绕过 T 细胞耐受;③某些病毒和细菌的产物引起非特异性多克隆 B 细胞和 T 细胞增生,从而产生自身抗体或破坏 T 细胞的无反应性;④微生物感染引起组织坏死和局部炎症,从而使共同刺激分子表达升高,破坏 T 细胞的无反应性。

(四)雌激素的可能作用

自身免疫病多见于女性,提示雌激素可能对某些自身免疫病有促发作用。

二、自身免疫性疾病的类型

根据病变的范围可将自身免疫性疾病分为单器官/细胞受累和多器官/系统性受累两大类。前者的病理损害和功能障碍仅限于抗体或致敏淋巴细胞所针对的某一器官或细胞类型,后者的自身抗原为多器官、组织的共有成分,常造成多器官损害(表 5-1)。因系统性自身免疫疾病的病变主要累及多器官结缔组织或血管,故又称为"胶原血管病"或"结缔组织病"。

Notes

表 5-1　自身免疫性疾病的类型

单器官 / 细胞受累	多器官 / 系统性受累
桥本甲状腺炎(Hashimoto thyroiditis)	系统性红斑狼疮(systemic lupus erythematosus)
自身免疫性溶血性贫血(autoimmune hemolytic anemia)	类风湿性关节炎(rheumatoid arthritis)
自身免疫性萎缩性胃炎的恶性贫血(autoimmune atrophic gastritis of pernicious anemia)	干燥综合征(Sjogren syndrome)
自身免疫性脑脊髓炎(autoimmune encephalomyelitis)	Reiter 综合征(Reiter syndrome)
自身免疫性睾丸炎(autoimmune orchitis)	炎性肌病(imflammatory myopathy)
肺出血肾炎综合征(Goodpasture syndrome)	系统性硬化(systemic sclerosis)
自身免疫性血小板减少症(autoimmune thrombocytopenia)	结节性多动脉炎(polyarteritis nodosa)
Ⅰ型(胰岛素依赖型)糖尿病(Type Ⅰ diabetes mellitus)	
重症肌无力(myasthenia gravis)	
Graves 病(Graves disease)	
原发性胆汁性肝硬化(primary biliary cirrhosis)	
自身免疫性肝炎(autoimmune hepatitis)	
溃疡性结肠炎(ulcerative colitis)	
膜性肾小球肾炎(membranous glomerulonephritis)	

本节简述几种常见的系统性自身免疫性疾病,一些单器官自身免疫疾病可参见有关章节。

(一)系统性红斑狼疮

系统性红斑狼疮(systemic lupus erythematosus,SLE)是一种常见的全身性自身免疫性疾病,几乎累及全身各脏器,但主要累及皮肤、肾、浆膜、关节和心脏等。免疫学检查可检出以抗核抗体(antinuclear antibodies,ANA)为主的多种自身抗体。此病好发于女性,男女之比约 9∶1。临床表现复杂多样,病情迁延反复,预后差。SLE 的诊断需要结合临床表现、血清学检查及病理形态的改变。

【病因与发病机制】　免疫耐受的破坏及大量自身抗体的产生是系统性红斑狼疮发生的根本原因。抗核抗体是其中最主要的自身抗体,可分为四类:①抗 dsDNA 抗体;②抗组蛋白抗体;③抗 RNA- 非组蛋白抗体;④抗核仁抗原抗体。临床上常用间接免疫荧光法检测患者血清中抗核抗体的类型,其中抗 dsDNA 和抗 Smith 抗原抗体(属于抗非组蛋白抗体)具有相对特异性,阳性率分别为 40%~70% 和 15%~30%。此外,许多患者血清中还存在抗血细胞,包括抗红细胞、血小板和淋巴细胞的自身抗体。本病发病机制不明,可能和以下三方面因素有关:

1. 遗传因素　表现为:①在单卵双生的双胞胎中有很高的一致性(25%),双卵双生子中一致性只有 1%~3%;② SLE 患者家族成员中发病的风险明显增加;③北美白人中 SLE 与 HLA DR2、DR3 有关,这可能是由于位于 HLA D 区的免疫反应基因(Ir)对抗原(包括自身抗原)所激发的免疫反应有调节作用的缘故;④有些患者(6%)表现为遗传性的补体成分缺陷,补体成分缺陷可导致循环中免疫复合物清除障碍,从而使其在组织中沉积并引起组织损伤。

2. 免疫因素　患者体内有多种自身抗体形成,提示 B 细胞功能亢进是本病的发病基础,其原因尚不完全清楚。理论上,B 细胞克隆本身的缺陷、Th 细胞过度刺激或 Ts 细胞功能过低均可导致 B 细胞功能亢进。研究提示,CD4+ Th 细胞可能在这一过程中发挥重要的作用。可以肯定,导致免疫功能紊乱的原因是多方面的。

3. 其他　非遗传因素在启动自身免疫反应中也起一定作用。这些因素包括:①药物:采用盐酸肼苯哒嗪和普鲁卡因酰胺治疗超过六个月的患者大部分可出现抗核抗体,约 15%~20% 的患者可出现 SLE 样反应;②性激素对 SLE 的发生有重要影响:其中雄激素似有保护作用,而雌

Notes

激素则有促进作用,故 SLE 患者以女性为主;③紫外线照射:紫外线可通过损伤 DNA 启动 DNA-抗 DNA 免疫复合物形成。

总之,SLE 是由包括遗传、激素、环境等多因素引起的机制复杂的疾病,结果使 B 细胞和 T 细胞激活,并产生多种大量的自身抗体,造成组织损伤。

【组织损伤机制】 SLE 的组织损伤与自身抗体的存在有关,多数内脏病变为免疫复合物所介导的Ⅲ型变态反应,其中主要为 DNA- 抗 DNA 免疫复合物所致的血管和肾小球病变;其次为特异性抗红细胞、粒细胞、血小板自身抗体,经Ⅱ型变态反应导致相应血细胞的损伤和溶解,引起全血细胞减少(pancytopenia)。抗核抗体并无细胞毒性,但能攻击变性或胞膜受损的细胞,一旦它与细胞核接触,即可使细胞核肿胀,呈均质一片,并被挤出胞体,形成狼疮小体(苏木素小体),对于 SLE 有诊断意义。狼疮小体对中性粒细胞和巨噬细胞有趋化作用,在补体存在时可促进细胞的吞噬作用。吞噬了狼疮小体的细胞为狼疮细胞。

【病理变化】 SLE 的基本病理改变是在肾脏、皮肤、血管及结缔组织中有免疫复合物的沉积,全身中小动脉急性坏死性血管炎,血管壁纤维素样物沉积。在慢性期血管壁纤维性增厚伴管腔狭窄。

1. 肾脏改变 几乎所有的患者都有肾脏的异常。根据 WHO 狼疮性肾炎的形态学分类共分为五型:①光镜、免疫荧光及电镜下正常,少见(Class Ⅰ);②系膜狼疮肾小球肾炎(Class Ⅱ)(图 5-2);③局灶性增生性肾小球肾炎(Class Ⅲ);④弥漫性增生性肾小球肾炎(Class Ⅳ);⑤膜性肾小球肾炎(Class Ⅴ)。

系膜狼疮肾小球肾炎,约占 20%。显微镜及电镜下见毛细血管间系膜基质轻到中度增多及系膜细胞增生。沉积物的存在反映了早期病变,临床上患者有轻微临床表现,如少量血尿及蛋白尿。

局灶性增生性肾小球肾炎,25% 患者属于此类型。典型病变为在正常的肾小球中有 1~2 个毛细血管襻内皮细胞肿胀、内皮细胞及系膜细胞增生,中性粒细胞浸润,

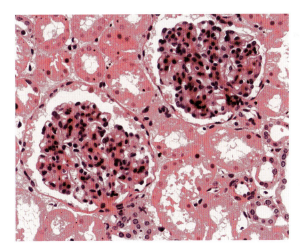

图 5-2　系膜狼疮肾小球肾炎
系膜基质及系膜细胞轻、中度增多

有时有纤维素沉积及毛细血管血栓形成。临床表现为血尿及蛋白尿。在某些患者可进展为弥漫性增生性肾小球肾炎。

弥漫性增生性肾小球肾炎是 SLE 急性期相对特征性的肾脏改变,约占 40%~50%。肾小球内皮细胞、系膜细胞及上皮细胞明显增生,有的肾球囊内新月体形成。活动期常出现纤维素性坏死及血栓。双肾大多数或全部肾小球受累。患者一般有明显的症状,如镜下及肉眼血尿、蛋白尿。50% 的患者出现肾病综合征、高血压及轻、中度肾衰竭。

膜性肾小球肾炎,发生在 15% 的患者。主要病变是弥漫性肾小球毛细血管壁增厚。病变与特发性膜性肾小球肾炎相似。患者有蛋白尿或肾病综合征。

以上四种类型的发病机制相同。肾小球 dsDNA- 抗 dsDNA 复合物最初沉积在基底膜,沉积物散在或沿着整个基底膜分布,有时累及整个肾小球。为何相同的机制在不同的患者出现不同的形态改变(包括临床表现)并不清楚。

2. 皮肤改变 多数患者(80%)皮肤受累,50% 的患者鼻及面颊形成蝴蝶斑。类似的红斑有时也可以出现在四肢及躯干,还可有风疹、水疱、斑丘疹病变及溃疡形成等。阳光照射引起红斑增多、加重,称为光过敏(photosensitivity)。受累区域表皮基底层液化,表皮与真皮间水肿,真皮

间有不同程度水肿及血管周围单个核细胞浸润,纤维素性坏死性血管炎明显。免疫荧光显示免疫球蛋白及免疫复合物沿着表皮与真皮之间沉积。类似的病变在没有红斑的皮肤也可以存在。表皮与真皮之间免疫球蛋白及免疫复合物并不是SLE特征性的诊断依据,类似的改变有时在硬皮病及皮肌炎也可见到。

3. **关节病变**　关节受累很常见,典型的病变是滑膜炎伴轻度变形。SLE关节炎急性期有中性粒细胞及纤维素渗出到滑膜,滑膜下血管周围有单核细胞浸润。关节的变形改变应与类风湿性关节炎鉴别。

4. **中枢神经系统**　中枢神经系统的症状发病机制并不清楚。常归因于急性血管炎引起局部神经症状。然而组织学研究表明,SLE患者有神经精神表现的并未发现血管炎。有时可见由于血管内皮增生造成的非炎症堵塞。这种改变认为是抗磷脂抗体对内皮细胞损伤所致。

5. **心包炎及其他浆膜腔受累**　浆膜炎可以是急性、亚急性或慢性。在急性期,间皮表面出现纤维素性渗出物,继而逐渐增厚,纤维组织增生,导致浆膜腔部分或全部消失。

6. **心血管系统**　除心包炎外,大多数患者可出现心肌炎,表现为心肌非特异性单核细胞浸润。心肌炎可引起心动过速及心电图异常。累及心瓣膜者,表现为弥漫性瓣膜增厚伴有功能异常(狭窄或反流),同时出现心瓣膜炎。在激素治疗过程中常出现所谓疣状心内膜炎(Libman-Sacks endocarditis)。这种非细菌性疣状心内膜炎的疣状物沉积在心脏瓣膜表面,可单发或多发,形态不规则,大小1~3mm。主要在瓣膜尖部,这种疣状赘生物应与其他类型赘生物相鉴别。感染性心内膜炎的赘生物一般较大,而风湿性心脏病赘生物较小存在于瓣膜尖闭合缘上。

SLE加速动脉粥样硬化,机制并不清楚,可能是多因素的。部分冠状动脉粥样硬化患者会出现心绞痛或心肌梗死,这种并发症特别容易发生在年轻患者或使用糖皮质激素治疗的患者。

7. **脾脏**　由于滤泡增生及包膜增厚,脾中度增大。白髓中有大量浆细胞。免疫荧光显示含有IgG及IgM免疫球蛋白。中央动脉增厚及血管周围纤维化,出现所谓洋葱皮样改变。

8. **肺脏**　50%的患者可出现胸膜炎及胸水,少数患者有肺泡损伤、肺水肿及出血。有些患者有慢性肺间质纤维化,但这都不是SLE的特征性改变。

9. **其他器官及组织的改变**　肝门静脉可出现急性血管炎伴淋巴细胞浸润,造成非特异性门静脉炎。在骨髓可找到具有诊断意义的狼疮小体。由于滤泡增生及浆细胞浸润,可出现淋巴结肿大,可能与B细胞的活化有关。

(二)类风湿关节炎

类风湿关节炎(rheumatoid arthritis,RA)是以多发性和对称性关节非化脓性增生性滑膜炎为主要表现的慢性全身性自身免疫性疾病,也可累及关节外其他组织,多组织受累时病变类似SLE。在关节病变中,由于炎症加剧和缓解反复交替,常引起关节软骨、关节囊及其下的骨组织破坏,最终导致关节强直和畸形。本病发病高峰年龄在20~40岁之间,男女发病比约为1:3~1:5。绝大多数患者血清中有类风湿因子(rheumatoid factor,RF)及其免疫复合物存在。

【**病因和发病机制**】　本病的病因和发病机制尚不清楚,可能与遗传因素、免疫因素及感染有关。滑膜病变中浸润的淋巴细胞大部分是活化的$CD4^+$ Th细胞,而$CD4^+$ Th细胞可分泌多种细胞因子,从而激活其他免疫细胞及巨噬细胞,后者可分泌炎症介质和组织降解因子。

体液免疫在本病的发病中也起重要作用。RF可在患者的血清及关节滑膜液中出现,RF的出现及滴度高低与疾病的严重程度一致,因此可作为临床诊断和判断预后的重要指标。血清中的RF在本病的发病中的意义尚不明确,而滑膜液中的IgG型RF可形成免疫复合物,固定并激活补体,引起中性粒细胞和单核细胞渗出,通过Ⅲ型变态反应引起组织损伤。

导致T细胞激活和RF形成的原因尚不清楚,推测可能与EB病毒、支原体、小DNA病毒和分枝杆菌等的感染有关,尚无确切的研究结果证实。

【病理变化】

1. **关节病变**　RA 主要病变为累及全身关节为主的滑膜炎。包括手、足关节、肘、腕、膝、踝、髋等,病变多为多发性及对称性。组织学上表现为:①滑膜细胞增生肥大;②滑膜下结缔组织中血管周围大量炎细胞浸润,有时可形成淋巴滤泡,炎细胞的种类有 CD4⁺ Th 细胞、浆细胞及巨噬细胞;③大量新生的血管;④滑膜及关节表面覆盖大量的纤维素及中性粒细胞,纤维素可被机化;⑤破骨细胞功能活跃,骨破坏,滑膜组织向骨内长入。炎细胞、机化的纤维素、增生的血管和滑膜覆盖于关节软骨表面,形成关节面血管翳(pannus),血管翳最后完全覆盖关节软骨,充满关节腔,发生纤维化和钙化,最终引起永久性关节强直。

2. **皮下类风湿小结**　约 25% 的患者在前臂的伸侧或其他受力的部位出现皮下类风湿结节(rheumatoid nodules),也可出现在肺、脾、心包、大动脉和心瓣膜,具有一定的特征性。镜下,小结中央为大片的纤维素样物,周围有细胞核呈栅栏状或放射状排列的上皮样细胞,外围为肉芽组织(图 5-3)。

3. **其他病变**　病情严重的患者有类风湿小结和很高的类风湿因子滴度,很可能合并血管炎综合征,主要为累及大、小血管的坏死性血管炎;有的患者表现为纤维素性胸膜炎和心包炎;肺受累可出现进行性的肺间质纤维化;眼受累可出现葡萄膜炎或角膜结膜炎等。

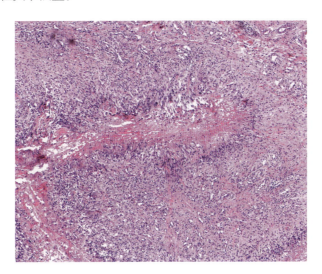

图 5-3　皮下类风湿结节

围绕纤维素样物的栅栏状排列的上皮样细胞,其外为肉芽组织

(三) 干燥综合征

干燥综合征(Sjogren syndrome)是由自身免疫引起的泪腺及涎腺的损伤性疾病,患者主要表现为眼干及口干。本病分为原发性和继发性,继发性常与其他自身免疫性疾病有关,类风湿性关节炎最常见,其次可见于多发性肌炎、硬皮病、血管炎、混合性结缔组织病或甲状腺炎等。本病 90% 为女性,发病年龄 35~45 岁。

【病因及发病机制】　由于泪腺及涎腺淋巴细胞的浸润或纤维化,导致泪液及唾液的减少。浸润的淋巴细胞主要是 CD4⁺ Th 细胞及 B 淋巴细胞、浆细胞。无论有无类风湿性关节炎,75% 的患者 RF 阳性,50%~80% 的患者检测到抗核抗体。其他一些抗体也可以检测到,其中最重要的是抗 RNP(antinuclear ribonucleoprotein)的抗体、抗 SS-A(anti Sjogren syndrome A antibody)及抗 SS-B 抗体(anti Sjogren syndrome B antibody)。90% 以上患者这类抗体升高,因此是干燥综合征血清学检查的相对特异性标志物。但这些自身抗体在一部分 SLE 患者中也存在。

干燥综合征与某些 HLA 等位基因有关。原发性干燥综合征与 HLA-B8、HLA-B3、DRW52、HLA-DQA1 及 HLA-DQB1 位点有关。在抗 SS-A 或 HLA-DQB1 抗体阳性的患者,HLA-DQA1 及 HLA-DQB1 特异的等位基因改变也存在。

【病理变化】　泪腺及涎腺是主要受累的部位,其他外分泌腺包括呼吸道、胃肠道及阴道上皮也可受累。大小涎腺早期的组织学改变是在导管周围及血管周围有淋巴细胞浸润,继而大涎腺中有大量淋巴细胞浸润,淋巴滤泡形成(图 5-4)。导管上皮细胞增生引起阻塞,造成腺泡萎缩、纤维化及玻璃样变和导管扩张。晚期腺泡萎缩加重,由脂肪组织代替。眼泪缺乏可导致角膜炎、角膜糜烂及溃疡形成。口腔黏膜萎缩伴炎症及溃疡形成。鼻干燥结痂导致溃疡形成,最终导致鼻中隔穿孔。大约 25% 的患者涎腺及导管以外受累,如肾脏、肺、皮肤、中枢神经系统及肌肉等。

这些患者往往抗 SS-A 抗体升高。干燥综合征很少累及肾小球，但肾小管功能检查可出现肾小管酸中毒、尿酸及磷酸增高等。

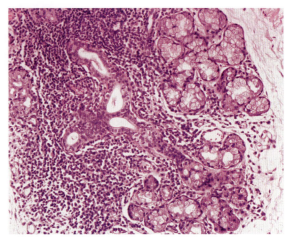

图 5-4　干燥综合征之唇腺活检
导管周围淋巴细胞灶性浸润，有淋巴上皮病变形成

（四）炎性肌病

炎性肌病（inflammatory myopathy）分为皮肌炎、多发性肌炎及包涵体肌炎。以上三种类型可单独发生，也可与其他类型的自身免疫性疾病伴发，如系统性硬化。

1. 皮肌炎　病变累及皮肤及肌肉，特点是皮肤出现典型的红疹及对称性缓慢进行性肌无力。最初累及近端肌肉，远端肌肉受累及运动障碍发生较晚。1/3 的患者由于口咽及食管肌肉受累造成吞咽困难。有些患者可以出现肌肉以外的表现包括间质性肺病、血管炎和心肌炎。皮肌炎患者有较高内脏恶性肿瘤的发生率。病理变化：在小血管周围及肌周围结缔组织有炎细胞浸润。典型的是在肌束的周边有少量萎缩的肌纤维。即使炎症轻微或没有炎细胞浸润，这种肌束周边的肌萎缩的存在仍可以诊断。由于血管内皮损伤及纤维化致肌肉内血管减少。肌束周边的肌萎缩可能与这一区域血流减少有关。另外，可有肌纤维坏死及再生。

2. 多发性肌炎　病变与皮肌炎相似但缺乏皮肤的损害，主要发生在成人。发生内脏肿瘤的几率类似皮肌炎。炎症可以累及心脏、肺及血管。病理变化：由 CD8[+]T 细胞直接引起肌纤维损伤。肌肉及周围有淋巴细胞，并浸润周围正常的肌纤维。坏死及再生的肌纤维都存在。没有明显的血管损伤。

3. 包涵体肌炎　近来才发现的一种炎性肌病。开始累及远端肌肉。特别是膝部伸肌及腕和手指的曲肌。肌肉无力可以是不对称的。这是一种隐匿发展性疾病，患者多在 50 岁以上。病理改变：包涵体肌炎的特点为围绕血管周围的炎细胞浸润，肌细胞内有空泡，周围有嗜碱性颗粒。另外，空泡状的肌纤维含有淀粉样沉积物，刚果红染色阳性。电镜下，胞质及核内有丝管状包涵体。浸润的炎细胞与多发性肌炎相似。

【病因及发病机制】　炎性肌病病因不清楚，但组织损伤表明与免疫机制有关。皮肌炎时血管可能是主要的靶器官，抗体及补体引起的微血管损害，造成灶性缺血性肌细胞坏死。

（五）系统性硬化

系统性硬化（systemic sclerosis）以全身多个器官间质纤维化和炎症性改变为特征，主要累及皮肤，以往称为硬皮病（scleroderma）。但胃肠道、肾脏、心脏、肌肉及肺也常常受累。本病可发生于任何年龄，但以 30~50 岁多见，男女之比为 1∶3。临床上，系统性硬化分为两类：①弥漫性：特点是在发病时皮肤广泛受累伴快速进展及早期内脏受累；②局限性：相对局限性的皮肤受累，如手指、前臂、面部及其他部位，内脏受累较晚，预后相对较好。

【病因及发病机制】　原因不明，可能为多因素导致大量胶原沉积。在纤维形成过程中免疫异常及血管的异常起着重要的作用。尽管系统性硬化特点是广泛纤维化，但病变开始没有成纤维细胞或胶原的损害，一致认为纤维化是继发于免疫系统的异常。

【病理变化】　主要累及皮肤、消化道、骨骼肌系统和肾脏，也可累及血管、心脏、肺及周围神经。

1. 皮肤　通常从手指及上肢远端开始，逐渐累及上臂、肩、颈部和面部。早期受累皮肤水肿，血管周围有 CD4[+] Th 细胞浸润，伴有胶原纤维肿胀及变性。毛细血管及小动脉基底膜增厚、内

Notes

皮细胞损伤及部分阻塞。随着病程的进展，真皮水肿期进展为纤维化。沿表皮及真皮浅层胶原增多、钉突消失、皮肤附属器萎缩（图5-5）。真皮内动脉及毛细血管壁增厚及玻璃样变。局灶或弥漫皮下钙化。在进展期，手指变细并呈鸡爪样，伴关节活动受限，面部变形。血供减少导致皮肤溃疡及终末指节萎缩。有时指端会自行断指脱落。

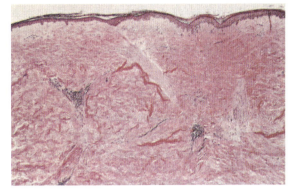

图 5-5　硬皮病之皮肤

真皮层胶原化，皮肤附件明显减少，表皮萎缩变薄

2. **消化道**　约90%的患者消化道受累。消化道的任何部位都可出现肌层进行性萎缩及纤维化，但食管最严重。食管下2/3常僵硬，食管下段括约肌功能障碍，造成胃食管反流。小肠绒毛和微绒毛消失，从而导致吸收不良综合征。

3. **骨骼和肌肉系统**　早期出现滑膜炎，晚期出现纤维化。与类风湿性关节炎相比，系统性硬化没有关节的破坏。大约10%的患者可以出现肌炎，要与多发性肌炎相鉴别。

4. **肾脏**　2/3的患者可出现肾脏异常。主要累及叶间动脉。由于黏液和胶原物质沉积于血管壁，导致血管壁增厚，同时伴有内皮细胞增生。约30%的硬皮病患者可出现高血压，20%的患者出现恶性高血压。50%患者死于肾衰竭，系统性硬化没有特异性的肾小球改变。

5. **肺**　50%的患者累及肺脏。肺动脉管壁增厚及间质纤维化，继发于肺血管内皮损伤可引起血管痉挛。临床表现为肺动脉高压。

6. **心脏**　1/3的患者出现渗出性心包炎及沿着增厚的心肌内小动脉分布的心肌纤维化。

(六) 血管炎

血管炎（vasculitis）是血管壁的炎症，按其发病机制可分为免疫介导的炎症和其他因子导致的炎症。血管炎可累及如主动脉等大血管，也可累及小血管，如小动脉、小静脉甚至毛细血管。

1. **巨细胞性动脉炎（giant cell arteritis）**　巨细胞性动脉炎为累及中等动脉和小动脉的急、慢性炎症，常有肉芽肿形成。主要累及颞动脉，也可累及椎动脉和眼动脉。偶尔可累及眼动脉，导致失明。罕见的情况下累及主动脉。此病常见于老年人，50岁以前罕见。

【**病理变化**】　大体上，动脉呈节段性受累，为结节状管壁增厚，管腔狭窄，有时可伴血栓形成，管腔完全闭塞。组织学上有两种类型，常见者为以内弹力板为中心的动脉中膜的肉芽肿性炎，其中以单核细胞、朗格汉斯巨细胞和异物巨细胞为主，内弹力板断裂（图5-6）。另一型肉芽肿罕见或无肉芽肿，动脉壁仅有一些非特异性淋巴细胞、巨噬细胞和中性粒细胞、嗜酸性粒细胞浸润。

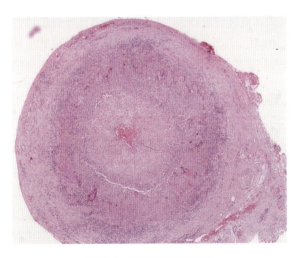

图 5-6　巨细胞性动脉炎

镜下见以动脉中膜为主的肉芽肿性炎，可见多量多核巨细胞

2. **结节性多动脉炎（polyarteritis nodosa）**　结节性多动脉炎是累及小或中等大小肌型动脉的全壁性坏死性血管炎。病变为全身性，常累及肾动脉和内脏动脉，一般不累及肺循环系统。病变通常为局灶性。常导致动脉的不规则动脉瘤样扩张、结节形成。血管阻塞有时会出现组织梗死。结节性多动脉炎虽也可见于儿童和年岁较

大的人群。但通常发生在年轻成人。

【病理变化】　经典型结节性多动脉炎可累及除肺以外的全身的中小动脉。最常见的部位为肾、心、肝、胃肠道、胰、睾丸、骨骼肌、神经系统和皮肤。病变呈清楚的节段性,可仅累及管壁的一部分,动脉分支处更为常见。受累段的动脉壁因炎症浸润而弹性减弱,可出现动脉瘤样扩张或局部破裂。血管供血区可出现溃疡、梗死、缺血性萎缩或出血。组织学上,急性期为动脉壁的全壁性炎,有密集的中性粒细胞、嗜酸性粒细胞和单核细胞浸润,常有血管壁内 1/2 的纤维素样坏死(图 5-7)。炎症反应一直至外膜,管腔可有血栓形成。有些病变仅累及动脉壁圆周的一部分,而其他部位正常。稍晚急性炎症消退,代之以管壁的纤维性增厚伴单核细胞浸润,纤维组织增生可蔓延到外膜,使病变呈结节状。晚期则受累血管有明显的纤维性增厚而无明显的炎症反应。结节性多

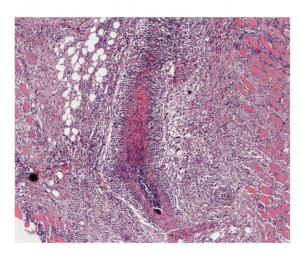

图 5-7　结节性多动脉炎
动脉壁全层炎症,大量中性粒细胞、嗜酸性粒细胞浸润

动脉炎在不同的血管或同一血管内上述各期病变常常并存。

3. 血栓闭塞性脉管炎(Buerger 病)(Thromboangiitis obliterans)　血栓闭塞性脉管炎的特征为中小动脉的节段性血栓性急、慢性炎,主要累及胫动脉和尺动脉,有时可继发累及肢体的静脉和神经。此病主要发生在严重吸烟的男性,吸烟妇女中的发病率也在上升。可能与烟草成分对内皮细胞的直接毒性或过敏有关。临床上,患者常因血管闭塞而出现严重疼痛,甚至足和手指的慢性溃疡或坏疽。

【病理变化】　为中小动脉的节段性急性和慢性血管炎,可继发累及邻近的静脉和神经。显微镜下动脉壁有明显的急性及慢性炎,伴有管腔的血栓形成。血栓常有机化和再通。血栓内含有以中性粒细胞为中心,外周有肉芽肿性炎症的小脓肿。

4. Wegener 肉芽肿(Wegener granulomatosis)　Wegener 肉芽肿是一种坏死血管炎,其特征为下列三联征:①上呼吸道(耳、鼻、鼻窦、喉)和下呼吸道(肺)的急性坏死性肉芽肿;②累及小到中等血管(如毛细血管、小静脉、小动脉、和动脉)的局灶性坏死或肉芽肿性血管炎,最明显为肺和上呼吸道,也可累及其他部位;③局灶性或坏死性肾脏疾病,最常见为新月体性肾小球肾炎。此病男性稍多于女性,平均发病年龄约为 40 岁。其发病可能与吸入的感染因子或其他环境因素的过敏反应有关。个别病例在肾小球和血管壁中发现有免疫复合物。90% 以上活动期患者血清胞质型抗中性粒细胞胞质抗体(Cytoplasmic antineutrophil cytoplasmic antibody,C-ANCA)阳性,免疫抑制治疗效果好,提示其发病与免疫学异常有关,可能为细胞介导的免疫反应。

【病理变化】　上呼吸道病变可为鼻窦炎,鼻、上颚、咽黏膜的肉芽肿或溃疡形成,周边为坏死性肉芽肿及血管炎。在肺,散布的局灶性坏死性肉芽肿可融合形成结节,结节内可形成空洞。显微镜下肉芽肿中心为地图状的坏死,周边为淋巴细胞、浆细胞、巨噬细胞和不同数量的巨细胞,可见小动脉或静脉的坏死性或肉芽肿性血管炎。肉芽肿可在血管本身或紧邻血管或与血管壁分界清楚。这些区域周边通常为成纤维细胞增生带,伴有巨细胞和浸润的白细胞,可有空洞形成,很似结核结节。需要同分枝杆菌或真菌感染鉴别。病变最终形成纤维化和机化。肾脏病变:轻型或在疾病的早期,肾小球有局灶性增殖和坏死,个别肾小球的毛细血管袢有血栓形成(局灶性坏死性肾小球肾炎)。晚期的肾小球病变为肾小球弥漫性坏死、增殖和新月体形成(新月体性肾小球肾炎)。

Notes

其他常见的血管炎还有:Takayasu 动脉炎、Kawasaki 血管炎、显微镜下多脉管炎等。

(七) IgG4 相关性疾病

IgG4 相关性疾病(IgG4-related disease,IgG4-RD)是近几年认识到的一类新疾病,其主要病理改变为慢性炎症及纤维组织增生,形成肿瘤样肿块;浸润的炎细胞中可见大量浆细胞,患者常伴有血浆 IgG4 升高。IgG4 相关性疾病早期发现于自身免疫性胰腺炎患者,随后发现可发生于全身各个器官,包括胆管系统、涎腺、眶内(泪腺)、肾脏、肺、淋巴结、脑膜、主动脉、乳腺、前列腺、甲状腺、心包和皮肤等处。可单器官累及,但常为系统性或多器官受累。

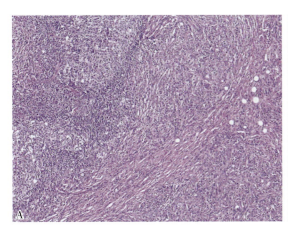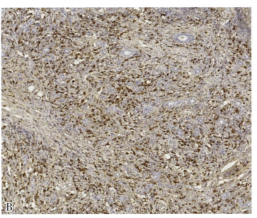

图 5-8　涎腺的 IgG4 相关性疾病

A. 涎腺腺泡萎缩消失,纤维组织增生,大量炎细胞浸润,淋巴滤泡形成;B. IgG4 免疫组化染色显示多量浆细胞阳性表达

IgG4 相关性疾病的组织形态学表现在不同组织器官大致相同,均为大量慢性炎细胞浸润,包括淋巴细胞(T 细胞、B 细胞)和浆细胞,T 细胞和浆细胞常为弥漫性浸润,B 细胞可形成淋巴滤泡,部分病例伴有嗜酸性粒细胞浸润。受累组织常萎缩,伴广泛的纤维组织增生,纤维组织有时排列成"车辐样"。病变组织中的浆细胞可用免疫组化 IgG 和 IgG4 标记,通常 IgG4+ 浆细胞占 IgG+ 浆细胞的比例一半及以上(图 5-8)。可通过计数平均每高倍视野 IgG4+ 浆细胞数目,对于诊断 IgG4 相关性疾病有帮助。

长期以来认为局限于一些单器官的病变,目前证实为 IgG4 相关性疾病谱的一部分,如涎腺和泪腺的 Mikulicz 病、Riedel 甲状腺炎、特发性腹膜后纤维化、自身免疫性胰腺炎、肺及肾的炎性假瘤等。IgG4 相关性疾病的病因及发病机制目前尚不十分清楚,临床对于这类疾病使用糖皮质激素治疗有较好效果。另有研究发现,应用抗 B 细胞的药物(rituximab)治疗,也可使患者获益。

第二节　器官和骨髓的移植排斥反应

移植排斥反应是宿主免疫系统针对移植物的组织相容性抗原分子产生的由细胞和(或)抗体介导的超敏反应,器官移植成功与否的关键在于抑制和降低移植排斥反应。

一、移植排斥反应及机制

同种异体移植物排斥反应的方式与受体(recipient)的免疫反应状态、移植物的性质有密切关系。在免疫功能正常的个体,接受异体移植物后,若不经任何免疫抑制处理,将立即发生宿主免疫系统对移植物的排斥反应,即宿主抗移植物反应(host versus graft reaction,HVGR),导致移植物被排斥,其过程既有细胞介导的免疫反应,又有抗体介导的免疫反应参与。

1. T 细胞介导的排斥反应　在人体和实验性移植中证实,T 细胞介导的迟发性超敏反应对移植物的排斥起着重要作用。移植物中供体的淋巴细胞(过路细胞)、树突状细胞等具有丰富的

Notes

HLA-Ⅰ、Ⅱ，是主要的致敏原。它们一旦被宿主的淋巴细胞识别，即可使 CD8+ 细胞分化，成为成熟的 CD8+ 细胞毒性 T 细胞，溶解破坏移植物。同时，使 CD4+ 细胞活化，启动经典的迟发型超敏反应。此外，与迟发型超敏反应相伴随的微血管损害、组织制备及巨噬细胞介导的破坏作用，也是移植物损毁的重要机制。

2. 抗体介导的排斥反应   T 细胞在移植排斥反应中无疑起着主要作用，但抗体也能介导排斥反应，其形式有：①超急性排斥反应：发生在移植前循环中已有 HLA 抗体存在的受体。该抗体可来自过去曾多次妊娠、接受输血或感染过某些表面抗原与供者 HLA 有交叉反应的细菌或病毒。在这种情况下，移植后可立即发生排斥反应，乃由于循环抗体固定于移植物的血管内皮，固定并激活补体，引起血管内皮受损，导致血管壁的炎症、血栓形成和组织坏死；②在原来并未致敏的个体中，随着 T 细胞介导的排斥反应的形成，可同时有抗 HLA 抗体的形成，造成移植物损害。

移植物抗宿主病（graft versus host disease，GVHD）指在机体的免疫功能缺陷，而移植物又具有大量的免疫活性细胞（如骨髓、胸腺移植）的情况下，宿主无力排斥植入的组织器官，而移植物中的供体免疫活性细胞可被宿主的组织相容性抗原所激活，产生针对宿主组织细胞的免疫应答，导致宿主的全身性组织损伤。

二、实体器官移植排斥反应的病理变化

根据发生机制和形态学，移植排斥反应大致分为三类：超急性排斥反应、急性排斥反应和慢性排斥反应。以下以肾移植中各类排斥反应的病理变化为例加以说明。类似的变化亦可见于其他组织、器官的移植。

（一）超急性排斥反应

一般于移植后数分钟至数小时出现。有时在血管吻合后立即出现。大体表现为肾脏迅速由粉红色转变为暗红色，伴出血或梗死，出现花斑状外观。镜下表现为广泛的急性小动脉炎伴血栓形成及缺血性坏死。

本型反应的发生与受体血循环中已有供体特异性 HLA 抗体存在或受体、供者 ABO 血型不符有关，属于Ⅲ型变态反应，以广泛分布的急性小动脉炎、血栓形成和因之引起的组织缺血性坏死为特征。因术前广泛采用组织交叉配型，现在本型已少见。

（二）急性排斥反应

可发生在移植后数天至 1 个月内。可以细胞免疫为主，主要表现为间质内单个核细胞浸润；也可以体液免疫为主，以血管炎为特征；有时两者可同时参与。

1. 细胞型排斥反应   常发生在移植后 1 个月内发生，临床上表现为移植肾衰竭。镜下，可见肾间质明显水肿伴以大量的 CD4$^+$ 和 CD8$^+$T 细胞为主的单个核细胞浸润。肾小球及肾小管周围毛细血管中在大量单个核细胞，可侵袭肾小管壁，引起局部肾小管坏死。细胞型排斥反应时，患者通常对免疫抑制治疗反应良好。

2. 血管型排斥反应   主要为抗体介导的排斥反应。抗体及补体的沉积引起血管损伤，随后出现血栓形成及相应部位的梗死。此型更常出现的是亚急性血管炎，表现为成纤维细胞、平滑肌细胞和泡沫状巨噬细胞增生所引起的内膜增厚，常导致管腔狭窄或闭塞（图 5-9）。

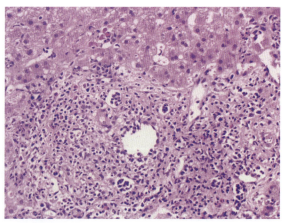

图 5-9   肝移植后的急性排斥反应（血管型）
血管壁及血管内皮下炎细胞浸润，血管内膜增厚

Notes

（三）慢性排斥反应

慢性排斥反应在移植后数月至数年内发生，可由急性排斥反应持续发展而来，常表现为慢性进行性的移植器官损害，其突出病变是血管内膜纤维化，引起管腔严重狭窄，从而导致肾缺血，形态表现为肾小球毛细血管祥萎缩、纤维化、玻璃样变，肾小管萎缩，间质除纤维化外尚有单核细胞、淋巴细胞及浆细胞浸润。

<h2 style="text-align:center">三、骨髓移植排斥反应的病理变化</h2>

骨髓移植目前主要应用于造血系统肿瘤、再生障碍性贫血、免疫缺陷病和某些非造血系统肿瘤等疾病的治疗。骨髓移植所面临的两个主要问题是移植物抗宿主病（GVHD）和骨髓移植排斥反应。

具有免疫活性细胞或其前体细胞的骨髓移植入免疫功能缺陷的受者体内时可发生 GVHD，免疫功能缺陷常因原发性疾病或采用药物、放射线照射所致。骨髓移植后，来自供者骨髓的免疫活性细胞可识别受者组织并产生免疫应答，使 CD4$^+$ 和 CD8$^+$ T 细胞活化，导致受体组织损害。GVHD 可分为急性、慢性两种。急性 GVHD 一般在移植后 3 个月内发生，可引起肝、皮肤和肠道上皮坏死，肝小胆管破坏可导致黄疸，肠道黏膜溃疡可致血性腹泻，皮肤损害主要表现为局部或全身性斑丘疹。慢性 GVHD 可以是急性 GVHD 的延续或在移植后 3 个月自然发生，在皮肤病变类似硬皮病。GVHD 为致死性并发症，虽可在移植前通过 HLA 配型降低其排斥反应的强度，但不能彻底根除。可能的解决方案为去除供者骨髓中的 T 细胞，临床观察发现，此方法虽可降低 GVHD 的发生率，却使移植失败和白血病复发的几率增加。因此 T 细胞不仅可介导 GVHD，也为移植物的存活及去除白血病细胞所必需。

同种异体骨髓移植的排斥反应由宿主的 T 细胞和 NK 细胞介导。T 细胞介导的排斥反应机制与实体器官的排斥反应机制相同，而供体骨髓细胞因为不能与 NK 细胞表面的宿主自身 HLA-Ⅰ分子特异性的抑制性受体结合，而被 NK 细胞直接破坏。

<h2 style="text-align:center">第三节 免疫缺陷病</h2>

免疫缺陷病（immunodeficiency disease）是一组由于免疫系统发育不全或遭受损害所致的免疫功能缺陷的一类疾病。通常分两种类型：①原发性免疫缺陷病：又称先天性免疫缺陷病，与遗传有关，多发生在婴幼儿；②继发性免疫缺陷病：又称获得性免疫缺陷病，可发生在任何年龄，多因严重感染，尤其是直接侵犯免疫系统的感染、恶性肿瘤、应用免疫抑制剂、放射治疗和化疗等原因引起。

免疫缺陷病的临床表现因其性质不同而异。体液免疫缺陷的患者产生抗体的能力低下，因而发生连绵不断的细菌感染。淋巴组织中无生发中心，也无浆细胞存在。血清免疫球蛋白定量测定有助于这类疾病的诊断。细胞免疫缺陷在临床上可表现为严重的病毒、真菌、胞内寄生菌（如结核杆菌）及某些原虫的感染。患者的淋巴结、脾及扁桃体等淋巴样组织发育不良或萎缩，胸腺依赖区和周围血中淋巴细胞减少，功能下降，迟发性变态反应微弱或缺如。免疫缺陷患者除表现难以控制的机会性感染（opportunistic infection）外，自身免疫性疾病及恶性肿瘤的发病率也明显增高。

<h2 style="text-align:center">一、原发性免疫缺陷病</h2>

原发性免疫缺陷病是一组少见病，与遗传有关，常发生在婴幼儿，出现反复感染，严重威胁生命。按其性质不同，可分为体液免疫缺陷为主、细胞免疫缺陷为主以及两者兼有的联合性免疫缺陷三大类。此外，补体缺陷、吞噬细胞功能缺陷等非特异性免疫缺陷也属于此类（表 5-2）。

Notes

表 5-2   原发性免疫缺陷病的常见类型

体液免疫缺陷为主	联合性免疫缺陷病
原发性丙种球蛋白缺乏症	重症联合性免疫缺陷病
孤立性 IgA 缺乏症	Wiskott-Aldrich 综合征
普通易变免疫缺陷病	毛细血管扩张性共济失调症
细胞免疫缺陷为主	腺苷酸脱氢酶缺乏症
DiGeorge 综合征	吞噬细胞功能障碍
Nezelof 综合征	补体缺陷
黏膜皮肤念珠菌病	

二、继发性免疫缺陷病

继发性免疫缺陷病较原发性者更为常见。许多疾病可伴发继发性免疫缺陷病,包括感染(风疹、麻疹、巨细胞病毒感染和结核病等)、恶性肿瘤(霍奇金淋巴瘤、白血病和骨髓瘤等)、自身免疫性疾病(SLE、类风湿性关节炎等)、免疫球蛋白丧失(肾病综合征)、免疫球蛋白合成不足(营养缺乏)、淋巴细胞丧失(药物、系统感染等)和免疫抑制剂治疗等。

继发性免疫缺陷病可因机会性感染引起严重后果,因此及时的诊断和治疗十分重要。本节仅叙述发病率日增而死亡率极高的获得性免疫缺陷综合征(acquired immunodeficiency syndrome,AIDS),即艾滋病。

获得性免疫缺陷综合征是由人类免疫缺陷病毒(human immunodeficiency virus,HIV)引起的以免疫缺陷为特征、伴机会性感染、继发肿瘤及神经系统症状的临床综合征。临床表现为发热、乏力、体重下降、全身淋巴结肿大及神经系统症状。本病 1981 年首先由美国报道,目前已遍布全球。至 2006 年估计已超过 2000 万人死于此病,2006 年全球死于 AIDS 病者达 210 万人。全球的 HIV 携带者和艾滋病患者约 6000 万人,绝大多数患者(95%)来自发展中国家。按洲际分布,非洲占 65%,亚洲超过 20%。目前艾滋病在我国已进入流行期,因此艾滋病的防治工作已经是医疗卫生工作者面临的严峻课题。

【病因学】 艾滋病由 HIV 感染引起。HIV 是 RNA 逆转录病毒,属慢病毒科。从艾滋病患者体内分离出 HIV-1 和 HIV-2 两型病毒,其基因组不同,但抗原性和致病力相似。世界各地的 AIDS 主要由 HIV-1 引起,HIV-2 主要在西非和印度流行。

同大多数逆转录病毒一样,HIV-1 病毒颗粒呈球形,中心为锥形的高电子密度核心,外周由来自宿主的双层脂质膜包绕。病毒核心包括主要外壳蛋白 p24、核衣壳蛋白 p7/p9、双拷贝的基因组 RNA 以及三种酶(蛋白消解酶、逆转录酶和整合酶)。p24 是 HIV 感染后最容易检测到的抗原,因而其抗体常用作血清学筛查。位于脂质膜下的基质蛋白 p17 包绕病毒核心(图 5-10)。在脂质膜上镶嵌两种糖蛋白:外膜蛋白 gp120 和跨膜蛋白 gp41,两者在感染宿主细胞过程中起重要作用。HIV-1 基因组包括 9 个基因,其中 gag、pol 和 env 基因分别编码核心蛋白、逆转录酶和膜上的糖蛋白。Env 基因在各病毒株间变异较大。此外,尚有 3 个具有调控病毒复制功能的基因,包括 tat、rev 和 nef 基因。其余 vif、vpr 和 vpu 基因的功能尚不清楚。

【流行病学】 HIV 主要存在于宿主血液、精液、子宫和阴道分泌物和乳汁中。其他体液如唾液、尿液或眼泪中偶尔可分离出病毒。通过接触含有 HIV 病毒或病毒感染细胞的体液和血液而传播病毒。主要有以下传播途径:

1. **性传播** 是艾滋病的主要传播方式,约占所有病例的 75%。精液、体液中的单个核细胞等含有 HIV 病毒,可通过黏膜损伤处进入对方体内,病毒可直接侵入血管或被巨噬细胞吞噬。

2. **血行传播** 包括吸毒者共用被污染的针头、注射器、输血或输血制品引起的传播。

Notes

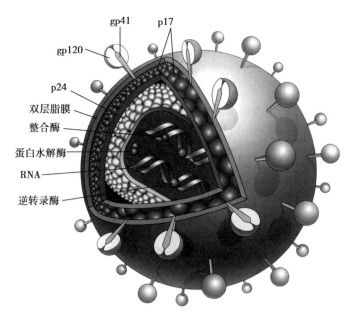

图 5-10 HIV 病毒结构模式图

3. 母 - 婴传播   母体内的 HIV 可通过胎盘直接传播,也可在分娩时或通过污染的乳汁传染。

4. 不确定   约 5% 的比例,难以确定传播途径。

大量研究表明在家庭、学校、办公室里与艾滋病患者的日常接触不会引起传播,也无足够证据表明蚊虫叮咬可造成传播。极少数情况下医务人员或实验室工作人员在损伤过程中被感染。

【发病机制】 HIV 主要累及免疫系统和中枢神经系统。

1. 免疫系统   严重的细胞免疫缺陷是艾滋病的主要特征。其主要机制是 HIV 感染引起 $CD4^+$ Th 细胞大量丧失,同时引起 Th 细胞、巨噬细胞和树突状细胞数目减少。细胞免疫功能缺陷易并发各种机会性感染、罹患各种恶性肿瘤等。

CD4 分子与 HIV 有高度的亲和性,因而 HIV 选择性地与 $CD4^+$ 细胞结合,包括 $CD4^+$ T 细胞、巨噬细胞和树突状细胞(后两者细胞表面有少量的 CD4 分子)。HIV 在这些细胞内复制、储存、释放,释放时使细胞溶解破坏,导致免疫细胞减少,免疫功能下降。

HIV 病毒表面的 gp120 与 CD4 分子结合,淋巴细胞表面的 CXCR4 或巨噬细胞(一些淋巴细胞)表面的 CCR5 作为共受体(coreceptor),三者结合后发生构象改变,从而病毒与宿主细胞融合(图 5-11)。病毒的基因组 RNA 进入细胞后,在逆转录酶的作用下合成反义的 DNA 链,进入细胞

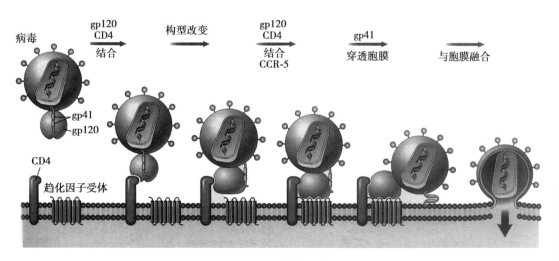

图 5-11 HIV 感染细胞模式图

Notes

核。在核内复制为双链 DNA,并在整合酶的作用下与宿主 DNA 整合。整合后的病毒 DNA 称为前病毒(provirus),这时病毒 DNA 可静止数月至数年而不转录,临床上呈潜伏状态。一旦前病毒开始转录,生成大量病毒颗粒,则病毒颗粒以出芽的方式释放出宿主细胞,同时引起宿主细胞的溶解破坏。释放出的病毒可再感染其他细胞。

T 细胞的变化:由于病毒的破坏以及 T 细胞生成减少,CD4⁺ T 细胞进行性减少。疾病早期病毒主要累及脾、淋巴结、扁桃体等淋巴器官中的 T 细胞,而外周血中 T 细胞在进展期变化明显。T 细胞的功能也受很大影响,包括抗原介导的 T 细胞增生减弱、Th1 细胞因子合成减少、记忆性CD4⁺ Th 细胞减少等,从而引起免疫缺陷。

单核 / 巨噬细胞的变化:HIV 主要感染组织中的单核巨噬细胞,尤其是脑和肺组织。与CD4⁺ T 细胞不同,HIV 在巨噬细胞内低水平地复制,因而不会造成巨噬细胞的破坏,反而成为HIV 在体内的储存池。因此,巨噬细胞在 HIV 的摄取、转运、储存中均起作用。感染 HIV 的巨噬细胞功能障碍,包括杀灭病原体功能下降、趋化作用和抗原递呈功能下降、产生异常的细胞因子等。

树突状细胞的变化:黏膜的树突状细胞(Langerhans 细胞)和滤泡树突状细胞也是 HIV 的靶细胞,与巨噬细胞一样,成为 HIV 的重要储存池。有时黏膜树突状细胞可能是最先接触和感染HIV 的细胞,复制并转运给区域淋巴结。

B 细胞和其他淋巴细胞:HIV 感染时 B 细胞功能异常,主要由病原体、抗原或巨噬细胞功能异常造成 B 细胞多克隆激活,表现为高 Gamma 球蛋白血症等。另一方面,由于 T 细胞功能障碍,B 细胞失去对新抗原反应的能力。

2. 中枢神经系统　中枢神经系统是除免疫组织外 HIV 的另一重要靶器官。脑组织中的巨噬细胞和属于单核巨噬细胞系统的小胶质细胞是 HIV 的靶细胞,HIV 不感染神经元。神经系统的详细发病机制尚不清楚,神经症状可能间接地与感染 HIV 的巨噬细胞释放的可溶性细胞因子有关。此外,可溶性 gp120 及 gp41 诱导的一氧化氮可能对神经元有损伤作用。

【病理变化】　AIDS 病的病理变化可归纳为全身淋巴组织的变化、机会性感染和恶性肿瘤三个方面。

1. 淋巴组织的变化　HIV 感染早期淋巴结肿大,淋巴滤泡增生,髓质内大量浆细胞浸润。这些变化是多克隆 B 细胞激活的表现,与临床上的高 γ- 球蛋白血症有关。HIV 颗粒主要集中于滤泡树突状细胞,也可出现于巨噬细胞及 CD4⁺ 细胞;随着病变进展,滤泡外层淋巴细胞减少或消失,生发中心被零落分割,小血管增生。副皮质区的 CD4⁺ 细胞进行性减少,浆细胞增多。此时淋巴结内淋巴组织萎缩,呈现“燃烧尽”现象,有时可见大量机会性感染的病原体,由于免疫抑制,炎症反应微弱、不典型,较少见到肉芽肿形成等细胞免疫反应性病变;晚期的淋巴结呈现“一片荒芜”,淋巴细胞几乎消失殆尽,仅有少许巨噬细胞和浆细胞残留,有时可见充斥淋巴结内的病原体(图 5-12)。除淋巴结外,脾、胸腺等器官也表现为淋巴细胞减少。

2. 机会性感染　约有 80％ 的 AIDS死亡患者合并多发性机会性感染,随着对

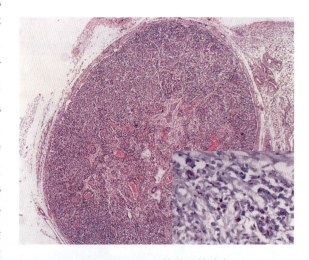

图 5-12　AIDS 的淋巴结改变

淋巴滤泡消失,淋巴细胞数目显著减少,呈现“一片荒芜”。可见多个上皮样肉芽肿形成,抗酸染色(右下)可见大量抗酸杆菌

Notes

AIDS 的研究及治疗的进展,致病菌谱也不断发生改变。AIDS 患者肺部可感染一种真菌——卡氏肺孢菌(*Pneumocystis carinii*)(见第九章呼吸系统疾病),尤其在 CD4⁺T 细胞少于 200 个 /μl 的患者中更常见。其他感染包括复发性黏膜念珠菌病、播散性巨细胞病毒感染、疱疹病毒感染引起严重的口腔黏膜溃疡以及弥漫性结核杆菌和不典型分枝杆菌感染等。

3. **恶性肿瘤** 艾滋病患者易患恶性肿瘤,尤其是 Kaposi 肉瘤、非霍奇金恶性淋巴瘤以及女性的子宫颈癌。可能与多因素相关,如严重的 T 细胞功能缺陷、B 细胞和单核细胞功能异常、多重的病毒感染(人单纯疱疹病毒 8 型、EBV、人乳头状瘤病毒等)。

4. **中枢神经系统受累** 中枢神经系统受累也很常见,90% 患者尸检时可检出中枢神经系统病变,40%~60% 的患者表现出神经系统症状。继发性的机会感染有弓形虫(toxoplasma)或新隐球菌(*Cryptococcus neoformans*)感染所致的脑炎或脑膜炎;巨细胞病毒(cytomegalovirus)和乳多泡病毒(papovavirus)所致的进行性多灶性白质脑病等。HIV 直接感染引起的疾病有脑膜炎、亚急性脑病、痴呆等。

【临床特征】 艾滋病的自然病程反映了 HIV 感染与机体免疫系统相互消长的过程,通常可分为三期:①早期:又称急性期,通常在感染 HIV 3~6 周后出现咽痛、发热、肌肉酸痛和无菌性脑膜炎等,此时病毒在体内大量复制,由于机体有较好的免疫反应能力,2~3 周症状可自行缓解;②中期:又称慢性期,机体免疫功能与病毒之间处于相持阶段,有时此期可长达数年。此期病毒持续复制,临床可无明显症状或出现明显的全身淋巴结肿大,常伴发热、乏力和皮疹等;③后期:又称危险期,机体免疫功能全面崩溃,患者有持续发热、乏力、消瘦和腹泻,并出现神经系统症状、明显的机会性感染及恶性肿瘤。血液化验可见淋巴细胞明显减少,CD4⁺ 细胞减少尤为显著,细胞免疫反应丧失殆尽。

自艾滋病出现以来,全球的科学家进行了大量深入的研究,取得了很多进展,然而艾滋病患者的预后仍然很差。目前艾滋病的治疗多采用联合用药的方法,包括使用逆转录酶抑制剂和蛋白酶抑制剂等,但即使最优化的方案,患者淋巴细胞内的 HIV 仍持续存在。在 HIV 的疫苗研究方面,也遇到了不少难题,包括不同患者之间 HIV 的基因多态性、抗原决定簇的选择、免疫原的有效性等,尤其是对于艾滋病患者的免疫保护机制至今尚不清楚。因此目前在全社会大力开展防治艾滋病的健康教育,是防止艾滋病流行的最重要的手段。

小 结

自身免疫性疾病指机体对自身组织或组织中的某种成分产生免疫反应,导致组织损伤和(或)多器官功能障碍的一类疾病。不同的自身免疫性疾病的发生与自身免疫的相关程度不甚相同。自身免疫性疾病的发病机制包括免疫耐受的丧失、遗传因素、微生物感染及雌激素的可能作用等。自身免疫性疾病按其病变范围可分为单器官 / 细胞受累和多器官 / 系统性受累两大类。

系统性红斑狼疮是一种常见的全身性自身免疫性疾病,几乎累及全身各脏器,但主要累及皮肤、肾、浆膜、关节和心脏等。其病理改变包括多种类型的肾炎病变、皮肤红斑、水疱、斑丘疹等、关节滑膜炎症、中枢系统、心血管病变、浆膜腔炎、脾、肺及其他器官病变等。类风湿性关节炎是以多发性和对称性关节非化脓性增生性滑膜炎为主要表现的慢性全身性自身免疫性疾病,也可累及关节外其他组织,多组织受累时病变类似 SLE。干燥综合征是由自身免疫引起的泪腺及涎腺的损伤性疾病,患者主要表现为眼干及口干。干燥综合征分为原发性和继发性,继发性常与其他自身免疫性疾病有关,类风湿性关节炎最常见。炎性肌病是一类主要以肌肉组织为靶向的免疫异常疾病,包括皮肌炎、多发性肌炎及包涵体肌炎,可单独发生,也可与其他自身免疫性疾病伴发。系统性硬化以全身多个器官间质纤维化和炎症性改变为特征,主要累及皮肤,但胃肠道、肾脏、心脏、肌肉及肺也常常受累。病变特点为显著纤维化及大量胶原纤维沉积,受累器官上皮萎缩、变硬,失去弹性,从而功能障碍。血管炎是血管壁的炎症,按其发病机制可分为免疫介导的炎症和其他因子导致的炎症。血管炎可累及如主动脉等大血管,也可累及小血管,如小动脉、小静脉甚至毛细血管。IgG4 相关性疾病是常累及多器官、多组织的慢性炎症及纤维化疾病,主要受累器官有胰腺、涎腺、泪腺、胆管系统、甲状腺及肺组织等,以多量浆细胞浸润为特点,其中 IgG4 阳性浆细胞比例占到总 IgG 阳性浆细胞一半或以上。患者常伴有血清 IgG4 升高,糖皮质激素治疗有效。

移植排斥反应是宿主免疫系统针对移植物的组织相容性抗原分子产生的由细胞和(或)抗体介导的超敏反应,器官移植成功与否的关键在于抑制和降低移植排斥反应。实体器官的移植排斥反应分为超急性排斥反应、急性排斥反应和慢性排斥反应。超急性排斥反应一般于移植后数分钟至数小时出现,大体表现为肾脏迅速由粉红色转变为暗红色,伴出血或梗死,出现花斑状外观。镜下表现为广泛的急性小动脉炎伴血栓形成及缺血性坏死。急性排斥反应可发生在移植后数天至 1 个月内。以细胞免疫为主者表现为间质内单个核细胞浸润,以体液免疫为主则以血管炎为特征,有时二者可同时参与。慢性排斥反应在移植后数月至数年内发生,表现为慢性进行性的移植器官损害,突出病变是血管内膜纤维化,脏器萎缩、纤维化、玻璃样变,间质除纤维化外尚有单核细胞、淋巴细胞及浆细胞浸润。骨髓移植免疫反应主要包括移植物抗宿主反应和骨髓移植排斥反应。

免疫缺陷病通常分为原发性免疫缺陷病与继发性免疫缺陷病两种类型,前者多为遗传性,后者可因感染、恶性肿瘤、使用免疫抵制剂等引起,其中影响最大者为获得性免疫缺陷综合征,即艾滋病。其病因为人类免疫缺陷病毒引起,可通过性传播、血行传播及母婴传播等。HIV 病毒可选择性地破坏免疫系统,尤其是 CD4$^+$Th 细胞,也可作用于中枢神经系统,因机体免疫力低下导致发热、机会性感染、多系统恶性肿瘤发生等一系列严重后果。健康教育和防止感染是防治艾滋病的重要手段,对于感染患者,近几年通过"鸡尾酒"疗法,能提高患者的生存期。

(卢朝辉　陈杰)

主要参考文献

1. Kumar, et al. Robbins and Cotran Pathologic Basis of Disease. 9th ed. Philadelphia: Elsevier Saunders, 2015: 185-264.
2. 蒋明, David YU, 林孝义, 等 . 中华风湿病学 . 北京: 华夏出版社, 2004: 697-1204.
3. 艾滋病相关的网址: http://www.unaids.org

Notes

第六章 肿 瘤

　　肿瘤(tumor,neoplasm)是以细胞异常增殖为特点的一大类疾病,种类繁多,生物学行为(biologic behavior)和临床表现复杂。良性肿瘤(benign tumor)生长缓慢,没有侵袭性(aggressiveness)或者侵袭性弱,不播散,对人体危害小。恶性肿瘤(malignant tumor)生长迅速,侵袭性强,可以从原发部位播散到身体其他部位,是危害人类健康最严重的疾病之一,且其发病率和死亡率呈增加趋势。2008年全世界新增恶性肿瘤患者约1270万,死亡者约760万。世界卫生组织预测,至2030年,全球每年新发恶性肿瘤病例将达到2140万,死亡者将达1320万。根据2004—2005年抽样统计,我国恶性肿瘤死亡率约为124.86/10万,城市居民为146.57/10万,农村地区为128.63/10万;我国城市人口恶性肿瘤死因最常见的依次为:肺癌、肝癌、胃癌、食管癌、结直肠癌、胰腺癌、白血病、乳腺癌、脑肿瘤;农村地区依次为:肝癌、肺癌、胃癌、食管癌、结直肠癌、白血病、脑肿瘤、乳腺癌、胰腺癌。

　　恶性肿瘤不仅给患者带来躯体和精神痛苦、威胁患者生命,还给患者与社会带来沉重的经济负担。肿瘤的诊断、治疗和预防是医学领域庞大而重要的组成部分,涉及医学中各门学科。肿瘤发生发展机制和肿瘤的病理诊断是病理学和肿瘤学的重要内容。本章从病理学的角度介绍关于肿瘤的基本知识,包括肿瘤的形态和分类、生物学特点、肿瘤对机体的影响、肿瘤病因和发病机制等。这些知识是临床上正确诊断肿瘤、拟定恰当治疗方案、评估预后的基础。各系统的主要肿瘤详见本书各论中有关部分。

第一节　肿瘤的基本概念

一、肿瘤的概念

肿瘤是机体的细胞异常增殖形成的新生物,常表现为机体局部的异常组织团块(肿块)。肿瘤的形成是在各种致瘤因素(tumorigenic agent)作用下,调节细胞生长与增殖的分子发生异常变化、细胞增殖严重紊乱并克隆性异常增殖的结果。肿瘤形成的过程称为肿瘤形成(neoplasia)。

根据肿瘤的生物学特性及其对机体危害的轻重,通常将肿瘤分为良性和恶性两大类。恶性肿瘤统称为癌症(cancer)。肿瘤学(oncology)是有关肿瘤诊断与治疗的医学学科。肿瘤病理学既是病理学的主要内容,也是肿瘤学的重要组成部分。

在古代,人们已注意到肿瘤这一类疾病。《说文解字》对"瘤"字的解释是:"瘤,肿也。"《释名·释疾病》中的解释为:"瘤,瘤肿也。血液聚而生瘤肿也。"这些解释反映了古人对肿瘤发生机制的猜测。

英文文献称肿瘤为 tumor 或 neoplasm。Tumor 一词来自拉丁语,本义为"肿"(swelling)。Neoplasm 来自希腊语,意为"新生物"(neo+plasm)。临床上常用"新生物"这个术语来描述肿瘤。肿瘤常常表现为机体局部的肿块,但某些肿瘤性疾病(例如白血病)并不一定形成局部肿块。另一方面,临床上表现为"肿块"者并不都是真正的肿瘤。一些病理学家强调 neoplasm 和 tumor 两个术语不同,tumor 泛指临床上表现为"肿块"的病变,而真正的肿瘤才称为 neoplasm。但在日常工作中,这两个术语常通用。

二、肿瘤性增殖与非肿瘤性增殖的区别

导致肿瘤形成的细胞增殖称为肿瘤性增殖(neoplastic proliferation)。与肿瘤性增殖相对的概念为非肿瘤性增殖(non-neoplastic proliferation)或者反应性增生(reactive hyperplasia),例如炎性肉芽组织中血管内皮细胞、成纤维母细胞等的增殖。区分这两种细胞增殖状况,具有重要意义。

非肿瘤性增殖可见于正常的细胞更新、损伤引起的防御反应、修复等情况,通常是符合机体需要的生物学过程,受到机体控制,有一定限度;引起细胞增殖的原因消除后一般不再继续。增殖的细胞或组织能够分化成熟。非肿瘤性增殖一般是多克隆性的(polyclonal),增殖过程产生的细胞群,即使是同一类型的细胞(例如成纤维细胞),也并不都来自同一个亲代细胞,而是从不同的亲代细胞衍生而来的子代细胞。

肿瘤性增殖与非肿瘤性增殖有重要区别:①肿瘤性增殖与机体不协调,对机体有害;②肿瘤性增殖一般是克隆性的(clonal),即一个肿瘤中的肿瘤细胞群,是由一个发生了肿瘤性转化(neoplastic transformation)的细胞分裂繁殖产生的子代细胞组成的。这一特点称为肿瘤的克隆性(clonality);③肿瘤细胞的形态、代谢和功能均有异常,不同程度地失去了分化成熟的能力;④肿瘤细胞生长旺盛,失去控制,具有相对自主性(autonomy),即使引起肿瘤性增殖的初始因素已消除,仍能持续生长,反映出肿瘤细胞在引起肿瘤性增殖的初始因素作用下,已发生基因水平的异常,并且稳定地将这些异常传递给子代细胞;即使在引起肿瘤性增殖的初始因素不复存在的情况下,子代细胞仍能持续自主生长。

Notes

第二节 肿瘤的形态与结构

诊断肿瘤需要作各种临床检查和实验室检查。其中,病理学检查(包括大体形态检查和组织切片的显微镜检查)占有重要地位,常常是肿瘤诊断过程中决定性的一步。本节介绍肿瘤大体形态和组织结构的一般特点。

一、肿瘤的大体形态

大体观察时应注意肿瘤的数目、大小、形状、颜色和质地等。这些信息有助于判断肿瘤的类型和良恶性质。

1. 肿瘤的数目 肿瘤的数目不一,常为单个(如消化道的癌),称为单发肿瘤(single tumor)。也可以同时或先后发生多个原发肿瘤(多发肿瘤,multiple tumors),如一种具有特殊的基因变化的疾病——神经纤维瘤病(neurofibromatosis),患者可有数十个甚至数百个神经纤维瘤。在对肿瘤患者进行体检或对手术切除标本进行检查时,应全面、仔细,避免只注意到最明显的肿块而忽略多发性肿瘤的可能。

2. 肿瘤的大小 可以差别很大。小者仅数毫米,很难发现,如甲状腺的隐匿癌(occult carcinoma),有的甚至在显微镜下才能发现。大者直径可达数十厘米,重达数千克乃至数十千克,如卵巢的浆液性囊腺瘤。肿瘤的体积与很多因素有关,如肿瘤的性质(良性还是恶性)、生长时间和发生部位等。发生在体表或大的体腔(如腹腔)内的肿瘤,生长空间充裕,体积可以很大;发生在密闭的狭小腔道(如颅腔,椎管)内的肿瘤,生长受限,体积通常较小。一般而言,恶性肿瘤的体积愈大,发生转移的机会也愈大,因此,恶性肿瘤的体积是肿瘤分期(早期或者晚期)的一项重要指标。对于某些肿瘤类型(如胃肠间质肿瘤)来说,体积也是预测肿瘤生物学行为的重要指标。

3. 肿瘤的形状 肿瘤的形状多种多样,因其组织学类型、发生部位、生长方式和良恶性质的不同而不同,可呈乳头状(papillary)、绒毛状(villous)、菜花状(cauliflower)、息肉状(polypous)、结节状(nodular)、分叶状(lobulated)、浸润性(infiltrating)、溃疡状(ulcerating)和囊状(cystic)等(图6-1)。

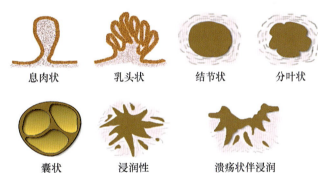

息肉状　乳头状　结节状　分叶状

囊状　浸润性　溃疡状伴浸润

图6-1 肿瘤的大体形态和生长方式模式图

4. 肿瘤的颜色 肿瘤的颜色由组成肿瘤的组织和细胞及其产物的颜色决定。比如,纤维组织的肿瘤,切面多呈灰白色;脂肪瘤呈黄色;血管瘤常呈红色。肿瘤可以发生继发改变,如变性、坏死、出血等,使肿瘤原来的颜色发生变化。有些肿瘤产生色素,如黑色素瘤细胞产生黑色素,使肿瘤呈黑褐色。

5. 质地(consistency) 肿瘤质地与其类型、间质的比例、有无继发改变等有关,例如,脂肪瘤质地较软。纤维间质较少的肿瘤,如大肠的腺瘤,质地较软;伴有纤维增生反应的浸润性癌,质地较硬。

6. 肿瘤与周围组织的关系 良性肿瘤通常与周围组织分界清楚,可有完整包膜,手术时容易分离和完整切除。恶性肿瘤一般无包膜,常侵入周围组织,边界不清,手术时需扩大范围切除。

Notes

二、肿瘤的组织结构

肿瘤组织可分为实质和间质两部分(图6-2)。肿瘤实质(parenchyma)是克隆性增殖的肿瘤细胞,其细胞形态、形成的结构或其产物是判断肿瘤的分化(differentiation)方向、进行肿瘤组织学分类(histological classification)的主要依据。肿瘤的间质(mesenchyma,stroma)由结缔组织、血管、数量不等的淋巴 - 单核细胞构成。肿瘤组织镜下形态复杂多样,根据肿瘤组织结构确定肿瘤的类型和性质,是组织病理诊断的重要任务。肿瘤的生物学行为主要取决于其实质,但间质成分不但起着支持和营养肿瘤实质的作用,其构成的肿瘤微环境(tumor microenvironment)也与肿瘤实质细胞相互作用,对肿瘤细胞的生长、分化和迁移能力有重要影响。

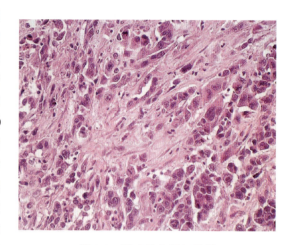

图 6-2   肿瘤的实质与间质
乳腺浸润性导管癌。浸润生长的肿瘤细胞构成其实质;其间的纤维结缔组织等为其间质

三、肿瘤的分化与异型性

肿瘤的分化(differentiation)是指肿瘤组织在形态和功能上与某种正常组织的相似之处;相似的程度称为肿瘤的分化程度(degree of differentiation)。例如,与脂肪组织相似的肿瘤,提示其向脂肪组织分化。肿瘤的组织形态和功能越是类似某种正常组织,说明其分化程度越高或分化好(well differentiated);与正常组织相似性越小,则分化程度越低或分化差(poorly differentiated)。分化极差、以致无法判断其分化方向的肿瘤称为未分化(undifferentiated)肿瘤。

肿瘤组织结构和细胞形态与相应的正常组织有不同程度的差异,称为肿瘤的异型性(atypia)。

肿瘤的组织结构异型性(architectural atypia):肿瘤细胞形成的组织结构,在空间排列方式上(包括极向、与间质的关系等)与相应正常组织的差异,称为肿瘤的结构异型性。如食管鳞状细胞癌中,细胞排列显著紊乱、形成癌巢、在肌层中浸润生长(图6-3);胃腺癌中肿瘤性腺上皮形成大小和形状不规则的腺体或腺样结构,排列紊乱,在固有膜、肌层中浸润生长等(图6-4)。

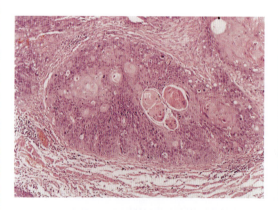

图 6-3   食管鳞状细胞癌
肿瘤细胞呈巢团状(癌巢)浸润生长。癌巢中可见同心圆状角化(角化珠、癌珠)

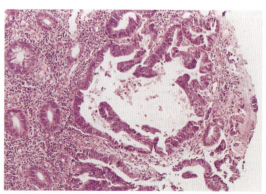

图 6-4   胃腺癌
肿瘤细胞形成大小和形状不规则的腺体或腺样结构,排列紊乱,在固有膜、肌层中浸润生长

　　肿瘤的细胞异型性(cellular atypia)(图 6-5,图 6-6)可有多种表现,包括:①细胞体积异常:有些表现为细胞体积增大;有些表现为原始的小细胞;②肿瘤细胞的大小和形态很不一致(多形性,pleomorphism),出现瘤巨细胞(tumor giant cell),即体积巨大的肿瘤细胞;③肿瘤细胞核的体积增大:胞核与细胞质的比例(核浆比,nuclei-cytoplasm ratio)增高。例如,上皮细胞的核浆比正常时多为 1:4~1:6,恶性肿瘤细胞则可为 1:1;④核的大小、形状和染色差别较大(核的多形性):出现巨核、双核、多核或奇异形核;核内 DNA 常增多、核深染(hyperchromasia);染色质呈粗颗粒状,分布不均匀,常堆积在核膜下;⑤核仁明显,体积大,数目增多;⑥核分裂象(mitotic figure)增多,出现异常核分裂象(病理性核分裂象),如不对称核分裂、多极性核分裂等。

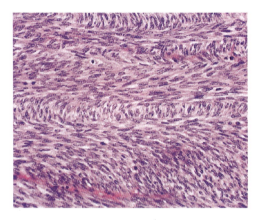

图 6-5　纤维肉瘤

梭形肿瘤细胞编织状排列,核大、深染,染色质颗粒粗,核分裂易见

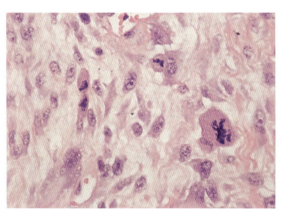

图 6-6　恶性肿瘤的细胞异型性

高度恶性的肉瘤中显著的细胞异型性。肿瘤细胞核大、深染,核浆比例高,细胞大小及形态差异显著(多形性),可见瘤巨细胞,核分裂象(含异常核分裂象)多见

第三节　肿瘤的生长与扩散

　　恶性肿瘤除了不断生长,还发生局部浸润(invasion),甚至通过转移(metastasis)播散到其他部位。本节介绍肿瘤生长和扩散的生物学特点和影响因素。

一、肿瘤的生长方式和生长速度

(一)肿瘤的生长方式

　　肿瘤的生长方式(图 6-1)主要有三种:膨胀性生长(expansile growth)、外生性生长(exophytic growth)和浸润性生长(invasive growth)。

　　实质器官的良性肿瘤多呈膨胀性生长,其生长速度较慢,随着体积增大,肿瘤推挤但不侵犯周围组织,与周围组织分界清楚(well-circumscribed),可在肿瘤周围形成完整的纤维性包膜(capsule)。有包膜的(encapsulated)肿瘤触诊时常常可以推动,手术容易摘除,不易复发。这种生长方式对局部器官、组织的影响,主要是挤压(compression)(图 6-7)。

　　体表肿瘤和体腔(如胸腔、腹腔)内的

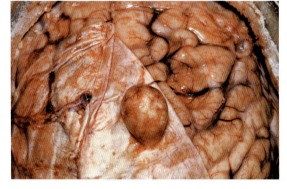

图 6-7　肿瘤的膨胀性生长

边界清楚的脑膜瘤,膨胀性生长,压迫推挤脑组织

Notes

肿瘤,或管道器官(如消化道)腔面的肿瘤,常突向表面,呈乳头状、息肉状、蕈状或菜花状。这种生长方式称为外生性生长(图6-8)。良性肿瘤和恶性肿瘤都可呈外生性生长,但恶性肿瘤在外生性生长的同时,其基底部往往也有浸润(见下文)。外生性恶性肿瘤,由于生长迅速,肿瘤中央部血液供应相对不足,肿瘤细胞易发生坏死,坏死组织脱落后形成底部高低不平、边缘隆起的溃疡(恶性溃疡)。

恶性肿瘤多呈浸润性生长(图6-9)。肿瘤细胞长入并破坏周围组织(包括组织间隙、淋巴管或血管),这种现象叫做浸润(invasion)。浸润性肿瘤没有包膜(或破坏原来的包膜),与邻近的正常组织无明显界限。触诊时,肿瘤固定,活动度小;手术时,需要将较大范围的周围组织一并切除,因为其中也可能有肿瘤浸润,若切除不彻底,术后容易复发。手术中由病理医师对切缘组织作快速冷冻切片检查以了解有无肿瘤浸润,可帮助手术医师确定是否需要扩大切除范围。

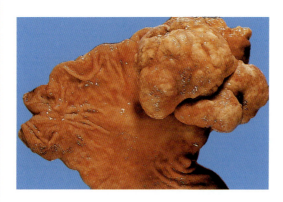

图6-8　肿瘤的外生性生长
胃隆起型(息肉状)腺癌的大体标本

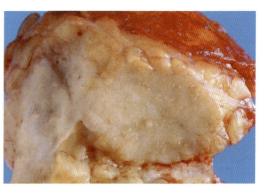

图6-9　肿瘤的浸润性生长
浸润性乳腺癌的大体标本切面。皮肤和乳头(标本上部)下方乳腺组织内浸润的癌组织,边界不清,灰白色,触诊质地较硬

(二) 肿瘤生长速度

不同肿瘤的生长速度(rate of growth)差别很大。良性肿瘤生长一般较缓慢,肿瘤生长的时间可达数年甚至数十年。恶性肿瘤生长较快,特别是分化差的恶性肿瘤,可在短期内形成明显的肿块。影响肿瘤生长速度的因素很多,如肿瘤细胞的倍增时间(doubling time)、生长分数(growth fraction)、肿瘤细胞的生成和死亡的比例等。

肿瘤细胞的倍增时间指细胞分裂繁殖为两个子代细胞所需的时间。多数恶性肿瘤细胞的倍增时间并不比正常细胞更快,所以,恶性肿瘤生长迅速可能主要不是肿瘤细胞倍增时间缩短引起的。生长分数指肿瘤细胞群体中处于增殖状态的细胞的比例(图6-10)。处于增殖状态的细胞,不断分裂繁殖;细胞每一次完成分裂、形成子代细胞的过程称为一个细胞周期(cell cycle),由 G_1、S、G_2 和 M 四个期组成。DNA 的复制在 S 期进行,细胞的分裂发生在 M 期。G_1 期为 S 期作准备,G_2 期为 M 期作准备。恶性肿瘤形成初期,细胞分裂繁殖活跃,生长分数高。随着肿瘤的生长,有的肿瘤细胞进入静止期(G_0 期),停止分裂繁殖。许多抗肿瘤的化学治疗药物是通过干扰细胞增殖起作用的。因此,生长分数高的肿瘤对于化学治疗敏感。如果一个肿瘤中非增殖期细胞数量较多,它对化学药物的敏感性可

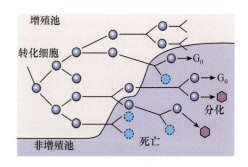

图6-10　肿瘤细胞增殖状态和非增殖状态
肿瘤细胞增殖过程中,有的细胞进入非增殖状态(进入G0期、或分化、或死亡),处于增殖状态的仅为部分肿瘤细胞

Notes

能就比较低。对于这种肿瘤,可以先进行放射治疗或手术,缩小或大部去除瘤体,这时,残余的G_0期肿瘤细胞可再进入增殖期,从而增加肿瘤对化学治疗的敏感性。

肿瘤细胞的生成和死亡的比例是影响肿瘤生长速度的一个重要因素。肿瘤生长过程中,由于营养供应和机体抗肿瘤反应等因素的影响,有一些肿瘤细胞会死亡,并且常常以凋亡的形式发生。肿瘤细胞的生成与死亡的比例,可能在很大程度上决定肿瘤是否能持续生长、能以多快的速度生长。促进肿瘤细胞死亡和抑制肿瘤细胞增殖是肿瘤治疗的两个重要方面。

(三) 肿瘤血管生成

肿瘤直径达到1~2mm后,若无新生血管生成以提供营养,则不能继续增长。实验显示,肿瘤有诱导血管生成(angiogenesis)的能力。肿瘤细胞本身及炎细胞(主要是巨噬细胞)能产生血管生成因子(angiogenesis factor),如血管内皮细胞生长因子(vascular endothelial growth factor,VEGF),诱导新生血管的生成。血管内皮细胞和成纤维细胞表面有血管生成因子受体。血管生成因子与其受体结合后,可促进血管内皮细胞分裂和毛细血管出芽生长。近年研究还显示,肿瘤细胞本身可形成类似血管、具有基底膜的小管状结构,可与血管交通,作为不依赖于血管生成的肿瘤微循环或微环境成分,称为"血管生成拟态"(vasculogenic mimicry)。肿瘤血管生成由血管生成因子和抗血管生成因子共同控制。抑制肿瘤血管生成或"血管生成拟态",是抗肿瘤研究的重要课题,也是肿瘤治疗的新途径。

(四) 肿瘤的演进和异质性

恶性肿瘤是从一个发生恶性转化(malignant transformation)的细胞单克隆性增殖而来。肿瘤性增殖所具有的这种克隆性特点,在女性可用多态X性联标记,如雄激素受体的杂合性来测定(图6-11)。

理论上,一个恶性转化细胞通过这种克隆增殖过程,经过大约40个倍增周期后,达到10^{12}细胞,可引起广泛转移,导致宿主死亡;而临床能检测到的最小肿瘤(数毫米大),恶性转化的细胞也已增殖了大约30个周期,达到10^9细胞(图6-12)。

恶性肿瘤在其生长过程中出现侵袭性增加的现象称为肿瘤的演进(progression),可表现为生长速度加快、浸润周围组织和发生远处转移。肿瘤演进与它获得越来越大的异质性(heterogeneity)有关。肿瘤在生长过程中,经过许多代分裂繁殖产生的子代细胞,可出现不同的基因改变或其他大分子的改变,其生长速度、侵袭能力、对生长信号的反应、对抗癌药物的敏感性等方面都可以有差异。这时,这一肿瘤细胞群体不再是由完全一样的肿瘤细胞组成的,而是具有异质性的肿瘤细胞群体,即具有各自特性的"亚克隆"。在获得这种异质性的肿瘤演进过程中,具有生长优势和较强侵袭力的细胞压倒了没有生长优势和侵袭力弱的细胞。

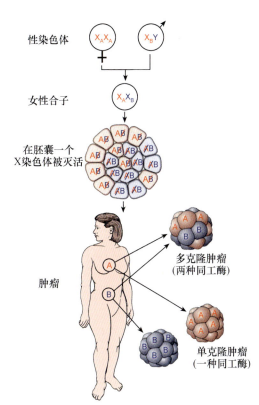

图6-11 用X性联标记显示肿瘤细胞的克隆性 女性的一对X染色体分别来其父母。胚胎发育过程中细胞内的一个X染色体被随机灭活。每一体细胞中的活化的X-性联标记(如雄激素受体或G6PD同工酶)基因随机来自其父或母(图中的A或B)。分析X-性联标记杂合的女性患者发生的肿瘤,可显示肿瘤细胞中X-性联标记基因或来自母亲的A,或者来自父亲的B,而不是同时具有两个等位基因,说明该肿瘤具有克隆性

Notes

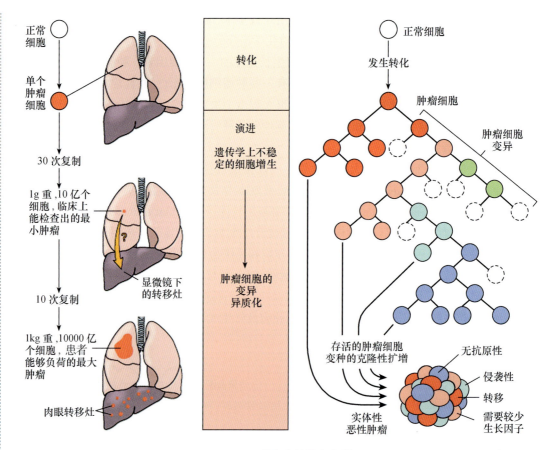

图 6-12 肿瘤生长的生物学

肿瘤的克隆性增殖、肿瘤细胞演进与异质性的关系：一个发生了转化的细胞（肿瘤细胞）克隆性增殖，并衍生出众多亚克隆；侵袭性更强、更能逃避宿主反应的亚克隆得以存活与繁衍，演进为侵袭性更强的异质性的肿瘤

　　近年来对白血病、乳腺癌、前列腺癌、胶质瘤等多种肿瘤的研究显示，一个肿瘤虽然是由大量肿瘤细胞组成的，但其中具有启动（initiate）和维持（sustain）肿瘤生长、保持自我更新（self-renewal）能力的细胞是少数，这些细胞称为癌症干细胞（cancer stem cell）、肿瘤干细胞（tumor stem cell）或肿瘤启动细胞（tumor initiating cell，TIC）。对肿瘤干细胞的进一步研究，将有助于深入认识肿瘤发生、肿瘤生长及其对治疗的反应，以及新的治疗手段的探索。

二、肿 瘤 扩 散

　　恶性肿瘤不仅可在原发部位浸润生长、累及邻近器官或组织，而且还可通过多种途径扩散到身体其他部位。这是恶性肿瘤最重要的生物学特性。

（一）局部浸润和直接蔓延

　　随着恶性肿瘤不断长大，肿瘤细胞常常沿着组织间隙或神经束衣连续地向周围浸润生长，破坏邻近器官或组织，这种现象称为直接蔓延（direct spreading）。例如，晚期子宫颈癌可直接蔓延到直肠和膀胱。

（二）转移

　　恶性肿瘤细胞从原发部位侵入淋巴管、血管或体腔，迁徙到其他部位，继续生长，形成同样类型的肿瘤，这个过程称为转移（metastasis）。通过转移形成的肿瘤称为转移性肿瘤（metastatic tumor）或继发肿瘤（secondary tumor），原发部位的肿瘤称为原发肿瘤（primary tumor）。

　　发生转移是恶性肿瘤的特点，但并非所有恶性肿瘤都会发生转移。例如，皮肤的基底细胞

Notes

癌,多在局部造成破坏,但很少发生转移。

恶性肿瘤可通过以下几种途径转移:

1. **淋巴道转移**(lymphatic metastasis) 淋巴道转移是上皮性恶性肿瘤(癌)最常见的转移方式,但肉瘤也可以淋巴道转移。肿瘤细胞侵入淋巴管(图6-13),随淋巴流到达局部淋巴结(区域淋巴结)。例如,乳腺外上象限发生的癌常首先转移至同侧的腋窝淋巴结,形成淋巴结的转移性乳腺癌。肿瘤细胞先聚集于边缘窦,以后累及整个淋巴结(图6-14),使淋巴结肿大,质地变硬。肿瘤组织侵出包膜,可使相邻的淋巴结融合成团。局部淋巴结发生转移后,可继续转移至淋巴循环下一站的其他淋巴结,最后可经胸导管进入血流,继发血道转移。值得注意的是,有时肿瘤可以逆行转移(retrograde metastasis)或者越过引流淋巴结发生跳跃式转移(skip metastasis)。前哨淋巴结(sentinel lymph nodes)是原发肿瘤区域淋巴结群中承接淋巴引流的第一个淋巴结。在乳腺癌手术中,为了减少同侧腋窝淋巴结全部清扫造成的术后并发症,如淋巴水肿等,临床上作前哨淋巴结术中冷冻活检,判断是否有转移来决定手术方式。该方法也用在恶性黑色素瘤、结肠癌和其他肿瘤的手术中。

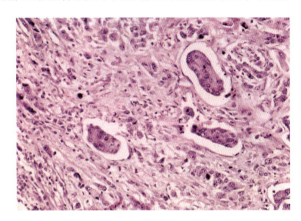

图 6-13 肿瘤的淋巴道转移

浸润性癌组织中的扩张淋巴管,其中可见侵入淋巴管的肿瘤细胞团

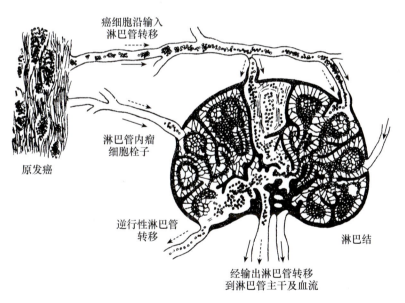

图 6-14 癌的淋巴道转移模式图

⟶淋巴流向;--➤癌细胞流向

2. **血道转移**(hematogenous metastasis) 瘤细胞侵入血管后,可随血流到达远处的器官,继续生长,形成转移瘤。由于静脉壁较薄,同时管内压力较低,故瘤细胞多经静脉入血。少数亦可经淋巴管间接入血。侵入体循环静脉的肿瘤细胞经右心到肺,在肺内形成转移瘤(图6-15),例如骨肉瘤的肺转移。侵入门静脉系统的肿瘤细胞,首先发生肝转移(图6-16),例如胃肠道癌的肝转移。原发性肺肿瘤或肺内转移瘤的瘤细胞可直接侵入肺静脉或通过肺毛细血管进入肺静脉,经左心随主动脉血流到达全身各器官,常转移到脑、骨、肾及肾上腺等处。因此,这些器官的转移

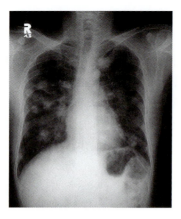

图 6-15　肺内血道转移癌的 X 线照片
双肺可见多个边界较清楚、大小较一
致的类圆形转移性癌结节

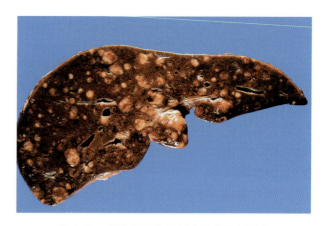

图 6-16　经血道播散至肝内的多发转移癌

瘤常发生在肺内已有转移之后。此外,侵入胸、腰、骨盆静脉的肿瘤细胞,也可以通过吻合支进入脊椎静脉丛,例如前列腺癌可通过这一途径转移到脊椎,进而转移到脑,这时可不伴有肺的转移。

　　恶性肿瘤可以通过血道转移累及许多器官,但最常受累的脏器是肺和肝。临床上常作肺及肝的影像学检查以判断有无血道转移、确定患者的临床分期和治疗方案。形态学上,转移性肿瘤的特点是边界清楚,常为多个,散在分布,多接近于器官的表面。位于器官表面的转移性肿瘤,由于瘤结节中央出血、坏死而下陷,形成所谓"癌脐"。

　　3. 种植性转移(transcoelomic metastasis)　发生于胸腹腔等体腔内器官的恶性肿瘤,侵及器官表面时,瘤细胞可以脱落,像播种一样种植在体腔其他器官的表面,形成多个转移性肿瘤。这种播散方式称为种植性转移。

　　种植性转移常见于腹腔器官恶性肿瘤。例如,胃肠道黏液癌侵及浆膜后,可种植到大网膜、腹膜、盆腔器官如卵巢等处。在卵巢可表现为双侧卵巢长大,镜下见富于黏液的印戒细胞癌弥漫浸润。这种特殊类型的卵巢转移性肿瘤称为 Krukenberg 瘤(图 6-17),多由胃肠道黏液癌(特别是胃的印戒细胞癌)转移而来(应注意 Krukenberg 瘤不一定都是种植性转移,也可通过淋巴道和血道转移形成)。

　　浆膜腔的种植性转移常伴有浆膜腔积液,可为血性浆液性积液,是由于浆膜下淋巴管或毛细血管被瘤栓堵塞,毛细血管通透性增加,血液漏出,以及肿瘤细胞破坏血管引起的出血。体腔积液中可含有不等量的肿瘤细胞。抽取体腔积液作细胞学检查,以发现恶性肿瘤细胞,是诊断恶性肿瘤的重要方法之一。

　　肿瘤浸润和转移的机制很复杂,参见本章第十节。

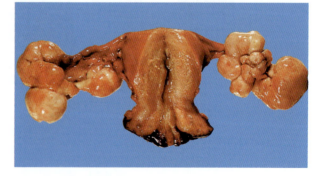

图 6-17　卵巢的转移性腺癌
胃肠道癌侵及浆膜后,种植转移到卵巢。可表现为双侧卵巢长大。图示富含胞质黏液的印戒细胞癌弥漫浸润

第四节　肿瘤分级和分期

　　恶性肿瘤的"级"或"分级"(grade)是描述其恶性程度的指标。病理学上,根据恶性肿瘤的分化程度、异型性、核分裂象的数目等对恶性肿瘤进行分级。三级分级法使用较多:Ⅰ级为高分

Notes

化（well differentiated），分化良好，恶性程度低；Ⅱ级为中分化（moderately differentiated），中度恶性；Ⅲ级为低分化（poorly differentiated），恶性程度高。对某些肿瘤采用低级别（low grade）（分化较好）和高级别（high grade）（分化较差）的两级分级法。应当注意，恶性肿瘤分级中的Ⅰ、Ⅱ、Ⅲ等，和国际疾病分类 ICD-O 中的生物学行为代码（/0、/1、/2、/3）不是对等的概念。

肿瘤的"分期"（stage）是指恶性肿瘤的生长范围和播散程度。肿瘤体积越大、生长范围和播散程度越广，患者的预后越差。对肿瘤进行分期，需要考虑以下因素：原发肿瘤的大小，浸润深度，浸润范围，邻近器官受累情况，局部和远处淋巴结转移情况，远处转移等。

肿瘤分期有多种方案。国际上广泛采用 TNM 分期系统（TNM classification）。T 指肿瘤原发灶的情况，随着肿瘤体积的增加和邻近组织受累范围的增加，依次用 $T_1 \sim T_4$ 来表示。Tis 代表原位癌。N 指区域淋巴结（regional lymph node）受累情况。淋巴结未受累时，用 N_0 表示。随着淋巴结受累程度和范围的增加，依次用 $N_1 \sim N_3$ 表示。M 指远处转移（通常是血道转移），没有远处转移者用 M_0 表示，有远处转移者用 M_1 表示。在此基础上，用 TNM 三个指标的组合（grouping）划出特定的分期（stage）（图 6-18 和表 6-1）。以乳腺癌为例，按照美国癌症联合会（American Joint

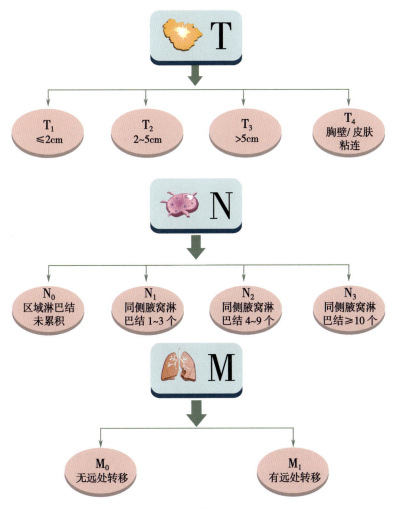

图 6-18 乳腺癌 TNM 分期的主要指标（AJCC，2010）

N 的详细说明如下。N_0：区域淋巴结未累及。N_1：累及同侧腋窝淋巴结 1~3 个，和（或）前哨淋巴结（sentinel lymph node）临床和影像学检查阴性但活检显示同侧乳内淋巴结有微小转移灶。N_2：累及同侧腋窝淋巴结 4~9 个；或临床和影像学检查显示同侧乳内淋巴结转移但同侧腋窝淋巴结未受累。N_3：累及同侧腋窝淋巴结 10 个或 10 个以上；或临床和影像学检查显示同侧锁骨下或锁骨上或乳内淋巴结转移伴 1 个（或 1 个以上）同侧腋窝淋巴结受累；或超过 3 个同侧腋窝淋巴结受累并且临床和影像学检查前哨淋巴结阴性但活检显示同侧乳内淋巴结有转移

Notes

Committee on Cancer)编撰的《AJCC 癌症分期手册》(AJCC Cancer Staging Manual, 7th ed, 2010)的最新分期标准,说明 TNM 分期的方法。为简明起见,图 6-18 只显示了该分期系统中的最主要的指标,详细内容以及其他肿瘤的 TNM 分期可参考该手册。

表 6-1　乳腺癌的 TNM 分期系统(AJCC, 2010)

分期(Stage)	TNM 分组(TNM grouping)	分期(Stage)	TNM 分组(TNM grouping)
Stage 0	Tis　N_0　M_0	Stage ⅢA	T_0　N_2　M_0
Stage Ⅰ	T_1　N_0　M_0		T_1　N_2　M_0
Stage ⅡA	T_0　N_1　M_0		T_2　N_2　M_0
	T_1　N_1　M_0		T_3　N_1　M_0
	T_2　N_0　M_0		T_3　N_2　M_0
Stage ⅡB	T_2　N_1　M_0	Stage ⅢB	T_4　$N_0{\sim}N_2$　M_0
	T_3　N_0　M_0	Stage ⅢC	任何 T　N_3　M_0
		Stage Ⅳ	任何 T 任何 N　M_1

肿瘤的分级和分期是制订治疗方案和估计预后的重要指标。医学上,常常使用“五年生存率”(5-year survival rate)、“十年生存率”(10-year survival rate)等统计指标来衡量肿瘤的恶性行为和对治疗的反应,这些指标与肿瘤的分级和分期有密切关系。一般来说,分级和分期越高,生存率越低。

第五节　肿瘤对机体的影响和肿瘤的临床表现

良性肿瘤分化较成熟,生长缓慢,在局部生长,不浸润,不转移,故一般对机体的影响相对较小,主要表现为局部压迫和阻塞症状。这些症状的有无或者严重程度,主要与肿瘤发生部位和继发变化有关。例如,体表良性肿瘤除少数可发生局部症状外,一般对机体无明显影响;但若发生在腔道或重要器官,也可引起较为严重的后果,如突入肠腔的平滑肌瘤,也可引起严重的肠梗阻或肠套叠;颅内的良性肿瘤可压迫脑组织、阻塞脑室系统而引起颅内压升高等相应的神经系统症状。良性肿瘤有时可发生继发性改变,亦可对机体带来程度不同的影响。如子宫黏膜下肌瘤常伴有子宫内膜浅表糜烂或溃疡,可引起出血和感染。内分泌腺的良性肿瘤可分泌过多激素而引起症状,如垂体生长激素腺瘤分泌过多生长激素,可引起巨人症(gigantism)或肢端肥大症(acromegaly)。

恶性肿瘤分化不成熟,生长迅速,浸润并破坏器官的结构和功能,还可发生转移,对机体的影响严重,治疗效果尚不理想,患者的死亡率高,生存率低。恶性肿瘤除可引起局部压迫和阻塞症状外,还易并发溃疡、出血、穿孔等。肿瘤累及局部神经,可引起顽固性疼痛。肿瘤产物或合并感染可引起发热。内分泌系统的恶性肿瘤,包括弥散神经内分泌系统(diffuse neuroendocrine system, DNES)的恶性肿瘤如类癌和神经内分泌癌等,可产生生物胺或多肽激素,引起内分泌紊乱。晚期恶性肿瘤患者,往往发生癌症性恶病质(cancer cachexia),表现为机体严重消瘦、贫血、厌食和全身衰弱。癌症性恶病质的发生可能主要是肿瘤组织本身或机体反应产生的细胞因子等作用的结果。

一些非内分泌腺肿瘤,也可以产生和分泌激素或激素类物质,如促肾上腺皮质激素(ACTH)、降钙素(calcitonin)、生长激素(GH)、甲状旁腺素(PTH)等,引起内分泌症状,称为异位内分泌综合征(ectopic endocrine syndrome)。此类肿瘤多为恶性肿瘤,以癌居多,如肺癌、胃癌、肝癌等。异位激素的产生可能与肿瘤细胞的基因表达异常有关。

Notes

异位内分泌综合征属于副肿瘤综合征(paraneoplastic syndrome)。广义的副肿瘤综合征是指不能用肿瘤的直接蔓延或远处转移加以解释的一些病变和临床表现,是由肿瘤的产物(如异位激素)或异常免疫反应(如交叉免疫)等原因间接引起,可表现为内分泌、神经、消化、造血、骨关节、肾脏及皮肤等系统的异常[注意:内分泌腺的肿瘤(如垂体腺瘤),产生原内分泌腺固有的激素(如生长激素)导致的病变或临床表现,不属于副肿瘤综合征]。

一些肿瘤患者在发现肿瘤之前,先表现出副肿瘤综合征,如果医护人员能够考虑到副肿瘤综合征并进一步搜寻,可能及时发现肿瘤。另一方面,已确诊的肿瘤患者出现此类症状时,应考虑到副肿瘤综合征的可能,避免将之误认为是肿瘤转移所致。

第六节　良性肿瘤与恶性肿瘤的区别

肿瘤的生物学行为和对机体的影响差别很大。多数肿瘤可以划分为良性和恶性。良性肿瘤一般易于治疗,治疗效果好;恶性肿瘤危害大,治疗措施复杂,效果尚不理想。若将恶性肿瘤误诊为良性肿瘤,可能延误治疗,或者治疗不彻底。相反,如把良性肿瘤误诊为恶性肿瘤,可能导致过度治疗(overtreatment)。因此,区别良性肿瘤与恶性肿瘤,具有重要意义。良性肿瘤与恶性肿瘤的主要区别归纳于表6-2。

表 6-2　良性肿瘤与恶性肿瘤的区别

	良性肿瘤	恶性肿瘤
分化程度	分化好,异型性小	不同程度分化障碍,甚至未分化,异型性大
核分裂象	无或少,不见病理核分裂象	多,可见病理性核分裂象
生长速度	缓慢	较快
生长方式	膨胀性或外生性生长	浸润性或外生性生长
继发改变	少见	常见,如出血、坏死、溃疡形成等
转移	不转移	可转移
复发	不复发或很少复发	易复发
对机体的影响	较小,主要为局部压迫或阻塞。	较大,破坏原发部位和转移部位的组织;坏死、出血,合并感染;恶病质

还有一些肿瘤并不能截然划分为良性、恶性,而需要根据其形态特点评估其复发转移的风险度(低、中、高)。某些组织类型的肿瘤(如卵巢浆液性肿瘤),除了有典型的良性肿瘤(如卵巢浆液性乳头状囊腺瘤)和典型的恶性肿瘤(如卵巢浆液性乳头状囊腺癌),还存在一些组织形态和生物学行为介于良、恶性之间的肿瘤,称为交界性肿瘤(borderline tumor),如卵巢浆液性交界性肿瘤。有些交界性肿瘤有发展为恶性的倾向;有些其恶性潜能(malignant potential)目前尚难以确定,有待通过长时间研究进一步了解其生物学行为。

瘤样病变(tumor-like lesions)或假肿瘤性病变(pseudo neoplastic lesions)指本身不是真性肿瘤,但其临床表现或组织形态类似肿瘤的病变。一些瘤样病变甚至容易被误认为是恶性肿瘤,因此,认识这一类病变并在鉴别诊断时予以充分考虑,是十分重要的。

必须强调,肿瘤的良、恶性,是指其生物学行为的良、恶性。在病理学上,通过形态学等指标来判断肿瘤的良恶性,借以对其生物学行为和预后进行估计,在大多数情况下是可行的,这是肿瘤病理诊断的重要任务,也是目前各种肿瘤检查诊断方法中最重要的方法。但是,必须认识到,影响一个肿瘤的生物学行为的因素很多、非常复杂,病理学家观察到的只是其中某些方面(肿瘤的形态学、免疫标记等),有许多因素(特别是分子水平的改变)目前我们知之甚少;而且,组织学诊断不可避免地会遇到组织样本是否具有代表性等技术问题。所以,这种预后估计并不是十分精确的。病理医师进行病理诊断,除了依据当时病理学界普遍接受的诊断标准,并立足于医师的经验(experience)与判断(judgment),还需注意临床与病理的联系(clinicopathological correlation),亦即充分考虑患者的临床情况、影像学资料和其他检查结果。在医学实践中,病理医师既有诊断医师的职责,同时又是会诊医师(consultant),通过综合临床和病理信息,提出诊断意见。在拟定治疗计划时,各科医师有责任全面考虑临床与病理的联系,作出合理的判断和决策(decision)。一般患者或其亲属对疾病(包括肿瘤)诊断与治疗的复杂性通常缺乏了解,往往期望对所有问题(良恶性、治疗反应、生存期等)获得简单确定的答案。各科医师(包括病理医师)有责任利用各种机会教育公众,使他们对这些疾病的诊治复杂性有充分认识。

第七节　肿瘤的命名与分类

肿瘤的命名(nomenclature)和分类(classification)是肿瘤病理诊断的重要内容,对于临床实践十分重要。医护人员必须了解肿瘤病理诊断名称的含义,正确地使用它们。在医护人员与患者的交流中,也需要适当地给患者解释这些诊断名称的含义,使他们对所患疾病有恰当的认识。

一、肿瘤命名原则

人体肿瘤种类繁多,命名复杂。一般根据其组织或细胞类型以及生物学行为来命名。

(一)肿瘤命名的一般原则

1. **良性肿瘤命名**　一般原则是在组织或细胞类型的名称后面加一个“瘤”字(英文为后缀 -oma)。例如:腺上皮的良性肿瘤,称为腺瘤(adenoma);平滑肌的良性肿瘤,称为平滑肌瘤(leiomyoma)。

2. **恶性肿瘤命名**

(1) 上皮组织的恶性肿瘤统称为癌(carcinoma)。这些肿瘤表现出向某种上皮分化的特点。命名方式是在上皮名称后加一个“癌”字。例如,鳞状上皮的恶性肿瘤称为鳞状细胞癌(squamous cell carcinoma,简称鳞癌);腺上皮的恶性肿瘤称为腺癌(adenocarcinoma)。有些癌具有不止一种上皮分化,例如,肺的“腺鳞癌”同时具有腺癌和鳞状细胞癌成分。未分化癌(undifferentiated carcinoma)是指形态或免疫表型可以确定为癌,但缺乏特定上皮分化特征的癌。

(2) 间叶组织的恶性肿瘤统称为肉瘤(sarcoma)。这些肿瘤表现出向某种间叶组织分化的特点。间叶组织包括纤维组织、脂肪、肌肉、血管和淋巴管、骨、软骨组织等。命名方式是在间叶组织名称之后加“肉瘤”二字。例如:纤维肉瘤、脂肪肉瘤、骨肉瘤。未分化肉瘤(undifferentiated sarcoma)是指形态或免疫表型可以确定为肉瘤,但缺乏特定间叶组织分化特征的肉瘤。

同时具有癌和肉瘤两种成分的恶性肿瘤,称为癌肉瘤(carcinosarcoma)。

应当强调,在病理学上,癌是指上皮组织的恶性肿瘤。平常所谓“癌症”(cancer),泛指所有恶性肿瘤,包括癌和肉瘤。

(二)肿瘤命名的特殊情况

除上述一般命名方法以外,有时还结合肿瘤的形态特点命名,如形成乳头状及囊状结构的腺瘤,称为乳头状囊腺瘤;形成乳头状及囊状结构的腺癌,称为乳头状囊腺癌。

由于历史原因,有少数肿瘤的命名已经约定俗成,不完全依照上述原则:①有些肿瘤的形态类似发育过程中的某种幼稚细胞或组织,称为“母细胞瘤”(-blastoma),良性者如骨母细胞瘤(osteoblastoma);恶性者如神经母细胞瘤(neuroblastoma)、髓母细胞瘤(medulloblastoma)和肾母细胞瘤（nephroblastoma）等；②白血病、精原细胞瘤等，虽称为"病"或"瘤"，实际上都是恶性肿瘤；③有些恶性肿瘤，既不叫癌也不叫肉瘤，而直接称为"恶性……瘤"，如恶性黑色素瘤、恶性畸胎瘤、恶性脑膜瘤、恶性神经鞘瘤等；④有的肿瘤以起初描述或研究该肿瘤的学者的名字命名，如尤文（Ewing）肉瘤、霍奇金（Hodgkin）淋巴瘤；⑤有些肿瘤以肿瘤细胞的形态命名，如透明细胞肉瘤；⑥神经纤维瘤病（neurofibromatosis）、脂肪瘤病（lipomatosis）、血管瘤病（angiomatosis）等名称中的"……瘤病"，主要指肿瘤多发的状态；⑦畸胎瘤（teratoma）是性腺或胚胎剩件中的全能细胞发生的肿瘤，多发生于性腺，一般含有两个及两个以上胚层的多种成分，结构混乱，分为良性畸胎瘤和恶性畸胎瘤两类。

二、肿　瘤　分　类

肿瘤的分类主要依据肿瘤的组织类型、细胞类型和生物学行为，包括各种肿瘤的临床病理特征及预后情况。常见肿瘤的简单分类见表 6-3。每一器官系统的肿瘤，有更为详尽的分类，例如中枢神经系统肿瘤分类、肾癌分类等。

表 6-3　常见肿瘤的分类 / 举例

	良性肿瘤	恶性肿瘤
上皮组织		
鳞状细胞	鳞状细胞乳头状瘤	鳞状细胞癌
基底细胞		基底细胞癌
腺上皮细胞	腺瘤	腺癌
尿路上皮（移行细胞）	尿路上皮乳头状瘤	尿路上皮癌
间叶组织		
纤维组织	纤维瘤	纤维肉瘤
脂肪	脂肪瘤	脂肪肉瘤
平滑肌	平滑肌瘤	平滑肌肉瘤
横纹肌	横纹肌瘤	横纹肌肉瘤
血管	血管瘤	血管肉瘤
淋巴管	淋巴管瘤	淋巴管肉瘤
骨和软骨	软骨瘤，骨软骨瘤	骨肉瘤，软骨肉瘤
淋巴造血组织		
淋巴细胞		淋巴瘤
造血细胞		白血病
神经组织和脑脊膜		
胶质细胞		弥漫型星形细胞瘤、胶质母细胞瘤
神经细胞	神经节细胞瘤	神经母细胞瘤，髓母细胞瘤
脑脊膜	脑膜瘤 / 脊膜瘤	恶性脑膜瘤 / 脊膜瘤
神经鞘细胞	神经鞘瘤	恶性神经鞘瘤
其他肿瘤		
黑色素细胞		恶性黑色素瘤
胎盘滋养叶细胞	葡萄胎	恶性葡萄胎，绒毛膜上皮癌
生殖细胞		精原细胞瘤
		无性细胞瘤
		胚胎性癌
性腺或胚胎剩件		
中的全能细胞	成熟畸胎瘤	不成熟畸胎瘤

Notes

肿瘤分类在医学实践包括病理学实际工作中有重要作用。不同类型的肿瘤具有不同的临床病理特点、治疗反应和预后。肿瘤的正确分类是拟定治疗计划、判断患者预后的重要依据。

分类也是诊断和研究工作的基础。恰当的分类有助于明确诊断标准,统一诊断术语是临床病理诊断工作的前提。统一的诊断标准和术语也是疾病统计、流行病学调查、病因和发病学研究以及对不同机构的研究结果进行比较分析的基本要求。

由于肿瘤分类十分重要,世界卫生组织(World Health Organization,WHO)延请各国专家对各系统肿瘤进行分类,并根据临床与基础研究的进展,不断予以修订,形成世界上广泛使用的WHO肿瘤分类。医护人员应当熟悉其专业涉及的肿瘤的最新分类。

为了便于统计和分析,特别是计算机数据处理,需要对疾病进行编码。WHO国际疾病分类(International Classification of Diseases,ICD)的肿瘤学部分(ICD-O)对每一种肿瘤性疾病进行编码,用一个四位数字组成的主码代表一个特定的肿瘤性疾病,例如,肝细胞肿瘤编码为8170。同时,用一个斜线和一个附加的数码代表肿瘤的生物学行为,置于疾病主码之后。例如,肝细胞腺瘤的完整编码是8170/0,肝细胞癌的完整编码为8170/3。在这个编码系统中,/0代表良性(benign)肿瘤,/1代表交界性(borderline)或生物学行为未定(unspecified)或不确定(uncertain)的肿瘤(交界性肿瘤的定义参见本章第八节),/2代表原位癌(carcinoma in situ),包括某些部位的Ⅲ级上皮内瘤变(grade Ⅲ intraepithelial neoplasia)(原位癌和上皮内瘤变定义参见本章第十节),以及某些部位的非浸润性(noninvasive)肿瘤,/3代表恶性(malignant)肿瘤。

确定肿瘤的类型,除了依靠其临床表现、影像学和形态学特点,还常借助于检测肿瘤细胞表面或细胞内的一些特定的分子。例如,通过免疫组织化学方法检测肌肉组织肿瘤表达的结蛋白(desmin)、淋巴细胞等表面的CD(cluster of differentiation)抗原、上皮细胞中的各种细胞角蛋白(cytokeratin,CK)、恶性黑色素瘤细胞表达的HMB45(图6-19)等。Ki-67等标记可以用来检测肿瘤细胞的增殖活性(图6-20),有助于估计其生物学行为和预后。这些标记是现代病理诊断的重要工具。肿瘤组织病理诊断中,免疫标记(immunomarker)起着越来越重要的作用。

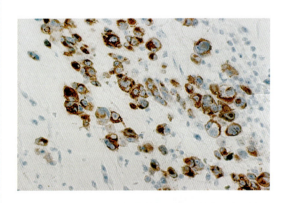 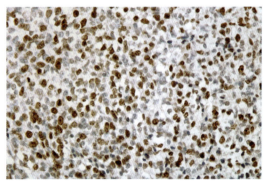

图6-19 恶性黑色素瘤的HMB45免疫组化染色
免疫组织化学(IHC)染色显示肿瘤细胞呈HMB45阳性(肿瘤细胞内的棕黄色颗粒为免疫组织化学染色的阳性反应产物)

图6-20 免疫组化染色显示肿瘤Ki-67抗原表达情况
显示许多肿瘤细胞Ki-67标记阳性(阳性反应的核呈棕黄色),说明肿瘤增殖活性高

表6-4列举了肿瘤诊断中一些常用的免疫标记,以及通常表达这些标记的细胞或肿瘤类型。必须注意,免疫标记大多没有绝对的特异性,通常需要使用一组(panel)标记,而且同时需要有良好的阳性对照和阴性对照,才有助于组织学诊断,否则容易导致不恰当的结论。表6-5举例说明几类常见肿瘤的免疫标记情况。

Notes

表 6-4 肿瘤免疫组织化学常用标记物

标记	常见阳性表达细胞或肿瘤类型
AFP（甲胎蛋白）	胎肝组织,卵黄囊;肝细胞癌,卵黄囊瘤
CD3	T 淋巴细胞;T 细胞淋巴瘤
CD15（Leu-M1）	粒细胞;R-S 细胞（霍奇金淋巴瘤）,一些腺癌
CD20	B 淋巴细胞;B 细胞淋巴瘤
CD30	R-S 细胞（霍奇金淋巴瘤）,大细胞间变性淋巴瘤,胚胎癌
CD31	内皮细胞;血管肿瘤
CD34	内皮细胞;血管肿瘤,胃肠间质肿瘤,孤立性纤维性肿瘤
CD45（LCA,白细胞共同抗原）	白细胞;淋巴造血组织肿瘤
CD45RO（UCHL-1）	T 淋巴细胞;T 细胞淋巴瘤
CD68	巨噬细胞
CD79a	B 淋巴细胞;B 细胞淋巴瘤
CD99	原始神经外胚叶瘤（PNET）,淋巴母细胞性淋巴瘤
calcitonin（降钙素）	甲状腺滤泡旁细胞;甲状腺髓样癌
chromogranin A（CgA,嗜铬粒蛋白 A）	神经内分泌细胞;神经内分泌肿瘤,垂体腺瘤
cytokeratin（细胞角蛋白）	上皮细胞,间皮细胞;癌,间皮瘤
desmin（结蛋白）	肌细胞;平滑肌瘤,平滑肌肉瘤,横纹肌肉瘤
EMA（上皮细胞膜抗原）	上皮细胞;癌,脑膜瘤
GFAP（胶质原纤维酸性蛋白）	胶质细胞;星形细胞瘤
HMB45	黑色素瘤,血管平滑肌脂肪瘤,PEComa
Ki-67	增殖期细胞（细胞增殖活性标记）
PLAP（胎盘碱性磷酸酶）	生殖细胞肿瘤
PSA（前列腺特异性抗原）	前列腺上皮细胞;前列腺腺癌
S-100	神经组织,脂肪组织,Langerhans 组织细胞;神经鞘瘤,脂肪组织肿瘤,黑色素瘤
SMA（平滑肌肌动蛋白）	平滑肌细胞,肌纤维母细胞;平滑肌肿瘤,肌纤维母细胞肿瘤
synaptophysin（Syn,突触素）	神经元,神经内分泌细胞;神经元肿瘤,神经内分泌细胞肿瘤

表 6-5 常见肿瘤的免疫组织化学标记

肿瘤	Keratin	EMA	HMB45	S-100	Desmin	LCA
癌	+	+	-	-	-	-
肉瘤	-/+	-/+	-/+	-/+	+/-	-
淋巴瘤	-	-	-	-	-	+
黑色素瘤	-	-	+	+	-	-

对肿瘤发生的分子机制的研究工作日益深入,也为肿瘤的分类、诊断和治疗提供了新的方向。WHO 最新版的各器官系统肿瘤分类(2007 年起开始出版第四版的各分册),除了考虑各种肿瘤的形态学特点和生物学行为,还考虑了具有特征性的细胞遗传学和分子遗传学改变。近年来,利用 DNA 芯片(DNA microarray)技术对肿瘤细胞基因表达谱(gene expression profile)进行大规模的检测,亦显示一些肿瘤中与生物学行为或治疗反应及预后有关的具有特征性的表达谱。通过分子水平的检查进行分子诊断(molecular diagnosis),将成为肿瘤病理诊断的重要手段之一。

表 6-6 列举了一些肿瘤的细胞遗传学改变。

Notes

表 6-6　一些肿瘤的细胞遗传学改变

肿瘤类型	细胞遗传学改变
肺癌	del(3)(p14-23)
肾细胞癌	del(3)(p14-23),t(3;5)(p13;q12)
肾母细胞瘤	del(11)(p13)
隆突性皮肤纤维肉瘤	t(17;22)(q22;q13)
黏液样脂肪肉瘤	t(12;16)(q13;p11),t(12;22)(q13;q11-12)
滑膜肉瘤	t(X;18)(p11;q11)
横纹肌肉瘤	t(2;13)(q35-37;q14),t(1;13)(p36;q14)
黏液样软骨肉瘤	t(9;22)(q22;q12)
星形细胞瘤	del(9)(p13-24)
神经母细胞瘤	del(1)(32-26)
视网膜母细胞瘤	del(13)(q14)
原始神经外胚叶瘤(PNET)	t(11;12)(q24;q12),t(21;22)(q22;q12), t(7;22)(p22;q12),t(17;22)(q12;q12), t(2;22)(q33;q12)

第八节　常见肿瘤举例

一、上皮性肿瘤

上皮组织包括被覆上皮与腺上皮。上皮组织肿瘤常见,人体的恶性肿瘤大部分是上皮组织恶性肿瘤(癌),对人类危害甚大。

(一)上皮组织良性肿瘤

1. **乳头状瘤(papilloma)**　见于鳞状上皮、尿路上皮等被覆的部位,称为鳞状细胞乳头状瘤(图 6-21)、尿路上皮乳头状瘤等。乳头状瘤呈外生性向体表或腔面生长,形成指状或乳头状突起,也可呈菜花状或绒毛状。肿瘤的根部可有蒂与正常组织相连。镜下,乳头的轴心由血管和结缔组织等间质成分构成,表面覆盖上皮。

2. **腺瘤(adenoma)**　是腺上皮的良性肿瘤,如肠道、乳腺、甲状腺等器官发生的腺瘤。黏膜的腺瘤多呈息肉状(图 6-22);腺器官内的腺瘤则多呈结节状,与周围正常组织分界清楚,常有包膜。腺瘤的腺体与相应正常组织腺体结构相似,可具有分泌功能。

根据腺瘤的组成成分或形态特点,又可将之分为管状腺瘤、绒毛状腺瘤、囊腺瘤、纤维腺瘤、多形性腺瘤等类型。

(1) 管状腺瘤(tubular adenoma)与绒毛状腺瘤(villous adenoma):多见于结肠、直肠黏膜,常呈息肉状,可有蒂(pedicle)与黏膜相连,但有些腺瘤为广基的(sessile),有些腺瘤则是平坦的(flat)。镜下,肿瘤性腺上皮形成分化好的小管或绒毛状结构;或为两种成分混合存在(称为管状绒毛状腺瘤,tubulovillous adenoma)。

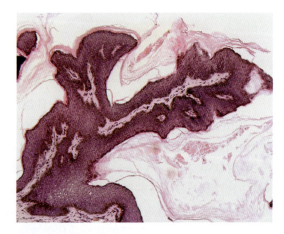

图 6-21　鳞状上皮乳头状瘤(皮肤)

Notes

绒毛状腺瘤发展为癌的几率较高,特别是体积较大者。在家族性腺瘤性息肉病(FAP)(见本章第九节),腺瘤发展为癌的几率极高,发生癌变时患者的年龄也较轻。

(2)囊腺瘤(cystadenoma):是由于腺瘤中腺体分泌物蓄积,腺腔逐渐扩大并互相融合的结果,肉眼上可见到大小不等的囊腔。常发生于卵巢等部位。卵巢囊腺瘤有两种主要类型:一种为腺上皮向囊腔内呈乳头状生长,并分泌浆液,称为浆液性乳头状囊腺瘤(serous papillary cystadenoma);另一种分泌黏液,常为多房性(multilocular),囊壁多光滑,少有乳头状增生,称为黏液性囊腺瘤(mucinous cystadenoma)。

(二)上皮组织恶性肿瘤

癌是人类最常见的恶性肿瘤。在 40 岁以上的人群中,癌的发生率显著增加。

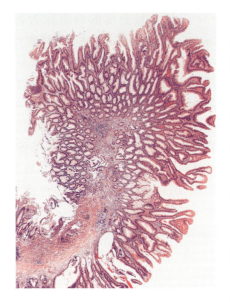

图 6-22 结肠管状绒毛状腺瘤

发生在皮肤、黏膜表面的癌,可呈息肉状、蕈伞状或菜花状,表面常有坏死及溃疡形成。发生在器官内的癌,常为不规则结节状,呈树根状或蟹足状向周围组织浸润,质地较硬,切面常为灰白色。镜下,癌细胞可形成巢团状的癌巢,或呈腺泡状、腺管状、条索状排列,与间质分界一般较清楚。有时癌细胞亦可在间质内弥漫浸润,与间质分界不清。癌的转移,在早期一般多经淋巴道,到晚期发生血道转移。

1. 鳞状细胞癌(squamous cell carcinoma) 简称鳞癌,常发生在鳞状上皮被覆的部位,如皮肤、口腔、唇、食管、喉、子宫颈、阴道、阴茎等处。有些部位如支气管、膀胱等,正常时虽不是由鳞状上皮被覆,但可以发生鳞状上皮化生,在此基础上发生鳞状细胞癌。鳞状细胞癌大体上常呈菜花状,可形成溃疡。镜下,分化好的鳞状细胞癌,癌巢中央可出现层状角化物,称为角化珠(keratin pearl)或癌珠;细胞间可见细胞间桥。分化较差的鳞状细胞癌可无角化,细胞间桥少或无(图 6-23)。

2. 腺癌(adenocarcinoma) 是腺上皮的恶性肿瘤。腺癌较多见于胃肠道、肺、乳腺、女性生殖系统等。癌细胞形成大小不等、形状不一、排列不规则的腺体或腺样结构,细胞常不规则地排列成多层,核大小不一,核分裂象多见(图 6-24)。乳头状结构为主的腺癌称为乳头状腺癌(papillary adenocarcinoma);腺腔高度扩张呈囊状的腺癌称为囊腺癌(cystadenocarcinoma);伴乳头状生长的囊腺癌称为乳头状囊腺癌(papillary cystadenocarcinoma)。

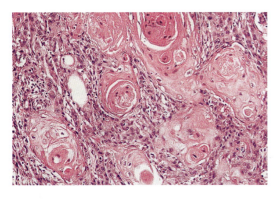

图 6-23 鳞状细胞癌

浸润性高分化鳞状细胞癌。癌组织在间质中浸润性生长,可见大量癌巢和角化珠

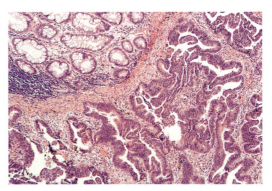

图 6-24 腺癌

结肠腺癌。左上角可见正常黏膜。腺癌细胞形成不规则的腺样结构,在黏膜下层浸润生长

Notes

分泌大量黏液的腺癌称为黏液癌（mucinous carcinoma），又称为胶样癌（colloid carcinoma）。常见于胃和大肠。肉眼观，癌组织呈灰白色，湿润，半透明如胶冻样。镜下，可见腺腔扩张，含大量黏液，并可由于腺体的崩解而形成黏液池，癌细胞似漂浮在黏液中。有时黏液聚积在癌细胞内，将核挤向一侧，使癌细胞呈印戒状，称为印戒细胞（signet-ring cell）。以印戒细胞为主要成分的癌称为印戒细胞癌（signet-ring cell carcinoma）。

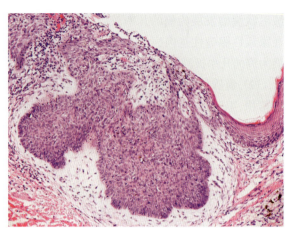

图 6-25 基底细胞癌

皮肤的浅表型基底细胞癌。表面可见溃疡形成，基底细胞样的肿瘤细胞自表皮真皮交界部向真皮内浸润。肿瘤细胞巢周边的细胞呈栅栏状排列

3. **基底细胞癌**（basal cell carcinoma） 多见于老年人头面部。镜下，癌巢由深染的基底细胞样癌细胞构成（图 6-25），有浅表型、结节型等组织类型；生长缓慢，表面常形成溃疡，浸润破坏深层组织，但很少发生转移，对放射治疗敏感，临床上呈低度恶性的经过。

4. **尿路上皮癌**（urothelial carcinoma） 亦称移行细胞癌（transitional cell carcinoma），发生于膀胱、输尿管或肾盂等部位，可为乳头状或非乳头状。分为低级别和高级别尿路上皮癌，或移行细胞癌 I 级、II 级、III 级。级别越高，越易复发和向深部浸润。级别较低者，亦有复发倾向。有些病例复发后，级别增加。

二、间叶组织肿瘤

间叶组织肿瘤的种类很多，包括脂肪组织、血管和淋巴管、平滑肌、横纹肌、纤维组织、骨组织等的肿瘤。习惯上将外周神经组织的肿瘤也归入间叶组织肿瘤。骨肿瘤以外的间叶组织肿瘤又常称为软组织肿瘤（soft tissue tumors）。

间叶组织肿瘤中，良性的比较常见，恶性肿瘤（肉瘤）不常见。此外，间叶组织有不少瘤样病变，形成临床可见的"肿块"，但并非真性肿瘤。有些瘤样病变可以拟似肉瘤，容易造成诊断困难。

（一）间叶组织良性肿瘤

1. **脂肪瘤**（lipoma） 主要发生于成人，是最常见的良性软组织肿瘤。脂肪瘤好发于背、肩、颈及四肢近端皮下组织。外观常为分叶状，有包膜，质地柔软，切面呈黄色，似脂肪组织。直径通常为数厘米，亦有大至数十厘米者。常为单发性，亦可为多发性。镜下见似正常脂肪组织，呈不规则分叶状，有纤维间隔（图 6-26）。一般无明显症状，手术易切除。

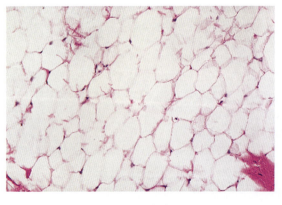

图 6-26 脂肪瘤

2. **血管瘤**（hemangioma） 常见，可发生在许多部位，如皮肤、肌肉（肌内血管瘤，intramuscular hemangioma）、内脏器官等。有毛细血管瘤（capillary hemangioma）（图 6-27）、海绵状血管瘤（cavernous hemangioma）（图 6-28）、静脉血管瘤（venous hemangioma）等类型。无包膜，界限不清。在皮肤或黏膜可呈突起的鲜红肿块，或呈暗红或紫红色斑。内脏血管瘤多呈结节状。发生于肢体软组织的弥漫性海绵状血管瘤可引起肢体增大。血管瘤较常见于儿童，可为先天性，

Notes

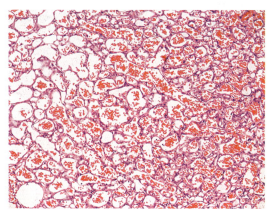

图 6-27 毛细血管瘤

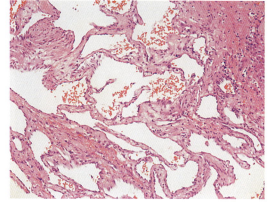

图 6-28 海绵状血管瘤

可随身体的发育而长大,成年后一般停止发展,甚至可以自然消退。

3. 淋巴管瘤(lymphangioma) 由增生的淋巴管构成,内含淋巴液。淋巴管可呈囊性扩张并互相融合,内含大量淋巴液,称为囊状水瘤(cystic hygroma),多见于小儿。

4. 平滑肌瘤(leiomyoma) 多见于子宫等部位。瘤组织由梭形细胞构成,形态比较一致,核呈长杆状,两端钝圆,形态类似平滑肌瘤细胞,排列成束状、编织状。核分裂象罕见。

5. 软骨瘤(chondroma) 自骨膜发生者称骨膜软骨瘤(periosteal chondroma)。发生于手足短骨和四肢长骨骨干髓腔内者,称为内生性软骨瘤(enchondroma),使骨膨胀,外有薄骨壳。切面呈淡蓝色或银白色,半透明,可有钙化或囊性变。镜下见瘤组织由成熟的透明软骨组成,呈不规则分叶状,小叶由疏松的纤维血管间质包绕。位于盆骨、胸骨、肋骨、四肢长骨或椎骨者易恶变;发生在指(趾)骨者极少恶变。病理诊断及与软骨肉瘤的鉴别需综合发生部位、影像学表现和组织形态。

(二)间叶组织恶性肿瘤

恶性间叶组织肿瘤统称肉瘤,较癌少见。有些类型的肉瘤较多发生于儿童或青少年,例如胚胎性横纹肌肉瘤多见于儿童,60% 的骨肉瘤发生在 25 岁以下,有些肉瘤则主要发生于中老年人,如脂肪肉瘤。肉瘤体积常较大,切面多呈鱼肉状;易发生出血、坏死、囊性变等继发改变。镜下,肉瘤细胞大多不成巢,弥漫生长,与间质分界不清。间质的结缔组织一般较少,但血管常较丰富,故肉瘤多先由血道转移。

癌和肉瘤的鉴别见表 6-7。

表 6-7 癌与肉瘤的鉴别

	癌	肉瘤
组织分化	上皮组织	间叶组织
发病率	较高,约为肉瘤的 9 倍。多见于 40 岁以后成人	较低。有些类型主要发生在年轻人或儿童;有些类型主要见于中老年
大体特点	质较硬、色灰白	质软、色灰红、鱼肉状
镜下特点	多形成癌巢,实质与间质分界清楚,纤维组织常有增生	肉瘤细胞多弥漫分布,实质与间质分界不清,间质内血管丰富,纤维组织少
网状纤维	见于癌巢周围,癌细胞间多无网状纤维	肉瘤细胞间多有网状纤维
转移	多经淋巴道转移	多经血道转移

1. 脂肪肉瘤(liposarcoma) 常发生于软组织深部、腹膜后等部位,较少从皮下脂肪层发生,与脂肪瘤的分布相反。是成人多见的肉瘤之一,极少见于青少年。大体观,多呈结节状或分叶状,可似脂肪瘤,亦可呈黏液样或鱼肉样(图 6-29)。瘤细胞形态多种多样,以出现脂肪母细胞

Notes

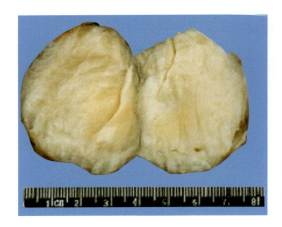

图 6-29　脂肪肉瘤

本例为多次复发的腹膜后脂肪肉瘤,大体观呈多结节状。图片显示其中的一个结节,切面呈黄白色

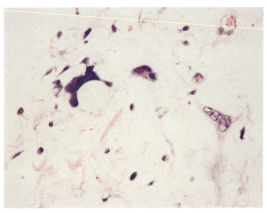

图 6-30　脂肪肉瘤

镜下见脂母细胞,脂肪空泡挤压深染异型的胞核,形成压迹

为特点,胞质内可见多少不等、大小不一的脂质空泡,可挤压细胞核,形成压迹(图 6-30)。有高分化脂肪肉瘤、黏液样 / 圆形细胞脂肪肉瘤、多形性脂肪肉瘤、去分化脂肪肉瘤等类型。

2. 横纹肌肉瘤(rhabdomyosarcoma)　主要发生于 10 岁以下儿童和婴幼儿,少见于成人。好发于头颈部、泌尿生殖道等,偶见于四肢。肿瘤由不同分化阶段的横纹肌母细胞组成(图 6-31),分化较好的横纹肌母细胞,胞质红染,有时可见纵纹和横纹。横纹肌肉瘤有胚胎性横纹肌肉瘤(embryonal rhabdomyosarcoma)(包括葡萄状肉瘤,sarcoma botryoides)、腺泡状横纹肌肉瘤(alveolar rhabdomyosarcoma)和多形性横纹肌肉瘤(pleomorphic rhabdomyosarcoma)等组织类型。恶性程度高,生长迅速,易早期发生血道转移,预后差。

3. 平滑肌肉瘤(leiomyosarcoma)　见于子宫、软组织、腹膜后、肠系膜、大网膜及皮肤等处。软组织平滑肌肉瘤患者多为中老年人。肿瘤细胞凝固性坏死和核分裂象的多少对平滑肌肉瘤的诊断及其恶性程度的判断很重要。

4. 血管肉瘤(angiosarcoma)　可发生于皮肤、乳腺、肝、脾、骨等器官和软组织。皮肤血管肉瘤较多见,尤其是头面部皮肤。肿瘤多隆起于皮肤表面,呈丘疹或结节状,暗红或灰白色,易坏死出血。有扩张的血管时,切面可呈海绵状。镜下,肿瘤细胞有不同程度异型性,形成大小不一,形状不规则的血管腔样结构,常互相吻合(图 6-32);分化差的血管肉瘤,细胞片状增生,血管

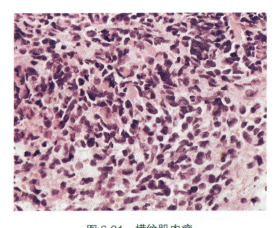

图 6-31　横纹肌肉瘤

以小圆细胞和短梭形细胞为主,多数细胞胞质少、核深染;其间可见一些胞质较丰富、红染、核偏位的横纹肌母细胞

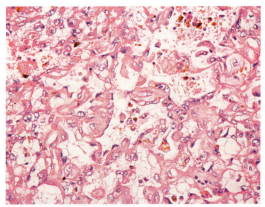

图 6-32　血管肉瘤

异型肿瘤细胞形成大小不一、形状不规则且互相吻合的血管腔样结构

Notes

腔形成不明显或仅呈裂隙状,腔隙内可含红细胞。

5. 纤维肉瘤(fibrosarcoma)　好发于四肢皮下组织,呈浸润性生长,切面灰白色、鱼肉状,常伴有出血、坏死;镜下典型的形态是异型的梭形细胞呈"鲱鱼骨"样(herringbone)排列(图6-5)。发生在婴儿和幼儿的婴儿型纤维肉瘤(infantile fibrosarcoma),较成人纤维肉瘤(adult fibrosarcoma)的预后好。

过去认为纤维肉瘤是软组织常见的肉瘤,后来的研究表明其中许多并非纤维肉瘤,而是其他的肉瘤或瘤样病变。早期文献中描述的"纤维肉瘤",现大多已归入其他肿瘤类型。纤维组织和纤维母细胞肿瘤的概念和分类,近年来有很大变化和发展,有关它们的临床病理特点,请参看WHO软组织肿瘤分类(2013)。

6. 骨肉瘤(osteosarcoma)　为最常见的骨恶性肿瘤。多见于青少年。好发于四肢长骨干骺端,尤其是股骨下端和胫骨上端。切面灰白色、鱼肉状,出血坏死常见;肿瘤破坏骨皮质,掀起其表面的骨外膜(图6-33)。肿瘤上下两端的骨皮质和掀起的骨外膜之间形成三角形隆起,是由骨外膜产生的新生骨,构成X线检查所见的Codman三角;在骨外膜和骨皮质之间,可形成与骨表面垂直的放射状新生骨小梁,在X线上表现为日光放射状阴影。这些影像学表现是骨肉瘤的特点。镜下,肿瘤细胞异型性明显,梭形或多边形,直接形成肿瘤性骨样组织或骨组织(tumor bone),这是诊断骨肉瘤最重要的组织学依据(图6-34,图6-35)。骨肉瘤内也可见软骨肉瘤和纤维肉瘤样成分。骨肉瘤恶性度很高,生长迅速,发现时常已有血行转移。

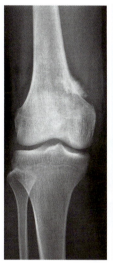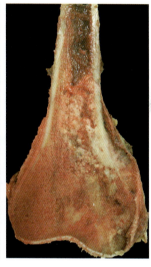

图 6-33　骨肉瘤

股骨下端骨肉瘤的影像学和大体表现。肿瘤破坏骨皮质并浸润周围软组织和骨髓腔;切面灰白色、鱼肉状伴出血坏死

7. 软骨肉瘤(chondrosarcoma)　发病年龄多在40~70岁。多见于盆骨,也可发生在股骨、胫骨等长骨和肩胛骨等处。肉眼观,肿瘤位于骨髓腔内,呈灰白色、半透明的分叶状肿

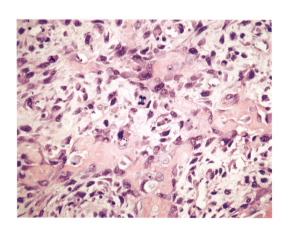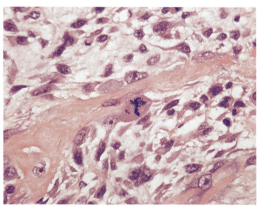

图 6-34　骨肉瘤

骨母细胞型骨肉瘤的镜下特点。多边形或梭形肿瘤细胞异型性显著,有许多核分裂象(包括异常核分裂象);可见明显的肿瘤骨(tumor bone)形成

图 6-35　骨肉瘤

与上图同一病例。高倍显微图片显示肿瘤细胞的显著异型性、异常核分裂象和肿瘤骨

块(图 6-36)。镜下见软骨基质中有异型的软骨细胞,核大深染,核仁明显,核分裂象多见,出现较多的双核、巨核和多核瘤巨细胞。软骨肉瘤一般比骨肉瘤生长慢,转移也较晚。

三、神经外胚叶肿瘤

胚胎早期的外胚叶(ectoderm),有一部分发育为神经系统,称为神经外胚叶,包括神经管和神经嵴。神经管发育成脑、脊髓、视网膜上皮等;由神经嵴产生神经节、施万细胞、黑色素细胞、肾上腺髓质嗜铬细胞等。由神经外胚叶起源的肿瘤,种类也很多,详细介绍见本书神经系统疾病等章节。

中枢神经系统原发性肿瘤约 40% 为胶质瘤(glioma)。小儿的恶性肿瘤中,颅内恶性肿瘤的发病率仅次于白血病。周围神经系统较常见的肿瘤是神经鞘瘤和神经纤维瘤(参见本书神经系统疾病章)。

视网膜母细胞瘤(retinoblastoma)产生自视网膜胚基,肿瘤细胞为幼稚的小圆细胞,形态类似未分化的视网膜母细胞,可见特征性的 Flexener-Wintersteiner 菊形团。该肿瘤多见于 3 岁以下婴幼儿,预后不好。

恶性黑色素瘤(malignant melanoma)(图 6-37)多见于皮肤和黏膜,偶见于内脏。皮肤的恶性黑色素瘤可由黑色素细胞痣发展而来。肿瘤细胞可含黑色素,但也可为无色素型。其分期与预后密切相关。

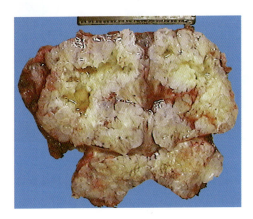

图 6-36　软骨肉瘤
股骨上段高分化软骨肉瘤。切面见肿瘤呈分叶状,灰白色、半透明

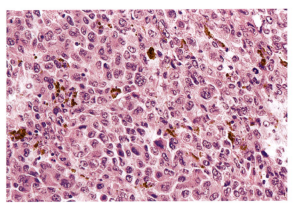

图 6-37　恶性黑色素瘤
部分肿瘤细胞内可见黑色素

第九节　癌前疾病(或病变)、异型增生及原位癌

某些疾病(或病变)虽然本身不是恶性肿瘤,但具有发展为恶性肿瘤的潜能,患者发生相应恶性肿瘤的风险增加。这些疾病或病变称为癌前疾病(precancerous disease)或癌前病变(precancerous lesion)。应当注意,癌前疾病(或病变)并不一定都发展为恶性肿瘤。

从癌前疾病(或病变)发展为癌,可以经过很长时间。在上皮组织,有时可以观察到先出现非典型增生(atypical hyperplasia)或异型增生(dysplasia),再发展为局限于上皮内的原位癌(carcinoma *in situ*,CIS),再进一步发展为浸润性癌。

一、癌前疾病(或病变)

癌前疾病(或病变)可以是获得性的(acquired)或者遗传性的(inherited)。遗传性肿瘤综合

Notes

征(inherited cancer syndrome)患者具有一些染色体和基因异常,使得他们患某些肿瘤的机会增加(见本章第十节)。获得性癌前疾病(或病变)则可能与某些生活习惯、感染或一些慢性炎性疾病有关。以下为一些常见例子。

(一) 大肠腺瘤(adenoma of large intestines)

常见,可单发或多发,有绒毛状腺瘤、管状腺瘤等类型(图 6-22)。绒毛状腺瘤(villous adenoma)发生癌变的机会更大。家族性腺瘤性息肉病(familial adenomatous polyposis,FAP),几乎均会发生癌变。

(二) 乳腺导管上皮不典型增生(atypical ductal hyperplasia,ADH)

发生癌变的几率增加。常见于 40 岁左右的妇女。

(三) 慢性胃炎与肠上皮化生

胃的肠上皮化生与胃癌的发生有一定关系。慢性幽门螺杆菌性胃炎与胃的黏膜相关淋巴组织(mucosa-associated lymphoid tissue,MALT)发生的 B 细胞淋巴瘤及胃腺癌有关。

(四) 慢性溃疡性结肠炎(ulcerative colitis)

是一种炎性肠病。在反复发生溃疡和黏膜增生的基础上可发生结肠腺癌。

(五) 皮肤慢性溃疡(chronic ulcer)

由于长期慢性刺激,鳞状上皮增生和非典型增生,可进一步发展为癌。

(六) 黏膜白斑(leukoplakia)

常发生在口腔、外阴等处。鳞状上皮过度增生、过度角化,可出现异型性。大体观呈白色斑块。长期不愈有可能转变为鳞状细胞癌。

二、异型增生和原位癌

过去的文献常使用非典型增生(不典型增生)(atypical hyperplasia)这一术语来描述细胞增生并出现异型性,多用于上皮的病变,包括被覆上皮(如鳞状上皮和尿路上皮)和腺上皮(如乳腺导管上皮、宫内膜腺上皮)。由于非典型增生既可见于肿瘤性病变,也可见于修复、炎症等情况(如反应性非典型增生),近年来,学术界已基本转向使用异型增生(dysplasia)这一术语来描述与肿瘤形成相关的非典型增生,但在某些器官/组织(如乳腺),仍使用非典型增生。

原位癌一词通常用于上皮的病变,指异型增生的细胞在形态和生物学特性上与癌细胞相似,常累及上皮的全层,但没有突破基底膜向下浸润(图 6-38),有时也称为上皮内癌(intraepithelial carcinoma)。原位癌常见于鳞状上皮或尿路上皮等被覆的部位,如子宫颈、食管、

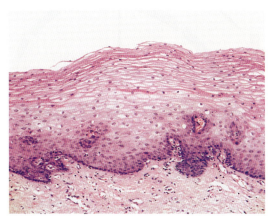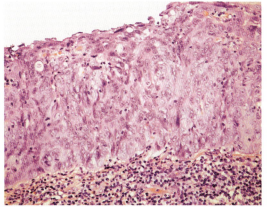

图 6-38　正常鳞状上皮和鳞状细胞原位癌的比较

食道的正常鳞状上皮(左图)和鳞状细胞原位癌(右图)的比较。注意后者的结构异型性和细胞异型性均很显著,包括极性紊乱,核大、深染,核浆比例增高,核分裂增多

Notes

皮肤、膀胱等处;也可见于发生鳞状化生的黏膜表面,如鳞化的支气管黏膜。乳腺导管上皮发生癌变而未侵破基底膜向间质浸润者,称为导管原位癌或导管内癌。如能及时发现和治疗原位癌,可防止其发展为浸润性癌。肿瘤防治的一个重要工作是建立早期发现原位癌的技术方法。

近年来,多使用上皮内瘤变(intraepithelial neoplasia)(或上皮内肿瘤形成)这一术语来描述上皮从异型增生到原位癌这一连续的过程,如在胃肠道将轻度异型增生及中度异型增生称为低级别上皮内瘤变,重度异型增生和原位癌称为高级别上皮内瘤变;另外一个趋势是癌前病变多采用 2 级分类法,例如,子宫颈上皮内瘤变(cervical intraepithelial neoplasia,CIN)1 级称为低级别上皮内病变(low grade squamous intraepithelial lesion,LSIL),2 级和 3 级(CIN 2、CIN 3)统称为高级别鳞状上皮内病变(high grade squamous intraepithelial lesion,HSIL)。

第十节　肿瘤的分子基础

近几十年来,随着分子细胞生物学的发展,人们对肿瘤发生的机制进行了大量研究,其结果显示,肿瘤形成是一个十分复杂的过程,是细胞生长与增殖的调控发生严重紊乱的结果。

细胞的生长和增殖受许多调节因子的控制,特别是生长因子、生长因子受体、信号传导蛋白和转录因子。肿瘤形成与这些调节因子的基因发生异常有关。本节首先简单回顾细胞正常生长与增殖的控制机制,然后讨论与肿瘤发生有关的主要基因。

一、细胞生长与增殖的调控

(一) 细胞生长与增殖的信号转导过程

正常细胞的生长与增殖通常依赖于生长因子(growth factor,GF)等外源性信号。这些信号与相应受体(receptor)结合,引发细胞内特定分子(信号转导分子,transducers)有序的相互作用,最终产生特定的效应(如细胞分裂)。外源性信号和这些有序的相互作用的分子,构成特定的信号通路(signalling pathway)(图 6-39)。

生长因子可通过这样的细胞信号转导(cellular signal transduction)过程,导致一些转录因子(transcription factors)的激活。这些转录因子促进特定基因的转录,包括调节细胞周期的基因。例如,生长因子与受体结合后,可活化一个重要的分子——Ras 蛋白(图 6-40)。Ras 蛋白属于"小

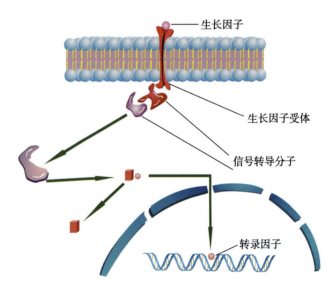

图 6-39　生长因子介导的细胞信号通路的主要组成成分

GTP 结合蛋白"(small GTP-binding protein),在结合 GTP 时活化,并且具有 GTPase 活性,可以水解结合在自身上的 GTP 为 GDP,恢复至无活性状态。这一 GTPase 活性受 GTPase 激活蛋白(GTPase activating protein,GAP)的控制。

活化的 Ras 导致"丝裂原激活的蛋白激酶"(mitogen activated protein kinase,MAPK)通路的活化。MAPK 通路是广泛存在的、调控细胞生长与分化的重要信号通路。以 MAPK 通路中的 ERK(extracellular signal-regulated kinase)为例:在 ERK 通路中,活化的 Ras 首先激活一个叫做 Raf 的蛋白丝氨酸 / 苏氨酸激酶,后者再激活 MEK(MAP kinase/ERK kinase)。MEK 具有双重特

Notes

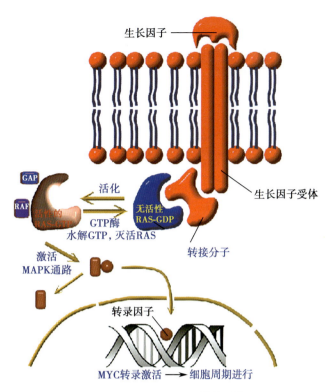

图 6-40　Ras-MAPK 激酶系统

异性:它既能使 ERK 上的一个酪氨酸磷酸化,又能使一个邻近的苏氨酸磷酸化。通过这些磷酸化激活的 ERK 再磷酸化激活下游效应分子,包括转录因子,如 c-jun,c-fos,c-myc(图 6-40)。这些转录因子促进细胞周期基因的转录。

(二) 细胞周期的调控

细胞周期的进行依靠周期素(cyclin)和周期素依赖性激酶(cyclin-dependent kinase,CDK)复合物的推动。周期素的量呈细胞周期依赖性升降,在细胞周期的不同时期出现不同类型的周期素。CDK 与相应的周期素形成复合物并活化,然后使一些蛋白磷酸化。例如 cyclinD-CDK4 复合物可使 RB 蛋白从低磷酸化状态转变为高磷酸化状态。在细胞周期的 G_1 期,RB 蛋白处于低磷酸化状态,并与转录因子 E2F 家族成员结合在一起,阻止其转录激活作用。当 RB 由于 cyclinD-CDK4/6 以及 cyclinE-CDK2 复合物的作用处于高磷酸化状态时,E2F 与 RB 解离,并促进 S 期基因的转录。这是细胞从 G_1 期进入 S 期的一个很重要的调控点(图 6-41)。

CDK 的活性受 CDK 抑制物(CDK inhibitor,CKI)抑制。CKI 也有多种,如 p16、p21、p27 等。CKI 的表达,受上游分子的调控。例如,p21 的转录由 p53 控制。p53 的功能十分重要,在细胞周期调节、DNA 修复、凋亡等过程中均起关键作用。

二、肿瘤发生与发展的分子机制

数十年来大量研究表明,肿瘤形成具有复杂的基因改变和分子基础。最重要的肿瘤细胞生物学特征与相应的基因/分子改变包括以下十大方面:肿瘤细胞获得持续的增殖信号(原癌基因激活);肿瘤细胞中生长抑制信号丢失或受阻(肿瘤抑制基因的灭活或丢失);代谢重编程,转向无氧糖酵解——Warburg 效应,促进细胞快速增殖(细胞代谢相关分子改变);抵抗凋亡(凋亡调节基因异常);无限增殖能力/细胞永生化(控制细胞老化的基因失常、端粒酶再激活、干细胞自我更新相关基因活化);持续的血管生成(血管生成因子和抗血管生成因子的平衡紊乱);侵袭、转移能力的获得(细胞黏附分子和细胞外基质改变、上皮-间质转化);逃避机体免疫系统的监视(免疫逃避、肿瘤细胞诱导的免疫抑制)、基因组不稳定性(DNA 修复基因缺陷);肿瘤微环境改变(肿瘤微环境中的炎

Notes

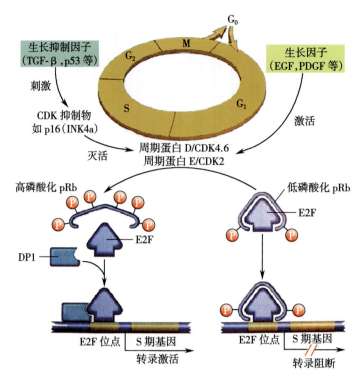

图 6-41　细胞周期调控

症细胞分泌促细胞增殖因子、破坏生长抑制因子等)。近年研究还显示,表观遗传调控和非编码 RNA 功能异常,与上述各种基因/分子变化关系密切。环境致瘤因素和遗传因素作用于这些基因/分子的结构和功能,改变细胞的生物学特性,导致肿瘤。以下对上述各个方面进行阐述。

(一) 肿瘤细胞获得自足的增殖信号:癌基因(oncogene)活化

1. 癌基因的种类　癌基因是在研究肿瘤病毒(特别是逆转录病毒)致瘤机制的过程中认识到的。一些逆转录病毒能引起动物肿瘤或在体外实验中能使细胞发生恶性转化,在研究这些病毒与肿瘤的关系过程中发现,逆转录病毒基因组中含有某些 RNA 序列,为病毒致瘤或者导致细胞恶性转化所必需,称为病毒癌基因(viral oncogene)。

后来,在正常细胞基因组中发现与病毒癌基因十分相似的 DNA 序列,称为原癌基因(proto-oncogene)。这些基因正常时并不导致肿瘤,它们编码的产物是对促进细胞生长增殖十分重要的蛋白质,如上文已经谈到的生长因子(如血小板衍生生长因子、纤维母细胞生长因子)、生长因子受体(如表皮细胞生长因子受体)、信号转导蛋白(如 GTP 结合蛋白、非受体型酪氨酸激酶)、核调节蛋白(如转录因子)和细胞周期调节蛋白(如周期素、周期素依赖激酶)等(图 6-39,表 6-8)。

表 6-8　癌基因举例

分类	原癌基因	活化机制	相关人类肿瘤
生长因子			
PDGF-β 链	*PDGFB*	过度表达	星形细胞瘤,骨肉瘤
FGF	*FGF3*	扩增	胃癌、膀胱癌、乳腺癌、黑色素瘤
HGF	*HGF*	过度表达	肝细胞癌,甲状腺癌
生长因子受体			
EGF 受体家族	*ERBB1*	突变	肺癌
	ERBB2	扩增	乳腺癌,卵巢癌,肺癌和胃癌
FMS 样酪氨酸激酶 3	*FLT3*	点突变	白血病

Notes

续表

分类	原癌基因	活化机制	相关人类肿瘤
促神经因子受体	RET	点突变	MEN2A 和 2B、家族性甲状腺髓样癌
PDGF 受体	PDGFRB	过度表达、易位	胶质瘤、白血病
KIT 受体	KIT	点突变	胃肠间质肿瘤、精原细胞瘤、白血病
ALK 受体	ALK	转位、融合基因、点突变	肺腺癌、一些淋巴瘤、神经母细胞瘤
信号转导蛋白			
G 蛋白	K-RAS	点突变	结肠、肺、胰腺肿瘤
	H-RAS	点突变	膀胱和肾肿瘤
	N-RAS	点突变	黑色素瘤、造血系统肿瘤
非受体型酪氨酸激酶	ABL	转位	CML, ALL
RAS 信号转导蛋白 / 激酶	BRAF	点突变	黑色素瘤,白血病,结肠癌等
转录因子			
	c-myc	转位	Burkitt 淋巴瘤
	N-myc	扩增	神经母细胞瘤,小细胞肺癌
	L-myc	扩增	小细胞肺癌
细胞周期调节蛋白			
CYCLIN D	CCND1	转位	套细胞淋巴瘤,多发性骨髓瘤
		扩增	乳腺癌,食管癌
周期素依赖激酶4	CDK4	扩增或点突变	胶质母细胞瘤、黑色素瘤、肉瘤

当原癌基因发生某些异常时,能使细胞发生恶性转化;这时,这些基因称为细胞癌基因 (cellular oncogene),如 c-ras,c-myc 等。其编码的蛋白称为肿瘤蛋白 / 癌蛋白(oncoprotein)。癌蛋白可持续地刺激细胞自主生长,不再由机体控制的外源性生长信号调节。

2. **癌基因活化的机制**　原癌基因转变为细胞癌基因的过程,称为原癌基因的激活。原癌基因的常见激活方式有以下几种:

(1) 点突变(point mutation):例如,促进细胞生长的信号转导蛋白 ras 基因 12 号密码子 GGC 发生单个碱基置换,成为 GTC,导致 Ras 蛋白的 12 号氨基酸(甘氨酸)变为缬氨酸。突变的 Ras 蛋白不能将 GTP 水解为 GDP,因此一直处于活性状态。这种突变的 Ras 蛋白(Ras 肿瘤蛋白),不受上游信号控制,持续促进细胞增殖(图 6-40)。RAS 家族基因的点突变是人类肿瘤中很常见的显性癌基因异常,人类肿瘤中约 10%~15% 有 RAS 家族基因的突变,在胰腺癌和胆管癌高达 90% 以上,在结肠癌、宫内膜癌和甲状腺癌达 50%,在肺腺癌和髓性白血病中也达 30%。

(2) 基因扩增(gene amplification):特定基因过度复制(与基因组中其他基因的复制不成比例),其拷贝数增加,导致特定的基因产物过量表达(overexpression)。在细胞遗传学上表现为出现双微体(double minutes,DM)和同源染色区(homogeneous staining regions,HSR)。例如,神经母细胞瘤中发生的 N-myc 的扩增;乳腺癌及一些卵巢癌、肺腺癌、胃癌和唾液腺腺癌中有表皮生长因子受体家族的成员 ERBB2(HER 2/Neu)基因的扩增;小细胞肺癌中 L-myc 基因的扩增;黑色素瘤、某些肉瘤和胶质母细胞瘤中 CDK4 基因扩增。

(3) 染色体重排(chromosomal rearrangements):包括染色体转位(translocation)和倒转(inversion)。原癌基因所在的染色体发生染色体重排(图 6-42),可以导致原癌基因的表达异常或结构与功能异常。例如,原癌基因可因染色体转位被置于很强的启动子控制之下,转录增加,过度表达;或者由于转位产生具有致癌能力的融合基因(fusion gene)或嵌合基因(chimeric gene),编码融合蛋白,导致细胞恶性转化。前一种情况可以 c-myc 在 Burkitt 淋巴瘤中的激活为例:8 号染色体和 14 号染色体长臂易位[t(8;14)(q24;q32)],位于 8 号染色体上的 c-myc 转位到 14 号染色体上

Notes

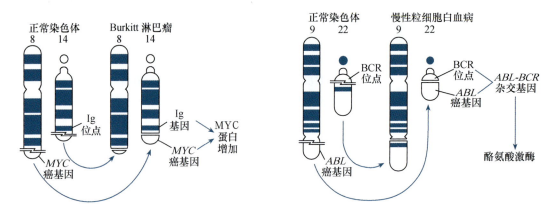

图 6-42 Burkitt 淋巴瘤和慢性粒细胞白血病的染色体异位和相应的癌基因

编码免疫球蛋白重链(IgH)基因的位点,由于 *IgH* 基因在 B 细胞中是一个极其活跃的基因,此种转位引起 *c-myc* 基因的过度表达,导致受 *c-myc* 调控的靶基因的持续转录、细胞过度增殖。后一种情况可以慢性髓性白血病中经典的"费城染色体"〔t(9;22)(q34;q11)〕为例:9 号染色体上的原癌基因 *abl*(abelson leukemia virus)转位至 22 号染色体的 *bcr*(breakpoint cluster region)位点,导致 Abl 蛋白的氨基端被 Bcr 蛋白序列取代,形成一个具有异常酪氨酸激酶活性的 Bcr/Abl 融合蛋白,导致细胞转化。再如在套细胞淋巴瘤中,11 号染色体和 14 号染色体易位,使周期素 *Cyclin D1* 基因与免疫球蛋白重链基因融合,造成周期素 D1 蛋白过度表达,促进肿瘤细胞增殖。

除了以上机制以外,还有一些其他机制也可导致癌基因的表达与功能异常。例如,肿瘤细胞可分泌生长因子,并与自身的生长因子受体结合,自我促进细胞的生长(自分泌)。如一些肿瘤中 *sis* 原癌基因编码的血小板衍生生长因子(PDGF)过度表达并有 PDGF 受体的表达;转化生长因子 -α(TGF-α)及其受体的过度表达。染色体数目的异常(如多倍体)亦可导致癌基因表达异常。

表 6-8 示常见的癌基因及其产物、激活机制和相关的人类肿瘤。图 6-43 示主要的原癌基因

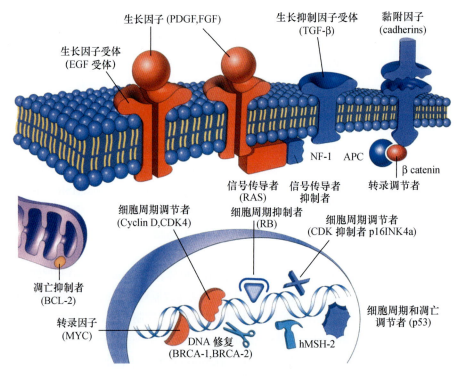

图 6-43 与肿瘤相关的主要的基因产物的亚细胞定位和功能

Notes

产物的细胞定位。

（二）生长抑制信号丢失或受阻：肿瘤抑制基因（tumor suppressor gene）灭活或丢失

与原癌基因编码的蛋白质促进细胞生长相反，正常细胞内的另一类基因——肿瘤抑制基因，如我们前面提到的 *RB* 和 *p53* 基因，能抑制细胞的生长与增殖（表6-9）。肿瘤抑制基因的两个等位基因都发生突变或丢失（纯合型丢失）的时候，其功能丧失，可导致细胞发生转化。近年研究还显示，一些肿瘤抑制基因的功能障碍，不是因为基因结构的改变，而是由于基因的启动子过甲基化（hypermethylation）导致其表达障碍。

表 6-9　重要的肿瘤抑制基因和相关的人类肿瘤

基因	功能	相关的体细胞肿瘤	与遗传型突变相关的肿瘤
APC	抑制 WNT 信号转导	胃癌，结肠癌，胰腺癌黑色素瘤	家族性腺瘤性息肉病，结肠癌
RB	调节细胞周期	视网膜母细胞瘤，骨肉瘤乳腺癌，结肠癌，肺癌	家族性视网膜母细胞瘤，骨肉瘤
p53	调节细胞周期和转录 DNA 损伤所致的凋亡	大多数人类肿瘤	Li-Fraumeni 综合征，多发性癌和肉瘤
WT-1	转录调控	肾母细胞瘤	家族性肾母细胞瘤
P16	周期素依赖激酶抑制物（CKI）	胰腺癌，食道癌黑色素瘤，乳腺癌	家族性恶性黑色素瘤
NF-1	间接抑制 *ras*	神经母细胞瘤	I 型神经纤维瘤病，恶性神经鞘瘤
BRCA-1	DNA 修复		女性家族性乳腺癌和卵巢癌
BRCA-2	DNA 修复		男性和女性乳腺癌
VHL	调节 HIF	肾细胞癌	遗传性肾细胞癌，小脑血管母细胞瘤

以下简介几个典型的肿瘤抑制基因：

1. RB 基因（RB gene）　是在对视网膜母细胞瘤（retinoblastoma，RB）的研究中发现的。视网膜母细胞瘤可分为家族性和散发性两种。家族性视网膜母细胞瘤患儿年龄小，双侧发病较多；散发性视网膜母细胞瘤发病几率比家族性者小得多，且发病较晚，多为单侧。Knudson（1974）提出"两次打击假说"（two hit hypothesis）来解释这种现象。这个假说的含义是，存在某种基因，当这个基因的两个拷贝（等位基因）都被灭活后才能发生肿瘤。家族性视网膜母细胞瘤患儿所有体细胞都已经继承了一个有缺陷的基因拷贝，只要另一个正常的基因拷贝再发生灭活即可形成肿瘤。散发性视网膜母细胞瘤患者则需要两个正常的等位基因都通过体细胞突变失活才能发病，所以几率小得多。后来的研究肯定了这一假说，并确定了 RB 基因的丢失或者突变失活在视网膜母细胞瘤发生中的作用。

RB 基因定位于染色体 13q14，其纯合型丢失见于所有视网膜母细胞瘤。将正常的 RB 基因导入视网膜母细胞瘤细胞中，可以逆转它们的肿瘤表型。这些研究结果使 RB 基因成为人们认识到的第一个肿瘤抑制基因。后来的研究发现，RB 基因的丢失或失活不但见于视网膜母细胞瘤，也见于膀胱癌、肺癌、乳腺癌、骨肉瘤等。

前已述及，RB 蛋白在调节细胞周期中起重要作用（图6-41）。在 G_1 期，cyclinD-CDK4/6、cyclinE-CDK2 复合物活化后，使一系列靶蛋白（包括 RB）磷酸化。RB 通常与转录因子 E2F 家族成员结合，阻止后者的转录活性。cyclinD-CDK4/6 以及 cyclinE-CDK2 复合物使 RB 高磷酸化，RB 与 E2F 解离，E2F 因而可以促进 S 期基因的转录，包括 S 期所需的 cyclin A 等。RB 基因突变，RB 蛋白缺失或 RB 蛋白调节 E2F 转录调节因子的能力受损，使 E2F 的转录活性处于无控状态，细胞失去了控制 G_1/S 期转换的一个重要机制（图6-41）。

Notes

　　某些 DNA 病毒产物,如人类乳头瘤病毒(HPV)产生的 E7,也是通过与 RB 蛋白结合并抑制其活性而导致肿瘤发生的。E7 与 RB 蛋白结合,释放 E2F 转录因子,持续促进细胞增殖,与子宫颈癌等的发生密切相关。

　　2. p53 基因(p53 gene) 是得到广泛研究的肿瘤抑制基因。p53 基因定位于染色体 17p13.1。其编码的 P53 蛋白由 393 个氨基酸组成,通过其特异的转录激活作用,活化多个调节细胞周期和细胞凋亡的基因的转录,行使诱导细胞周期阻滞、促进 DNA 修复、促进细胞老化或凋亡等重要功能,保持基因组的稳定性。在 DNA 损伤时(如细胞受到电离辐射后),细胞的主要反应之一便是 P53 蛋白的增加,这是通过 DNA 损伤诱导的 ATM(ataxia-telangiectasia mutated)和 ATR(ataxia-telangiectasia and Rad3 related)家族蛋白激酶活化,使 P53 蛋白磷酸化,成为转录活化因子,诱导 $P21^{WAF1/CIP1}$ 等基因的转录。$P21^{WAF1/CIP1}$ 是一个重要的 CKI,其作用使细胞停滞在 G_1 期(G_1 arrest),阻止 DNA 合成;同时 p53 诱导 DNA 修复基因 GADD45 的转录,促进 DNA 损伤修复。如果 G_1 停滞不能实现,则 P53 诱导细胞老化或凋亡,防止损伤的 DNA 传递给子代细胞。p53 缺失或突变的细胞发生 DNA 损伤后,不能通过 p53 的介导停滞在 G_1 期进行 DNA 修复,细胞继续增殖,DNA 的异常传递给子代细胞。这些异常的积累,最终可导致细胞发生肿瘤性转化(图 6-44)。

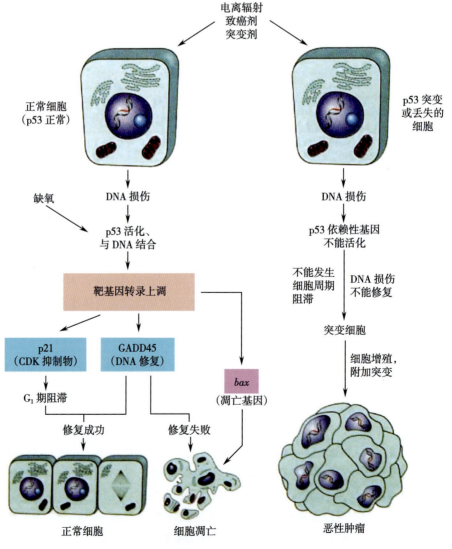

图 6-44　p53 的功能及其突变在肿瘤形成中的作用

Notes

人类肿瘤大多数有 *p53* 基因的突变。在大多数肿瘤中，*p53* 两个等位基因的失活均是由于体细胞突变产生的。具有遗传性 *p53* 基因突变（Li-Fraumeni 综合征）的个体，发生恶性肿瘤的几率较正常人群显著增高，且可发生多种肿瘤。

在肿瘤发生过程中，*p53* 可以通过多种方式被灭活：①突变：这是最为常见的方式。一般是一个等位基因的错义突变，另一个等位基因最终丢失；②与 DNA 肿瘤病毒的一些蛋白如 HPV 的 E6、SV40 的大 T 抗原等结合；③与癌蛋白 Mdm2 结合：在正常细胞中，Mdm2 是 P53 的抑制性调节分子，其表达本身受 *p53* 的诱导，二者组成一个反馈环路：即 P53 活化后，在行使其功能的同时，诱导 *MDM2* 表达；Mdm2 与完成功能后的 P53 结合，促使其通过蛋白酶体系降解。在一些肿瘤中，*MDM2* 基因扩增，蛋白过表达，促进 P53 降解、功能丧失；④P53 蛋白被阻不能进入核内发挥作用。

p53 基因在不同的肿瘤中有不同的突变点，但是，有几个位点很常见，称为突变"热点"（hot spot）。例如，Arg248、Arg249、Arg175、Arg273 都是常见的突变热点。Arg248 是突变率最高的残基；Arg249 是致癌性黄曲霉毒素所致肝细胞癌中常见的突变残基。P53 的核心部分是第 102~292 号氨基酸，负责与特定 DNA 序列结合。这个核心部分与含有 p53 结合序列的 DNA 形成的复合物的三维结构显示，其支架由两个 β 片层组成，从上面伸出两个与 DNA 结合的结构，分别与 DNA 的大沟和小沟接触。上述的突变热点，正好是与 DNA 直接接触的残基（Arg248，Arg273），或者是对维系整个结构至关重要的残基（Arg249，Arg175）。

3. *NF1* 基因（*NF1* gene）　位于 17 号染色体上，编码 neurofibromin 蛋白，其突变失活导致 I 型神经纤维瘤病（neurofibromatosis type I）。上文已介绍以 Ras 为代表的"小 GTP 结合蛋白"，在生长因子活化其受体后，结合 GTP 而激活，并活化导致细胞增生的 MAPK 通路。Ras 具有 GTPase 活性，可以水解结合在自身上的 GTP 为 GDP，恢复至无活性状态（图 5-28）。这一 GTPase 活性受 GTPase 激活蛋白（GAP）的控制。Neurofibromin 正是这样一个 GAP。显然，*NF1* 的失活，将导致 Ras 的 GTPase 活性不能正常发挥，其效果是 Ras 处于高活性状态。

4. 肿瘤抑制基因 *APC* 的失活是大肠癌发生过程中较早的一步。APC 蛋白的功能与 Wnt 信号传导通路有关。正常的 *APC* 参与 β-catenin 的降解，阻止 β-catenin 进入细胞核参与 *c-myc* 的激活。

5. 肿瘤抑制基因 *INK4A* 编码的蛋白就是 *CKI* 中的 *p16^{INK4A}*，它抑制 CDK4/cyclin D 或 CDK6/cyclin D 的活性，阻止 G_1→S 转变。显然，*INK4A* 活性丧失的效果类似 *RB* 基因功能的丧失。

6. 肿瘤抑制基因 *VHL* 的突变是 *VHL* 综合征（von Hippel-Lindau syndrome）相关的透明细胞肾细胞癌的重要分子病理变化。散发性肾透明细胞癌也存在 *VHL* 基因突变。VHL 蛋白促进低氧诱导因子 -1α（hypoxia inducible factor-1α，HIF-1α）的降解。HIF 是一个转录因子，具有调节细胞增殖、肿瘤血管生成、代谢等重要功能。在 *VHL* 突变或过甲基化的透明细胞肾细胞癌中，HIF-1α 表达增加，同时伴有 cyclin D1、CDK4 增加，以及细胞周期蛋白依赖性激酶抑制剂 p21 和 p27 表达降低。

（三）代谢重编程

肿瘤细胞代谢模式与正常细胞不同，细胞代谢相关分子发生了明显改变，转向无氧糖酵解（Warburg 效应），促进细胞快速增殖。肿瘤细胞代谢模式的改变，与癌基因激活多个信号通路密切相关，例如生长因子受体 / 酪氨酸受体激酶（RTK）、PI3K/Akt 通路激活，以及 Myc 所致促无氧糖酵解基因的活化等多重机制。

（四）凋亡调节基因功能紊乱

肿瘤的生长取决于细胞增殖与细胞死亡的比例。除了原癌基因和肿瘤抑制基因的作用，调节细胞凋亡的基因在肿瘤发生上也起重要作用。细胞凋亡受复杂的分子机制调控，通过促凋亡分子（如死亡受体家族成员、caspase 家族蛋白酶、线粒体促凋亡蛋白、Bcl-2 家族中的促凋亡分子 Bax 等）和抗凋亡分子（如 Bcl-2 家族中的抗凋亡分子 Bcl-xL、凋亡抑制蛋白 IAP 家族成员

Notes

survivin、XIAP 等)之间复杂的相互作用实现。肿瘤细胞的内源性和外源性凋亡途径发生障碍，或凋亡调节的上游分子如 p53 蛋白异常，对凋亡产生抵抗(图 6-44)。

（五）无限增殖能力 / 细胞永生化

正常细胞即使在营养等环境条件充分的情况下，也仅具备有限的增殖能力，在分裂繁殖若干代以后，细胞老化，最终死亡。与此相反，肿瘤细胞在生存环境允许的情况下，细胞永生化(immortalization)，具有无限增殖的能力。其机制与控制细胞老化的基因失常、端粒酶再激活、干细胞自我更新相关基因活化等相关。

染色体末端存在称为端粒(telomere)的 DNA 重复序列，其长度随细胞的每一次复制逐渐缩短。细胞复制一定次数后，短缩的端粒导致染色体相互融合，细胞死亡。生殖细胞具有端粒酶(telomerase)活性，可使缩短的端粒长度恢复；但大多数体细胞没有端粒酶活性，只能复制大约 50 次。许多恶性肿瘤细胞都含有端粒酶活性，使其端粒不会缩短，与肿瘤细胞的永生化(immortalization)有关。

肿瘤组织中，具有启动和维持肿瘤生长、保持自我更新能力的癌症干细胞(或称肿瘤干细胞、肿瘤启动细胞)也是肿瘤持续生长、复发等的重要基础。这些细胞可能在肿瘤起始阶段由正常干细胞转化而来；也可能在肿瘤发展演化过程中，部分细胞的干细胞自我更新相关基因活化，成为具有干细胞特征的肿瘤细胞。

（六）持续的血管生成

肿瘤细胞诱导持续的新生血管生成的能力是肿瘤持续生长的重要基础。肿瘤血管生成由血管生成因子和抗血管生成因子共同控制，而肿瘤中血管生成因子和抗血管生成因子出现紊乱。肿瘤细胞本身及肿瘤微环境中的巨噬细胞等炎细胞产生的血管生成因子，与血管生成因子受体结合，促进新生血管生长。此外，血管生成拟态(肿瘤细胞本身形成的类似血管、具有基底膜的小管状结构，并与血管交通的结构)也是肿瘤持续生长的重要机制(参见本章第三节)。抗肿瘤血管生成是现代肿瘤治疗中的重要内容。

（七）浸润和转移能力的获得

前已述及，侵袭和转移是恶性肿瘤最主要的生物学特征，也是导致患者死亡的主要原因。对肿瘤浸润和转移机制的研究不仅是目前的研究热点，而且可为肿瘤治疗取得突破进展打下基础。近年研究显示，肿瘤细胞浸润与转移能力的获得与细胞黏附分子和细胞外基质改变、上皮 - 间质转化密切相关。

肿瘤浸润和转移的分子机制　恶性肿瘤细胞从原发灶游出，突破基底膜，穿过间质，再穿过基底膜，进入血管或淋巴管，迁徙至远处器官并重新生长，需要经过一系列步骤，机制复杂。前述肿瘤演进过程中浸润能力强的瘤细胞亚克隆的出现以及肿瘤血管生成，都对肿瘤的局部浸润起着重要的作用。

以癌为例，肿瘤浸润和转移可以大致归纳为以下步骤(图 6-45，图 6-46)。

（1）肿瘤细胞彼此分离(detachment)。正常上皮细胞表面有各种细胞黏附分子(cell adhesion molecules，CAMs)，如上皮钙黏素(E-cadherin)，它们之间的相互作用有助于使细胞黏附在一起，阻止细胞移动。癌细胞表面黏附分子减少，使细胞彼此分离。

（2）癌细胞与基底膜的黏着(attachment)增加。正常上皮细胞与基底膜的附着和极向的维持，是通过上皮细胞基底面的一些分子介导的，如整合素(integrin)/层粘连蛋白(laminin，LN)受体。癌细胞表达更多的 LN 受体，并分布于癌细胞的整个表面，结合层粘连蛋白和Ⅳ型胶原，使癌细胞与基底膜的黏着增加，有利于癌细胞与细胞外基质相互作用。

（3）细胞外基质(extracellular matrix，ECM)的降解(degradation)。癌细胞本身分泌或诱导间质细胞(如纤维母细胞和炎细胞)产生蛋白酶，如基质金属蛋白酶(matrix metalloproteinases，MMP)、Ⅳ型胶原酶、组织蛋白酶 D(cathepsin D)和纤溶酶原激活物(plasminogen activator)，溶解

Notes

细胞外基质成分(如Ⅳ型胶原),使基底膜局部形成缺损,有助于癌细胞通过。降解产物还具有化学趋化性、促血管生成和细胞生长等作用。MMP2 和 MMP9 分解层粘连蛋白和Ⅳ型胶原产生的碎片,还可暴露出与肿瘤细胞表面受体的新结合位点,促进瘤细胞的迁移。组织金属蛋白酶抑制物(tissue inhibitors of metalloproteinases,TIMPs)基因,其产物有抑制肿瘤转移的作用,可视为转移抑制基因。

(4) 癌细胞迁移(migration)。癌细胞借细胞内的肌动蛋白细胞骨架系统作阿米巴样运动,通过基底膜缺损处移出。癌细胞穿过基底膜后,进一步溶解间质结缔组织,在间质中移动。到达血管壁时,又以类似的方式穿过血管的基底膜进入血管。肿瘤细胞产生的细胞因子,如自分泌移动因子(autocrine motility factor)、基质成分(如胶原、层粘连蛋白)的降解产物和某些生长因子(如胰岛素样生长因子Ⅰ和Ⅱ),对癌细胞有化学趋化作用。间质细胞还可产生旁分泌因子,如肝

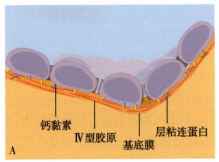

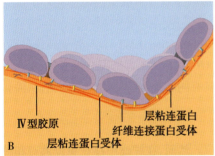

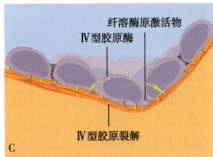

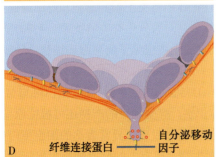

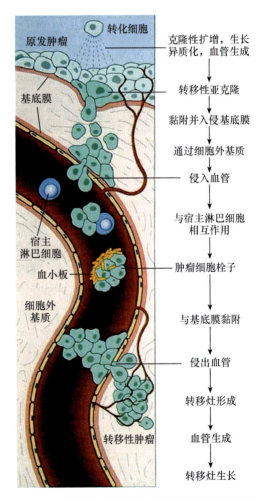

图 6-45 恶性肿瘤局部浸润的机制示意图
A. 细胞间连接松动;B. 黏着;C. 降解;D. 移出

图 6-46 恶性肿瘤浸润和血道转移的机制示意图

Notes

细胞生长因子,介导癌细胞的移动。癌细胞穿过基底膜后,重复上述步骤,进一步溶解间质结缔组织,在间质中移动。到达毛细血管时,借助上述机制,穿过血管壁进入血管(图 6-46)。

进入血管内的恶性肿瘤细胞,并非都能够迁徙至其他器官形成转移灶。单个肿瘤细胞大多数为自然杀伤细胞(NK cell)消灭。但是,和血小板凝集成团的肿瘤细胞,形成不易消灭的肿瘤细胞栓,可与血管内皮细胞黏附,然后穿过血管内皮和基底膜(参见上文肿瘤浸润机制),形成新的转移灶(图 6-46)。前已述及,肿瘤演进过程中,出现侵袭性不一的亚克隆。高侵袭性的瘤细胞亚克隆容易形成广泛的血行播散。一种称为 CD44 的黏附分子可能与血行播散有关。正常 T 细胞表面的 CD44 分子,可以识别毛细血管后微静脉内皮上的透明质酸盐,回到特定的淋巴组织(淋巴细胞归巢现象)。恶性肿瘤细胞高表达 CD44,可能通过类似机制表现出更高的转移潜能。

肿瘤血道转移的部位和器官分布受原发肿瘤部位和血循途径的影响。但是,某些肿瘤表现出对某些器官的亲和性(tropism)。例如,肺癌易转移到肾上腺和脑;甲状腺癌、肾癌和前列腺癌易转移到骨;乳腺癌常转移到肺、肝、骨、卵巢和肾上腺等。这些现象可能与以下因素有关:①这些器官的血管内皮细胞上的配体,能特异性地识别并结合某些癌细胞表面的黏附分子(如"血管细胞黏附分子");②这些器官释放吸引某些癌细胞的趋化物质。如某些乳腺癌细胞表达化学趋化因子受体 CXCR4 和 CCR7,容易转移到高表达这些趋化因子的组织;如果阻断 CXCR4 与其配体的结合,则可减少淋巴结和肺转移;③这是负选择的结果,即某些组织或器官的环境不适合肿瘤的生长,如组织中的酶抑制物不利于转移灶形成,而另一些组织和器官没有这种抑制物,于是表现出肿瘤对后面这些器官的"亲和性"。 如横纹肌少有肿瘤转移,可能因肌肉经常收缩,使恶性肿瘤细胞不易停留,或肌肉内乳酸含量过高,不利于肿瘤生长。脾脏虽然血液循环丰富而肿瘤转移少,可能与脾脏是免疫器官有关。

近年研究显示,上皮间质转化(epithelial-mesenchymal transition,EMT)参与肿瘤转移过程:通过复杂的分子变化,如 microRNA 表达异常、ZEB1/2、SNAIL 和 TWIST 等基因的改变,上皮黏附分子下调,上皮性的肿瘤细胞可以转变为迁徙性更强的、具有间质细胞特征的肿瘤细胞,从而获得更强的转移能力。

(八) 逃避机体免疫系统的监视

发生了肿瘤性转化的细胞可以引起机体的免疫反应。然而,在肿瘤中存在免疫逃避和肿瘤细胞诱导的免疫抑制,使机体不能通过有效的免疫机制清除肿瘤细胞。

引起机体免疫反应的肿瘤抗原和机体抗肿瘤免疫的机制是肿瘤免疫学(tumor immunology)研究的重要内容。肿瘤抗原可分为肿瘤特异性抗原(tumor-specific antigen)和肿瘤相关抗原(tumor-associated antigen)。肿瘤特异性抗原是肿瘤细胞独有的抗原,不存在于正常细胞。同一种致癌物诱发的同样组织类型的肿瘤,在不同个体中具有不同的特异性抗原。

肿瘤相关抗原则既存在于肿瘤细胞也存在于某些正常细胞。有些抗原在胎儿组织中表达量大,在分化成熟组织中不表达或表达量很小,但在癌变组织中重新激活表达或表达增加,这种抗原称为肿瘤胎儿抗原(oncofetal antigen)。例如,甲胎蛋白(AFP)可见于胎肝细胞和肝细胞癌中。

肿瘤分化抗原是正常细胞和肿瘤细胞都具有的与某个方向的分化有关的抗原。例如,前列腺特异抗原(prostate specific antigen,PSA)既见于正常前列腺上皮也见于前列腺癌细胞。肿瘤相关抗原有助于相关肿瘤的诊断和病情监测。

按照肿瘤抗原的来源和分子特性,可分为以下数种:①突变基因的产物:突变蛋白可与 MHC 分子一起组成复合物,为 CD8$^+$T 细胞表面的 T 细胞受体识别。突变基因的产物还可被抗原呈递细胞吞噬,通过 II 型 MHC 抗原处理途径,为 CD4$^+$T 细胞识别;②过度或异常表达的细胞蛋白:例如前列腺癌患者血清 PSA 水平常高于正常人,与黑色素生物合成有关的酪氨酸酶也属于此类,黑色素瘤患者的 T 细胞可识别这种酪氨酸酶的多肽;③致癌病毒产生的肿瘤抗原:HPV 和 EBV 等 DNA 病毒产生的蛋白,可刺激宿主免疫反应,识别和杀死病毒感染的细胞,对病毒诱导肿瘤

Notes

有免疫监视作用。在此基础上开发的抗 HPV 疫苗已经进入临床使用,在女性子宫颈癌的预防上有一定作用;④肿瘤胚胎抗原:如 AFP 和癌胚抗原(carcinoembryonic antigen,CEA)。临床上,宿主体内的抗体可以作为肿瘤标志物进行检测;⑤细胞表面糖脂和糖蛋白:如神经节苷脂、血型抗原和黏液等,可以作为诊断和治疗的靶点。卵巢癌中高表达的黏液成分 CA-125 和 CA-19-9,可以用作诊断和监测卵巢癌的标记和治疗的靶分子;⑥细胞特异性分化抗原:这些抗原都是半抗原,不会引起免疫反应,但可以成为肿瘤治疗的分子靶点。例如,正常 B 细胞和 B 细胞淋巴瘤都表达的 CD20 抗原的检测可帮助 B 细胞淋巴瘤的诊断;针对 CD20 抗原的人源化单克隆抗体已经在临床上用于 B 细胞淋巴瘤的免疫治疗。

机体的抗肿瘤免疫反应以细胞免疫为主,其效应细胞有细胞毒性 T 细胞(cytotoxic T cell,CTL)、自然杀伤细胞(natural killer cell,NK cell)和巨噬细胞等。激活的 CTL(CD8$^+$)通过细胞表面的 T 细胞受体识别与 MHC 分子组成复合物的肿瘤特异性抗原,释放一些酶以杀伤肿瘤细胞。NK 细胞激活后可溶解多种肿瘤细胞。T 细胞产生的获得更强的转移能力 α- 干扰素可激活巨噬细胞,后者产生肿瘤坏死因子(TNF-α),参与杀伤肿瘤细胞(图 6-47)。

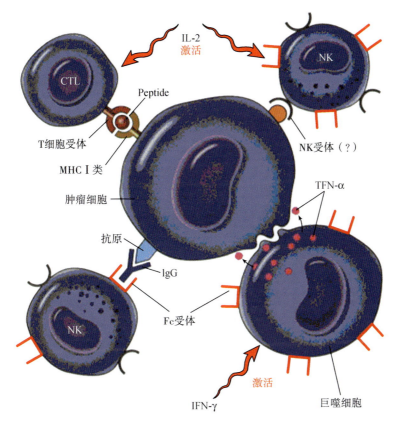

图 6-47 抗肿瘤免疫的细胞效应机制

免疫功能低下者,如先天性免疫缺陷病患者和接受免疫抑制治疗的患者,恶性肿瘤的发病率明显增加。这一现象提示,正常机体存在免疫监视(immunosurveillance)机制,可以清除发生了肿瘤性转化的细胞,起到抗肿瘤的作用。免疫监视功能的下降,可能参与了一些肿瘤的发生。肿瘤细胞可通过减少肿瘤抗原、组织相容性抗原的表达等方式,逃脱免疫监视;通过表达 TGF-β、PD-1配体、galectin 等,抑制机体免疫反应;甚至通过诱导免疫细胞的死亡,破坏机体的免疫系统。

(九) 基因组不稳定性

环境中的许多致突变因素(如电离辐射、紫外线、烷化剂、氧化剂等)可以引起 DNA 损伤(DNA damage)。除了外源因素,DNA 还可以因为复制过程中出现的错误以及碱基的自发改变而

Notes

出现异常。致突变物/致癌物引起的 DNA 轻微损害,可通过 DNA 修复机制予以修复,DNA 损害如果超过细胞能够修复的范围,受损细胞会以凋亡的形式死亡;这些机制对维持基因组稳定性很重要。DNA 修复基因的功能在肿瘤细胞中发生了严重障碍。

切除修复(excision repair)是主要的 DNA 损伤修复方式,广泛存在于各种生物体中。切除修复有两种类型:核苷酸切除修复(nucleotide excision repair,NER)和碱基切除修复(base excision repair,BER)。复制过程导致的碱基错配,如果没有被 DNA 多聚酶的校对功能清除,则由错配修复(mismatch repair)机制修复。

显然,DNA 修复机制有异常时,这些 DNA 损伤保留下来,并可能在肿瘤发生中起作用。遗传性 DNA 修复基因异常者,如着色性干皮病(xeroderma pigmentosum)患者,不能修复 UV 导致的 DNA 损伤,其皮肤癌的发生率极高,且发病年龄轻。遗传性非息肉病性结肠癌综合征患者由于微卫星不稳定性(microsatellite instability)、DNA 错配修复基因缺陷,不能修复单链 DNA 在复制时发生的碱基错配,原癌基因或者肿瘤抑制基因突变,与结肠癌的发生相关。

(十) 肿瘤微环境

肿瘤组织中除了肿瘤实质细胞外,先天性和适应性免疫细胞、纤维母细胞、内皮细胞等和 ECM 构成的微环境(tumor microenviroment),与肿瘤细胞的相互作用也是不可忽视的。例如,前已述及,MMP2 和 MMP9 分解层粘连蛋白和Ⅳ型胶原产生的碎片,可促进瘤细胞的迁移。

肿瘤中的炎细胞和纤维母细胞释放各种细胞因子,可促进存活和演进。免疫细胞或纤维母细胞释放的生长因子,如 PDGF 、TGF-β 和 bFGF 等,以旁分泌的方式刺激肿瘤细胞生长。肿瘤中浸润的巨噬细胞可能在肿瘤细胞的诱导下分泌促进转移的因子。如用动物模型的体内成像技术观察到血管周围的巨噬细胞可分泌 EGF,趋化肿瘤细胞到血管附近;而从遗传上去除巨噬细胞的老鼠的乳腺癌模型可防止转移的形成。

近来研究发现,肿瘤中的纤维母细胞甚至可诱导肿瘤的形成。从前列腺癌组织中分离的"肿瘤相关纤维母细胞",与非肿瘤性永生化的人前列腺上皮细胞株一起接种到无胸腺小鼠,可诱导这些上皮细胞成为前列腺癌细胞,出现原来细胞株所没有的许多遗传学改变。对肿瘤微环境的研究为肿瘤的治疗提供了新的思路。

(十一) 表观遗传调控异常与肿瘤

除了经典的 DNA 碱基序列改变所致的遗传变化(如上文讨论的癌基因突变或扩增、肿瘤抑制基因的突变或缺失),还有一些遗传变化不是由于 DNA 碱基序列改变引起的,称为表观遗传学(epigenetics)改变,包括 DNA 甲基化、组蛋白修饰等。

DNA 甲基化是调控基因表达的重要机制。肿瘤中常发生一些关键基因启动子区 CpG 岛甲基化异常,包括肿瘤抑制基因的过甲基化(hypermethylation)和癌基因的低甲基化(hypomethylation)。前者导致肿瘤抑制基因(如 *Rb*、*VHL*)表达下降,后者导致癌基因过表达。基因组中非编码区域有富含 CpG 的重复序列,正常时处于高甲基化状态,对维持染色体稳定性很重要;肿瘤细胞染色体中这些区域出现低甲基化,DNA 分子稳定性降低,易于发生重组,导致缺失、转位等改变,也与肿瘤发生发展密切相关。

组蛋白维护染色质结构,参与基因表达调控。组蛋白的甲基化、乙酰基化等共价修饰,是影响 DNA 复制、转录以及 DNA 损伤修复的重要因素。组蛋白修饰的异常,也是肿瘤发生的重要环节。

近年来发现,真核细胞内具有许多非编码 RNA(non-coding RNA),其功能并不是编码蛋白质,而是调节编码蛋白质的 mRNA 或调控基因的转录,例如微小 RNA 介导的转录后基因沉默(post-transcriptional gene silencing)可抑制特定的靶 mRNA 的翻译。微小 RNA 表达异常,导致癌基因的过表达,或肿瘤抑制基因表达降低。非编码 RNA 在基因表达调控方面的功能,属于广义的表观遗传改变,是生物医学研究领域近年的重要进展,对于深入揭示肿瘤发生的分子机制具有重要意义。

Notes

（十二）肿瘤发生是一个多步骤的过程

流行病学、分子遗传学以及化学致癌的动物模型等多方面的研究均显示,肿瘤的发生并非单个分子事件,而是一个多步骤过程(multi-step process)。细胞的完全恶性转化,一般需要多个基因的改变,如数个癌基因的激活,或肿瘤抑制基因的失活,以及其他基因变化。肿瘤发生的这一多步骤过程,在结肠直肠癌(colorectal cancer)得到了详细的研究。从肠上皮增生到癌的发展过程中,发生多个步骤的癌基因突变和肿瘤抑制基因失活(图 6-48)。一个细胞要积累这些基因改变,一般需要较长的时间。这是癌症在年龄较大的人群中发生率较高的一个原因。

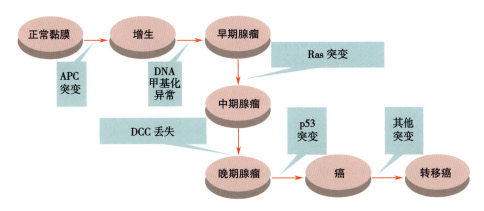

图 6-48　结肠直肠癌的多步骤发生模式

上文简单介绍的肿瘤发生的分子机制,可简要归纳如下:环境致瘤因素(化学、物理、生物等因素)和遗传易感因素作用引起基因改变,包括原癌基因激活、肿瘤抑制基因灭活、凋亡调节基因和 DNA 损伤修复基因功能紊乱、端粒酶激活。表观遗传(DNA 甲基化、组蛋白修饰等)及非编码 RNA 异常,使细胞出现多克隆性增殖(肿瘤前病变);在进一步基因损伤基础上,发展为克隆性增殖(肿瘤形成);通过积累新的突变和其他分子改变,形成具有不同生物学特性的、异质性的亚克隆,获得浸润和转移的能力,发生肿瘤演进(图 6-49)。

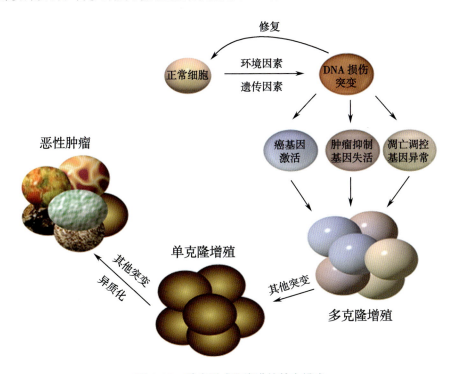

图 6-49　肿瘤形成和演进的基本模式

Notes

第十一节　环境致瘤因素

环境致瘤因素通过影响上述分子途径导致肿瘤发生。有些致瘤因素比较明确,有些则尚难肯定。确定致瘤因素并不容易,需要结合临床观察、流行病学资料和实验研究等多方面的结果。由于肿瘤可以在致瘤因素作用后很久才发生,更增加了这种困难。

可导致肿瘤形成的各种因素称为致瘤因素或致瘤因子。可以导致恶性肿瘤发生的物质统称为致癌物(carcinogen)。致癌物起启动(initiation)作用(或称激发作用),引起癌症发生过程中的始发变化。某些本身无致癌性的物质,可以增加致癌物的致癌性,这些物质称为促癌物(promoter)。促癌物起促发(promotion)作用。恶性肿瘤的发生常常要经过启动和促发这两个阶段。下面简单介绍一些常见的环境致瘤因素。

一、化　学　物　质

对动物有肯定或可疑致癌作用的化学物质很多,其中有些可能和人类癌症有关。多数化学致癌物需在体内(主要是在肝脏)代谢活化后才致癌,称为间接致癌物。少数化学致癌物不需在体内进行代谢转化即可致癌,称为直接致癌物。化学致癌物多数是致突变剂(mutagen),具有亲电子基团,能与大分子(如 DNA)的亲核基团共价结合,导致其结构改变(如 DNA 突变)。化学致癌物起启动作用,引起癌症发生过程中的始发变化。化学致癌大多与环境污染和职业因素有关,因此保护环境,彻底治理环境污染,预防职业暴露,对于减少癌症的发病极其重要。

(一) 间接化学致癌物

一些重要的间接化学致癌物举例如下。

1. **多环芳烃**　存在于石油、煤焦油中。致癌性特别强的有 3,4- 苯并芘、1,2,5,6- 双苯并蒽等。3,4- 苯并芘是煤焦油的主要致癌成分,可由有机物的燃烧产生,存在于工厂排出的煤烟和烟草点燃后的烟雾中。近几十年来肺癌的发生率日益增加,与吸烟和大气污染有密切关系。此外,烟熏和烧烤的鱼、肉等食品中也含有多环芳烃,这可能和某些地区胃癌的发病率较高有一定关系。多环芳烃在肝脏经细胞色素氧化酶 P450 系统氧化成环氧化物。后者以其亲电子基团(不饱和的 C-C 键)与核酸分子以共价键结合而引起突变。

2. **致癌的芳香胺类**　如乙萘胺、联苯胺等,与印染厂工人和橡胶工人的膀胱癌发生率较高有关。氨基偶氮染料,如过去食品工业中使用的奶油黄(二甲基氨基偶氮苯)和猩红,可引起实验性大白鼠肝细胞癌。以上两类化学致癌物主要在肝脏代谢。芳香胺的活化是在肝脏通过细胞色素氧化酶 P450 系统使其N端羟化形成羟胺衍生物,然后与葡萄糖醛酸结合成葡萄糖苷酸从泌尿道排出,因在膀胱葡萄糖苷酸水解释放出活化的羟胺而致膀胱癌。

3. **亚硝胺类物质**　亚硝胺类物质致癌谱很广,可在许多实验动物诱发各种不同器官的肿瘤,可能引起人胃肠道癌等。肉类食品的保存剂与着色剂可含有亚硝酸盐。亚硝酸盐也可由细菌分解硝酸盐产生。在胃内,亚硝酸盐与来自食物的二级胺合成亚硝胺。亚硝胺在体内经过羟化作用而活化,形成一个有很强反应性的烷化碳离子而致癌。我国河南林县的食道癌发病率很高,与食物中的亚硝胺含量高有关。

4. **真菌毒素**　黄曲霉菌广泛存在于霉变食品中。霉变的花生、玉米及谷类含量最多。黄曲霉毒素(aflatoxin)有多种,其中黄曲霉毒素 B_1(aflatoxin B_1)致癌性最强。黄曲霉毒素 B_1 是异环芳烃,在肝脏代谢为环氧化物,可使肿瘤抑制基因 *p53* 发生点突变而失去活性。这种毒素可诱发肝细胞癌。我国和南非的肝癌高发地区的调查都显示黄曲霉毒素 B_1 在食物的污染水平与肝癌的发病率有关。但这些地区同时也是乙型肝炎病毒(HBV)感染的高发区。乙

Notes

型肝炎病毒(HBV)感染导致肝细胞慢性损伤和再生,可能给黄曲霉毒素 B_1 的致突变作用提供了条件。HBV 感染与黄曲霉毒素 B_1 的协同作用可能是我国肝癌高发地区的重要致肝癌因素。

(二)直接化学致癌物

直接化学致癌物较少,主要是烷化剂和酰化剂。一般为弱致癌剂,致癌时间长。有些烷化剂用于临床,如环磷酰胺既是抗癌药物又是很强的免疫抑制剂,用于抗肿瘤治疗和抗免疫治疗。这类抗癌药物使用后可在相当长的时间以后诱发第二种恶性肿瘤,应谨慎使用。如在化学治疗痊愈或已控制的白血病、霍奇金淋巴瘤和卵巢癌的患者,数年后可发生第二种恶性肿瘤,通常是粒细胞性白血病。某些使用烷化剂的非肿瘤患者,如类风湿关节炎和 Wegener 肉芽肿的患者,发生恶性肿瘤的几率大大高于正常人。

金属元素对人类也有致癌作用,如镍、铬、镉、铍、钴等,其原因可能是金属的二价阳离子是亲电子的,可与细胞大分子,尤其是 DNA 反应。例如镍的二价离子可以使多聚核苷酸解聚。如炼镍的工人中,鼻咽癌和肺癌明显高发;镉与前列腺癌、肾癌的发生有关;铬可引起肺癌。一些非金属元素和有机化合物也有致癌性,如砷诱发皮肤癌;氯乙烯可致塑料工人的肝血管肉瘤;苯致白血病等。

二、物 理 因 素

已证实的物理性致癌因素主要是电离辐射(ionizing radiation,包括 X 射线、γ 射线以及粒子形式的辐射如 β 粒子等)以及紫外线照射。

电离辐射能使染色体发生断裂、转位和点突变,导致癌基因激活或者肿瘤抑制基因灭活。长期接触 X 射线及镭、铀、氡、钴、锶等放射性同位素,可引起各种癌症。放射工作者如长期接触射线而又缺乏有效防护措施,皮肤癌和白血病的发生率较一般人高。在婴幼儿期接受过颈部放射线照射者,甲状腺癌发生率明显增高。

紫外线(UV)可引起皮肤鳞状细胞癌、基底细胞癌和恶性黑色素瘤。UV 可使 DNA 中相邻的两个嘧啶形成二聚体,造成 DNA 分子复制错误。在正常人,这种 DNA 损伤通过 DNA 切除修复(excision repair)机制进行修复。着色性干皮病(XP)是一种罕见的常染色体隐性遗传病,患者先天缺乏修复 DNA 所需的酶,不能修复紫外线导致的 DNA 损伤,对日照十分敏感,皮肤癌的发病率很高,且在幼年即发病。

三、生 物 因 素

生物致癌因素主要是病毒。导致肿瘤形成的病毒称为肿瘤病毒(tumor virus),分为 DNA 肿瘤病毒和 RNA 肿瘤病毒两大类。近年研究显示,在慢性胃炎和胃溃疡发病中起重要作用的幽门螺杆菌(*Helicobacter pylori*)与胃的一些肿瘤有关。

(一)DNA 肿瘤病毒

DNA 肿瘤病毒感染细胞后,若病毒基因组整合到宿主 DNA 中,它们的一些基因产物可以导致细胞转化。有许多 DNA 病毒可引起动物肿瘤。与人类肿瘤发生密切相关的 DNA 病毒主要有以下几种。

1. 人类乳头瘤病毒(human papilloma virus,HPV)　有多种类型。其中,HPV-1、2、4 和 7 型可导致鳞状细胞乳头状瘤(疣,warts);HPV-6 和 HPV-11 与生殖道和喉等部位的乳头状瘤有关。这些低危 HPV 病毒感染细胞后,其基因组不整合到宿主细胞 DNA 中。

HPV16、18 与子宫颈等部位的癌有关;约 85% 的子宫颈癌及其前期病变发现 HPV16、18 型的 DNA 序列,且 DNA 已整合到宿主细胞 DNA 中。虽然 HPV 整合进基因组的位置是随机的,但 HPV 断点总是在 HPV 基因组 E1/E2 开放阅读框内(即 HPV 基因组整合的型式仍具有克隆

Notes

性）。E2 具有抑制早期基因 *E6* 和 *E7* 的转
录的功能；E2 的中断使 *E6* 和 *E7* 过度表达。
E6 和 E7 蛋白能与 P53 和 RB 蛋白结合、
促进其降解、抑制其功能，促进肿瘤发生。
E7 还可抑制 p21 的功能。因此，*E6* 和 *E7*
的过表达，阻断了细胞周期调控的两个主
要抑制环节（图 6-50）。应当注意，HPV 的
致癌作用是作为始动因子，还需要其他体
细胞突变（如 RAS 突变）的协同。其他微
生物感染、饮食和激素等，可能也是子宫
颈癌发生的协同因子。

2. Epstein-Barr 病 毒（Epstein-Barr
virus，EBV） 与多种肿瘤有关。特别是伯
基特（Burkitt）淋巴瘤和鼻咽癌等。EB 病
毒主要感染人类口咽部上皮细胞和 B 淋
巴细胞。鼻咽癌在我国南方和东南亚多
见，肿瘤细胞中有 EBV 基因组，其结构在
同一肿瘤的所有癌细胞中是一致的（克
隆性）。

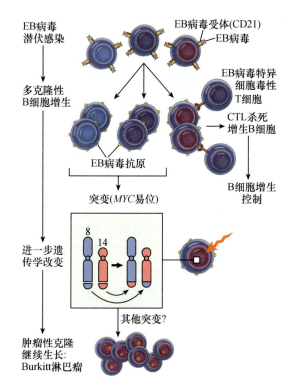

图 6-50　HPV 蛋白 E6 和 E7 干扰细胞周期调控，促进肿瘤形成

在 B 细胞，EBV 借助细胞表面分子
CD21 结合进入细胞内，病毒基因组整合
进宿主细胞 DNA 中。EBV 表达的潜伏膜蛋白 LMP-1 可有癌蛋白作用，因其具有 CD40 受体功
能，可接受辅助 T 细胞的刺激信号，其持续活化表达促进 B 细胞增殖；LMP-1 还活化 NFκB 和
JAK/STAT 信号通路，促使 B 细胞不依赖于 T 细胞的自主存活与增殖；还可活化 BCL2、抑制凋
亡。EBV 编码的另一产物 EBNA-2，是具有 Notch 受体功能的核蛋白，其持续表达激活原癌基
因 Cyclin D1 和 *src* 家族成员的转录；另外，EBV 基因组含有从宿主基因组中"劫持"的细胞因子
vIL-10，可阻止巨噬细胞和组织细胞活化 T 细胞，促进 EBV 依赖的 B 细胞转化。

在免疫功能正常的个体，EBV 使受染 B 细胞发生多克隆性增殖，但可通过免疫反应得到控
制，受染者没有症状或表现为自限性的传染性单核细胞增生症。EBV 使 B 淋巴细胞发生多克隆
性增殖和永生化后，如在其他因素作用下（如在非洲高发地区的疟疾或其他感染），再发生其他突
变，如染色体易位 t(8；14)，使 *IgH* 基因与 *Myc* 基因融合，导致 *MYC* 过表达，可发展为单克隆增殖，
形成淋巴瘤。

3. 乙型肝炎病毒（hepatitis virus B，HBV）　HBV 感染者发生肝细胞癌的几率是未感染者
的 200 倍。HBV 本身不含转化基因，病毒 DNA 的整合也无固定模式，可能与慢性肝损伤使肝细
胞不断再生以及 HBV 产生的 HBx 蛋白有关。HBx 可以直接或间接地使受染的肝细胞的一些转
录因子和信号转导通路活化，如胰岛素样生长因子Ⅱ和胰岛素样生长因子受体Ⅰ。

（二）RNA 肿瘤病毒

RNA 肿瘤病毒是逆转录病毒（retrovirus），可分为急性转化病毒和慢性转化病毒。急性转化
病毒含有病毒癌基因，如 *v-src*，*v-abl*，*v-myb* 等。病毒感染细胞后，以病毒 RNA 为模板在逆转录
酶（reverse transcriptase）催化下合成 DNA，然后整合到宿主 DNA 中并表达，导致细胞转化。慢
性转化病毒本身不含癌基因，但是有很强的促进基因转录的启动子或增强子。逆转录后插入宿
主细胞 DNA 的原癌基因附近，引起原癌基因激活和过度表达，使宿主细胞转化。

主要发生于日本和加勒比海地区的"成人 T 细胞白血病 / 淋巴瘤"（ATL），与人类 T 细胞白

Notes

血病 / 淋巴瘤病毒 I(human T-cell leukemia/lymphoma virus I, HTLV- I)有关。HTLV- I 不含有已知的癌基因，也不在特定原癌基因附近整合。它的转化活性与其 tax 基因有关。Tax 基因产物可激活几种宿主基因的转录，如 *c-fos*、*c-sis*、*IL-2* 及其受体的基因及 *GM-CSF*(粒 - 单细胞集落刺激因子)基因。这些基因激活后能引起 T 细胞增殖。

(三) 细菌

幽门螺杆菌(*H. pylori*)是慢性胃炎和胃溃疡的重要病原因素。幽门螺杆菌感染与胃的黏膜相关淋巴组织(mucosa-associated lymphoid tissue, MALT)发生的 MALT 淋巴瘤(MALT lymphoma)密切相关。幽门螺杆菌产生的 CagA(cytotoxin associated gene A)和空泡毒素引起慢性胃炎，刺激 Hp 相关 T 淋巴细胞增殖，T 细胞分泌的淋巴因子导致 B 细胞多克隆性增殖，在其他基因改变基础上持续活化 NFκB，演变成单克隆性增殖。

幽门螺杆菌胃炎与一些胃腺癌的发生也有关系，发生率约为 3%。Hp 感染患者可出现慢性胃炎、胃腺上皮细胞萎缩、肠上皮化生、异型增生和腺癌，Hp 的 *CagA* 基因可进入上皮细胞，产生上调生长因子信号通路的作用。

第十二节　遗传因素与肿瘤

大多数肿瘤为散发性(sporadic)，主要与环境致瘤因素及一些获得性的易感状态(acquired predisposing conditions)有关。在这些病例中，某些遗传因素(如参与环境致癌物代谢的酶类基因的遗传多态性)可能使患者对某些肿瘤具有易感性(susceptibility)。

遗传性或家族性肿瘤综合征(inherited / familial cancer syndromes)患者则具有特定的染色体和基因异常，这些异常使他们比一般人群患某些肿瘤的机会明显增加。以下简介一些主要的遗传性或家族性肿瘤综合征。

1. **常染色体显性(autosomal dominant)遗传性肿瘤综合征**　家族性视网膜母细胞瘤患者从亲代遗传了一个异常的 RB 等位基因，当另一个 RB 等位基因发生突变、丢失等异常时，发生视网膜母细胞瘤。一些癌前疾病(如家族性腺瘤性息肉病、神经纤维瘤病等)也以常染色体显性遗传方式出现。在这些疾病中，突变或缺失的基因是肿瘤抑制基因，例如 *RB*、*APC* 和 *NF-1* 等。

2. **常染色体隐性(autosomal recessive)遗传性肿瘤综合征**　如上文提到的着色性干皮病(XP)，患者受紫外线照射后易患皮肤癌。毛细血管扩张性共济失调症患者易发生急性白血病和淋巴瘤。Bloom 综合征(先天性毛细血管扩张性红斑及生长发育障碍)患者易发生白血病等恶性肿瘤。这些遗传综合征与 DNA 修复基因异常有关。Li-Fraumeni 综合征患者 *p53* 基因异常，易发生肉瘤、白血病和乳腺癌等。

3. 一些肿瘤有家族聚集倾向，如乳腺癌、胃肠癌等，可能与多因素遗传有关。

表 6-10 列举了一些遗传性肿瘤综合征及其受累的基因、染色体定位和相关肿瘤。

表 6-10　遗传性肿瘤综合征举例

综合征	受累基因	染色体定位	相关肿瘤
家族性视网膜母细胞瘤	*RB*	13q14.3	视网膜母细胞瘤, 骨肉瘤
家族性腺瘤性息肉病	*APC*	5q21	结直肠癌
神经纤维瘤病 I 型	*NF1*	17q12	神经纤维瘤, 恶性神经鞘瘤
Li-Fraumeni 综合征	*P53*	17p12-13	肉瘤, 乳腺癌, 脑肿瘤, 白血病
着色性干皮病	*XPA*, *XPB* 等	9q34, 2q21 等	皮肤癌症
毛细血管扩张性共济失调症	*ATM*	11q12	淋巴瘤, 白血病
Bloom 综合征	*BLM*	15q26.1	白血病, 实体肿瘤

Notes

续表

综合征	受累基因	染色体定位	相关肿瘤
Fanconi 贫血	FACC, FACA	9q22.3, 16q24.3	白血病
Wilms 瘤	WT1	11p13	Wilms 瘤
von Hippel-Lindau 综合征	VHL	3p25	肾细胞癌, 小脑血管母细胞瘤
遗传性非息肉病性结直肠癌	MSH2 等	2p16	结直肠癌
家族性乳腺癌	BRCA1	17q21	乳腺癌, 卵巢癌
	BRCA2	13q12	乳腺癌

小　结

　　肿瘤是以细胞异常增殖为特点的疾病,常形成局部肿块;种类繁多,生物学行为和临床表现复杂。良性肿瘤生长缓慢、侵袭性弱或无,不播散,对人体危害小;恶性肿瘤(癌症)主要为癌(上皮性的恶性肿瘤)和肉瘤(间叶组织的恶性肿瘤),生长迅速、侵袭性强,可局部浸润和远处转移(通过淋巴道、血道或体腔),对人体危害大。交界性肿瘤具有介于良恶性之间的特点。

　　肿瘤的分化程度指肿瘤组织在形态和功能上与某种正常组织的相似程度;肿瘤的结构异型性和细胞异型性是肿瘤与正常组织细胞的差异;它们是肿瘤组织病理诊断和分型的重要依据。恶性肿瘤的分级是描述其恶性程度的指标,而分期是指其生长及播散的范围。肿瘤的组织病理类型、分级和分期是制订治疗方案和评估预后的重要指标。

　　肿瘤的形成是在环境致瘤因素(化学、物理、生物等因素)和遗传易感因素作用下、机体细胞异常克隆性增殖的结果。具有发展为恶性肿瘤的潜能的疾病或病变称为癌前疾病或癌前病变(如上皮异型增生)。肿瘤发生是具有复杂分子基础的多步骤过程,包括原癌基因激活、肿瘤抑制基因灭活或丢失、凋亡调节基因和 DNA 损伤修复基因功能紊乱、端粒酶激活、表观遗传(DNA 甲基化、组蛋白修饰等)及非编码 RNA 的异常等。肿瘤生长、浸润和转移的能力取决于多种因素,包括细胞增殖和细胞死亡平衡、肿瘤血管生成、肿瘤细胞异质性、肿瘤演进、癌症干细胞(肿瘤干细胞)特性、上皮间质转化、机体对肿瘤的免疫反应等。

（周　桥　戚基萍）

主要参考文献

1. 中华人民共和国卫生部 . 2012 中国卫生统计年鉴 . 北京:中国协和医科大学出版社,2012.

2. 卫生部卫生统计信息中心 . 2008 年全国卫生事业发展情况统计公报 .

3. Kumar V, Abbas AK, Aster JC. Robbins and Cotran Pathologic Bases of Disease. 9th ed. Philadelphia:Elsevier Saunders,2015:265-340.

4. Rubin R, Strayer DS. Rubin's Pathology:Clinicopathologic Foundations of Medicine. 6th ed. Philadelphia:Lippincott Williams & Wilkins,2011:157-212.

5. Kumar V, Abbas AK, Aster JC. Robbins Basic Pathology. 9th ed. Philadelphia:Elsevier Saunders,2013.

6. Edge SB. AJCC Cancer Staging Manual. 7th ed. Berlin:Springer-Verlag,2010.

7. Atlas of Tumor Pathology. 4th series(in many volumes). Washington DC:American Registry of Pathology,since 2004.

8. 郑杰 . 肿瘤的细胞和分子生物学 . 北京:军事医学科学出版社,2014.

9. 来茂德 . 常见肿瘤组织学分级图谱 . 北京:人民卫生出版社,2009.

Notes

第七章 环境及营养疾病

暴露于外源性化学或者物理因素所致的损伤和疾病称为环境和职业性疾病。这些暴露可发生于室外和室内环境,如有些特殊的工作场所(职业危害)、人们自愿(如药物滥用、酗酒和吸烟等)或非自愿地(如将胎儿、婴儿和其他人置于药物、乙醇或环境中烟草烟雾的暴露中)接受的特殊环境。广义地说,所有外源性因素,包括化学、物理、营养,甚至传染因素对于人的损害都包括在环境病理学的范畴之内。但在习惯上,环境病理学不包括传染性因素导致的疾病在内。对于环境和职业危害所致疾病的诊断、治疗和预防不仅是预防医学的重要内容,而且是临床医学的组成部分。

随着我国工业化和城市化的进程,大众和舆论越来越关注环境和职业性的外源性有害因素,尤其是空气、水和食物污染对健康的损害。因此所有的卫生工作者应当具有环境和职业相关疾病的知识。本章叙述与临床医学密切相关的重要的环境和职业相关疾病,尤其是新出现的与药物滥用有关的疾病。目的是使医学生认识环境和职业性疾病,并在今后的行医过程中运用这些知识,以预防和降低人群的危险。营养相关疾病也包括在本章之内。由于篇幅所限,本章未能收入物理性损害及其病变。

第一节 环境污染和职业暴露

在人们居住和生活的生态系统(ecosystem)中,许多有害化学物存在于食物、食物链、水以及空气之中。按来源和分布,可将环境或工作场所中存在的、对于人类产生危害的化学物质分为:①环境污染物,如废气、废水、废渣等;②工业性污染物;③农用化学物,如杀虫剂、除草剂、化肥等;④室内污染物,如一氧化碳、甲醛、氡、放射性元素等;⑤家用化学物,如灭鼠药、杀虫剂等;⑥个人嗜好品,如烟草、酒精、成瘾性药物(毒品)等;⑦生物毒素,如蛇毒、菌类、草药、鱼胆等;⑧药品不良反应;⑨其他。值得注意的是我国的中毒病例中,以农药中毒最为常见。其次为灭鼠药、一氧化碳、安眠药和生物毒素等。

此外,污染源还包括环境和工作场所中的粉尘等。吸入矿物性和有机粉尘主要见于采矿业,工业制造业和农业等职业,偶尔也可见于养鸽者和鼻烟吸入者。矿物粉尘,如二氧化硅和石棉,吸入后引起尘肺(pneumoconiosis),有机粉尘吸入后可导致超敏性肺炎。这些内容详见呼吸系统疾病章节。

一、室外空气污染

空气污染在全世界已成为严重的社会问题。在我国由于工业和交通的发展，室外空气污染（outdoor air pollution）也日益严重。空气污染物的可允许标准、监测和治理都还有很多工作要做。主要的空气污染源有：

机动车、火力发电厂、炼钢炉和民用煤炉等使用矿物燃料燃烧产生的废气：如机动车排出的废气中含有一氧化碳、氧化氮、烃、各种微粒等。含铅汽油燃烧后还排出氧化铅和四乙铅等有害物质。在我国部分地区有大面积燃烧秸秆的习惯，有数据表明，秸秆燃烧时大气中的一氧化碳、二氧化碳、二氧化硫和氮氧化合物等污染指数达到高峰值。

光化学反应（photochemical reactions）：机动车排出的氧化氮和挥发烃在大气中相互作用产生臭氧（ozone，O_3），形成二次污染。

二氧化硫和酸雨：燃煤电厂和其他使用煤的工业和家庭释放大量的二氧化硫进入大气，形成硫酸雾和酸雨。

工业熔炉排放出砷酸、金属、汞蒸气和其他有机物：如 1984 年印度 Bhopal 的化工厂事故造成甲基异氰酸酯的泄漏，因肺水肿死亡的达 3000 人。

空气污染的主要靶器官是肺。受害最大的是儿童、哮喘患者和有慢性心肺疾病的人群。主要的空气污染物及其危害有（表 7-1）：

表 7-1　室外空气污染对健康的影响

污染物质	影响对象	不利影响
臭氧（Ozone）	健康成人与儿童	肺功能下降，气道反应性增加，肺部感染
	运动员，室外工作者	降低训练和工作能力
	哮喘患者	增加住院机会
二氧化氮	健康成人	增加气道的反应性
	哮喘患者	肺功能下降
	儿童	增加呼吸道感染
二氧化硫	健康成人	增加呼吸道症状
	慢性肺疾病患者	增加死亡率，增加住院机会
	哮喘患者	增加肺部感染
酸性悬浮物	健康成人	呼吸道黏膜纤毛的廓清率下降
	儿童	增加呼吸道感染
微粒	儿童	增加呼吸道感染
	慢性肺心病患者	降低肺功能
	哮喘患者	增加死亡率，增加疾病的发作

（一）臭氧

0.08ppm 浓度的臭氧就可引起咳嗽、胸部不适和肺部的炎症。哮喘患者对此尤其敏感。臭氧在化学性质上的高度不稳定性，使得其极易与细胞表面的不饱和脂质反应，产生过氧化氢和酯乙醛，导致炎性介质的释放、上皮细胞通透性增加、呼吸道纤毛自净能力下降以及上呼吸道的炎症等。因此，医院中的臭氧消毒机必须在无人情况下使用并注意消毒后的通风，以减少对医务人员的损害。

（二）二氧化氮（nitrogen dioxide）

氧化氮包括一氧化氮和二氧化氮。吸入后与呼吸道中的水作用，生成硝酸和亚硝酸，可损害呼吸道上皮。儿童和哮喘患者对于二氧化氮尤其敏感。

Notes

（三）二氧化硫（sulfur dioxide）

二氧化硫可高度溶于水，被吸入呼吸道后，可释放 H^+、HSO_3^- 和 SO_3^{2-} 导致局部的刺激。

（四）酸性气溶胶（acid aerosols）

被排放到大气中的硫和二氧化氮被氧化，生成硫酸和硝酸，可溶解于水或者吸附在微粒表面，形成酸性气溶胶。酸性气溶胶可刺激呼吸道上皮，改变黏膜纤毛的清洁能力。尤其是哮喘患者暴露于酸性气溶胶后可减低其肺功能，增加其住院时间。

（五）微粒（particulates）

微粒吸入后的危害取决于其大小。矿物和生物性微粒的危害见呼吸系统疾病有关内容。超细微粒是指空气动力学直径小于 0.1μm 的颗粒物，尤其有害。细颗粒物则是指空气动力学直径小于或等于 2.5μm 的颗粒物，其化学成分主要含有有机碳、元素碳、硝酸盐、硫酸盐、铵盐、钠盐等多种成分。能较长时间悬浮于空气中，在空气中含量浓度越高，就代表空气污染越严重。与较粗大的大气颗粒物相比，PM2.5 颗粒径较小、活性强、易附带有毒有害物质，且在大气中的停留时间长、输送距离远，因而对人体健康和大气环境质量的影响更大。吸入后可增加婴幼儿、老年人和心肺疾病患者的发病率及死亡率。微粒诱发疾病的其作用机制目前不甚明了，但可能为由于肺部炎症引起的系统性细胞因子释放，血液黏稠度增加和心律不齐等。

二、室内空气污染

室内空气污染物包括烟草燃烧的烟雾、煤气炉和煤炉的废气、建材和家具释放的甲醛、氡气、宠物的过敏源、灰尘、真菌孢子和细菌等（表 7-2）。现代城市中空调和暖气的使用导致室内通风减少，引起室内污染物水平增高。室内空气污染（indoor air pollution）对儿童的危害更大。

表 7-2　室内空气污染对健康的影响

污染物质	影响对象	不利影响
一氧化碳	成人和儿童	急性中毒
二氧化氮	儿童	增加呼吸道感染
木材烟雾	儿童	增加呼吸道感染
甲醛	成人和儿童	眼、鼻刺激，哮喘
氡	成人和儿童	肺癌
石棉纤维	石棉制品生产者和处理者	肺癌，间皮瘤
人造玻璃纤维	有关人员	皮肤和呼吸道刺激
生物气溶胶	成人和儿童	过敏性鼻炎、哮喘

（一）一氧化碳（carbon monoxide）

为无色、无臭的气体，为各种物质（包括烟草）燃烧的副产物。按照美国环境保护局的标准，大气中一氧化碳的允许最高浓度为 9ppm，而在室内为 2~4ppm。

一氧化碳为全身性窒息剂。一氧化碳吸入后，由于血红蛋白与一氧化碳的结合能力较氧高200 倍，占据氧与血红蛋白的结合部位而形成碳氧血红蛋白。碳氧血红蛋白不仅不能携带氧，而且干扰氧合血红蛋白释放氧。低浓度的一氧化碳可使人的活动能力降低，加重已经存在的心肌梗死。高浓度则引起全身缺氧，导致头痛、眼花、运动失调和昏迷，甚至死亡。

急性一氧化碳中毒时，全身皮肤和黏膜呈特殊的樱桃红色，其他器官出现水肿、出血和变性等缺氧改变。在我国冬季取暖和天然气热水器使用不当是造成一氧化碳中毒死亡的主要原因。慢性中毒时，可引起脑水肿，神经元的变性、坏死和胶质细胞增生。

（二）二氧化氮

室内的煤气炉和煤油炉可引起室内二氧化氮浓度升高到 20~40ppm，比室外高几个数量级。

儿童对于二氧化氮尤其敏感,可致肺损害和呼吸道感染的增加。

(三) 木材烟雾

木材燃烧的烟雾中含有氧化氮、微粒和多环芳烃。高浓度时可增加儿童呼吸道感染。

(四) 甲醛(formaldehyde)

甲醛是高度可溶性和挥发性的化学物。广泛地被运用在纺织品、木制品、家具和绝缘等方面。在浓度低达 1ppm 时仍可引起急性的眼和上呼吸道的刺激感,加重已有的哮喘等。甲醛还可演变为丙烯醛和乙醛,加重刺激性。其他的可见于家庭的挥发性有机物还有苯、四氯乙烯、多环芳烃和氯仿等。它们中多数具有致癌性。

(五) 氡(radon)

氡是放射性气体,由铀衰变而来,广泛地分布在土壤中。居室中的氡气污染十分普遍,尤其是地下室。吸入氡气后,在肺部继续衰变产生 α 射线,可致肺癌。其他的室内污染还有石棉(见呼吸系统)、生物气溶胶等。所有的室内空气污染均与通风不良有关,因此及时足够的通风是减少和避免室内空气污染的主要方法。

三、职 业 暴 露

职业病定义为由于工作场所和环境中的有害物质进入人体后引起的疾病。要注意职业暴露(occupational exposure)与环境污染的不同。后者是指由于大气、水和食物等的污染,作用于所有的人群,而职业暴露仅仅作用于有关人员。但引起职业病的污染物如未加处理排放后,可危害当地居民。职业暴露引起的主要疾病见表 7-3。

表 7-3   与职业暴露相关的人类疾病

器官或系统	有关疾病或病变	毒 物
心血管系统	心脏病	一氧化碳,铅,有机溶剂,钴,镉
呼吸系统	鼻癌	异丙基乙醇,木尘
	肺癌	氡,石棉,硅,二氯甲基醚,镍,砷,铬,芥子气
	慢性阻塞性肺疾病	煤尘,谷尘,镉
	超敏反应	铍,异氰酸盐
	刺激	氨,二氧化硫,甲醛
	纤维化	硅,石棉,钴
神经系统	周围神经疾病	有机溶剂,丙烯酰胺,甲基氯化物,汞,铅,砷,DDT
	步态失调	氯丹(强力杀虫剂),甲苯,丙烯酰胺,汞
	沮丧	酒精,酮,乙醛,有机溶剂
泌尿系统	中毒	汞,铅,乙二醇乙醚,有机溶剂
	膀胱癌	萘胺,联苯胺,橡胶制品
生殖系统	男性不育	铅,邻苯二甲酸盐,可塑剂
	女性不育	镉,铅
	胎儿畸形	汞,多氯联苯
造血系统	白血病	苯,氡,铀
皮肤	毛囊炎和痤疮等皮肤病	多氯联苯,二氧(杂)芑(dioxin,一种致癌或致畸杂环族碳氢化合物),除草剂
	皮肤癌	紫外线辐射
胃肠道	肝血管肉瘤	氯乙烯

(一) 挥发性有机物

工业和家庭中大量使用有机溶剂就是挥发性有机化合物。用于制造业、脱脂、衣物的干洗等,以及作为油漆的溶剂,药物和化妆品的喷雾剂等。石油产品,如煤油、润滑油等的泄漏也造成污染。常见的挥发性有机化合物有脂肪烃、石油产品、芳香烃等。例如,氯仿、四氯化碳、三氯乙烯(trichloroethylene)、甲醇、亚乙基二醇、汽油和煤油,以及苯等。一般而言,急性的高浓度挥发性有机物的吸入可引起头痛、眩晕和肝、肾损害。长期低剂量吸入主要危险为致癌的可能增加,对生殖能力的影响等。尤其是苯,急性中毒危害神经系统,并可死于呼吸衰竭。更为多见的慢性中毒者,如制鞋工人,可发生骨髓造血功能抑制(增生低下或再生障碍性贫血),患急性粒细胞白血病、红白血病和多发性骨髓瘤的机会较正常人大60倍。

(二) 塑料、橡胶和高分子聚合物

合成塑料、橡胶和高分子聚合物广泛用于制造地板、家用品、乳胶制品、管道、电缆和容器等。在合成聚氯乙烯过程中使用的氯乙烯单体为无色易燃气体,可通过肺和皮肤进入体内,氯乙烯可致血管肉瘤。橡胶工人接触的1,3-丁二烯可引起白血病的发病危险增加。塑料制品中使用的塑形剂邻苯二甲酸酯可引起大鼠的睾丸损伤,而塑料添加剂bisphenol-A则有类似雌激素的作用。

(三) 金属及化合物

从远古时期某些金属或化合物就被用做毒药使用,如砷(砒霜)和汞。现代采矿和制造业中金属的急性和慢性中毒,以及致癌危险见表7-4。其中最重要的是铅、汞和砷。

表 7-4　有毒和致癌金属及其危害

金属	疾病或病变	职业
铅	肾毒	电池和弹药工,铸造工,喷绘,暖气片修理工
	贫血,腹痛	
	周围神经疾病	
	失眠,疲乏	
	认知困难	
汞	肾毒	氯碱工业
	肌肉震颤	
	脑瘫	
	智力延迟	
砷	皮肤癌,肺癌,肝癌	矿工,熔炼工,石油精炼工,农民
铍	急性肺刺激	铍精炼,宇航制造,制陶
	慢性肺超敏反应	
	肺癌	
钴和碳化钨	肺纤维化	精密工具制造,磨工,钻石研磨工
	哮喘	
镉	肾毒	电池工,熔炼工,焊接工
	前列腺癌	
铬	肺癌和鼻腔癌	颜料工,熔炼工,炼钢工
镍	肺癌和鼻腔癌	熔炼工,炼钢工,电镀工

1. **铅(lead)**　全世界每年约有400万吨铅用于制造电池、合金、红色涂料和军火等。从事铅的开采、冶炼、加工、电池制造、含铅涂料的粉刷等的工人有中毒的危险。含铅汽油,老式楼房中使用的铅水管和含铅油漆和涂料,瓷器中含铅量超标、罐头焊接部分的含铅焊料等也是铅污染的重要原因。职业性铅中毒时含铅粉尘的吸入是主要途径,摄入的铅则通过肠道吸收。铅吸收入血后,95%~99%的铅与红细胞中的血红蛋白结合,并且从肾排出。部分血浆铅可扩散进入骨、牙、指甲和毛发,在这些组织中长期沉积但并不导致损害,进入脑、肾、肝和骨髓的铅才引起

Notes

毒性作用。

进入体内的铅 80%~85% 沉积于骨,其半衰期达 30 年。铅中毒的儿童长骨的干骺端铅和钙的沉积可导致骨密度的增加,形成 X 线照片上的特殊改变"铅线"(lead line)。过量的铅还可刺激牙龈使近齿龈处的色素沉着,形成另一种"铅线"。儿童铅中毒还引起脑部的损害,慢性铅中毒的儿童有异食癖、咀嚼玩具、家具、木制品等的习惯。严重者情绪易怒和共济失调,甚至抽搐或意识改变,嗜睡或昏迷。铅中毒的脑病形态学上可见脑水肿、脑回增宽和脑室受压,甚至有脑疝形成。镜下有充血、点片状出血和神经元的灶性坏死。并且伴有病灶附近星形细胞的弥漫性增生和血管扩张,以及毛细血管的增生。成人铅中毒在神经系统主要表现为周围运动神经损害。尤其容易累及的是桡神经和腓神经,引起特征性的腕下垂(wristdrop)和脚下垂(footdrop)。铅毒性的胃肠道疼痛也可能是由于周围神经病变所致。骨髓也是铅最主要的危害器官。患者出现类似于缺铁性贫血的小细胞低色素性贫血,红细胞中出现特征性的嗜碱性点画(stippling)。铅毒性肾病的改变集中在肾近曲小管细胞,镜下可见由含铅蛋白形成的特征性的核内包涵体。临床上可出现氨基酸尿、糖尿和高磷酸盐尿。

铅引起机体中毒的机制是:①铅对巯基有高亲和力,造成亚铁血红素生物合成酶,如 δ- 氨基乙酰丙酸脱氢酶(δ-aminolevulinic acid dehydratase)和铁螯酶的抑制,所以患者有小细胞低色素性贫血;②铅作为二价离子,与钙离子竞争,影响骨的钙代谢,干扰神经传递和脑的发育;③抑制膜相关酶,如 5'- 核苷酸酶和钠 - 钾离子泵,引起红细胞寿命减短、肾损害和高血压等;④抑制1,25- 二羟维生素 D、维生素 D 的活性代谢形式。

铅中毒的实验室诊断依据为血铅浓度和游离的红细胞原卟啉的浓度增高。尿中 δ- 氨基乙酰丙酸排出增多和红细胞的 δ- 氨基乙酰丙酸脱氢酶活性水平减低可确诊。

铅中毒的治疗是使用螯合剂,如 EDTA,或者合用二巯基丙醇(dimercaprol)。铅导致的肾和造血系统的损害是可逆的,但神经系统的损害一般不可逆。

2. 汞(mercury)　汞在金、银和铜采矿业中广泛被使用。日常生活中和医疗器械中含金属汞的有日光灯、电池、温度计、牙科用汞合金等,可通过汞蒸气吸入而中毒。无机汞(如氯化汞)和有机汞(如甲基汞)则通过食物摄入。20 世纪 50 年代在日本水俣湾发现的水俣病就是有机汞中毒引起的一种严重神经疾病,由化肥厂和塑料厂排放的甲基汞进入海湾,被鱼摄入后又被居民摄入后致病。有机汞农药,如杀真菌药曾污染谷物在伊朗造成大规模中毒,死亡达 500 人。

金属汞蒸气主要危害肺和神经系统,无机汞中毒的主要靶器官是肾,而有机汞则是脑。氯化汞等无机汞急性中毒对肾的危害主要表现为肾近曲小管坏死。临床表现为无尿性的肾衰竭。慢性汞中毒者则出现蛋白尿,甚至肾病综合征,此时可见膜性肾小球肾炎的病理学改变,电镜下有上皮下的电子致密物沉积,提示有免疫复合物沉积。神经系统的改变即水俣病(Minamata disease)。临床出现视觉受限、瘫痪、共济失调、发音困难和听力障碍等。镜下改变为小脑萎缩,视皮质海绵状软化等。

3. 砷(arsenic)　砷为非金属元素,其化合物广泛地用做杀虫剂、除草剂和木材防腐剂等。砒霜(五氧化二砷)是有名的毒药。在医疗中砷剂也用作抗癌药。自然界中含砷矿石可污染土壤、饮水,也可通过食物链富集。

急性砷中毒多见于自杀或谋杀,受害者一般死于砷对中枢神经系统的毒性作用。慢性砷中毒的症状则是非特异性的,如疲倦、衰弱,进一步出现胃肠道不适、皮肤和周围神经病变等。砷中毒与皮肤癌和肺癌也有一定的联系。

4. 镉(cadmium)　镉用于制造合金、碱性电池和电镀等方面。短期吸入镉可刺激呼吸道,甚至引起肺水肿。慢性镉中毒主要危害肺(引起肺气肿)和肾(肾小管损害引起蛋白尿)。

5. 镍(nickel)　镍广泛用于制造电器、硬币、合金钢、电池。最多见的损害为皮炎,所谓"镍痒"(nickel itch)。这是由镍引起的过敏反应所致。镍也可增加接触者患某些肿瘤的危险,如肺癌和鼻癌。

6. 铁（iron）　常见的缺铁性贫血主要见于儿童和妇女。缺铁性贫血的治疗剂硫酸亚铁在儿童却常过量服用造成铁中毒，尤其是 1~2 岁的儿童服用量在每次 1~2g 时可致急性中毒，甚至死亡。尸体解剖发现这种病儿的病变主要为出血性胃炎和急性肝坏死。慢性铁中毒可导致体内铁的异常蓄积于肝脏等处，可导致肝硬化、糖尿病和心脏疾病。

（四）杀虫剂、除草剂和灭鼠药（pesticides, herbicides and rodenticides）

杀虫剂、除草剂和灭鼠药不仅在农业中广泛而大量使用，而且也在家庭中使用。农药的广泛使用保证了全世界有足够的粮食，但许多农药污染环境，如土壤和水，并通过食物链危害人们。急性农药中毒（如自杀和投毒）也是许多医院急诊科的常见病。

有机磷农药，如对硫磷，急性中毒抑制乙酰胆碱酯酶的活性，使得组织中乙酰胆碱过量蓄积，出现以乙酰胆碱为递质的神经处于兴奋状态，临床上出现瞳孔缩小、肌肉震颤、出汗、唾液分泌增加和血压升高等，最后因呼吸衰竭而死亡。

除草剂，如 2,4-D，长期接触者可患软组织肉瘤和恶性淋巴瘤。

灭鼠药，如毒鼠强，是剧毒灭鼠药，而且尚无解药，国家已经明令禁用。

第二节　个人暴露——成瘾及其相关疾病

个人不良嗜好，如吸烟、酗酒、药物滥用等，造成的疾病和心理伤害已成为我国不可忽视的社会和卫生问题。

一、吸　烟

吸烟（smoking）是造成死亡的最重要的可预防的原因。全世界每年约有 250 万人死于与吸烟有关的疾病。我国男性吸烟率高达 65%~81%，大、中学男生吸烟率达 27%。女性吸烟率也有明显地增长。我国纸烟销售量已居世界第一。每年因吸烟相关疾病（肺癌、心血管疾病、慢性肺疾病等）造成的死亡达 100 万人以上。因此清楚地认识到吸烟的危害，积极推行戒烟，尤其是对已经出现吸烟相关损害的人群进行干预，是卫生工作者的责任。

吸烟有关的疾病，按照多少排列为冠心病、肺癌和慢性阻塞性肺疾病。此外，卵巢癌、喉癌、食管癌、胰腺癌、膀胱癌、肾癌、结肠癌和子宫颈癌的发病可因吸烟而增加。吸烟还可增加动脉粥样硬化、主动脉瘤和消化性溃疡的死亡率（图 7-1）。

（一）心血管疾病是吸烟的主要并发症之一

吸烟是造成心肌梗死的主要独立因子，而且与高血压、高胆固醇血症有协同作用。吸烟不仅可造成首次心肌梗死，而且如果心肌梗死后，患者继续吸

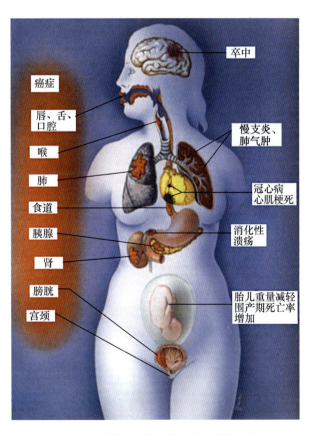

癌症

唇、舌、口腔

喉

肺

食道

胰腺

肾

膀胱

宫颈

卒中

慢支炎、肺气肿

冠心病心肌梗死

消化性溃疡

胎儿重量减轻围产期死亡率增加

图 7-1　吸烟有关肿瘤性与非肿瘤性疾病

Notes

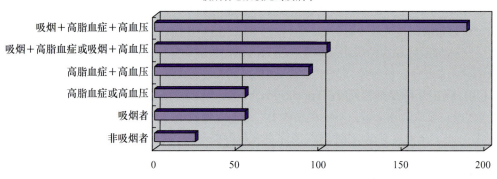

图 7-2   吸烟者心肌梗死的危险

吸烟已被证明为独立的心肌梗死协同因素,合并有高脂血症或高血压的吸烟者发生心肌梗死的危险比非吸烟者大 8 倍

烟,可增加患者发生第二次心肌梗死的危险和提高死亡率(图 7-2)。

吸烟也是造成脑缺血性脑卒中的独立因子之一,其危险随着吸烟量的增加而增大,随着戒烟而减少。吸烟还可增加脑出血的危险。35 岁以上吸烟并使用口服避孕药的妇女的心肌梗死和脑卒中的可能性增加。吸烟引起心血管疾病的机制可能与吸烟可扰乱已有冠状动脉粥样硬化者的血流,降低发生心室纤颤的阈值,以及使已经有缺血性心脏病的患者的心跳暂停等有关。

吸烟者发生冠状动脉和主动脉的粥样硬化的严重程度均较不吸烟者增加,而且随吸烟量的增加而增大。吸烟者还可发生主动脉的动脉瘤、动脉硬化性周围血管病和冠状动脉痉挛。吸烟引起的其他效应还有尼古丁本身的药理学作用、一氧化碳吸入、血清高密度脂蛋白水平的降低、血浆纤维蛋白原水平的增加和白细胞数量增加等。

吸烟已经被证明为独立的心肌梗死协同因素,合并有高脂血症或高血压的吸烟者发生心肌梗死的危险比非吸烟者大 8 倍。

(二)大部分肺癌患者是吸烟者

肺癌已成为我国城市居民恶性肿瘤死因中的第一位,肺癌死亡者中 85% 以上为吸烟者。香烟含有的焦油(tar)中有 3000 种以上的化合物,其中有致癌剂、促癌剂、纤毛毒性剂(cilia toxic agents)等。吸烟量与肺癌发生具有剂量关系(图 7-3)。

吸烟可增加职业性危害发生肺癌的几率,如铀矿工人,可因吸入氡气而发生肺癌,而铀矿工人中的吸烟者较一般吸烟者发生肺癌的可能性更大。石棉开采和加工工人中严重吸烟和有肺纤维化者发生肺癌几率较非吸烟者大 60 倍,而一般严重吸烟者仅为 20 倍。

唇癌、舌癌、口腔癌 90% 以上发生在烟草使用者,各种形式的烟草制品,如纸烟、雪茄、烟丝和咀嚼烟草都可以造成烟草中化合物与黏膜的接触。

喉癌仅占所有恶性肿瘤的 1%,但吸烟者患喉癌的几率是非吸烟者的 6~13 倍,几乎 100% 的男性喉癌患者都是吸烟者。

食管癌在美国和大不列颠的患者 80% 为吸烟者。膀胱癌在吸烟者中的死亡率两倍于非

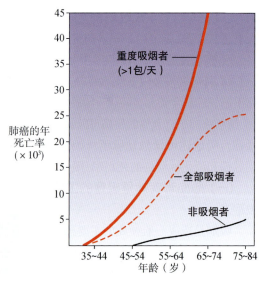

图 7-3   吸烟者与非吸烟者肺癌死亡率

Notes

吸烟者。30%~40% 的膀胱癌患者为吸烟者,吸烟量的大小与时间与膀胱癌的发生存在明显的剂量 - 时间依赖关系。有关吸烟与肿瘤发生的机制请参阅本书肿瘤一章有关内容。

(三) 吸烟有关的其他非肿瘤性疾病

慢性支气管炎和肺气肿:两者均是与吸烟量和时间密切关联的疾病。有关机制和病变请参阅本书呼吸系统有关内容。消化性溃疡的发生可能与吸烟有关,有资料显示男性吸烟者发生胃、十二指肠溃疡的几率较非吸烟者大 70%。妇女的骨质疏松症(osteoporosis)可因吸烟而加重。有研究指出,在生育期每天吸烟一包的女性在绝经时骨密度可丧失 5%~10%,足以造成骨折。与吸烟有关的非肿瘤性疾病还有甲状腺功能亢进、眼底黄斑变性和白内障等。

(四) 吸烟损害女性生殖功能

女性吸烟者较不吸烟者绝经更早,可能与烟草对雌激素代谢的作用有关。雌激素的代谢途径为:雌二醇在肝脏被羟化成雌激素酮,然后分别进入两条不可逆的代谢途径:一条是 16- 羟化后转为雌三醇,具有强的雌激素活性;另一条途径为 2- 羟化,终产物为甲氧雌激素酮,不具有雌激素效应。在女性吸烟者,后一条途径占优势,因此血中的活性雌激素形式雌三醇减少,导致绝经提前和骨质疏松症等后果。

如果怀孕期女性吸烟,将会影响到胎儿的发育,平均胎儿体重较非吸烟母亲少 200g。胎儿围生期死亡率较非吸烟母亲高 20%~40%。吸烟母亲发生胎盘早剥、前置胎盘、子宫出血和羊膜早破的危险也增加。上述并发症主要发生在妊娠的第 20~32 周。有研究表明,母亲吸烟不仅危及胎儿和新生儿阶段,而且对其子女在身体、认知和精神的发育等方面均有负面影响。英国一项研究对在 1 周内出生的 17 000 名婴儿跟踪到 7 周岁和 11 周岁,发现母亲在怀孕期吸烟所生子女在身高上较非吸烟母亲的子女平均低 1.0cm,而在阅读、算术和智力的发育上要迟 3 个月。

(五) 被动吸烟

非吸烟者非自愿地暴露于烟雾环境中称为被动吸烟(passive smoking)。吸烟者的子女的肺功能可有轻度损害。被动吸烟还导致原有哮喘的儿童病情加重。

二、酒 精 中 毒

酒精中毒(alcoholism)是由于对乙醇的嗜好所引起急性或慢性的机体中毒。在美国约有 1200万酗酒者,约占成年人的十分之一。在我国虽然尚无精确的统计,但成年人中酗酒者也不少见。

慢性酒精中毒定义为长期摄入一定量的乙醇,足以造成社会、心理和身体的损伤。慢性酒精中毒的每天摄入量虽无一定的规定,但一般以每天 45g以上为标准(10g乙醇约等于 25ml 浓度为 52% 的酒)。

急性酒精中毒时,酒精作用于脑可引起欣快感,其机制不明。酒精作为一种轻微的麻醉剂,较大剂量可引起中枢神经系统的抑制。在血中乙醇浓度大于 50mg/dl 时,饮酒者可出现行为和语言的异常;大于 300mg/dl 时,多数人进入昏睡状态;大于 400mg/dl时,饮酒者将死于呼吸衰竭。乙醇对人的半数致死量为 5g/kg。

急性酒精中毒造成的后果十分严重,交通事故死亡人数中约 40% 是因为酒精所致。家庭事故中醉酒后引起的失火和自杀也占相当大的比例。

慢性酒精中毒引起的疾病除了肝脏损害外,还有营养不良,如维生素 B_1 缺乏症、叶酸缺乏症(巨幼细胞性贫血)等(图 7-4)。酒精对肝脏的损害和病变,

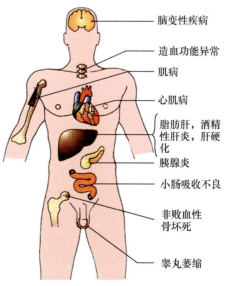

脑变性疾病

造血功能异常

肌病

心肌病

脂肪肝,酒精性肝炎,肝硬化

胰腺炎

小肠吸收不良

非败血性骨坏死

睾丸萎缩

图 7-4　慢性酒精中毒的并发症

Notes

请参阅本书第十章消化道疾病。此处仅简介酒精对各器官和组织的损害(表 7-5)。

表 7-5　乙醇导致疾病和病变及其发病机制

器官或系统	疾病或病变	机制
肝脏	脂肪变、急性肝炎、酒精性肝硬化	中毒
神经系统	Wernicke 综合征	维生素 B_1 缺乏
	Korsakoff 综合征	中毒和维生素 B_1 缺乏
	小脑变性	营养缺乏
	周围神经病变	维生素 B_1 缺乏
心血管系统	心肌病	中毒
	高血压	血管收缩
胃肠道	胃炎	中毒
	胰腺炎	中毒
骨骼肌	横纹肌溶解	中毒
生殖系统	睾丸萎缩	?
	自发性流产	?
胎儿酒精综合征	生长延迟	中毒
	智力发育延迟	?

(一)酒精对器官和组织的作用

1. **肝脏**　酒精对肝脏的损害,人们在几千年前就有所认识。大约 300 年前英国医生 Thomas Heberden 首次注意到酒精与肝硬化的联系。在西方国家酗酒是造成肝硬化的主要原因。虽然在我国病毒性肝炎是肝硬化的主要原因,但慢性酒精中毒的作用也不可忽视。

2. **胰腺**　急性和慢性胰腺炎均是酒精中毒的并发症。慢性酒精中毒还可引起慢性钙化性胰腺炎、胰腺衰竭和胰腺结石。

3. **心脏**　一个多世纪前,酒精对心脏的损害首次在德国被观察到,称为"啤酒心"。酒精中毒性的心肌变性属于扩张性心肌病,称为酒精性心肌病(alcoholic cardiomyopathy),可致低输出量的充血性心力衰竭,其原因可能是乙醇的毒性。酗酒还可致各种形式的心律不齐,突然的致死性的心律失常是许多酗酒者猝死的原因。

4. **骨骼肌**　在酗酒者中肌肉的衰弱很常见,常引起全身衰弱和营养不良。但营养状况良好的慢性酒精中毒者也出现近端肌群的衰弱。形态学上的改变从轻微的只能在电子显微镜下看到的肌纤维病变到严重的肌纤维的变性和广泛纤维化。还有一种称为急性酒精性横纹肌溶解(acute rhabdomyolysis)的少见并发症,由于横纹肌纤维的坏死,降解的肌红蛋白进入血中,患者有肌红蛋白尿,可引起急性肾衰竭和死亡。

5. **生殖内分泌系统**　男性慢性酒精中毒者常可不育、性欲和体力下降。出现男性乳腺发育(gynecomastia)、体毛丧失和阴毛女性分布等现象。究其原因,部分是由于酒精性肝病引起的雌激素灭能减少,但睾丸萎缩也可发生于无肝脏损害的酗酒者,可能是由于酒精对睾丸的直接作用所致。

6. **胃肠道**　食管和胃黏膜最容易受到酒精的刺激。酒精刺激引起的胃腺体高分泌胃酸可引起胃和食管黏膜损伤,如消化性溃疡和反流性食管炎。剧烈的呕吐还引起食管——胃结合部的撕裂(Mallory-Weiss syndrome),甚至造成大出血。小肠黏膜也可被乙醇损伤,引起氨基酸、维生素 B_1 和维生素 B_{12} 等的吸收不良。

7. **血液巨幼细胞性贫血(megaloblastic anemia)**　为酒精性营养不良的常见后果,因叶酸和维生素 B_{12} 的吸收不良所致。在存在酒精性肝硬化时,脾脏可因门脉高压而增大,引起脾功亢

Notes

进和溶血性贫血。急性酒精中毒还可引起暂时性的血小板减少症,造成出血。酒精也影响血小板的凝集而加重出血。

8. 骨 慢性酒精中毒者,尤其是绝经后妇女,常出现骨质疏松症。酒精在体外可抑制骨母细胞的功能。但中等数量的饮酒反而能对骨质疏松症起到保护作用。男性酒精中毒者则常发生无菌性股骨头坏死(aseptic necrosis of the head of the femur),其机制不明。

9. 免疫系统 酗酒者对于感染(尤其是肺炎)的抵抗力下降。一些对正常人不致病的病原体,如嗜血流感杆菌(*Hemophilus infuenza*),可引起酗酒者的致死性肺炎。

10. 神经系统 慢性酒精中毒者的脑改变最常见的是普遍性的皮质萎缩,而特殊性改变往往是由于酒精中毒后的营养不良所致。如 Wernicke 脑病是由于硫胺素(维生素 B_1)缺乏所致,病变位于中脑和脑干。临床症状有精神混乱、运动性共济失调、眼球运动异常和多发性神经病等。

(二)胎儿酒精综合征

妊娠期酗酒母亲所产婴儿的一系列异常称为胎儿酒精综合征(fetal alcohol syndrome)。发生率约为 6%,包括发育延迟、小头畸形、颜面畸形、神经功能障碍和其他的先天异常。

(三)酒精与癌

酗酒者中,口腔癌、喉癌和食管癌的发病高于非酗酒者。但是由于酗酒者多数也吸烟,所以这些癌的发生可能是多因素的结果。对于慢性肝炎患者,饮酒可加重肝细胞的损害,促进肝癌的发生。

(四)酒精相关损伤的机制

请参见第十章消化道疾病有关内容。

三、药物滥用与药物依赖

药物滥用(drug abuse)可定义为"特定社会中背离可接受的医学、社会和法律准则地使用任何一种物质"。在多数情况下被滥用的药物是用以改变情绪和感觉的药物。包括:①阿片样物质(海洛因、吗啡、哌替啶);②镇静剂(巴比妥类、安定药、酒精);③刺激物(可卡因、甲基苯丙胺),大麻,迷幻药;④吸入剂,如戊基亚硝酸(amyl nitrite)和有机溶剂。从历史上看,应用精神性化学物来产生欣快感在世界各地早就存在。除酒类外,还有中东的 hashish(大麻提炼的药物)、远东的鸦片、南美的古柯叶等。现代药物滥用的特点为新药物的不断出现和静脉内违法用药,造成新的疾病和控制上的新问题。尤其严重的是静脉内注射不仅是吸毒的给药方式,也成为 HIV 感染的重要传播途径。药物滥用造成的社会和心理情感问题必须引起医务人员的高度重视。为了筹集毒资所引起的犯罪要占所有的他杀、自杀和事故的 1/4~1/2。

(一)阿片样物质

海洛因(heroin,二乙酰吗啡)是最常见非法使用的鸦片制品。一般使用方法为皮下或静脉注射,有效时间约 5 小时。海洛因可产生欣快感和睡意。过大剂量使用的表现为体温下降、心跳减缓和呼吸抑制。吗啡和哌替啶是医疗中常用的镇痛药,多次使用也可引起成瘾。

(二)刺激物

1. 可卡因(cocaine) 可卡因是南美古柯叶中提取的生物碱。吸毒者可用鼻吸入或通过静脉注射。快克(crack)是一种经高度化学提纯的可卡因药丸,通过玻璃烟管吸取,很容易使人上瘾。可卡因在血中的半衰期约 1 小时。可卡因的药理作用使使用者有高度的欣快感和对各种刺激的高度敏感,然后出现狂妄和明显的情感易变。可卡因的作用机制可能与其干扰神经介质多巴胺的再摄入有关。

过量的可卡因导致焦虑、精神错乱,偶尔出现惊厥。心律不齐可致使用者猝死。长期使用者可有扩张性心肌病,可致死。

2. 甲基苯丙胺(amphetamines,安非他明,即冰毒) 甲基苯丙胺最早是作为血管收缩药用

Notes

于鼻腔充血的治疗。后来其掩饰疲劳和减少食欲的作用使其得到广泛使用。由于其具有拟交感神经和类似可卡因的作用,且作用时间较长,加之容易合成,导致被滥用。甲基苯丙胺最严重的并发症为惊厥、心律不齐和体温升高。报告的副作用还有中枢神经系统的血管炎、蛛网膜下出血和颅内出血。甲基苯丙胺并未发现有生理依赖性。

（三）迷幻剂（hallucinogen）

为一组可改变感知和感觉经验的化学性质不相关的药物。常用的有以下数种:

1. 苯环己哌啶（phencyclidine,PCL,即 angel dust,天使粉）　为一种麻醉药和致幻剂。可口服、鼻腔内给药和从纸烟中吸入。其作用半衰期为 12~90 小时。苯环己哌啶的麻醉作用可减低疼痛感,还可引起心律过速、血压升高。大剂量使用可致深昏迷、惊厥,甚至去大脑强直（decerebrate posturing）。

2. LSD（lysergic acid diethylamide,麦角酸二乙酰胺）　为一种致幻药,在 20 世纪 60 年代滥用十分广泛,目前已经有所减少。可导致感知扭曲,干扰逻辑思维,改变时间、空间的感知和人格解体。

"Bad trips"（紧张的、刺激性的,或令人兴奋的体验）就是对 LSD 引起的恐慌和焦虑的特点的总结,这实际上是拟交感神经兴奋作用,如心率加快、血压升高和体温升高等。过量使用可致昏迷、惊厥和呼吸停止。

3. 摇头丸（3,4 methylenedioxymethylamphetamine,MDMA,3,4 亚甲基二氧甲基苯丙胺）　有甲基苯丙胺样作用,并具有迷幻作用。在城市娱乐场所青年人有人使用。可致高温、脱水,个别可因弥散性血管内凝血（DIC）而致死。

4. 特殊有机溶剂（organic solvents）　在国内青少年中为了娱乐而吸入有机溶剂已有报告。商品性的有机溶剂,如指甲光亮剂、强力胶、塑料黏合剂和打火机气体等。其中的作用成分实际上是苯、四氯化碳、丙酮和甲苯等有机溶剂。吸入有机溶剂的急性中毒与醉酒相似。过量吸入后可致恶心和呕吐、迷幻,甚至昏迷。慢性吸入可引起脑、肾、肝、肺和造血系统损害。

（四）静脉内药物滥用的并发症

静脉内药物滥用（intravenous drug abuse）除了药物本身的药理作用外,最常见的并发症是因静脉注射引起的感染,如在注射部位的皮肤脓肿、毛囊炎和溃疡。当这些感染愈合后留下瘢痕和色素沉着时,注射部位常有血栓性静脉炎。自己注射毒品还可引起破伤风和败血性并发症,如细菌性心内膜炎、肺脓肿、肾脓肿、脑脓肿、脑膜炎、骨髓炎和真菌性动脉瘤等。

最为严重的是病毒的传播。吸毒者常共用注射器,因此造成 HIV、HBV 和 HCV 等病毒在吸毒者中传播,艾滋病、病毒性肝炎、坏死性血管炎和肾小球肾炎等。"海洛因肾病"就是以免疫复合物沉积为特点的,由于毒品中的杂质所致的特殊的局灶性肾小球硬化。上述疾病在静脉药物滥用者中常广泛传播,带来极大的社会危害和控制问题。

滑石粉常用于稀释毒品,注射后可引起肺部的异物肉芽肿,严重者可导致肺间质纤维化。

（五）妊娠妇女吸毒对胎儿的危害

药物依赖妇女的胎儿常出现戒断综合征,而胎儿在分娩时出现戒断综合征可引起胎儿过度运动,造成耗氧量增加,使得分娩期低氧和胎粪吸入。如分娩期间母亲血中的毒品浓度高,胎儿出生时一般有呼吸抑制,这种母亲有较高的妊娠中毒征和早产的可能。

四、医源性药物损伤

医源性药物损伤（iatrogenic drug injury）指按照医师处方的治疗或诊断用药引起的非本意的不良作用。药物不良反应的发生率,占入院人数的 2%~5%,其中 2%~12% 是致命的。住院患者常常被给以 10 种不同的药物,而不良反应的发生率随着药品种类的增加而急剧上升。如给以 15 种以上的药物时,不良反应的危险增加 40% 以上。不良反应发生的原因可能为:①剂量过大;

Notes

②生理反应过度;③遗传倾向;④过敏;⑤不同药物之间的交叉反应;⑥其他不明原因。常见的药物不良反应见表7-6。

表 7-6　常见的药物不良反应

不良反应	主要药物
再生障碍性贫血、粒细胞缺乏症	氯霉素、抗代谢药、免疫抑制剂
药疹	磺胺类、抗肿瘤药、乙内酰脲
心律失常	茶碱、乙内酰脲
心肌病	阿霉素、红霉素等
肾小管坏死	氨基苷类抗生素、环孢菌素、两性霉素 B
伴肾乳头坏死的小管间质疾病	非那西汀、水杨酸盐等
肝坏死,肝衰竭	Acetaminophen(退热尽)
肝细胞弥漫性损害	氯烷、异烟肼、对乙酰氨基酚
淤胆	氯丙嗪、雌激素、口服避孕药
消化性溃疡	非甾体抗炎药
狼疮	肼苯哒嗪(Hydralazine)、抗高血压药
出血	口服抗凝剂
哮喘	水杨酸盐
肺间质纤维化	博莱霉素、白消安、呋喃嘧啶
过敏反应	青霉素类
听力障碍	链霉素类、庆大霉素
耳鸣和眩晕	水杨酸盐

五、性激素类药物

(一) 口服避孕药

激素制剂被广泛地用作避孕药使用。口服避孕药(oral contraceptives)通常含有合成的雌激素和具有孕酮样作用的类固醇。在月经中期,它们可抑制促性腺激素的释放,从而防止排卵,或者阻止着床。口服避孕药的副作用主要由其中的雌激素成分引起,有的也可因孕激素样成分导致,或者由两者共同引起(图 7-5)。

1. **血管并发症**　口服避孕药的妇女深静脉血栓形成的危险较不使用者高 3~4 倍,可导致血栓性栓塞。生育期妇女发生心肌梗死和脑卒中的危险本来就很低,但在口服避孕药使用者中的吸烟者,这种危险轻度增高。

2. **肿瘤性并发症**　女性生殖系统的与性激素高度相关的癌症有卵巢癌、宫内膜癌和乳腺癌。流行病学调查显示口服避孕药可减低卵巢癌和子宫内膜癌的发生危险约一半。这可能是由于避孕药抑制了垂体产生促性腺激素。对于女性最多见的恶性肿瘤——乳腺癌,资料显示口服避孕药实际上并不增加乳腺癌的发生,但多年服用口服避孕药的女性可轻度增加在绝经前患乳腺癌的危险。

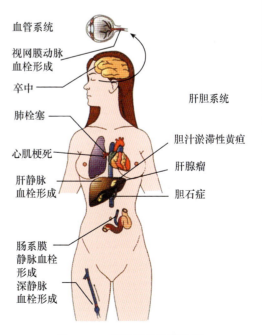

血管系统
视网膜动脉血栓形成
卒中
肺栓塞
心肌梗死
肝静脉血栓形成
肠系膜静脉血栓形成
深静脉血栓形成

肝胆系统
胆汁淤滞性黄疸
肝腺瘤
胆石症

图 7-5　口服避孕药的副作用

口服避孕药使女性患肝良性腺瘤的可能性明显加大。危险性随服用时间而增加,尤其是在服用 5 年以后。在 HBV 和 HCV 感染率低的发展中国家,有些小宗病例的报告表明口服避孕药可使肝细胞性肝癌发生的危险增加。我国是 HBV 感染率很高的国家,口服避孕药是否引起肝癌发病危险增加,尚值得继续观察。

3. 其他副作用　口服避孕药可使使用女性颧骨处色素沉着,称为黄褐斑(chloasma)。实际上黄褐斑的形成与阳光有关,而且在停用口服避孕药后会存在多年。口服避孕药 4 年或较短时间的女性,其患胆石症发病危险增加 2 倍。有研究发现在 4 年后,这些女性的胆石症发病危险变得低于正常人群,所以口服避孕药可加速胆石症的过程而不是增加其发病危险。

4. 口服避孕药的益处　在了解口服避孕药的副作用后,更应当认识其好处。除了前述的明显减少卵巢癌和子宫内膜癌的危险外,口服避孕药还可减少女性发生盆腔炎症、子宫平滑肌瘤、宫内膜异位症和乳腺的纤维囊性病的危险。

（二）绝经后的激素替代治疗(hormone replacement therapy, HRT)

含有雌激素和孕酮的药物用于绝经期和绝经后妇女的意义在于:缓解更年期的症状,如潮红、外阴干燥和睡眠失调等,并可减少骨质疏松和骨折的危险。这些药物使用后被证明可有效地缓解更年期出现的各种症状并在某种程度上减低骨质疏松,但可轻微增加心肌梗死发病危险,尤其是在服用的第一年。在服用的头两年发生静脉血栓形成和肺栓塞的几率增加约两倍。服用 5 年以上者发生乳腺癌和子宫内膜癌的危险可轻微增大。

所以,对于是否需要使用口服避孕药和激素替代治疗必须针对每一位需求者,在全面地评估其健康状况、家族史和危险因素后谨慎地作出决定。

第三节　营养性疾病

一、肥　胖

在发达国家肥胖(obesity)是最常见的营养问题,随着我国经济和社会的快速发展,我国城市居民中,尤其是儿童中的肥胖问题越来越严重。超过正常体重的 20% 称为肥胖。肥胖程度的确定按照体重指数(body mass index, BMI)计算。体重指数可简化地表示为体重(以 kg 表示)除以身高(以 m 表示)的平方,即 BMI= 体重(kg)/ 身高(m²)。BMI 在 19~24 左右为正常,在 25.0~29.9 之间称为超重(overweight),在 30.0~39.9 之间称为肥胖,40 以上称为病态肥胖(morbid obesity)或极度肥胖(表 7-7)。肥胖而没有明确原因的称为单纯性肥胖。有明确原因的称为继发性肥胖,如继发于肾上腺皮质功能亢进(Cushing 综合征)、甲状腺功能低下等。单纯性肥胖的发生可能与多基因遗传和种族有关。脂肪在肥胖者体内的分布方式与激素(尤其是性激素)有密切关系,例如男性肥胖者的脂肪主要集中在腹部,女性主要集中在臀部,而 Cushing 综合征患者在背部。肥胖带来的危害也与分布有关,向心性肥胖者(脂肪储存集中在躯干和腹腔脏器)发生继发病变的严重程度远远大于脂肪主要分布于皮下组织者。

表 7-7　体重指数与相关疾病危险度

肥胖程度	BMI(kg/m²)	危险度
体重不足 underweight	<18.5	增加
正常 normal	18.5~24.9	正常
超重 overweight	25.0~29.9	增加
肥胖 obesity Ⅰ	30.0~34.9	高
肥胖 obesity Ⅱ	35.0~39.9	非常高
肥胖 obesity Ⅲ	≥40.0	极其高

(一) 肥胖的发病机制

肥胖的原因无疑与长期的热量摄入超过消耗有关。然而,肥胖的发生机制是极其复杂的,目前也不甚完全明了。摄入过多,如碳水化合物摄入过多,由于能够以糖原形式储存的量有限,大部分热量以甘油三酯的形式储存于脂肪库内。活动少、体育锻炼不足、产后休息等导致热量消耗不足也是肥胖的重要原因。环境的改变也可能影响肥胖的发生,如移居到北美的亚裔人中肥胖者明显多于他们在本国的同胞。对于同卵双生子女的观察显示发生肥胖的一致性达到74%。因此,环境、遗传以及精神因素均可能对肥胖的发病起重要的作用,但是在每个案例上其作用大小有所不同。

机体的神经内分泌调节机制在正常情况下可调节能量的代谢和体重的稳定,即摄入热量增多时,消耗也增多,摄入减少时,消耗也减少。1994 年瘦蛋白(瘦素,leptin)发现后,体内能量平衡的调节机制被逐渐地揭示。体重是通过一系列具有正负反馈作用的神经肽类激素来调控的(图 7-6)。体重调节体系由三个部分构成:①传入系统:由脂肪组织产生的 leptin,胰腺产生的胰岛素(insulin)和胃产生的 ghrelin 作为体液信号入血并透过血脑屏障进入下丘脑的能量平衡中枢;②通过相应受体结合,兴奋位于下丘脑的神经元,整合传入信号并发出次级调节信号;③效应系统:执行下丘脑的指令,进行进食或消耗能量。在此调节环路中起中心作用的是 leptin 及其受体。

瘦蛋白(leptin,也称肥胖蛋白,ob-protein):为 *ob*(obese)基因编码的蛋白,由脂肪组织产生。现在已确定脂肪细胞与下丘脑的食欲与能量消耗中枢的通讯是通过 leptin 来实现的。在机体以

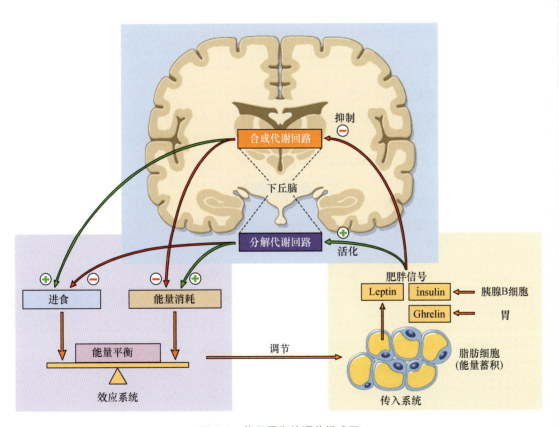

图 7-6　能量平衡的调节模式图

在脂肪组织中储存有足够能量和个体感到饱足时,分别由脂肪组织产生的 leptin,由胰腺产生的 insulin 和由胃产生的 ghrelin 作为体液信号传入下丘脑弓形核,与相应神经元上的受体结合后,产生抑制合成代谢,活化分解代谢的效应:如神经多肽 Y(neuropeptide Y,NPY)分泌增加,胰高血糖素样多肽 1(glucagon-like peptide 1)合成增多,从而抑制食欲,促进能量的消耗,减少体内的脂肪储存。反之,能量储存下降时,合成代谢超过分解代谢,脂肪贮存增加——达到新的平衡

Notes

脂肪形式储备的能量充足时,脂肪细胞分泌的 leptin 增多,通过血脑屏障进入下丘脑与弓形核的具有 leptin 受体神经元结合,产生两种信号转导:抑制合成代谢和通过次级信号转导使得另一类神经元活化,激发分解代谢,使得体重下降;而机体脂肪减少时,leptin 分泌减少,血 leptin 水平下降,导致中枢调节,使得刺激食欲,合成代谢增加,分解代谢下降,达到新的平衡。Leptin 还有一系列的其他生理作用,如性成熟、造血细胞生成等。Leptin 的升高可作为机体具有足够的能量储存、可开始某些生理活动的信号,如开始排卵。

个别极度肥胖的人由于遗传缺陷导致 leptin 或者其受体缺乏,但大多数肥胖者血中的 leptin 高于正常,这些人具有对于 leptin 的抵抗作用,因此 leptin 对食欲和能量平衡的调节作用失常而导致肥胖。

Ghrelin:为由胃的内分泌细胞产生的 28 个氨基酸组成的多肽,其作用为刺激食欲和通过下丘脑 - 垂体轴促进生长激素的释放,以及对心血管、性腺和其他器官功能的直接刺激作用。其分泌可因为禁食和低血糖而增加。Ghrelin 可能通过神经多肽 Y 分泌的神经元而起作用,为 α-MSH 阻断。Ghrelin 的作用为强烈地增加食欲和脂肪储存,并阻止储存的脂肪转化为能量。血浆中的 ghrelin 水平一般与体重成反比。胃旁路术(gastric bypass surgery)可以减少 ghrelin 分泌而抑制食欲,有效地治疗病态肥胖。

胰岛素(insulin):胰岛素具有降低血糖,促进糖原和甘油三酯合成的作用。胰岛素分子降解后产生的小分子碎片具有抑制食欲的功用。脑中的胰岛素受体激活时,也可降低食欲。

以上三种激素在调解正常的食欲和体内能量平衡上均起到正负反馈的作用,但三者之间也有不同,leptin 和胰岛素的作用时间较长,ghrelin 则作用短,血中半衰期仅有 2 分钟。三者中任何一种出现异常均能导致脂肪堆积。其他的参与调节的因素还有:甲状腺激素、黑色素皮质激素、胰高血糖素样多肽 1、Galanin、脂肪细胞互补相关蛋白、神经多肽 Y 和过氧化酶体增生活化受体等。

(二) 肥胖的危害和临床并发症

在人类的进化史上具有能在食物丰裕时期将能量以脂肪形式贮存的个体在遇到食物匮乏时更具有存活能力,但是由于社会和生产的进步,这种能力反而导致疾病和死亡。据统计,肥胖者,尤其是极度肥胖者的预期寿命远远短于正常体重者。

肥胖有关的疾病主要有 2 型糖尿病、动脉粥样硬化症、冠心病、脑血管病、高血压、高脂血症、胆石症和骨关节炎等(表 7-8)。从外科手术的角度,肥胖者的手术麻醉危险加大,手术难度增加,时间延长,切口愈合慢,术后的严重并发症如肺炎、感染和栓塞等明显增多,手术死亡率约为正常体重者的两倍。

表 7-8　肥胖可能导致的并发症

胃肠道	胆石症(尤其在女性)、胰腺炎、腹部疝、非酒精性肝病(脂肪肝、脂性肝炎、肝硬化)、胃食管反流症
内分泌 / 代谢	代谢综合征、胰岛素抵抗、糖耐量减弱、2 型糖尿病、血脂异常、多囊卵巢综合征
心血管系统	高血压、动脉粥样硬化、冠心病、心力衰竭、心律失常、肺动脉高压、缺血性脑卒中静脉血流淤滞、深静脉血栓形成、肺栓塞
呼吸系统	肺功能异常、阻塞性睡眠呼吸暂停、肥胖性换气不足综合征
骨骼肌肉系统	骨关节炎、痛风、背痛
女性生殖系统	月经不调、闭经、不育
泌尿系统	尿失禁
眼	白内障

Notes

续表

皮肤	皮炎、真菌感染
神经系统	突发性颅内高压
恶性肿瘤	食管、结肠、胆囊、前列腺、乳腺、子宫体和子宫颈、肾
手术后并发症	肺扩张不全、肺炎、深静脉血栓形成、肺栓塞、手术切口愈合延迟

注:有下划线的为重要的并发症

(三)肥胖的治疗

肥胖的治疗十分困难,尤其是肥胖儿童。目前并未出现比限制热量摄入更为有效的减肥方法。减肥药物的使用由于其副作用要十分慎重,尤其是含有麻黄碱和咖啡因的草药性减肥药。利尿药物只能减少体内的水分而不会减少脂肪。对于极度肥胖者胃肠旁路手术有效。

二、营 养 不 良

与营养不良(malnutrition)有关的疾病不仅见于发展中国家,在发达国家中也有相当多的疾病(如动脉粥样硬化、恶性肿瘤、糖尿病和高血压等)与饮食不当有关。

维持生命的外源性营养要素有:水、碳水化合物、蛋白质、维生素和矿物质(含微量元素)等。

适当的饮食应当含有:①以碳水化合物、脂肪和蛋白质形式提供的能量;②必需氨基酸和脂肪酸以作为原料合成蛋白质和脂质;③维生素作为代谢途径中的辅酶和激素、矿物质(如钙、磷等)作为重要的结构成分。

原发性营养不良由于饮食中供应缺乏或不足造成,而继发性营养不良患者的饮食营养供应无问题,由于患者对营养素的吸收不良、利用或储存障碍、丢失过多或需要增加所造成的。

在我国城市成人的原发性营养不良主要因忽视日常饮食的营养搭配,儿童则因挑食造成;而在农村,蛋白质缺乏是主要的原发性营养不良疾病。作为今后的医务工作者,要特别注意婴儿、儿童、青少年和孕妇的营养问题,此外,老年人、酗酒者、急性和慢性疾病患者、自我限制饮食者和减肥者也容易出现营养不良。

(一)蛋白质 - 能量营养不良

严重的蛋白质 - 热量缺乏(protein-calories malnutrition)导致两种疾病:营养不良性消瘦(marasmus)和恶性营养不良(kwashiorkor)。前者由于热量摄入的严重不足,后者由于蛋白质摄入的严重不足所致。两者均多见于发展中国家的儿童并可合并发生。继发性的营养不良在临床上多见于慢性消耗性疾病,如恶性肿瘤、各种吸收不良综合征、胃肠道长期安置瘘管和慢性腹泻等。

1. **营养不良性消瘦(marasmus)**　患者体重明显减轻,皮下脂肪减少或消失,腹部凹陷,肌肉萎缩和松弛,下肢无水肿,面孔变小(所谓"猴子样面容"),出现生长停滞。镜下在大部分的脏器中可见脂褐素,尤其在心和肝。由于抵抗力下降,患者极易感染,死亡率很高。病儿临床表现为不停的吵闹。

2. **恶性营养不良(kwashiorkor)**　常见于以碳水化合物为主,缺乏蛋白质的食物(如米粉)喂养的婴儿和儿童。恶性营养不良患儿与营养不良性消瘦的患儿都有生长停滞和肌肉萎缩等表现,但由于食物中不缺乏碳水化合物,恶性营养不良患儿的皮下脂肪厚度正常,但出现水肿、肝脾肿大、皮肤色素沉着,以及皮肤由于干燥和角化过度出现在面部、肢体和会阴部的成片损害。特别严重的患儿可出现特征性的头发线状色素缺失。其他改变还有腹水、贫血、肝脂肪变、肠上皮绒毛萎缩等。患儿除了身体发育停滞,易感染外,精神和智力发育也受到影响。临床表现也与营养不良性消瘦不同,患儿表现为极度冷漠。

Notes

(二) 维生素缺乏症

人体所需的维生素有 13 种,其中维生素 A、维生素 D、维生素 E、维生素 K 是脂溶性的,其余为水溶性的。脂溶性维生素较水溶性的更容易在体内储存,但脂溶性维生素对于脂肪吸收不良的患者却难以吸收而造成缺乏。体内可合成少量的某些维生素,如维生素 D、维生素 K 和烟酸等。维生素缺乏症可分为原发性和继发性。原发性由摄入不足或体内需要增加引起,继发性由肠道吸收、血液转运、组织储存和代谢转换的失调所致。临床上遇到的维生素缺乏症常常不是单一缺乏,而是多种维生素缺乏,有的还合并蛋白质 - 能量失调。另外,由于片面强调补充维生素,过多摄入脂溶性维生素引起的中毒(如维生素 A、维生素 D)也不可忽视。表 7-9 列出主要的维生素的功能和缺乏症的主要表现。由于维生素的功能和缺乏症在《生物化学》中已经讲授,此处不再重复,请参阅《生物化学》及本书第十七章骨关节疾病有关内容。

表 7-9　各种维生素的主要功能和缺乏症

维生素	功能	缺乏症
脂溶性		
维生素 A	视觉色素成分之一	夜盲症、干眼症、失明
	特殊上皮的维持	鳞状化生
	抗感染能力的维持	容易感染,特别是麻疹
维生素 D	促进肠道吸收钙、磷,促进骨的矿化	儿童佝偻病,成人骨软化症
维生素 E	主要的抗氧化剂,清除自由基	脊髓小脑变性
维生素 K	凝血酶原、凝血因子 VII、IX 和 X 在肝脏羧化的辅助因子,凝血因子 C 蛋白和 S 蛋白羧化辅助因子	出血倾向
水溶性		
维生素 B_1 (硫胺素)	脱羧反应的辅酶,维持神经细胞膜的功能	干性和湿性脚气病 Wernicke-Korsakoff 综合征
维生素 B_2 (核黄素)	可转换为辅酶黄素单核苷酸和黄素腺嘌呤二核苷(核黄素)酸,许多中间反应酶的辅助因子	口角炎、舌炎、口腔炎、皮炎和角膜血管化
烟酸 (尼克酸,维生素 PP)	辅酶 I(烟酰胺腺嘌呤二核苷酸,NAD)和辅酶 II(烟酰胺腺嘌呤二核苷酸磷酸,NADP)的成分,参与多种氧化还原反应	糙皮病、皮炎、痴呆、腹泻
维生素 B_6 (吡哆辛)	多种中间反应的辅酶	口角炎、舌炎、皮炎、周围神经病变
维生素 B_{12}	叶酸正常代谢和 DNA 合成维持脊髓的髓鞘形成	巨幼细胞性贫血、脊髓后外侧束变性
维生素 C	参与许多氧化还原反应和胶原的羟化	坏血病
叶酸	DNA 合成中 1- 碳单位的转运和利用所必需	巨幼细胞性贫血、神经管缺失
泛酸	辅酶 A 的成分	非实验性缺乏综合征尚未认识
维生素 H (生物素)	羧化反应的辅因子	缺乏的临床表现尚未清楚界定

小　结

随着我国社会的发展,环境与健康、营养与健康已经是人们越来越关注的问题,也是不能回避和必需解决的问题。人们赖以生存的环境遭到污染后对健康的危害以及营养问题如肥胖、营养不良等是本节讨论的重点。

室外主要的空气污染源有各种矿物燃料燃烧产生的废气、光化学反应、工业和家庭释放的大量废物、工业熔炉排放出的各种金属和有机物等。空气污染的主要靶器官是肺。受害最大的是儿童、哮喘患者和有慢性心肺疾病的人群。主要的污染物质有臭氧、二氧化氮、二氧化硫、酸性悬浮物和微粒等。细颗粒物则是指空气动力学直径小于或等于 $2.5\mu m$ 的颗粒物。

室内空气污染物包括烟草燃烧的烟雾、煤气炉和煤炉的废气、建材和家具释放的甲醛、氡气、宠物的过敏源、灰尘、真菌孢子和细菌等。室内空气污染对儿童的危害更大。主要的化学物质有一氧化碳、二氧化氮、甲醛、氡、石棉纤维、人造玻璃纤维和生物气溶胶等。

职业病定义为由于工作场所和环境中的有害物质进入人体后引起的疾病。职业暴露仅仅作用于有关人员。但引起职业病的污染物如未加处理排放后,可危害当地居民。

个人不良嗜好,如吸烟、酗酒、药物滥用等,造成的疾病和心理伤害已成为我国不可忽视的社会和卫生问题,如吸烟与心血管疾病、肺癌、胃溃疡、女性生殖功能损伤等均有较大的相关性。酒精则对肝脏、胰腺、骨骼肌、生殖或内分泌系统胃肠道和血液系统均有损伤。

营养性疾病本节主要讨论肥胖和营养不良。在发达国家肥胖是最常见的营养问题,随着我国社会的发展,我国城市居民中,尤其是儿童中的肥胖问题越来越严重。超过正常体重的 20% 称为肥胖。肥胖程度的确定按照体重指数计算。肥胖有关的疾病主要有2型糖尿病、动脉粥样硬化症、冠心病、脑血管病、高血压、高脂血症、胆石症和骨关节炎等。

营养不良相关的疾病不仅见于发展中国家,在发达国家中也有相当多的疾病与饮食不当有关。原发性营养不良是由于饮食中供应缺乏或不足造成,而继发性营养不良患者的饮食营养供应无问题,由于患者对营养素的吸收不良、利用或储存障碍、丢失过多或需要增加所造成的。

(王国平　李甘地)

主要参考文献

Kumar V,Abbas AK,Aster JC. Robbins and Cotran Pathologic basis of disease. 9th ed.Philadelphia:Elsevier Saunders,2015:403-450.

Notes

第八章　心血管系统疾病

　　心血管系统由心脏、动脉、毛细血管和静脉组成,它是维持机体血液循环、血液和组织间物质交换及传递体液信息的结构基础。心血管系统的器官或组织形态结构发生变化,常导致其功能改变,引起全身或局部血液循环障碍和一些严重的并发症。心血管系统疾病包括心脏和血管疾病,是对人类健康与生命构成威胁最大的一组疾病。在我国和欧美等一些发达国家,心血管疾病的发病率和死亡率高居榜首。本章主要介绍最常见的动脉和心脏疾病。

第一节　动脉粥样硬化

　　动脉硬化(arteriosclerosis)是指一组以动脉壁增厚、变硬和弹性减退为特征的动脉疾病,包括三种类型：①动脉粥样硬化（atherosclerosis，AS）：它是最常见和最具有危害性的疾病，是本节叙述的重点；②动脉中层钙化（Mönckeberg medial calcific sclerosis）：较少见，好发于老年人的中等肌型动脉，表现为中膜的钙盐沉积，并可发生骨化；③细动脉硬化（arteriolosclerosis）：其基本病变主要是细小动脉的玻璃样变，常见于高血压病和糖尿病。

动脉粥样硬化是心血管系统疾病中最常见的疾病，也是危害人类健康的一种常见病。以血管内膜形成粥瘤或纤维斑块为特征，并主要累及大动脉（弹力型动脉——主动脉及其一级分支）和中等动脉（弹力肌型动脉——冠状动脉、脑动脉等），使动脉壁变硬，管腔狭窄，中膜弹性减弱，并可导致严重的并发症，包括缺血性心脏病（ischemic heart disease，IHD）、心肌梗死（myocardial infarct，MI）、脑卒中（stroke，包括脑血栓和脑出血）和四肢坏疽等。在我国动脉粥样硬化的发病率有明显上升的趋势，且多见于中、老年人。

一、病因和发病机制

（一）危险因素

动脉粥样硬化的病因至今仍不十分清楚，但有一些危险因素（risk factor）被认为与动脉粥样硬化发病密切相关。

1. **高脂血症（hyperlipidemia）**　是动脉粥样硬化的主要危险因素。实验证明，高胆固醇和高脂肪饮食可引起血浆胆固醇水平升高，促进动脉粥样硬化斑块形成和发展。流行病学资料表明，动脉粥样硬化的严重程度随血浆胆固醇水平的升高呈线性加重，血浆胆固醇浓度与冠状动脉性心脏病的死亡率及其危险程度呈正相关。有效控制血胆固醇水平，可以减少动脉粥样斑块的形成，预防动脉粥样硬化的发生。高甘油三酯血症亦被认为是动脉粥样硬化的危险因素，而我国人群的膳食结构多以碳水化合物为主，高碳水化合物饮食易发生高甘油三酯血症，从而促进动脉粥样硬化的发生和发展。

血脂在血液循环中以脂蛋白的形式转运，高脂血症实际上是高脂蛋白血症。根据脂质含量、超速离心密度、电泳速度以及表面的载脂蛋白的不同，可将脂蛋白分为乳糜微粒（CM）、极低密度脂蛋白（very low density lipoprotein，VLDL）、中间密度脂蛋白（intermediate density lipoprotein，IDL）、低密度脂蛋白（low density lipoprotein，LDL）及高密度脂蛋白（high density lipoprotein，HDL）等。与动脉粥样硬化发病关系密切的血浆胆固醇的主要成分是LDL，尤其是LDL亚型中的小颗粒致密低密度脂蛋白（small dense low density lipoprotein，sLDL），被认为是判断冠心病的最佳指标。VLDL和CM也与动脉粥样硬化的发生有密切关系。与上述脂蛋白相反，HDL或HDL胆固醇有抗氧化作用，防止LDL氧化，并可通过竞争机制抑制LDL与血管内皮细胞受体结合而减少其摄取，同时HDL还可动员动脉粥样硬化斑块中胆固醇，将其运输到肝脏再排泄至胆囊，因此，HDL具有较强的抗动脉粥样硬化和抗冠心病发病的作用。此外，不同脂蛋白在动脉粥样硬化发病中的不同作用还与其载脂蛋白（apolipoprotein，apo）有关。CM、VLDL、LDL、IDL的主要载脂蛋白分别为apoB-48或apoB-100，HDL的主要载脂蛋白为apoA-Ⅰ。目前认为，LDL、IDL、VLDL、甘油三酯（triglyceride，TG）和apoB的异常升高，与HDL、HDL-C及apoA-Ⅰ的降低同时存在，是高危险性的血脂蛋白综合征，可称为致动脉粥样硬化性脂蛋白表型，对动脉粥样硬化的发生、发展具有极为重要的意义。此外，脂蛋白（a）[lipoprotein（a），Lp（a）]是一种变异型LDL，Lp（a）在血浆中的浓度与动脉粥样硬化的发病率呈正相关。

2. **高血压**　高血压患者与同年龄、同性别的无高血压者相比，动脉粥样硬化发病较早，病变较重。究其原因，目前认为与下列因素有关：高血压时血流对血管壁的机械性压力和冲击作用较强；血压亦能直接影响动脉内膜结缔组织代谢；高血压可引起内皮损伤和（或）功能障碍，使内膜对脂质的通透性增加；与高血压发病有关的肾素、儿茶酚胺和血管紧张素等也可改变动脉壁的代谢。这些因素将导致血管内皮损伤，从而造成脂蛋白渗入内膜增多、血小板和单核细胞黏

Notes

附、中膜平滑肌细胞迁入内膜等变化,促进动脉粥样硬化发生和发展。

3. **吸烟**　是动脉粥样硬化的危险因素之一,亦是冠心病主要的独立危险因子之一。有研究结果显示,大量吸烟可导致血管内皮细胞损伤和血中一氧化碳浓度升高,碳氧血红蛋白增多。血中一氧化碳浓度的升高可刺激内皮细胞释放生长因子(如血小板源性生长因子,PDGF),促使中膜平滑肌细胞向内膜迁入并增生,参与动脉粥样硬化的发生和发展。大量吸烟可使血中 LDL 易于氧化(oxidization),氧化 LDL(oxidized LDL,ox-LDL)有更强的致动脉粥样硬化作用。烟内含有一种糖蛋白,可激活凝血因子Ⅻ及某些致突变物质,后者可引起血管壁平滑肌细胞增生。吸烟还可以促使血小板聚集,血中儿茶酚胺浓度升高及 HDL 水平降低,这些都有助于动脉粥样硬化的发生。

4. **糖尿病和高胰岛素血症**　冠心病是糖尿病的重要并发症之一,糖尿病和高胰岛素血症是与继发性高脂血症有关的疾病。糖尿病患者血中 TG、VLDL 水平明显升高,而 HDL 水平降低,与动脉粥样硬化和冠状动脉性心脏病关系极为密切。高血糖可致 LDL 糖基化和高甘油三酯血症,易于产生 sLDL 并被氧化,有利于 LDL 促进血单核细胞迁入内膜而转为泡沫细胞。血中胰岛素水平越高,HDL 含量越低,冠状动脉性心脏病发病率和死亡率越高。

5. **遗传因素**　动脉粥样硬化有家族聚集性的倾向,家族史是较强的独立危险因素。家族性高胆固醇血症和家族性脂蛋白脂酶缺乏症等患者动脉粥样硬化的发病率显著高于对照组。大量研究表明,约有 200 多种基因可能对脂质的摄取、代谢和排泄产生影响。直接参与脂质代谢的 apo、酶和受体的基因多数已被证实和定位。这些基因及其产物的变化与饮食因素的相互作用可能是高脂血症的最常见原因。LDL 受体的基因突变可引起家族性高胆固醇血症;家族性高甘油三酯血症的不同亚型,则分别与脂蛋白酯酶 *LPL* 基因缺陷或 *apoC-Ⅱ* 基因缺陷有因果关系。

6. **年龄**　病理研究资料显示,动脉粥样硬化是从婴儿期就开始的缓慢发展过程,其检出率和病变程度的严重性随年龄增加而增高,并与动脉壁的年龄性变化有关。

7. **性别**　女性在绝经期前冠状动脉粥样硬化的发病率低于同龄组男性,其 HDL 水平高于男性,LDL 水平低于男性。绝经期后,两性间的这种差异消失,这可能与雌激素的影响有关。

8. **其他因素**　包括:①肥胖:以腹部脂肪过多为特征的肥胖产生冠心病的危险较大;②微量元素铬、锰、锌、钒和硒等的摄取减少,铅、镉和钴等的摄取增加;③缺氧、抗原 - 抗体复合物、维生素 C 缺乏、动脉壁内酶的活性降低等能增加血管通透性的因素;④血中凝血因子Ⅶ、同型半胱氨酸增高、血管转换酶基因过度表达、高纤维蛋白原血症、纤溶酶原激活剂抑制物增高等因素;⑤某些细菌、病毒、支原体甚至衣原体等感染与动脉粥样硬化发生有关。

(二) 发病机制

动脉粥样硬化对人类危害的严重性激起人们努力去探索其发病机制。历经近一个世纪的研究,关于 AS 的发病机制,形成了多种学说,包括脂质渗入学说(lipid infiltration/insudation hypothesis)、血栓镶嵌学说(thrombus encrustation hypothesis)、单克隆学说(monoclonal hypothesis)、损伤应答学说(response to injury hypothesis)、炎症学说(inflammation hypothesis)、内膜细胞群和新内膜形成学说(intimal cell mass and neointima formation hypothesis)以及血液动力学说(hemodynamic hypothesis)等。目前较多学者认为损伤应答学说具有较强的说服力,但任何一种学说均不能单独而全面地解释 AS 的发病机制。说明本病的发病机制是复杂的,也可能是多机制的。

损伤应答学说认为动脉粥样硬化是动脉壁对内皮细胞损伤的一种慢性反应,通过氧化修饰的脂蛋白、单核源性巨噬细胞、T 淋巴细胞与动脉壁的正常细胞成分相互作用促进病变的进展。此学说核心如下:①慢性内皮细胞损伤,常伴有功能障碍,引起血管通透性增加、白细胞和单核细胞黏附以及血栓形成;②含高胆固醇的 LDL 在血管壁蓄积;③脂蛋白的氧化修饰;④血液单核细胞黏附于内皮,迁入内膜下间隙,转化成巨噬细胞和泡沫细胞;⑤血小板黏附;⑥激活的血小板、巨噬细胞和中膜迁入内膜的平滑肌细胞(smooth muscle cell,SMC)等释放多种因子;⑦内膜

Notes

的 SMC 增生,胶原和蛋白聚糖等细胞外基质蓄积;⑧细胞内外脂质蓄积增加。

目前,对动脉粥样硬化发病机制中的某些方面有较详细的了解。

1. 脂质的作用 高脂血症在动脉粥样硬化发病中的作用机制,除了慢性高脂血症(主要是高胆固醇血症)可以直接引起内皮细胞的功能障碍及高脂血症可使内皮细胞的通透性增加外,主要与 LDL 的氧化修饰有关,特别是内皮细胞和单核/巨噬细胞可使 LDL 氧化修饰而成为 ox-LDL,ox-LDL 对动脉粥样硬化的病变形成有几种作用:可与单核/巨噬细胞的清道夫受体(scavenger receptor)结合使之形成泡沫细胞;对血液中的单核细胞具有较强的趋化作用,使单核细胞在病灶内蓄积;通过内皮细胞黏附分子增加对单核细胞的黏附;刺激各种生长因子和细胞因子的产生;对内皮细胞和 SMC 产生细胞毒性作用等。

2. 内皮细胞损伤的作用 慢性或反复内皮细胞损伤是动脉粥样硬化的起始病变,为损伤应答学说的基础。目前认为,多种危险因素如机械性、血流动力学、免疫复合物沉积、放射线、引起内膜增厚的化学物质、高脂饮食、低氧、吸烟或感染等均可引起内皮细胞的损伤。此外,早期的动脉粥样硬化病变可发生于内皮细胞形态完整的动脉内膜,所以近年研究认为内皮细胞的非剥脱性功能障碍或活化在动脉粥样硬化病变形成中可能更为重要。内皮细胞的功能障碍及形态学损伤可增加内皮通透性、增强白细胞黏附和改变内皮细胞基因产物的表达。如内皮细胞的通透性增加使血液中的脂质易于沉积在内膜;内皮细胞的损伤或功能障碍可使单核细胞、血小板黏附增加;并产生多种生长因子促进动脉粥样硬化斑块中平滑肌细胞的增生及分泌基质等。

3. 炎症的作用 炎症机制贯穿动脉粥样硬化病变的开始、进展和并发症形成的全过程。正常内皮细胞不与血液中白细胞黏附,而在动脉粥样硬化的发病早期,内皮细胞就开始在其表面选择性地表达能黏附不同类型白细胞的黏附分子。单核细胞的黏附被认为是动脉粥样硬化的早期病变。在动脉粥样硬化的早期,单核细胞可在内皮细胞表达的黏附分子如细胞间黏附分子(intercellular adhesion molecule-1,ICAM-1)或血管黏附分子(vascular adhesion molecule-1,VCAM-1)的作用下黏附于内皮细胞表面,并在趋化因子作用下迁入内膜下间隙,转化成巨噬细胞,吞噬脂质尤其是 ox-LDL,转变成泡沫细胞(巨噬细胞源性泡沫细胞),是动脉粥样硬化的早期病变脂纹、脂斑的主要成分。

在动脉粥样硬化的进展期,巨噬细胞通过产生多种生物活性物质而参与动脉粥样硬化病变的形成,如产生白细胞介素 -1(IL-1)和肿瘤坏死因子(TNF)促进白细胞的黏附;产生单核细胞趋化因子(MCP-1)等化学趋化因子使白细胞进入斑块内;产生活性氧可促进斑块内 LDL 的氧化;并且产生生长因子促进平滑肌细胞的增生等。T 淋巴细胞(CD4$^+$ 和 CD8$^+$)也被趋化吸引到内膜,通过与巨噬细胞相互作用,导致慢性炎症状态下的细胞免疫反应激活,通过信号传导使 T 淋巴细胞和巨噬细胞产生炎症介质,如干扰素 γ 和淋巴毒素等,逐渐刺激巨噬细胞、血管内皮细胞和 SMC。

4. SMC 的作用 中膜 SMC 迁移入内膜并增生,是动脉粥样硬化进展期病变形成的主要环节。由于渗入脂质的刺激、附着于内皮的血小板、单核细胞、内皮细胞以及平滑肌细胞自身产生的一些生长因子,如血小板源性生长因子(PDGF)、纤维母细胞生长因子(FGF)、转化生长因子 -α(TGF-α)和平滑肌源性趋化因子等,均具有促进平滑肌细胞迁移和增生的作用,动脉中膜的平滑肌细胞经内弹力膜窗孔迁入内膜并增生。迁移或增生的平滑肌细胞发生表型转变,即由收缩型(细胞长梭形,胞质内含大量肌丝和致密体)转变为合成型(细胞类圆形,胞质内含大量粗面内质网、核蛋白体及线粒体)。此种平滑肌细胞表面亦有 LDL 受体,可以结合、摄取 LDL 及 VLDL 而成为肌源性泡沫细胞,是此时泡沫细胞的主要来源。此外,这些增生的内膜平滑肌细胞又称为肌内膜细胞(myointimal cells),能合成大量胶原蛋白、弹性蛋白和蛋白多糖等细胞外基质,而且巨噬细胞吞噬 LDL 并释放游离脂质,使病变的内膜显著增厚、变硬,促进硬化斑块的形成(图 8-1)。

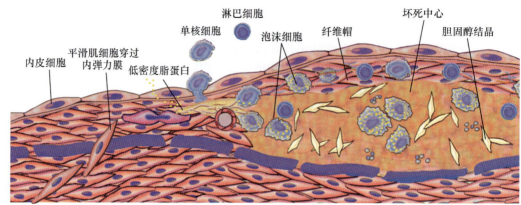

淋巴细胞　单核细胞　泡沫细胞　纤维帽　坏死中心　胆固醇结晶　内皮细胞　平滑肌细胞穿过内弹力膜　低密度脂蛋白

单核细胞和平滑肌细胞迁入内膜及泡沫细胞形成模式图

图 8-1　动脉粥样硬化发病机制示意图

LDL 通过内皮细胞渗入内皮下间隙,单核细胞迁入内膜;ox-LDL 与巨噬细胞表面的清道夫受体结合而被摄取,形成巨噬细胞源性泡沫细胞;动脉中膜的 SMC 经内弹力膜窗孔迁入内膜,吞噬脂质形成肌源性泡沫细胞;SMC 增生迁移,合成细胞外基质,形成纤维帽;ox-LDL 使泡沫细胞坏死崩解,形成糜粥样坏死物,粥样斑块形成

此外,ox-LDL 具有细胞毒性作用,能使泡沫细胞坏死、崩解,被吞噬的脂质及其分解产物(如游离胆固醇)、各种分解酶等被释放出来,这些物质与局部组织共同形成糜粥样坏死物,导致粥样斑块形成并进一步诱发局部炎症反应。

二、病理变化

动脉粥样硬化主要发生于大、中动脉,最好发于腹主动脉,其他依次为冠状动脉、降主动脉、颈动脉和脑底动脉 Willis 环。这些动脉分叉或分支开口处和血管弯曲凸面为好发部位。动脉粥样硬化的基本病变是在动脉内膜形成粥样斑块,主要有 3 种成分:①细胞:包括 SMC、巨噬细胞和 T 淋巴细胞;②细胞外基质:包括胶原、弹性纤维和蛋白多糖;③细胞内和细胞外脂质。这 3 种成分的含量和分布随斑块的变化有所不同。典型病变的发生、发展经过 4 个阶段。

1. 脂纹(fatty streak)　脂纹是动脉粥样硬化的早期病变。脂纹最早可出现于儿童期,但并非都发展为纤维斑块,是一种可逆性病变。肉眼观:于动脉内膜面,见黄色帽针头大的斑点或长短不一的条纹,条纹宽约 1~2mm,平坦或微隆起(图 8-2)。光镜下:病灶处内皮细胞下有大量泡沫细胞聚集。泡沫细胞圆形,体积较大,在石蜡切片上胞质内呈大量小空泡状(图 8-3),此时大多数泡沫细胞为巨噬细胞源性泡沫细胞。此外,可见较多的细胞外基质(蛋白聚糖),数量不等的合成型平滑肌细胞,少量 T 淋巴细胞和中性粒细胞等。

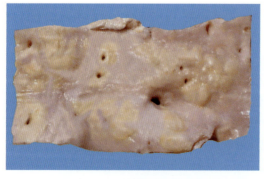

图 8-2　主动脉粥样硬化(脂纹)
内膜表面黄色帽针头大的斑点或长短不一的条纹

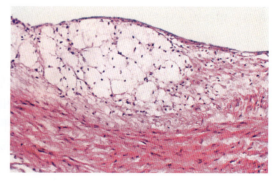

图 8-3　动脉粥样硬化
动脉内膜局部增厚,其内见有大量泡沫细胞聚集

Notes

2. **纤维斑块（fibrous plaque）** 脂纹进一步发展则演变为纤维斑块。肉眼观：内膜表面散在不规则隆起的斑块，初为淡黄或灰黄色，后因斑块表层胶原纤维的增多及玻璃样变而呈瓷白色，状如凝固的蜡烛油（图8-4）。斑块大小不等并可相互融合。光镜下：病灶表层为大量胶原纤维、散在的平滑肌细胞、少数弹性纤维及蛋白聚糖等形成的纤维帽，胶原纤维可发生玻璃样变。纤维帽下方可见不等量的泡沫细胞、平滑肌细胞、细胞外脂质及炎症细胞。病变进一步发展，可见脂质蓄积及肉芽组织反应。

3. **粥样斑块（atheromatous plaque）** 粥样斑块亦称粥瘤（atheroma），为动脉粥样硬化的典型病变。肉眼观：动脉内膜面见灰黄色斑块（图8-4），既向内膜表面隆起，又向深部压迫中膜。切面见纤维帽的下方，有多量黄色粥糜样物质。光镜下：在玻璃样变的纤维帽的深部，有大量无定形物质，为细胞外脂质及坏死物，其中可见胆固醇结晶（图8-5），有时可见钙化。底部及周边部可见肉芽组织、少量泡沫细胞和淋巴细胞浸润。粥瘤处中膜平滑肌细胞受压而萎缩，弹性纤维破坏，该处中膜变薄。外膜可见毛细血管新生、结缔组织增生及淋巴细胞、浆细胞浸润。

动脉粥样硬化的粥样斑块可分为稳定型和不稳定型。稳定型粥样斑块，其纤维帽厚而脂质池较小的斑块；不稳定型（又称易损型）粥样斑块，其纤维帽较薄，脂质池较大并容易发生破裂继发血栓形成或斑块内出血等，使血管急性闭塞而导致急性心肌梗死。导致斑块不稳定的因素包括血流动力学变化、应激、炎症反应等，其中炎症反应在斑块不稳定和斑块破裂中起重要作用。早期发现和判断不稳定斑块对预防急性心肌梗死具有重要意义。

4. **继发性病变** 继发性病变是指在纤维斑块和粥样斑块的基础上继发的改变，常见有：①斑块内出血：斑块内新生的毛细血管破裂出血，或因斑块纤维帽破裂而血液流入斑块，形成斑块内血肿（图8-6），可致斑块突然增大，甚至使较小的动脉管腔完全闭塞，导致急性供血

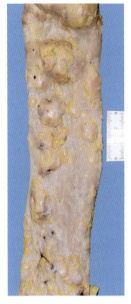

图8-4　主动脉粥样硬化
黄白色稍隆起的为纤维斑块，灰黄色不规则隆起的为粥样斑块

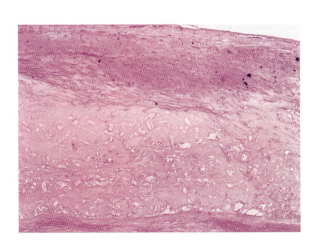

图8-5　主动脉粥样硬化
表层为纤维帽，其下可见散在的泡沫细胞，深层为一些坏死物质、沉积的脂质和胆固醇结晶裂隙

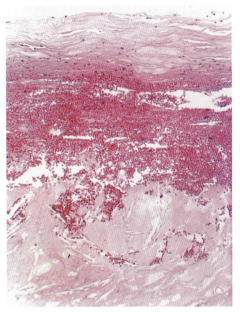

图8-6　主动脉粥样硬化斑块内出血
纤维帽与坏死物质之间见大量红细胞

Notes

中断,致使该动脉供血器官发生梗死。如冠状动脉粥样硬化伴斑块内出血可致心肌梗死;②斑块破裂:粥样斑块表面纤维帽破裂,粥样物质自破裂口溢入血流,可致胆固醇性栓塞,破裂处遗留粥瘤性溃疡而易导致血栓形成;③血栓形成:病灶处的内皮损伤和粥瘤性溃疡,使动脉壁内的胶原纤维暴露,血小板在局部聚集形成血栓,加重血管腔阻塞,导致缺血及梗死;若脱落,可致栓塞;④钙化:钙盐沉着于纤维帽及粥瘤灶内,可导致动脉壁变硬变脆,易于破裂;⑤动脉瘤形成:严重的粥样斑块可引起相应局部中膜的萎缩和弹性下降,在血管内压力作用下,动脉管壁局限性扩张,形成动脉瘤(图 8-7)。动脉瘤破裂可致大出血。此外,血流可从粥瘤性溃疡处注入主动脉中膜,或中膜内血管破裂出血,均可造成中膜撕裂,形成夹层动脉瘤。

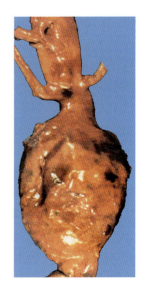

图 8-7 腹主动脉瘤
腹主动脉壁局部向外明显扩张

三、重要器官的动脉粥样硬化

(一)主动脉粥样硬化

主动脉粥样硬化的病变多见于主动脉后壁和其分支开口处,以腹主动脉最重,胸主动脉次之,升主动脉最轻。前述的各种动脉粥样硬化的基本病变均可见到。动脉瘤主要见于腹主动脉(图 8-7),可于腹部触及搏动性的肿块,听到杂音。并可因其破裂发生致命性大出血。

(二)冠状动脉粥样硬化

详见本章第二节。

(三)颈动脉及脑动脉粥样硬化

颈动脉及脑动脉粥样硬化的病变最常见于颈内动脉起始部、基底动脉、大脑中动脉和 Willis 环。纤维斑块和粥样斑块常导致管腔狭窄,并可因血栓形成等继发病变加重管腔狭窄甚至闭塞(图 8-8)。长期供血不足可致脑实质萎缩,表现为脑回变窄,皮质变薄,脑沟变宽变深,脑重量减轻。患者可有智力及记忆力减退,精神变态,甚至痴呆。急速的供血中断可致脑梗死(脑软化)(图 8-9)。因脑小动脉管壁较薄,脑动脉粥样硬化病变可形成小动脉瘤,破裂可引起致命性脑出血。动脉瘤常见于 Willis 环。

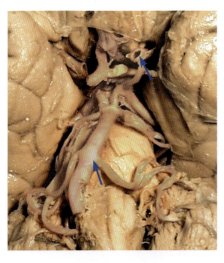

图 8-8 大脑基底动脉粥样硬化
↑示动脉粥样硬化斑块

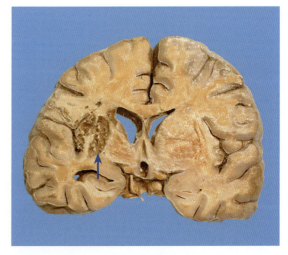

图 8-9 脑软化
↑示筛状软化灶

Notes

(四)肾动脉粥样硬化

肾动脉粥样硬化的病变最常累及肾动脉开口处及主干近侧端,亦可累及弓形动脉和叶间动脉,常引起顽固性肾血管性高血压;亦可因斑块合并血栓形成导致肾组织梗死,引起肾区疼痛、尿闭及发热。梗死灶机化后遗留较大瘢痕,多个瘢痕可使肾脏缩小,称为动脉粥样硬化性固缩肾。

(五)四肢动脉粥样硬化

四肢动脉粥样硬化的病变以下肢动脉为重。当较大动脉管腔明显狭窄时,可因供血不足致耗氧量增加时(如行走)出现疼痛,休息后好转,即所谓间歇性跛行(claudication)。当动脉管腔完全阻塞而侧支循环又不能建立时,可引起足趾部干性坏疽。

(六)肠系膜动脉粥样硬化

肠系膜动脉因粥样斑块而狭窄甚至闭塞时,可引起肠梗死,患者有剧烈腹痛、腹胀和发热,还可有便血、麻痹性肠梗阻及休克等症状。

第二节　冠状动脉粥样硬化及冠状动脉性心脏病

一、冠状动脉粥样硬化

冠状动脉粥样硬化(coronary atherosclerosis)是冠状动脉最常见的疾病,占95%~99%,其余可为冠状动脉的炎性疾病如风湿性动脉炎、梅毒性动脉炎及畸形等。冠状动脉粥样硬化是动脉粥样硬化中对人体构成威胁最大的疾病,亦是最常见的狭窄性冠状动脉疾病。一般较主动脉粥样硬化症晚发10年。在20~50岁人群中,男性多于女性,北方多于南方。

冠状动脉粥样硬化病变分布的特点,一般是左侧冠状动脉多于右侧;大支多于小支;同一支的近端多于远端,即主要累及在心肌表面走行的一段,而进入心肌的部分很少受累。按病变检出率及严重程度的大样本统计结果,冠状动脉粥样硬化的好发部位以左冠状动脉前降支为最高,其余依次为右主干、左主干或左旋支、后降支。重症者可有一支以上的动脉受累,但各支的病变程度可以不同,且常为节段性受累。

动脉粥样硬化的基本病变均可在冠状动脉中发生。由于其解剖学和相应的力学特点是走行于心肌表面的动脉靠近心肌侧缓冲余地小,内皮细胞受血流冲击力而损伤的几率大,因而病变多发生于血管的心肌侧,呈新月形,使管腔呈偏心性狭窄(图8-10)。按管腔狭窄(即缩小)的程度可分为4级:Ⅰ级,≤25%;Ⅱ级,26%~50%;Ⅲ级,51%~75%;Ⅳ级,>76%(图8-11)。

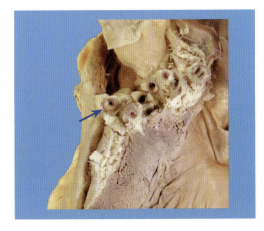

图8-10　冠状动脉粥样硬化(大体观)
↑示冠状动脉管壁增厚,管腔狭窄

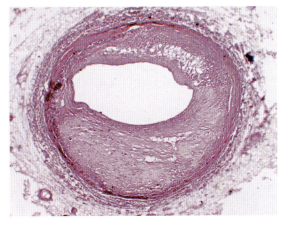

图8-11　冠状动脉粥样硬化(镜下观)
内膜不规则增厚,粥样斑块形成,管腔狭窄程度为Ⅲ级

Notes

冠状动脉粥样硬化常伴发冠状动脉痉挛,后者可使原有的管腔狭窄程度加剧,甚至导致供血的中断,引起心肌缺血及相应的心脏病变(如心绞痛、心肌梗死等),并可成为心源性猝死的原因。

二、冠状动脉性心脏病

冠状动脉性心脏病(coronary artery heart disease,CHD)简称冠心病,是指因冠状动脉狭窄、供血不足而引起的心脏功能障碍和(或)器质性病变,故又称缺血性心脏病(ischemic heart disease,IHD)。CHD 是多种冠状动脉疾病的结果,但冠状动脉粥样硬化占 CHD 的绝大多数(95%~99%)。因此,习惯上把 CHD 视为冠状动脉粥样硬化性心脏病(coronary atherosclerotic heart disease)的同义词。冠心病临床可表现为心绞痛、急性心肌梗死或心源性猝死,称为"急性冠状动脉综合征"(acute coronary syndrome,ACS)。根据 WHO 的统计,冠心病是世界上最常见的死亡原因,又被称为"第一杀手"。男性多在 40~60 岁时出现临床症状,女性在绝经期前后出现临床症状,男性多于女性。

冠心病虽然基本上是由冠状动脉粥样硬化引起,但只有在后者已引起心肌缺血缺氧的功能性和(或)器质性病变时,才可称为冠心病。目前倾向于只有当冠状动脉狭窄程度 >50%,有临床症状,或有下列证据,如心电图、放射性核素心肌显影或病理检查显示有心肌缺血表现者,才属于冠心病。

冠心病时心肌缺血、缺氧的原因及机制有:①冠状动脉供血不足:主要为冠状动脉粥样硬化斑块引起的管腔狭窄(>50%),也包括继发病变及冠状动脉痉挛等。其他如低血压、冠状动脉灌注期缩短(如心动过速)、体内血液重新分配(如饱餐后)等也可使原已处于危险临界状态的冠状动脉供血下降;②心肌耗氧量剧增:主要有各种原因导致的心肌负荷增加,如血压骤升、过度劳累、情绪激动、心动过速及心肌肥大等使冠状动脉出现供血相对不足。

冠心病临床可表现为心绞痛、心肌梗死、心肌纤维化和冠状动脉性猝死等。

(一) 心绞痛

心绞痛(angina pectoris)是冠状动脉供血不足和(或)心肌耗氧量骤增致使心肌急剧的、暂时性缺血缺氧所引起的临床综合征。典型的临床表现为阵发性胸骨后部位的压榨性或紧缩性疼痛感,可放射至心前区或左上肢,持续数分钟,可因休息或服用硝酸酯制剂而缓解消失。

心绞痛的发生可能是由于缺血缺氧的情况下,心肌内无氧酵解的酸性产物或类似激肽的多肽类物质堆积,刺激心脏内自主神经的传入神经末梢,信号经 1~5 胸交感神经节和相应脊髓段传至大脑,产生痛觉,这种痛觉反映在与自主神经进入水平相同脊髓段的脊神经所分布的区域,即胸骨后及两臂的前内侧与小指,尤其是在左侧,而多在心脏部位。心绞痛可表现为以下几种类型:

1. **稳定型心绞痛**　是因劳累引起心肌缺血,造成胸部及附近部位的不适症状,伴心肌功能障碍,但没有心肌坏死。症状持续几分钟,经休息或舌下含服硝酸甘油后往往迅速消失。主要原因是冠状动脉粥样硬化引起动脉狭窄(>75%),同时心肌耗氧量增加,冠状动脉血流量不能满足心肌代谢需要所致。

2. **不稳定性心绞痛**　是由于动脉粥样硬化斑块破裂或糜烂并发血栓形成、血管收缩、微血管栓塞所导致的急性或亚急性心肌供氧减少所致的心绞痛。光镜下常见到因弥漫性心肌纤维坏死引起的弥漫性间质性心肌纤维化。主要表现为:在稳定型心绞痛基础上疼痛加重、持续时间更长或更频繁;初发的、在静息或轻微劳作时出现的心绞痛;由贫血、感染、甲状腺功能亢进或心律失常等诱因引起的继发性不稳定性心绞痛。休息或舌下含服硝酸甘油只能暂时或不完全性地缓解症状。

3. **变异型心绞痛**　是由于冠状动脉痉挛并诱导血液淤滞所致的心绞痛,在静息时发生,无

Notes

体力劳动或情绪激动等诱因,心电图与其他型心绞痛相反,显示 ST 段抬高,又称 Prinzmetal 心绞痛。变异型心绞痛常并发急性心肌梗死和严重的心律失常,包括室性心动过速、心室颤动及猝死。吸烟是变异型心绞痛的重要危险因素。

近来,冠状动脉支架术和冠状动脉搭桥术的兴起为治疗心绞痛带来了新的希望。冠状动脉支架是通过大腿(股动脉)或手腕(桡动脉)的穿刺口,引入细导管,将特殊材料制作的支架如镍合金支架放至冠状动脉狭窄处,并用球囊撑开,从而扩开狭窄处冠脉,来恢复冠脉血流。支架放入后 15%~30% 的患者可发生再狭窄,为解决这一问题,现已开发了药物涂层支架,使再狭窄率降至 4% 以下。这种新型的支架是在支架表面涂上抑制血管内皮细胞增生的药物从而在一定程度上起到防止再狭窄的作用。冠状动脉搭桥术是指在冠状动脉狭窄处建立一条通道,使血液绕过狭窄处到达远端。常用大隐静脉和乳内动脉作为血管通道。大隐静脉搭桥是用患者的大隐静脉与冠状动脉狭窄口和升主动脉吻合,也可同时和几支冠状动脉吻合,适合年龄大的患者;全动脉搭桥适合年轻患者。与支架应用相似,动脉搭桥也面临再狭窄的问题。

(二)心肌梗死

心肌梗死(myocardial infarction,MI)是指冠状动脉供血急剧减少或中断,使相应的心肌严重而持续性缺血所致的心肌缺血性坏死。原因通常是在冠状动脉粥样硬化病变基础上继发血栓形成或持续性痉挛所致。临床上有剧烈而较持久的胸骨后疼痛,休息及硝酸酯类不能完全缓解,伴发热、白细胞增多、红细胞沉降率加快、血清心肌酶活性增高及进行性心电图变化,可并发心律失常、休克或心力衰竭。多发生于中老年人,40 岁以上者占 87%~96%。男性略多于女性。冬春季发病较多。部分患者发病前有某些诱因。

心肌梗死的部位与冠状动脉供血区域一致。心肌梗死多发生在左心室,其中约 40%~50% 的 MI 发生于左心室前壁、心尖部及室间隔前 2/3,这些部位是左冠状动脉前降支供血区;约 30%~40% 发生于左心室后壁、室间隔后 1/3 及右心室大部,相当于右冠状动脉供血区;15%~20% 见于左冠状动脉旋支供血的左室侧壁。心肌梗死极少累及心房。根据梗死的深度可将其分为心内膜下心肌梗死和透壁性心肌梗死。绝大多数病例的病变局限于左心室的一定范围,少数病例表现为心肌多发广泛受累。

【分型】

(1) 心内膜下心肌梗死(subendocardial myocardial infarction):是指梗死仅累及心室壁内侧 1/3 的心肌,并波及肉柱及乳头肌。常表现为多发性、小灶性(0.5~1.5cm)坏死,坏死分布区域不限于某一支冠状动脉的供血区,而是不规则地分布于左心室四周,严重者可融合或累及整个左心室内膜下心肌引起环状梗死(circumferential infarction)。患者通常有冠状动脉三大分支的严重动脉粥样硬化性狭窄,但绝大多数既无血栓形成也无粥瘤性阻塞。在严重、弥漫的冠状动脉狭窄的基础上,当附加某种诱因(如休克、心动过速或不适当的体力活动等)而加重冠状动脉供血不足时,可造成各冠状动脉分支最末梢区域(心内膜下心肌)缺氧,而动脉原有的病变致使动脉管腔严重狭窄,不能通过建立侧支循环有效地改善供血,因而导致广泛的多灶性的心内膜下心肌梗死。

(2) 透壁性心肌梗死(transmural myocardial infarction):为典型的心肌梗死类型。心肌梗死的部位与闭塞的冠状动脉支供血区一致,病灶较大,并累及心室壁全层(如未累及全层而深达室壁 2/3 以上则可称厚层梗死)。最常见的梗死部位是冠状动脉左前降支供血区,即左室前壁、心尖部、室间隔前 2/3 及前内乳头肌,约占全部心肌梗死的 50%。其次是右冠状动脉供血区,即左室后壁、室间隔后 1/3 及右心室,并可累及窦房结,约占 25%~30%。再次为左旋支供血区,即左室侧壁、膈面及左房,并可累及房室结,约占 15%~20%。透壁性心肌梗死常为相应的冠状动脉支病变严重,并继发血栓形成或动脉痉挛。

【病理变化】
心肌梗死的形态变化是一个动态演变过程。在梗死后 6 小时内,基本无肉眼可见的变化，光镜下，梗死灶边缘的心肌纤维呈波浪状和肌质不匀；6 小时后，坏死灶心肌组织呈苍白色，8~9 小时后呈土黄色，光镜下，心肌纤维呈早期凝固性坏死，如核碎裂、核消失，肌质均匀红染或呈不规则颗粒状，间质水肿、漏出性出血及少量中性粒细胞浸润；24~72 小时，梗死灶呈伴有污点的苍白色，有时充血明显，光镜下，整个心肌组织凝固性坏死，心肌细胞核消失，横纹模糊甚至消失，肌浆变成不规则颗粒状，肌纤维呈条索状，梗死区炎症反应明显，中性粒细胞浸润达高峰（图 8-12）；3~7 天时，梗死灶变软，呈淡黄色或黄褐色，梗死灶外周出现充血出血带，光镜下，心肌纤维肿胀、空泡变，胞质内出现颗粒及不规则横带（收缩带），在梗死灶周边带开始肉芽组织增生，梗死区开始机化，间质水肿，常见出血。10 天时，梗死灶凹陷，呈黄色或红褐色，软化明显并可见血管化的边缘，周围充血带更明显，在梗死灶边缘可见有肉芽组织。第 2~8 周梗死灶机化并逐渐形成瘢痕（图 8-13 和图 8-14）。

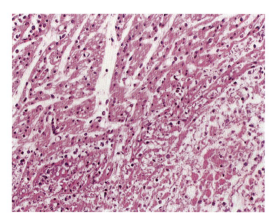

图 8-12　心肌梗死
部分心肌细胞空泡变，部分肌纤维及核溶解消失，肌纤维呈空管状

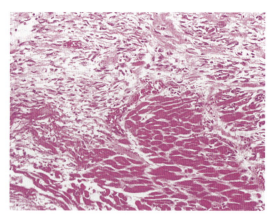

图 8-13　心肌梗死
梗死灶机化并逐渐形成瘢痕

【生化改变】　心肌缺血 30 分钟，心肌细胞内糖原即消失。此后，肌红蛋白、肌凝蛋白及肌钙蛋白逸出，使它们在血清中的水平增高。细胞坏死后，心肌细胞内的肌酸磷酸激酶（CK）、门冬氨酸氨基转移酶（AST）及乳酸脱氢酶（LDH）透过细胞膜释放入血，引起相应酶在血液内浓度升高。其中 CK 的同工酶 CK-MB 和 LDH 的同工酶 LDH1 对心肌梗死的诊断特异性最高。

【并发症】　心肌梗死，尤其是透壁性心肌梗死，常可并发下列病变：

（1）乳头肌功能失调或断裂：发病率可高达 50%，二尖瓣乳头肌因缺血、坏死等使其收缩功能障碍，造成不同程度的二尖瓣脱垂或关闭不全，可导致心力衰竭。乳头肌断裂极少见，多发生于后壁心肌梗死的二尖瓣后乳头肌。

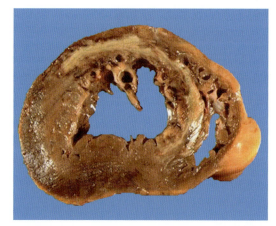

图 8-14　心肌梗死
左室前壁及室间隔前 2/3 的梗死区被灰白色瘢痕组织代替

（2）心脏破裂：是透壁性心肌梗死的严重并发症。约占心肌梗死致死病例的 15%~20%。常在心肌梗死后 1 周内出现，多为心室游离壁破裂，造成心包积血，引起心脏压塞而猝死。偶为室间隔破裂穿孔，导致左心室血液向右心室分流，引起急性右心室功能不全而死亡。

（3）室壁瘤：是由梗死心肌或瘢痕组织在心室内压作用下形成的局限性向外膨隆（图 8-15），

Notes

常发生在心肌梗死的愈合期,发病率约 5%~20%。多见于左心室前壁近心尖处。可继发附壁血栓、乳头肌功能不全、心律失常、左心衰竭或室壁瘤破裂。X 线检查及超声心动图等可见心缘有局部膨出,该处搏动减弱或反常搏动。

(4) 附壁血栓形成:因心内膜受损及室壁瘤等病变而诱发血栓形成(图 8-16)。较小的血栓可发生机化,但多数血栓因心脏舒缩而脱落引起动脉系统栓塞。

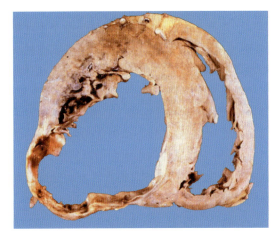

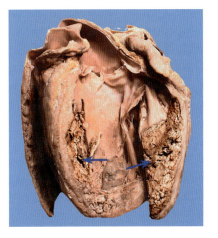

图 8-15　室壁瘤　　　　　　　　图 8-16　左心室梗死区附壁血栓
左室后壁变薄并向外膨出室壁瘤形成

(5) 急性心包炎:透壁性梗死可诱发急性浆液纤维素性心包炎,发病率约 10%,常发生在心肌梗死后 2~4 天。

(6) 心律失常:约占心肌梗死的 75%~95%。心肌梗死累及传导系统,引起传导紊乱,有些可导致心搏急停、猝死。

(7) 心功能不全:梗死区心肌收缩力丧失,引起左心、右心或全心衰竭,是患者死亡的最常见原因。

(8) 心源性休克:约占心肌梗死的 10%~20%。当心肌梗死的面积较大时,心肌收缩力极度减弱,心输出量显著减少,可引起心源性休克,导致患者死亡。

> 由于心肌细胞是"永久性细胞",即非分裂细胞,不具有再生能力,因而心肌梗死后所导致的心肌缺损,主要由增生的纤维结缔组织来填补,严重地影响了心功能的修复。最近,干细胞的研究成果,为心肌梗死后心肌组织的修复带来了新的曙光。越来越多的研究表明,特定类型的骨髓干细胞、心脏组织中的干细胞和胚胎干细胞均能分化为心肌组织,包括心肌细胞、血管平滑肌细胞和内皮细胞,移植的干细胞在梗死的心脏组织内能重构心肌组织,并能明显地改善心肌梗死后的心功能。尽管相关的研究目前主要停留在实验阶段,坚信在不久的将来,干细胞的进一步研究,将为成千上万的心肌梗死的患者带来新的希望。

(三) 心肌纤维化

心肌纤维化(myocardial fibrosis)是由于中、重度的冠状动脉粥样硬化性狭窄引起心肌纤维持续性和(或)反复加重的缺血缺氧所产生的结果。肉眼观,心脏增大,所有心腔扩张;心室壁厚度可正常,伴有多灶性白色纤维条块,甚至透壁性瘢痕;心内膜增厚并失去正常光泽,有时可见机化的附壁血栓。镜下见,广泛性、多灶性心肌纤维化,伴邻近心肌纤维萎缩和(或)肥大,常有部分心肌纤维肌质空泡化,尤以内膜下区明显。临床上可以表现为心律失常或心力衰竭。

(四) 冠状动脉性猝死

冠状动脉性猝死(sudden coronary death)是指由于冠状动脉的改变而引起的出乎意料的突发性死亡,通常是由于心室纤维性颤动而发生。多见于40~50岁患者,男性多见于女性。可发生于某种诱因后,如饮酒、劳累、吸烟、运动后,患者突然昏倒,四肢抽搐、小便失禁,或突然发生呼吸困难、口吐白沫、迅速昏迷。可立即死亡或在1至数小时后死亡。但有不少病例,在无人察觉的情况下,死于夜间。

在尸体解剖中最常见的是冠状动脉粥样硬化,常有1支以上的冠状动脉呈中至重度粥样硬化性狭窄,部分病例有继发病变(如血栓形成或斑块内出血),无其他致死性病变。而有的病例冠状动脉粥样硬化病变较轻,推测可能与合并冠状动脉痉挛有关。心肌纤维可有波浪状弯曲或肌质不匀,也可无明显病变。诊断心源性猝死必须具备2个条件:①法医学检查排除自杀和他杀;②病理解剖学检查除冠状动脉和相应心肌病变外,无其他致死性疾病。心源性猝死的发生机制可能是由于引起心室纤维性颤动的致死性心律失常。引起致死性心律失常的原因包括:①缺血性心脏病,如心绞痛和(或)陈旧性心肌梗死;②血栓形成或斑块内出血而引起的急性心肌缺血;③冠状动脉痉挛;④夹层主动脉瘤破裂、肺动脉栓塞、冠状动脉畸形、梅毒性主动脉炎所致的冠状动脉口狭窄或闭塞,感染性心膜炎血栓脱落而引起的栓塞。

三、慢性缺血性心脏病

慢性缺血性心脏病(chronic ischemic heart disease)或称缺血性心肌病(ischemic cardiomyopathy),是用来描述长期缺血性心肌受损而进行性发展的充血性心力衰竭。多数患者既往都有心绞痛病史。

冠状动脉呈中到重度的动脉粥样硬化。心脏扩大,心腔扩张,见多灶性心肌纤维化,常伴有透壁性的瘢痕灶。尽管有心肌细胞的肥大,但由于伴随心肌壁的扩张而使得心肌壁厚度可大致正常。心内膜增厚,见不同阶段的机化血栓黏附内膜表面。镜下见由于慢性缺血导致的严重的心肌纤维化,残存的心肌细胞呈肥大或萎缩改变。心肌细胞胞质液化(细胞基浆溶解)非常普遍,以心内膜下区域为明显。

慢性缺血性心脏病的临床特点是出现严重的、进行性的心力衰竭,有时由于偶发性的心绞痛和心肌梗死而加重病情。心律失常常见,若伴随充血性心力衰竭和间发性心肌梗死而往往致死。有时缺血性心脏病的表现和扩张性心肌病很难区别。

第三节　高血压病

高血压(hypertension)是以体循环动脉血压持续升高为主要特点的疾病。动脉血压的持续升高可导致心、脑、肾和血管的改变,并伴全身代谢的改变。成年人收缩压≥140mmHg(18.4kPa)和(或)舒张压≥90mmHg(12.0kPa)被定为高血压。据世界卫生组织及国际高血压协会(WHO/ISH)的建议(1999年),对高血压定义及血压水平分类列于表8-1。中国高血压联盟所提出的中

表 8-1　血压水平的定义和分类(WHO/ISH)

分类	收缩压(mmHg)	舒张压(mmHg)
理想血压	<120	<80
正常血压	<130	<85
正常高值	130~139	85~89
一级高血压(轻度)	140~159	90~99
二级高血压(中度)	160~179	100~109
三级高血压(重度)	≥180	≥110

注:1mmHg=0.1333kPa

Notes

国高血压防治指南基本上采用了该标准。如患者收缩压与舒张压属不同级别时,应按两者中较高的级别分类。

高血压可分为原发性和继发性两大类。继发性高血压(secondary hypertension)较少见,约占 5%~10%,是继发于其他疾病如肾动脉狭窄、肾炎、肾上腺或垂体肿瘤等而引起的一种症状或体征,又称症状性高血压(symptomatic hypertension);原发性或特发性高血压(primary or essential hypertension)又称高血压病,最多见,约占 90%~95%,是本节重点叙述的内容。

高血压病是我国最常见的心血管疾病之一,多见于 30~40 岁以后的中、老年人,是以全身的细小动脉硬化为基本病变的全身性疾病,绝大多数病程漫长,症状不明显,不易被发现,发现者也难以坚持长期治疗。高血压病是冠心病和脑血管意外最重要危险因素之一,发展至晚期,常引起心、脑、肾及眼底的病变并有相应的临床表现,严重者可因心功能衰竭、脑卒中和肾衰竭而致死。研究表明,降低血压能明显地降低冠心病、心功能衰竭和脑卒中的发病率和死亡率。

一、病因和发病机制

高血压病的病因和发病机制很复杂,近年的研究虽有较大进展,但仍未完全清楚。目前多认为,本病主要是受多基因遗传影响,在多种环境因素作用下,使正常血压调节机制失衡而致的疾病。已知有关高血压病的发病因素和发病机制如下:

(一) 发病因素

1. **遗传和基因因素**　高血压病患者常有明显的遗传倾向。据调查,约 75% 的高血压病患者具有遗传素质(genetic predisposition)。双亲无高血压、一方有高血压或双亲均有高血压家族,其子女高血压患病几率分别为 3%、28% 和 46%。目前认为高血压病是一种受多基因遗传影响,在多种后天因素作用下,正常血压调节机制失调而致的疾病。分子生物学研究显示:高血压病患者、有高血压家族史而血压正常者和有高血压倾向者,常有一种以上与血压调节相关的基因异常。目前已发现肾素 - 血管紧张素系统(RAS)编码基因有多种缺陷,如有些高血压患者伴有血管紧张素原位点和血管紧张素Ⅱ的Ⅰ型受体位点的多态性。极少数是由单基因缺陷引起的高血压病,如由上皮钠通道蛋白(epithelial sodium channel protein)基因突变引起的钠敏感性高血压(Liddle 综合征)。

2. **膳食因素**　摄入钠盐过多可引起高血压。日均摄钠盐量高的人群,高血压患病率高于日均摄盐量少的人群,减少摄入或用药物增加 Na^+ 的排泄可降低血压。WHO 建议每人每日摄入钠盐量应控制在 5g 以下,可起到预防高血压的作用。钾盐摄入量与血压呈负相关,且具有独立的作用,K^+ 摄入减少,可使 Na^+/K^+ 比例升高,促进高血压发生。膳食中钙对血压的作用还存在争议,多数认为膳食低钙是高血压的危险因素,Ca^{2+} 摄入不足也易导致高血压,高钙饮食可降低高血压发病率。

3. **社会心理应激因素**　据调查,精神长期或反复处于紧张状态的职业,其高血压患病率比对照组升高;应激(stress)事件,如暴怒、过度惊恐和忧伤等使神经精神受到剧烈冲击,可导致高血压的发生发展。高血压病的早期,只服镇静药血压即可恢复正常。目前认为,社会心理应激可改变体内激素平衡,从而影响代谢过程,导致血压升高。

4. **其他因素**　肥胖、吸烟、年龄增长或缺乏体力活动等,也是血压升高的重要危险因素。肥胖儿童高血压的患病率是正常体重儿童的 2~3 倍,高血压病患者中,约 1/3 有不同程度肥胖。阻塞性睡眠呼吸暂停(OSA)的患者约 60%~80% 伴有高血压病。

(二) 发病机制

高血压病的发病机制并未完全清楚,关于高血压病的发病机制曾有许多学说,如精神神经源学说、内分泌学说、肾源学说、遗传学说和钠摄入过多学说等等。但是,哪一个学说都不能完全解释清楚高血压病的发病机制,表明高血压病的发病机制相当复杂。

动脉血压取决于心输出量和外周阻力。心输出量又受心率、心收缩力及血容量的影响;外周阻力又受神经、体液因素及局部自动调节因素的影响。因此,各种能引起血容量、外周阻力、心率及心缩力增加的因素,都可能使动脉血压升高。目前多认为高血压病是由彼此相互影响的多种因素共同作用的结果,这些因素包括遗传、环境、神经内分泌和体液等。

高血压病的发病机制主要涉及三条相互重叠的途径。

1. 功能性的血管收缩 该途径是指外周血管(细小动脉)的结构无明显变化,仅平滑肌收缩使血管口径缩小,从而增加外周血管阻力,导致血压升高。

在发病因素中,凡能引起血管收缩物质如肾素、儿茶酚胺和内皮素等增多的因素都可通过这条途径引起血压升高。精神心理上的长期过度紧张、焦虑、烦躁等,可致大脑皮质高级中枢功能失调,对皮质下中枢调控能力减弱以致丧失,其中的血管舒缩中枢产生以收缩为主的冲动时,交感神经节后纤维则分泌多量的去甲肾上腺素(儿茶酚胺类),作用于细小动脉平滑肌 α 受体,引起细小动脉收缩或痉挛,使血压升高。另外,交感神经兴奋引起的细小动脉收缩,在肾引起肾缺血,刺激球旁装置 ε 细胞分泌肾素,通过肾素-血管紧张素系统直接引起细小动脉强烈收缩,使血压升高。近年研究还发现,血管紧张素系统的一些基因还表达于肾以外的其他组织器官,在局部组织的血管内皮细胞和平滑肌细胞表达并以自分泌或旁分泌的方式释出,使血管收缩、血压升高。

细小动脉的收缩,还可因血管平滑肌细胞对血管收缩物质敏感性的增加而引起,如平滑肌细胞对 Na^+、Ca^{2+} 跨膜转运的遗传缺陷,可致细胞内 Ca^{2+} 增多并增加平滑肌细胞对血管收缩物质的敏感性,使血压升高。

血管紧张素Ⅱ除通过收缩血管增加外周阻力作用外,还能刺激肾上腺皮质分泌醛固酮,进而引起钠水潴留、增加血容量,使血压升高。

2. 钠水潴留 各种因素引起钠水潴留,致血浆和细胞外液增多,因而血容量增加,结果心输出量增加,导致血压升高。

在膳食因素中,摄入钠盐过多而且又是钠盐敏感的人群,主要就是通过钠水潴留的途径引起高血压的;遗传因素,如肾素-血管紧张素系统基因多种缺陷或上皮 Na^+ 通道蛋白单基因突变等,均能引起肾利钠自稳功能的缺陷,结果导致肾性钠水潴留,发生高血压。丘脑-垂体-肾上腺活动增强时,肾上腺皮质分泌醛固酮增多,使肾排 Na^+ 减少,导致钠水潴留,血压升高。

此外,外周血管具有自动调节机制,为防止心输出量无限增加而导致的组织过度灌注,外周血管会随心输出量增加而发生收缩以限制组织灌注。但是随血管收缩,外周阻力增加,使血压也相应升高。

3. 结构性的血管壁增厚、变硬 该途径是指外周细小动脉壁的增厚,主要是由于血管平滑肌细胞的增生与肥大,胶原纤维和基质增多,细动脉壁玻璃样变,使血管壁增厚、管腔缩小、管壁变硬,结果外周血管阻力增加,血压升高。

一般来说,细小动脉平滑肌肥大和增生常继发于长期的或过度的血管收缩,从而使血管壁平滑肌细胞增生、肥大,管壁肥厚,管腔缩窄,使血压持续或永久性升高。但也有证据表明,有些血管壁的结构变化是发生在高血压病早期,是先于血管的持续收缩,这可能是由于遗传上的缺陷或环境因素的诱导,使平滑肌细胞内的信号转导发生变化,可能促进平滑肌细胞的生长并增加了血管的张力,分别导致血管壁肥厚和血管收缩。血管收缩因子(如血管紧张素Ⅱ)也具有生长因子作用,引起血管平滑肌的肥大、增生和基质的沉积,从而使血管壁增厚,使血压升高。

总之,高血压病发病机制的实际情况和参与因素要比上述的途径复杂得多。仅以上述三条主要途径为例总结如图(图8-17)。

Notes

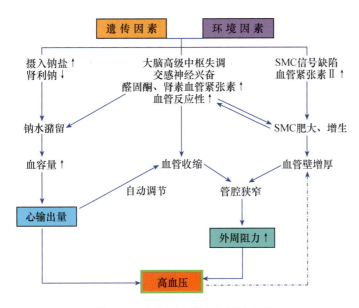

图 8-17　高血压病发病机制示意图

二、类型和病理变化

高血压病分为良性高血压病和恶性高血压病两种类型。

(一) 良性高血压病

良性高血压病(benign hypertension)又称缓进型高血压病(chronic hypertension),约占高血压病的95%,多见于中、老年人,病程长,进展缓慢,可达十数年以至数十年,最终常死于心、脑病变,死于肾病变者少见。按病变的发展进程将本病分为三期:

1. 第一期　功能紊乱期。

此期为高血压病的早期阶段,其基本变化是全身细小动脉间歇性的痉挛,并可伴有高级中枢神经功能失调等。但血管无器质性病变。细小动脉是指中膜仅有1~2层平滑肌的细动脉和血管口径在1mm以下的小动脉。

此期可无明显临床表现,仅有波动性血压升高。其他临床表现主要为头昏和头痛,在服用镇静药或心情放松后症状可减轻或消失,不一定服用降压药,说明精神心理因素参与了高血压的发生发展。长期反复细小动脉痉挛和血压升高,受累的血管逐渐发生器质性病变,发展为下一期。

2. 第二期　动脉病变期。

(1) 细动脉硬化:细动脉硬化是高血压病最主要的病变特征,主要表现为细动脉壁玻璃样变,如肾小球入球动脉、脾中心动脉及视网膜小动脉等玻璃样变,均具有诊断意义。细动脉壁的玻璃样变是由于管壁持续痉挛及血压持续升高,管壁缺氧,内皮细胞间隙开大,使血浆蛋白渗入内皮下以至更深的中膜;同时,内皮细胞及平滑肌细胞分泌细胞外基质增多,继而平滑肌细胞因缺氧等发生凋亡,动脉壁逐渐为上述血浆蛋白和细胞外基质所代替,结构消失,发生玻璃样变。此时管壁增厚变硬、管腔缩小。光镜下,细动脉壁增厚,内皮下间隙以至管壁全层呈无结构的均质状伊红染色,管腔狭窄甚至闭塞(图8-18)。

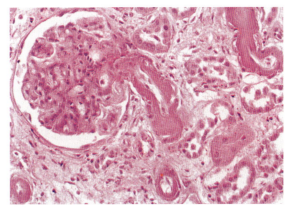

图 8-18　肾入球动脉硬化
肾入球动脉管壁增厚呈红染均质状,管腔狭窄

Notes

（2）小动脉硬化：主要累及肌型小动脉，如肾小叶间动脉、弓形动脉及脑的小动脉等。光镜下，肌型小动脉内膜胶原纤维及弹性纤维增生、内弹力膜分裂，中膜平滑肌细胞有不同程度的增生和肥大，并伴有胶原纤维及弹性纤维增生。血管壁增厚，管腔狭窄。

（3）大动脉：弹力肌型及弹力型大动脉无明显病变或伴发动脉粥样硬化。

此期临床表现为血压进一步升高，并保持在较高水平，失去波动性，常需降压药才能降低血压。

3. 第三期　内脏病变期。

（1）心脏病变：长期慢性高血压可引起心脏病变，称为高血压性心脏病（hypertensive heart disease），主要表现为左心室肥大。由于血压持续升高，外周阻力增加，左心室因压力性负荷增加而发生代偿性肥大。由于左心室代偿能力很强，所以在相当长的时间内，心脏不断肥大进行代偿。心脏重量增加可达 400g 以上，有的可达 800g 以上。左心室壁增厚，可达 1.5~2.0cm；乳头肌和肉柱增粗变圆；但心腔不扩张，甚而缩小，称向心性肥大（concentric hypertrophy）（图 8-19）。光镜下，心肌细胞增粗、变长、有较多分支；细胞核增大、深染蓝色、形状不整。病变继续发展，肥大的心肌因供血不足而收缩力降低，发生失代偿，逐渐出现心脏扩张，称离心性肥大（eccentric hypertrophy）。

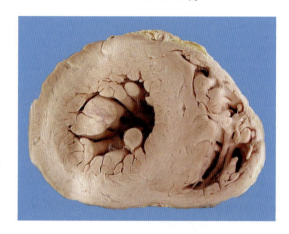

图 8-19　高血压性心脏病
示左心室壁明显增厚

此时心脏仍然很大、左心室扩大，室壁相对变薄，肉柱、乳头肌变扁平。如果合并动脉粥样硬化，可进一步加重心肌供血不足，促进心力衰竭。

左心室肥大的机制可以从功能和代谢两方面理解。从功能方面，由于血压持续升高，作为一种机械性刺激，作用于左心室的心肌，引起其压力负荷持续增加，心肌做功必然持续增加。从代谢方面，在心肌毛细血管供氧和营养的弥散距离内，可以满足心肌的代谢需求，因而心肌为适应长期过多做功的需要，逐渐发生肥大。但是，心肌肥大的细胞和分子水平的机制尚不十分清楚，可能与机械性刺激和生长因子有密切关系。生长因子可引起表达肌球蛋白（myosin）和肌凝蛋白（actin）的调控基因发生变化，从而使心肌肥大以增加收缩力来克服外周阻力增加和血压升高带来的心室排血不足，维持正常的心输出量，从功能上进行代偿，在形态上表现为左心室向心性肥大。但是，心脏的代谢不能无限地满足心肌不断肥大的需求，例如心肌越肥大，毛细血管供应其氧和营养的弥散距离就越大，超出一定限度心肌就会处于缺氧和低营养状态，不但不能继续肥大，还会使其收缩功能等降低；加之过度肥大的心肌易于僵硬、灵活性降低，因而心室的顺应性和每搏输出量都将逐渐降低，导致功能上失代偿，而外周阻力进一步加大也加速了心功能的失代偿，向心性肥大转变为离心性肥大。此外，慢性高血压更易罹患动脉粥样硬化，如合并冠状动脉粥样硬化，就更易使肥大的心肌出现缺血性损伤，最后导致充血性心力衰竭、心肌梗死或心律失常。

临床上，早期，由于左室向心性肥大能完全代偿其功能，使心输出量维持在正常水平，不引起明显的症状。此时高血压性心脏病的诊断主要是根据胸部 X 线、心脏超声和心电图等查出其左心室肥大。晚期，左室离心性肥大，心功能失代偿，可出现左心衰竭的表现，伴发冠状动脉粥样硬化者，更易有心肌缺血的表现如心绞痛等。高血压性心脏病者出现心力衰竭则预后不良。

（2）肾脏病变：肾脏的病变是由于肾入球动脉和肌型小动脉硬化，致使受累肾单位因缺血而萎缩、纤维化，导致肾的萎缩硬化，表现为原发性颗粒性固缩肾（primary granular atrophy of the kidney）或细动脉性肾硬化（arteriolar nephrosclerosis）。肉眼观，双肾体积缩小，重量减轻，质地变

Notes

硬,表面呈均匀弥漫的细颗粒状(图8-20),被膜不易剥离。切面,肾皮质变薄,肾盂相对扩张,肾盂周围脂肪组织填充性增生;光镜下,肾入球动脉管壁增厚,呈无结构均质红染的玻璃样变,管腔狭窄或闭塞(图8-21)。小叶间动脉及弓形动脉,内膜胶原纤维增多,管壁增厚管腔狭窄。病变严重区肾小球因缺血发生纤维化和玻璃样变,体积缩小;所属肾小管萎缩、消失,间质纤维化及少量淋巴细胞浸润(肉眼该区萎缩凹陷)。病变轻微区的肾小球及所属肾小管因功能代偿而肥大、扩张,肾小管内可见蛋白管型(cast,滤出的蛋白在小管内凝集成铸型)(肉眼该区向表面凸起)。因萎缩与代偿区弥漫性交杂分布,致肾表面形成肉眼所见的细颗粒状。

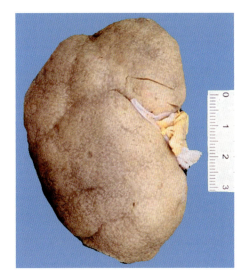

图8-20　原发性颗粒性固缩肾
肾脏变小、变硬,表面呈弥漫的细颗粒状

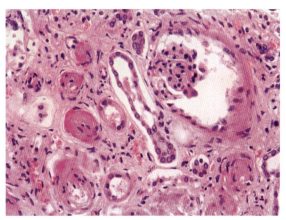

图8-21　细动脉性肾硬化
部分肾单位萎缩、纤维化,部分肾单位代偿性肥大、扩张

(3) 脑病变:高血压时,由于脑的细小动脉痉挛和硬化,患者脑部可出现一系列病变,主要有三种,即脑水肿、脑软化和脑出血。

脑水肿:由于高血压病脑内细小动脉的硬化和痉挛,局部缺血,毛细血管通透性增加,发生脑水肿。临床上可出现头痛、头晕、眼花和呕吐等表现。严重时可发生高血压脑病及高血压危象。高血压脑病(hypertensive encephalopathy)是指因高血压时脑血管硬化及痉挛,脑水肿加重、血压急剧升高而引起的以中枢神经功能障碍为主要表现的症候群。临床上主要表现为颅内压升高、头痛、呕吐和视物障碍等。重者可出现意识障碍、抽搐等,病情重危,如不及时救治易引起死亡,称之为高血压危象(hypertensive crisis),它可出现于高血压病的各个时期。

脑软化:脑软化(encephalomalacia)是由于脑的细小动脉硬化和痉挛,使供血区脑组织因缺血而发生坏死,坏死组织溶解液化,形成质地疏松的筛网状病灶。通常为多发而较小的梗死灶,故称微梗死灶(microinfarct)或脑腔隙状梗死(cerebral lacunar infarct),一般不引起严重后果。最终坏死组织被吸收,由胶原瘢痕修复。

脑出血:是高血压病最严重且往往是致命性的并发症。多为大出血,常发生于基底节、内囊,其次为大脑白质,约15%发生于脑干。出血区脑组织完全被破坏,形成囊腔状,其内充满坏死脑组织和血凝块(图8-22)。当出血范围大时,可破入侧脑室。脑出血的主要原因是脑的细小动脉硬化使血管壁变脆,当血压突然升高时血管破裂。此外,血管壁病变致弹性降低,当失去壁外组织支撑(如位于微小软化灶处)时,可发生微小动脉瘤(microaneurysm),如再遇到血压升高或剧烈波动,可致微小动脉瘤破裂、出血。脑出血之所以多见于基底节区域(尤以豆状核区最多见),是因为供应该区域血液的豆纹动脉是从大脑中动脉呈直角分出,而且比较细,受到压力较高的大脑中动脉血流直接冲击和牵引,因而易使已有病变的豆状动脉破裂。临床表现常因出血部

Notes

位不同和出血量的大小而异。可表现为突
发性昏迷、呼吸加深、脉搏加速、肌腱反射
消失、肢体弛缓、大小便失禁等。严重者可
发生陈-施氏(Cheyne-Stokes)呼吸、瞳孔
及角膜反射消失。内囊出血者可引起对侧
肢体偏瘫及感觉消失。出血破入脑室时，
患者发生昏迷，常导致死亡。左侧脑出血
常引起失语。桥脑出血可引起同侧面神经
麻痹及对侧上、下肢瘫痪。脑出血可因血
肿及脑水肿导致颅内高压，并可引起脑疝。
临床上出现相应表现。小的血肿可被吸收，
胶质瘢痕修复。中等大出血灶可被胶质瘢
痕包裹，形成血肿或液化成囊腔。

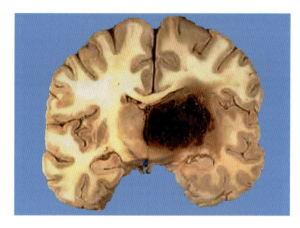

图 8-22　高血压病脑出血
内囊、基底节区脑组织被血凝块代替

(4) 视网膜病变：眼底镜检查可见视网膜中央动脉和视网膜病变。视网膜中央动脉因硬化
而出现变细、迂曲、反光增强、动脉交叉压迫征；晚期视网膜渗出、出血和视盘水肿等，视力可受
到不同程度的影响。

(二) 恶性高血压病

恶性高血压病(malignant hypertension)又称急进型高血压病(accelerated hypertension)，多见
于青壮年，血压升高显著，尤以舒张压为明显，常高于 130mmHg，病变进展迅速，较早即可出现肾
衰竭。多为原发性，也可继发于良性高血压病。

病理变化：恶性高血压病特征性的病变是坏死性细动脉炎(necrotizing arteriolitis)和增生性
小动脉硬化，主要累及肾。肾的坏死性细动脉炎主要累及入球动脉，动脉内膜和中膜发生纤维
素样坏死，免疫组织化学染色证明，其中除有纤维蛋白外，尚有免疫球蛋白和补体成分。血管壁
及其周围可见核碎片及单核细胞和中性粒细胞等浸润。病变可波及肾小球，致肾小球血管丛发
生节段性坏死。坏死性细动脉炎常并发微血栓形成或破裂，而引起微梗死和出血。此时肉眼观
肾表面平滑，可见多数斑点状出血和微梗
死灶。增生性小动脉硬化主要发生在小叶
间动脉及弓形动脉等，主要改变是内膜显
著增厚，内弹力膜分裂，平滑肌细胞增生肥
大，胶原等基质增多，使血管壁呈同心圆状
增厚，如洋葱皮样，血管腔狭窄(图 8-23)。
上述病变亦可发生于脑和视网膜。

临床表现：血压显著升高，常超过 230/
130mmHg，可发生高血压性脑病。常出现
视网膜出血及视盘水肿。常有持续性蛋白
尿、血尿及管型尿。患者多在一年内迅速
发展为尿毒症而死亡，也可因脑出血或心
力衰竭致死。

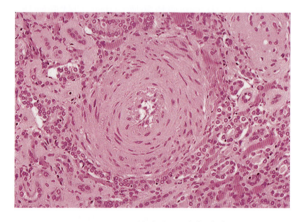

图 8-23　恶性高血压病肾病变
增生性小动脉硬化，血管壁呈同心圆状增厚，如洋葱皮
样，管腔狭窄

第四节　动　脉　瘤

动脉瘤(aneurysm)原意是泛指血管壁局限性异常扩张或连通于血管腔的血囊肿，由于最常
见于动脉血管，因而通常译为动脉瘤。

Notes

动脉瘤可发生于身体任何部位的血管,最多见于主动脉和脑动脉,其次是髂动脉、股动脉、腘动脉、颈动脉及锁骨下动脉等。由于常发生于主动脉和脑动脉等重要组织器官,一旦破裂危害极大。

【病因】 动脉瘤的发生和发展,与先天性因素和后天性因素有关:

(1) 先天性发育缺陷:如脑血管的囊性或浆果性动脉瘤(saccular or berry aneurysms),是由于动脉壁中层的先天性局限性缺如引起的。

(2) 后天性因素:引起血管壁局部结构或功能减弱的因素均可引起动脉瘤,如动脉粥样硬化、梅毒性主动脉炎、主动脉中层变性坏死、局部细菌或真菌感染和外伤等。

【形态】 动脉瘤的外形不一,可呈囊状,梭形、柱状、舟状(血管壁一侧扩张)和蜿蜒状(因血流方向反复改变而致相近动脉段沿血流冲击方向相继不对称扩张而致)等。动脉瘤的大小也不一样,发生于主动脉者可达手拳大,而发生于脑实质小血管者肉眼难于辨认,称微小动脉瘤(microaneurysm)。动脉瘤的血管壁变薄,内膜损伤,加之管腔扩张血流紊乱,故常有附壁血栓形成。

【类型】 动脉瘤可按病因分类(如动脉粥样硬化性动脉瘤、梅毒性主动脉瘤、细菌性动脉瘤、外伤性动脉瘤等),也可按外形分类(如囊性或浆果性动脉瘤、梭形动脉瘤等),但通常是按动脉瘤壁的结构分为三个类型(图 8-24、8-25):①真性动脉瘤(true aneurysm):其壁是由血管壁的内、中、外膜三层组织构成的,仅因局部结构和功能薄弱而发生异常扩张。大多数动脉性动脉瘤(arterial

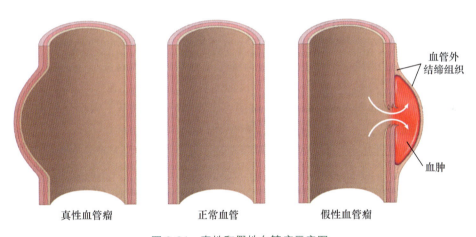

真性血管瘤   正常血管   假性血管瘤

图 8-24 真性和假性血管瘤示意图

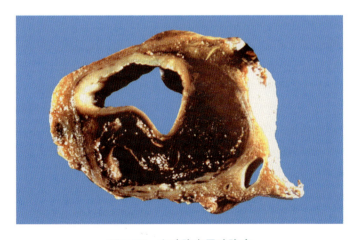

图 8-25 主动脉夹层动脉瘤

胸主动脉横切面可见主动脉中膜分离,局部血肿形成,压迫内膜表面而使管腔狭窄,内膜增厚

Notes

aneurysms)均属此类;②假性动脉瘤(false aneurysm or pseudoaneurysm):因局部血管壁破裂,形成较大的血肿,血肿外可有血管的外膜层或仅为血管周围的组织包绕,构成其壁。早期,血肿内面直接与血管腔相通。晚期,血肿机化,其内层面可被内皮细胞覆盖,形成与血管腔相通的腔道。创伤性动脉瘤、部分真菌或细菌性动脉瘤、血管吻合口动脉瘤等均属于此类;③夹层动脉瘤(dissecting aneurysm):又称动脉夹层或动脉壁分离(arterial dissection),最多见于升主动脉、主动脉弓,称主动脉夹层(aortic dissection)。动脉内膜因原有病变而破裂,动脉腔的血液经裂口注入中膜层内;或因主动脉中膜变性坏死、中膜滋养血管破裂出血,使中膜分离,局部形成夹层性血肿或套管样假血管腔。如果假血管腔下游内膜发生第二个裂口,则可再次与真血管连通(回腔性沟通)。病程长者,血肿机化,假血管腔可衬覆内皮细胞,形成管外之管。

【并发症】 动脉瘤最严重的并发症为破裂出血,引起相应的表现。梅毒性主动脉瘤、动脉粥样硬化性主动脉瘤破裂可引起致死性大出血;主动脉夹层破入心包腔可引起心脏压塞,破入胸腹腔则引起大出血致死。脑表面动脉瘤破裂可引起蛛网膜下腔出血、颅内高压和脑疝等;脑实质内动脉瘤破裂引起血肿、脑软化、相应临床表现及颅压升高等,后果常较严重。此外,动脉瘤内附壁血栓形成及血栓脱落引起的栓塞等亦可导致相应血管缺血和梗死等后果。

第五节　风　湿　病

风湿病(rheumatism)是一种与 A 组乙型溶血性链球菌感染有关的变态反应—自身免疫性疾病,主要累及全身结缔组织及血管,常形成特征性风湿性肉芽肿。最常累及心脏和关节,其次为皮肤、皮下组织、脑和血管等,其中以心脏病变最为严重。常反复发作,急性期有发热,称为风湿热(rheumatic fever),为风湿活动期,临床上除有心脏症状外,常伴有发热、关节痛、皮疹、皮下结节、小舞蹈病等症状和体征;辅助检查可有白细胞增多、血沉加快、血中抗链球菌溶血素 "O"(antistreptolysinO,ASLO)抗体滴度增高及心电图 P-R 间期延长等表现。多次反复发作后,常造成轻重不等的心瓣膜器质性损害,可带来严重后果(详见风湿性心脏病)。

风湿病多发生在 5~15 岁,以 6~9 岁为发病高峰。男女患病率无差别。但患病率的地区差异大:西部四川最高,东部(浙)和中部(鄂)居中,北部(吉林)较低,南方广东最低。若以长江为界,南方(不含粤)高于北方。风湿病以秋冬春季为多发。根据我国近年统计,风湿病的年发生率为20.05/10 万,现有风湿性心脏病患者约 237 万 ~250 万人。

一、病因和发病机制

(一)致病因素

本病的发生与咽喉部 A 组乙型溶血性链球菌感染有关。风湿病的好发季节、发病率、复发率、病变严重程度与链球菌性咽喉炎的流行季节、发病率、抗链球菌治疗之间呈密切相关;患者血中多项抗链球菌抗体滴度增高。咽部 A 组乙型溶血性链球菌感染的咽炎、喉炎儿童,在秋、冬、春季患病率高,也是风湿病的高发季节。虽然本病与 A 组乙型溶血性链球菌感染有关,但不是此菌直接引起的感染性疾病。例如风湿病的病变不是化脓性炎症;发病不在链球菌感染时期,多在感染后的 2~3 周;典型病变不在链球菌感染的原发部位,而是在远离感染灶的心脏、关节、脑及皮肤;在典型病变区从未培养出链球菌。

风湿病是一种与链球菌感染有关的变态反应—自身免疫性疾病。例如风湿病的典型病变为变态反应性炎常有的纤维素样坏死;风湿小体是一种细胞介导的迟发性变态反应引起的肉芽肿性病变;患者血中可有抗心肌抗体(AHA)和(或)抗 N- 乙酰氨基酸葡萄糖(心瓣膜中常有的成分)抗体增高,风湿性关节炎患者可有免疫复合物增高;风湿病患者 B 淋巴细胞和辅助性 T 细胞增高,抑制性 T 细胞相对下降等。

Notes

受寒、受潮湿及病毒感染等因素可能参与诱发本病。

必须强调,机体抵抗力与反应性的变化在风湿病的发生上是值得重视的内因。例如链球菌性咽喉炎患者中仅约 1%~3% 发生风湿病;此菌不引起化脓性炎而引起肉芽肿性炎;同为风湿性心肌炎,但儿童与成人表现不同;同为风湿病仅少数患者发生小舞蹈症;单卵双胎者的风湿病共同发生率高于双卵双胎者;有研究发现风湿病患者 B 细胞表面有遗传性标记物 833+,称为 833+B 细胞同种抗体,约 72% 的风湿病患者此抗体呈阳性反应,上述均提示机体内因起很重要作用。

(二)发病机制

风湿病的发病机制仍然不十分清楚,多数倾向于抗原抗体交叉反应学说,即链球菌细胞壁的 C 抗原(糖蛋白)引起的抗体可与结缔组织(如心脏瓣膜及关节等)的糖蛋白发生交叉反应;链球菌壁的 M 抗原(蛋白质)引起的抗体可与心肌及血管平滑肌细胞的某些成分发生交叉反应。也有些学者认为链球菌感染可能激发患者对自身抗原的自身免疫反应,而引起相应的病变,或与免疫复合物形成有关。如多数风湿热患者可检出针对心肌内膜或心肌原纤维、平滑肌、心内膜等起反应的自身抗体。此外,此病的发生有一定的遗传易感性。

除链球菌感染以外,某些病毒、细菌感染可能改变心、血管及全身结缔组织的分子结构使之具有抗原性而引发自体免疫反应,也可能与风湿病的发病有关。

二、基 本 病 变

风湿病病变主要是全身结缔组织和血管的变态反应性炎症病变。这种病变的发展过程不尽相同,但典型病变的过程较长且具有一定的特征,可分为三期:

(一)变质渗出期

心脏、浆膜、关节、皮肤、脑、肺和血管等病变部位的结缔组织发生黏液样变和纤维素样坏死,同时伴有充血,浆液、纤维蛋白渗出及少量淋巴细胞、浆细胞、嗜酸性和中性粒细胞浸润。局部可查到少量免疫球蛋白。此期约持续一个月。之后,病变或者被完全吸收,或者发生纤维化而愈合;有些病变,特别是成人心脏的病变,常常继续发展,进入肉芽肿期;在动脉、关节和皮肤等处病变也可发展为类似的肉芽肿性病变。

(二)增生期或肉芽肿期

此期特点是在变质渗出期病变基础上形成具有特征性的肉芽肿性病变,称为风湿小体或 Aschoff 小体,此小体对风湿病的诊断具有较大意义。

Aschoff 小体是由成群的风湿细胞聚集于纤维素样坏死灶内,并有少量渗出的淋巴细胞和浆细胞等共同构成(图 8-26)。Aschoff 小体的形成是在纤维素样坏死的基础上,附近的组织细胞增生、聚集,吞噬纤维素样坏死物,使胞体变形转变为风湿细胞,或称 Aschoff 细胞,有的文献称其为 Anitschkow 细胞。风湿细胞体积大,圆形、多边形,胞界清而不整齐;胞质丰富均质、略嗜双色;核大,圆形或卵圆形,核膜清晰,染色质集中于中央并呈细丝状向核膜放散,因而核的横切面似枭眼状,称枭眼细胞(awl-eye cell),长形核的纵切面像毛虫状,称毛虫细胞(caterpillar cell)。后期,核可变得浓染结构不清。风湿细胞大多数为单核,亦可见少数双核或多核者,有人称其为 Aschoff 巨细胞。免疫组化显示,风湿细胞表达 vimentin、Mac387、lysozyme,而 actin

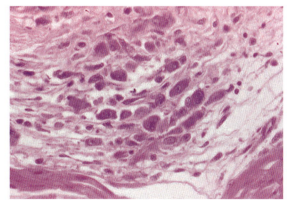

图 8-26 Aschoff 小体

Notes

和 desmin 阴性,支持其为单核 - 吞噬细胞来源,而不是心肌源的细胞。Aschoff 小体对诊断风湿病有意义,提示有风湿活动。风湿小体多为球形、椭圆形或梭形,多数较小肉眼难于察觉,少数也可较大,尤其在关节、皮肤的肉芽肿性病变可达 1cm。此期约持续 2~3 个月。

(三)纤维化期或硬化期

此期肉芽肿中的纤维素样坏死物被溶解吸收,风湿细胞转变为成纤维细胞,细胞间出现胶原纤维,原来的风湿小体逐渐纤维化,最终成为梭形小瘢痕。此期约持续 2~3 个月。

上述整个病程约为 4~6 个月。由于风湿病常有反复急性发作,因此受累器官中可有新旧病变并存。病变持续反复进展,可致较严重的纤维化和瘢痕形成。

三、风湿病的各器官病变

(一)风湿性心脏病

风湿性心脏病(rheumatic heart disease)包括急性期的风湿性心脏炎和静止期的慢性风湿性心脏病(主要是心瓣膜病)。几乎每位风湿病患者都有心脏炎,只是轻者不易被察觉和可能不引起慢性风湿性心脏病而已。风湿性心脏病多见于青壮年,17~18 岁为高峰。两性间发病率无明显差别。

风湿性心脏炎(rheumatic carditis)包括风湿性心内膜炎、风湿性心肌炎和风湿性心外膜炎即心包炎。若病变累及心脏全层则称风湿性全心炎(rheumatic pancarditis)。儿童风湿病患者中,65%~80% 有心脏炎的临床表现。风湿性心脏炎常为全心炎,但可以其中一种或两种为主。反复发作者,可能分别引起心瓣膜病,心肌(间质)纤维化及心包粘连或缩窄性心包炎,此时应称为慢性风湿性心脏病。临床上一般说的风心病指慢性风湿性心脏病。

1. 风湿性心内膜炎(rheumatic endocarditis) 是风湿病最重要的病变,主要累及心瓣膜,引起瓣膜炎,也可累及瓣膜邻近的心内膜和腱索,引起瓣膜变形和功能障碍。瓣膜病变以二尖瓣最多见,其余依次为二尖瓣和主动脉瓣联合受累、主动脉瓣、三尖瓣,肺动脉瓣极少受累。

在急性期,瓣膜肿胀,间质有黏液样变性和纤维素样坏死,偶见风湿小体。病变瓣膜表面,尤以闭锁缘向血流面的内皮细胞,由于受到瓣膜开、关时的摩擦,易发生变性、脱落,暴露其下的胶原,诱导血小板在该处沉积、凝集,形成白色血栓,称赘生物(vegetations)(图 8-27)。其单个大小如粟粒(1~3mm),灰白色,半透明,呈疣状(verrucae)。常成串珠状单行排列于瓣膜闭锁缘(图 8-28),与瓣膜粘连紧密,不易脱落,故称疣状心内膜炎(verrucous endocarditis)。赘生物较多时,可呈片状累及邻近腱索和心内膜。病变后期,赘生物发生机化,瓣膜本身发生纤维化及瘢痕形成。如

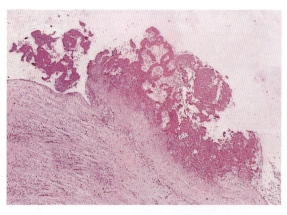

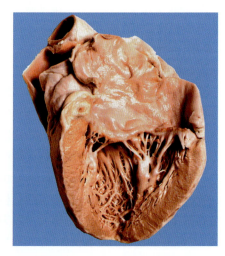

图 8-27 风湿性心内膜炎
瓣膜表面附有白色血栓

图 8-28 再发性疣状心内膜炎
增厚瓣膜上有疣状赘生物

Notes

类似病变反复发生,可导致瓣膜增厚、变硬、卷曲、短缩,瓣叶间相互粘连,腱索增粗、短缩,最终导致瓣膜病。当病变累及心房、心室内膜时,可引起心内膜灶性增厚及附壁血栓形成。其中,左房后壁因病变瓣膜关闭不全,受血液反流冲击较重,故该处病变较重,常形成纤维性增厚的斑块,称 McCallum 斑。

急性期临床上可因发热、贫血及相对性二尖瓣关闭不全,在心尖区可出现轻度收缩期杂音。由于病变反复发作,后期使瓣膜变形引起瓣膜病,可出现心脏杂音和心房、心室肥大、扩张,全身淤血等心力衰竭表现。

2. 风湿性心肌炎(rheumatic myocarditis) 发生于成人者,常表现为灶性间质性心肌炎,以心肌间质内小血管附近出现风湿小体为特征。风湿小体多见于室间隔和左室后壁上部,其次为左室后乳头肌,左房后壁及心耳的心肌,以心内膜侧心肌内更为多见。此外可见间质水肿和淋巴细胞浸润。当累及神经传导系统及冠状动脉时,可引起相似的肉芽肿性病变。反复发作者,可导致心肌间质小瘢痕形成。发生于儿童者,常表现为弥漫性间质性心肌炎。心肌间质明显水肿,有较多的淋巴细胞、嗜酸性粒细胞甚至中性粒细胞浸润,心肌细胞水肿及脂肪变性,有时可见左房心肌发生条束状纤维素样坏死。患儿心脏扩大,球形。

急性期临床上可出现与体温不相称的心动过速,第一心音减弱,心律失常以早搏和房室传导阻滞多见,ST-T 异常和 QT 延长等也可见到。儿童患者可发生急性充血性心力衰竭。

3. 风湿性心包炎(rheumatic pericarditis) 风湿性心外膜炎的病变特点是浆液和(或)纤维素渗出,有时可见风湿小体形成。心包的间皮细胞可以脱落或增生。间皮细胞下间质充血、炎细胞浸润,偶有风湿小体。突出的变化是多少不一的纤维蛋白和(或)浆液渗出。当渗出以纤维蛋白为主时,覆盖于心包表面的纤维蛋白可因心脏搏动牵拉而呈绒毛状称为绒毛心(cor villosum)(图 8-29)。当以浆液渗出为主时,形成心包积液。活动期后,各种渗出成分均可被溶解吸收,仅少数患者的心包表面纤维蛋白渗出未被完全溶解吸收而发生机化粘连,甚至形成缩窄性心包炎。

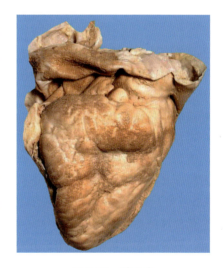

风湿性心包炎急性期临床表现:在绒毛心患者可以有心前区疼痛,听诊可闻及心包摩擦音;心包积液患者可有胸闷不适,体检发现心浊音界扩大,心尖搏动位于心浊音界内侧,听诊心音弱而遥远,X 线检查显示心影增大,立位时如烧瓶状,平卧后心脏阴影形状及大小发生变化。少数病例,心包脏、壁两层发生粘连,形成缩窄性心包炎,导致心功能障碍。

图 8-29 绒毛心
心包表面渗出纤维素呈绒毛状

(二)风湿性关节炎

风湿病急性发作时约 70% 的患者可出现风湿性关节炎(rheumatic arthritis)。多见于成年患者,儿童少见。以游走性多关节炎为其临床特征。常侵犯膝、肩、腕、肘、髋等大关节,此伏彼起,相继发生。故临床上常表现为大关节游走性疼痛,亦可累及小关节。局部有红、肿、热、痛、活动受限等典型炎症表现。病变主要为关节滑膜的浆液性炎症,滑膜及关节周围组织充血、水肿,胶原纤维黏液样变性和纤维素样坏死,有时可见少数不典型的风湿小体形成。风湿性关节炎病程短,病变消退后,一般不遗留关节变形等继发性病变。

(三)皮肤病变

皮肤的风湿性病变可表现为皮肤环形红斑和皮下结节。

1. 环形红斑(erythema annullare) 对风湿病具有诊断意义,但临床上少见(<5%)。多见于儿童,为风湿活动的表现之一。为淡红色环状红晕,微隆起,中央皮肤色泽正常。见于躯干及

四肢,直径约 3cm。镜下为非特异性渗出性炎,真皮浅层血管扩张充血,血管周围组织水肿,淋巴细胞、单核细胞及少许中性粒细胞浸润。常在 1~2 日内消退。

2. 皮下结节(subcutaneous nodule)　临床上少见(约 3%),多发生于腕、肘、膝、踝等大关节处的伸侧面皮下结缔组织,结节直径 0.5~2cm,圆形或椭圆形,质地较硬,境界清楚,可活动,压之不痛。镜下,为风湿性肉芽肿病变,结节中央为纤维素样坏死,周围有增生的成纤维细胞和风湿细胞围绕呈栅栏状排列,伴有淋巴细胞浸润。皮下结节的出现常与风湿性心脏病的发生有关。风湿活动停止后,结节纤维化,形成小瘢痕。

(四) 风湿性动脉炎

风湿性动脉炎(rheumatic arteritis)发病时大小动脉均可受累,如冠状动脉、肾动脉、肠系膜动脉、脑动脉及肺动脉等,并以小动脉受累较为常见。主要病变在急性期表现为血管壁纤维素样坏死和淋巴细胞、单核细胞浸润,可有风湿小体形成。后期,血管壁可纤维化而增厚,使管腔狭窄,甚至闭塞。风湿性冠状动脉炎时,临床上可出现与冠心病相似的心肌缺血症状。

(五) 风湿性脑病

多见于 5~12 岁儿童,女孩较多。病变主要累及大脑皮质、基底节、丘脑及小脑皮质。主要病变为脑的风湿性动脉炎和皮质下脑炎,后者表现为神经细胞变性及胶质细胞增生,胶质结节形成。当病变主要累及基底节(尤以纹状体)和尾状核等锥体外系统时,患儿可出现面肌及肢体不自主运动,称为小舞蹈症(chorea minor)或 Sydenham 舞蹈症。

第六节　感染性心内膜炎

感染性心内膜炎(infective endocarditis,IE)是由病原微生物经血行途径直接侵袭心内膜、心瓣膜或邻近大动脉内膜而引起的炎症性疾病,常伴赘生物形成。病原体在赘生物及血液内繁殖引起败血症,赘生物碎裂脱落可致败血性栓塞。根据病情和病程,感染性心内膜炎可分为急性和亚急性感染性心内膜炎。前者往往由毒力强的病原体所致,有严重的全身中毒症状,未经治疗可在数天或数周内死亡;后者感染的病原体毒力较弱,病情较轻,病程较长,中毒症状较轻。随着新型高效抗生素的应用和医疗条件的改善,急性感染性心内膜炎的预后已获得显著改变,有时难以与亚急性感染性心内膜炎区分。根据瓣膜类型,感染性心内膜炎可分为自体瓣膜(native valve)和人工瓣膜(prosthetic valve)心内膜炎。根据感染的病原体,感染性心内膜炎可分为金黄色葡萄球菌性心内膜炎、真菌性心内膜炎等。感染性心内膜炎可见于任何年龄,以男性成人多见。尽管临床上抗生素应用十分普遍,但感染性心内膜炎的发病率未见明显降低,可能与侵入性器械检查和心血管手术增多、吸毒者使用未消毒注射器以及病原体的耐药等有关。

一、病因和发病机制

(一) 病因

近年来致感染性心内膜炎的病原微生物已有明显变化,草绿色链球菌感染引起者现已减少(<50%),葡萄球菌、革兰氏阴性杆菌、厌氧球菌、肠球菌、真菌等感染呈增加趋势,这与心血管手术和介入性治疗、广谱抗生素及免疫抑制剂的应用有关。

亚急性感染性心内膜炎仍以草绿色链球菌最多见,肠球菌和表皮葡萄球菌次之。急性感染性心内膜炎以金黄色葡萄球菌最为多见,少数为肺炎球菌、A 族链球菌、流感杆菌和淋球菌等。此外,自体瓣膜心内膜炎约 5%~10% 由非肠道革兰氏阴性杆菌如嗜血杆菌、放线杆菌属、人类心杆菌属以及金氏杆菌属等感染引起,极少数由真菌、立克次体和衣原体的感染引起。人工瓣膜心内膜炎主要病因是凝固酶阳性的表皮葡萄球菌,其次为金黄色葡萄球菌、革兰氏阴性杆菌、类白喉杆菌和真菌等。静脉吸毒者所致的感染性心内膜炎主要病因是凝固酶阳性的金黄色葡萄球菌。

Notes

（二）发病机制

感染性心内膜炎可发生在无基础心脏病的患者，但大多数发生于有器质性心脏病的患者，如风湿性心瓣膜病、先天性心脏病、老年性退行性心脏病以及人工瓣膜置换术等。根据我国统计资料分析，感染性心内膜炎患者中约 80% 有风湿性心脏病，8%~15% 有先天性心脏病，无器质性心脏病者仅占 2%~10%。

在正常情况下自不同途径进入血循环中的致病微生物均可被机体的防御机制所消除。当有心血管器质性病变存在时，心脏内血流状态改变，由正常的层流变为涡流或喷射状，并从高压腔室分流至低压腔室，形成明显的压力阶差，使受血流冲击处的内膜损伤，内层胶原暴露，血小板、纤维蛋白、白细胞和红细胞积聚，从而为病原微生物的侵入创造了条件。反复发生的菌血症可使机体血液循环中产生抗体如凝集素，有利于病原体在损伤部位黏附，并与上述的各种成分一起形成赘生物。赘生物成为细菌的庇护所，血小板-纤维素沉积物可使其中的细菌免受宿主防御机制的攻击。感染的赘生物通过血小板-纤维素聚集而逐渐增大，使瓣膜破坏加重；当赘生物碎裂脱落时，可导致栓塞，细菌被释放入血流中产生菌血症和转移性播散病灶。反复的菌血症不断激活免疫系统，可引起变态反应性炎症，如关节炎、血管炎、杵状指、肾小球肾炎等。急性感染性心内膜炎通常是作为败血症、脓毒血症的严重并发症，细菌直接侵犯心内膜引起的急性化脓性心内膜炎。

二、病理变化

（一）急性感染性心内膜炎

急性感染性心内膜炎病变多发生于原来无病变的正常心内膜，主要累及二尖瓣和主动脉瓣，三尖瓣者少见。引起急性化脓性心内膜炎，致瓣膜溃烂、穿孔或破裂；在破溃瓣膜表面，形成巨大而松脆的含大量病原体（如细菌）的赘生物。有时，炎症累及瓣膜根部的内膜和心肌，形成环形脓肿（ring abscess）。松脆的赘生物破碎后形成含菌性栓子，常引起远处器官血管的含菌性栓塞，引起败血性梗死（septic infarct），即在梗死处形成继发性脓肿。

本病起病急，发展快，病程短，虽经治疗，仍有 50% 以上的病例于数日或数周内死亡。

（二）亚急性感染性心内膜炎

1. **心脏**　病变主要累及二尖瓣和主动脉瓣。常在原有病变的瓣膜或缺损的间隔上形成赘生物。赘生物单个或多个，体积较大或大小不一，菜花状或息肉状（图 8-30）。严重时，瓣膜可发生溃疡、穿孔和腱索断裂。赘生物呈污秽灰黄色，质松脆易碎裂、脱落。光镜下，赘生物由血小板、纤维蛋白、中性粒细胞、坏死物组成，其深部有细菌团（图 8-31），溃疡底部可见肉芽组织及淋巴细胞、单核细胞浸润。瓣膜的损害可造成瓣膜口狭窄和（或）闭锁不全，导致心力衰竭。临床上可听到相应的杂音，但杂音强弱常呈多变性，这与赘生物的变化有关。

2. **血管**　由于赘生物碎裂脱落形成栓子，引起动脉栓塞。栓塞最多见于脑，其次为肾、脾和心脏，并可引起相应部位的梗死，临床上出现相应症状。由于栓子常来自赘生物的浅层，不含菌或极少细菌，加之细菌毒力弱，因此一般不引起败血性梗死。由于毒素和（或）免疫复合物的作用，微小血管壁受损，引起血管炎，发生漏出性出血。临床表现为皮肤（颈、胸部）、黏膜（如口腔、睑结膜）及眼底出血点（Roth 点）。部分患者，由于皮下小动脉炎，于指、趾末节腹面、足底或大、小鱼际处，出现红紫色、微隆起、有压痛的小结节，称欧氏小结（Osler nodule）。

3. **肾脏**　可因微栓塞引起局灶性肾小球肾炎，或因抗原抗体复合物的作用引起弥漫性肾小球肾炎。

4. **败血症**　细菌和毒素的持续作用，致患者有长期低热、脾脏肿大、白细胞增多、贫血、红细胞沉降率加快及血培养阳性等迁延性败血症的表现。

在原有心脏病基础上出现上述表现，应考虑并发亚急性感染性心内膜炎，及时合理地给予

Notes

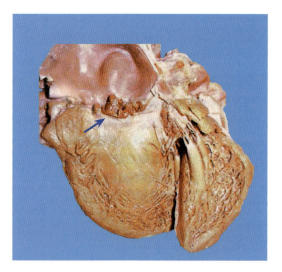

图 8-30　亚急性感染性心内膜炎(大体)
主动脉瓣处可见鸡冠状赘生物

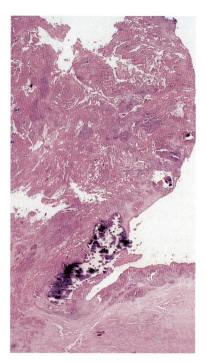

图 8-31　亚急性感染性心内膜炎(镜下)
赘生物由血小板、纤维素、坏死组织、炎症
细胞和细菌菌落构成

抗生素及对症治疗,可以挽救患者于重危之中。但瓣膜赘生物的机化和瘢痕形成,极易造成严重的瓣膜变形,而导致慢性心瓣膜病。

第七节　心瓣膜病

　　心瓣膜病(valvular vitium of the heart)是指心瓣膜因先天性发育异常或后天疾病造成的器质性病变,表现为瓣膜口狭窄和(或)关闭不全,是最常见的慢性心脏病之一。瓣膜口狭窄(valvular stenosis)简称窄,是指瓣膜开放时不能充分张开,使瓣膜口缩小、血流通过障碍;瓣膜关闭不全(valvular insufficiency)简称为漏,是指心瓣膜关闭时瓣膜口不能完全闭合,使一部分血液反流。

　　引起心瓣膜病的疾病较多,最常见的是风湿性心内膜炎和感染性心内膜炎的结局,动脉粥样硬化和梅毒性主动脉炎亦可累及主动脉瓣造成该瓣口的瓣膜病;还有少数者是由瓣膜退变、钙化及先天发育异常等所致,随着生活方式的改变和人口老龄化进程的加快,老年钙化性瓣膜病在我国目前有逐渐增加的趋势。

　　心瓣膜病的病变,除少数先天性发育异常者外,几乎所有瓣膜病的组织学变化都是瓣膜机化、纤维化、玻璃样变以至钙化。大体变化为瓣膜增厚、变硬、卷曲、短缩、相邻的瓣叶粘连;也可出现瓣膜破损、穿孔,腱索融合缩短等。这些变化中如以瓣叶粘连为主,则将引起瓣膜狭窄;如以瓣膜卷曲、短缩或破裂、穿孔为主时,则引起关闭不全。瓣口的狭窄或关闭不全可以单独存在,亦可两者合并存在。病变可仅累及一个瓣膜,但也可两个以上瓣膜(如二尖瓣和主动脉瓣)同时或先后受累,称联合瓣膜病。心瓣膜病的主要危害是引起血流动力学的紊乱,加重相应心房和(或)心室的压力性负荷(瓣膜口狭窄时)或容积性负荷(瓣膜口关闭不全时),导致相应的心房和(或)心室代偿性肥厚(代偿期)。在代偿期,无明显的血液循环障碍征象。当病变加重进入失代偿期,则可出现肺循环和(或)体循环血液循环障碍的症状和体征。

Notes

一、二尖瓣狭窄

二尖瓣狭窄(mitral stenosis)大多由风湿性心内膜炎引起,少数由亚急性感染性心内膜炎所致,偶为先天性、退行性病变等。

二尖瓣由前内侧的主瓣和后外侧的小瓣组成。正常成人二尖瓣口面积约为 $5cm^2$,可通过两个手指。狭窄时,依面积缩小情况可分为三度:轻度,$1.5\sim2.0cm^2$;中度,$1.0\sim1.5cm^2$;重度,小于 $1.0cm^2$。依瓣膜病变可分为:①隔膜型:瓣叶间粘连,瓣膜轻-中度增厚,以小瓣严重,主瓣仍可轻度活动;②漏斗型:主瓣也发生严重增厚,失去活动性,瓣叶间严重粘连,瓣膜口缩小呈鱼口状(图8-32)。腱索及乳头肌明显粘连短缩,常合并关闭不全。

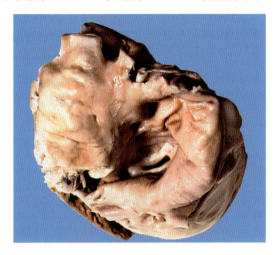

图 8-32 二尖瓣狭窄合并关闭不全
二尖瓣粘连融合呈鱼口状

血流动力学和心脏变化:早期,在左心室舒张期,左心房血液流入左心室受阻,左心房代偿性扩张肥大,使血液在加压情况下快速通过狭窄口,并引起漩涡与震动,产生心尖区舒张期隆隆样杂音。当左心房进入失代偿期时,左心房血液不能充分排入左心室,左心房血液淤积,肺静脉血液回流受阻,引起肺淤血、肺水肿或漏出性出血,可出现呼吸困难、发绀、咳嗽和咳出带血的泡沫状痰等左心房衰竭的表现。当肺淤血引起肺静脉压增高超过一定限度时,将反射性引起肺小动脉痉挛,使肺动脉压升高。反复发作后,肺小动脉发生内膜增生和中膜肥厚,管腔变小,肺动脉压因而进一步升高并持续存在。长期肺动脉高压,导致右心室代偿性肥大,继而失代偿,右心室扩张。右心室高度扩张时,右心室瓣膜环随之扩大,出现三尖瓣相对关闭不全,收缩期,右心室部分血液返流入右心房,加重了右心房负担,可致右心功能不全,引起体循环静脉淤血,出现颈静脉怒张,肝淤血肿大,下肢水肿及浆膜腔积液等右心衰竭的表现。

整个病程中,左心室未受累。当狭窄严重时,左心室甚至轻度缩小,左房、右房、右室均肥大扩张。因而心脏是"三大一小"。X线显示为倒置的"梨形心"。

二、二尖瓣关闭不全

二尖瓣关闭不全(mitral insufficiency)风湿性心内膜炎为最常见的病因,其次是亚急性感染性心内膜炎、二尖瓣脱垂等引起,偶为先天性畸形。二尖瓣关闭不全常与狭窄合并发生。

二尖瓣关闭不全,在心室收缩期,左心室部分血液通过未关闭全的瓣膜口返流入左心房,并在局部引起漩涡与震动,产生心尖区全收缩期吹风样杂音。左心房既接受肺静脉的血液又接受左心室反流的血流,血容量较正常增多,压力升高,左心房因而代偿性扩张肥大。在心室舒张期,大量血液涌入左心室,左心室容积性负荷增加,引起代偿性肥大。久之,左心房、左心室均可发生失代偿(左心衰竭),从而又依次出现肺淤血、肺动脉高压、右心室代偿性肥大进而失代偿,最终出现右心衰竭和全身静脉淤血。X线检查,左右心房、心室均肥大扩张,为"球形心"。

三、主动脉瓣关闭不全

主动脉瓣关闭不全(aortic insufficiency)由风湿性心内膜炎、亚急性感染性心内膜炎、主动脉粥样硬化和梅毒性主动脉炎累及主动脉瓣所致。此外,亦可因梅毒性主动脉炎、类风湿性主动脉炎及 Marfan 综合征等引起瓣膜环扩大而发生相对性主动脉瓣关闭不全。在心室舒张期,主动

Notes

脉部分血液经未完全关闭的主动脉瓣口反流,使脉压增加并引起主动脉瓣区舒张期杂音,左心室因容积性负荷增加而发生代偿性肥大。久之,依次发生左心衰竭、肺淤血、肺动脉高压和右心衰竭。

临床上可发现脉压增大及周围血管体征,如颈动脉搏动、水冲脉、股动脉枪击音等。

四、主动脉瓣狭窄

主动脉瓣狭窄(aortic stenosis)主要由风湿性主动脉瓣炎引起,少数由于先天性发育异常或动脉粥样硬化引起瓣膜钙化所致。风湿性主动脉瓣狭窄常与二尖瓣病变合并发生联合瓣膜病变。在心室收缩期,左心室血液排出受阻,左心室因压力性负荷升高而发生代偿性肥大,此种肥大更明显,呈向心性肥大。血液在加压情况下快速通过狭窄的主动脉瓣口,产生漩涡与震动,引起主动脉瓣区喷射性杂音。久之,左心室失代偿,又相继出现左心衰竭、肺淤血、肺动脉高压及右心衰竭。

临床上可先后出现心绞痛、脉压减小,X线检查可见左室影更加突出,故心脏呈靴形,称为"靴形心"。

五、二尖瓣脱垂

二尖瓣脱垂综合征(mitral valve prolapse syndrome)是指各种原因使得二尖瓣瓣叶在心脏收缩时向左心房脱垂,导致二尖瓣关闭不全的一系列临床表现。

【病因与发病机制】 原发性二尖瓣脱垂综合征是一种先天性结缔组织病,其确切病因并不十分清楚。各年龄均可发病,但以14~30岁女性多见。本病也可继发于其他多种疾病,如冠心病、心肌病、甲状腺功能亢进等。

正常情况下,心室收缩,乳头肌立即收缩,在腱索的牵引下,二尖瓣瓣叶相互并进。左心室继续收缩时室内压上升,瓣叶向左心室膨出,乳头肌协同收缩,使腱索拉紧以防瓣叶外翻入左心房,瓣叶紧贴,瓣口关闭。此时瓣叶不能超过瓣环水平。当二尖瓣的瓣叶、腱索或瓣环发生病变时,松弛的瓣叶在瓣口关闭时进一步脱向左心房,导致二尖瓣关闭不全。二尖瓣脱垂亦可见于左心室收缩功能异常,即节段性收缩,可使腱索和瓣叶处于松弛关闭状态,加重其过长,使二尖瓣收缩晚期发生脱垂。二尖瓣脱垂造成左心室收缩时二尖瓣反流,使左心房负荷和左心室舒张期负荷加重。

【病理变化】 二尖瓣脱垂时主要的病理特征为二尖瓣黏液样变性,海绵层增生并侵入纤维层,海绵层明显增厚伴蛋白多糖堆积,瓣叶心房面局限性增厚,表面有纤维素和血小板沉积。脱垂的二尖瓣瓣叶腱索间部分膨出,朝向左心房的瓣叶呈半球状隆起,瓣叶变长面积增大,严重者二尖瓣环扩张。同时,腱索变细,变长,扭曲,继之纤维化而增厚。腱索异常以瓣叶受累处为显著。由于腱索异常,二尖瓣应力不匀,导致瓣叶牵张和剥脱组织的黏液变性;腱索张力增加可导致腱索断裂。乳头肌及其附近的心肌可因过分牵拉、摩擦而引起缺血和纤维化。瓣环的扩大和钙化进一步加重脱垂的程度。

【临床病理联系】 大多数二尖瓣脱垂者可无症状或症状轻微,少部分可出现心悸、疲乏和典型的胸痛,胸部听诊有尖锐的收缩中期杂音。大部分患者预后尚好,约3%患者有并发症,如二尖瓣反流和充血性心力衰竭。二尖瓣脱垂患者其发生感染性心内膜炎、心源性猝死、脑卒中和栓塞的可能性增加。

六、多 瓣 膜 病

多瓣膜病(multivalvular heart disease)是指一种病变可导致多个瓣膜的损伤,如风湿性心脏病中,可见多个瓣膜的病变;另外,一个瓣膜的损害可导致多个瓣膜的损伤,如三尖瓣关闭不全

Notes

可能是由于其他瓣膜损伤后的继发改变。多瓣膜病所导致的血流动力学异常比单瓣膜病更为严重。最常见的多瓣膜病为二尖瓣狭窄伴主动脉瓣关闭不全,为风湿性心脏病常见的组合。三个瓣膜同时均有病变者比较少见。

七、人工瓣膜置换术后合并症

随着现代医学的发展,越来越多的人接受心脏手术,尤其是瓣膜置换术。人工瓣膜分为机械瓣和生物瓣两种,机械瓣是由金属及高级复合材料制作而成,生物瓣是应用生物组织膜制作而成,各有优缺点。人工瓣膜置换(prosthetic valve replacement)可出现多种并发症。

(一) 人工瓣膜心内膜炎(prosthetic valve endocarditis;PVE)

发病原因与围术期后的获得性感染或手术期间感染有关。机体其他部位的感染灶或实施各种手术技术操作,如牙科手术、泌尿系及胃肠道器械性检查等均可引起人造瓣膜心内膜炎。主要病原体为表皮葡萄球菌,其次是金黄色葡萄球菌,草绿色链球菌感染在晚期非常突出。其他尚见念珠菌、曲霉菌等真菌性感染。人工瓣膜心内膜炎尤其是早期的诊断困难较大。发热是最常见的临床表现,查体约半数患者可发现新近出现心脏杂音或杂音改变,另见脾肿大、器官栓塞表现、皮肤、黏膜及眼睑结膜淤点、Osler点等。血培养阳性是人工瓣膜心内膜炎确诊的依据。

(二) 血栓形成和血栓栓塞(thrombosis and thromboembolism)

瓣膜植入后,人工表面与血液接触,凝血系统激活导致血栓形成。人造瓣膜血栓栓塞的发生率与瓣膜的种类、瓣膜类型及瓣膜置换区的不同而呈较大差异;同一类型瓣膜,因患者情况不同,其发生率也有差异。一般而言,同种主动脉瓣的血栓及血栓栓塞率最低,三尖瓣区人造瓣膜发生率最高,二尖瓣介于两者之间。人造瓣膜血栓形成后主要出现两种症状,即血栓脱落引起的血栓栓塞和瓣膜功能异常的症状。瓣膜血栓形成的早期可以没有任何症状或仅表现为血栓栓塞的症状,发展到后期可以出现进行性充血性心力衰竭。心脏超声检查对人工瓣膜血栓形成的诊断有重要的价值。

(三) 出血(hemorrhage)

口服抗凝药在瓣膜置换术后非常重要,但抗凝水平过高往往导致出血。轻微出血最常见,表现为鼻出血、牙龈出血、皮下淤斑、月经量过多及血尿等,严重者发生脑出血而危及生命。

(四) 左室后壁破裂出血

左室后壁破裂出血是二尖瓣置换术中及术后一种少见却很凶险的并发症,发生率约1%,死亡率达50%~90%。分Ⅰ型:单纯房室沟破裂;Ⅱ型:心肌破裂;Ⅲ型:破裂位置介于Ⅰ型和Ⅱ型之间。

(五) 瓣周漏(perivalvular leakage)

瓣周漏是瓣膜置换术后一个主要的并发症。现随着对瓣膜解剖与病理特点的渗入了解及操作技术,尤其是缝合技术的改进,瓣周漏的发生率已下降至1%以下。轻度瓣周漏表现轻微或无症状,较重瓣周漏表现为进行性加重的心功能不全。因瓣周漏的部位关系,以及人造瓣膜本身的泄漏率,有时仅靠超声检查很难确诊,必须依靠造影检查才能确诊。

(六) 房室传导阻滞(auriculoventricular block;AVB)

为人工瓣膜置换术后常见并发症之一,在三尖瓣置换术后发生率最高。主要与术中缝线过深,直接损伤房室结及传导束,远期缝线和瓣环周围组织瘢痕形成,累及传导束或二次手术直接损伤传导束有关。

(七) 人工瓣膜功能障碍(prosthetic valve functional disturbance)

由于瓣膜本身的原因如瓣叶活动不良、瓣叶脱落、断裂等,或者由于手术操作失误及周围组织长入瓣架内而使人工瓣膜功能障碍。当术中心脏复跳后左房压高,无法脱机,机械瓣瓣音减弱或消失,应考虑瓣膜功能障碍。术后定期复查超声心动图是及早发现问题的重要措施之一。

Notes

第八节　心　肌　病

心肌病是指除心脏瓣膜病、冠状动脉粥样硬化性心脏病、高血压性心脏病、肺源性心脏病和先天性心脏病以外的以心肌病变为主要表现的一组疾病。近十年来，随着病因学和发病学研究的深入，心肌病与特异性心肌病已经变得难以区分。1995年世界卫生组织及国际心脏病学会工作组（WHO/ISFC）以病理生理或病因学/发病学为基础，更新了心肌病的定义和分类。

心肌病（cardiomyopathy）是指合并有心脏功能障碍的心肌疾病，其类型包括扩张性心肌病、肥厚性心肌病、限制性心肌病、致心律失常性右室心肌病、未分类的心肌病、特异性心肌病。克山病曾在我国暴发流行，有其特点，被列入特异性心肌病中。

一、扩张性心肌病

扩张性心肌病（dilated cardiomyopathy）是以进行性的心脏增大、心腔扩张和收缩能力下降为特征的心肌病，也称充血性心肌病（congestive cardiomyopathy）。本病较为常见，我国发病率为13~84/10万；男性多于女性，以20~50岁多见。临床表现为心脏扩大、心力衰竭、心律失常、血栓栓塞及猝死。

【病因和发病机制】　扩张性心肌病可以是特发性、家族/遗传性、病毒和（或）免疫性、酒精/中毒性、或者是已知心血管疾病的心功能损害不能以心脏负荷状态或缺血损伤程度来解释的特异性心肌病。近年来研究证实，大多数扩张性心肌病的发生与持续性病毒感染和自身免疫反应有关。扩张性心肌病和病毒性心肌炎患者的心肌中肠病毒 RNA 的检出率为55%，此两种患者的血清中已发现抗心肌抗体，如抗 ADP/ATP 载体抗体、抗 β_1- 受体抗体、抗肌球蛋白重链抗体、抗 M_2 胆碱能受体抗体。抗心肌抗体产生可能与病毒感染后诱导机体自身免疫应答有关。抗 ADP/ATP 载体抗体和抗 β_1- 受体抗体能激活电压门控钙通道和受体门控钙通道，导致心肌细胞内钙超负荷和心肌损害。

【病理变化】　肉眼观：心脏体积增大，重量增加，常超过正常人50%~100%以上，可达500~800g以上（诊断标准：男性 >350g，女性 >300g）。各心腔均明显扩张。心室壁可略增厚或正常（图8-33）。心尖部肌壁变薄呈钝圆形，常见附壁性血栓形成。心脏苍白色，可伴有钙化、心内膜增厚及纤维化。光镜下：心肌细胞不均匀性肥大、伸长，核大而深染，核形不整，出现沟裂、迂曲或皱褶。心肌胞质发生空泡变性、嗜碱性变及小灶状液化性肌溶解。内膜下及心肌间质（心肌细胞间和血管周围）纤维化，可见多数小瘢痕。肉柱间隐窝内常可见小的附壁血栓。

临床上常有运动后气急、乏力、胸闷、心律失常及缓慢性进展性充血性心力衰竭，部分患者可发生猝死。

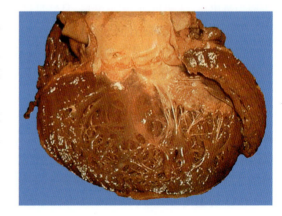

图 8-33　扩张性心肌病
示左心室明显扩张，肉柱和乳头肌变扁平

二、肥厚性心肌病

肥厚性心肌病（hypertrophic cardiomyopathy）以心肌肥大、室间隔非对称性肥厚、舒张期充盈异常及左心室流出道受阻为特征，并以流出道梗阻明显与否分为梗阻性和非梗阻性两型。根据流行病学资料，有家族史者占50%，男女比例 2：1，发病平均年龄为 38±15 岁。本病常为青年

Notes

猝死的原因。

【病因和发病机制】　病因不明。近十年来,由于分子生物学技术的发展,促进了肥厚型心肌病病因学和发病机制的研究。约 50% 肥厚型心肌病患者有家族史,被认为是常染色体显性遗传病。已证实有 7 个基因、70 余种突变与肥厚型心肌病相关:β- 肌球蛋白链(MHC)基因,心肌肌钙蛋白 - T 基因,α- 原肌球蛋白(tropomyosin)基因,肌球蛋白结合蛋白 -C 基因;编码肌小节蛋白的基因确认了三个基因位点:肌球蛋白轻链 -1(vMLC-1)、vMLC-2、肌钙蛋白 I(cTnI)。7q3 位点致病基因的表达产物尚未确定。

心肌肥厚促进因素:已发现肥厚型心肌病患者儿茶酚胺活性增强和环磷酸腺苷的贮存减少。将去甲肾上腺素加入心肌细胞培养液中,发现心肌细胞内 *myc* 癌基因转录水平增加 5~10 倍,并促进心肌肥厚,这一反应可被 α 受体阻滞剂阻遏,也可被蛋白酶 C 活化剂所增强,提示去甲肾上腺素通过 α 受体激活磷酸肌醇脂 / 蛋白激酶 C 系统而使 *myc* 癌基因表达增加,原癌基因可能是肥厚性心肌病的始动因素之一。有研究发现,33% 的肥厚性心肌病患者的室间隔和心房肌的钙拮抗剂受体增加,细胞内钙调节机制异常可能参与发病过程。

【病理变化】　肉眼观:心脏增大,重量增加,可为正常的 1~2 倍,成人患者常重达 500g 以上。两侧心室肌肥厚,以室间隔非对称性肥厚尤为突出(占 90%),后者超过左心室游离壁(二者之比 >1.3,正常为 0.95),并明显突向左心室,心室腔及左室流出道狭窄(图 8-34)。二尖瓣瓣膜及主动脉瓣下方之心内膜增厚。此外,还可见室间隔对称性肥厚(5%)及心尖部肥厚(3%)等。光镜下:心肌细胞普遍性高度肥大,单个心肌细胞横切面直径 >40μm(正常约 15μm);心肌细胞排列紊乱(图 8-35),尤以室间隔深部及左室游离壁明显,紊乱面积约占心室肌的 30%~50%。心肌间质见多少不等的纤维化或大小不等的瘢痕。

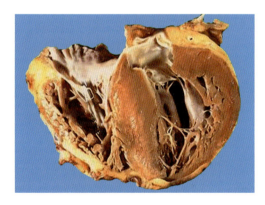
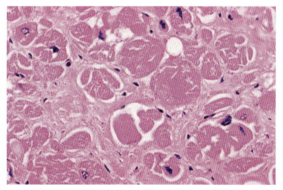

图 8-34　肥厚性心肌病
室间隔非对称性肥厚,心室腔及左室流出道狭窄

图 8-35　肥厚性心肌病
心肌细胞高度肥大,排列紊乱,间质纤维化

临床上,因心输出量下降,可引发心悸、心绞痛;肺动脉高压,可致呼吸困难;附壁血栓脱落,可引起栓塞性症状;长期左室过度压力负荷,可引起心力衰竭。大多数患者有心律失常,部分患者出现一过性晕厥、甚至猝死。

三、限制性心肌病

限制性心肌病(restrictive cardiomyopathy)是以一侧或双侧心室充盈受限和舒张期容量降低为特点的心肌病。典型病变为心室内膜和内膜下心肌进行性纤维化,导致心室壁顺应性降低,心腔狭窄,舒张期心室充盈受限。此病少见,男女之比为 3∶1,大多数年龄在 15~50 岁。

【病因】　限制性心肌病的病因尚未明确,可能与非化脓性感染、体液免疫反应异常、过敏反应和营养不良等有关。心肌淀粉样变性是继发性限制性心肌病的常见原因。最近报道本病可呈家族性发病,可伴有骨骼肌疾病和房室传导阻滞。

Notes

【病理变化】　肉眼观:心腔狭窄,心室内膜增厚,可厚达 2~3mm,灰白色,质地较硬。常以心尖部为重,向上蔓延,累及三尖瓣或二尖瓣(可引起关闭不全),心室容积及顺应性因而下降。光镜下:心内膜纤维化、玻璃样变,可见钙化及附壁血栓,内膜下心肌常呈萎缩、变性改变(图 8-36)。具有上述变化者又称心内膜心肌纤维化(endomyocardial fibrosis)。此外,亦有将心内膜弹力纤维增生症(endocardial fibroelastosis)和嗜伊红细胞性心内膜心肌病(eosinophilic endomyocardial disease)归入本型者。

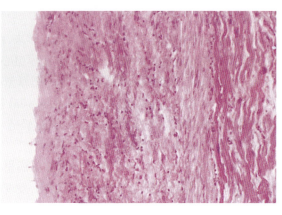

图 8-36　限制性心肌病
心内膜纤维化、玻璃样变,内膜下心肌萎缩

临床上主要表现为心力衰竭和栓塞,少数可发生猝死。

四、致心律失常性右室心肌病

致心律失常性右室心肌病(arrhythmogenic right ventricular cardiomyopathy)又称为右室心肌病(right ventricular cardiomyopathy),本病以右心室心肌被纤维脂肪组织进行性替代为特征,家族性发病颇为常见,多为常染色体显性遗传,心律失常和猝死多见,尤其是年轻患者。临床表现为右心室进行性扩大、难治性右心衰竭和(或)室性心动过速。

病变特点是右室局部或全部心肌为纤维或脂肪组织替代,肌小梁变平,偶有少量单核细胞或炎症细胞浸润,心内膜可贴近心外膜(图 8-37)。病变区心室壁变薄可伴瘤样扩张,部分病例亦可累及心房和左心室。

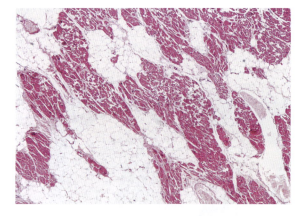

图 8-37　致心律失常性右室心肌病
右心室局部被脂肪组织所替代

五、特异性心肌病

特异性心肌病是指与特异的心脏病或系统性疾病有关的心肌疾病。本节介绍几种常见心肌疾病。

(一) 克山病

克山病(Keshan disease)是一种以心肌的变性坏死及修复后的瘢痕形成为病变特点的地方性心肌病(endemic cardiomyopathy)。临床上常引起急、慢性心力衰竭,甚至危及生命。1935 年在我国黑龙江省克山县的一次大流行而引起医学界的注意,遂以此地名来命名并沿用至今。本病主要流行于我国东北、西北、华北和西南一带山区或丘陵地带,近十余年发病率明显下降。此外,在俄罗斯南部等处也有本病。

【病因和发病机制】　尚未完全明确,目前认为此病的发生可能与粮食、土壤中缺乏硒微量元素有关。在发病区土壤及粮食中硒微量元素含量明显低于非发病区,患者的头发和血液中硒含量明显低于非发病区人群。硒(selenium)是抗氧化酶谷胱甘肽过氧化物酶(glutathione peroxidase)的重要组成成分,体内低硒可使该酶活性降低,心肌细胞容易发生过氧化损伤。服用亚硒酸钠不仅能降低其发病率,尚能减轻患者的临床症状。但缺硒不能解释克山病的年度和季

Notes

节的多发性,多数学者认为,低硒可能是本病的基本因素,而非唯一的发病因素,还应考虑克山病的发病在低硒之外可能有其他因素的参与。有人认为本病是一种地区流行性病毒性心肌炎,可能与柯萨奇 B 族病毒感染有关,但病毒分离和血清学检测未获得规律性阳性结果。最近有人应用原位杂交技术在本病患者心肌内检测出柯萨奇病毒 mRNA,但其病因学意义尚待进一步深入研究。一些学者把病毒感染作为一个参与发病的附加因子,而非致病因子。另外在传染源和传播途径方面也缺乏足够的证据。

【病理变化】　以心肌成批出现多灶性变性及坏死、机化和瘢痕形成为特点。

肉眼观:心脏有不同程度的扩大和重量增加,可达正常心脏的 2~3 倍以上,左、右室均呈肌原性扩张,心室壁不增厚,心尖部反而变薄,使心脏略呈球形(图 8-38)。慢性型心脏重量增加较明显,可超过 500g。心室切面可见多数散在分布的变性坏死及机化的瘢痕病灶。坏死灶呈灰黄色,界限不清。瘢痕灶呈灰白色、半透明,界限不清,呈星状或树枝状,相互连接,有的呈较大的片块状或带状。心肌病变新旧交杂,色泽斑驳。病灶在分布上,通常是心室重于心房,左室及室间隔重于右室,心室壁内侧重于外侧。另外,在心室肉柱或心耳内可见附壁血栓或血栓机化后形成的附壁瘢痕。心瓣膜及冠状血管常无明显变化。

光镜下:心肌细胞呈片灶状变性和坏死。变性主要为水样变和脂肪变;坏死主要为凝固性肌溶解和液化性肌溶解。凝固性肌溶解表现为心肌细胞核消失,肌原纤维崩解、凝集成均质红染的横带,继而通过自身的或巨噬细胞的溶酶体溶解吸收;液化性肌溶解是在心肌水变性基础上发生的,心肌细胞仅遗留下肌纤维膜空鞘,使小灶呈网眼状空架。上述两种坏死灶大小、形状不一,常围绕冠状动脉呈套袖状分布(图 8-39)。此外,还可见到由机化到瘢痕阶段的陈旧病灶,是以前的坏死灶修复的结果。

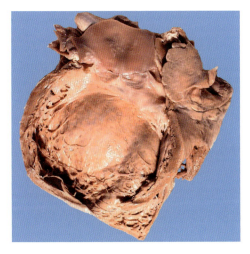
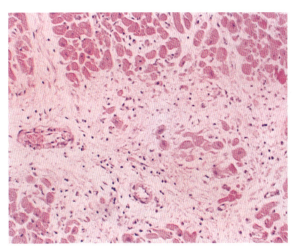

图 8-38　克山病之心脏　　　　　　　　图 8-39　克山病镜下变化
左心室明显扩张,室壁变薄　　　　心肌纤维变性和坏死被纤维结缔组织代替

【临床病理联系】　根据发病急缓、病程长短及心脏代偿情况,临床上常把本病分为急性型、亚急性型、慢性型和潜在型 4 个类型。

1. **急性型**　发病急骤,由于心肌变性坏死比较广泛、严重,心肌收缩力明显减弱,心输出量在短时间内大幅度减少,重者出现心源性休克。由于供血不足,患者出现头昏、恶心和呕吐等症状。血压下降,心音弱,尤以第一心音减弱显著,并有心律不齐。

2. **亚急性型**　病情进展稍缓,心肌变性坏死不如急性型严重,变性、坏死和机化、瘢痕相混合,心肌收缩力明显减弱。临床上出现明显心力衰竭,特别是左心衰竭表现。约经 1~4 周后,可发生全心衰竭。

Notes

3. 慢性型　又称痨型，病情缓慢，多由潜在型发展而来，也可由急性型和亚急性型转化而来。本型病变比较广泛，主要表现为陈旧性瘢痕形成。临床上主要表现为慢性心功能不全。

4. 潜在型　心脏受损较轻或因代偿功能较好，临床上患者多无自觉症状，但体检可发现心界扩大，心音低钝和心电图改变。

(二) 酒精性心肌病

酒精性心肌病（alcoholic cardiomyopathy）以长期过量饮酒或反复大量酗酒后出现心脏扩大和心力衰竭为特点的心肌病，既往无其他心脏病病史。常见于 30~55 岁的男性，常为隐匿性，早期表现为酒后感到心悸、胸部不适或晕厥，阵发性心房颤动或心室颤动等，晚期患者发生心力衰竭，类似于扩张型心肌病。年轻的酒精性心肌病患者可由心室颤动引起猝死。

(三) 围生期心肌病

围生期心肌病（peripartum cardiomyopathy）是指在妊娠末期或产后 5 个月内，首次发生以心肌受累为主的一种心脏病，临床主要表现为心力衰竭，类似于扩张型心肌病。病因不明，近年来发现病毒感染与本病有关。多数围生期心肌病患者经过临床治疗得以恢复，心脏大小可恢复正常；少数患者遗留心脏扩大，可在数年内死于心力衰竭或猝死。

(四) 药物性心肌病

药物性心肌病（drug-induced cardiomyopathy）是指接受某些药物治疗的患者，因药物对心肌的毒性作用，引起心肌损害，临床表现以服药后出现心律失常、心脏增大和心功能不全，而服药前无其他心脏病表现为特点。常见的药物包括抗肿瘤药物（如阿霉素、柔红霉素），抗精神病药物（如氯丙嗪、奋乃静、三氟拉嗪），三环类抗抑郁药（如氯丙咪嗪、阿米替林、多虑平）等。

第九节　心　肌　炎

心肌炎（myocarditis）是指病原微生物感染或物理化学因素引起的心肌炎症性疾病。炎症可累及心肌细胞、间质及血管、心瓣膜、心包，甚至整个心脏。致心肌炎的主要病原微生物有：病毒、细菌、螺旋体、真菌和寄生虫等。以病毒性和细菌性心肌炎最常见。

一、病毒性心肌炎

病毒性心肌炎（viral myocarditis）是由嗜心肌病毒感染引起的，以心肌间质原发性非特异性炎症为主要病变的心肌炎，常累及心包，引起心包心肌炎。

【病因和发病机制】　引起心肌炎的常见病毒是柯萨奇 B 组 2~5 型和 A 组 9 型病毒（Coxsackie B virus），其次是埃可（ECHO）病毒和腺病毒，还有风疹病毒、虫媒病毒、巨细胞病毒、肝炎病毒、流感病毒、HIV、流行性腮腺炎病毒、脊髓灰质炎病毒和合胞病毒等 30 余种。病毒性心肌炎的确切发病机制尚不十分清楚，可能与病毒感染和自身免疫反应有关。病毒复制可直接损伤心肌细胞，也可通过 T 细胞介导的免疫反应，在攻击杀伤病毒的同时造成心肌坏死，引起心肌炎。

【病理变化】　病毒性心肌炎的初期可见心肌细胞变性坏死及间质内中性粒细胞浸润。其后，代之以淋巴细胞、巨噬细胞和浆细胞浸润（图 8-40）以及肉芽组织形成。在成人，多累及心房后壁、室间隔及心尖区，

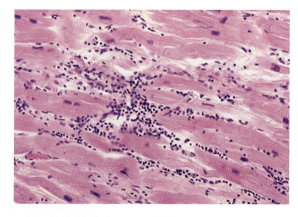

图 8-40　病毒性心肌炎
心肌间质淋巴细胞、浆细胞浸润

Notes

有时可累及传导系统。光镜下，以心肌损害为主的心肌炎表现为心肌细胞水肿、肌质溶解和坏死；以间质损害为主的心肌炎表现为间质内炎症细胞浸润。晚期有明显的间质纤维化，伴代偿性心肌肥大及心腔扩张。从病变范围可分为局灶性和弥漫性心肌炎。

临床表现轻重不一，常出现不同程度的心律失常。一般预后较好。但病变严重者及婴幼儿可引起心力衰竭等并发症。

二、细菌性心肌炎

细菌性心肌炎（bacterial myocarditis）是由细菌引起的心肌炎症。常由葡萄球菌、链球菌、肺炎双球菌及脑膜炎双球菌所引起，并多为上述细菌性脓毒血症的继发性含菌性栓塞的结果。

【病理变化】　常为心肌及间质内多发性小脓肿，脓肿周围心肌有不同程度的变性坏死及间质内中性粒细胞和单核细胞浸润。也可表现为心肌蜂窝织炎。

三、孤立性心肌炎

孤立性心肌炎（isolated myocarditis）或特发性巨细胞性心肌炎（idiopathic giant cell myocarditis），以往称 Fiedler 心肌炎，原因不明。多见于 20~50 岁青、中年人。急性型常导致心脏扩张，可突然发生衰竭引起死亡。

【病理变化】　依组织学变化分为两型：

1. **弥漫性间质性心肌炎**　心肌间质小血管周围有多量淋巴细胞、浆细胞和巨噬细胞浸润，可伴有多少不一的嗜酸性及中性粒细胞浸润。心肌细胞较少发生变性坏死。

2. **特发性巨细胞性心肌炎**　心肌内有灶性坏死及肉芽肿形成。病灶中央可见红染无结构的坏死物，周围有淋巴细胞、浆细胞、单核细胞和嗜酸性粒细胞浸润，杂有较多的多核巨细胞。多核巨细胞大小、形态变异较大、可为异物型或 Langhans 型巨细胞。

第十节　心　包　炎

心包炎（pericarditis）是指脏、壁层心外膜发生的炎症反应，故又称心外膜炎，可由病原微生物（主要为细菌）和毒性代谢产物引起。绝大多数是伴发性疾病，多继发于其他心脏病、变态反应性疾病和尿毒症，也可继发于胸腔疾病、放射、心脏创伤及肿瘤转移等。原发性者主要是病毒性心肌炎合并心包炎。心包炎可分为急性和慢性两种类型。

一、急性心包炎

急性心包炎（acute pericarditis）通常均为急性渗出性炎症，根据渗出的主要成分可分为四种类型，即浆液性、纤维素性及浆液纤维素性、化脓性和出血性心包炎。

（一）浆液性心包炎

浆液性心包炎（serous pericarditis）是指以浆液渗出为主的急性心外膜的炎症，表现为心包积液。主要由非感染性疾病如风湿病、系统性红斑狼疮、硬皮病、肿瘤和尿毒症等继发引起，病毒感染也可引起原发性心包炎。患者多为青年人，病变亦可累及心肌。临床上可表现为胸闷不适，心浊音界扩大，听诊心音弱而遥远。X 线检查心影增大、立位时状如烧瓶，平卧后形状及大小发生变化。

（二）纤维素性及浆液纤维素性心包炎

纤维素性和浆液纤维素性心包炎（fibrinous and serofibrinous pericarditis）是指以纤维素或浆液与纤维素渗出为主的急性心包炎，是心包炎中最多见的类型。风湿病、系统性红斑狼疮、尿毒症、结核、急性心肌梗死、心肌梗死后综合征、胸腔放射、心外科手术和创伤等均可累及心包，可表现为此型心包炎。病理变化以形成绒毛心或绒毛心伴心包积液为特点。临床上可有心前区

Notes

疼痛及心包摩擦音。

结局：渗出物可以全部或部分吸收消散；不能完全吸收者，转变为慢性心包炎，心包腔内的渗出物发生机化，使心包腔部分或全部纤维化而粘连。

（三）化脓性心包炎

化脓性心包炎（purulent or suppurative pericarditis）是指以大量中性粒细胞渗出为主的表面化脓性急性心包炎。常由链球菌、葡萄球菌和肺炎球菌等化脓菌侵袭心包所致。这些细菌可从邻近组织器官病变蔓延而来；或从血液、淋巴道播散而来；也可因心脏手术直接感染。

【病理变化】 肉眼观，脏、壁层心外膜表面（心包腔面）覆盖一层较厚的纤维素性脓性渗出物，常呈灰绿色、混浊而黏稠的泥膏状。脓性渗出物较多且稀薄时，积聚于心包腔内，称心包积脓（pyopericardium）。光镜下，脏、壁层心外膜充血、水肿，可见大量中性粒细胞浸润；心包腔面及心包腔内，可见纤维素网内网罗大量变性坏死的中性粒细胞及粉染无结构物质。当纤维蛋白量较多时，可称纤维素性化脓性心包炎（fibrino suppurative pericarditis）。有时，炎症反应可以波及心肌，亦可扩散到心脏周围纵隔内，称纵隔心包炎。

临床上除表现出感染的症状外，还可出现前述的心包积液和绒毛心的症状和体征。

【结局】 化脓性心包炎由于炎症反应比较严重，很少能完全吸收，故常导致纤维素性化脓性渗出物的机化，进而发生粘连，可发展为缩窄性心包炎。

（四）出血性心包炎

出血性心包炎（hemorrhagic pericarditis）是浆液性和（或）浆液纤维素性渗出物中，混有多量红细胞的心包炎，表现为血性心包积液。常见于结核或恶性肿瘤累及心包，也可见于细菌感染和有出血素质的心包炎。另外，心脏手术可致出血性心包炎。出血量大时可导致心脏填塞（tamponade）。

二、慢性心包炎

慢性心包炎（chronic pericarditis）是指病程持续 3 个月以上的心包炎。多数是由急性心包炎转变而来；亦有少数无明显临床表现，尸体解剖时发现心包有纤细、菲薄的纤维性粘连者。可分为两型。

（一）非特殊型慢性心包炎

非特殊类型慢性心包炎（non-specific type of chronic pericarditis）泛指心包炎症性病变较轻或发展缓慢，仅局限于心包本身，此类病变对心脏活动功能影响轻微，故临床上亦无明显的表现。常见病因有结核病、尿毒症、变态反应性疾病（如风湿病）等。病变不尽相同：①由于炎症破坏、纤维化降低了心包的吸收能力，加之渗出液富含蛋白，渗透压升高，致使心包慢性积液、但可以代偿适应，临床表现为持久的心包积液；②由于慢性炎症性机化，心包脏、壁发生局灶性纤维化，略显增厚，呈不规则的斑块状；或者两层之间发生较轻的灶、片状纤维性粘连；③由于慢性炎症弥漫性纤细而菲薄的纤维化粘连，致心包腔完全闭合，但常无心脏活动的明显受限。

（二）特殊类型慢性心包炎

1. 粘连性纵隔心包炎（adhesive mediastinopericarditis） 常常是继发于较重的化脓性或干酪样心包炎、心脏手术或纵隔放射等；仅在极少数情况下，单纯的纤维蛋白性渗出也可出现这种结果。主要病变为心包慢性炎症性病变、纤维化引起心包腔粘连、闭锁，并与纵隔及周围脏器粘连，形成巨大团块。这给心脏活动增加很大的负担，每次收缩都要拉动这一大团块甚而肋骨做功，久之将引起心脏肥大、扩张，与前述的扩张性心肌病的表现相似。

2. 缩窄性心包炎（constrictive pericarditis） 多数是继发于化脓性、出血性或干酪样心包炎和心外科手术之后，病变主要局限于心包本身。由于心包腔内渗出物的机化和瘢痕形成、玻璃样变和钙化等，使心包完全闭锁，形成一个硬而厚的（常达 0.5~1.0cm）、灰白色、半透明的结缔组织囊紧紧地包绕在心脏周围，形似盔甲，故称盔甲心。由于机化的瘢痕包绕在心脏周围，使心脏舒张严重受限，与前述的限制性心肌病表现相似。

Notes

第十一节　先天性心脏病

先天性心脏病(cogenital heart disease)是指胚胎时期心脏和大血管发育异常,又称先天性心脏畸形(congenital heart deformity)。这是新生儿和儿童时期最常见的心脏病。病因和发病机制尚未完全阐明,先天性心脏病有明显遗传倾向,不少单基因或多基因遗传性疾病伴有心血管畸形。母体妊娠早期(5~8周),即胚胎的心脏大血管形成期间,母体患病毒感染性疾病、宫内缺氧、服用有致畸作用的药物,或母体患有糖尿病、红斑狼疮、饮酒、接受放射线辐射等,影响了心脏正常的发育,均可导致胎儿心脏血管发生畸形。先天性心脏病的类型较多,临床上按早期是否出现发绀等分为发绀型、非发绀型和阻塞型三大类。下述的房、室间隔缺损和动脉导管开放属于非发绀型;Fallot 四联症和大动脉移位属于发绀型;主动脉缩窄属于阻塞型。

一、房间隔缺损

房间隔缺损(atrial septal defect,ASD)分为原发孔(第一房间孔)型和继发孔(第二房间孔)型缺损两种,继发孔型常见。胚胎发育第五周,从原始心房背内面中线处长出一镰状隔膜,向心内膜垫方向生长,称第一房间隔或第一隔膜,最后与心内膜垫融合将心房分为左、右两部分。但此隔膜下部与心内膜垫之间常留有一小孔,称第一房间孔,使左、右心房相通。以后,此孔逐渐缩小最后关闭。在关闭之前,在第一房间隔上部自行裂开产生第二房间孔,使左、右心房仍相通,为胎儿时期血液循环提供通路。若胚胎发育受到障碍,在第一房间孔形成后,第一房间隔不继续向心室方向生长与心内膜垫融合,则产生第一房间隔缺损,为房室瓣水平上的缺损。很少见。约在第一房间隔上部开始被吸收时,在第一房间隔的右侧长出第二房间隔(第二隔膜),将第一隔膜上产生的第二房间孔从右侧遮盖上。第二房间隔生长过程中也留有一孔,称卵圆孔,其位置较第二房间孔为低,二孔交错。当第一房间隔从左侧愈着于第二隔膜后,卵圆孔变成卵圆窝。如心脏胚胎发育过程中第二房间孔破裂过大或第二房间隔发育迟缓,则形成第二房间隔缺损,它是卵圆窝的一个或多个缺口,最大单缺口者为卵圆窝全部缺损。

临床上,因左心房压力高于右心房,左心房血液可通过房间隔缺损处分流至右心房(图 8-41)。患者无发绀。若缺损较大,右心负荷增加而导致右心肥大及肺动脉高压。严重者可引起右心房血液向左心逆向分流,此时则可出现发绀(晚期发绀)。房间隔缺损比较常见,女多于男,患儿常能存活至中年,晚期可死于右心衰竭、交叉性栓塞及肺内感染等。手术修复缺损可收到良好效果。

二、室间隔缺损

室间隔缺损(ventricular septal defect,VSD)为最常见的先天性心脏病。胚胎发育第 4 周末,在心室底部长出一肌膜,向心内膜垫伸延形成室间隔的肌部。该肌膜与心内膜垫之间留有两心室相通的孔(室间孔),至第 8 周关闭,形成心室间隔膜样部。在胚胎发育过程中,组成心室间隔的上述成分发生异常或不能正常融合,即可导致室间隔缺损。最常见者为高位膜部缺损(图 8-41),肌部缺损很少见。

临床上,由于左心室内压力高于右心室,血液通过室间隔的缺损部从左室向右室分流。缺损较小时,患者不出现发绀。缺损口径大时,左室向右室分流量大,右室负荷增加,继而产生肺动脉高压及肺小血管病变。如肺循环压力超过体循环压力,可引起右室向左室分流,临床上可出现发绀(晚期发绀)。亦可进行手术修复。

三、Fallot 四联症

Fallot 四联症(tetralogy of Fallot)是由 Fallot(1888)首先描述的,是 4 种心脏和大血管畸形的

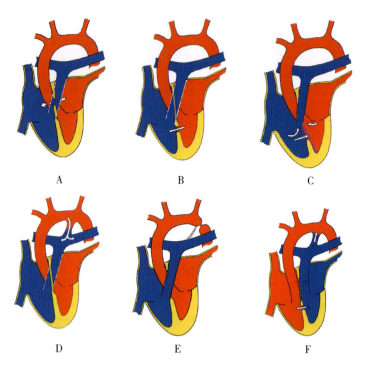

图 8-41　先天性心脏病模式图
A. 房间隔缺损;B. 室间隔缺损;C. Fallot 四联症;D. 动脉导管开放;
E. 主动脉缩窄;F. 大动脉移位

组合:①肺动脉流出道狭窄;②室间隔膜部缺损;③主动脉右移、骑跨于室间隔缺损上方;④右心室肥大扩张(图 8-41)。这种畸形的发生是由于动脉圆锥的间隔偏右引起肺动脉狭窄,多见于瓣膜口部;圆锥间隔不能与心内膜垫衔接,形成室间隔膜部巨大缺损;圆锥间隔偏右,使主动脉腔扩大,骑跨于室间隔膜性缺损之上,与左、右心沟通。

临床上,由于肺动脉狭窄,血液流入肺内受阻而引起右心室代偿肥大。由于室间隔巨大缺损,血液由左室向右室分流,右室负荷增加,致右室肥大扩张。由于主动脉骑跨膜性缺损的上方,同时接受左、右心室的血液,致主动脉管腔扩张,管壁增厚。肺动脉越狭窄,右心室注入主动脉的血越多,主动脉的扩张和肥厚也越明显。肺动脉高度狭窄时,使肺循环血量锐减,气体交换不足,加之主动脉接受更多的右心室血液,血氧饱和度降低,因而出现发绀、呼吸困难和活动受限,属发绀型心脏病。

本病较为常见,患儿一般能存活多年,由于侧支循环的代偿作用,少数患者可存活至成年。支气管动脉常出现代偿性扩张,肺动脉与支气管动脉之间的侧支循环,使主动脉中的血液可通过侧支循环入肺而得到代偿。少数病例可合并动脉导管开放,从而成为重要的侧支循环。本病可进行手术治疗。

四、动脉导管开放

动脉导管开放(patent ductus arteriosus)是指连接于主动脉干与肺动脉干之间的短管—动脉导管,在出生以后始终不闭锁的异常状态。正常者,在胎儿期大部分肺动脉血液由此导管流入主动脉。出生后呼吸功能建立,肺内血管扩张,血液进入肺内,动脉导管失去作用,于出生后少则 3 个月多则一年以内闭锁为动脉韧带。如生后一年仍不闭锁,则为动脉导管开放或称动脉导管未闭(图 8-41)。

临床上,由于主动脉内压高于肺动脉,故主动脉血流经过此管注入肺内,患儿无发绀,为非发绀型。当肺循环血量多,回流入左心的血液也多,可导致左心室肥厚。此种畸形可与其他心

Notes

脏畸形合并发生。单纯性动脉导管开放可以手术治愈。

五、主动脉缩窄

主动脉缩窄(coarctation of aorta)是指主动脉局限性狭窄。本病较为常见,分为幼年型和成人型两种。

幼年型(infantile form)为动脉导管之前的主动脉段狭窄,又称导管前缩窄。狭窄常较重,常合并动脉导管开放。不合并动脉导管开放的患儿很难存活。合并动脉导管开放的患儿,由于含氧量低的肺循环血液可经开放的导管进入主动脉远端供应下半身,患儿可以存活,但患儿下半身因动脉血氧含量低而青紫、下肢凉冷、跛行等。

成人型(adult form)为动脉导管之后的主动脉峡部狭窄。又称导管后缩窄(图 8-41)。狭窄程度常较轻,动脉导管也常常闭锁。由于狭窄以上的主动脉段(胸主动脉以上)与狭窄以下的主动脉段(腹主动脉及分支)形成较大的脉压差,因而两者之间的动脉分支常常形成广泛而明显的侧支循环,以代偿下肢的血液供应。

六、大动脉移位

大动脉移位(transposition of the great arteries)或称大血管移位(transposition of the great vessels)是由于胚胎时期主动脉和肺动脉转位异常而致的心血管畸形。可分为纠正型和非纠正型。

纠正型(corrected form)主动脉移向前方,肺动脉移向后侧,但通常伴有左、右心室互相移位,故主动脉仍出自左心室,肺动脉出自右心室,血液循环无异常,患者无症状,可健康存活。

非纠正型(non-corrected form)主动脉与肺动脉互相交换位置,主动脉出自右心室,肺动脉出自左心室,又称完全性大动脉移位(complete transposition of the great arteries)(图 8-41),右心室血液不能注入肺,而经主动脉流入体循环;左心室血液不能流入体循环,而经肺动脉注入肺。在胎儿时,因有脐静脉和动脉导管的沟通可以存活;出生后,肺开始呼吸,患儿则出现发绀,因而属于发绀型先天性心脏病。若心脏无其他异常血液通路,很快死亡;若体、肺循环之间有异常通路,如卵圆孔未闭,动脉导管开放、房间隔缺损或室间隔缺损等,可使部分血液发生混合,供给全身需要,维持生命。

第十二节　心脏肿瘤

心脏肿瘤颇为少见,其中原发性肿瘤更为罕见,转移性肿瘤约为原发性的 20~40 倍。原发性肿瘤大多为良性,其中又以心房黏液瘤居多,多发于中年人,大多数位于左心房。肿瘤呈息肉状或绒毛状,切面多呈胶冻状(图 8-42),镜下主要为散在的星芒状细胞分布于大量黏液样基质中。在儿童可发生横纹肌瘤。

大多数心脏转移性肿瘤的原发灶位于胸腔或其邻近部位,肿瘤首先转移到纵隔淋巴结,然后逆行侵犯至淋巴管。容易通过血道播散至心脏的恶性肿瘤常为恶性黑色素瘤、肾癌、肺癌、胃癌、乳腺癌、绒癌、食管癌、儿童横纹肌肉瘤以及纵隔肿瘤等。

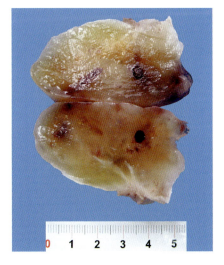

图 8-42　心脏黏液瘤(大体)
表面淡黄色,半透明,呈胶冻状

Notes

小　结

　　心血管系统由心脏和血管组成,心脏是血液循环的动力器官,依靠它节律性搏动,推动血液不断地在血管中流动,通过动脉将血液运输到全身各个器官组织,经过毛细血管时,血液与组织或细胞间完成物质交换和气体交换,最后,各器官的血液汇入静脉回流心脏。心血管疾病的发病因素较为复杂,发病机制还不甚明了,但目前,随着一些传染病逐渐被控制,人们饮食结构发生了较大的变化以及人均寿命的延长,心血管系统疾病逐渐成为对人类健康和生命构成威胁最大的一组疾病,在我国和欧美等一些发达国家,心血管疾病的发病率和死亡率高居榜首。

　　心血管疾病的病种较多,特点不一,但就大多数疾病而言,由多病因导致发病,而发病过程比较缓慢,但其结局及并发症比较严重,甚至危及生命。

　　本章主要介绍最常见的动脉和心脏疾病及其并发症。动脉粥样硬化及其冠心病,是心血管疾病中最常见的疾病之一,其病变基础是动脉内膜内粥样斑块的形成,进而导致管腔的硬化和狭窄,甚至完全阻断血流导致下游器官如心脏组织的梗死,从而导致器官功能的衰竭;高血压病是以体循环动脉血压持续升高为特点的疾病,多发生于中、老年人,以全身的细小动脉硬化为基本病变的全身性疾病,常引起心脏、大脑、肾脏等重要器官的继发性病变并危及生命;风湿病是一种与 A 组乙型溶血性链球菌感染有关的变态反应性疾病,主要累及全身的结缔组织,及血管,形成特征性的风湿性肉芽肿,主要的累及器官是心脏和关节,常常是“咬住心脏,舔过关节”,在心脏留下严重的后遗症。本节也简要介绍了临床上比较常见的动脉瘤、感染性心内膜炎和心瓣膜病的发病学及病理学特点,同时也介绍一些少见的疾病如心肌病、心肌炎、心包炎、先天性心脏病和心脏肿瘤。

（王国平）

主要参考文献

1. Kumar V, Abbas AK, Aster JC. Robbins and Cotran Pathologic basis of disease. 9th ed. Philadelphia:Elsevier Saunders,2015:483-578.
2. Kumar V, Cotran RS, Robbins SL. Robbins Basic Pathology.9th ed. Philadelphia:Elsevier Saunders,2013:327-406.

Notes

第九章　呼吸系统疾病

呼吸系统由呼吸道和肺构成。呼吸道包括鼻、咽、喉、气管及支气管,以环状软骨为界将其分为上、下两部分。支气管由肺门进入肺中逐级分支形成支气管树,直径 <1mm、壁内无软骨及黏膜下腺体者称为细支气管(bronchiole),细支气管的末段称为终末细支气管(terminal bronchiole),当其管壁上有肺泡开口时,则称为呼吸细支气管(respiratory bronchiole)。呼吸细支气管继续分支为肺泡管(alveolar duct)和肺泡(alveoli)。临床上通常将直径 <2mm 的小、细支气管统称为小气道。3~5 个终末细支气管连同它的各级分支及分支末端的肺泡组成肺小叶(lobule),肺小叶呈大小不等的锥体形,其间由小叶间肺静脉、淋巴管及薄层结缔组织相隔。Ⅰ级呼吸细支气管及其远端所属的肺组织称为肺腺泡(pulmonary acinus),是肺的基本功能单位。每个肺小叶约有 15~25 个肺腺泡。从鼻腔到终末细支气管构成气体出入的传导部分,从呼吸性细支气管到末端的肺泡,是气体交换的场所,构成肺的呼吸部分。气管、支气管及细支气管均被覆假复层或单层纤毛柱状上皮或柱状上皮,肺泡表面覆盖两种肺泡上皮细胞。Ⅰ型肺泡上皮细胞呈扁平状,肺泡表面的 90% 以上为其覆盖。Ⅰ型肺泡上皮细胞、基底膜和肺泡壁毛细血管内皮细胞共同组成气血屏障,是气体交换必须经过的结构。Ⅱ型肺泡上皮细胞呈立方形,数量少,镶嵌于Ⅰ型肺泡上皮细胞之间,胞质内含有嗜锇板层小体,能分泌肺表面活性物质。肺表面活性物质为一种磷脂蛋白,具有降低肺表面张力、维持肺泡直径及小气道通畅、防止肺萎陷的功能。肺泡壁上的肺泡间孔(Cohn 孔)是肺泡内气体、渗出液或细菌向邻近肺泡扩散的通道。

由于呼吸道与外界相通,空气中的有害气体、粉尘颗粒、病原微生物等,可随空气通过气道进入肺,引起气管、支气管及肺疾病。呼吸系统具有黏液 - 纤毛排送系统,可将吸入气管和支气管内的粉尘颗粒或病原微生物黏附在气管、支气管黏膜表面的黏液层上,随痰排出体外,若被吸入肺泡,则被肺泡内的巨噬细胞吞噬。肺泡巨噬细胞可分泌中性蛋白酶、溶菌酶、过氧化氢酶、γ- 干扰素、TNF-α 等,不仅能消化降解被吞噬的物质,还能使肺泡毛细血管通透性升高,以利于血管内补体及白细胞的渗出,增强局部的防御能力。若吸入的病原体具有抗原性,则通过巨噬细胞的抗原呈递作用,激发淋巴组织的免疫反应。呼吸道的浆细胞产生的抗体主要是分泌型的

IgA、IgM 和 IgG。当呼吸系统局部防御能力降低或致病因素较强已超出局部的防御能力时,即可引起呼吸系统疾病。

第一节 阻塞性肺疾病

阻塞性肺疾病(obstructive lung diseases,OLD)是一组以慢性不可逆性或可逆性气道阻塞、呼气阻力增加、肺功能不全为共同特征的疾病总称。主要包括慢性支气管炎、肺气肿、支气管哮喘、支气管扩张症等疾病。

一、慢性支气管炎

慢性支气管炎(chronic bronchitis)是指气管、支气管黏膜及其周围组织的慢性非特异性炎症。临床上以反复发作的咳嗽、咳痰或伴有喘鸣音为特征。上述临床症状每年持续 3 个月,连续发生 2 年以上,即可诊断为慢性支气管炎。临床上慢性支气管炎常伴有肺气肿,称为慢性阻塞性肺疾病(chronic obstructive pulmonary diseases,COPD)。

【病因及发病机制】 慢性支气管炎的发病往往是多种因素长期综合作用的结果,呼吸道感染、大气污染、气候变化、过敏因素等为常见的外源性因素;机体抵抗力下降,尤其是呼吸系统局部防御功能受损是本病发生的重要内在因素。

1. **感染** 是慢性支气管炎发生和发展的重要因素。病原体多为病毒和细菌。凡能引起感冒的病毒均能引起本病的发生和复发,病毒感染可造成呼吸道黏膜上皮的损伤,使局部防御功能下降,为细菌感染创造有利条件。常见的病毒有鼻病毒、乙型流感病毒、副流感病毒、腺病毒及呼吸道合胞病毒等,常见细菌多为呼吸道常驻寄生菌,如肺炎链球菌、流感嗜血杆菌、甲型链球菌、奈瑟球菌等。

2. **吸烟** 众所周知,吸烟与慢性支气管炎的发病关系密切,约 90% 的慢支患者为吸烟者。吸烟者比不吸烟者患病率高 2~8 倍,患病率与吸烟时间长短、日吸烟量呈正相关。纸烟烟雾中的有害成分能使支气管黏膜上皮纤毛变短、运动受限,杯状细胞增生,腺体分泌增加,黏液排出障碍,利于细菌的感染;另外吸烟能削弱肺泡巨噬细胞的吞噬能力,使进入肺泡内的细菌清除受限。

3. **大气污染和气候变化** 大气中常有刺激性烟雾和有害气体,如二氧化氮、二氧化硫、氯气、臭氧等能使纤毛清除能力下降,腺体黏液分泌增加,为病毒、细菌的入侵创造条件。气候变化特别是寒冷空气可使黏液分泌增加,纤毛运动减弱,因此,慢性支气管炎多在气候变化剧烈的季节发病和复发。

4. **过敏因素** 据调查,喘息型慢性支气管炎患者往往有过敏史,在患者痰中嗜酸性粒细胞数量及组胺含量均增多。

5. **其他** 机体的内在因素亦参与慢性支气管炎的发病。自主神经功能失调,副交感神经功能亢进可引起支气管收缩痉挛,黏液分泌物增多;营养因素与发病也有一定关系,如维生素 A、C缺乏,可使支气管黏膜上皮细胞修复受影响,易患慢性支气管炎。

【病理变化】 病变常起始于较大的支气管,各级支气管均可受累。主要病变为黏膜上皮损伤与修复性改变,支气管黏膜腺体肥大、增生、黏液腺化生以及支气管壁其他组织的慢性炎性损伤。

1. **黏膜上皮的损伤与修复** 支气管黏膜上皮纤毛发生粘连、变短、倒伏,甚至缺失,上皮细胞变性、坏死、脱落,在再生修复时可伴有鳞状上皮化生。

2. **腺体增生、肥大及黏液腺化生** 黏膜下腺体肥大增生,部分浆液腺泡黏液腺化生,小气道黏膜上皮杯状细胞增多,致分泌功能亢进,出现咳嗽、咳痰及支气管腔内黏液栓形成。病变后期,患者支气管黏膜及腺体可出现萎缩性改变,使黏液分泌减少,咳痰减少或无痰。

Notes

3. 支气管壁其他组织的慢性炎性损伤 支气管壁各层组织充血、水肿,淋巴细胞、浆细胞浸润(图9-1)。病变反复发作可使支气管壁平滑肌束断裂、萎缩,软骨变性、萎缩、钙化、骨化。病程久病情重者,炎症向纵深发展并由支气管壁向周围组织及肺泡扩散,纤维组织增生,进而使支气管壁变硬、狭窄、纤维性闭塞或塌陷,形成细支气管炎及细支气管周围炎。受累的细支气管越多,气道阻力越大,肺组织损伤亦越严重,直至引起阻塞性肺气肿。

【临床病理联系及并发症】 慢性支气管炎的主要临床症状为咳嗽、咳痰、气喘。支气管黏膜因受炎症刺激及黏膜上皮和腺体分泌亢进而引起咳嗽、咳痰,痰液一般为白色黏液泡沫状,黏稠而不易咳出,易潴留于支气管腔内形成黏液栓,造成支气管腔的完全性或不完全性阻塞。急性发作伴细菌感染时,痰为黄色脓性,且咳嗽加重,痰量增加。部分患者因支气管痉挛或黏液分泌物阻塞而伴喘息,听诊可闻及哮鸣音。疾病后期部分患者由于黏膜及腺体的萎

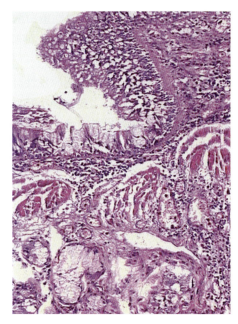

图 9-1 慢性支气管炎
支气管黏膜上皮出现杯状细胞增多,固有层及黏膜下层慢性炎细胞浸润,黏液腺增生

缩,使分泌物减少,痰量少或无痰,出现干咳。由于管壁组织的炎性破坏,使其弹性及支撑力削弱,加之长期慢性咳嗽,使支气管吸气时被动扩张,呼气时不能充分回缩,久之则形成支气管扩张。支气管黏膜因炎性渗出及肿胀而增厚,管腔内黏液潴留及黏液栓形成,阻塞支气管腔,使末梢肺组织过度充气而并发肺气肿,进而发展成慢性肺源性心脏病。因细支气管壁甚薄,管壁炎症易于扩散而累及肺泡,并发支气管肺炎。

二、肺 气 肿

肺气肿(pulmonary emphysema)是指呼吸性细支气管、肺泡管、肺泡囊、肺泡因肺组织弹性减弱而过度充气伴有肺泡间隔破坏,致使肺容积增大的病理状态。其发病在45岁以后随年龄的增长而增加,是老年人的一种常见病和多发病。

【病因及发病机制】 肺气肿与吸烟、大气污染、小气道感染、有害气体及粉尘吸入等有关,常为支气管和肺疾病的并发症,其中尤以慢性支气管炎最为多见。

1. 支气管阻塞性通气功能障碍 慢性支气管炎时由于炎性渗出物和黏液栓造成支气管阻塞,细支气管炎症使其管壁增厚、管腔狭窄,同时炎症破坏了支气管壁及肺间质的支撑组织。吸气时气体进入支气管的通路不畅,但可经细支气管扩张或侧支通过肺泡间孔进入受阻支气管远端的呼吸性细支气管;呼气时细支气管腔内黏液栓阻塞,肺泡间孔关闭,同时细支气管失去周围组织的支撑,管腔因而闭塞,气体流出受阻,使肺内残气量增多,导致肺组织过度膨胀、肺泡扩张、间隔断裂、肺泡融合甚至肺大泡形成。

2. 弹性蛋白酶及其抑制物失衡 关于肺气肿发病机制,目前认为主要是水解酶与抗蛋白水解酶失去平衡所致。正常情况下,肺内弹性蛋白的合成与分解代谢处于平衡状态,如弹性蛋白的溶解活性增加或抗溶解活性降低时,就可导致肺气肿的形成。慢性支气管炎时,肺组织内渗出的嗜中性粒细胞和单核细胞较多,二者释放大量弹性蛋白酶(elastase)和氧自由基。弹性蛋白酶对支气管壁及肺泡间隔的弹力蛋白有破坏溶解作用。α_1-抗胰蛋白酶(α_1-antitrypsin,α_1-AT)是血清、组织液及炎细胞中多种蛋白水解酶的抑制物,包括炎症时嗜中性粒细胞和巨噬细胞分泌的弹性蛋白酶。嗜中性粒细胞、巨噬细胞释放的氧自由基可氧化 α_1-AT 活性中心

Notes

的蛋氨酸使之失活,从而对弹性蛋白酶的抑制减弱,使其活性增强,过多降解肺组织中的弹性硬蛋白、Ⅳ型胶原蛋白及蛋白多糖,使肺组织中的支撑组织受破坏,肺泡间隔断裂,肺泡融合形成肺气肿。

遗传性 α_1-AT 缺乏是引起原发性肺气肿的主要原因,遗传性 α_1-AT 缺乏的家族肺气肿的发病率比一般人高 15 倍,主要是全小叶型肺气肿。此型肺气肿常无慢性支气管炎病史,发病年龄轻,病变进展快,国外报道较多,我国少见。

3. 吸烟　吸烟是引起肺气肿的主要原因之一,中至重度肺气肿在不吸烟者中很罕见。吸烟可导致肺组织内嗜中性粒细胞和单核细胞渗出并释放弹性蛋白酶和其他蛋白酶类,此外可形成大量的氧自由基,抑制肺组织中的 α_1-AT 的活性,进一步增强弹性蛋白酶活性,使肺组织结构破坏,弹性下降。

【**类型与病理变化**】　根据病变的解剖学部位将肺气肿分为肺泡性肺气肿和间质性肺气肿两大类。肺泡性肺气肿多合并阻塞性通气功能障碍,故又称为阻塞性肺气肿(obstructive emphysema)。

1. 肺泡性肺气肿(alveolar emphysema)　病变发生于肺腺泡,依其发生部位和范围不同,可分为腺泡小叶中央型肺气肿、全腺泡小叶型肺气肿和腺泡小叶周围型肺气肿(图 9-2)。

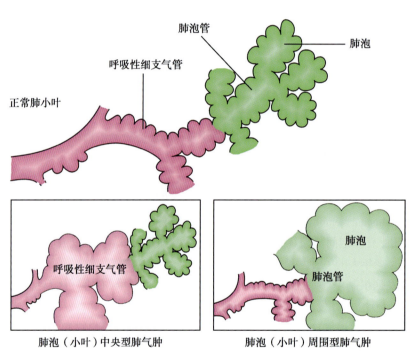

图 9-2　肺泡型肺气肿模式图

(1) 腺泡(小叶)中央型肺气肿(centriacinar emphysema):最为常见,多伴有小气道炎症。病变以肺尖段最常见且严重。位于肺腺泡中央的呼吸细支气管呈囊状扩张,而肺泡管、肺泡囊未见明显变化。

(2) 腺泡(小叶)周围型肺气肿(periacinar emphysema):肺腺泡远端的肺泡管和肺泡囊扩张,近端的呼吸细支气管基本正常。由于此型肺气肿多系因小叶间隔受牵拉或发生炎症所致,故又称隔旁肺气肿(paraseptal emphysema)。

(3) 全腺泡(小叶)型肺气肿(panacinar emphysema):整个肺腺泡从呼吸细支气管直至肺泡均弥漫性扩张,气肿囊腔遍布于肺小叶。若肺泡间隔破坏严重,气肿囊腔可融合成直径超过 1cm 的大囊泡而形成大泡性肺气肿,多见于肺边缘胸膜下。此型肺气肿的发生可能与遗传性 α_1-AT

缺乏有关。

2. **间质性肺气肿**（interstitial emphysema）　是由于肺内压急剧升高时，肺泡壁或细支气管壁破裂，气体进入肺间质所致。常由于胸部外伤或肋骨骨折引起。成串的小气泡呈网状分布于肺叶间隔、肺膜下，气体可沿细支气管和血管周围组织间隙扩散至肺门、纵隔，甚至胸部皮下引起皮下气肿。

除以上几种主要类型外，还有其他类型的肺气肿。瘢痕旁肺气肿（paracicatrical emphysema）为肺瘢痕灶附近肺组织受到破坏，形成局限性肺气肿，其发生部位及形态各异。局部肺泡破坏严重，气肿囊泡直径超过 2cm 并破坏小叶间隔时称肺大泡（bullae lung）。多位于胸膜下，破裂可引起气胸。代偿性肺气肿（compensatory emphysema）在肺萎陷、肺叶切除及炎症实变灶周围肺组织，肺泡过度充气、膨胀，多无肺泡间隔破坏，并非真性肺气肿。老年性肺气肿（senile emphysema）为老年人肺组织发生退行性改变，弹性回缩力减弱，使肺残气量逐渐增加，肺组织膨胀，由于不伴有肺组织结构的破坏，因而不属于真性肺气肿，而是过度充气（overinflation）。

肉眼观：气肿肺明显膨胀，边缘变钝，表面可见肋骨压痕，肺组织柔软而缺乏弹性，色灰白，切面肺组织呈蜂窝状（图 9-3），触之捻发音增强。

镜下：肺泡明显扩张，间隔变窄、断裂，扩张的肺泡融合形成较大的含气囊腔，肺泡壁毛细血管受压且数量减少（图 9-4）。肺小动脉内膜纤维性增厚，小气道可见慢性炎症。腺泡中央型肺气肿的气囊壁上有呼吸上皮、平滑肌束残留及炭末沉积。全腺泡型肺气肿的囊泡壁上偶见残留的平滑肌束片段，在较大的融合性气肿囊腔内有时可见肺小血管的悬梁。

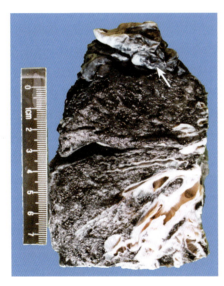

图 9-3　肺泡性肺气肿
肺组织膨胀，呈蜂窝状，箭头所示肺大泡

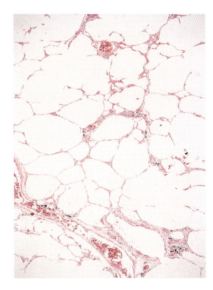

图 9-4　肺气肿
肺泡扩张，间隔变窄、断裂并融合成较大的含气囊腔

【**临床病理联系**】　早期，轻度肺气肿临床上常无明显症状，随着病变加重，出现渐进性呼气性呼吸困难、胸闷、气短。合并呼吸道感染时，症状加重，并出现发绀、呼吸性酸中毒等阻塞性通气功能障碍和缺氧症状。肺功能降低，肺活量下降，残气量增加。重者出现肺气肿典型临床体征，患者胸廓前后径变大，呈桶状胸，叩诊呈过清音，心浊音界缩小，肋间隙增宽，膈肌下降，触诊语颤减弱，听诊呼吸音弱，呼气延长。肺 X 线检查肺野透光度增强。

【**并发症**】　长期严重的肺气肿可导致以下并发症：

1. **肺源性心脏病及右心衰竭**　主要由于肺气肿时破坏了肺泡间隔毛细血管床，使肺循环阻力增加,肺动脉压升高,导致肺源性心脏病及右心衰竭。

2. 自发性气胸和皮下气肿　肺大泡破裂可导致自发性气胸,若位于肺门区可致纵隔气肿,气体上升至肩部、颈部皮下形成皮下气肿。

3. 急性肺感染　呼吸道急性感染时易并发支气管肺炎,患者出现发热、寒战,呼吸困难及咳嗽、咳痰加重,外周血白细胞计数增高。

三、支气管哮喘

支气管哮喘(bronchial asthma)简称哮喘,系由于各种内、外因素作用引发呼吸道过敏反应而导致的以支气管可逆性痉挛为特征的支气管慢性炎性疾病。约20%有家族史,各年龄组均可发病,但半数以上发生在儿童。全球发病率为3%~5%,少数发达国家达8%~10%,近年发病有上升趋势。临床上表现为反复发作性喘息,带有哮鸣音的呼气性呼吸困难、胸闷、咳嗽等症状,多在夜间或凌晨发病。

【病因及发病机制】　支气管哮喘的病因大多认为与多基因遗传有关,并与环境因素相互作用。环境因素中主要为某些诱发因素,包括各种吸入物(尘螨、花粉、真菌、二氧化硫等)、多种病原体所致的感染、食物、药物、气候变化、妊娠等。哮喘的发病机制尚不清楚,目前对外因型具有 I 型变态反应的哮喘发生机制研究较多。多数学者认为哮喘主要与变态反应、气道炎症、气道高反应性及神经因素等相互作用有关。

过敏原经呼吸道或其他途径进入机体后,可激活 T 淋巴细胞并使其分化为 Th1、Th2,同时释放多种白细胞介素(interleukin,IL),Th2 可释放 IL-4、IL-5。IL-4 可促进 B 细胞增殖、分化,形成浆细胞产生 IgE,IgE 与肥大细胞、嗜碱性粒细胞表面的高亲和性的 IgE 受体结合。IL-5 可选择性促进嗜酸性粒细胞分化,并使其激活,参与过敏反应。当过敏原再次进入体内,可与肥大细胞、嗜碱性粒细胞表面结合的 IgE 结合,并使该细胞合成并释放多种炎症介质导致平滑肌收缩,黏液分泌增加,血管通透性增强。气道炎症被认为是哮喘的本质。多种因素相互作用构成复杂的网络,使气道反应性增高,受轻微刺激即可发生明显收缩。气道的高反应性常有家族倾向,受遗传因素影响。神经因素也被视为支气管哮喘发病的主要环节,哮喘患者 β 肾上腺素受体常呈遗传性封闭或敏感性降低,迷走神经张力亢进均可导致支气管强烈收缩。一般根据在过敏原激发后哮喘发作时间不同,可分为速发性反应和迟发性反应。速发性反应是在过敏原激发后15~20min,哮喘发作达高峰,一般与肥大细胞和 T 细胞有关;迟发性反应是在 6 h 左右发作,持续时间较长,其发生与嗜酸性粒细胞及嗜碱性粒细胞有关。

【病理变化】　肉眼观:肺组织膨胀,柔软、疏松而有弹性,支气管及细支气管腔内有黏稠的痰液及黏液栓,支气管壁增厚,黏膜肿胀充血,黏液栓阻塞处局部见灶状肺不张。

镜下:主要改变为气道炎症和气道重塑(airway remodeling)。支气管壁增厚,黏膜水肿,大量炎症细胞浸润,包括嗜酸性粒细胞、肥大细胞、嗜中性粒细胞、淋巴细胞等,其中以嗜酸性粒细胞浸润为主。局部黏膜上皮损伤、脱落,有时可见鳞状上皮化生。支气管黏膜上皮杯状细胞增多、黏液腺及平滑肌增生、肥大,基底膜增厚并发生玻璃样变(图9-5)。支气管腔内见黏

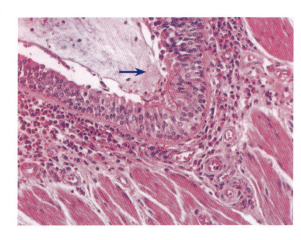

图 9-5　支气管哮喘

支气管腔内见黏液栓(→),基底膜增厚,支气管壁内见大量嗜酸性粒细胞浸润

Notes

液栓,坏死、脱落的上皮细胞碎片和大量嗜酸性粒细胞及淋巴细胞、嗜中性粒细胞等炎细胞。黏液栓中可见尖棱状夏科-雷登结晶(Charcot-Leyden crystals)——此为嗜酸性粒细胞的崩解产物。所谓的气道重塑主要指气道平滑肌增生、肥大,基底膜增厚和玻璃样变,而致气道增厚及狭窄,是上皮损伤和炎症反应启动的多步骤效应。

【临床病理联系】　支气管哮喘发作时,由于细支气管痉挛和黏液栓的阻塞,可导致呼气性呼吸困难,喘息,胸闷,伴有喘鸣音。上述症状可经治疗或自行缓解,反复发作或严重的哮喘可引起胸廓变形及肺气肿,偶可发生自发性气胸。

四、支气管扩张症

支气管扩张症(bronchiectasis)是指由于支气管壁中的肌肉和弹性成分破坏而使肺内支气管呈持久性扩张的慢性疾病。扩张支气管常因分泌物潴留而继发化脓性炎症。临床上常出现咳嗽、咳大量脓痰、反复咯血等症状。

【病因及发病机制】　支气管扩张症的重要发病因素是支气管及肺组织感染造成支气管壁支撑组织的破坏及支气管腔阻塞。此外,少数与支气管先天性发育缺陷及遗传因素有关,另有30%的患者病因不明,可能与机体的免疫功能失调有关。

1. **支气管壁的炎性损伤**　婴幼儿百日咳及麻疹后支气管肺炎、慢性支气管炎、肺结核等疾病时,由于反复感染和化脓性炎症损伤了支气管壁的弹力纤维、平滑肌乃至软骨等支撑组织或细支气管周围肺组织纤维化,牵拉管壁致使呼气时管壁不能完全回缩,支气管腔逐渐发展为永久性扩张。肿瘤、异物吸入或管外肿大的淋巴结压迫造成支气管腔阻塞,使其远端分泌物排出受阻而发生阻塞性支气管炎,支气管壁亦遭炎性破坏。吸入腐蚀性气体、支气管曲霉菌感染等亦可损伤支气管壁并反复继发感染,导致支气管扩张。

2. **支气管先天性发育缺陷和遗传因素**　支气管壁先天性发育障碍,弹力纤维及平滑肌、软骨等支撑组织薄弱,再继发感染,极易发生支气管扩张。Kartagener综合征时,由于支气管黏膜上皮的纤毛结构及运动异常丧失净化功能,易继发感染而引起鼻窦炎、支气管扩张,常伴内脏异位(右位心)。有右位心者伴支气管扩张症的发病率在15%~20%,远高于一般人群,说明该综合征与先天性因素有关。肺囊性纤维化(pulmonary cystic fibrosis)时,由于末梢肺组织发育不全而弹性较差,分泌物潴留在支气管腔内,引起管腔阻塞并继发感染、肺间质纤维化,反复感染造成支气管壁的炎性破坏而发生支气管扩张。

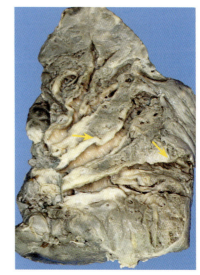

【病理变化】　肉眼观:病变的支气管可呈囊状或筒状扩张,病变可局限于一个肺段或肺叶,也可累及双肺,以左肺下叶最多见。扩张的支气管、细支气管可呈节段性扩张,也可连续延伸至胸膜下,扩张的支气管数目多少不等,多者肺切面可呈蜂窝状。支气管腔内可见黏液脓性渗出物或血性渗出物,若继发腐败菌感染可带恶臭。支气管壁增厚,呈灰白或灰黄色。支气管黏膜可因萎缩而变平滑,或因增生肥厚而呈颗粒状(图9-6)。

镜下:支气管壁呈慢性炎症改变伴不同程度组织破坏。黏膜上皮可萎缩、脱落或增生、鳞状上皮化生,亦可有糜烂或溃疡形成,支气管壁平滑肌、弹力纤维及软骨萎缩变性,甚至完全消失,管壁被炎性肉芽组织所取代,并可见淋巴细胞、浆细胞、嗜中性粒细胞浸润,常有淋巴滤泡形成。扩张支气管周围纤维组织增生,逐渐发生纤维化。

图9-6　支气管扩张
支气管呈筒状扩张,延伸至肺外带;支气管壁明显增厚、色灰白色

【临床病理联系】　临床上典型症状为慢性咳嗽伴大量

脓痰和反复咯血,痰量与体位改变有关,严重者 1 天脓痰量可达数百毫升。咳嗽、咳脓痰主要是由慢性炎性渗出和黏液分泌增多并继发感染所致。反复咯血是由于血管壁遭受炎症破坏及咳嗽所致,大量咯血可危及生命。反复继发感染可引起发热、盗汗、乏力、食欲不振、消瘦、贫血等全身中毒症状。病变严重者可发生胸闷、呼吸困难、发绀,部分患者可有杵状指或趾。临床可借助支气管造影或高分辨率 CT 确诊。

【并发症】　支气管扩张症常因并发化脓菌感染而引起肺炎、肺脓肿、肺坏疽、脓胸、脓气胸。当肺组织发生广泛性纤维化,肺毛细血管床遭到严重破坏时,可导致肺动脉循环阻力增加,肺动脉高压,引起慢性肺源性心脏病。

第二节　慢性肺源性心脏病

慢性肺源性心脏病(chronic cor pulmonale)简称肺心病(cor pulmonale),是由慢性肺疾病、肺血管疾病及胸廓运动障碍性疾病引起的以肺循环阻力增加、肺动脉压升高、右心室肥厚、扩张为特征的心脏病。在我国肺心病的患病率约为 5‰。东北、华北、西北为其高发地区,并随年龄增长而增加,冬春季节气候骤然变化是肺心病急性发作的重要因素。

【病因及发病机制】

1. **支气管、肺疾病**　以慢性支气管炎并发阻塞性肺气肿最常见,约占 80%~90%,其次为支气管哮喘、支气管扩张、尘肺、弥漫性肺间质纤维化、慢性纤维空洞型肺结核、结节病等。这些疾病引起的阻塞性通气功能障碍,破坏肺气血屏障,减少气体交换面积,导致氧气的弥散障碍而发生低氧血症。缺氧可引起前列腺素、白细胞三烯、组胺、血管紧张素Ⅱ、内皮素等缩血管活性物质增多,使收缩血管物质与舒张血管物质的比例失调,造成肺血管收缩,肺循环阻力增加,形成肺动脉高压。缺氧可使肺血管平滑肌细胞膜对 Ca^{2+} 通透性增强,进而使血管平滑肌的收缩性增强。动脉血二氧化碳分压升高产生过多的 H^+,使血管对缺氧收缩的敏感性增强。各种肺部病变还可造成肺毛细血管床减少、闭塞,进一步使肺循环阻力增加和肺动脉高压,最终导致右心室肥大、扩张。慢性缺氧可导致肺血管构型的改变。肺血管收缩,管壁张力增高及生长因子的作用可使肺细小动脉壁平滑肌细胞肥大、中膜增厚,并使无肌型细动脉的血管周细胞向平滑肌细胞转化,形成无肌型细动脉肌化(muscularization of arterioles),管腔狭窄。

2. **胸廓运动障碍性疾病**　较少见。严重的脊柱后侧突、脊柱结核、类风湿性关节炎、胸廓广泛粘连、胸廓成形术后造成的严重胸廓或脊椎畸形,均可引起胸廓运动受限、肺组织受压,不仅引起限制性通气功能障碍,还可导致较大的肺血管受压、扭曲,使肺循环阻力加大、肺动脉高压从而引起肺心病。

3. **肺血管疾病**　甚少见。如反复发生的肺小动脉栓塞、原发性肺动脉高压症等均可造成肺动脉高压而发生肺心病。

【病理变化】

1. **肺部病变**　肺内除原有肺部疾病如慢性支气管炎、肺气肿、肺结核、尘肺等病变外,其主要病变是肺小动脉的改变。表现为肌型小动脉中膜平滑肌细胞增生、细胞外基质增多,内皮细胞增生肥大,内膜下出现纵行肌束,使血管壁增厚,管腔狭窄。无肌型细动脉出现中膜肌层和内、外弹力层,即发生无肌细动脉肌化。还可发生肺小动脉炎及小动脉血栓形成与机化。肺泡壁毛细血管数量显著减少。

2. **心脏病变**　以右心室病变为主。心脏体积增大,重量增加,右心室肥厚,心腔扩张,心尖钝圆,主要由右心室构成。肺动脉圆锥显著膨隆,肥厚的右心室内乳头肌、肉柱增粗,室上嵴增厚。通常以肺动脉瓣下 2cm 处右心室肌壁厚≥5mm(正常约为 3~4mm)为肺心病的病理诊断标

Notes

准(图9-7)。镜下:主要改变为右心室心肌肥大,肌纤维横径增宽、核大、深染;也可见缺氧所致的心肌纤维萎缩,肌浆溶解,横纹消失,心肌间质水肿及胶原纤维增生等改变。

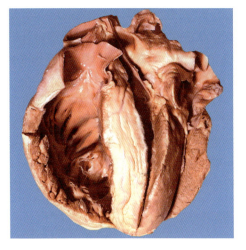

【临床病理联系】 肺心病发展过程缓慢。代偿期主要为原有肺、胸廓疾病的症状和体征,并逐渐出现呼吸功能不全和右心衰竭的征象,表现为气促、呼吸困难、心悸、发绀、肝肿大、下肢水肿等。并发急性呼吸道感染常可诱发呼吸衰竭。由于肺组织的严重损伤导致缺氧和二氧化碳潴留,严重者出现肺性脑病,患者出现头痛、烦躁、抽搐、嗜睡甚至昏迷等精神障碍和神经系统症状。肺性脑病是肺心病的首要死因。此外,还可并发酸碱失衡、电解质紊乱、心律失常、上消化道出血、DIC及休克等。

图9-7 慢性肺源性心脏病
心脏体积增大,右心室扩张,心尖钝圆,右心室壁肥厚,乳头肌肉柱增粗

第三节 肺 炎

肺炎(pneumonia)主要是指肺的急性渗出性炎症,是呼吸系统的常见病和多发病。肺炎可以是原发性独立性疾病,也可作为其他疾病的常见并发症出现。由于致病因子和机体的反应性不同,肺炎的病变性质和累及的范围亦不相同,从而形成不同类型的肺炎。常见的肺炎分类有三种:一是根据病变累及的部位和范围将肺炎分成大叶性肺炎、小叶性肺炎、间质性肺炎;二是根据病因分为细菌性、病毒性、支原体性、真菌性、寄生虫性、过敏性及理化因子引起的肺炎等;三是根据病变性质可分为浆液性、纤维素性、化脓性、出血性、干酪性、肉芽肿性肺炎等。以细菌性肺炎为最常见,约占肺炎的80%。

一、细菌性肺炎

(一) 大叶性肺炎

大叶性肺炎(lobar pneumonia)主要是由肺炎链球菌引起,病变累及肺段及段以上肺组织,以肺泡内弥漫性纤维素渗出为主的急性炎症。病变起始于局部肺泡,并迅速蔓延至一个肺段或整个大叶,故此得名。临床上起病急骤,常以高热、寒战开始,继而出现胸痛、咳嗽、咳铁锈色痰,呼吸困难,并有肺实变体征及外周血白细胞计数增高等。病程大约一周,体温骤降,症状消失。该病多发生于青壮年男性。

【病因及发病机制】 多种细菌均可引起大叶性肺炎,但绝大多数为肺炎链球菌,其中以Ⅲ型致病力最强。肺炎链球菌为革兰氏阴性球菌,有荚膜,其致病力是由于高分子多糖体的荚膜对组织的侵袭作用。少数为肺炎杆菌、金黄色葡萄球菌、溶血性链球菌、流感嗜血杆菌等。肺炎链球菌为口腔及鼻咽部的正常寄生菌群,若呼吸道的排菌自净功能及机体的抵抗力正常时,不引发肺炎。当机体受寒、过度疲劳、醉酒、感冒、糖尿病、免疫功能低下等使呼吸道防御功能被削弱,细菌侵入肺泡通过变态反应使肺泡壁毛细血管通透性增强,浆液及纤维素渗出,细菌在富含蛋白的渗出物中迅速繁殖,并通过肺泡间孔或呼吸细支气管向邻近肺组织蔓延,波及一个肺段或整个肺叶。大叶间的蔓延系带菌的渗出液经叶支气管播散所致。

【病理变化】 大叶性肺炎其病变主要为肺泡内的纤维素性渗出性炎症。一般只累及单侧肺,以下叶多见,也可先后或同时发生于两个以上肺叶。未经抗生素治疗时其病变多表现出典型的自然发展过程,大致可分为四个期。

1. 充血水肿期　见于发病后 1~2 天。肉眼观:肺叶肿胀、充血,呈暗红色,挤压切面可见淡红色浆液溢出。镜下:肺泡壁毛细血管扩张充血,肺泡腔内可见浆液性渗出物,其中见少量红细胞、嗜中性粒细胞、肺泡巨噬细胞(图 9-8)。渗出物中可检出肺炎链球菌,此期细菌可在富含蛋白质的渗出物中迅速繁殖。

2. 红色肝变期　一般为发病后的 3~4 天进入此期。肉眼观:受累肺叶进一步肿大,质地变实,切面灰红色,较粗糙外观似肝脏,故称红色肝样变。胸膜表面可有纤维素性渗出物。镜下:肺泡壁毛细血管仍扩张充血,肺泡腔内充满含大量红细胞、一定量纤维素、少量嗜中性粒细胞和巨噬细胞的渗出物(图 9-9),纤维素可穿过肺泡间孔与相邻肺泡中的纤维素网相连,有利于肺泡巨噬细胞吞噬细菌,防止细菌进一步扩散。

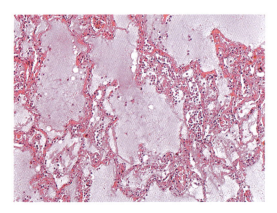

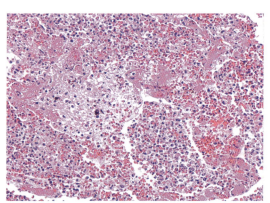

图 9-8　大叶性肺炎(充血水肿期)
肺泡壁毛细血管扩张充血,肺泡腔内大量浆液

图 9-9　大叶性肺炎(红色肝变期)
肺泡腔内充满红细胞、纤维素和中性粒细胞

3. 灰色肝变期　见于发病后的第 5~6 天。肉眼观:肺叶肿胀,质实如肝,切面干燥粗糙,由于此期肺泡壁毛细血管受压而充血消退,肺泡腔内的红细胞大部分溶解消失,而纤维素渗出显著增多,故实变区呈灰白色(图 9-10)。镜下:肺泡腔渗出物以纤维素为主,纤维素网中见大量嗜中性粒细胞,红细胞较少(图 9-11)。肺泡壁毛细血管受压而呈贫血状态。渗出物中肺炎链球菌

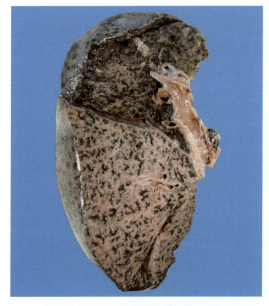

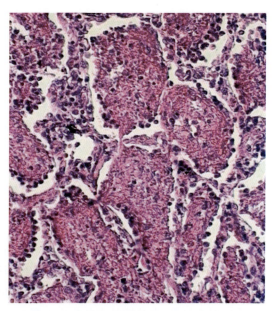

图 9-10　大叶性肺炎(灰色肝变期)
整个大叶实变,呈灰白色

图 9-11　大叶性肺炎(灰色肝变期)
肺泡腔内充满纤维素性渗出物,肺泡壁受压呈贫血状态

Notes

多已被消灭,故不易检出。

4. 溶解消散期　发病后1周左右,随着机体免疫功能的逐渐增强,病原菌被巨噬细胞吞噬、溶解,嗜中性粒细胞变性、坏死,并释放出大量蛋白溶解酶,使渗出的纤维素逐渐溶解,肺泡腔内巨噬细胞增多。溶解物部分经气道咳出,或经淋巴管吸收,部分被巨噬细胞吞噬。肉眼观:实变的肺组织质地变软,病灶消失,渐近黄色,挤压切面可见少量脓样混浊的液体溢出。病灶肺组织逐渐净化,肺泡重新充气,由于炎症未破坏肺泡壁结构,无组织坏死,故最终肺组织可完全恢复正常的结构和功能。

如今抗生素的早期应用,大叶性肺炎上述典型经过在实际病例中已不多见,病变分期不明显,临床症状也不甚典型,病变范围往往也较局限,表现为肺段性肺炎。

【并发症】　大叶性肺炎并发症较少见,如治疗不及时、病原菌毒力强或机体反应性过高则可出现肺脓肿、脓胸或脓气胸。严重感染细菌入血繁殖并播散可致败血症或脓毒败血症。如引起末梢循环衰竭及中毒症状可导致感染性休克。病变累及胸膜导致纤维素渗出而发生纤维素性胸膜炎和胸膜粘连。少数患者可出现肺肉质变(pulmonary carnification)。肺肉质变也称机化性肺炎,由于肺泡腔内渗出的嗜中性粒细胞数量少或功能缺陷,释放的蛋白溶解酶不足以使渗出的纤维素完全溶解清除,而由肉芽组织取代并机化,使病变肺组织呈褐色肉样纤维组织,称肺肉质变(图9-12)。

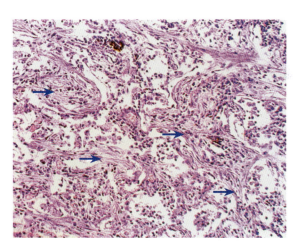

图9-12　肺肉质变
肺泡腔内炎性渗出物被纤维结缔组织取代

【临床病理联系】　疾病早期,患者因毒血症而出现高热、寒战,外周血白细胞计数增高。因肺泡腔内有浆液性渗出物,故听诊可闻及湿性啰音,X线检查肺纹理增粗。当肺组织发生实变时,临床上则出现叩诊呈浊音、触觉语颤增强及支气管呼吸音等典型实变体征。由于肺泡腔充满渗出物,使肺泡换气功能下降,出现发绀等缺氧症状及呼吸困难。以后渗出物中的红细胞被巨噬细胞吞噬、破坏,形成含铁血黄素混于痰中,使痰液呈铁锈色。随着肺泡腔中红细胞被大量纤维素和嗜中性粒细胞取代,痰液的铁锈色消失。并发纤维素性胸膜炎时可出现胸痛,听诊可闻及胸膜摩擦音。X线检查可见段性或大叶性分布的均匀密度增高阴影。随着病原菌被消灭,渗出物溶解、液化和清除,临床症状减轻,肺实变灶消失。X线表现为散在不均匀的片状阴影。若不出现并发症,本病的自然病程为2周左右,若早期应用抗生素可缩短病程。

(二)小叶性肺炎

小叶性肺炎(lobular pneumonia)是以肺小叶为单位的灶状急性化脓性炎症。由于病灶多以细支气管为中心,故又称支气管肺炎(bronchopneumonia)。病变起始于支气管,并向其周围所属肺泡蔓延。多见于小儿和年老体弱者。临床上主要表现为发热、咳嗽、咳痰等症状,听诊肺部可闻及散在的湿性啰音。

【病因及发病机制】　小叶性肺炎多由细菌感染所致,常为多种细菌混合感染。凡能引起支气管炎的细菌几乎都能导致本病。常见的致病菌通常为口腔及上呼吸道内致病力较弱的常驻寄生菌,如肺炎链球菌、葡萄球菌、绿脓杆菌、大肠杆菌、流感嗜血杆菌等。某些诱因如患急性传染病、营养不良、受寒等使机体抵抗力下降,呼吸道的防御功能受损,黏液分泌增多,这些细菌即可入侵细支气管及末梢肺组织并繁殖,引起小叶性肺炎。病原菌多经呼吸道侵入肺组织,仅少数经血道引起本病。某些因大手术、心力衰竭等长期卧床的患者,由于肺部血液循环缓慢,产生

Notes

肺淤血、水肿,加之血液本身的重力作用,使侵入的致病菌易于繁殖,导致坠积性肺炎(hypostatic pneumonia)。全身麻醉、昏迷患者及某些溺水者或胎儿由于某些原因发生宫内呼吸等,常误将分泌物、呕吐物等吸入肺内,引起吸入性肺炎(aspiration pneumonia)。这两种肺炎亦属于小叶性肺炎。

【病理变化】 肉眼观:典型病例双肺出现散在分布的多发性实变病灶,病灶大小不等,一般直径在 0.5~1cm 左右(相当于肺小叶范围),尤以两肺下叶及背侧较多。病灶形状不规则,色暗红或灰黄色,质实,多数病灶中央可见受累的细支气管,挤压可见淡黄色脓性渗出物溢出(图 9-13)。严重者,病灶互相融合成片,甚至累及全叶,形成融合性小叶性肺炎(confluent bronchopneumonia)。

镜下:受累的细支气管壁充血水肿,嗜中性粒细胞浸润,黏膜上皮细胞坏死脱落,管腔内充满大量嗜中性粒细胞、浆液、脓细胞、脱落崩解的黏膜上皮细胞。支气管周围受累的肺泡壁毛细血管扩张充血,肺泡腔内见嗜中性粒细胞、脓细胞、脱落的肺泡上皮细胞,尚可见少量红细胞和纤维素(图 9-14)。病灶周围肺组织呈不同程度的代偿性肺气肿和肺不张。肺组织内各病灶可呈炎症的不同发展阶段,病变不一致,早期主要表现为炎性充血水肿,浆液性渗出;有些病灶表现为细支气管炎及细支气管周围炎;有些则呈化脓性病变,部分支气管及肺泡壁破坏。

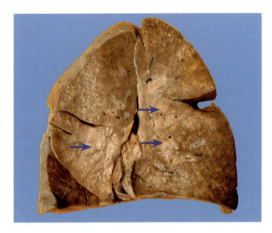

图 9-13　小叶性肺炎
肺切面见大小不等灰白色实变区即炎症病灶(→)

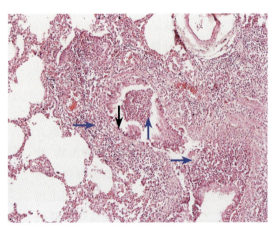

图 9-14　小叶性肺炎
病变的支气管及其周围的肺泡腔内充满以嗜中性粒细胞为主的脓性渗出物,部分支气管黏膜上皮脱落

【并发症】 小叶性肺炎的并发症远较大叶性肺炎多见,尤其是年老体弱者更易出现,且预后较差,严重者可危及生命。常见的并发症有心力衰竭、呼吸衰竭、肺脓肿、脓胸、脓气胸、脓毒败血症,支气管壁破坏较重且病程长者,可继发支气管扩张。

【临床病理联系】 当支气管壁受炎症刺激而黏液分泌增多、炎性渗出使患者出现咳嗽、咳痰,痰液往往为黏液脓性或脓性。因病灶较小且分散,故除融合性支气管肺炎外,一般无肺实变体征。听诊可闻及湿性啰音,此乃病变区支气管及肺泡腔内含有炎性渗出物所致。X 线检查两肺散在不规则斑片状阴影。病变重者由于肺换气功能障碍,病变区静脉血得不到充分氧气而造成缺氧,患者出现呼吸困难及发绀。

(三) 军团菌性肺炎

军团菌性肺炎(Legionella pneumonia)是由革兰氏阴性嗜肺军团杆菌(*Legionella pneumophila*)引起的一种以肺炎为主要表现,并涉及全身多系统的一种全身性疾病。因 1976 年美国退伍军人协会在费城集会时爆发流行而得名。军团菌广泛存在于自然水源、供水系统及腐叶土中,其有鞭毛、能运动,在 25~42℃的环境中生长繁殖。普通培养基中不能生长。军团菌有几十种类型和血清型,但临床上几乎均为嗜肺军团菌,其中以血清型 I 型最为重要。本病相当一部分患者属于机会性感染,发生在年老体弱者、恶性肿瘤、血液病、艾滋病、糖尿病、免疫缺陷病等患者,可与大肠

Notes

杆菌、克雷白杆菌、绿脓杆菌、念珠菌、卡氏肺孢菌等混合感染。患者起病急,畏寒,发热,咳嗽、胸痛,全身不适。临床上最应重视的是咳痰,多为黏液痰或血痰,部分为脓痰。肺外症状为本病特征之一,常有腹痛、腹泻、意识障碍、行走困难、及关节炎等症状。X线检查与普通细菌性肺炎相似,常见单侧或双侧肺出现斑片状实变灶,以下叶多见。是一种严重的肺部感染,死亡率高达15%。

【病理变化】 多表现为小叶性或融合性小叶性肺炎。急性期病变主要为急性纤维素性化脓性肺炎(约占95%)和急性弥漫性肺泡损伤。前者主要改变为:大量纤维素和炎细胞渗出,主要为单核巨噬细胞和中性粒细胞,以及细胞崩解和碎片形成;急性弥漫性肺泡损伤表现为肺泡上皮增生、脱屑及透明膜形成。常见(约1/3病例)散在的小脓肿,可伴有肺小血管炎和血栓形成。巨噬细胞质内见大量致病菌。细、小支气管腔内有嗜中性粒细胞及纤维素渗出,呈化脓性纤维素性支气管炎改变。严重者病变波及整个大叶,呈大叶性肺炎外观。与一般肺炎不同的是渗出物中单核巨噬细胞渗出较明显。后期肺病变渗出物和透明膜机化及间质纤维化。肺血管肌型动脉常呈非坏死性血管炎改变。约1/3患者累及胸膜,呈浆液性、浆液纤维素性或化脓性胸膜炎改变。

肺外病变包括多脏器脓肿形成、间质性肾炎、肾小球肾炎及化脓性纤维素性心包膜炎等。

二、病毒性肺炎

病毒性肺炎(viral pneumonia)多为上呼吸道病毒感染向下蔓延所致的肺部炎症。在非细菌性肺炎中最为常见。引起肺炎的病毒主要为流感病毒、副流感病毒、腺病毒、呼吸道合胞病毒、麻疹病毒、巨细胞病毒、鼻病毒等。常通过飞沫呼吸道传染,传播速度快。多发于冬春季节,一般为散发,偶可暴发流行。除流感病毒肺炎外,患者多为儿童。

【病理变化】 病毒性肺炎的基本病变为急性间质性肺炎,但病变形态常多样化,常由多种病毒混合感染或继发细菌感染所致。肉眼观:病变可不明显,肺组织因充血水肿而体积轻度增大。镜下:炎症由支气管、细支气管开始,沿肺的间质向纵深发展,支气管、细支气管壁及其周围组织和小叶间隔等肺间质充血水肿,淋巴细胞、单核细胞浸润,致使肺泡间隔明显增宽,肺泡腔内无渗出物或仅见少量浆液(图9-15)。严重的病例病变可波及肺泡腔,肺泡腔内可见多少不等的浆液、纤维素,单核细胞、巨噬细胞等。支气管、肺泡壁组织发生变性坏死。渗出明显者,浆液纤维素性渗出物浓缩在肺泡腔面形成一层均匀红染的膜状物,即透明膜。在麻疹肺炎时,增生的支气管黏膜上皮和肺泡上皮细胞常形成多核巨细胞(巨细胞肺炎)。病毒性肺炎病理诊断的重要依据是找到病毒包涵体。病毒包涵体常呈圆形、椭圆形,红细胞大小,多为嗜酸性,周围有一清晰的透明晕。病毒包涵体可见于上皮细胞核内(如腺病毒、单纯疱疹病毒、巨细胞病毒)(图9-16)、胞质内(如呼吸道合胞病毒)或胞核、胞质内均有(如麻疹病毒)。病毒性肺炎若合并细

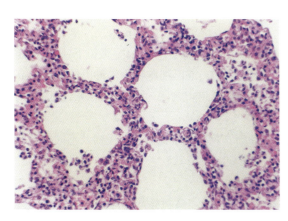

图9-15　间质性肺炎

肺泡间隔等肺间质内见大量单核细胞、淋巴细胞浸润,肺泡间隔增宽,肺泡腔渗出物很少

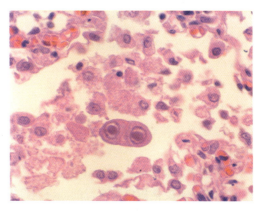

图9-16　巨细胞病毒性肺炎

在肺泡上皮细胞核内可见嗜酸性、均质状圆形小体,其周围可见透明晕(病毒包涵体)

Notes

菌感染,常伴化脓性病变。

【临床病理联系】 由于病毒血症患者出现发热、头痛、全身酸痛、倦怠等症状,由于炎症刺激支气管壁患者出现剧烈咳嗽,无痰(因支气管腔和肺泡腔内无渗出)。由于间质炎性渗出,患者出现明显缺氧、呼吸困难和紫绀等症状。X线检查肺部可见斑点状、片状或均匀的阴影。无并发症的病毒性肺炎预后较好。

附1:重症急性呼吸综合征

重症急性呼吸综合征(severe acute respiratory syndrome,SARS)简称SARS。是一种由新型冠状病毒引起的以呼吸道传播为主的急性传染病,病情进展迅速,死亡率高。典型症状有发烧,体温一般高于38℃,偶有畏寒,咳嗽,头痛,关节及肌肉酸痛,严重者出现呼吸窘迫。病变主要表现为急性肺损伤,合并心、脑、肾等脏器损害。

【病理变化】

1. 肺部变化 肉眼:肺组织明显肿胀,广泛实变,表面及切面暗红(图9-17),并可见灶状出血和出血性梗死。显微镜下:表现为急性弥漫性脱屑性肺泡炎和支气管炎。肺泡腔内充满大量脱落和增生的肺泡上皮细胞,渗出的单核细胞、淋巴细胞、浆细胞及水肿液,部分脱落的肺泡上皮细胞相互融合呈合体状单核或多核巨细胞(图9-18)。肺泡腔内可见广泛透明膜形成;部分肺泡上皮细胞质内可见典型病毒包涵体。支气管上皮脱落,部分小支气管壁坏死。肺内毛细血管高度扩张充血,并伴有出血和肺水肿。部分小血管内可见血栓,微血管可见透明血栓。病程较长者,肺泡腔内可见机化和纤维化。电子显微镜下可见内浆网扩张,线粒体和内浆网明显空泡变性。扩张的内浆网内可见大小一致的花冠状病毒颗粒。

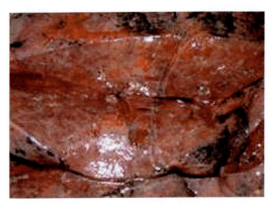
图9-17 SARS肺组织
肺脏明显肿胀,颜色暗红,广泛实变

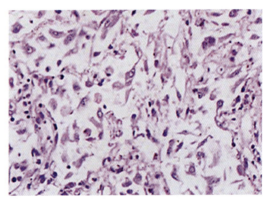
图9-18 SARS肺组织
肺泡腔内大量脱落和增生的肺泡上皮细胞及渗出的炎细胞

2. 免疫器官损伤 病变主要表现在脾、淋巴结。脾脏体积缩小,质软。显微镜下:脾脏白髓和淋巴结边缘窦淋巴组织大片坏死,脾小体高度萎缩或消失,淋巴细胞稀少。淋巴结内血管高度扩张充血,淋巴滤泡萎缩或消失,淋巴细胞数量明显减少,淋巴组织可见灶状坏死,淋巴窦内可见大量单核细胞浸润。

3. 全身多器官病变 肝、肾、脑、肾上腺等实质性器官均可见小血管急性炎症及不同程度的细胞变性、坏死。

附2:禽流感(avian influenza)

禽流感主要是指禽类流行的流感病毒引起的感染性疾病。禽流感病毒可分为高致病性禽流感病毒、低致病性禽流感病毒和无致病性禽流感病毒。高致病性禽流感病毒目前只发现H5和H7两种亚型。由于种属屏障,既往禽流感的传染仅限于禽类,近十余年由于流感病毒基因重组,一些以往仅在禽间传播的高致病性禽流感病毒亚型或新形成的禽流感病毒亚型可以跨越

Notes

种属范围感染人类。禽流感病毒只在偶然的情况下感染人,可感染人的禽流感病毒有 H7N9、H5N1、H9N2、H7N2、H7N3、H7N7、H5N2、H10N7 等。不同亚型的禽流感病毒感染人类后可引起不同的临床症状,H9N2 和 H10N7 亚型患者通常仅有轻微的上呼吸道感染症状,部分患者甚至没有任何症状;H7N7、H7N2 亚型的患者主要表现为结膜炎;重症患者见于 H5N1、H7N9 亚型感染者。H7N9 是禽流感的一种亚型,该病毒为新型重配病毒,其内部基因来自于 H9N2 禽流感病毒。临床表现主要为典型的病毒性肺炎,病程早期均有高热(38℃以上)、咳嗽等呼吸道感染症状。起病 5~7 天出现呼吸困难、重症肺炎并进行性加重,部分病例可快速出现急性呼吸窘迫综合征、脓毒症、休克、意识障碍及急性肾损伤等。血常规检查重症患者多有白细胞总数及淋巴细胞减少,并有血小板降低。血生化检查多有肌酸激酶、乳酸脱氢酶、天门冬氨酸氨基转移酶、丙氨酸氨基转移酶升高,C 反应蛋白和肌红蛋白可升高。X 线见患者肺内出现片状影像,重症患者双肺呈多发毛玻璃影及肺实变影像,可合并少量胸腔积液。病变分布广泛,病理变化主要表现为肺水肿、透明膜形成和肺不张。病原学检测,在患者呼吸道标本(如鼻咽分泌物、口腔含漱液、气管吸出物或呼吸道上皮细胞内)可检测到 H7N9 禽流感病毒核酸或分离到 H7N9 禽流感病毒。

三、支原体性肺炎

支原体性肺炎(mycoplasmal pneumonia)是由肺炎支原体引起的急性间质性肺炎。各种支原体中仅肺炎支原体对人体致病,引起呼吸道感染。病原体常存在于带菌者的鼻咽部,主要经飞沫传染。支原体肺炎多发生于青少年,秋、冬季节发病较多。通常为散发性,偶可流行。患者起病较急,可有发热、头痛、全身不适等一般症状及剧烈咳嗽,咳少量黏痰。X 线显示肺部有形态多样的斑片状或网状浸润影,呈节段性分布。外周血白细胞计数轻度增高。痰、鼻分泌物及咽喉拭子培养出肺炎支原体可确诊。

【病理改变】　肺炎支原体可侵犯整个呼吸道黏膜和肺。常累及单侧一叶肺组织,下叶多见。病变多呈节段性分布。肉眼观:肺组织无明显实变,因充血而呈暗红色,气管及支气管内可有黏液性渗出物。镜下:呈非特异性间质性肺炎改变。肺泡间隔充血水肿,明显增宽,其间有多量淋巴细胞和单核细胞浸润,肺泡腔内仅有少量浆液、红细胞、巨噬细胞。小、细支气管壁及其周围组织也常有淋巴细胞、单核细胞浸润,重症病例上皮细胞变性、坏死、脱落,肺泡表面可有透明膜形成。

四、卡氏肺孢菌性肺炎

卡氏肺孢菌性肺炎(pneumocystis pneumonia)是由卡氏肺孢菌(*Pneumocystis carinii*)感染引起的间质性肺炎。此病是艾滋病患者最常见的机会性感染,也是恶性肿瘤患者化疗最主要的肺部并发症。肺孢菌过去一直被误认为是原虫,称为卡氏肺囊虫,但事实上它是一种真菌。

【病理改变】　本病的典型改变为间质内大量浆细胞和淋巴细胞浸润、弥漫性肺泡损伤及Ⅱ型肺泡上皮细胞增生。肺泡腔内充满大量特征性的泡沫状、嗜酸性渗出物,后者由大量免疫球蛋白及菌体构成,菌体呈小泡状。肺泡间隔及肺泡腔内可见大量浆细胞、巨噬细胞和淋巴细胞浸润,部分区域可见肉芽肿性病变。六胺银染色在泡沫样渗出物或巨噬细胞胞质中可见肺孢菌,为圆形或新月形,直径 5μm,局部染色较深的部分为厚的菌壁(图 9-19)。约 50% 患者可以通过肺灌洗液的病原体检

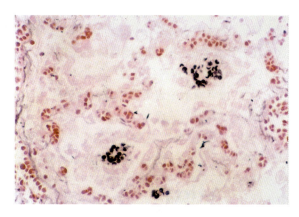

图 9-19　卡氏肺孢菌性肺炎
银染色见泡沫样渗出物中肺孢子菌的菌壁

Notes

查得到确诊。

临床上主要表现为发热、咳嗽、呼吸困难、缺氧等症状，一些患者症状很轻，而另一些患者进展迅速，可很快出现呼吸衰竭。

第四节　肺间质疾病

一、肺尘埃沉着症

肺尘埃沉着症（pneumoconiosis）简称尘肺，是因长期吸入有害粉尘并沉积于肺，引起以肺广泛纤维化为主要病变的肺疾病。本病伴有肺功能损害，为职业性肺疾病。根据沉积粉尘的化学性质，可将肺尘埃沉着症分为无机尘埃沉着症和有机尘埃沉着症。国内常见的是无机尘埃沉着症，主要有硅沉着症、石棉沉着症、煤沉着症等。有机尘埃沉着症多由真菌代谢产物或动物性蛋白质、细菌产物引起，如农民肺、棉尘肺、麦芽肺等。

（一）肺硅沉着症

肺硅沉着症（silicosis）简称硅肺（亦曾称矽肺），是因长期吸入含大量游离二氧化硅（SiO_2）粉尘微粒而引起的以硅结节形成和肺广泛纤维化为病变特征的尘肺。游离的二氧化硅存在于绝大多数的岩石中，尤其是石英，二氧化硅含量高达 97%~99%。长期从事开矿、采石、碎石作业，在玻璃厂、陶瓷厂、搪瓷厂工作的工人，可经常吸入二氧化硅粉尘，若防预措施不当，则有可能患肺硅沉着症。硅肺是尘肺中最常见、进展最快、危害最严重的一种。

【病因及发病机制】　硅肺的病因是吸入含游离二氧化硅的粉尘。硅肺的发病与石英的类型、粉尘中游离二氧化硅的含量、粉尘颗粒大小、接触时间、防护措施及呼吸道防御功能削弱等因素有关。硅尘颗粒愈小，在空气中的沉降速度愈慢，被吸入的机会也愈多。一般直径 >5μm 的硅尘被吸入后，通常可被呼吸道黏膜阻挡或通过黏液纤毛排送系统而咳出，不能进入肺内。<5μm 的硅尘颗粒则可被吸入肺内并沉积于肺间质而致病。尤其是 1~2μm 的硅尘颗粒致病力最强。少量硅尘颗粒被吸入肺后，可由巨噬细胞吞噬并带走。若吸入的硅尘量超出肺的清除能力，或肺的清除能力减弱，特别是气道的清除能力降低均可导致硅尘在肺内的沉积。

二氧化硅粉尘引起硅结节形成和肺间质弥漫性纤维化的机制尚未阐明。多数学者认为，硅尘被巨噬细胞吞噬后，硅尘表面的 SiO_2 与水作用形成硅酸，其羟基与细胞内次级溶酶体膜结构中的磷脂和蛋白质分子中的氢原子形成氢键，从而改变了溶酶体膜的稳定性和完整性，使膜的通透性增强，导致巨噬细胞溶酶体崩解，并释放出多种蛋白水解酶，使细胞崩解死亡，硅尘释放，又被其他巨噬细胞吞噬，如此反复。被激活的巨噬细胞可释放白细胞介素（IL）、肿瘤坏死因子（TNF）、纤维连接蛋白（FN）等，可引起肺组织的炎症，促进纤维母细胞增生和胶原形成，巨噬细胞增生聚集，最终导致肺纤维化。硅尘反复吸入、沉积，并被吞噬释放，使肺内病变不断进展加重，这也是患者脱离硅尘作业环境后肺部病变仍会继续发展的原因。

免疫因素在硅肺病变的发生上也具有作用，研究证实在硅结节玻璃样变的组织中，存在免疫球蛋白，患者血清中也可检出异常的抗体，进而推测 SiO_2 与血清蛋白结合成为抗原，缓慢刺激了抗体的产生，但尚缺乏直接证据。

【病理变化】　硅沉着症的基本病变是肺及肺门淋巴结内硅结节（silicotic nodule）形成和肺间质弥漫性纤维化。硅结节为境界清晰的圆形、椭圆形结节，直径 2~5mm，灰白色，质坚实，触之有砂粒感。随着病变的不断进展，硅结节逐渐增大或相互融合成团块状，中心常因缺血缺氧而发生坏死液化，形成硅肺性空洞（silicotic cavity）。镜下：硅结节的形成和发展过程大致可分为：①细胞性结节：为早期硅结节，由吞噬硅尘的巨噬细胞聚集在局部形成；②纤维性结节：由纤维母细胞、纤维细胞和胶原纤维组成，纤维组织呈同心圆状排列；③玻璃样结节：纤维性结节从中

Notes

心开始发生玻璃样变,最终形成典型的硅结节,硅结节由呈同心圆状或漩涡状排列的玻璃样变的胶原纤维构成(图9-20),结节中央往往可见内膜增厚的血管。病变肺组织除硅结节形成外,尚有不同程度的间质弥漫性纤维化。在血管、支气管周围及肺泡间隔纤维组织增生,多为玻璃样变的胶原纤维。此外,胸膜也因纤维组织弥漫增生而增厚,厚度可达 1~2cm。

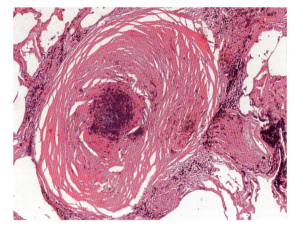

图 9-20　肺硅沉着症
硅结节由玻璃样变的胶原纤维构成

【硅肺分期及病变特征】　根据肺内硅结节的数量、分布范围和直径大小及肺纤维化程度,将硅肺分为三期。

Ⅰ期硅肺:硅结节主要局限于肺门淋巴结。近肺门肺组织中可见少量硅结节。此期肺组织内硅结节体积小,1~3mm,数量少。X线检查肺门阴影增大,密度增高,肺野内硅结节阴影主要分布在两肺中、下叶近肺门处。胸膜可有硅结节形成,但增厚不明显。肺重量、体积、硬度无明显改变。

Ⅱ期硅肺:硅结节体积增大,数量增加,可散布于全肺,但仍以中、下肺叶近肺门处为密集,总的病变范围未超过全肺的1/3。X线显示肺野内有多量直径 >1cm 的阴影。胸膜增厚。肺的重量、体积、硬度均有所增加。

Ⅲ期硅肺:硅结节密集且融合成肿瘤样团块。X线检查可见团块状硅结节阴影,直径可达2cm,团块状结节中央可有硅肺空洞形成。胸膜明显增厚。肺的重量、体积、硬度明显增加,浮沉实验全肺入水下沉。

【并发症】

1. **肺结核病**　硅肺患者易并发肺结核病,称硅肺结核病(silicotuberculosis)。硅肺结核病的发病率随病变的加重而增加,约 60%~70%Ⅲ期硅肺可并发肺结核病。硅肺与肺结核的病变可分别存在,亦可混合存在。硅肺并发肺结核的原因,可能是由于肺间质弥漫性纤维化使肺内淋巴和血液循环障碍及巨噬细胞的吞噬功能下降,降低了肺组织对结核菌的抵抗力。硅肺结核病的病变较单纯肺结核病变更重,发展更快,更易形成空洞,且空洞数量多,直径大,极不规则。

2. **肺源性心脏病**　晚期硅肺并发肺源性心脏病者颇多,据统计约占 60%~75%。硅结节内的小血管炎使血管腔狭窄甚至闭塞,肺间质弥漫性纤维化造成肺毛细血管床减少,加之肺组织缺氧引起的肺小动脉痉挛均可导致肺循环阻力增加,肺动脉高压,右心室肥厚。

3. **肺部感染**　由于硅肺患者抵抗力较低,易继发细菌、病毒感染和诱发呼吸衰竭。

4. **肺气肿和自发性气胸**　晚期硅肺患者常发生不同程度的阻塞性肺气肿。在胸膜下形成肺大泡,可因剧烈咳嗽等破裂引起自发性气胸。

(二)肺石棉沉着症

肺石棉沉着症也称石棉肺(asbestosis),是因长期吸入石棉粉尘而引起的以肺间质纤维化为主要病变的职业性尘肺。石棉是含有多种化学元素的硅酸盐复合物,具有高度的抗热性,被广泛用于隔热绝缘材料。石棉矿的开采及运输工人,石棉加工厂和石棉制品厂的工人长期在操作过程中吸入石棉粉尘而导致石棉肺。本病发病隐匿,患者逐渐出现咳嗽、咳痰、气急胸闷等症状,晚期因并发肺源性心脏病而出现右心室肥大。

【病因及发病机制】　石棉肺是由于石棉纤维沉积于呼吸细支气管和肺泡壁所致。石棉纤维的致病力与其吸入的数量、纤维大小、形状及溶解度有关。石棉纤维有螺旋形和直形两种。螺旋形纤维吸入后常可被呼吸道黏膜排出;直形纤维硬而易碎,在呼吸道穿透力较强,因而致病性亦较强。早期吸入的石棉纤维多停留在呼吸细支气管,仅部分抵达肺泡,穿过肺泡壁进入肺间质被巨噬细胞吞噬,并释放致炎因子和致纤维化因子,引起肺间质炎症和广泛纤维化。石棉纤维可直接刺激纤维母细胞合成并分泌胶原,形成纤维化。此外,石棉对肺组织中的巨噬细胞、肺泡上皮细胞、间皮细胞均有毒性作用,导致肺、胸膜的纤维化。

【病理变化】 石棉肺的病变特点是肺间质弥漫性纤维化,石棉小体形成及脏层胸膜肥厚,壁层胸膜形成胸膜斑。肺部病变以双肺下叶为著。肉眼观:病变早期,由于细支气管周围、肺泡壁、小叶间隔内纤维组织增生,使双肺下叶呈明显的纤维网状结构。晚期,由于肺间质广泛纤维化,使肺体积缩小,质地变硬。常因伴明显的肺气肿和支气管扩张,肺组织呈蜂窝状改变。胸膜明显增厚并有纤维性粘连,甚至形成胸膜斑(pleural plaques)。胸膜斑是指发生于壁层胸膜上的局限性纤维瘢痕斑块,境界清楚,凸出于胸膜,质地坚硬,呈灰白色,半透明。常位于两侧中、下胸壁。镜下:早期病变是由于石棉纤维刺激引起的脱屑性肺泡炎,肺泡腔内见大量脱落的Ⅱ型肺泡上皮细胞和巨噬细胞。肺间质内可见大

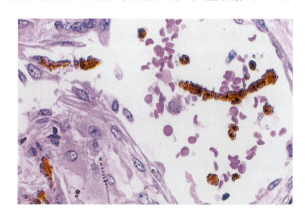

量淋巴细胞、单核细胞浸润。随后细支气管周围、肺泡间隔、小叶间隔内纤维组织增生,并发展成肺组织弥漫性纤维化。小动脉受累呈现闭塞性动脉内膜炎。在增生的纤维组织中可见多数石棉小体(图 9-21),石棉小体实际是表面有铁蛋白沉积的石棉纤维,石棉小体大小不等,黄褐色,分节状,两端膨大,中央为棒状,呈哑铃形。旁边有时可见异物巨细胞,普鲁氏蓝染色时小体常呈阳性铁反应。检出石棉小体是病理诊断石棉肺的重要依据。

图 9-21   石棉肺
增生的纤维组织及肺泡腔内见石棉小体

【并发症】

1. 恶性肿瘤 石棉肺易并发恶性胸膜间皮瘤和肺癌,亦有并发胃癌、喉癌的报道。石棉具有致癌性,据统计石棉肺并发肺癌者高达 12%~17%,尤其是并发恶性胸膜间皮瘤者更多见。

2. 肺结核及肺心病 石棉肺晚期肺组织广泛纤维化,肺小动脉内膜增厚、闭塞,肺循环阻力增加,肺动脉高压,故易发生肺源性心脏病和呼吸衰竭。此外,石棉肺合并肺结核病者约 10%,低于硅肺,且病情较硅肺轻。

二、肺 结 节 病

结节病(sarcoidosis)为一种可侵犯全身多系统的慢性疾病,其基本病变为形成非干酪样坏死性肉芽肿。该病多见于中、青年,女性稍高于男性,以肺、肺门淋巴结最常受累(超过 90%),也可累及浅表淋巴结、皮肤、眼、扁桃体、肝、脾、骨髓等处。多数患者肺部症状较轻,一般仅为干咳,少数可有呼吸困难、胸痛等。X 线的典型表现为弥漫性网状结节状浸润,偶可见大结节。绝大多数患者不经治疗可自行缓解。该病在欧美较多见,我国发病率较低。

【病因及发病机制】 结节病病因及发病机制目前尚不清楚。但多数学者认为细胞免疫反应在结节病的发病中起重要作用。结节病的特征性改变是活化的淋巴细胞(主要为 Th1 表型的T 细胞)和巨噬细胞在局部聚集。肉芽肿的形成和发展是由于各种细胞、细胞因子和化学因子相互作用的结果。研究表明结节性肉芽肿区域 $CD4^+/CD8^+$ 细胞比率(15:1)较非病变区(5:1)明显增加。在外源性或内源性致结节病的抗原刺激下,$CD4^+$ 辅助 T 细胞(Th1)在局部聚集,Th1细胞分泌细胞因子 IL-1、IL-2、IFN-γ(interferon-γ)等水平增强,从而引起 T 细胞增殖和巨噬细胞活化,并在局部释放 IL-8、TNF、MIP-1α(macrophage inflammatory protein 1α,MIP-1α)等细胞因子,

Notes

使淋巴细胞和单核细胞在病变局部浸润,形成肉芽肿。因此,IL-1、IL-2 在肉芽肿形成早期起重要作用。当病变局部 Th2 型 T 淋巴细胞增多时,预示疾病进展或纤维化。故 Th1 和 Th2 比率变化与肉芽肿形成及进展密切相关。肺泡巨噬细胞可释放高水平的 TNF,而气管肺泡液中 TNF 的水平常为疾病活动的标记。另外,由 Th1 细胞引起的 B 细胞活化,可导致高丙种球蛋白血症,它是活动性结节病的重要特征。

【病理变化】　肺结节病主要累及肺和肺门淋巴结,可单独或同时受累。肉眼常无明显改变。本病早期病变为单核细胞浸润伴纤维母细胞增生性的非特异性肺泡炎并逐渐发展为肺间质多发散在结节性肉芽肿,肉芽肿常沿胸膜、小叶间隔及支气管血管束分布。该肉芽肿为非干酪样坏死性肉芽肿,在病理形态上与结核性肉芽肿相似,但具有以下特点:肉芽肿大小较一致,境界清楚,少有融合;结节中心无干酪样坏死,多核巨细胞可为 Langhans 型,也可为异物型,结节周围浸润的淋巴细胞较少(图 9-22);随着病变的进展,细胞性肉芽肿可逐渐发生纤维化,纤维化常从周围开始并逐渐发展为洋葱皮样改变。巨细胞质中可见到星状体(asteroid body) 和 Schaumann 小体。星状体为胞质内透明区中含有的强嗜酸性放射状小体;Schaumann 小体是球形同心层状结构,其

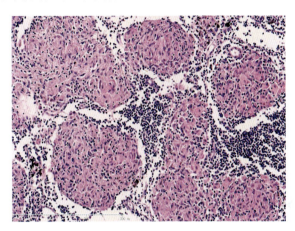

图 9-22　肺结节病
非干酪样坏死性肉芽肿结节大小较一致,中心无干酪样坏死

成分为含铁和钙的蛋白质。间质慢性炎症较轻,大部分病例间质纤维化并不明显,个别病例进行性肺纤维化可引起蜂窝样变。纤支镜下,在气管、支气管黏膜下看到肉芽肿结构对诊断本病具有重要意义。

三、特发性间质性肺炎

特发性间质性肺炎(idiopathic interstitial pneumonia,IIP)是一组弥漫性肺部损伤性疾病,是临床表现类似的肺间质性炎症性疾病的总称,其共同特征是伴有不同程度的肺间质炎症和纤维化。

IIP 在临床上比较少见,且各种类型的特征不同,因此临床上很容易漏诊或误诊。近年来该病的发病率有所增加,男性多于女性,多在 40~50 岁发病。以进行性呼吸困难为其突出症状,伴有干咳、杵状指、发绀,偶有血痰,部分患者可有盗汗、食欲不振、无力等症状。患者肺活量下降,肺功能降低。临床多呈慢性经过,持续进展,预后不良,目前无有效药物治疗,常因呼吸衰竭和心力衰竭而死亡,5 年生存率不足 50%。

【病因及发病机制】　本病确切的病因和发病机制不明,可能与自身免疫、遗传因素和病毒感染有关。

1. 自身免疫　本病常常与一些自身免疫性疾病,如类风湿性关节炎、硬皮病、系统性红斑狼疮等同时发生,而且在这些疾病中,肺部病变与 IPF 的病变极其相似。IPF 患者可出现高丙种球蛋白血症,主要表现为免疫球蛋白 IgG、IgM、IgA 的升高。部分患者可检出自身抗体(尤其是抗核抗体),类风湿因子升高。患者支气管肺泡灌洗液和血清中可检出免疫复合物(IgG- 抗原复合物及 IgM-C3b- 抗原复合物),循环中免疫复合物也可在肺泡毛细血管壁内沉积。免疫复合物激活肺巨噬细胞释放趋化因子,引起肺组织内中性粒细胞、单核细胞和嗜酸性粒细胞浸润,而且这些细胞能产生氧自由基,还能分泌一些蛋白酶,如胶原酶、弹性硬蛋白酶等引起肺组织损伤,巨

Notes

噬细胞还可产生纤维连接蛋白（fibronectin），促进纤维细胞增生，形成纤维化。

2. 遗传因素　本病有家族性，同家族的患者，尽管异地居住多年，仍可发生同样的疾病。遗传连锁的研究表明，家族性 IPF 发生的危险与免疫球蛋白的 γ 异型有关。此外，IPF 患者血清中 HLA-B8、HLA-B12、HLA-B15 和 HLA-DW3、HLA-DW6、HLA-DR2 抗原升高，提示本病发生与遗传因素有关。

3. 病毒感染　约 40% 患者症状发作时有流感样表现及胸部症状，也有证据表明患者发病前有病毒接触史。有学者报告，IPF 患者血清中 EB 病毒抗体增加，可测出病毒壳体抗原 IgA，提出 EB 病毒可能在 IPF 的发病中起重要作用。

IIP 各型的明确诊断依赖于临床资料、影像学和病理诊断，即临床 - 影像 - 病理诊断（clinic radiologic pathologic diagnosis，CRP 诊断）。由于不同的 IIP 类型对于糖皮质激素的疗效反应和预后不同，因此，应重视各种类型 IIP 的鉴别诊断。迄今为止 IIP 的分类和命名已经过 5 次修订，最为普遍接受的是 2002 年美国胸科协会 / 欧洲呼吸协会（ATS/ERS）的分类共识，将 IIP 分为 7 种类型。

（一）普通型间质性肺炎 / 特发性肺纤维化（usual interstitial pneumonia/idiopathic pulmonary fibrosis，UIP/IPF）

【病理变化】　大体：肺体积缩小，硬似橡皮。肺表面有大小不等的鹅卵石样囊肿凸出，切面见以两肺下叶为主的多发性灰白、坚实的肺实质纤维化，特征性地分布于胸膜下和小叶内间隔，状似蜂窝，故称蜂窝肺（honeycomb lung）。

镜下：主要特点是病变轻重不一，分布不一致，片状间质纤维化。早期病变为纤维母细胞小灶状增生，随着时间的延长，细胞逐渐减少，胶原逐渐增加。通常早期和晚期病变同时存在。在同一低倍视野内常可看到正常肺组织、纤维母细胞灶、胶原纤维和蜂窝变等改变。后期肺间质弥漫性纤维化，使肺组织结构严重破坏，肺泡明显减少、变形、闭锁。致密的纤维使肺泡壁塌陷，形成囊腔（蜂窝样纤维化）。纤维化区域由轻到中度的炎症，主要为淋巴细胞，少量浆细胞、中性粒细胞、嗜酸性粒细胞和肥大细胞（图 9-23）。可有鳞状上皮化生和继发性肺动脉硬化。

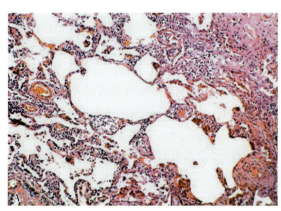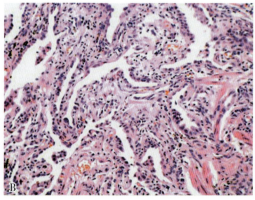

图 9-23　特发性肺纤维化
A. 肺间质局灶性纤维化和囊状改变；B. 肺间质弥漫性纤维化

【临床病理联系】　UIP 多见于 50 岁以上的男性。临床表现为进行性呼吸困难和干咳，绝大多数患者双肺底部可闻及吸气性爆破音。肺功能异常主要表现为通气功能障碍。目前对于 UIP 还缺乏有效的药物治疗。大多数 UIP 患者病情呈进行性发展，中位生存时间大约为 3 年。少数 UIP 患者出现急性呼吸道症状，其临床表现与急性间质性肺炎（AIP）相似，又称为急性恶化性 IPF 或急进性 UIP，急性恶化性 IPF 是 UIP 患者急性死亡的主要原因。

Notes

高分辨 CT（high-resolution computerized tomography，HRCT）表现为两肺野周边部（胸膜下）不规则的线性或网状阴影，以基底部最为多见，同时伴有肺结构改变。两肺基底部蜂窝样纤维化是 UIP 的影像学特征性病变。

（二）非特异性间质性肺炎（non-specific interstitial pneumonia，NSIP）

【病理变化】　NSIP 的病变呈片状或弥漫分布，组织学变化范围很广，分为富于细胞型、混合型和纤维化型 NSIP。富于细胞型 NSIP 最常见的病变是肺泡间隔内可见局灶性或弥漫性淋巴细胞、浆细胞和组织细胞浸润。在炎症区域还常可见到 II 型肺泡上皮细胞的增生；混合型 NSIP 表现为间质大量的慢性炎细胞浸润和明显的胶原纤维沉积；纤维化型以肺间质致密的胶原纤维沉积为特点，伴有轻微的炎症反应。在有些病例中，大量的纤维化可引起肺组织结构的重建，同时伴有肺泡上皮细胞的增生与支气管上皮细胞增生，但其与 UIP 不同的是，NSIP 的病变相对一致，肺间质出现相对一致的不同程度的炎症和纤维化，无正常肺组织存在，见不到新老病灶并存的现象（图 9-24）。

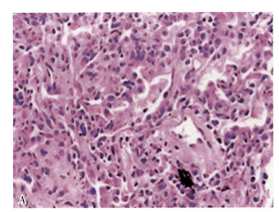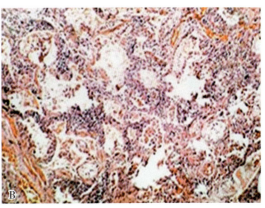

图 9-24　非特异性间质性肺炎（NSIP）

A. 细胞型 NSIP，肺间质内淋巴细胞浸润，肺泡上皮细胞增生；B. 混合型 NSIP，肺泡间隔中等量炎细胞浸润，肺泡间隔轻度纤维化

【临床病理联系】　NSIP 是第二大类常见的 IIP。NSIP 起病为亚急性，从出现症状到临床诊断很少超过一年，平均发病年龄 50 岁左右，女性稍多见。临床症状主要是呼吸困难和干咳，双下肺爆裂音，大约 1/3 患者有发热。HRCT 显示双下肺非特异性的毛玻璃样阴影、不规则条索和牵拉性支气管扩张。

NSIP 的预后较好。NSIP 中位生存时间超过 9 年，患者如仅发生少量纤维化，预后更好。有报道显示，富于细胞型 NSIP 的 5 年生存率为 100%，纤维化型为 90%。胸部 X 线多呈弥漫性双下肺实变、网状影或毛玻璃影。HRCT 显示广泛、片状、淡毛玻璃影和小实变区及网状变化。

（三）隐源性机化性肺炎（cryptogenic organizing pneumonia，COP）

【病理变化】　肺脏显示斑片状、界限不清结节状实变区，无瘢痕或蜂窝改变。病变由成纤维细胞组成的疏松结缔组织组成，堵塞细支气管，沿肺泡管和肺泡腔延伸，病变时相一致。间质有少量炎细胞浸润、II 型肺泡上皮细胞化生及肺泡巨噬细胞数量增加，部分肺泡腔内有泡沫状细胞聚集和少量纤维素渗出。正常肺泡结构保存相对完整。

【临床病理联系】　COP 平均发病年龄为 55 岁，男女性人群的发病大致相等。发病前常有流感样症状，临床表现为干咳和活动后呼吸困难。多数患者两肺中下部可闻及爆裂音，无杵状指。胸部 X 线显示双侧或单侧实变影，呈斑片状分布或以胸膜下显著。HRCT 表现为双肺实变影或不规则线性、条索状阴影。一般采用皮质激素治疗。

Notes

(四) 急性间质性肺炎 (acute interstitial pneumonia, AIP)

【病理变化】 两肺体积增大,重量增加,外观饱满,呈暗红色。早期 AIP 最显著的组织学特点是弥漫性肺泡损伤,肺泡上皮细胞坏死、脱落,或伴 Ⅱ 型肺泡上皮细胞增生,肺泡内透明膜形成(图 9-25)。晚期病灶逐渐机化,出现广泛纤维母细胞、肌纤维母细胞增生伴肺泡被覆上皮细胞的显著增生,使肺泡间隔增厚、变形。AIP 患者肺部病变均匀一致。细胞增生形成肺泡腔内息肉状突起,是本病显著的特征,少数肺泡腔内可见到残留的透明膜。肺泡壁小血管内可见纤维素性血栓(图 9-25),细支气管上皮的鳞状上皮化生也是急性肺损伤的主要表现和重要的诊断依据。部分 AIP 患者可出现局灶性胸膜下纤维化。

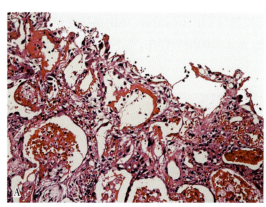
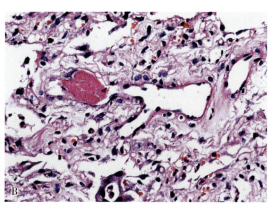

图 9-25 急性间质性肺炎(AIP)

A. AIP 弥漫性肺泡损伤并透明膜形成;B. AIP 小血管内透明血栓形成

【临床病理特征】 AIP 患者在发病初期表现为流感样症状,如喉咙痛、咳嗽、发热、寒战、身体不适、肌肉痛、关节痛等,继后出现典型的快速进行性呼吸困难和干咳。AIP 的发病无性别差异,发病年龄范围很广,可见于儿童,平均年龄为 55 岁。大多数患者表现为严重缺氧,需住院治疗和机械通气。

HRCT 显示两肺对称性的毛玻璃样改变和实性变的病灶。AIP 预后很差,急性死亡率高达 70%,甚至 100%。存活患者的表现也是多种多样,一部分人痊愈,一部分人多次复发,少部分人表现为持续性慢性间质性肺疾病。

(五) 呼吸性细支气管炎性间质性肺疾病 (respiratory bronchiolitis interstitial lung disease, RBILD)

【病理变化】 低倍镜下:病变以细支气管为中心呈斑片状分布。呼吸性细支气管、肺泡管及细支气管周围肺泡内见棕褐色的巨噬细胞聚集。该细胞的胞质丰富,胞质内含棕黄色的细颗粒(普鲁士蓝染色呈阳性反应)。细支气管黏膜下及其周围可见淋巴细胞和单核细胞浸润,细支气管周围轻微的纤维化,并延伸至邻近的肺泡隔,常伴随小叶中心性肺气肿。

【临床病理联系】 RBILD 主要见于 40~50 岁的吸烟者,几乎所有的患者都有严重的吸烟史。男性多见,男女性别比为 2∶1。大多数 RBILD 患者症状轻微。少数患者表现为呼吸困难、咳嗽及低氧血症,两下肺基底部可闻及捻发音。杵状指少见。

HRCT 显示小叶中心性结节影、斑片状毛玻璃阴影,气道壁的增厚。常见到肺上叶小叶中心性肺气肿。部分 RBILD 患者戒烟后或经皮质激素治疗后,上述 CT 表现可消失。

(六) 脱屑性间质性肺炎 (desquamative interstitial pneumonia, DIP)

早期的研究者认为,本病的基本病变是肺泡腔内充满大量脱落的肺泡上皮,而命名为 DIP。现在研究者证实肺泡腔内大量聚集的细胞是单核细胞,而不是肺泡上皮细胞,DIP 名称与本病的基本病变并不相符合,但至今仍沿用此名(图 9-26)。

Notes

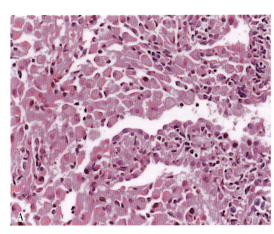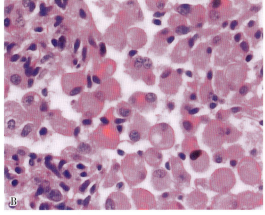

图 9-26　脱屑性间质性肺炎
A.肺泡腔内大量单核细胞聚集;B.显示肺泡腔内单核细胞(局部放大)

【病理变化】　DIP 的特征是双肺弥漫受累,肺泡腔内大量单核细胞聚集。肺泡间隔增宽,被覆立方状的肺泡上皮细胞,散在浆细胞、嗜酸性粒细胞浸润。DIP 与 RBILD 最主要的区别在于 DIP 的病变表现为肺部弥漫一致性的受累,缺少 RBILD 中细支气管中心性分布方式。DIP 气腔内单核细胞通常包含棕褐色的色素颗粒。DIP 通常可伴有肺气肿。

【临床病理联系】　DIP 主要发生于 40~50 岁的吸烟者,男性多见,男女比 2∶1。患者通常有呼吸困难、干咳等症状,持续数周到数月,甚至会进展到呼吸衰竭。大约一半左右的患者会有杵状指。肺生理学检查显示肺容量正常或轻微下降,肺弥散功能中等度下降。DIP 的预后较好。大多数患者戒烟后症状改善,10 年生存率约 70%。HRCT 检查显示斑片状毛玻璃样阴影,大多数位于两肺基底部。

(七)淋巴细胞性间质性肺炎(lymphoid interstitial pneumonia,LIP)

【病理变化】　LIP 表现为肺泡间隔增宽,弥漫性淋巴样细胞浸润,包括淋巴细胞、浆细胞和单核细胞,有时可见Ⅱ型肺泡上皮细胞增生和少量肺泡巨噬细胞增多。常可看到淋巴样滤泡,包括含生发中心的淋巴滤泡。部分病例可见到结构重建(包括蜂窝肺)和非坏死性肉芽肿。少数区域可见到肺泡间机化和单核细胞聚集。

【临床病理联系】　LIP 可发生于任何年龄,多数人在 50 岁左右确诊,女性多见。LIP 进展缓慢,病程常在 3 年以上,症状主要表现为逐渐加重的咳嗽及呼吸困难。偶尔可见发热、体重减轻、胸痛及关节痛。随病变进展,肺部可闻及啰音,部分患者可有淋巴结肿大,在合并有干燥综合征的患者中更为多见。胸部 X 线显示双肺基底部致密条纹状及粗网状结节影。

第五节　呼吸窘迫综合征

急性呼吸窘迫综合征

急性呼吸窘迫综合征(acute respiratory distress syndrome,ARDS)是指肺内、外严重疾病导致以肺毛细血管弥漫性损伤、通透性增强为基础,以肺水肿、透明膜形成和肺不张为主要病理变化,以进行性呼吸窘迫和难治性低氧血症为临床特征的急性呼吸衰竭综合征。ARDS 是急性肺损伤发展到后期的典型表现。该病起病急骤,发展迅猛,预后极差,死亡率高达 50% 以上。ARDS 曾有许多名称,如休克肺、弥漫性肺泡损伤、创伤性湿肺等,为了区别于原发性新生儿呼吸窘迫综合征,还曾称为成人呼吸窘迫综合征(adult respiratory distress syndrome,ARDS),实际上这

Notes

种综合征也可发生于儿童及青少年,故 1992 年美国胸科协会和欧洲加强护理医学学会联合建议用 acute 取代 adult,缩写仍用 ARDS。

【病因及发病机制】 ARDS 为多种疾病的合并症,与之相关的疾病包括严重休克、严重感染、严重创伤、弥漫性血管内凝血(DIC)、吸入刺激性气体和胃内容物、溺水、大量输血、急性胰腺炎、药物和麻醉品中毒及氧中毒等,ARDS 的发生可由多种原因复合存在所致。其发病机制尚未完全阐明。目前认为除与原发疾病有关外,炎细胞及其释放的炎症介质和细胞因子是导致肺毛细血管和肺泡上皮损伤的重要因素。内毒素是炎症介质和细胞因子释放的启动因子,它可诱导巨噬细胞释放 IL-8 等炎症介质,使血管内皮细胞表达白细胞黏附分子,并扩大血小板介导的嗜中性粒细胞反应,激活嗜中性粒细胞并使其在肺微血管内大量聚集渗出。激活的嗜中性粒细胞和巨噬细胞释放大量蛋白水解酶、氧自由基、花生四烯酸的代谢产物(如前列腺素、白细胞三烯、血栓素 A_2 等),引起肺泡毛细血管壁弥漫性损伤和通透性增强,发生肺水肿和纤维素渗出。Ⅱ型肺泡上皮细胞损伤,肺泡表面活性物质减少或消失,导致肺透明膜形成和肺萎陷。上述改变均可引起肺泡内氧弥散障碍,通气血流比值失调,发生低氧血症和呼吸窘迫。

【病理改变】 肉眼观:双肺肿胀,暗红色,表面湿润,可见局灶性实变区和肺萎陷区,肺重量增加,弹性减弱。镜下:ARDS 的主要病理变化是肺弥漫性充血、水肿,肺泡内透明膜形成和局灶性肺萎陷。早期肺泡壁毛细血管扩张、充血水肿,使肺泡间隔增宽,肺泡腔内浆液、嗜中性粒细胞和巨噬细胞渗出。在呼吸性细支气管、肺泡管、肺泡表面可见一层均匀红染的膜状物形成,即透明膜(图 9-27),后者是由渗出的血浆蛋白、纤维素及崩解的肺泡上皮细胞碎屑构成。此外肺内尚可见灶状出血、坏死及肺萎陷,微血管内可见透明血栓形成和白细胞阻塞现象。随着病程的进展,Ⅱ型肺泡上皮细胞增生,肺内渗出物和坏死物被机化,纤维

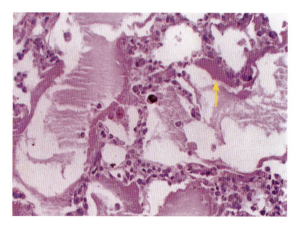

图 9-27 急性呼吸窘迫综合征
肺泡腔内可见粉染水肿液,肺泡表面见红染的透明膜(↑)

组织增生,最终导致弥漫性肺泡内和肺间质纤维化。部分病例可合并支气管肺炎和肺脓肿。

附:新生儿呼吸窘迫综合征

新生儿呼吸窘迫综合征(neonatal respiratory distress syndrome,NRDS)是指新生儿出现短暂的自然呼吸后,发生进行性呼吸困难、发绀等急性呼吸窘迫症状和呼吸衰竭。本病多见于早产儿、体重过低儿、过期产儿等。本病的发生有家族性倾向。发病急、死亡率高,其发病主要与肺发育不成熟、缺乏肺泡表面活性物质有关。

第六节 呼吸系统常见肿瘤

一、鼻 咽 癌

鼻咽癌(nasopharyngeal carcinoma,NPC)是鼻咽部上皮组织发生的恶性肿瘤。在我国属常见的恶性肿瘤之一,在头颈部恶性肿瘤中其发病率居首位。多见于广东、广西、福建、湖南、台湾、香港等地,特别是广东省珠江三角洲和西江流域发病率最高,有明显的地区多发性。男性患者为女性患者的 2~3 倍,多于 40 岁以后发病。临床上有涕中带血、鼻出血、鼻塞、耳鸣、听力减退、头痛、复视、颈部肿块等症状。

Notes

【**病因**】　鼻咽癌的病因迄今尚未明了。国内外多年的研究证实鼻咽癌可能与 EB 病毒感染、环境化学致癌物质和遗传因素有关。

1. **EB 病毒（Epstein-Barr virus，EBV）感染**　EBV 与鼻咽癌关系密切。资料显示 100% 鼻咽癌患者肿瘤中有 EB 病毒的基因组，主要表现在以下几个方面：①大部分 NPC 患者 EBV 抗体（IgA）水平增高；②全部肿瘤细胞均表达 EBV 的 DNA 和 RNA；③ NPC 患者鼻咽部癌前病变上皮 EBV 检测呈阳性，正常的鼻咽上皮呈阴性；④病毒基因插入的位点在同一肿瘤的所有癌细胞中均一致（克隆性），EBV 呈克隆性附加体的形式存在。上述结果表明 EB 病毒在鼻咽癌的发生发展中起重要作用。因此，1997 年国际癌症研究结构（IARC）认为已有足够的证据证明 EBV 为 NPC 的致癌因素。但是，EBV 是 NPC 的致病启动因素还是其他致癌物质的辅助因素，目前尚无定论。NPC 患者血清中有高效价的抗 EB 病毒各种抗原的抗体，尤其是病毒壳抗原的 IgA 抗体（VCA-IgA）阳性率达 97%，NPC 中 EBV 感染表现为两型潜在形式，分别表达潜在膜蛋白-1（LMP-1）和 EBV 编码的早期 RNA（EBER），原位杂交检测 EBER 及免疫组化检测 LMP-1 对确定 NPC 及转移性 NPC 的诊断均具有重要意义。

2. **环境致癌物质**　食物及环境中的亚硝胺类化合物与鼻咽癌发生有关系，我国学者曾用亚硝胺诱发出大鼠鼻咽癌，提示这类环境致癌物质可能是鼻咽癌的病因之一。

3. **遗传因素**　由于鼻咽癌发病高度集中在中国南方和非洲某些地区，高发区居民移居外地或国外，其后裔的发病率也远高于当地居民，且部分患者有明显家族发病史。说明遗传在鼻咽癌的发病中也有重要作用。

【**病理变化**】　鼻咽癌最常见于鼻咽顶部，其次为侧壁和咽隐窝，前壁最少见，有时可多发。大体类型：鼻咽癌可呈结节型、菜花型、黏膜下浸润型、溃疡型四种形态，其中以结节型最常见，其次为菜花型。早期局部黏膜粗糙，轻度隆起。黏膜下浸润型鼻咽癌局部黏膜可完好，癌组织在黏膜下浸润生长，以至于在原发癌未被发现前，已发生颈部淋巴结转移。

组织学类型：鼻咽癌绝大多数起源于鼻咽黏膜柱状上皮的储备细胞，该储备细胞是一种原始多潜能细胞，可分化为柱状上皮，也可分化为鳞状上皮。鼻咽癌目前尚无统一的病理学分类，2005 年 WHO 鼻咽癌分类主要为非角化性癌、角化性鳞状细胞癌和基底样鳞状细胞癌。现将组织学类型介绍如下。

1. **角化性鳞状细胞癌（keratinizing squamous cell carcinoma）**　也称高分化鳞状细胞癌，具有一般高分化鳞癌的特点。癌巢内细胞分层明显，可见棘细胞和细胞内角化，细胞间可见细胞间桥，癌巢中央可见大量角化珠。此型较少见，一般认为与 EBV 无关。

2. **非角化性癌（Non-keratinizing carcinoma）**　癌细胞形成大小不等、形状不规则的癌巢，癌细胞分层不明显，常无角化现象（图 9-28）。癌细胞呈多角形、卵圆形或梭形，胞质丰富，境界清楚，少数癌细胞尚可见细胞间桥。此型是鼻咽癌常见的一种类型，与 EBV 关系密切。

非角化性癌根据肿瘤细胞分化程度的不同分为两种亚型：

（1）未分化型：此型更常见，旧称泡状核细胞癌（vesicularnucleus cell carcinoma）或大圆形细胞癌。癌巢大小不等，形状不规则，与间质界限不很明显。癌细胞体积较大，胞质丰富，细胞境界不清呈合体状，核大，圆形或椭圆形，空泡状，核膜清楚，可见 1~2 个大核仁。癌细胞间可见大量的淋

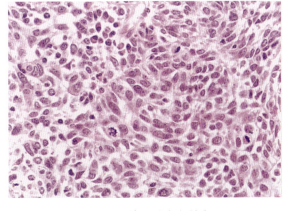

图 9-28　鼻咽非角化性癌
癌细胞分化差，无角化现象，易见到核分裂象

Notes

巴细胞浸润(图9-29)。

(2) 分化型:癌细胞较小,胞质少,呈圆形或短梭形,核仁常不明显,偶见角化细胞,癌细胞界限清楚,弥漫分布或呈铺路石状排列,无明显癌巢形成。此型易与恶性淋巴瘤或其他小细胞恶性肿瘤混淆,常需作免疫组化进行鉴别。

3. 基底样鳞状细胞癌(basal-like squamous cell carcinoma) 此型较少见,是一种侵袭性、低级别的鳞状细胞癌亚型,恶性程度较低,部分病例可发生颈部淋巴结转移。形态学与其他部位发生的此类肿瘤完全相同,组织学是由基底细胞样细胞

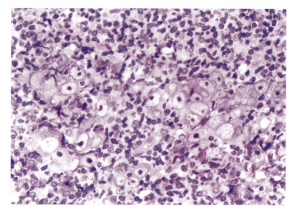

图9-29 鼻咽非角化性癌(未分化型)
癌细胞境界不清,核大,可见核仁,癌细胞间见淋巴细胞浸润

和鳞状细胞构成。基底细胞样细胞小,核浓染,无核仁,常呈栅栏状排列在癌巢周围,癌巢中央可见角化珠和鳞状细胞分化灶。

【扩散途径】

1. 直接蔓延 肿瘤向上扩展可侵犯并破坏颅底骨,以卵圆孔处被破坏最为多见。晚期可破坏蝶鞍,通过破裂孔侵犯Ⅱ~Ⅵ对颅神经,出现相应症状。肿瘤向下可侵犯口咽、腭扁桃体和舌根,向前可侵入鼻腔和眼眶,向后侵犯上段颈椎、脊髓,向外侧可侵犯耳咽管至中耳。

2. 淋巴道转移 鼻咽黏膜固有层有丰富的淋巴管,故本癌早期即可发生淋巴道转移。约半数以上鼻咽癌患者以颈部淋巴结肿大就诊。先转移到咽后壁淋巴结,再到颈深上及其他颈部淋巴结,极少转移到颈浅淋巴结,患者常在胸锁乳头肌后缘上1/3和2/3交界处出现无痛性肿块。颈部淋巴结转移常为同侧,其次为双侧,极少为对侧。

3. 血道转移 常转移到肝、肺、骨,其次为肾、肾上腺及胰腺等部位。

【临床病理联系】 鼻咽癌患者起病隐匿,早期症状不明显,无特异性,且原发癌病灶小,易被忽略或误诊。随着肿瘤的生长和浸润,出现鼻塞、鼻出血、涕中带血、头痛、耳鸣、听力减退等症状。侵犯颅底骨,压迫颅神经,出现视物模糊、面部麻木、复视、眼睑下垂、吞咽困难及软腭瘫痪等症状。颈交感神经受肿大的颈深上淋巴结压迫,可出现颈交感神经麻痹综合征。半数以上患者首诊症状为颈部肿块,在乳突下方或胸锁乳突肌上段前缘出现无痛性结节,故对颈部结节应高度重视并作病理活体组织检查。此外,血清学检查EB病毒VCA-IgA,原位杂交检测EBER,免疫组化检测LMP-1对鼻咽癌有一定的诊断意义。鼻咽癌的治疗及效果与其组织学类型有关,非角化性癌对放射治疗较敏感,但易复发。

二、喉 癌

喉癌(carcinoma of the larynx)是来源于喉黏膜上皮组织的恶性肿瘤。多见于中老年男性。本癌的发生与吸烟、酗酒、长期吸入有害物质及乳头状瘤病毒感染等因素有关。

【病理变化】 喉癌以声带癌最为多见,其次为声门上癌,声门下癌最少。肉眼观肿瘤可呈乳头状、疣状或菜花状隆起,也可在局部形成溃疡。

组织学上喉癌以鳞状细胞癌最常见,约占95%~98%,腺癌少见,约占2%。喉鳞状细胞癌依其发展程度可分为原位癌、早期浸润癌和浸润癌三种类型。原位癌较少见,经过一段时间可发展成浸润癌;早期浸润癌一般是由原位癌突破上皮基底膜向下浸润,并在固有层内形成癌巢;喉浸润癌绝大多数为高分化鳞癌,癌细胞可见不同程度的角化现象和细胞间桥,在癌巢中心可见角化珠,低分化鳞癌少见。有时肿瘤以梭形细胞为主,称为梭形细胞癌,癌细胞排列紊乱,不形

Notes

成癌巢,颇似肉瘤。疣状癌(verrucous carcinoma)属于喉浸润型鳞状细胞癌的一个亚型,较少见,占喉癌的 1%~2%,肿瘤向喉腔呈疣状生长,形成菜花样肿块。镜下多呈乳头状结构,为高分化鳞状细胞癌,可见不同程度的局部浸润,生长缓慢。

【扩散及转移】　喉癌向黏膜下浸润可扩散侵犯邻近的软组织和甲状软骨,向前侵犯甲状腺,向后累及食管,向下可蔓延至气管。喉癌一般转移发生较晚,多经淋巴道转移至颈部淋巴结,常见于颈总动脉分叉处淋巴结。血道转移少见,主要转移到肺、骨和肝。

三、肺　癌

肺癌(carcinoma of the lung)是常见的恶性肿瘤之一。近年来肺癌的发病率及死亡率在包括我国在内的世界上许多国家和地区呈明显的上升趋势,在我国城市人口中与某些发达国家整体水平一样,肺癌居常见肿瘤的首位,发病年龄多在 40 岁以上,高峰为 60~70 岁,近年来由于女性患者的增多,肺癌患者的男女比例在接近。

【病因】

1. **吸烟**　国内外大量研究及流行病学资料表明,肺癌的发病与吸烟有密切关系。日吸烟量越大、开始吸烟的年龄越早,患肺癌的危险性越大。尤其是鳞癌和小细胞癌与吸烟关系密切。烟雾中含有多种有害的化学物质,其中尼古丁、苯并芘等多环芳烃化合物、镍、砷等均与肺癌的发生有关。3,4- 苯并芘等多环芳烃化合物在芳烃羟化酶的作用下,转化为环氧化物,成为致癌物质,可与 DNA 结合,导致细胞的突变和恶性转化。由于体内芳烃羟化酶的活性不同,因而吸烟的致癌性存在着个体差异。

2. **大气污染**　工业废气、机动车排出的废气、家庭排烟均可造成空气污染,被污染的空气中含有苯并芘、二乙基亚硝胺等致癌物质。调查表明,工业城市肺癌发病率与空气中 3,4- 苯并芘的浓度呈正相关。

3. **职业因素**　长期从事放射性矿石开采、冶金及长期吸入有害粉尘石棉、镍及接触砷粉的工人,其肺癌发生率较高。

4. **分子遗传学改变**　各种致癌因素可引起细胞内多种基因的变化,从而导致细胞癌变。现在已知约 10~20 个基因参与肺癌的发生发展。*KRAS* 基因突变,特别是 12 和 13 密码子突变在大约 25% 的肺腺癌、20% 的大细胞癌以及 5% 的鳞癌中可出现,*KRAS* 突变与吸烟及腺癌的预后不良有关。小细胞肺癌主要与 *c-Myc* 基因活化有关,约 10%~40% 的小细胞癌有 *c-Myc* 过度表达,而其他类型则很少见。肺癌中抑癌基因的改变主要为 *P53* 和 *Rb* 基因。有 80% 小细胞癌和 50% 非小细胞癌有 *P53* 突变。*Rb* 基因突变见于 80% 的小细胞癌和 25% 的非小细胞癌。3p(3 号染色体短臂)缺失可见于所有类型肺癌,同时它也可见于正常上皮中。另外,原癌基因 *bcl-2* 在 25% 鳞癌和 10% 腺癌中有表达。偶见的肺癌家族聚集现象提示肺癌可能具有遗传易感性。

【组织发生】　绝大多数肺癌起源于支气管黏膜上皮,故肺癌实为支气管癌(bronchogenic carcinoma),少数源于支气管腺体和肺泡上皮。肺鳞状细胞癌主要起源于较大的支气管黏膜上皮,在致癌因子的作用下,经鳞状上皮化生、非典型增生、原位癌等阶段发展为浸润癌。肺腺癌来自支气管腺体、细支气管黏膜上皮、Ⅱ型肺泡上皮和 Clara 细胞。小细胞癌来源于支气管黏膜和腺体中的 Kultschitzky 细胞(嗜银细胞),属于神经内分泌肿瘤之一。

【病理改变】　大体类型:根据肺癌的发生部位将其分为中央型、周边型和弥漫型三种类型。

1. **中央型**　此型最常见。癌发生于主支气管和叶支气管等大支气管,从支气管壁向周围肺组织浸润、扩展,可形成结节或巨块。沿淋巴道蔓延至支气管肺门淋巴结,在肺门部融合成环绕支气管的巨大肿块,有的癌组织沿支气管分支由肺门向周边扩展(图 9-30)。中央型肺癌在组织学上以鳞状细胞癌和小细胞癌为主,腺癌则少见。

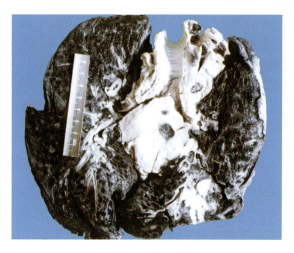

图 9-30 中央型肺癌
主支气管壁增厚,可见灰白色的癌组织

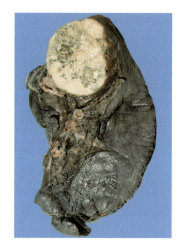

图 9-31 周围型肺癌
肿块呈结节状,位于肺叶的周边部

2. **周围型** 癌发生于段以下支气管,常在近胸膜的肺周边组织形成孤立的圆形或结节状癌结节,直径 2~8cm,与周围肺组织的界限较清楚,但无包膜(图 9-31)。此型肺癌淋巴道转移较中央型晚。周围型肺癌多为腺癌,其他组织学类型少见。

3. **弥漫型** 较少见。癌组织起源于末梢肺组织,弥漫浸润生长甚至全肺叶,肉眼见病变处弹性下降、密度增加,切面颇似大叶性肺炎之外观,内有多数粟粒大小的灰白色结节。弥漫型肺癌多为腺癌。

所谓隐性肺癌则指痰细胞学检查癌细胞阳性,临床和 X 线检查为阴性,手术切除标本经病理学检查证实为支气管黏膜原位癌或早期浸润癌,而无淋巴结转移者。

组织学类型:根据 WHO 的最新分类,将肺癌分为鳞状细胞癌、腺癌、大细胞癌、腺鳞癌、神经内分泌癌、肉瘤样癌、其他类型癌和唾液腺来源的癌等 8 个基本类型。每种类型的癌根据细胞形态的不同分为若干个亚型。以下重点介绍几种常见类型的肺癌。

1. **鳞状细胞癌** 约占肺癌的 20%~30%,为肺癌最常见的类型之一。肉眼多为中央型,约10% 为外周型。起源于段及段以上支气管。由支气管黏膜上皮经鳞状上皮化生恶变而来。患者多有吸烟史,常为老年男性。肿瘤生长相对缓慢,转移较晚。大体,质实,灰白,直径约 3~5cm,由支气管壁浸润致周围肺组织,切面由于常伴有出血、坏死,可见中央空洞形成。

组织学上鳞状细胞癌可分为角化型、非角化型和基底细胞样型。角化型常可见角化、角化珠形成或细胞间桥。非角化型鳞状细胞癌不仅无角化现象,其细胞间桥也很难见到,但癌细胞表达 CK5/6 和 p40。基底细胞样亚型是癌细胞较小、质少,似基底细胞样的形态,且癌巢周边的癌细胞呈栅栏状排列也是其特点之一。基底细胞样鳞状细胞癌与其他鳞状细胞癌亚型一样,也表达 CK5/6 和 p40。

2. **腺癌** 近年其发生率有不断上升的趋势,已接近或超过鳞状细胞癌(30%~ 40%),是女性肺癌最常见的类型,多为非吸烟者。肺腺癌多为周边型,常和胸膜纤维化及胸膜下瘢痕有关。过去认为这种肿瘤起源于陈旧性结核或坏死愈合后的瘢痕,但现在认为这些瘢痕的存在是对肿瘤间质胶原反应的表现。大体上多为 2~5cm 的不规则结节,切面灰白,部分因产生黏液而常有反光。中央型肺腺癌大多数在支气管内生长,并浸润支气管软骨。

根据 WHO 最新分类,腺癌的组织学类型主要分为微小浸润性腺癌和浸润性腺癌,后者又分为附壁生长型(lepidic)、腺泡型、乳头型、微乳头型、实体伴黏液分泌型和变异型腺癌(浸润性黏液腺癌、胶样癌、胎儿性腺癌、肠型腺癌)。诊断肺腺癌最为重要的免疫组化标记是 TTF-1 和 Napsin A。

Notes

微浸润腺癌(minimally invasive adenocarcinoma,MIA)为单发≤3cm,以 lepidic 生长为主的腺癌,其任何切面的最大浸润深度总是≤5mm,经完全切除后,患者疾病特异性生存率接近100%,与原位腺癌一样也分为黏液性和非黏液性 MIA 两种。当组织内出现了 lepidic 以外的组织学生长方式或亚型(腺泡样、乳头状、微乳头状和(或)实性生长)即可认为是出现了浸润性生长,表明瘤细胞已经浸润到含有肌纤维母细胞的基质中(图9-32)。而当肿瘤细胞进入到淋巴管、血管气腔或侵及胸膜或出现肿瘤性坏死时,即使肿瘤≤3cm,浸润深度≤5mm,也不能诊断为 MIA 而应诊断为浸润性癌。

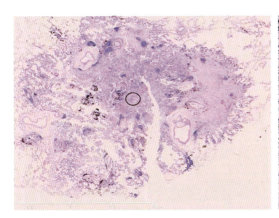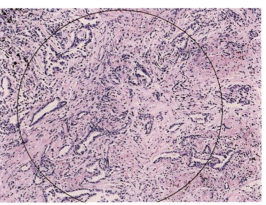

图9-32　肿瘤周围的癌细胞呈 Lepidic 样生长,中央瘢痕区内瘤细胞呈腺泡样结构,浸润性生长

沿肺泡壁生长为主型腺癌(lepidic predominant adenocarcinoma,LPA):该型腺癌绝大部分是非黏液性的腺癌,来源于中央气道上皮,癌细胞主要是沿着肺泡壁生长(图9-33),TTF-1 为阳性表达,与 *EGFR* 突变密切相关,术后5年生存率>75%。

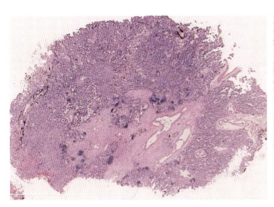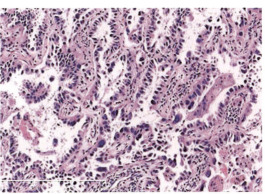

图9-33　LPA 型肺腺癌,癌细胞的异型性较大,为非黏液性,主要沿着肺泡壁生长,肺泡壁增宽,间质有浸润

浸润性黏液腺癌(invasive mucinous adenocarcinoma):异型性很小或无的黏液样瘤细胞主要沿着肺泡壁生长,可呈多中心性(图9-34),来源于末梢气道上皮,TTF-1 为阴性表达,与 *KRAS* 突变密切相关。

微乳头为主型腺癌(micropapillary predominant adenocarcinoma):癌细胞呈簇状、微乳头状生长,缺乏纤维血管轴心,可与肺泡壁相连或分离,悬浮于肺泡腔内(图9-35),常见脉管和间质浸润,砂粒体常见,预后很差,较早出现侵袭或转移。

伴有黏液形成的实性腺癌　是由缺乏腺泡、腺管和乳头结构的片状的多角形细胞组成,常有细胞内的黏液出现,在2个高倍视野内至少有5个或更多的黏液染色阳性瘤细胞的出现即可诊断此型腺癌(图9-36),此型是一种预后较差的低分化腺癌。腺泡为主型腺癌由立方或柱状瘤

Notes

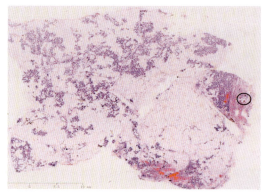
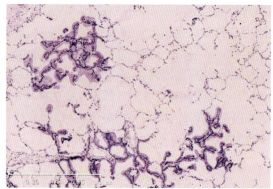

图 9-34　癌细胞为黏液型并沿着肺泡壁生长,细胞的异型性极小,可多中心生长,肺泡间隔一般不增宽,无炎细胞反应

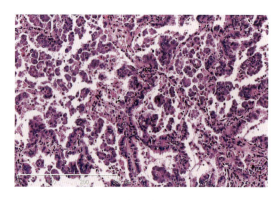
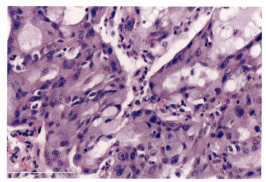

图 9-35　肿瘤内主要是瘤细胞构成的微乳头结构,瘤细胞呈簇状,中心无间质,塞满肺泡腔或悬挂在肺泡壁上,瘤细胞的异型性非常明显

图 9-36　伴有黏液形成的实性腺癌

细胞构成的腺泡或腺管。乳头状为主型腺癌由二级或三级含有血管和肌纤维母细胞的纤维血管轴心的表面覆有立方或矮柱状、黏液或非黏液的瘤细胞。胶样癌(包括黏液性囊腺癌)在黏液池中漂浮着含有黏液的肿瘤性上皮岛,或瘤细胞贴附在囊壁内。胚胎型腺癌的瘤细胞构成小管,细胞核上下可见糖原空泡,在管腔内可有类似于胚胎时的桑葚小体,间质疏松,似子宫内膜(图 9-37)。

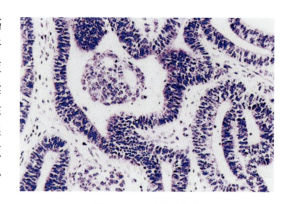

图 9-37　胚胎型腺癌

3. 神经内分泌细胞癌　包括了小细胞癌(复合性小细胞癌)、大细胞神经内分泌癌和类癌(典型类癌和不典型类癌)等型。

小细胞癌　约占原发性肺癌的 15%~20%,是肺癌中分化最低、恶性度最高的一种。生长迅速,转移早,5 年存活率仅 1%~2%。约 70% 患者首次就诊时已是晚期。此型与吸烟有明确关系,过去男:女之比为 10:1,现在为 2:1。此型肺癌对化疗及放疗较为敏感。大体:常为肺门周围结节,并伴有淋巴结转移。切面质软而白,常有出血和坏死,常沿支气管黏膜下蔓延呈圆周形。镜下:癌细胞小、圆形、卵圆形或短梭形,细胞质少或无,细胞一端稍尖,似燕麦,故也称燕麦细胞癌(oat cell carcinoma)。也可呈淋巴细胞样,但较淋巴细胞大,染色深,胞质少,形似裸核。核染色质呈细颗粒状,无核仁或少见,核分裂易见,≥21 个 /10HPF(high-power fields)。癌细胞常密集成群,呈巢状、小梁状,可见菊形团形成(图 9-38),有时癌细胞围绕小血管排列成假菊形团样结

Notes

构。小细胞癌具有神经内分泌功能,电镜下胞质内可见神经内分泌颗粒,能产生 5-HT、ACTH 等引起各种副肿瘤综合征,包括异位促肾上腺皮质激素综合征等。免疫组化除 CK 阳性外,TTF-1、CgA、Syn 和 CD56 阳性。

大细胞神经内分泌癌、类癌及不典型类癌参见第十五章第五节。

4. **大细胞癌**　大细胞癌是一种未分化的非小细胞癌,无鳞癌、腺癌和神经内分泌癌的细胞分化及结构特点,恶性程度高,生长快,转移早。其主要特点是癌细胞大,胞质丰富,细胞呈多角形,异型性明显,常有明显核仁,可出现畸形核,多核,可见瘤巨细胞(图 9-39),核分裂象 10 个以上 /10HPF。大细胞癌根据细胞来源、结构形态的不同分为五个亚型,分别是:大细胞神经内分泌癌、基底细胞样癌、淋巴上皮瘤样癌、透明细胞癌和伴有横纹肌样表型的大细胞癌。

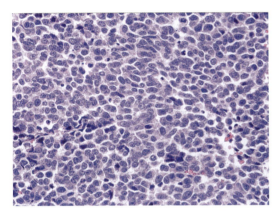

图 9-38　肺小细胞癌
癌细胞呈短梭形,排列成团(燕麦细胞癌)

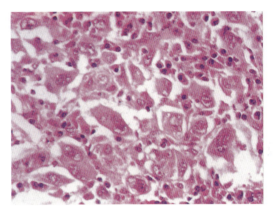

图 9-39　肺大细胞癌
癌细胞大,异型性明显,可见瘤巨细胞

5. **腺鳞癌**　是鳞癌和腺癌成分各占 10% 以上的癌,不管是以何种组织结构为主,均称为腺鳞癌。

6. **肉瘤样癌**　是一组分化差的,含有肉瘤或肉瘤样分化的非小细胞癌。有五个亚型:多形性癌、梭形细胞癌、巨细胞癌、肉瘤样癌和肺母细胞瘤。较为少见,分化差,预后不好。肿瘤细胞呈多样性,可同时含有梭形细胞、巨细胞、多形性细胞及鳞癌、腺癌等多种成分混杂在一起。转移灶通常也包含原发灶的两种成分。

7. **其他类型癌**　包括了淋巴上皮瘤样癌和 NUT- 癌(睾丸核蛋白阳性的癌),均为未分化的癌。前者与发生在鼻咽处的泡状核细胞癌类似,而后者为小、蓝、圆细胞,可有突然的角化现象出现,为表达睾丸核蛋白的一种中线癌。

8. **涎腺型癌**　包括了黏液表皮样癌、腺样囊性癌、上皮 - 肌上皮癌和多形性腺癌。主要发生于气管 / 支气管的黏膜腺体。

肺癌的发生是一个渐进的过程,一些肺癌的浸润前病变的发现就是一个很好的例证,如鳞状细胞癌的浸润前病变有鳞状上皮细胞的异性增生和原位癌;腺癌的浸润前病变有非典型腺瘤样增生(AAH)和原位癌;神经内分泌肿瘤的浸润前病变有弥漫性神经内分泌细胞增生和微小瘤等。

【扩散途径】

1. **直接蔓延**　中央型肺癌常直接侵入纵隔、心包及周围血管,沿支气管向同侧甚至对侧肺组织蔓延。周边型肺癌可直接侵犯胸膜、胸壁。

2. **转移**　沿淋巴道转移时,首先转移到肺门淋巴结,以后由支气管肺淋巴结进而转移到纵隔、锁骨上、腋窝、颈部淋巴结。血道转移常见于脑、肾上腺和骨。小细胞肺癌比鳞状细胞癌和腺癌更易发生血道转移。

Notes

【临床病理联系】 肺癌的临床症状因其发生部位、肿瘤大小、浸润转移范围而异。肺癌早期常无明显症状，以后常有咳嗽、咳痰带血、胸痛等症状，其中咯血较易引起患者的注意因而就诊。一半中央型肺癌临床症状出现较早，肿瘤压迫阻塞支气管可引起局限性肺萎陷或肺气肿、肺感染。侵及胸膜时可引起血性胸水，侵蚀食管可引起支气管 - 食管瘘。位于肺尖部的肺癌压迫或侵蚀颈交感神经及颈神经根引起 Horner 综合征，表现为病侧眼睑下垂，瞳孔缩小，胸壁皮肤无汗等交感神经麻痹综合征。肿瘤侵犯纵隔，压迫上腔静脉可引起上腔静脉综合征，表现为面部水肿及颈胸部静脉曲张。有异位内分泌作用的肺癌可引起副肿瘤综合征，尤其是小细胞癌，可因 5-HT（5- 羟色胺）分泌过多而引起类癌综合征，表现为支气管哮喘、心动过速、水样腹泻、皮肤潮红等。

肺癌的早期诊断可根据早期临床症状、影像学检查（X 线、CT、核磁共振）、痰细胞学检查及纤维支气管镜检查等确立诊断。肺癌的早期诊断是提高治疗效果的有效途径。对 40 岁以上的人群定期进行 X 线、CT 及痰脱落细胞学检查，是发现早期肺癌最简便易行的方法。

非小细胞肺癌的分子分型及临床意义

非小细胞肺癌（non-small cell lung cancer，NSCLC）约占肺癌总数的 85%~90%。NSCLC 中存在不同基因的突变，以这些突变基因进行分子分型，对于指导其个体化靶向治疗具有重要的意义。常见的有 *EGFR*（30%）、*KRAS*（4%）、*EML4-ALK*（2%~7%）和 *ROS1*（1%）等基因。而在肺腺癌中他们存在突变的几率则更高，应用石蜡包埋或新鲜的 NSCLC 肿瘤组织、淋巴结穿刺或针吸、血性胸水以及血液等样本，根据需要进行 *EGFR*、*KRAS* 和 *EML4-ALK* 等基因的检测，对指导 NSCLC 的用药及疗效评价和预后判断具有重要价值。

1. *EGFR* 基因突变检测　NSCLC 存在 *EGFR* 突变。不吸烟、女性、腺癌患者中比较多见，其突变率约在 50% 左右。突变主要集中在 *EGFR* 第 18 号外显子至 21 号外显子，其中 19 外显子 746-750 密码子的缺失突变（48%）和 21 外显子 858 密码子的点突变（43%）为主要突变类型。*EGFR* 突变型患者对使用酪氨酸激酶抑制剂如吉非替尼、盐酸厄洛替尼的疗效显著。常用的检测方法包括 DNA 测序、荧光原位杂交、扩增阻滞突变系统检测（amplification refractory mutation system，ARMS）、突变体富集 PCR（mutant-enriched PCR）等。也可应用突变型的特异型抗体通过免疫组化的方法进行筛选。

2. *KRAS* 基因突变检测　*KRAS*（Kirsten 大鼠肉瘤病毒转化基因）是 EGFR 信号通路上的关键基因，*KRAS* 基因突变主要集中在第 12、13 号密码子。*KRAS* 基因突变的患者接受 EGFR 单抗药物治疗的有效率低。常用的检测方法同上。

3. *EML4-ALK* 融合基因检测　间变型淋巴瘤受体酪氨酸激酶（anaplastic lymphoma receptor tyrosine kinase，ALK）位于 2p23，由 1620 个氨基酸组成。棘皮动物微管相关样蛋白 -4（echinoderm microtubule-associated protein-like-4，EML-4）位于 2p21，由 981 个氨基酸组成。EML4 的 5' 端与 ALK 的 3' 端通过倒位融合，即 inv(2)(p21p23)，能形成 *EML4-ALK* 融合基因 14 种变异体。*EML4-ALK* 是 NSCLC 发生发展独立和关键的分子靶点，可应用荧光原位杂交（FISH）及免疫组化或逆转录 PCR 法进行检测。存在 *EML4-ALK* 融合基因突变的肺腺癌，应用克唑替尼治疗效果较好。

4. *Ros1* 基因重排和 c-MET 扩增检测　Ros1 受体酪氨酸激酶基因重排是 NSCLC 的另外一个分子亚型。*Ros1* 基因重排可引起癌基因 *Ros1* 融合激酶的表达及对 Ros1 激酶抑制剂敏感性。非小细胞肺癌中有约 1%~2% 的病例出现 Ros1 基因重排。而 c-MET 的扩增同样会引起类似的效果。*Ros1* 基因重排和 c-MET 扩增的肿瘤也可以用克唑替尼（crizotinib）进行治疗。常用荧光原位杂交进行检测。

Notes

小　结

由于呼吸系统的部分器官直接与外部环境相通,且常受到循环系统和纵隔疾病的影响,是人体内最易患疾病的系统之一。炎症性疾病是呼吸系统各部位中最常见的疾病。大叶性肺炎多发生在青壮年人群,而支气管肺炎则最常发生在小儿和老年体弱人群中。由慢性支气管炎、支气管扩张症、哮喘和肺气肿等疾病构成的慢性阻塞性肺疾病(COPD)是造成通气、换气障碍,进一步引起肺心病的最重要的原因。尘肺和特发性间质性肺炎是引起肺组织广泛纤维化的重要疾病,前者虽可防,但潜伏期较长且易被忽略,后者的病因和发病机制尚不十分清楚,且缺少有效的治疗手段。鼻咽癌和肺癌均为我国的常见恶性肿瘤,尤其肺癌是恶性肿瘤引起死亡的第一大杀手。但肺癌的发生是一个渐进的过程,如鳞状细胞癌的浸润前病变有鳞状上皮细胞的异性增生和原位癌;腺癌的浸润前病变有非典型腺瘤样增生(AAH)和原位癌;神经内分泌肿瘤的浸润前病变有弥漫性神经内分泌细胞增生和微小瘤等。肺鳞状细胞癌可分为角化型、非角化型和基底细胞样型。肺腺癌分为微小浸润性腺癌和浸润性腺癌。肺的神经内分泌细胞癌包括了小细胞癌、大细胞神经内分泌癌和类癌。检测肺腺癌组织或细胞标本中 *EGFR*、*KRAS*、*EML4-ALK* 突变,*Ros1* 基因重排和 *c-MET* 扩增等对于个体化治疗具有重要意义。

(王恩华　李连宏)

主要参考文献

1. 王恩华. 病理学. 第 2 版. 北京:高等教育出版社,2008.

2. Kumar V, Abbas AK, Fauston N Robbins, et al. Pathologic basis of disease. 9th ed. Philadelphia:Elsevier Saunders,2015:669-726.

3. Travis WD, Brambilla E, Noguchi M, et al. The new IASLC/ATS/ERS international multidisciplinary lung adenocarcinoma classification. J Thorac Oncol,2011,6:244-285.

Notes

第十章 消化道疾病

消化系统由消化道(口腔、食管、胃、小肠、大肠及肛门)和消化腺(唾液腺、肝、胰及消化管的黏膜腺体)组成,有消化、吸收、排泄和解毒(如肝脏)以及内分泌等功能。消化系统是体内易发生疾病的部位,各系统疾病中消化道疾病最多。食管癌、胃癌和结直肠癌是我国常见的恶性肿瘤。此外外科急腹症中的阑尾炎、胆囊炎、胆石症、急性胰腺炎等也是消化系统的常见病(参见第十一章肝脏、胆道及胰腺疾病)。

第一节 消化道非肿瘤性疾病

一、食　管　炎

食管炎是指由任何原因引起的食管黏膜的炎症,常由感染性病原体和化学性因素引起。病原菌包括细菌、病毒和真菌等,其形态学特征与其他部位相应病原体引起的感染相同。感染性食管炎虽可发生于健康的个体,但多见于免疫抑制的患者。化学性因素包括酒精、腐蚀性酸和碱(常见于自杀)、过热的食品、重度吸烟、细胞毒性抗癌药治疗和尿毒症患者。食管炎也可见于放射性损伤、全身性移植物抗宿主反应、自身免疫性疾病、类天疱疮和大疱性表皮松解症时脱屑性皮肤病、Crohn病等。尽管原因很多,但在人群中最常见的应属反流性食管炎。

1. **反流性食管炎**　反流性食管炎(reflux esophagitis)又称胃食管反流性疾病(gastroesophageal reflux disease)。

【病因和发病机制】　此病因功能性或器质性疾病引起胃内容物流入食管下段,导致食管黏膜损伤而引起的炎症,因此本质上属于化学性因素引起的食管炎。临床上有吞咽困难、心窝部烧灼感、时有酸性物质反流的感觉,也可有呕血、黑便。临床症状的严重程度与食管炎的组织学改变和组织学改变的程度相关。

【病理变化】　在胃镜下或大体上,反流性食管炎的改变与病因、持续时间和病程的长短有关,但大多仅见局部充血。没有并发症的反流性食管炎组织学上有三个特征:①鳞状上皮层内有炎症细胞浸润;②基底细胞增生,可占上皮总厚度的20%以上;③固有膜乳头延长,可延至上皮层的上1/3。固有膜毛细血管充血。上皮层嗜酸性粒细胞浸润是反流性食管炎的早期改变,此时可没有基底细胞增生。在继发溃疡时上皮层可有中性粒细胞浸润。在长期慢性的病例可形成 Barrett 食管。

2. Barrett 食管　Barrett 食管是食管远端黏膜的鳞状上皮被化生的胃肠腺上皮所替代。这种化生的腺上皮可异型增生进而可形成腺癌,癌变率可达 10%。一般认为 Barrett 食管发生腺癌的危险性与其病灶的大小有关,2cm 以上的 Barrett 黏膜其癌的发生率较对照人群高 30~40 倍。

【病因和发病机制】　胃食管反流是 Barrett 食管形成的主要原因。约有 10%~12% 的胃食管反流患者发生 Barrett 食管。其他慢性活动性食管炎长期作用也可引起 Barrett 食管。Barrett 食管黏膜上皮癌变的机制尚不清楚,但已证明在这些上皮中已有分子遗传学的改变,包括 *P53* 基因的突变和过度表达。

【病理变化】　大体:Barrett 黏膜区可见橘红色、天鹅绒样不规则形病变,在灰白色正常食管黏膜的背景上呈补丁状分布,可继发有糜烂、溃疡、食管狭窄和裂孔疝。

光镜:Barrett 食管黏膜由类似胃黏膜或小肠黏膜的上皮细胞和腺体所构成。Barrett 黏膜的柱状上皮细胞兼有鳞状上皮和柱状上皮细胞的超微结构和细胞化学特征。腺体排列紊乱,常有腺体扩张、萎缩和程度不同的纤维化及炎症细胞浸润。局部黏膜肌层常增厚(图 10-1)。组织学上柱状上皮间有肠杯状细胞就可以确立诊断。

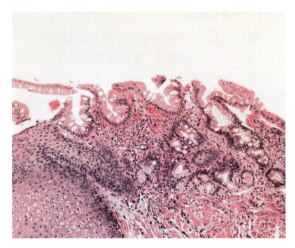

图 10-1　Barrett 食管
食管下段黏膜(距胃贲门 5cm)鳞状上皮为柱状上皮取代(化生),间质有炎细胞浸润(切片由浙江大学医学院附属第一医院滕晓东医师提供)

二、胃　炎

胃炎(gastritis)是胃黏膜的炎症性病变,可分为急性胃炎、慢性胃炎和特殊类型胃炎。急性胃炎以中性粒细胞浸润为病变特征,而慢性胃炎则以淋巴细胞和浆细胞浸润为特征,同时又伴有肠上皮化生和胃黏膜腺体的萎缩。胃炎的诊断存在两种相反的情况:一方面在患者主诉有上腹不适而没有明确胃炎证据的情况下,医生就轻易地诊断为"胃炎",另一方面慢性胃炎患者绝大多数无症状而没有得到及时的诊断和治疗。

胃炎的发生是由于正常胃黏膜的保护屏障和屏障破坏因素的平衡受到破坏而发生(详见后述)。急性胃炎常有明确的病因,慢性胃炎的病因和发病机制较复杂,许多细节还不清楚,其病理变化多样。

(一)急性胃炎

【病因和发病机制】　急性胃炎原因很多,如过量服用非固醇类抗炎药(nonsteroidal anti-inflammatory drugs,NSAIDS),特别是阿司匹林(aspirin);过度饮酒、重度吸烟、抗癌药治疗、尿毒症(uremia)、全身性感染;应激性反应,如创伤、烧伤、外科手术等;缺血和休克、服强碱或强酸(自杀)、胃部辐射或冻伤;胃镜等引起的机械性损伤;胃远端切除后含胆汁的十二指肠液反流对残胃的损伤等。有些急性胃炎原因不明,称特发性胃炎(idiopathic gastritis)。

【病理变化】　习惯上根据病因和病变的不同将急性胃炎分为以下四种类型。

1. 急性刺激性胃炎(acute irritated gastritis)　主要因暴饮暴食所致,胃黏膜充血、水肿,有时糜烂(erosion)。常有胃黏膜分泌亢进,故有急性卡他性胃炎(acute catarrhal gastritis)之称。胃黏膜糜烂是指胃黏膜表面上皮坏死脱落,导致黏膜表面缺损,但这种缺损在黏膜肌层以上,与胃溃疡不同。胃黏膜糜烂一般都伴有急性炎症细胞浸润和纤维素性脓性渗出物形成。

2. 急性出血性胃炎(acute hemorrhagic gastritis)　严重的刺激性胃炎可合并胃黏膜出血和轻度的坏死。本病的发生主要与服用某些非固醇类抗炎药物,如水杨酸制剂和过量饮酒有关。

Notes

同时有糜烂和出血的急性胃炎有文献称之为急性糜烂性胃炎（acute erosive gastritis）。

3. 腐蚀性胃炎（corrosive gastritis）　由于咽下强酸、强碱或其他腐蚀性化学物引起。胃黏膜坏死、溶解，病变多较严重。可累及深层组织甚至穿孔。

4. 急性感染性胃炎（acute infective gastritis）　少见，可由金黄色葡萄球菌、链球菌或大肠杆菌等化脓菌经血道（败血症或脓毒血症）或胃外伤直接感染，可引起急性蜂窝织性胃炎（acute phlegmonous gastritis）。

（二）慢性胃炎

慢性胃炎（chronic gastritis）通常指胃黏膜的慢性非特异性炎症。

【病因和发病机制】　慢性胃炎常见原因包括：①幽门螺杆菌（*Helicobacter pylori*，*H. pylori*）慢性感染；②长期的慢性刺激：如急性胃炎多次发作、喜食热烫或刺激性食物，长期过度饮酒或吸烟，滥用 NSAIDS 等；③自身免疫性损伤（autoimmune injury）；④含胆汁的十二指肠液反流对胃黏膜损伤，特别是胃窦切除患者的残胃等。

幽门螺杆菌是一种 3.5μm×0.5μm 大小的革兰氏阴性杆菌，基因具有明显的多态性。其基因组约 165 万碱基对，编码 1500 个蛋白质。细菌通过其产生的黏附素（adhesin）黏附到胃上皮细胞表面，利用其运动能力、分泌的尿素酶（urease）、功能性 Cag A（cytotoxin associated gene A）和 VacA（vacuolating cytotoxin gene A）基因产物和其他一些物质而致病。*H. pylori* 主要定植于胃型上皮，如胃黏膜、十二指肠黏膜的胃型上皮化生区、食管的胃型上皮化生区（Barrett 食管）。此菌常见于黏膜表面或胃小凹内，它不侵入黏膜内腺体，在肠上皮化生区也无此细菌（图 10-2）。一般认为 *H. pylori* 检出率的峰值年龄在 60~70 岁。*H. pylori* 的感染率存在明显的地区差异，并与经济条件、生活习惯和年龄有关。发达国家健康人群 *H. pylori* 的携带率一般低于 30%，发展中国家一般在 50%~70% 左右。我国 50%~70% 的儿童和成人感染 *H. pylori*。目前认为 *H. pylori* 感染与慢性胃炎、消化性溃疡有关。与胃癌和胃恶性淋巴瘤的发生可能有一定关系。流行病学提示以下可能性：即 *H. pylori* 感染→慢性胃炎→胃黏膜萎缩→肠上皮化生→上皮内瘤变→胃癌。*H. pylori* 感染刺激炎症性细胞因子前体产生而引起胃炎或者细菌直接损伤胃上皮而继发引起炎症，但许多问题还有待证实。

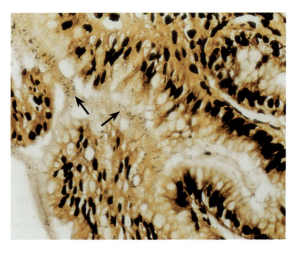

图 10-2　幽门螺旋杆菌
Warthin-Starry 银染示幽门螺杆菌呈黑色弯曲棒状（箭头），黏附于胃黏膜（胃小凹）表面，不侵入固有腺体。细胞核亦为黑色（切片由浙江大学医学院第一附属医院王丽君医师提供）

【分类】　慢性胃炎的分类很多，临床上采用比较多的是悉尼分类。依据病变发生的部位、引起的原因和形态学特征，将慢性胃炎分为自身免疫性胃炎（A 型胃炎），Hp 感染性胃炎（B 型胃炎）和化学损伤性胃炎（C 型胃炎）（表 10-1）。

表 10-1　慢性胃炎的类型

类型	病因	发病机制	幽门螺杆菌检出率（%）
A	？	自身免疫	6~16
B	幽门螺杆菌	细菌感染	90
C	胆汁反流	化学损伤	10
	酒精，NSAIDS 等		

Notes

A 型胃炎又称自身免疫性胃炎,占慢性胃炎的 10% 左右。胃液内和血清抗内因子抗体阳性,抗壁细胞抗体阳性。胃酸分泌明显降低,维生素 B_{12} 吸收障碍。血清胃泌素水平增高。A 型胃炎主要累及胃体,常伴有恶性贫血。绝大多数 A 型胃炎的胃窦黏膜有神经内分泌细胞的增生。如慢性萎缩性胃炎的病变仅限于胃体就可以诊断为 A 型胃炎,这型胃炎可出现于自身免疫性疾病。

H. pylori 感染性胃炎可分为两型:一型是以胃窦为主的胃窦炎,这型胃炎产酸增加,因此十二指肠溃疡的发生率增加;另一种是全胃炎,伴胃酸分泌减低,胃癌的危险性增加。这种差异的机制不清。IL-1β 是胃酸分泌的强烈抑制剂。*H. pylori* 感染后 IL-1β 产生高的患者倾向于形成全胃炎,其余则以胃窦炎为主。病理形态学上,上皮内中性粒细胞浸润和上皮下浆细胞浸润是 Hp 感染性胃炎的特征。

化学损伤性胃炎又称 C 型胃炎、反应性胃炎(reactive gastritis)和化学性胃病(chemical gastropathy),主要见于各种原因引起的胆汁反流和服用 NSAIDS。局部的辐射损伤和胃黏膜灌流区动脉插管化疗引起的损伤等也归入此类。化学损伤性胃炎其病变可见各种慢性胃炎的改变,但一般炎症细胞浸润程度轻,没有 Hp 存在。

【病理变化】　慢性胃炎分慢性萎缩性胃炎和慢性非萎缩性胃炎,慢性非萎缩性胃炎相对以前病理学上描述的慢性浅表性胃炎,具有特殊病理特征的一些病变和肥厚性胃病,本书将其归入特殊类型胃炎。

1. 慢性浅表性胃炎(chronic superficial gastritis)　慢性浅表性胃炎是胃黏膜活检中最常见的疾病之一,其检出率可达 20%~40%。病变以胃窦部为最常见,呈局灶性或弥漫性,表现为一般炎症的充血、水肿。有时可见散在糜烂和出血。组织学上,病变以黏膜浅层炎症细胞浸润及固有腺体保持完整为特点。浸润的炎细胞主要为淋巴细胞和浆细胞。一般炎症累及黏膜浅层的固有膜,严重者可达深层。根据炎症细胞的浸润深度可分三级。轻度者仅累及黏膜浅 1/3 层,中度者为 1/3~2/3,重度者则超过 2/3。

2. 慢性萎缩性胃炎(chronic atrophic gastritis)　慢性萎缩性胃炎一般由慢性浅表性胃炎发展而来,多见于中年以上患者。病变也以胃窦部最常见。

胃镜下及大体可见胃黏膜明显变薄,呈灰白或灰黄色。黏膜皱襞减少变浅,甚至消失,黏膜光滑。黏膜下血管分支清晰可见,有时可见出血和糜烂。镜下主要表现为:①炎症累及黏膜全层,浸润的炎症细胞主要为淋巴细胞和浆细胞,并常有淋巴滤泡形成;②胃黏膜固有腺体萎缩,壁细胞和主细胞明显减少,甚至消失。根据腺体萎缩的程度,慢性萎缩性胃炎分轻、中、重三级。轻度指固有腺体 1/3 萎缩,如 2/3 以上腺体萎缩则为重度,介于两者之间为中度;③腺上皮化生,可见肠上皮化生和假幽门腺化生,以肠上皮化生为常见。病变区胃黏膜上皮被肠型腺上皮替代,出现吸收细胞、杯状细胞及潘氏(Paneth)细胞(图 10-3),有时还可见黏膜表面形成绒毛状结构。

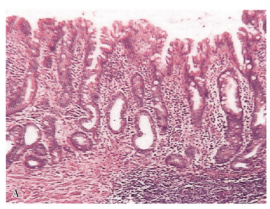
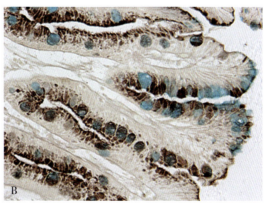

图 10-3　慢性萎缩性胃炎及肠化

A.慢性萎缩性胃炎;B.Ⅱb 型不完全化生　爱显蓝 - 高铁二胺染色)

肠上皮化生可分为完全型化生和不完全型化生。完全型化生又称Ⅰ型化生或小肠型化生。不完全型化生又称Ⅱ型化生，又可分胃型化生（Ⅱa型）和结肠型化生（Ⅱb型）。

完全型化生与小肠上皮相似，含有吸收细胞、杯状细胞和潘氏细胞。吸收细胞管腔面有特殊的刷毛缘（纹状缘），PAS染色刷毛缘呈阳性，杯状细胞分泌唾酸黏液。Ⅱa型不完全化生的柱状细胞像胃的腺窝上皮细胞，分泌中性黏液，杯状细胞分泌唾酸黏液。Ⅱb型不完全化生的柱状细胞分泌硫酸黏液，杯状细胞分泌唾酸黏液。黏液的分型可用组织化学方法进行（表10-2）。一般认为Ⅱb型（结肠型）化生与胃癌的关系较密切。

表 10-2 肠化生特殊染色分型法

类型	特殊染色
Ⅰ型完全型化生	杯状细胞 AB(+)，刷状缘 PAS(+)，HID(−)
Ⅱa 型不完全化生	杯状细胞 AB(+)，柱状细胞 PAS(+)，HID(−)
Ⅱb 型不完全化生	杯状细胞 AB(+)，柱状细胞 HID(+)

组化染色：高铁二胺（HID），爱显蓝（AB），雪夫（PAS）

假幽门腺化生常与肠上皮化生伴随出现，系由胃底腺中的壁细胞和主细胞消失并被黏液分泌细胞所取代的结果。

（三）特殊类型的胃炎

特殊类型的胃炎（specific forms of gastritis）主要有以下类型。

1. **淋巴细胞性胃炎**（lymphocytic gastritis）　胃黏膜表面上皮和腺窝上皮内有大量成熟的T淋巴细胞，绝大部分是CD8+的抑制性T细胞。

2. **嗜酸性胃炎**（eosinophilic gastritis）　胃壁全层有大量嗜酸性粒细胞浸润，主要改变在胃窦部。患者外周血嗜酸性粒细胞和血清IgE升高，其发生可能与过敏有关。固醇类激素治疗有效。临床上多见于中年妇女，主要症状为腹痛，常有幽门梗阻症状。儿童中见到的过敏性胃肠病（allergic gastroenteropathy）时嗜酸性粒细胞浸润仅限于黏膜层，可资鉴别。

3. **肉芽肿性胃炎**（granulomatous gastritis）　其病理特征是黏膜内的上皮样肉芽肿形成，可见于 Crohn 病、结节病（sarcoidosis）、感染（结核病、组织胞浆菌病等）、全身性血管炎或胃黏膜异物。

4. **疣状胃炎**（gastritis verrucosa）　胃黏膜呈现大小不等的多发性糜烂、凹陷，其周围黏膜隆起，形如痘疹。病变多位于胃窦部。本病原因不明。

5. **肥厚性胃病**（hypertrophic gastropathy）　又称肥厚性胃炎（hypertrophic gastritis）。病变常发生于胃底和胃体，黏膜层增厚，皱襞肥大加深似脑回。镜下改变在不同亚型表现不同。黏膜固有层内炎症细胞浸润不明显。肥厚性胃病可分以下 3 种亚型：①Ménétrier 病：由转化生长因子 α（TGFα）过量分泌引起的罕见疾病。黏膜黏液细胞过度增生而腺体萎缩。因此这种患者由于大量黏液分泌而致蛋白大量丢失，导致低白蛋白血症（hypoalbuminemia）。胃腺体萎缩而致低酸或无胃酸，该病多见于中年男性；②肥厚性高分泌性胃病（hypertrophic hypersecretory gastropathy）：以主细胞和壁细胞增生为特征。此类患者可因大量胃酸分泌而继发溃疡形成；③继发于胃泌素大量分泌的胃腺体增生（gastric gland hyperplasia secondary to excessive gastrin secretion）：这种情况见于胃泌素瘤（gastrinoma），即 Zollinger-Ellison 综合征。

三、消化性溃疡

消化性溃疡（peptic ulcer）又称慢性消化性溃疡（chronic peptic ulcer）或称消化性溃疡病（peptic ulcer disease）。临床上，患者有周期性上腹部疼痛、反酸、嗳气等症状。病理学上，以胃或十二指肠黏膜形成慢性溃疡为主要表现。一般十二指肠溃疡较胃溃疡多见,前者占70%,后者仅占25%,两者并存的复合性溃疡约占5%。

【病因和发病机制】 胃、十二指肠溃疡病的病因和发病机制还未完全明了,目前认为主要与胃液的消化作用、幽门螺杆菌感染和神经内分泌功能失调有关。

正常情况下,胃、十二指肠黏膜表面具有一层主要由黏液构成的覆盖膜,以防止胃液对正常黏膜的消化作用。胃液的消化作用与黏膜屏障功能处于动态平衡,一旦这种平衡破坏就可引起黏膜损伤而导致溃疡形成(图10-4)。当然黏膜完整性的维持还与许多因素有关,如内源性前列腺素、黏膜血流、NO、热休克蛋白等。

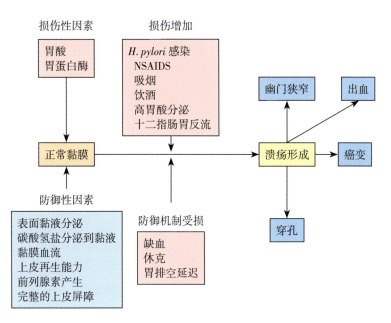

图 10-4 消化性溃疡的成因

H. pylori 与胃疾病有明确的关系。在胃镜检查中,慢性胃炎、胃溃疡中 *H. pylori* 的检出率分别为63.6%、71.9%。十二指肠溃疡的检出率几乎是100%。实验证明,*H. pylori* 感染有促进胃黏膜 G 细胞增生和胃泌素分泌的作用,导致胃酸分泌增加。这种作用 CagA+ 菌株比 CagA- 菌株的作用更强。95% 的十二指肠溃疡患者的 *H. pylori* 为 CagA+ 菌株。体外实验发现 *H. pylori* 易于黏附到表达 O 型血抗原的细胞,这是否与 O 型血人群胃溃疡发病率高于其他血型人群有关有待进一步确认。

迷走神经的过度兴奋、肾上腺皮质激素的分泌过度等均与溃疡病的发生有关,因此长期的精神因素刺激致大脑皮质的高级神经活动障碍可成为溃疡病或溃疡不愈的原因。

【病理变化】 胃溃疡多位于胃小弯近幽门部。溃疡通常圆形或椭圆形。多为一个,偶可有两个以上,直径多在 2cm 以内(图10-5)。溃疡边缘整齐,底部平坦,深浅不一。较浅者仅累及黏膜下层,深者可深达肌层或浆膜层。溃疡于贲门侧较深,作潜掘状,在幽门侧较浅,呈阶梯状。因此,

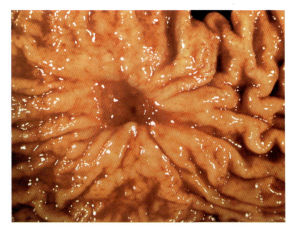

图 10-5 胃消化性溃疡(大体)

Notes

切面呈典型的斜漏斗状。溃疡周边黏膜皱襞常向溃疡处集中，似轮辐状。

光镜：慢性溃疡底部从表层到深层可分为四层：①炎症渗出层：以中性粒细胞为主的炎症细胞浸润和渗出的纤维素为主；②坏死层：主要由坏死的细胞碎片组成；③肉芽组织层；④瘢痕层（图 10-6）：瘢痕层内的中小动脉常呈增殖性动脉内膜炎，管壁增厚，管腔狭窄，常有血栓形成。由于这种血管改变，致使局部血供不良，所以慢性溃疡一般难以愈合。另外溃疡底部神经细胞及神经纤维常发生变性和断裂，有时断端神经纤维呈小球状增生（创伤性神经瘤），这是溃疡病疼痛的主要原因。

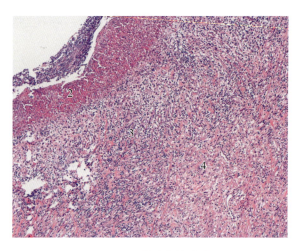

图 10-6　胃消化性溃疡

溃疡深达肌层，由内而外分四层：1. 炎性渗出物（白细胞、纤维素等）；2. 坏死组织；3. 较新鲜之肉芽组织；4. 肉芽组织移行为陈旧瘢痕组织

十二指肠溃疡多发生于十二指肠球部前壁或后壁。溃疡一般较小，直径多在 1cm 以内，其形态特点与胃溃疡相似。

【并发症】　多数溃疡可通过适当治疗和调理治愈，部分可出现并发症。

1. 出血（hemorrhage）　溃疡底部的毛细血管破裂而致少量出血在溃疡患者较为常见，实验室检查可示大便潜血阳性。少数患者可因较大血管被侵蚀破裂致大出血。临床上可出现呕血及黑便，严重时因失血性休克而危及生命。

2. 穿孔（perforation）　溃疡穿透浆膜时可发生穿孔。这时胃或十二指肠内容物流入腹腔，可引起急性弥漫性腹膜炎。患者剧烈腹痛，严重者可发生休克。位于后壁的溃疡如穿透较慢，穿孔前已与邻近器官如肝、胰等粘连，称为穿透性溃疡，可形成局限性腹膜炎。

3. 幽门狭窄（pyloric stenosis）　由于局部炎症性充血、水肿以及炎症刺激引起的幽门括约肌痉挛和溃疡处结缔组织增生所致的瘢痕收缩均可造成幽门狭窄。临床上患者主要症状为反复呕吐，胃内容物潴留。

4. 癌变　胃溃疡癌变率约 1%，十二指肠溃疡几乎不发生癌变。

【临床病理联系】　上腹痛、反酸、嗳气是溃疡病的常见症状。上腹部出现周期性疼痛是溃疡病的主要临床表现。胃溃疡的疼痛出现在餐后半小时至两小时之内，下次餐前消失。十二指肠溃疡患者在餐后 3~4 小时，即胃排空时发生疼痛，进餐后缓解，即所谓"空腹痛"。

四、阑　尾　炎

阑尾炎（appendicitis）是一种常见病。临床上主要表现为右下腹部疼痛、体温升高、呕吐和血中性粒细胞增多等。根据病程分为急性和慢性两种。

【病因和发病机制】　细菌感染和阑尾腔的阻塞是阑尾炎发病的两个主要因素。阑尾是一条细长的盲管，管腔狭窄，易潴留来自肠腔的粪便及细菌。阑尾壁富有神经装置（如肌神经丛等），阑尾根部并有类似括约肌的结构，故受刺激时易于收缩使管腔更为狭窄。阑尾炎因细菌感染引起，但无特定的病原菌。在阑尾黏膜发生损害之后，腔内细菌侵入阑尾壁而引起阑尾炎。有 50%~80% 的阑尾炎病例伴有阑尾腔阻塞。阑尾腔可因粪石、寄生虫等造成机械性阻塞，也可因各种刺激引起阑尾挛缩，致使阑尾壁的血液循环障碍造成黏膜损害，有利于细菌感染而引起阑尾炎。

Notes

【病理变化】

急性阑尾炎有三种主要类型

(1) 急性单纯性阑尾炎(acute simple appendicitis):病变以阑尾黏膜或黏膜下层较重。阑尾轻度肿胀、浆膜面充血、失去正常光泽。黏膜上皮可见一个或多个缺损,并有中性粒细胞浸润和纤维素渗出。黏膜下各层有炎性水肿。

(2) 急性蜂窝织炎性阑尾炎(acute phlegmonous appendicitis):或称急性化脓性阑尾炎,常由单纯性阑尾炎发展而来。阑尾显著肿胀,浆膜高度充血,表面覆以纤维素性渗出物。镜下,可见炎性病变呈扇面形由表浅层向深层扩延,直达肌层及浆膜层(图10-7)。阑尾壁各层皆为大量中性粒细胞弥漫浸润,并有炎性水肿及纤维素渗出。阑尾浆膜面为渗出的纤维素和中性粒细胞组成的脓苔所覆盖,即有阑尾周围炎及局限性腹膜炎的表现。

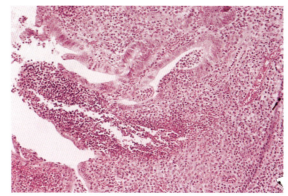

图 10-7　急性蜂窝织性阑尾炎

(3) 急性坏疽性阑尾炎(acute gangrenous appendicitis):是一种重型的阑尾炎。阑尾因内腔阻塞、积脓、腔内压力增高及阑尾系膜静脉受炎症波及而发生血栓性静脉炎等均可引起阑尾壁血液循环障碍,导致阑尾发生坏死。此时,阑尾呈暗红色或黑色,常出现穿孔,引起弥漫性腹膜炎或阑尾周围脓肿。

【并发症】 急性阑尾炎经过外科治疗,预后良好。只有少数病例因治疗不及时或机体抵抗力过低,出现并发症或转变为慢性阑尾炎。

并发症中主要为阑尾穿孔引起的急性弥漫性腹膜炎和阑尾周围脓肿。有时因并发阑尾系膜静脉的血栓性静脉炎,细菌或脱落的含菌血栓可循门静脉血流入肝而形成肝脓肿。如果阑尾近端发生阻塞,远端常高度膨胀,形成囊肿。其内容物可为脓液(阑尾积脓)或为黏液(阑尾黏液囊肿 mucocele)。

慢性阑尾炎多为急性阑尾炎转变而来,也可开始即呈慢性经过。主要病变为阑尾壁的不同程度纤维化及慢性炎症细胞浸润等。临床上有时有右下腹疼痛。慢性阑尾炎有时也可急性发作。

五、炎症性肠病

Crohn 病和溃疡性结肠炎发生的原因均不明,且有许多共同的临床特征,如均呈慢性经过、反复发作等,因此统称为炎症性肠病(inflammatory bowel disease,IBD)。IBD 可见于任何年龄,其发生可能与遗传、肠道菌群和(或)宿主免疫反应异常等因素有关。

(一) Crohn 病

Crohn 病是一种病因未明的主要侵犯消化道的全身性疾病。早在 1932 年 Crohn 等就对其病变进行了描述。病变主要累及回肠末端,其次为结肠、近端回肠和空肠等处,消化管的其他部位均可见病变。统计分析提示,约 40% 的病例病变仅累及小肠,30% 病变限于结肠,30% 的病例病变同时见于小肠和结肠。典型的病例病变呈节段性,故又有局限性肠炎(regional enteritis)之称。临床主要表现为腹痛、腹泻、腹部肿块、肠溃疡穿孔、肠瘘形成及肠梗阻等症状。

【病理变化】 肉眼观,病变常呈节段性,病变之间的黏膜正常。病变处肠壁增厚、变硬,肠黏膜高度水肿,皱襞呈块状增厚如铺路石。黏膜面有纵行溃疡并发展为裂隙,重者可引起肠穿孔及瘘管形成。病变肠管因纤维化而狭窄,并易与邻近肠管或腹壁粘连。肠壁可黏合成团,颇

Notes

似回盲部增殖型结核。

镜下:本病的病变复杂多样,裂隙状溃疡表面覆以坏死组织,其下肠壁各层组织中可见大量淋巴细胞、单核细胞及浆细胞浸润(穿壁性炎症)。肠黏膜下层增厚、水肿,其中有多数扩张的淋巴管。有的部位黏膜下淋巴组织增生并有淋巴滤泡形成。50%~70% 的病例在肠壁内见有上皮样细胞、多核巨细胞形成的肉芽肿。肉芽肿中心不发生干酪样坏死(图 10-8),据此可与结核性肉芽肿鉴别。慢性病例肠黏膜上皮可发生异型增生并进而发生癌变。年龄性别匹配的对照分析发现 Crohn 病患者胃肠道癌发生率高 5~6 倍,但比溃疡性结肠炎低。

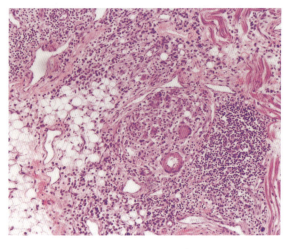

图 10-8　Crohn 病

小肠壁(浆膜)内非干酪样坏死性肉芽肿,由上皮样细胞、多核巨细胞及增生的纤维母细胞组成,周围有淋巴、浆细胞浸润,肉芽肿中心无干酪样坏死

(二) 溃疡性结肠炎

溃疡性结肠炎(ulcerative colitis)也是一种原因不明的慢性结肠炎症,可累及结肠各段,偶见于回肠。本病也常伴有肠外免疫性疾病。目前多认为溃疡性结肠炎是一种自身免疫性疾病,但具体机制仍不清楚。

本病多见于中青年,男女均可发病。临床上有腹痛、腹泻、血性黏液便等症状,发作和缓解交替进行,持续数年甚至数十年。

【病理变化】 最初结肠黏膜充血并出现点状出血,黏膜隐窝有小脓肿形成。脓肿逐渐扩大,局部肠黏膜表层坏死脱落,形成表浅小溃疡并可累及黏膜下层。溃疡可融合扩大或相互穿通形成窦道。病变进一步发展,肠黏膜可出现大片坏死并形成大的溃疡。残存的肠黏膜充血、水肿并增生形成息肉样突起,称假息肉。假息肉细长,其蒂与体无明显区别。有时溃疡穿通肠壁引起结肠周围脓肿并继发腹膜炎。病变局部的结肠可与邻近腹腔器官发生粘连。

镜下:早期可见肠黏膜隐窝处有微小脓肿形成,黏膜及黏膜下层可见中性粒细胞、淋巴细胞、浆细胞及嗜酸性粒细胞浸润,继而有广泛溃疡形成(图 10-9)。溃疡底部有时可见急性血管炎,血管壁呈纤维素样坏死。溃疡边缘假息肉形成处的肠黏膜上皮可见有异型增生。晚期病变区肠壁有大量纤维组织增生。

【并发症】 本病除上述的结肠周围脓肿、腹膜炎外,在暴发型病例,结肠可因中毒丧失蠕动功能而发生麻痹性扩张,称中毒性巨结肠(toxic megacolon)。

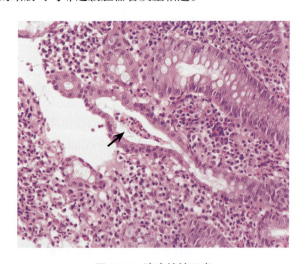

图 10-9　溃疡性结肠炎

结肠黏膜弥漫性炎细胞浸润,可见隐窝脓肿形成(箭头),并有黏膜表浅糜烂

溃疡性结肠炎可并发结直肠癌。目前认为该并发症与溃疡性结肠炎的病程长短和病变范围有关。病程大于 10 年者,估计患结直肠癌(colorectal cancer)的危险性是 0%~3%,而病程大于 20 年及 30 年者,患结直肠癌的可能性分别增加到 12%~15% 和 50%。病变广泛的溃疡性结肠炎超过 10 年的患者,其结

Notes

直肠癌发生危险性较一般人群高数倍。对于病变局限且间隙性发作者,患结直肠癌的危险性较小。有重度异型增生的溃疡性结肠炎演变为结直肠癌的机会约为50%,但无异型增生的溃疡性结肠炎也可并发结直肠癌。溃疡性结肠炎相关结直肠癌(ulcerative colitis associated colorectal cancer,UCACRC)在病理特征和发生的分子机制方面有别于散发性结直肠癌(sporadic colorectal cancer)。UCACRC具有以下五个特点:①多发性;②病灶呈扁平浸润灶,边界不清楚;③低分化腺癌及黏液腺癌多见;④发病年龄较轻,UCACRC平均发病年龄为30余岁,而散发性结直肠癌平均为50余岁;⑤不同肠段发生率相似。

六、菌群失调性肠炎

又名抗生素性肠炎(antibiotic associated enteritis),多因长期使用广谱抗生素造成肠道菌群失调所致。绝大多数病例并不严重,停用抗生素后病情好转。少数病例出现严重结肠炎,伴有腹泻、脱水以致死亡。病原可能非单一因素。过去认为抗药性金黄色葡萄球菌为主要的病原体,以后则认为病原菌是一种梭状芽孢杆菌(Clostridium difficile)该菌在正常情况下存在于肠腔内,当菌群失调时则出现异常增生,其毒素可引起肠黏膜上皮细胞变性坏死。其毒素A和B调节细胞信号传导通路诱导细胞因子产生并引起宿主细胞凋亡。坏死的肠黏膜与渗出的纤维蛋白形成假膜而成为假膜性肠炎。肠的各段均可受累。表现为肠壁充血水肿,常见出血、黏膜表面坏死和假膜形成。假膜脱落后,可形成表浅而不规则的溃疡。肠腔扩张,腔内充满液体,可致水样腹泻、脱水和休克。

七、缺血性肠病

缺血性肠病(ischemic bowel disease)是因肠壁缺血、乏氧,最终发生梗死的疾病。起初是缺血性,后续缺血再灌注损伤。本病多见于患动脉硬化、心功能不全的老年患者。病变多以结肠脾曲为中心,呈节段性。因为脾曲是肠系膜上动脉和肠系膜下动脉的交接点。造成结肠缺血的直接原因多为肠系膜动、静脉,特别是肠系膜上动脉因粥样硬化或血栓形成引起的血管闭塞及狭窄。心力衰竭、休克引起血压降低等因素引起肠局部供血不足也可成为发病原因。

病变早期肠黏膜及黏膜下层出现出血及水肿,黏膜呈暗红色。伴随病程的进展及病变的加重,表层黏膜坏死、溃疡形成。病变严重者肠壁全层坏死(透壁性梗死),甚至引起肠壁破裂、腹膜炎、休克而致死。梗死面积小者可不穿透肠壁,局部发生纤维化。病变自愈后可因瘢痕形成引起肠狭窄。

第二节　消化道肿瘤

一、食　管　癌

食管癌(carcinoma of esophagus)是由食管黏膜上皮或腺体发生的恶性肿瘤。全世界每年约40万人死于食管癌,其中一半是中国人。国内食管癌高发区为:太行山区、苏北地区、大别山区、川北地区、闽粤交界(潮汕地区)与新疆哈萨克。男性发病较高,发病年龄多在40岁以上。临床上主要表现为不同程度的吞咽困难,故祖国医学称本病为"噎嗝"。

【病理变化】　食管癌以食管中段最多见(50%),下段次之(30%),上段最少(20%)。可分为早期和中晚期两类。

1. 早期癌　此期临床上尚无明显症状。钡餐检查,食管基本正常或管壁轻度局限性僵硬。病变局限,多为原位癌或黏膜内癌,也有一部分病例癌组织侵及黏膜下层,但未侵犯肌层,无淋巴结转移。如及时手术5年存活率在90%以上,预后较好。有文献报道,早期癌如累及固有膜

Notes

约有 5% 的病例有淋巴结的转移。如侵犯黏膜下层则淋巴结转移达 35%。WHO 将这种肿瘤限于黏膜层或黏膜下层的癌,不论是否有淋巴结转移,均称为表浅性食管癌。早期因症状不明显常难诊断。有可疑症状出现时,可通过食管拉网脱落细胞学检查,检出癌细胞确诊。

2. 中晚期癌   又称进展期癌。此期患者已出现临床症状,如吞咽困难等。肉眼形态可分为 4 型(图 10-10)。

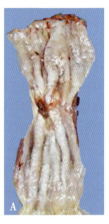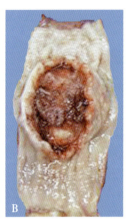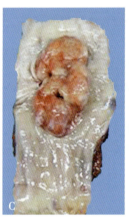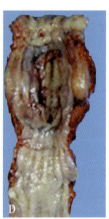

图 10-10   食管癌大体类型
A. 缩窄型;B. 溃疡型;C. 蕈伞型;D. 髓质型

(1) 髓质型:肿瘤在食管壁内浸润性生长,使食管壁均匀增厚,管腔变窄。切面癌组织为灰白色,质地较软似脑髓组织,表面可形成浅表溃疡。

(2) 蕈伞型:肿瘤为卵圆形扁平肿块,如蘑菇状突入食管腔内。

(3) 溃疡型:肿瘤表面形成溃疡,溃疡外形不整,边缘隆起,底部凹凸不平,深达肌层。

(4) 缩窄型:癌组织在食管壁内浸润生长,累及食管全周,伴有管壁纤维组织显著增生,形成明显的环形狭窄,近端食管腔明显扩张。

光镜:组织学上有鳞状细胞癌、腺癌、小细胞癌、腺鳞癌(adenosquamous carcinoma)等类型。国人以鳞状细胞癌最多见,约占食管癌的 90% 以上,腺癌次之(5%~10%)。欧美以腺癌为主。大部分腺癌的发生与 Barrett 食管有关,极少数来自食管黏膜下腺体。

【扩散】

1. 直接浸润   癌组织穿透食管壁直接侵入邻近器官。如肿瘤侵及邻近器官,淋巴结转移率达 80%。食管上段癌可侵入喉部、气管和颈部软组织;中段癌多侵入支气管、肺;下段癌常侵入贲门、膈、心包等处。受浸润的器官可发生相应的并发症,如大出血、化脓性炎及脓肿、食管-支气管瘘等。侵入食管黏膜下层的癌细胞可通过淋巴管网在管壁内扩散,在远离原发灶(可达 8cm)的黏膜下形成微小转移癌灶。因此应仔细检查两侧切缘。

2. 淋巴道转移   癌细胞沿食管淋巴引流途径转移。上段癌常转移到食管旁、喉后、颈部及上纵隔淋巴结;中段癌多转移到食管旁及肺门淋巴结;下段癌常转移到食管旁、贲门及腹腔淋巴结,有 10% 的病例也转移到颈深淋巴结和上纵隔淋巴结。

3. 血道转移   主要见于晚期患者,以转移至肝及肺为最常见。

附:

贲门癌(gastric cardiac cancer)指发生在胃贲门部(食管胃交界线下约 2cm 范围内)的癌。最近 WHO 将其独立命名为胃食管交界部癌。在我国食管癌高发区贲门癌也高发,流行病学资料显示中国食管癌高发区食管癌与贲门癌的比例约为 2:1。传统上国人称食管癌其实常包含贲门癌,后按解剖部位将其归入胃癌。它是胃癌的特殊类型,应与食管下段癌区分,但又与其他

Notes

部位的胃癌不同。但贲门癌具有自己的解剖学组织学特性和临床表现,相对独特的诊断和治疗方法以及较差的外科治疗效果。

二、胃　癌

胃癌(gastric carcinoma)是消化道最常见的恶性肿瘤之一。在亚洲、北欧、南美等地区的许多国家,胃癌的发病率和死亡率居各类肿瘤之首。在我国不少地区的恶性肿瘤死亡统计中,胃癌居第一位或第二位。胃癌好发于 40~60 岁,男女比约为 2∶1~3∶1。好发于胃窦部,尤以胃小弯侧多见(约占 75%)。临床表现为食欲缺乏、胃酸缺乏、贫血以及上腹肿块等。

【病因和发病机制】　恶性肿瘤的发生是环境和遗传因素相互作用的结果。胃癌的发生可能主要与环境因素有关。胃癌的发生有一定的地理分布特点,如日本、智利、哥伦比亚、哥斯达黎加、匈牙利等国家和中国的某些地区胃癌发病率高于美国和西欧 4~6 倍。移民调查证实,从高发区移民到低发区或从低发区移民到高发区,其下一代的胃癌发生率也相应降低或升高。这些现象提示,胃癌的发生可能与各国家、民族的饮食习惯及各地区的土壤地质因素有关。如冰岛胃癌高发和日常大量摄取鱼、肉类熏制食品有关。用黄曲霉毒素污染或含亚硝酸盐食物饲喂动物也可诱发胃癌。日本胃癌的高发可能与居民食用经滑石粉处理的稻米有关。因滑石粉含有致癌作用的石棉纤维,近年来,日本改变了用滑石粉处理食用稻米的习惯,其胃癌的发生率有所下降。此外,由于胃癌高发区居民生活水平的逐年提高,饮食习惯及食物成分的不断变化,如使用冰箱保存新鲜食品,减少了肉类食品熏制、盐渍及硝酸盐的摄入,致蛋白质经硝化生成的有致癌作用的亚硝胺亦大为减少,这些均为胃癌发病率下降的因素。动物实验证明,用亚硝基胍类(nitroguanidine)化合物饲喂大鼠、小鼠、犬等动物,可成功诱发胃癌。如食物中不含这种亚硝基化合物,但如含有二级胺及亚硝酸盐,在胃酸的作用下可变成有致癌性的亚硝基化合物。

流行病学调查提示,*H. pylori* 的感染与胃癌发生可能有关,具体机制尚待进一步研究。

胃癌主要发生自胃腺颈部和胃小凹底部的干细胞。部分胃癌经肠上皮化生、上皮内瘤变、最后形成胃癌。对胃癌发生分子机制的研究已进行了大量的工作,认为其发生也是一个多步骤的过程,多种基因改变的累积最终导致胃癌的形成。

【病理变化】　按胃癌的病理变化,可分早期胃癌和进展期胃癌。

不论肿瘤面积大小、是否有胃周围淋巴结转移,只要病变限于黏膜层或黏膜下层者均称为早期胃癌。而癌浸润超过黏膜下层到达肌层或更远者称进展期胃癌。10% 早期胃癌的病例为多发性,病变范围大小不等,绝大多数直径小于 2cm,最大者直径可达 10cm。早期胃癌中,直径在 0.5cm 以下者称微小癌,0.6~1.0cm 者称小胃癌。内镜检查时黏膜疑癌病变处钳取活检,病理确诊为癌,而手术切除标本经节段性连续切片均未发现癌,称一点癌,也称点状癌。早期胃癌术后 5 年生存率为 90% 以上(我国报告 82.2%),10 年生存率为 75%,小胃癌及微小癌术后 5 年生存率为 100%。进展期胃癌预后较差,5 年生存率约为 10%。癌组织浸润越深,预后越差。

1. 早期　胃癌的形态学早期胃癌的肉眼形态可分三种类型(图 10-11)。

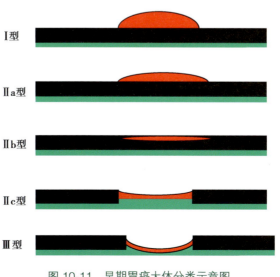

图 10-11　早期胃癌大体分类示意图

I 型
IIa 型
IIb 型
IIc 型
III 型

Notes

（1）隆起型（protruded type，Ⅰ型）：肿瘤从胃黏膜表面显著隆起，高出胃黏膜约黏膜厚度的 2 倍以上或呈息肉状。

（2）表浅型（superficial type，Ⅱ型）：肿瘤表面较平坦，隆起不显著。此型又可细分为：①表浅隆起型（superficial elevated type，Ⅱa 型），较周围黏膜稍隆起，但不超过黏膜厚度的 2 倍；②表浅平坦型（superficial flat type，Ⅱb 型），与周围黏膜几乎同高；③表浅凹陷型（superficial depressed type，Ⅱc 型），又名癌性糜烂，较周围黏膜稍有凹陷，其深度不超过黏膜层。

（3）凹陷型（excavated type，Ⅲ型）：有溃疡形成，仍限在黏膜下层。

组织学分型：以管状腺癌最多见，其次为乳头状腺癌，未分化型癌最少。早期胃癌如不及时治疗可继续扩展。扩展的方式有两种：一些癌组织在表面黏膜层和黏膜下层内扩展，不向深部浸润，预后较好；二是向深部浸润，预后较差。

2. 进展期　胃癌的形态学进展期胃癌的肉眼形态可分三型（图 10-12）。

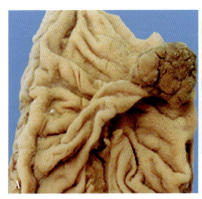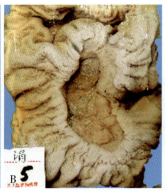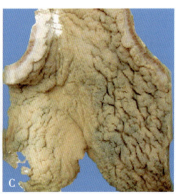

图 10-12　中晚期胃癌大体类型
A. 结节蕈伞型；B. 胃贲门癌溃疡型；C. 革囊胃

（1）息肉型或蕈伞型（polypoid or fungating type）：癌组织向黏膜表面生长，呈息肉状或蕈状，突入胃腔内。

（2）溃疡型（ulcerative type）：部分癌组织坏死脱落，形成溃疡。溃疡一般多呈皿状，有的边缘隆起，如火山口状。伴有溃疡形成的胃癌有时需与消化性溃疡鉴别（图 10-5，表 10-3）。

表 10-3　溃疡鉴别

特征	良性溃疡（胃溃疡）	恶性溃疡（溃疡型胃癌）
外形	圆或椭圆	不规则或火山喷口状
大小	直径一般 <2cm	直径 >2cm
深度	较深（底部低于正常黏膜）	较浅（底有时高出胃黏膜）
边缘	平整，不隆起	不规则，隆起
底部	平坦，清洁	凹凸不平，出血，坏死
周围黏膜	皱襞向溃疡集中	皱襞中断或增粗呈结节状

（3）浸润型（infiltrating type）：癌组织向胃壁内呈局限或弥漫浸润，与周围正常组织无明显分界。当弥漫浸润时可导致胃壁增厚、变硬、胃腔缩小，黏膜皱襞大部消失。典型的弥漫浸润型胃癌其胃的形状似以皮革制成的囊袋，因而有革囊胃（linitis plastica）之称。

WHO 将胃癌的组织学类型分为乳头状腺癌、腺癌（或管状腺癌，高、中、低分化）、黏液腺癌、印戒细胞癌和未分化癌等。

Notes

【扩散途径】

1. **直接扩散** 浸润到胃浆膜层的癌组织,可直接扩散至邻近器官和组织,如肝、胰腺及大网膜等。

2. **淋巴道转移** 为胃癌转移的主要途径,首先转移到局部淋巴结,其中以胃小弯侧的胃冠状静脉旁淋巴结及幽门下淋巴结最为多见。由前者可进一步扩散到腹主动脉旁淋巴结、肝门处淋巴结而达肝内;由后者可达胰头上方及肠系膜根部淋巴结。转移到胃大弯淋巴结的癌瘤可进一步扩散到大网膜淋巴结。晚期癌细胞可经胸导管转移到锁骨上淋巴结,且以左锁骨上淋巴结多见。少数病例呈"跳跃式"淋巴结转移。

3. **血道转移** 多在晚期,常经门静脉转移到肝,其次是肺、骨及脑。

4. **种植性转移** 胃癌特别是胃黏液癌细胞浸润至胃浆膜后,可脱落到腹腔,种植于腹壁及盆腔器官腹膜上。有时在卵巢形成转移性癌,称 Krukenberg 瘤。该瘤除通过种植而形成外,也可经后腹膜淋巴管转移而来。

胃 息 肉

胃息肉(gastric polyp)主要分腺瘤性息肉(胃腺瘤)和增生性息肉两种。腺瘤性息肉来自肠上皮化生的腺上皮,腺瘤上皮显示不同程度的上皮内瘤变。腺瘤性息肉可癌变,特别是直径 >2cm 者易发生癌变,癌变率约 3%~4%。增生性息肉来自增生的腺窝上皮。此型息肉无上皮内瘤变,也无癌变倾向。多发性胃息肉见于家族性腺瘤性息肉病、Peutz-Jeghers 病和 Gardner 综合征(见后)。

三、结 直 肠 癌

结直肠癌(colorectal cancer)发生率在消化管癌中仅次于胃癌和食管癌。在我国常见恶性肿瘤死亡中,结直肠癌患者在男性占第五位,女性占第六位;但近二十年来结直肠癌的发病率在逐渐增加,同时,其发病年龄趋向老龄化,发病部位趋向近侧结肠。在西方发达国家,结直肠癌是仅次于肺癌的第二位恶性肿瘤。不同国家的发病率相差 60 倍。结直肠癌多发生在 60~70 岁,50 岁以下不到 20%。年轻人结直肠癌应排除先前存在的溃疡性结肠炎癌变或家族性结直肠癌。男女比为 2:1。

结直肠癌分遗传性和非遗传性(散发性)。遗传性结直肠癌主要有两类:①家族性腺瘤性息肉病(familial adenomatous polyposis,FAP)癌变:其发生是由于 *APC* 基因的突变;②遗传性非息肉病性结直肠癌(hereditary nonpolyposis colorectal cancer,HNPCC):其发生是由于错配修复基因(mismatch repair genes)的突变,如 *hMSH2*、*hMLH1* 等。临床上患者常有贫血、消瘦、大便次数增多、黏液血便、腹痛、腹部肿块或肠梗阻等表现。

【病因和发病机制】 结直肠癌的发生是环境和遗传因素相互作用的结果。遗传性结直肠癌的发生主要由遗传因素所决定,如 *FAP*、*HNPCC*;散发性结直肠癌发生则因环境和遗传因素在不同地区、不同患者之间作用的比重会有差异。环境因素中,现认为多与饮食有关。高营养低纤维质而少消化残渣的食物与本病发生有关。

目前认为结直肠癌发生的机制主要有四条通路:①经腺瘤癌变:结直肠癌绝大多数来自原先存在的腺瘤,即所谓腺瘤腺癌顺序(adenoma-carcinoma sequence),如 *FAP*、*HNPCC*。散发性结直肠癌的发生多认为与 APC-β 链接素 -T 细胞因子(APC-β-catenin-Tcf)途径异常、特异基因的甲基化静止、有丝分裂稽查点(checkpoint)功能异常等有关;②锯齿状病变通路(serrated route to cancer):如增生性息肉病、锯齿状腺瘤的恶变。由于错配修复基因启动子区甲基化导致基因表达的抑制、功能丧失所致;③溃疡性结肠炎相关的结直肠癌通路(ulcerative colitis associated cancer pathway):溃疡性结肠炎相关的结直肠癌与散发性结直肠癌不同(见前述),因此其分子机

Notes

制也不同,如 *p53* 基因异常在散发性结直肠癌多发生在腺瘤向腺癌转变阶段,而在溃疡性结肠炎相关的结直肠癌则很早期的上皮增生阶段就有 *p53* 的改变;④幼年性息肉病-癌途径(juvenile polyposis-carcinoma pathway):部分幼年性息肉病的发生是由于 *Smad4* 基因的突变所致。除少数遗传性肿瘤外,绝大多数肿瘤的发生需要多基因改变的相互作用,如 *APC*、*ras*、*p53*、*p16*、*DCC*、*MCC*、*DPC4* 等。因此,由相互作用的基因产物之间所形成的"局域网"(模块 module)、多个局域网构成的"互联网"就决定了结直肠癌患者的个体差异和结直肠癌不同于其他肿瘤的特异性。

【**病理变化**】 结直肠癌好发部位以直肠为最多(50%),其次为乙状结肠(20%)、盲肠及升结肠(16%)、横结肠(8%)和降结肠(6%)。西方发达国家结直肠癌的分布部位已改变,结肠癌的病例已超过直肠癌。约 1% 的病例为多中心生长,此型常由多发性息肉癌变而来。

WHO 肿瘤分类对结直肠癌的定义已有明确的界定,结直肠肿瘤组织只有穿透黏膜肌层到达黏膜下层才称为癌。不论形态学如何,如不超过黏膜肌层都不转移。原先的上皮重度异型增生和原位癌归入高级别上皮内瘤变(high grade intraepithelial neoplasia),黏膜内癌称黏膜内瘤变(intramucosal neoplasia)。

结直肠癌肉眼一般分四型。

1. **隆起型** 也有称息肉型或蕈伞型。肿瘤呈息肉样或蕈伞状向肠腔突出,有蒂或为广基,肿瘤表面常发生坏死和溃疡。

2. **溃疡型** 肿瘤表面形成溃疡,溃疡形态很不规则,直径多在 2cm 以上,如肿瘤外形似火山口,中央坏死形成深溃疡,边缘呈围堤状隆起于黏膜表面,称之为局限溃疡型。如肿瘤向肠壁深层浸润而形成深的溃疡,且溃疡底大,边缘由肠黏膜围绕,稍显斜坡型隆起,称之为浸润溃疡型。

3. **浸润型** 肿瘤向肠壁深层弥漫浸润,常累及肠管全周,使局部肠壁增厚,表面常无明显溃疡。有时肿瘤伴有纤维组织增生可使肠管管腔周径缩小,形成环形狭窄。

4. **胶样型** 肿瘤外观及切面均呈半透明胶冻状。

组织学上可有多种类型的腺癌,包括乳头状腺癌、管状腺癌、黏液腺癌、印戒细胞癌和未分化癌等。肛管部位可发生鳞状细胞癌、一穴肛原癌和腺鳞癌等。

【**分期与预后**】 晚期结直肠癌可向周围组织浸润,或循淋巴道和血道转移以及种植性转移。结直肠癌的预后与肿瘤的分期有关,WHO 推荐使用 TNM 分期,但最经典和简明的是 Dukes 分期(图 10-13)。据统计,Dukes A 期 5 年生存率为 90% 以上,B 期为 70%,C 期为 35%。

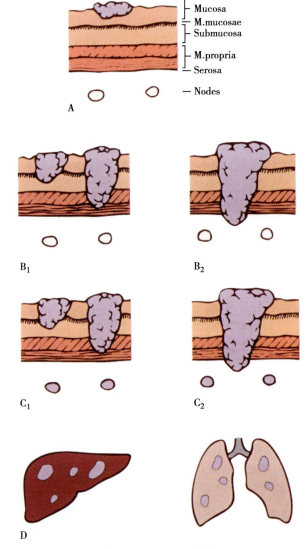

图 10-13　Dukes 分期

【扩散蔓延】

1. **局部扩散** 结直肠癌在侵入肌层前,极少有淋巴结及静脉的累及。当癌已浸润到浆膜后,可直接蔓延到邻近器官,如前列腺、膀胱、腹膜及腹后壁。

2. **淋巴道转移** 结肠癌在结肠上、旁、中间和终末四组淋巴结均可有转移。直肠癌首先转移到直肠旁淋巴结,以后再扩散,侵入盆腔和肛周组织。

3. **血道转移** 晚期结直肠癌可经血行转移到肝、肺、骨等处。

4. **腹腔种植** 转移当癌肿穿透肠壁浆膜后,癌细胞又脱落播散,在腹腔内形成转移,常见的部位为膀胱直肠陷凹和子宫直肠陷凹。

大肠息肉和腺瘤

大肠"息肉"(polyp)分三类:①非肿瘤性息肉:即增生性息肉和幼年性息肉;②散发性腺瘤性息肉:即管状腺瘤、绒毛状腺瘤和管状-绒毛状腺瘤、锯齿状腺瘤;③遗传性家族性息肉病:如FAP、Peutz-Jepher(PJ)综合征、幼年性息肉病和增生性息肉病等。

管状腺瘤(tubular adenoma):腺上皮细胞数增多,核细长,如笔杆状,可呈假复层,排列呈大小形态不一的腺管状结构,呈不同程度的上皮内瘤变(图10-14)。管状腺瘤中可有绒毛状结构,但只要这部分成分不超过20%~25%仍应诊断为管状腺瘤。

绒毛状腺瘤(villous adenoma):增生的上皮向黏膜突起,形成绒毛状和乳头状,乳头中央可见由纤维组织及血管构成的中心索。组织学上至少50%以上的成分是绒毛状结构才能给此诊断。绒毛状腺瘤常较大,无蒂,上皮有不同程度的上皮内瘤变(图10-15)。绒毛状腺瘤易恶变,文献报告高达40%的绒毛状腺瘤有浸润性癌灶。

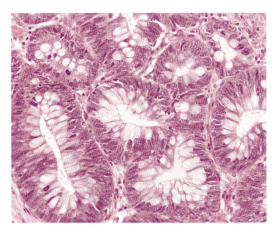

图 10-14 管状腺瘤

腺体排列紧密,细胞核增大、深染、核分裂可见

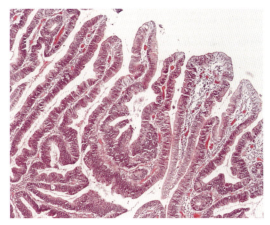

图 10-15 绒毛状腺瘤

增生上皮呈指状突起,中心索由纤维组织和血管构成。表面腺上皮高级别上皮内瘤变

管状绒毛状腺瘤(tubulovillous adenoma):该腺瘤绒毛状成分占25%~50%。其余为腺管状结构。上皮有上皮内瘤变,可伴有恶变。

锯齿状腺瘤(serrated adenoma):即传统的锯齿状腺瘤,以腺腔锯齿状为特征(图10-16),也可以有管状腺瘤和绒毛状腺瘤的成分。

广基锯齿状腺瘤(sessile serrated adenoma):广基锯齿状腺瘤又称广基锯齿状腺息肉,是一种形态学不同于传统锯齿状腺瘤又不同于增生性息肉的一类病变。息肉大,锯齿状结构更明显,但没有上皮内瘤变的存在。其组织学特征是腺窝扩张,有的腺窝基底部向两侧扩张似烧瓶,称水平腺窝(horizontal crypt)。多见于近端结肠。

Notes

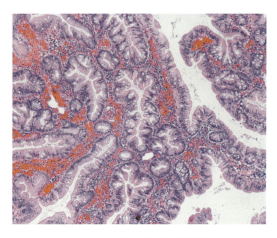

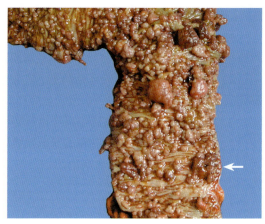

图 10-16　传统的锯齿状腺瘤
腺体排列紧密,腺腔不规则,锯齿状。腺上皮低级别上皮内瘤变

图 10-17　家族性多发性腺瘤性息肉病
结肠布满大小不等之腺瘤性息肉,偶有正常黏膜间隔。箭头所示之腺瘤光镜观察证实局部癌变及浸润

　　家族性腺瘤性息肉病(familial adenomatous polyposis,FAP)是一种常染色体显性遗传病,由 APC 基因突变所引起。整个结肠、直肠布满成百至数千大小不一的腺瘤(图 10-17)多数为管状腺瘤。由于 APC 基因突变的位点不同,FAP 可有多种变异型,如伴有皮肤表皮样囊肿、下颌骨骨瘤、先天性视网膜色素上皮肥大等表现的 Gardner 综合征。结肠腺瘤性息肉明显减少者,则称为轻型 FAP(attenuated FAP)。

　　Turcot 综合征也是一种常染色体显性遗传病。除多发性结肠腺瘤性息肉外伴有中枢神经系统肿瘤。根据分子基础的不同分两种类型:①APC 基因突变(FAP 家族)伴有小脑髓母细胞瘤;②hMLH1 和 hPMS2 突变(HNPCC 家族)伴有多形性胶质母细胞瘤。

　　Peutz-Jegher(PJ)综合征为常染色体显性遗传病,以在整个胃肠道出现多发性错构瘤性息肉为特征。患者多有口唇黏膜和手指、足趾皮肤黑色素沉着。典型的息肉较大,有蒂。由树枝状增生的平滑肌束作为支架(相当于肠壁的黏膜肌层),该支架外被覆黏膜(图 10-18)。腺上皮由吸收细胞、杯状细胞、潘氏细胞和嗜银细胞等组成。息肉上皮由于 LKB1/STK-11 基因突变易恶变成癌。

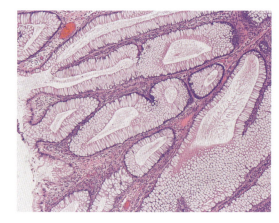

图 10-18　P-J 息肉
息肉由分化较好的腺上皮构成大小不等的腺体和树枝状增生的平滑肌

四、胃肠间质瘤

　　胃肠可发生来源于间叶组织的肿瘤,但较常见的是胃肠间质瘤(gastrointestinal stromal tumors,GISTs)。目前认为 GIST 来源于可以分化为 Cajal 间质细胞的祖细胞。

　　GIST 主要发生于老年人,中位年龄为 55~65 岁。多数发生于胃(60%~70%),20%~30% 发生于小肠,1%~5% 见于结直肠,食管发生者少于 5%,可发生于网膜和肠系膜等其他部位。

　　大体上 GIST 表现为圆形肿物,单发或多发。可向胃肠道内突起,也可为向肠壁外突出。切面棕褐色,质实或软,常有出血。大的肿瘤可有坏死或囊性变。一般没有平滑肌肿瘤切面可见的涡轮状结构。镜下瘤组织由梭形细胞构成(图 10-19),部分区域细胞呈上皮样细胞特征,免疫组化染色 c-kit(CD117)阳性(图 10-20)。因此有文献将这些 CD117 阳性的梭形、上皮样肿瘤细

Notes

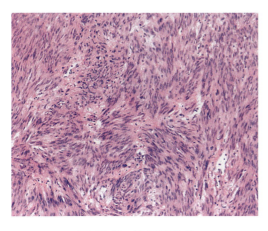

图 10-19 胃肠间质瘤
梭形细胞排列成致密编织状

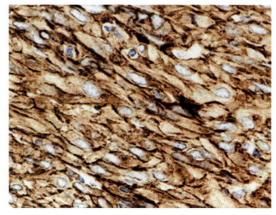

图 10-20 胃肠间质瘤
免疫组织化学染色显示肿瘤细胞 CD117(c-kit)阳性

胞定义为 GIST 细胞。GIST 在临床上可以有不同的疾病过程,其复发、转移的风险高低与肿瘤部位、大小和核分裂有关。一般认为,位于小肠的 GIST 风险比胃部的要高;肿瘤直径大于 5cm 的风险比小于 5cm 的要高;核分裂多的风险较高。

GIST 约 95%CD117 阳性,约 70% 为 CD34 阳性,具有特征性。当然 CD117 阳性也偶见于其他肿瘤,如 Ewing 肉瘤、恶性黑色素瘤、小细胞肺癌、淋巴造血系统肿瘤等。

GIST 中 c-kit 突变和血小板来源生长因子受体 α(PDGFRα)突变的检测表明,85%GIST 有 c-kit 的突变,在没有 c-kit 突变的 GIST 中有 35% 有 PDGFRα 的突变,显然两种突变是相互排斥的。c-kit 和 PDGFRα 都有胞质酪氨酸激酶活性,活化细胞内信号通路相似,从而促进细胞增殖和抑制细胞凋亡。抑制酪氨酸激酶活性有效的 Gleevec 对 GIST 治疗有效。c-kit 的突变位点与 GIST 对 Gleevec 的敏感性有关,因此 c-kit 突变的检测可指导临床正确实施靶向治疗。同样对 Gleevec 的继发耐药也与 c-kit 基因的继发突变有关。GIST 是实体瘤中从分子研究到临床应用较好的范例。

小　结

各系统疾病中消化道疾病最多。反流性食管炎是最常见的食管炎,长期慢性的病例可形成 Barrett 食管。Barrett 食管是食管远端黏膜的鳞状上皮被化生的腺上皮所替代,组织学上柱状上皮间有肠杯状细胞就可以确立诊断。Barrett 食管是食管下端腺癌的癌前病变。胃炎可分为急性胃炎、慢性胃炎和特殊类型胃炎。急性胃炎以中性粒细胞浸润为病变特征,而慢性胃炎则以淋巴细胞和浆细胞浸润为特征,同时又伴有肠上皮化生和胃黏膜腺体的萎缩。肠上皮化生是指病变区胃黏膜上皮被肠型腺上皮替代,出现吸收细胞、杯状细胞及潘氏细胞,有时还可见黏膜表面形成绒毛状结构。慢性胃炎分为自身免疫性胃炎(A 型胃炎),Hp 感染性胃炎(B 型胃炎)和化学损伤性胃炎(C 型胃炎)。消化性溃疡病理学上,以胃或十二指肠黏膜形成慢性溃疡为主要表现。胃溃疡多位于胃小弯近幽门部,十二指肠溃疡多发生于十二指肠球部前壁或后壁。慢性溃疡底部从表层到深层可分为炎症渗出层、坏死层、肉芽组织层和瘢痕层四层。出血、穿孔、幽门狭窄和癌变是其可能的并发症。

Crohn 病和溃疡性结肠炎统称为炎症性肠病。Crohn 病典型的病变呈节段性,在肠壁内见有非干酪样肉芽肿。溃疡性结肠炎组织学上,早期肠黏膜隐窝处有微小脓肿形成,

Notes

继而有广泛溃疡形成。晚期溃疡边缘假息肉形成,肠黏膜上皮可见上皮内瘤变。溃疡性结肠炎可并发结直肠癌。

　　食管癌、胃癌和结直肠癌是常见的恶性肿瘤。食管癌以食管中段最多见,组织学上以鳞状细胞癌最多见。大体上溃疡型胃癌应与良性胃溃疡鉴别,组织学上以管状腺癌最多见。结直肠癌大多由腺瘤恶变而来,组织学上可有多种类型的腺癌。胃肠间质瘤来源于可以分化为 Cajal 间质细胞的祖细胞,其分子特征是 *c-kit* 基因的突变。*c-kit* 的突变位点与其对 Gleevec 的敏感性和继发耐药有关,因此 *c-kit* 突变的检测可指导临床正确实施靶向治疗。

(来茂德　苏　敏)

主要参考文献

1. Kumar V, Abbas AK, Fauston N Robbins, et al. Pathologic basis of disease. 9th ed. Philadelphia: Elsevier Saunders, 2015: 749-820.

2. Bosman FT, Carneiro F, Hruban RH, et al. WHO Classification of tumors of the digestive system, 4th ed. Lyon: IARC Press, 2010.

3. 来茂德. 结直肠癌发生的分子机制研究. 中华病理学杂志, 2000, 29: 450-452.

4. 来茂德. 结直肠锯齿状病变和癌. 中华病理学杂志, 2006, 35: 65-67.

5. Su M, Liu M, Tian DP, et al. Temporal trends of esophageal cancer during 1995-2004 in Nanao Island, an extremely high-risk area in China. European Journal of Epidemiology, 2007, 22: 43-48.

6. Kumar V, Cotran RS, Robbins SL. Robbins Basic Pathology. 9th ed. Philadelphia: Elsevier Saunders, 2013: 551-602.

7. 陈杰, 李甘地. 病理学. 第 2 版. 北京: 人民卫生出版社, 2010.

Notes

第十一章 肝脏、胆道及胰腺疾病

第一节 肝 脏 疾 病

　　肝脏是各种疾病常常侵袭的器官,诸如代谢、中毒、微生物、循环障碍和肿瘤等均可造成肝脏的损害。大多数情况下,是其他系统疾病继发累及肝脏,如心脏功能衰竭失代偿、癌症的广泛转移和肝外的感染等。肝脏的主要原发疾病为病毒性肝炎、酒精性肝病和肝细胞性肝癌。肝脏具有巨大的代偿能力,早期损伤临床表现常不明显。肝功损害明显时常可危及生命。除少见的急性肝功能衰竭外,肝脏疾病可以数周、数月甚至数年不被觉察,常常发病后很长时间才得以诊断,因此到医院就诊者以慢性肝病居多。

一、肝损伤的基本病理变化

　　形态学上,肝脏对各种刺激的反应比较有限,常常有下列 5 种反应:

　　1. **可逆性损伤(变性)和细胞内物质积聚(degeneration and intracellular accumulation)** 中毒和免疫性损伤可引起肝细胞肿胀(cell swelling),表现为细胞肿胀,胞质疏松呈网状。严重的肿胀可致肝细胞肿大呈球形,胞质几乎完全透明,称为气球样变(ballooning degeneration)(图11-1),为肝细胞损伤后细胞内水分增多所致,故亦称水变性。电镜下,内质网扩张、囊性变、核糖体脱失、线粒体肿胀。淤胆性肝损伤时,淤积的胆汁可在肝细胞肿胀的

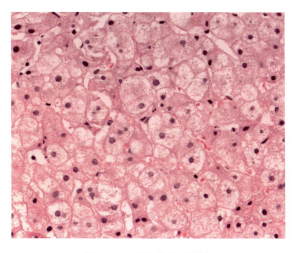

图 11-1 肝细胞气球样变

273

基础上形成弥漫的泡沫状,称羽毛状变性(feathery degeneration)。此时同气球样变不好区别,但其胞质内可见多少不等的黄色胆汁成分。

　　肝细胞内可有一些物质的积聚,如铁、铜等。甘油三酯的积聚称为肝脂肪变(steatosis)。当胞质出现很多小脂滴,但尚未挤压细胞核时称小泡型脂肪变(microvesicular steatosis)。当胞质内为一个大脂滴所占据,将细胞核挤压至一侧时称大泡型脂肪变(macrovesicular steatosis)(图1-17)。

　　弥漫的肝脂肪变可见于肥胖、糖尿病的患者。散在的脂肪变常见于丙型肝炎的肝脏。酒精性肝病时可见到小泡型和大泡型脂肪变,有时可累及所有的肝细胞。

　　2. 坏死和凋亡(apoptosis)　任何损伤因素当足够强时均可引起肝细胞坏死。肝细胞可肿胀然后破裂、溶解消失(溶解性坏死),仅留下些细胞碎屑。坏死常为区带状分布,如缺血性损伤和药物或毒物损伤时,肝细胞坏死常在中心静脉周围,而子痫时则常出现在汇管区周围。肝细胞坏死可为小叶内单个或少数几个肝细胞坏死(点状或灶状坏死,focal or spotty necrosis),或坏死发生在汇管区周围的肝细胞和有炎症的汇管区之间,破坏肝小叶周围的界板(碎片状坏死 piecemeal necrosis 或界面性肝炎 interface hepatitis)。更为严重的肝细胞损伤则可导致相邻肝小叶的肝细胞坏死,形成汇管区-汇管区、汇管区-小叶中心或小叶中心-小叶中心的连续的肝细胞坏死(桥接坏死 bridging necrosis),甚至整个小叶的坏死(亚大块坏死 submassive necrosis)或大部分肝脏坏死(大块坏死 massive necrosis)(图11-2)。播散性真菌或细菌感染可导致肝脓肿(abscess)形成。

　　肝细胞的凋亡表现为单个肝细胞的皱缩、胞质嗜酸(图11-3),核可碎成几块。肝细胞凋亡常见于病毒性肝炎。

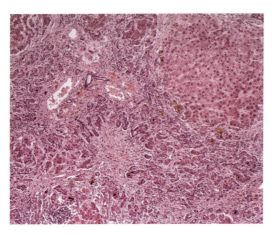

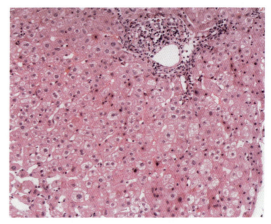

图 11-2　亚急性肝坏死
肝细胞有明显的桥接坏死及片状融合性坏死,右上角可见肝细胞结节状再生,小叶内外有炎细胞浸润和纤维组织增生,小叶周边部小胆管增生并可见胆汁淤积

图 11-3　肝细胞凋亡
细胞皱缩,嗜酸,核固缩

　　3. 炎症(inflammation)　肝损伤出现急性或慢性炎细胞的浸润称为肝炎。中毒性或缺血性肝细胞坏死通常会引起炎症反应。细胞毒性淋巴细胞可直接导致表达某些抗原的肝细胞的破坏,这是肝细胞损伤的常见机制。尤其是病毒性肝炎时,汇管区聚集的淋巴细胞可渗入到汇管区周围的肝实质形成活动性肝炎,导致碎片状坏死(图11-4),严重时可累及整个肝实质。碎片状坏死是慢性肝炎的主要病变特征。凋亡的肝细胞一般不引起炎症反应,但吞噬凋亡的细胞,如 Kupffer 细胞和到达肝内的单核细胞可趋化炎症细胞。异物、病原体和某些药物可诱发肉芽肿反应。

Notes

4. 再生（regeneration）　肝细胞寿命较长，在组织切除或细胞坏死后肝细胞均可增殖以修复受损的组织。肝细胞再生时核分裂增多，肝细胞索增厚，肝实质结构可呈现一定程度的不规则。赫令氏终末小胆管及卵圆细胞为严重肝实质损伤重建的储备成分，当其被激活后，可分裂增殖并向肝细胞及胆管细胞分化。有时尽管发生亚大块或大块肝细胞坏死，如果结缔组织支架完整，肝结构可完全恢复。

5. 纤维化（fibrosis）　肝脏的炎症反应和中毒性损伤可引起纤维化。一般来说纤维化多为不可逆的，但现在有人认为肝纤维化在一定情况下可以吸收，故也是可

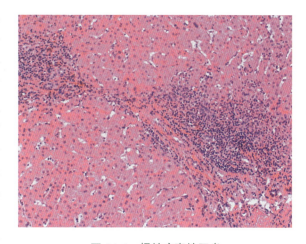

图 11-4　慢性病毒性肝炎
肝小叶界板因炎症、肝细胞坏死而导致不规则的破坏，小叶周边的肝细胞坏死和明显的淋巴细胞、浆细胞浸润

逆的。纤维化时胶原的沉积对肝脏血流和肝细胞灌注有明显的影响。早期纤维化可沿汇管区周围或中心静脉周围分布，或胶原直接沉积在 Disse 腔内。随着纤维化的不断进展，肝脏逐渐被分割成由纤维包绕的结节，最终形成肝硬化。

二、病毒性肝炎

很多病毒均可导致肝脏的炎症，如 EB 病毒、巨细胞病毒、疱疹病毒、黄热病病毒、腺病毒、肠病毒等。但一般病毒性肝炎（viral hepatitis）指的是一组嗜肝病毒（肝炎病毒）导致的肝脏炎症。

【**病因及发病机制**】　目前认为肝炎病毒有 6 种，见表 11-1。

表 11-1　肝炎病毒

	甲型 （HAV）	乙型 （HBV）	丙型 （HCV）	丁型（HDV）	戊型 （HEV）	庚型（HGV）
	无包膜 ssRNA （27nm）	有包膜 dsDNA （42nm）	有包膜 ssRNA （30~60nm）	有包膜 ssRNA （35nm）	无包膜 ssRNA （32~34nm）	有包膜 ssRNA
传播途径	消化道	血源性传播、密切接触	血源性传播、密切接触	血源性传播、密切接触	消化道	血源性传播
潜伏期	2~6 周	4~26 周	2~26 周	4~7 周	2~8 周	尚不清楚
携带者状态	无	有	有	1%~10% 吸毒者或血友病	尚不清楚	输血或透析者 1%~2%
慢性肝炎	无	5%~10% 急性可转为慢性	50% 以上可变成慢性	与 HBV 复合感染者,<5% 转成慢性；在 HBV 型感染基础上再感染约 80% 转成慢性	无	无
暴发性肝炎	0.1%~0.4%	<1%	罕见	复合感染为 3%~4%	0.3%~3%；妊娠妇女为 20%	无
肝细胞肝癌	无	有	有	与 HBV 相似	不清,但可能性不大	无

甲型肝炎病毒(HAV):引起甲型肝炎,其特点为经消化道感染,潜伏期短(2~6周),可散发或造成流行。甲型肝炎病毒通过肠道上皮经门静脉系统到达肝脏,病毒在肝细胞内复制,分泌入胆汁,故粪便中可查到病毒。甲型肝炎病毒并不直接损伤细胞,而可能通过细胞免疫机制导致肝细胞损伤。甲型肝炎病毒一般不引起携带者状态也不导致慢性肝炎,通常急性起病,大多数可痊愈,极少发生暴发性肝炎。

乙型肝炎病毒(HBV):在中国是主要的慢性肝炎的致病原。HBV 可引起:①急性乙型肝炎,大多数可完全康复,病毒清除;②非进展性慢性肝炎;③进展性慢性肝炎,最终导致肝硬化;④暴发性肝炎;⑤无症状携带者状态。HBV 主要经血流、血液污染的物品、吸毒或密切接触传播。在高发区,母婴传播也很明显。HBV 有一核壳体"核心蛋白"(乙型肝炎核心抗原,HBcAg)。在核心区有一多肽转录物(乙型肝炎相关抗原,HBeAg)。HBcAg 一直在感染的肝细胞内,而 HBeAg则分泌到血液中。HBV 还有一糖蛋白外壳(乙型肝炎表面抗原,HBsAg)、DNA 多聚酶及 X 区蛋白(HBVX 蛋白)。X 蛋白在肝细胞癌发生中起很重要的作用。在感染的肝细胞表面可分泌大量HBsAg,使机体免疫系统,尤其是 CD8+ T 细胞识别并杀伤感染细胞,导致肝细胞坏死或凋亡。在机体缺乏有效的免疫反应的情况下则表现为携带者状态。

丙型肝炎病毒(HCV):HCV 感染是慢性肝病的重要原因之一,在西方国家是慢性肝炎的重要致病原。其传播途径主要通过注射或输血。HCV 是单链 RNA 病毒,有 6 个主要的基因型,最常见的为 1a、1b、2a 和 2b,1b 基因型与肝细胞癌发生关系密切,饮酒可促进病毒的复制、激活和肝纤维化的发生。丙型肝炎病毒感染者约 3/4 可演变成慢性肝炎,其中 20% 可进展为肝硬化,部分可发生肝细胞性肝癌。

丁型肝炎病毒(HDV):为一复制缺陷型 RNA 病毒,它必须依赖与 HBV 复合感染才能复制。其感染可通过两种途径:①与 HBV 同时感染,此时约 90% 可恢复,仅少数演变成 HBV/HDV 复合性慢性肝炎,少数发生暴发性肝炎;②在 HBV 携带者中再感染 HDV,此时约 80% 可转变成HBV/HDV 复合性慢性肝炎。发生暴发性肝炎的比例亦较高。

戊型肝炎病毒(HEV):也是单链 RNA 病毒,主要经消化道途径传播,可经污染的水源造成流行。HEV 引起的戊型病毒性肝炎主要见于亚洲和非洲等发展中国家。HEV 一般不导致携带者状态和慢性肝炎。大多数病例预后良好,但在孕妇中死亡率可达 20%。

庚型肝炎病毒(HGV):HGV 感染主要发生在透析的患者,主要通过污染的血液或血制品传播,也可能经性传播。部分患者可变成慢性。此型病毒是否为肝炎病毒尚有争议,目前认为HGV 能在单核细胞中复制,因此不一定是嗜肝病毒。

【临床综合征及病理改变】

1. **携带者状态(carrier state)**   指无明显症状或仅为亚临床表现的慢性肝炎。多由 HBV、HCV 或 HDV 感染所致。患者仅为病毒抗原阳性,而无明显的进行性肝细胞损害。HBV 感染可能出现"毛玻璃"样肝细胞或"砂状"核。

2. **无症状感染(asymptomatic infection)**   患者可仅表现为轻度的血清转氨酶升高,此后出现病毒抗体。

3. **急性肝炎(acute hepatitis)**   所有的肝炎病毒均可导致急性肝炎。临床上分四期:①潜伏期:各型肝炎的潜伏期不同(见表 11-1);②黄疸前期;③黄疸期;④恢复期。发病时多数表现为全身无力、恶心、食欲下降、低热、头痛、肌肉关节痛。少数情况下可有呕吐和腹泻。部分 HBV引起的急性肝炎可有血清病样症状,如发热、皮疹和关节痛。肝肿大是最常见的体征,部分患者有黄疸。

大体上,肝脏肿大、发红,如有淤胆则可呈暗绿色。切面边缘外翻,无光泽。

组织学上,急性肝炎的形态特征为:①细胞肿胀,甚至气球样变,导致肝细胞排列紊乱;②肝细胞凋亡,可见嗜酸性凋亡小体(Councilman Body);③肝细胞坏死,最常见为点状坏死或小灶性坏死,严重时可有碎片状坏死,甚至桥接状坏死;④汇管区炎细胞浸润,主要以淋巴细胞、单核细胞为主,可蔓延到邻近的肝实质;⑤ Kupffer 细胞增生、肥大,并吞噬细胞碎屑或脂褐素,单核细胞渗入到肝窦内;⑥胆汁淤积,肿大的肝细胞内及小胆管内可见胆汁淤积(图 11-5)。

急性肝炎大多数可痊愈,少数转变为慢性肝炎。

4. 暴发性肝炎(fulminant hepatitis)　根据其病变程度分为亚急性肝坏死和急性肝坏死。临床表现为亚急性肝功能衰竭(几个月)或急性肝功能衰竭(几天)。

除急性病毒性肝炎外,其他很多原因均可导致广泛的肝细胞坏死,如中毒、严重的药物反应和 Wilson's 病等。

大体:肝脏变小、包膜皱缩,故有急性或亚急性肝萎缩的称谓。肝脏因明显的出血坏死而呈红色或不同程度的胆染而呈绿色。

光镜:亚急性肝坏死时肝细胞有明显的桥接状坏死及片状融合性坏死。这些患者或死于肝功能衰竭或发展成坏死后性肝硬化。急性肝坏死则可见多个小叶的坏死或大块坏死(图 11-6)。患者主要表现为急性肝功能衰竭,死亡率高达 50%~90%。存活者通常不发展成慢性肝炎。

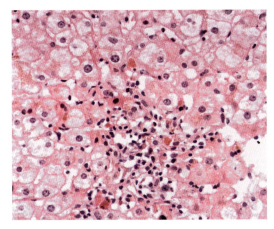

图 11-5　急性病毒性肝炎

肝细胞肿胀,嗜酸性变,有点、灶状肝细胞坏死,部分肝细胞内有淤胆

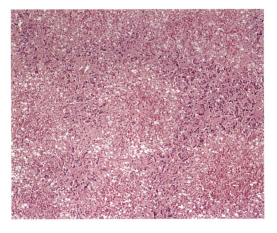

图 11-6　急性肝坏死

肝细胞大片坏死,小叶内肝细胞消失,小胆管明显增生

5. 慢性肝炎(chronic hepatitis)　慢性肝炎指有肝炎症状、血清病毒抗原阳性或生化改变持续 6 个月以上,组织学证实肝有炎症和坏死。慢性肝炎临床表现差异很大。某些患者可稳定很多年,有些则可很快进展到肝硬化。

除肝炎病毒外,其他原因如 Wilson's 病、α_1- 抗胰蛋白酶缺乏、慢性酒精中毒、药物和自身免疫均可导致慢性肝炎。

病原因素对慢性肝炎的形成和是否进展成肝硬化十分重要。如 HBV、HCV 有很高的比率会导致慢性肝炎和肝硬化。

光镜:慢性肝炎亦轻重不一,轻者炎症仅限于汇管区,严重时以明显的碎片状坏死为主,甚或明显的桥接坏死。持续的碎片状坏

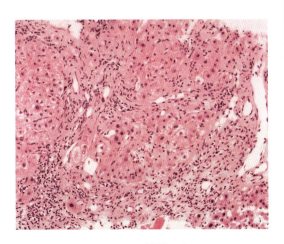

图 11-7　慢性肝炎

界面性肝炎导致肝小叶周围的界板破坏,汇管区纤维组织增生,汇管区周围可见纤维间隔(桥接纤维化)

Notes

死和桥接性坏死表明肝脏有进行性的损害。肝细胞再生可很明显。炎症细胞以淋巴细胞为主，杂有巨噬细胞，偶见浆细胞，中性粒细胞则很少。HBV 感染时可见毛玻璃样肝细胞和砂状核。HCV 感染时汇管区可见淋巴细胞聚集，胆管上皮增生。纤维组织增生是不可逆肝损害的主要标志，最初出现在汇管区周围，逐渐形成连接不同小叶的纤维间隔（桥接性纤维化）（图 11-7）。反复的肝细胞坏死和纤维化及肝细胞再生结节的形成最终导致肝硬化。

慢性肝炎依据炎症活动程度和纤维化程度可分为轻度、中度和重度肝炎，慢性肝炎的分级分期标准见表 11-2。

表 11-2   慢性肝炎分级分期标准

	炎症活动度（G）			纤维化程度（S）
G	汇管区及周围	小叶内	S	纤维化
0	无炎症	无炎症	0	无
1	汇管区炎症	变性及少数坏死灶	1	汇管区扩大纤维化
2	轻度 PN	变性、点状坏死或嗜酸性小体	2	汇管区周围纤维化、纤维间隔形成，小叶结构保留
3	中度 PN	变性坏死重或见 BN	3	纤维间隔形成伴小叶结构紊乱，无肝硬化
4	重度 PN	BN 范围广，累及多个叶，小叶结构失常（多小叶坏死）	4	早期肝硬化或肯定的肝硬化

注：PN 为碎片状坏死；BN 为桥接状坏死。

轻度慢性肝炎：炎症活动度（G）1~2，纤维化程度（S）1~2；中度慢性肝炎：炎症活动度（G）3，纤维化程度（S）3；重度慢性肝炎：炎症活动度（G）4，纤维化程度（S）4。

三、自身免疫性肝炎

1. **自身免疫性肝炎（autoimmune hepatitis）** 过去亦称自身免疫性慢性活动性肝炎，其特点为血清学无病毒感染的证据、多克隆高丙种球蛋白血症、血中常常自身抗体阳性，免疫抑制治疗有效。本病以女性多见。HLA-A1、B8、DR3 或 DR4 型的人发病率较高。

【病因及发病机制】 自身免疫性肝炎的发病是因抑制性 T 淋巴细胞的缺陷而导致免疫调节的紊乱和自身抗体的产生。有些自身抗体针对肝细胞表面的抗原造成肝细胞的损伤。虽然很多自身抗体并不是自身免疫性肝炎特异的，但在诊断中非常有用。抗核抗体约 80% 的患者滴度超过 1：40，抗平滑肌抗体 70% 以上 >1：40。部分患者则抗肝、肾、微粒体抗体滴度较高。

【病理改变】 大体：自身免疫性肝炎与其他肝炎无明显区别，随疾病的进展逐渐出现肝硬化。如果有比较广泛的肝细胞坏死，大体上可出现肝萎缩。

光镜：自身免疫性肝炎与慢性病毒性肝炎相似，其活动期的主要特点为间质和实质交界处肝细胞的界面性肝炎。病变区通常有明显浆细胞浸润。小叶的病变亦较明显，主要为肝细胞的肿胀、嗜酸性小体形成和不同程度的淋巴细胞和浆细胞浸润（图 11-8）。随病变进展，汇管区的纤维化不

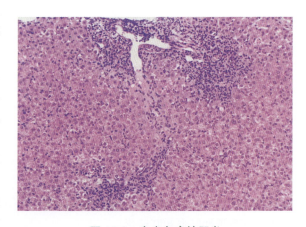

图 11-8   自身免疫性肝炎

肝小叶周边的界板周围有较多淋巴细胞浸润和界板肝细胞的变性和坏死，小叶内可见肝细胞的变性、嗜酸性小体形成和不同程度的淋巴细胞和浆细胞浸润

Notes

断向小叶内延伸,最终演变成肝硬化。

自身免疫性肝炎主要以慢性肝炎为主,但亦可有急性肝炎的表现,偶尔亦可表现为暴发性肝炎。

2. 原发性胆汁性肝硬化(primary biliary cirrhosis,PBC)　见肝硬化。

四、毒物或药物引起的肝脏疾病

肝脏作为主要的代谢和解毒器官,药物或毒物均可导致不同程度的肝脏损伤。毒物、药物或其代谢产物可直接造成肝细胞损害,亦可通过免疫反应造成肝脏损害,即毒物或药物引起的肝脏疾病(toxic and drug-induced liver diseases)。

【病理改变】　药物可引起各种各样的肝脏病变(表11-3)。有时一种药物可引起多种病变。病变的轻重与剂量和过敏反应有关。病变主要有:

表 11-3　药物及毒物导致的肝损伤

肝脏病变	典型药物与毒物
小泡性脂肪变	四环素、水杨酸类、乙醇
大泡性脂肪变	乙醇、甲氨蝶呤、胺碘酮
小叶中心坏死	溴苯、四氯化碳、对乙酰氨基酚、利福平、氟烷
弥漫性或大块坏死	氟烷、异烟肼、对乙酰氨基酚、甲基多巴、三硝基甲苯、毒蕈素
急、慢性肝炎	甲基多巴、异烟肼、呋喃妥因、苯妥英、酚丁、引起慢性肝炎的大多数药物
纤维化-肝硬化	乙醇、甲氨蝶呤、胺碘酮
肉芽肿形成	磺胺类、甲基多巴、奎尼丁、保泰松、肼屈嗪、别嘌醇
淤胆(伴有或不伴有肝细胞损伤)	氯丙嗪、促蛋白合成类固醇激素、红霉素丙酸脂、口服避孕药、有机砷类

1. 肝细胞损伤　急性肝细胞损伤可以细胞溶解为主,形成点状坏死、亚大块坏死甚至大块坏死;也可以淤胆为主,引起淤胆的药物主要为合成类固醇或避孕药。长期淤胆常会出现肝细胞的羽毛状变性和肝细胞菊形团形成和(或)散在的坏死或凋亡。慢性肝细胞损伤形态上很像自身免疫性肝炎。脂肪肝和脂性肝炎为药物引起的常见病变,尤其与酒精的摄入关系密切(见酒精性肝病)。非酗酒者的脂肪肝和脂性肝炎统称为非酒精性脂性肝炎。其他药物引起的肝细胞损伤包括色素沉积、毛玻璃样包涵体、肝细胞核大小不一等。

2. 胆管的损伤　包括急性胆管炎和慢性胆管炎。

3. 血管的损伤　包括血窦的扩张、肝紫癜、肝静脉和门静脉的损伤,甚至肝动脉的损伤等。肝窦内的细胞包括星状细胞、Kupffer细胞和巨噬细胞均可发生改变。

4. 有些药物尚可诱发肉芽肿反应和肝脏肿瘤,如肝腺瘤和血管肉瘤等。

五、酒精性肝病

酗酒可因乙醇的毒性作用而导致各种肝脏病变,即酒精性肝病(alcoholic liver diseases)。常见为脂肪肝、酒精性肝炎,部分患者可发展成肝硬化。有时可类似于急慢性病毒性肝炎、药物性肝炎或阻塞性黄疸。其程度与饮酒时间长短、营养状况和免疫状况有关。

【病因及发病机制】

1. 乙醇可通过乙醇脱氢酶和乙醛脱氢酶使还原型辅酶I产生过多,导致脂质合成增多。酒精可使脂蛋白合成、分泌减少,外周脂肪分解增多。

2. 微粒体乙醇氧化系统的乙醇氧化期间产生的自由基与细胞膜及蛋白发生反应产生损伤。

Notes

3. 酒精对微管和线粒体功能和膜流动性的直接损伤。

4. 乙醇的代谢中间产物——乙醛导致的脂质过氧化和乙醛蛋白加合物的形成,造成细胞骨架和膜功能的损伤。

5. 中性粒细胞的浸润,释放有毒的氧化代谢产物造成损伤。

6. 乙醇自身或通过乙醛导致肝细胞抗原的改变,引起免疫损伤。

7. 乙醛和自由基在小叶中心区浓度最高,故中心区损伤最重。

8. 病毒性肝炎尤其是 C 型肝炎加速酗酒者的肝脏损伤。

9. 酗酒者因饮食不平衡,导致营养不良或维生素缺乏。

【病理改变】

1. **脂肪肝(fatty liver)**　为最常见的病变。早期为小泡性脂肪变,严重时出现大泡性脂肪变。脂肪变最先出现在中心静脉周围,严重者可累及整个小叶。大体上,肝脏明显肿大,黄、腻、质脆,重量可达 4~6kg。一般来说,脂肪肝时无明显的纤维化。如继续酗酒,末梢肝静脉周出现纤维组织增生并蔓延至邻近的肝窦。

2. **酒精性肝炎(alcoholic hepatitis)**　大体上,肝脏通常红色和胆绿色相间,常可见结节。

镜下有以下四点特征:①肝细胞肿胀、气球样变和单个或散在肝细胞坏死;②Mallory 小体形成:Mallory 小体为变性肝细胞质内的嗜酸性包涵体。电镜下由缠绕一起的细胞角蛋白中间丝构成;③以中性粒细胞为主的小叶内炎症,主要在变性的肝细胞周围,尤其有 Mallory 小体的肝细胞周围。汇管区亦可有不同程度的淋巴细胞和巨噬细胞浸润,有时亦可蔓延到小叶内;④纤维化,主要见于肝窦和小静脉周围(图11-9)。在严重酗酒的患者亦可见汇管区周围的纤维化。纤维组织似蜘蛛状向四周伸展,从而分隔单个或成簇的肝细胞,逐渐演变成肝硬化。在酒精性肝病中,电镜下常见到巨大线粒体等线粒体异常。

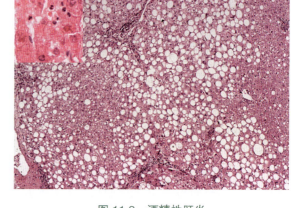

图 11-9　酒精性肝炎
肝细胞内有明显脂肪变及小灶性坏死,肝细胞内可见不规则的嗜酸性团块状物质沉积(Mallory 小体)

3. **酒精性肝硬化(alcoholic cirrhosis)**　为酒精性肝病的最终病变(见肝硬化)。

六、代谢性疾病

代谢性疾病(metabolic diseases)主要介绍 α_1- 抗胰蛋白酶缺乏症(α_1-antitrypsin deficiency)、肝豆状核变性(hepatolenticular degeneration,Wilson's disease)和血色病(hemochromatosis)。

(一)α_1- 抗胰蛋白酶缺乏症

【病因及发病机制】　此病为常染色体隐性遗传病,因血清中抗胰蛋白酶部分或完全缺乏而表现为肺疾病(肺气肿)及肝疾病(新生儿肝炎、肝硬化)。其基因位于染色体 14q31-32.3。抗胰蛋白酶是人血清中主要的 α_1 球蛋白,由肝合成。其功能是抑制多种蛋白酶(包括胰蛋白酶)的活性。免疫电泳已发现有 70 多种抗胰蛋白酶(称为 pi 系统)。正常人的表型为 MM,当其中一个或两个被 Z 所取代后,变成 piZZ 或 piZO,基因 342 位点的单个氨基酸变化导致蛋白的异常折叠和肝细胞粗面内质网内抗胰蛋白酶的潴留,而不能分泌,导致血清中的抗胰蛋白酶严重缺乏。piZZ 个体的抗胰蛋白酶含量仅为正常的 10%。

【病理变化】　α_1- 抗胰蛋白酶缺乏常发生全小叶性肺气肿和肝硬化,肝的特征性病变为肝

Notes

细胞质内出现多数玻璃样嗜酸性颗粒，直径 2~4μm，在淀粉酶消化后，PAS 呈阳性反应，$α_1$- 抗胰蛋白酶抗体染色阳性。电镜下可见颗粒位于扩张的粗面内质网中。

$α_1$- 抗胰蛋白酶缺乏症严重者在 2~3 岁时就可出现细结节性肝硬化，但有时可至青年才发病。在 $α_1$- 抗胰蛋白酶缺乏症患者中，肝细胞性肝癌的发病率明显增高。

（二）肝豆状核变性

【病因及发病机制】　本病为常染色体隐性遗传性铜代谢障碍。突变的基因称为 ATP7B，位于染色体 13q14-21，编码一 7.5kb 的跨膜转运铜的 ATP 酶。此酶位于肝细胞胆小管膜上。至少已发现有 30 种突变。基因突变导致胆小管膜上铜输出 ATP 酶失活，引起肝细胞质内铜的贮留。铜一般贮存在溶酶体内，与铜蓝蛋白结合。当肝贮存的铜超过其极限时，则被释放出来造成组织损伤。患者每年在肝内储存约 10~20mg 从肠道吸收的铜。由于肝可储存比正常多 50 倍以上的铜，所以患者在 6 岁前很少发病。一般到青春期前后铜的量已超过肝结合铜的最大限度，便以游离铜的形式释放入血（通常为正常人的 50 倍），再渗入到组织中而损害中枢神经系统、肝、肾等器官。铜若急速入血可引起溶血及肝细胞广泛坏死，脑豆状核可发生对称性坏死。角膜由于铜沉积出现褐绿色环（Kayser-Fleischer rings）。

【病理变化】　儿童期肝病变可表现为非特异性改变，包括轻或中度脂肪变、脂褐素沉积、肝细胞核内糖原储积，逐渐发展成轻 - 重度慢性肝炎。汇管区周围的肝细胞常含有 Mallory 小体和淤胆，增生的胆管中常有胆栓，偶可见嗜酸性小体。Kupffer 细胞肥大并吞噬溶解的红细胞而含有大量含铁血黄素。肝硬化可发展很快，甚至在儿童期即可出现。这些患者测定血清中铜蓝蛋白含量及测定每克干重肝组织内铜含量可帮助诊断（85%~90% 的患者血清铜蓝蛋白 <20mg/dl，每克干重肝组织的铜含量 >250mg）。Rubeanic acid 或 Rhodanin 等铜组织化学染色可帮助诊断。电镜 Wilson's 病的肝细胞线粒体增大、扭曲，并有很多空泡，溶酶体亦增大。

（三）血色病

正常肝内以铁蛋白的形式储存少量铁。如肝内铁储存量增多时，则形成含铁血黄素。在光镜下可见到黄褐色颗粒，铁反应阳性。

【病因及发病机制】　肝内含铁血黄素沉积的原因有：①体内红细胞破坏过多，如溶血性贫血及地中海贫血等，形成过多胆红素。身体内也因贫血而使造血功能增强、小肠吸收铁增加；②多次输血或长期服用大量铁剂；③慢性肾衰竭；④迟发性皮肤卟啉症和其他，以上又可称为继发性血色病；⑤原发性或特发性血色病（primary 或 idiopathic hemochromatosis）。

原发性血色病为常染色体隐性遗传病。常见于 40~60 岁，男性 10 倍于女性。临床表现主要有肝硬化、糖尿病、皮肤色素沉着和心力衰竭。90% 血色病为 6 号染色体短臂上 HFE 基因的错义突变（C282Y）的纯合子。突变导致肠细胞内环境稳定的调节失常，引起铁的吸收过多。HFE 的另外一种突变 H63 的意义目前尚不清楚。纯合子患者的肝、心、胰腺和其他脏器有进行性铁沉积。

【病理变化】　大体：肝脏肿大、红褐色、呈比较匀细的结节性肝硬化。

光镜：肝细胞和胆管上皮含铁血黄素颗粒、脂褐素增多。普鲁士蓝染色能显示细胞质内聚集的含铁血黄素颗粒（图 11-10）。疾病晚期，Kupffer 细胞因吞噬坏死的肝细胞碎片而可见粗大的铁颗粒。在纤维间隔中增生的小胆管和巨噬细胞内亦可见明显的铁沉积。最终，小结节性肝硬化可转变为大结节性肝硬化。

血色病性肝硬化预后不良，约 1/4 最后死于肝性脑病或上消化道出血。这些患者中肝细胞癌的发生率可达 15%。

七、肝 硬 化

肝硬化（cirrhosis）是各种原因所致的肝的终末期病变。其特点为：①弥漫性全肝性的小叶

Notes

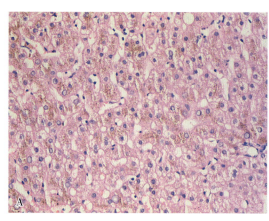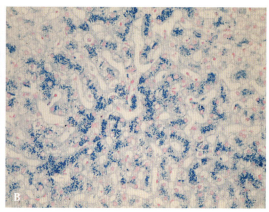

图 11-10   A. 肝细胞内可见棕色颗粒;B. 普鲁士蓝染色成蓝色

结构破坏;②弥漫的纤维组织增生;③肝细胞再生形成不具有正常结构的假小叶。此时正常肝小叶结构被破坏,广泛增生的纤维组织将肝细胞再生结节分割包绕成大小不等、圆形或椭圆形的肝细胞团,称为假小叶(pseudolobule)。假小叶内肝细胞索排列紊乱(图 11-11,图 11-12),肝细胞较大,核大、染色较深,常出现双核肝细胞。小叶中央静脉缺如、偏位或有两个以上,有时包绕有汇管区。

在临床上,凡是因细胞外间质增加致肝内广泛纤维化、肝质地变硬者均称肝硬化,但在病理上肝硬化的概念必须符合以上三大病理特征。如果仅有广泛纤维条索分割原有肝小叶,肝实质无明显再生者称为肝纤维化。

(一) 肝硬化的发病机制

纤维组织增生导致肝脏的弥漫纤维化。其形成原因包括肝窦内星状细胞的激活分泌大量胶原,汇管区肌纤维母细胞的激活亦产生大量胶原。激活星状细胞的因素包括:①慢性炎症产生炎性细胞因子如 TNF、淋巴毒素、IL-1β 和脂质过氧化产物;② Kupffer 细胞、内皮细胞、肝细胞和胆管上皮细胞等产生的细胞因子或化学因子;③对细胞外基质破坏的反应;④毒素直接刺激星状细胞。星状细胞激活后,表达血小板源性生长因子受体(PDGFR-β),同时,Kupffer 细胞和淋巴细胞释放细胞因子和化学因子,调节星形细胞中涉及纤维生成的基因表达,如转化生长因子(TGF-β)及其受体、金属蛋白酶等。正常情况下,间质的胶原(Ⅰ型和Ⅲ型)集中于汇管区及中央静脉周围,少量Ⅳ型胶原在 Disse 腔内;肝硬化时,大量Ⅰ型和Ⅲ型胶原沉积于 Disse 腔,产生纤维隔。肝实质的破坏是肝纤维化的前提。肝实质的破坏主要与血管的阻塞或闭塞有关,包括门静脉系统、肝静脉系统及肝动脉系统。较小的血管主要因炎症而阻塞,而较大血管的阻塞则主要为血栓形成所致。如能去除纤维化病因,在某种程度上可逆转或吸收。血管的重建和改建在肝硬化中是非常重要的。正常肝窦内皮细胞无基底膜,其开窗区占内皮面积的 2%~3%。肝硬化时则开窗区逐渐缩小,肝窦内因胶原的沉积使肝细胞和血浆之间的物质交换困难。很多营养血流通过血管短路而未到达肝窦,加之血管内的血栓形成和闭塞,更加重了肝细胞的损伤。再生的肝细胞结节亦压迫血管系统,进一步造成缺血和肝细胞坏死。肝硬化时,再生结节和残存的肝细胞亦无正常肝的功能分区。谷胱甘肽合成酶亦大大减少。这些被认为是肝性脑病发生的重要原因。

(二) 肝硬化的分类及病理变化

肝硬化尚无统一的分类,传统上按病因分类有:酒精性肝硬化、肝炎后肝硬化、坏死后性肝硬化、胆汁性肝硬化(包括原发性胆汁性肝硬化和继发于大胆管阻塞的胆汁性肝硬化)及其他原因所致的肝硬化,如血色病性肝硬化、Wilson's 病时的肝硬化等。有些病因不清称为隐源性肝硬化。

Notes

形态上分为：细结节型肝硬化（micr-onodular cirrhosis）、粗结节型肝硬化（macr-onodular cirrhosis）和粗细结节混合型肝硬化（mixed type cirrhosis）（图11-11）。细结节型肝硬化结节直径一般均小于3mm。纤维间隔很细。粗结节型肝硬化的结节大小不一，多数结节直径在3mm以上，甚至2~3cm。纤维间隔粗细不一，有的很细，有的呈粗大的瘢痕。结节内可含有汇管区或肝静脉。混合型是指粗细结节的含量差不多相等。

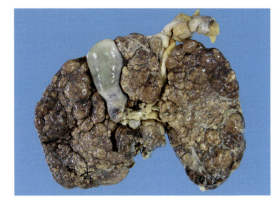

图11-11　粗细结节混合型肝硬化 肝表面可见大小不等的结节

肝硬化通常不是静止的病变，而是炎症、肝细胞变性、坏死、纤维化和肝细胞再生改建原有结构的动态过程。这些变化常常使细结节型肝硬化变成粗结节型肝硬化。纤维间隔和结节交界处的坏死（碎片状坏死）为病变进展的重要指征。有时在肝活检中可见到Mallory小体、毛玻璃样肝细胞、过多的铁或铜、透明的PAS阳性滴状物等可提示原来疾病的线索，以利于进行特异的治疗。

1. 酒精性肝硬化　为酒精性肝病的最终病变，传统上称为门脉性肝硬化（portal cirrhosis），也称为Laënnec肝硬化。

【病理变化】　大体：早、中期肝体积正常或略大，质地稍硬。后期肝体积缩小，重量减轻，质地硬，肝脏变为褐色、皱缩，脂肪含量很少。肝表面及切面见弥漫性分布的小结节，大小相近，有纤维包绕，最大结节直径一般不超过1.0cm。结节呈黄褐色（脂肪变）或黄绿色（淤胆）。

光镜：早期残余的肝细胞再生形成比较均匀的细结节。结节外周增生的纤维组织形成纤维间隔。纤维间隔早期比较纤细，从中心静脉通过肝窦到汇管区或从汇管区到汇管区。纤维间隔中也有多少不等的慢性炎细胞浸润，并常压迫、破坏小胆管，引起小胆管内淤胆。此外在增生的纤维组织中还可见到新生的小胆管和无管腔的假胆管。随病变进展，细结节渐变为粗细结节混合的类型，纤维间隔增宽。结节内的肝细胞因缺血而出现坏死。坏死的修复又进一步形成瘢痕而不断分隔肝细胞结节，使结节越来越不规则，并常有淤胆。此时酒精性肝硬化的形态与其他原因所致的肝硬化相似。

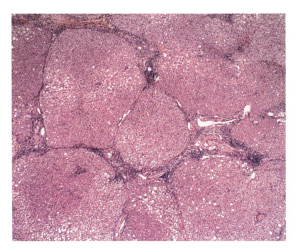

图11-12　肝硬化
镜下表现小叶结构破坏，纤维间隔及假小叶形成

2. 坏死后性肝硬化（postnecrotic cirrhosis）　相当于粗结节型和粗细结节混合型肝硬化，是在肝实质发生大片坏死的基础上形成的。大部分为乙型、丙型肝炎病毒感染所致的亚急性重型肝炎转变而来。戊型肝炎病毒感染的孕妇较多表现为暴发性肝炎，如存活也可发生坏死后性肝硬化。药物及化学物质中毒也可导致坏死后性肝硬化。

【病理变化】　大体：肝体积不对称缩小，常以肝左叶缩小为甚。重量减轻，质地变硬。表面有较大且大小不等的结节，最大结节直径可达6cm。结节呈黄绿或黄褐色。切面见结节由较宽的纤维条索包绕。

Notes

光镜:正常肝小叶结构破坏,代之以大小不等的假小叶。假小叶内肝细胞常有不同程度的变性和胆色素沉积。假小叶间的纤维间隔较宽且厚薄不均,其中炎性细胞浸润、小胆管增生均较显著。

3. **胆汁性肝硬化(biliary cirrhosis)**　是因胆道阻塞淤胆而引起的肝硬化,较少见,可分为原发性与继发性两类,原发性更为少见。

(1) 原发性胆汁性肝硬化:为一种慢性胆管破坏性疾病,导致进行性淤胆,故又称为慢性非化脓性破坏性胆管炎,最终演变为肝硬化。临床上约90%为女性,发病高峰年龄在40~60岁之间。早期多无症状,但常伴有血清碱性磷酸酶及GGT的升高、血胆固醇升高。血胆红素一般<2mg/100ml,晚期才出现明显的黄疸、瘙痒和骨质疏松以及肝硬化的表现。

【病因及发病机制】　目前认为原发性胆汁性肝硬化是针对胆道上皮的自身免疫性损伤。患者常可检测到自身抗体,并常伴有其他的自身免疫性疾病,如类风湿性关节炎、CREST综合征、系统性红斑狼疮、皮肌炎、间质性肺疾病和自身免疫性甲状腺炎等。约90%的患者抗线粒体抗体阳性,尤其是抗线粒体内膜的丙酮酸脱氢酶的E2成分(PDH-E2)的M2抗体阳性。抗PDH-E2复合体的自身抗体与胆道上皮中的蛋白可发生交叉反应而导致胆管上皮的破坏和肉芽肿的形成。其中T细胞介导的细胞毒效应起很重要的作用,亦有人认为逆转录病毒可能也起一定的作用。

【病理改变】　大体:早期肝可轻度肿大,随病变进展逐渐形成肝硬化。

光镜:特征性病变为小叶间和间隔中胆管的破坏,继发胆汁淤积,形成上皮样肉芽肿,肝细胞损伤和纤维组织增生,汇管区淋巴细胞浸润。随病变进展,小叶和间隔的胆管消失,仅存小团聚集的淋巴细胞和组织细胞。有时,汇管区的淋巴细胞和浆细胞浸润可蔓延至小叶,形成类似碎片状坏死的病变(图11-13)。

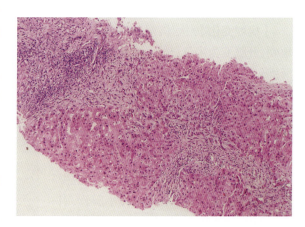

图11-13　原发性胆汁性肝硬化
汇管区淋巴细胞浸润,肝小叶周围有碎片状坏死和桥接性坏死,汇管区周纤维化及大量小胆管增生

(2) 继发性胆汁性肝硬化:为胆道长期阻塞所导致的继发性肝脏改变。

【病因和发病机制】　引起胆道阻塞的主要原因有:①胆石;②胆道系统的肿瘤或胰头部肿瘤;③胆道闭锁;④手术或炎症造成的胆道狭窄。长期的胆道阻塞,导致肝脏长期淤胆,肝细胞变性、坏死,纤维组织增生,最终导致肝硬化。

【病理变化】　大体:肝体积常增大,表面平滑或呈细颗粒状,硬度中等。呈绿色或绿褐色,切面结节较小,结节间纤维间隔亦较细。

光镜:肝细胞胞质内胆色素沉积,肝细胞因而变性坏死。坏死肝细胞肿大,胞质疏松呈网状、核消失,称为网状或羽毛状坏死。毛细胆管淤胆、胆栓形成。坏死区胆管破裂,胆汁外溢,形成"胆汁湖"。汇管区胆管扩张及小胆管增生。纤维组织增生及小叶的改建远较酒精性及坏死后性肝硬化为轻。伴有胆管感染时,汇管区有多量中性粒细胞浸润甚至微脓肿形成。

4. **色素性肝硬化**　多见于血色病患者,由于肝细胞内有过多的含铁血黄素沉着而发生坏死,继而有纤维组织增生形成肝硬化。

(三) 肝硬化的临床表现

肝硬化临床上主要表现为门静脉高压和肝功能衰竭。

1. **门静脉高压**　很多情况可导致门静脉内压力升高,主要有:①肝前性:如门静脉狭窄、血

Notes

栓形成;②肝内性:如肝硬化、血吸虫病、严重弥漫性脂肪变、结节病或结核所致的弥漫性肝纤维化、结节性再生性增生;③肝后性:如右心衰竭、缩窄性心包炎、肝静脉阻塞。门静脉高压可有以下表现:

(1) 腹水:指腹腔内液体的过多积聚。一般至少有 500ml 时才能查出,其发生与下列因素有关:

1) 肝窦内压力增高:门脉高压使肝窦内压力增高,肝硬化时低白蛋白血症导致胶体渗透压的改变,进一步促进液体向 Disse 腔隙流动。

2) 肝淋巴液渗滤入腹腔,正常时胸导管每天的淋巴液量仅为 800~1000ml。肝硬化时,肝淋巴液可达 20L/ 天,大大超过胸导管的回流能力,致使淋巴液通过肝包膜渗滤入腹腔。

3) 因肝功能障碍出现继发性高醛固酮血症导致钠和水潴留。

(2) 侧支分流形成:因门静脉内压力增高,正常需经门静脉回流的血液不得不经侧支循环而分流(图 11-14)。

1) 门静脉血经胃冠状静脉、食管静脉丛、奇静脉入上腔静脉,常导致食管下段静脉丛曲张。

2) 门静脉血经肠系膜下静脉、直肠静脉丛、髂内静脉进入下腔静脉,引起直肠静脉丛曲张,形成痔。

3) 门静脉血经附脐静脉、脐周静脉网而后向上经胸腹壁静脉进入上腔静脉,向下经腹壁下静脉进入下腔静脉,引起脐周浅静脉高度扩张,形成"海蛇头"(caput medusae)现象。

食管下段静脉丛曲张和直肠静脉丛曲张严重时或受摩擦时均可破裂出血,可造成患者死亡。

(3) 充血性脾肿大:长期淤血导致脾肿大,有时可达 1000g。淤血性脾肿大常继发脾功能亢进,导致血细胞的破坏增加,严重时可引起贫血。

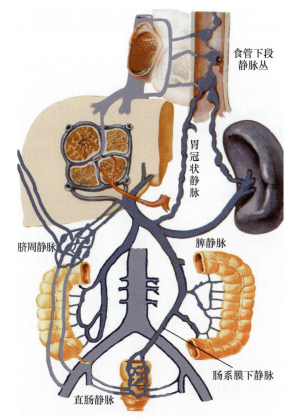

食管下段静脉丛

胃冠状静脉

脐周静脉

脾静脉

肠系膜下静脉

直肠静脉

图 11-14　门静脉高压时侧支循环示意图

(4) 胃肠道淤血:长期的静脉回流不畅,胃肠道淤血可影响胃肠的消化吸收功能,患者可出现食欲不振、腹胀等症状。

2. 肝功能衰竭(hepatic failure)　肝功衰竭为肝脏疾病临床表现的最严重形式。引起肝功衰竭的疾病可分为以下三类:①严重肝坏死:如暴发性病毒性肝炎、药物及化学物损伤;②慢性肝病:为肝功衰竭的最常见的原因,在我国以 HBV 阳性的慢性肝炎 - 肝硬化最为常见;③无明显坏死的肝功异常:如急性妊娠脂肪肝、四环素中毒和罕见的 Reye 综合征。

临床上肝功衰竭时,因肝细胞损害而表现为黄疸和肝酶升高;因合成和分泌白蛋白障碍而出现低白蛋白血症;因凝血酶及凝血因子合成不足而出现出血倾向;因雌激素灭活不足而出现肝掌、蜘蛛痣、男性乳腺发育;还可有高氨血症、肝性脑病、肝肾综合征等。肝功衰竭预后不良,死亡率高。部分患者可行肝移植治疗。

肝性脑病是急性或慢性肝功衰竭的严重并发症,表现为患者神志行为紊乱、人格改变、被动性神经学体征、扑翼样震颤以及独特的脑电图改变。严重者可深度昏迷及死亡。肝性脑病目前

Notes

认为是中枢神经系统和神经肌肉系统的代谢紊乱。中枢神经系统氨基酸代谢的紊乱如 γ- 氨基丁酸的浓度升高等与发病关系密切。慢性肝病时的血流分流导致脑直接暴露于代谢紊乱,尤其是血氨的升高可损害神经功能并加重脑水肿。在脑内形态学改变较轻,主要为脑水肿及星形细胞反应。

肝肾综合征是指严重肝脏疾病时出现肾功衰竭,肾脏无形态学改变。如果肝功衰竭好转则肾脏功能可迅速恢复。确切原因尚不清楚,有关证据表明,可能与内脏的血管扩张和全身血管收缩,导致肾血流尤其是肾皮质血流严重减少有关。临床以血尿素氮和肌酐增高为主。肝肾综合征可促进肝功衰竭造成的死亡。

八、原发性肝癌

指发生于肝脏的上皮性恶性肿瘤,一般包括肝细胞性肝癌(hepatocellular carcinoma)、胆管细胞癌(cholangiocarcinoma)和混合型肝癌(mixed primary carcinoma of liver)三种。

(一)肝细胞性肝癌

为常见的发生于肝脏的恶性肿瘤。常见于亚洲和非洲,在东亚男性发病率可高达 20.1/10 万。肝细胞性肝癌多见于 50 岁左右,但也可见于青年人甚至儿童。男性比女性多见。临床上常表现为腹痛、腹水、黄疸和肝脏肿大,有时可有全身表现如低血糖、高胆固醇血症、红细胞增多症、高钙血症、类癌综合征、血脯胺酸羟化酶升高、低纤维蛋白原血症等,偶可有异位绒毛膜促性腺激素、前列腺素的升高。在高发区,甲胎蛋白阳性率可在 75% 以上,其含量通常要比正常高出 100 倍以上。

【病因及发病机制】 肝细胞肝癌的发生与下列因素有关:

1. **肝硬化** 70%~90% 的肝细胞肝癌发生在肝硬化的基础上,绝大多数为粗结节型。继发于酒精性肝病、血色病和胆汁性肝硬化者可为细结节型。

2. **乙肝病毒** 慢性乙肝病毒感染的人群中肝细胞癌的发生率是正常人群的 100 倍,此外应用乙肝疫苗可有效降低肝细胞癌的发生率,这些都直接或间接证明乙肝病毒和肝细胞癌发生的密切关系。目前认为乙肝病毒导致肝细胞癌的机制是间接和多因素的。乙肝病毒导致的慢性肝损伤使肝细胞反复增殖和修复,容易发生自发突变或其他致癌因素所致的突变;乙肝病毒 X 基因可与 p53 结合并使 p53 功能失活,还可调控多种转录因子的功能、参与或影响多条细胞信号转导通路等,从而促使细胞永生化和肿瘤形成。

3. **丙肝病毒** 丙肝病毒与肝细胞癌亦有密切关系。目前认为丙肝病毒突变率较高,至少有 6 种基因型。目前尚无证据表明丙肝病毒整合到细胞基因组,故认为丙肝病毒可能通过其他途径促进肝细胞癌的发生。例如反复的肝损伤和修复使肝细胞再生周期明显缩短,遗传不稳定性和基因突变的发生频率增加,丙肝病毒还可能通过干扰淋巴细胞、树突状细胞的功能抑制机体的免疫监视系统,促进肝细胞癌的发生。

4. **酒精** 在西方国家酒精导致的肝损伤是慢性肝病和肝硬化的主要原因,如女性每天摄入 >50g 酒精,男性每天 >80g 酒精均足以导致肝硬化,而肝硬化又使发生肝细胞癌的危险升高。

5. **黄曲霉素 B_1** 黄曲霉素 B_1 常出现在发霉的谷物、尤其是花生等之中。食物中黄曲霉素的含量增高,尤其在慢性乙肝感染的情况下可使肝细胞癌的发生率增高 50 倍。黄曲霉素 B_1 可引起 p53 249 密码子 G∶C 到 T∶A 的突变,导致氨基酸序列的改变,影响 p53 的功能。

6. **遗传性** 代谢性疾病如糖原贮积病,尤其是I型,在原来腺瘤性增生的基础上可发生肝细胞癌。α_1- 抗胰蛋白酶缺乏症中男性纯合子易发生肝细胞癌。遗传性酪氨酸血症中有 18%~35% 发生肝细胞癌。在迟发性皮肤卟啉病(PCT)中肝细胞癌的发生率为 7%~47%。遗传性血色病、Wilson's 病等可偶尔发生肝细胞癌。

【病理改变】 大体:肝细胞性肝癌可表现为单个巨块状(巨块型)、多发结节状(结节型)或

Notes

弥漫累及大部分甚至整个肝脏(弥漫型)。肝细胞癌一般质软,常有出血坏死,偶尔可有淤胆而呈绿色。有的肿瘤可有包膜。肿瘤大小变化很大,一般小于 3cm 的肿瘤称为小肝癌(图 11-15)。肿瘤常常侵入门脉系统形成门脉瘤栓。在晚期病例几乎均有门静脉的瘤栓。

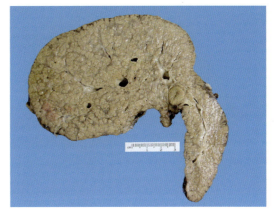

图 11-15　小肝癌　在肝硬化的背景上可见一个直径小于 3cm 的结节

光镜:肝细胞癌可分化很好(高分化)(图 11-16A)或分化很差(低分化)(图 11-16B)。高分化时细胞多排列成细小梁状并常有假腺样或腺泡状结构,常有脂肪变。瘤细胞间有丰富的血窦样腔隙。与正常肝窦不同,此血窦样腔隙的内皮细胞 CD34 和第Ⅷ因子相关抗原阳性,更像毛细血管,故称毛细血管化。某些窦状隙由瘤细胞衬覆。低分化时主要以实性生长类型为主,其间很少血窦样腔隙,仅见裂隙样血管。癌细胞核浆比例明显增大,常见明显的异型性,包括奇异形的瘤巨细胞。一般来说,肿瘤间质稀少,偶尔见有间质丰富者,称为硬化性肝细胞性肝癌。

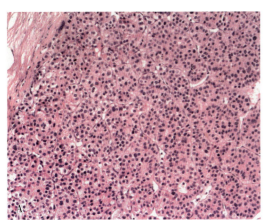
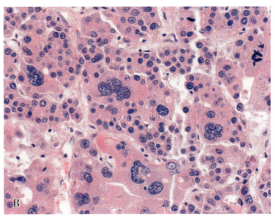

图 11-16　肝细胞性肝癌

A. 高分化肝细胞性肝癌,癌细胞呈腺泡状排列,异型性不大;B. 低分化肝细胞性肝癌,癌细胞呈实性巢状排列,异型性大,可见瘤巨细胞

肝细胞癌易于侵犯门静脉系统并沿门静脉播散,晚期可转移至肝外,如肺、骨、淋巴结等。

(二)胆管细胞癌

约占原发性肝癌的 20%,一般发生在老年,两性无明显差别。

【病因及发病机制】　相关的发病因素有:肝寄生虫尤其是华支睾吸虫、肝胆管结石、炎症性肠病、原发性硬化性胆管炎、EB 病毒感染、丙肝病毒感染、二氧化钍和胆管畸形等。如肿瘤侵及肝门部胆管,则出现梗阻性黄疸,甚至胆汁性肝硬化。CT、B 型超声等影像学检查对临床发现肿瘤及明确胆管累及情况具有重要价值。

【病理改变】　大体:肿瘤通常灰白、实性、硬韧。大多数表现为肝内灰白色结节或融合的结节(图 11-17)。结节中常见坏死和瘢痕。累及肝门者主要表现为肝脏明显淤胆、胆汁性肝硬化和继发性胆道感染。有时胆管内可见结石或寄生虫。

光镜:肝内胆管癌大多数为不同分化程度的腺癌(图 11-18),像其他部位的腺癌一样,可分为高分化、中分化和低分化。发生于较大胆管者,可形成乳头状结构。肿瘤常有丰富的间质反应,

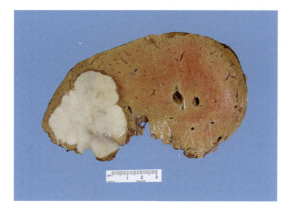

图 11-17　肝胆管细胞癌　肿瘤为灰白色结节状，与周围肝组织有分界

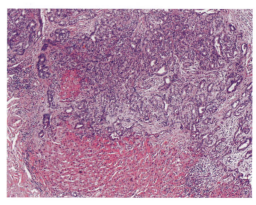

图 11-18　胆管细胞癌
部分肿瘤细胞形成大小不等、形状不一、排列不规则的腺样结构，部分呈实性条索状，侵入肝实质内

甚至出现局部钙化。大多数肿瘤均可见多少不等的黏液，黏液卡红染色、淀粉酶消化后的 PAS 和奥辛兰染色均可阳性。癌细胞常侵及汇管区、汇管区血管内或神经周围，可循淋巴引流途径形成肝内转移或转移至局部淋巴结。晚期可循血行转移至肺、骨、肾上腺、肾、脾和胰腺等。胆管细胞癌与肝细胞性肝癌的鉴别见表 11-4。

表 11-4　肝细胞性肝癌和胆管细胞癌的鉴别

特征	肝细胞性肝癌	胆管细胞癌
细胞起源	肝细胞	胆管细胞
地理分布	东方多	无差别
年龄	比较年轻	老年多见
性别	男性多	无差别
肝硬化	常有	偶尔有
肝细胞不典型增生	可有	无
α-FP	阳性	阴性
产生胆汁	有	无
黏液	无	有
大体形态	质软、出血	灰白、硬韧
转移途径	静脉	淋巴道

(三) 混合型原发性肝癌

是指肝细胞癌和胆管细胞癌两种成分同时存在的肝癌。此型仅占肝癌的不足 1%。黏液染色在胆管癌区域为阳性。

原发性肝癌预后不良，平均存活期仅为 7 个月，可因恶液质、胃肠道出血、肝功衰竭或肿瘤破裂而死亡。唯一希望是早期发现、早期治疗。部分无转移病例可行肝移植治疗。预防 HBV 感染是减少肝癌发病的重要措施。

九、转移性肿瘤

肝脏的转移性肿瘤(metastatic tumors)比原发瘤常见得多。胃肠道癌、乳腺癌、肺癌、胰腺癌和恶性黑色素瘤为最易形成肝转移的肿瘤。肝转移癌可为单个结节，但多为多发，甚至整个肝脏广泛被转移癌所占据。在一组 8455 例尸检的报告中，39% 有肝转移，其中仅 6% 为单个结节。

Notes

转移瘤形态一般与原发瘤相同,亦可出现某种程度的分化或去分化。临床上常见肝肿大、体重下降、门脉高压及消化道出血的表现。胆道的梗阻和肝细胞的严重破坏可出现黄疸。

第二节　胆道疾病

一、胆石症

　　胆石症(cholelithiasis)是指因胆道系统结石所形成的一系列临床病理改变。常见于多产、肥胖的中年妇女,但任何人群均可发生。结石以胆固醇石和色素石最常见。色素石以胆红素钙为主要成分。结石中 80% 以多种成分混合构成(混合石),如蛋白质、黏多糖、胆酸、脂肪酸和无机盐等,纯粹的胆固醇石仅占约 10%。胆石的形成过程一般分为三个阶段(图 11-19):①胆汁饱和或过饱和;②起始核心的形成;③逐渐形成结石。起始核心形成最为关键。胆固醇石的形成从胆固醇结晶析出开始,并与胆囊的功能状态关系密切。胆固醇石通常为圆形、桑葚状、黄白色半透明状(图 11-20)。促进其形成的因素有回肠疾病、回肠切除、雌激素治疗、肠短路吻合术、Ⅳ型高脂血症、肥胖、妊娠和糖尿病等。色素石以无形的色素颗粒沉淀开始,逐渐形成结石。结石可为细砂状,也可很大充填整个胆囊,多呈多面体、深绿或黑色。促进其形成的因素为镰状红细胞贫血、溶血性贫血、胆道感染和酒精性肝硬化等。

　　部分胆石症可长期无症状。大多数胆石均伴有慢性胆囊炎,有的胆囊结石可进入胆囊管或总胆管,造成胆道梗阻,引起梗阻性黄疸和陶土色便。有时胆囊管内嵌顿的结石导致水肿和肝总管的压迫,此时称为 Mirizzi's 综合征。总胆管末端结石嵌顿使括约肌舒缩功能障碍,可导致黄疸和急性胰腺炎。有时壶腹乳头的嵌顿可误诊为壶腹癌。结石的局部压迫使局部血循环发生障碍可出现坏死、溃疡、甚至穿孔。胆囊

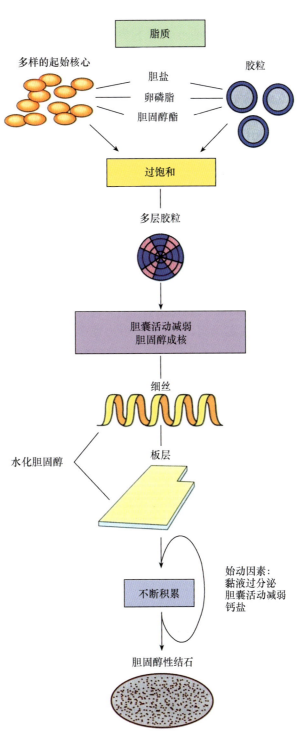

图 11-19　胆囊结石形成机制:以胆固醇结石形成为例

结石堵塞胆囊管可引起胆囊积水或形成黏液性胆囊。胆石与胆囊癌及胆道癌的关系尚未定论。大多数胆囊癌伴有结石,可能说明结石在胆囊癌发生中具有一定的促进作用。

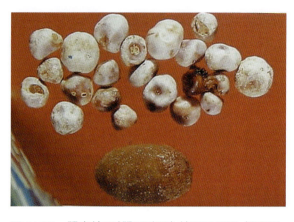

图 11-20　胆囊结石(胆固醇石),结石呈圆形、椭圆形、黄白色或灰白色(四川大学李甘地教授提供)

二、胆囊炎

胆囊炎(cholecystitis)又可分为急性胆囊炎(acute cholecystitis)和慢性胆囊炎(chronic cholecystitis)。

(一)急性胆囊炎

【病因及发病机制】 大多数(90%~95%)急性胆囊炎均伴有胆囊结石,无结石者可能与败血症、严重外伤、伤寒病和结节性多动脉炎等有关。一般认为,胆石性胆道梗阻可导致胆囊上皮释放磷脂酶,使卵磷脂水解而释放溶血卵磷脂。溶血卵磷脂对上皮细胞具有很强的毒性作用。浓缩的胆汁中的高胆固醇含量对上皮细胞亦具有毒性作用。而细菌感染则为继发于胆道梗阻的结果。临床上,急性胆囊炎以右上腹痛为主,有的有胆绞痛或轻度黄疸,部分病例可扪及肿大的胆囊。

【病理改变】 大体:胆囊表面充血并有纤维素性物质渗出。黏膜明显充血、水肿,呈紫红色。胆囊壁增厚。有细菌继发感染者可见有胆囊积脓。胆囊腔内常有数量不等的结石,有时胆囊内容物中可有大量胆固醇结晶。

光镜:胆囊壁因水肿、充血、出血而明显增厚。继发细菌感染者则胆囊壁有大量炎细胞浸润,胆囊黏膜可出现多灶性糜烂或溃疡(图 11-21)。严重的病例可出现广泛的坏死,称为坏疽性胆囊炎(gangrenous cholecystitis)。急性胆囊炎可出现穿孔而导致弥漫性胆汁性腹膜炎,或由网膜包裹而形成胆囊周围脓肿。有时胆囊内容物可侵蚀小肠或大肠,而导致胆囊 - 肠瘘。

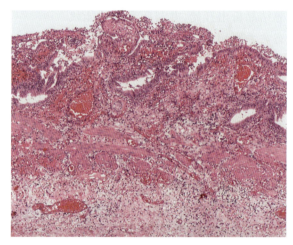

图 11-21　急性胆囊炎
胆囊壁明显充血、水肿,其内有大量炎细胞浸润

多数急性胆囊炎的炎症消退后,胆囊壁有一定程度的纤维化。黏膜通过再生修复。但胆囊的浓缩功能均受到一定的损害。胆囊可萎缩,胆囊壁可出现钙化。

(二)慢性胆囊炎

为胆囊最常见的疾病,常与胆石同时存在。

【病因及发病机制】 慢性胆囊炎可由急性胆囊炎反复发作演变而来,也可能是长期胆石形成的慢性刺激和化学损伤的结果。患者常有非特异的腹痛症状或右肋下疼痛。

【病理改变】 大体:胆囊壁增厚、变硬。浆膜面与周围脏器呈纤维性粘连。胆囊腔变小,常含有胆石,约一半患者有继发细菌感染、黏膜萎缩或可见局部溃疡形成。有时胆囊壁可广泛钙化、纤维化而形成葫芦状或花瓶状,称为瓷器胆囊。

光镜:胆囊上皮可正常或萎缩或增生甚至化生。化生可为肠上皮化生和幽门腺化生。前者常有潘氏细胞和内分泌细胞。与胆囊颈的正常腺体不同,化生的腺体含有较多非硫酸化黏液和

Notes

中性黏液。内分泌细胞可为分泌5-羟色胺、生长抑素、CCK、胃泌素和胰腺多肽的细胞。胆囊壁明显纤维性增厚,常有淋巴细胞、浆细胞或组织细胞浸润。腺体常深深陷入胆囊壁肌层内形成Rokitansky-Aschoff窦(R-A窦)(图11-22)。有时穿入胆囊壁的R-A窦可很多,形成所谓的腺性胆囊炎。有时伴有平滑肌的增生和肥大而呈局灶性管壁增厚,形成所谓的腺肌瘤(局灶性)或腺肌瘤病(弥漫性)。有时因R-A窦内胆固醇结晶沉积而诱发异物巨细胞反应,严重时可形成黄色肉芽肿性胆囊炎。此时胆囊壁可见黄色隆起的条纹或结节。镜下可见大量慢性炎细胞、泡沫状组织细胞和增生的成纤维细胞构成的肉芽肿。

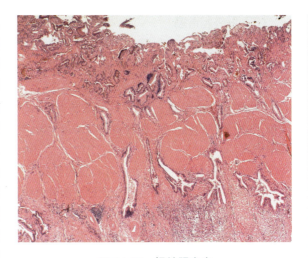

图 11-22　慢性胆囊炎

胆囊上皮萎缩、部分黏液化生,囊壁明显纤维性增厚,有慢性炎细胞浸润,胆囊黏膜腺体穿入胆囊壁肌层内形成R-A窦

三、胆道系统肿瘤

(一) 胆囊癌

胆囊癌(carcinoma of the gallbladder)为肝外胆道系统中常见的恶性肿瘤。90%以上为50岁以上,女性是男性的3~4倍。

【病因及发病机制】　大多数胆囊癌与胆囊结石及慢性胆囊炎尤其是瓷器胆囊关系密切。患者多无特异的症状,大多数临床表现与胆石症相似,故很难早期发现。

【病理改变】　大体:肿瘤可表现为巨大息肉样肿块,充填胆囊腔内,或呈结节状,或弥漫浸润使胆囊壁明显增厚(图11-23)。偶尔可呈环状浸润使胆囊形成哑铃状。胆囊癌常发生于胆囊底部,但大多数病例因已累及大部分胆囊而很难辨别其起源部位。

光镜:胆囊癌的80%以上均为不同分化程度的腺癌(图11-24)。腺体可分化很好,形成比较规则的腺腔,也可仅有腺腔样分化的倾向。腺体间可有大量间质。约5%为鳞状细胞癌或腺鳞癌。

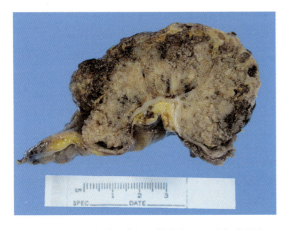

图 11-23　胆囊癌,肿瘤呈菜花样,几乎充满胆囊

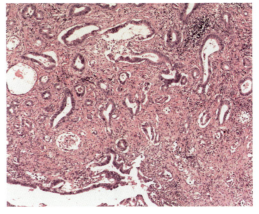

图 11-24　胆囊腺癌

肿瘤由中-低分化的腺管状结构构成

大多数胆囊癌在发现时已侵入肝脏或已累及胆囊管、肝门的淋巴结,有时可转移至腹膜后、胃肠道和肺。

Notes

（二）肝外胆管癌

肝外胆管包括左右肝管、总肝管、胆囊管和总胆管。肝外胆管癌（carcinoma of the extrahepatic bile ducts）的发生率略少于胆囊癌。60 岁以上多见。临床表现以梗阻性黄疸、体重下降和腹痛为主，亦常因继发性胆道感染而出现发热。

【病因及发病机制】　在溃疡性结肠炎、硬化性胆管炎、华支睾吸虫感染和一些先天性胆管畸形，如先天性胆管扩张、胆管囊肿、Caroli's 病、先天性肝纤维化、多囊肝和异常胰胆管吻合中发病率增高。

【病理改变】　大体：胆管癌可表现为管壁的局部增厚，或呈突入腔内的息肉样肿物，偶尔可引起管腔的环形狭窄或弥漫浸润而导致胆管壁弥漫增厚。

光镜：绝大多数为各种分化程度的腺癌。胆管癌细胞通常有黏液和 CEA 的表达，在其周围的上皮常有化生或异型增生，如鳞状上皮化生和透明细胞变或神经内分泌分化，甚至出现小细胞神经内分泌癌的改变。乳头状腺癌可呈息肉样堵塞管腔。肿瘤的坏死脱落可使黄疸波动。

第三节　胰　腺　疾　病

胰腺疾病（diseases of the pancreas）包括胰腺外分泌部和内分泌部的疾病，此节仅介绍外分泌部分的疾病，内分泌部分的疾病见内分泌有关章节。

一、胰　腺　炎

胰腺炎（pancreatitis）一般是指各种原因导致胰腺酶类的异常激活而出现胰腺自我消化所形成的炎症。根据病程分为急性胰腺炎和慢性胰腺炎。

（一）急性胰腺炎

急性胰腺炎（acute pancreatitis）根据病理形态和病变严重程度分为急性水肿型（或称间质型）胰腺炎和急性出血性胰腺炎。

【病因及发病机制】　主要发病因素为胆道疾病，尤其是胆道结石和酗酒。有的原因不清，称为特发性急性胰腺炎。其他因素包括妊娠、高脂血症、药物、各种原因造成的胰管阻塞以及内分泌及免疫异常等。一般认为：胆道结石和酗酒可影响瓦特氏壶腹括约肌的舒缩功能而容易形成胆汁和十二指肠液的反流。酗酒亦可增加胰腺的分泌，使胰管内压升高、小胰管破裂、胰液进入组织间隙。胆汁或十二指肠液反流或肠液进入组织间隙均可激活胰蛋白酶，进而激活胰腺其他酶类，如脂肪酶、弹力蛋白酶、磷脂酶 A 和血管舒缓素等。脂肪酶的激活可造成胰腺内外甚至身体其他部位脂肪组织的坏死。弹力蛋白酶的激活可造成血管壁的破坏而出现出血，严重的出血可造成腹腔积血。激活的磷脂酶 A 使卵磷脂转变成溶血卵磷脂，后者对细胞膜具有强烈的破坏作用而引起细胞的坏死。激活的血管舒缓素可影响全身的血管舒缩功能，引起组织水肿，严重时可引起休克等严重并发症（图 11-25）。

【病理改变】

（1）急性水肿型（间质性）胰腺炎（acute edematous pancreatitis）：此型为早期或轻型急性胰腺炎，其特点是间质水肿伴中等量炎细胞浸润，腺泡和导管基本上正常，间质可有轻度纤维化和轻度脂肪坏死。此型可反复发作。

（2）急性出血性胰腺炎（acute hemorrhagic pancreatitis）：亦称急性胰腺出血坏死。因胰腺组织广泛的出血坏死及脂肪坏死，胰腺明显肿大、质脆、软、呈暗红或蓝黑色。切面小叶结构模糊，暗红和黄色相间。胰腺表面、大网膜和肠系膜均有散在灰白色脂肪坏死斑点。光镜胰腺组织中有大片出血坏死，坏死区周围有中性粒细胞及单核细胞浸润。胰腺内外脂肪组织均有脂肪坏死（图 11-26）。

Notes

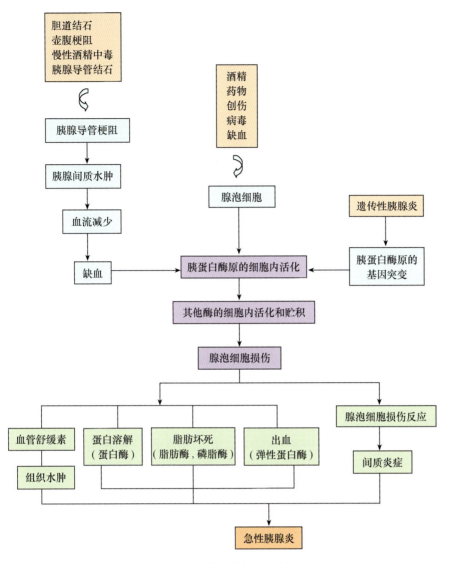

图 11-25　急性胰腺炎的发病机制

急性出血性胰腺炎常有严重的并发症,死亡率很高。其主要合并症有:

1)休克和肾衰竭:因胰腺广泛坏死和出血、血液和胰液溢入腹腔或邻近组织、加之血管舒缓素的作用,而出现休克。低血压可引起急性肾小管坏死而致急性肾衰竭。

2)脂肪坏死:由于激活的胰腺脂肪酶进入血液,身体各部位的脂肪组织均可出现脂肪坏死,尤以骨髓、皮下等处脂肪坏死常见。皮下脂肪坏死多见于踝、指、膝和肘部,呈红色压痛结节,与皮肤粘连。脂肪坏死区有弥漫性炎细胞浸润。坏死的组织液化后可从皮肤流出,这种液化物中含淀粉酶。骨髓内脂肪坏死临床表现为疼痛性溶

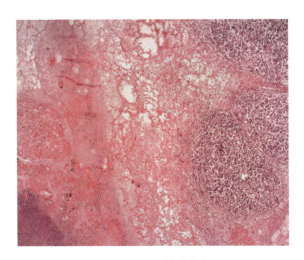

图 11-26　急性胰腺炎

胰腺组织中有大片出血坏死,中间为脂肪坏死区,周围有炎细胞浸润,可见钙盐沉积

Notes

骨性病变,慢性期可出现骨髓内钙化。脂肪坏死皂化吸收大量钙,临床上可出现低血钙和低钙性抽搐。

3) 出血:血液可沿组织间隙流至肋骨脊椎角,使腰部呈蓝色(Turner 征),或流至脐周使脐部呈蓝色(Culler 征)。

4) 假囊肿形成:胰腺炎时大量的胰液和血液积聚在坏死的胰腺组织内或流入邻近组织和网膜内形成假性囊肿。囊壁无上皮,由肉芽组织和纤维组织构成。囊内含坏死物质、炎性渗出物、血液及大量胰酶,呈草黄色、棕色或暗红色。囊肿直径 5~10cm,大者可达 30cm。胰头部假囊肿可引起胆总管的阻塞或近端十二指肠的梗阻,大的假囊肿可压迫下腔静脉引起下肢水肿。

5) 脓肿:胰腺坏死区常可发生细菌的继发感染而形成脓肿。

6) 腹水:胰腺炎时常因出血和富含蛋白及脂肪的液体溢入腹腔而形成血性或鸡汤样腹水。腹水可通过横膈淋巴管进入胸腔,引起胸腔积液和肺炎。

7) 其他合并症:包括小肠麻痹、小肠肠系膜脂肪坏死而导致的小肠梗死,胰腺脓肿或假囊肿腐蚀胃或大肠、小肠壁而造成的消化道出血等。

【临床表现】 急性出血坏死性胰腺炎通常表现为严重的腹痛、甚至休克,血清和尿中脂肪酶和淀粉酶升高。严重病例可有黄疸、高血糖和糖尿。死因常为休克、继发性腹部化脓性感染或成人呼吸窘迫综合征。急性胰腺炎的死亡率约 10%~20%,当伴发严重出血坏死时可达 50%。

(二) 慢性胰腺炎

慢性胰腺炎(chronic pancreatitis)的特征为胰腺组织的慢性炎症及纤维化、导致外分泌腺体破坏或消失。

【病因及发病机制】 发病因素主要有胰腺阻塞(癌或结石)和酗酒,也可伴发于其他疾病。除此之外,接近半数的患者无明显的发病因素。多见于中年男性。发病机制尚不完全清楚,一般认为肿瘤和结石造成胰管的阻塞,酒精刺激胰腺分泌蛋白质丰富的胰液,浓缩后造成胰管的阻塞是慢性胰腺炎发病中的重要因素。在亚非国家中营养不良亦可能是所谓热带胰腺炎的重要原因。慢性胰腺炎与囊性纤维化基因突变的密切关系提示此基因改变与慢性胰腺炎的发病有关。约 50% 的慢性胰腺炎有 *KRAS* 的突变。自身免疫性胰腺炎(autoimmune pancreatitis,AIP)是一种特殊类型的胰腺炎。血清学检查显示 γ-globulin 和 IgG4 升高、出现自身抗体、对类固醇激素治疗有效,这些现象提示该病的发生与自身免疫有关。有些病例合并硬化性胆管炎、硬化性涎腺炎、腹膜后纤维化等,偶尔合并溃疡性结肠炎或肿瘤。研究认为 AIP 为一种 IgG4 相关的系统性疾病。该发病机制尚不清楚,最近的研究表明,2 型 T 辅助细胞和 T 调节细胞介导了大部分 AIP 的免疫反应。

【病理变化】 形态上慢性胰腺炎分为慢性阻塞性胰腺炎(chronic obstructive pancreatitis)和慢性钙化性胰腺炎(chronic calcifying pancreatitis)两型。慢性阻塞性胰腺炎多为主胰管靠近壶腹 2~4cm 处的结石或肿瘤阻塞所致。慢性钙化性胰腺炎约占慢性胰腺炎的 95%。

大体:胰腺呈结节状弥漫性变硬变细。灰白色、质硬韧(图 11-27)、有时与周围分界不清。病变可局限于胰头,但通常累及全胰。切面分叶不清,大小导管均呈不同程度的扩张,腔内充满嗜酸性物质——蛋白质丰富的分泌物,可有钙化。胰腺周围可有不同程度的纤

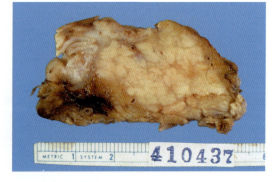

图 11-27　慢性胰腺炎
切面示胰腺组织萎缩,纤维组织增多

Notes

维化,有时可导致血管、淋巴管、胆管和肠道的狭窄。

光镜:腺泡组织呈不同程度的萎缩,间质弥漫性纤维组织增生和淋巴细胞、浆细胞浸润(图 11-28)。大小导管均呈不同程度的扩张,内含嗜酸性物质或白色结石。胰管的严重阻塞可形成较大的胰管囊肿。胰管上皮可受压变扁,或有增生或鳞化。内分泌胰腺组织通常不受损害,并常因外分泌胰腺组织的萎缩而呈相对集中的形态,应注意与胰岛增生鉴别。

临床上,内分泌胰腺功能可在相当长的时期无失衡现象,严重病例可有胰岛的萎缩,临床上可出现糖尿病。慢性胰腺炎的预后与其病因有关。酗酒者若能戒酒则可大大改善,10 年存活率达 80%,如继续

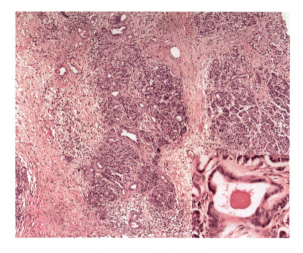

图 11-28　慢性胰腺炎
腺泡组织呈不同程度的萎缩,间质弥漫性纤维组织增生和淋巴细胞、浆细胞浸润,导管轻度扩张。右下角可见胰管扩张,内有嗜酸性物质

酗酒,则 10 年存活率仅为 25%~60%。慢性胰腺炎的合并症为假囊肿和假动脉瘤形成,假动脉瘤形成有时可造成急性出血。脂肪坏死可见于皮下、纵隔、胸膜、心包、骨髓、关节旁和肝等。

AIP 在组织学上分为两种不同的亚型:1 型又称淋巴浆细胞性硬化性胰腺炎,为系统性疾病,受累器官中有丰富的 IgG4 阳性的浆细胞;组织病理学特点为胰腺显著纤维化和明显的淋巴、浆细胞浸润,常见淋巴细胞性静脉炎,淋巴细胞围绕并浸润中等或较大的胰腺静脉,导致血管闭塞或血管壁结构破坏。Movat 染色可以清晰显示普通 HE 染色易被忽略的静脉病变。免疫组化显示浸润的炎细胞中有丰富的 IgG4 阳性的浆细胞,亦有助于 AIP 的诊断。2 型又称导管中心型 AIP,特征为粒细胞浸润的胰腺上皮病变,无系统累及。诊断 AIP 还应除外恶性疾病,如胰腺癌或胆管癌。

AIP 的临床表现与普通的慢性胰腺炎相似,可有上腹部不适、体重减轻、胆管硬化导致的阻塞性黄疸、糖尿病等。某些病例有胰腺结石形成。该病用皮质类固醇激素治疗非常有效,但在临床上常常被误诊为胰腺癌而行手术切除。因此 AIP 的诊断最重要的是与胰腺癌鉴别。AIP 的诊断依赖于临床、血清学、形态学和组织病理学特征的综合判断。影像学显示主胰管狭窄,胰腺弥漫性肿大或形成局限性肿块,后者易被误诊为胰腺癌。实验室检查显示血清 γ-globulin、IgG 或 IgG4 水平的异常升高,或出现自身抗体(如抗核抗体或类风湿因子)。

二、实性假乳头状肿瘤

实性 - 假乳头状肿瘤(Solid pseudo-papillary neoplasm,SPN)是一类低度恶性的胰腺肿瘤,约占胰腺外分泌部肿瘤的 1%~3% 左右。SPN 多见于生育期女性,男性和儿童少见,胰腺的各个区域均可发生。

【病因及发病机制】　SPN 的发病机制并不明确。比较明确的肿瘤相关基因突变位于 β-catenin 蛋白编码基因的 3 号外显子,导致该蛋白表达的亚细胞定位改变,由细胞膜转入细胞核内。Wnt/β-catenin 信号通路也被认为与 SPN 的发生关系密切。其他遗传学改变包括 KRAS、CDKN2A,TP53 和 SMAD4/DPC4 等基因突变,在散发病例中有报道,并没有经过大样本的验证。由于 SPN 发生的女性性别优势比较明显,也有学者推测其发病是否与激素受体途径有关,但是目前仍未找到确实的证据。

【病理改变】　大体:肿瘤通常体积较大,平均 8~10cm 左右,边界往往清楚,有时可见较厚

Notes

的纤维包裹,切面呈结节状,常常可见大片出血及坏死,尤其是体积较大的肿瘤可出现明显囊性变,甚至呈囊肿样外观,易误诊、漏诊(图11-29)。

光镜:肿瘤细胞排列呈片状及假乳头状结构,可见微囊。假乳头被覆形态较一致的细胞,细胞间黏附性较差,排列较松散,大部分假乳头间质为缺乏血管的纤维成分,少数可见血管轴心。有的区域可见出血及坏死,间质内可见胆固醇结晶颗粒和泡沫细胞聚集(图11-30)。肿瘤细胞的胞质呈弱嗜酸性或空泡样,有的空泡内可见PAS(+)的嗜酸性小体。核圆形,染色质细腻,可见核沟,核分裂象少见。有时在肿瘤内可见包绕神经或血管侵犯现象,但其不能增加其恶性程度。

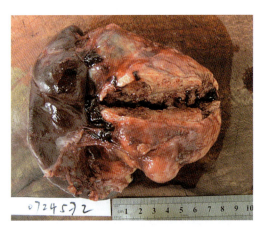

图11-29　实性-假乳头状肿瘤的大体改变。肿瘤位于胰尾部,切面呈灰黄色,实性

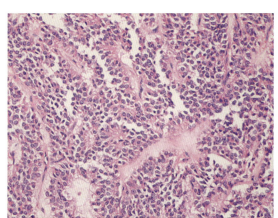

图11-30　实性-假乳头状肿瘤的镜下表现肿瘤组织呈假乳头状排列,乳头轴心为乏血管的纤维成分

【组织学变异型】　SPN可存在一些少见的组织学变异型,如出现高级别恶性肿瘤或肉瘤样癌的区域,临床上表现为强侵袭性生物学行为,预后较差。

三、导管内乳头状黏液性肿瘤

导管内乳头状黏液性肿瘤(intraductal papillary mucinous neoplasm,IPMN)是一大类病变主要位于导管内的肿瘤,约占胰腺囊性肿瘤的20%左右。多发生于主胰管,也可见于分支胰管。因IPMN具有独特的临床病理学特征,而将其列为独立的肿瘤组织学类型。

【临床表现】　大部分患者由于胰管阻塞导致胰液分泌受阻而表现为胰腺炎反复发作、腹痛、消化不良、体重减轻、脂肪泻、糖尿病等临床症状。如果合并明显的浸润性癌成分并侵犯胆总管,则会出现梗阻性黄疸。ERCP或MRCP可清楚显示胰管扩张,胰管内出现信号增强的附壁结节。实验室检查无特殊有价值的标记物。

【病理改变】　大体:发生于主胰管的IPMN大体上可见主胰管显著扩张,胰管壁上可见菜花样新生物突入管腔。有的管腔内含大量黏液。发生于分支胰管的IPMN主要表现为多囊性改变,囊内可见黏液,有的囊内壁可见乳头状突起。主胰管型的IPMN伴有浸润性癌的几率要大于分支胰管型。此时,在囊壁外多能见到实性质硬区域或较多黏液湖形成。

镜下:肿瘤细胞主要向管腔内生长,排列呈乳头状及腺管状,乳头轴心为纤维血管。根据细胞形态学,通常可分为胃小凹型、肠型和胰胆管型上皮。胃小凹型(Gastric foveolar-type)上皮的胞质内富含黏液,类似胃黏膜的小凹腺体;肠型(Intestinal-type)上皮类似肠黏膜,上皮细胞之间可见杯状细胞夹杂(图11-31);胰胆管型(Pancreatobiliary-type)上皮类似胰腺导管和胆管上皮,细胞立方形,胞质轻度嗜酸性,不含黏液。根据细胞的异型程度,IPMN可分为轻、中和重度异型

Notes

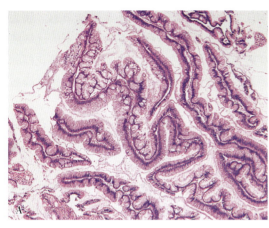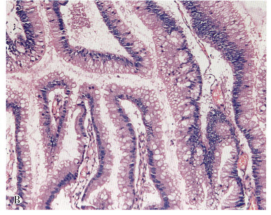

图 11-31　IPMT 的镜下改变

A. 低倍镜下见肿瘤组织呈乳头状排列；B. 高倍镜下见肿瘤细胞之间夹杂较多杯状细胞

增生或低、高级别上皮内瘤变。若伴有浸润性癌成分，则需要注明类型，因为这是决定患者预后的主要因素。最多见的是黏液性癌或胶样癌，其次是导管腺癌。

四、胰　腺　癌

胰腺癌（carcinoma of the pancreas）一般指外分泌胰腺发生的癌。胰腺癌在全世界均呈上升趋势。因其诊治困难，预后不良，在西方国家已跃居恶性肿瘤死亡的第四位。东方国家中的发病率亦明显上升。我国胰腺癌的死亡率已居恶性肿瘤所致死亡的第八位。由于其发病隐匿，很难早期发现和治疗，五年存活率不足 2%。胰腺癌多见于 50 岁以上的人群，男性略多（男女之比为 1.6：1）。

根据其发生在胰腺的部位分为胰头癌、胰体癌、胰尾癌和全胰癌。其中胰头癌占 60%~70%，胰体癌占 20%~30%，胰尾癌占 5%~10%，全胰癌约占 5%。约 20% 为多发灶性。仅约 14% 的胰腺癌可手术切除。目前胰腺癌术前定性诊断较为困难，术中行细针穿刺快速细胞学检查有助于良、恶性疾病的确定及手术方式的选择。临床上胰头癌大多数因累及总胆管而表现为进行性阻塞性黄疸。体尾部癌则更为隐蔽，发现时多已有转移。约 1/4 患者出现外周静脉血栓。这是因为肿瘤间质中的巨噬细胞分泌 TNF、白介素 -1、白介素 -6 以及癌细胞本身分泌的促凝血物质共同作用的结果。

【病因及发病机制】　吸烟、慢性胰腺炎（尤其是遗传性胰腺炎）和接触某些化学物如联苯胺为高危因素。据估计约 10% 的胰腺癌具有家族性。约 90% 的胰腺癌有 KRAS 基因的突变和肿瘤抑制基因 CDKN2A（p16）的改变，约 50% 的病例有 TP53 的突变和 DPC4 的缺失。DPC4 编码能调节转化生长因子 β 介导的生长控制功能的转录因子。50% 以上的胰腺癌还有 c-erbB2（HER2/NEU）基因的扩增。少数胰腺癌有 BRCA2 和 MLH1 基因的突变，而影响 DNA 的修复。这些基因的改变在胰腺癌的发生或进展中起着重要的作用。

【病理改变】　大体：大多数胰腺癌为一质地硬韧、与周围组织界限不清的肿块。切面灰白色或黄白色（图 11-32），有时因有出血、囊性变和脂肪坏死而杂有红褐色条纹或斑点。原有胰腺的结构消失。胰头癌体积一般较小，

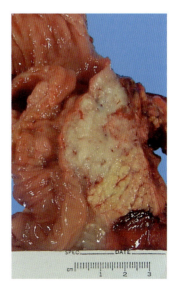

图 11-32　胰头癌

肿瘤呈白色，部分已侵及十二指肠壁

Notes

仅见胰头轻度或中度肿大,有时外观可很不明显,扪之仅感质地较硬韧和不规则结节感。胰头癌常见早期浸润胆总管和胰管,使胆总管和胰管管腔狭窄甚至闭塞。胰管狭窄或闭塞的远端胰管扩张、胰腺组织萎缩和纤维化。少数胰头癌可穿透十二指肠壁在十二指肠腔内形成菜花样肿物或不规则的溃疡。胰体尾部癌体积较大,形成硬韧而不规则的肿块,常累及门静脉、肠系膜血管或腹腔神经丛而很难完整切除肿瘤。有时肿瘤可累及整个胰体尾部。

光镜:胰腺癌 80%~90% 为导管腺癌(图 11-33)。肿瘤主要由异型细胞形成不规则、有时是不完整的管状或腺样结构,伴有丰富的纤维间质。高分化导管腺癌主要由分化好的导管样结构构成,内衬高柱状上皮细胞,有的为黏液样上皮,有的具有丰富的嗜酸性胞质。胰腺癌的腺管常不规则、分支状,上皮呈假复层,癌细胞核极向消失。中分化者由不同分化程度的导管样结构组成,有的与高分化腺癌相似,有的可出现实性癌巢。低分化导管腺癌则仅见少许不规则腺腔样结构,大部分为实性癌巢。细胞异型性很大,可从未分化的小细胞到瘤巨细胞,甚至多核瘤巨细胞,有时可见到梭形细胞。在有腺腔样分化的区域,可有少量黏液。肿瘤的间质含有丰富的I和IV型胶原以及纤连蛋白(fibronectin),70% 的胰腺癌可侵袭周围神经丛(图 11-34)。

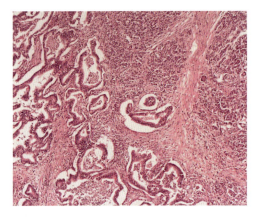

图 11-33 胰腺高分化腺癌
肿瘤由分化好的导管样结构构成

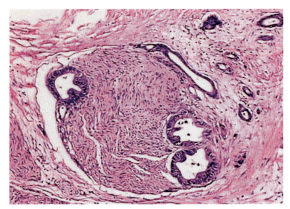

图 11-34 胰腺癌侵袭周围神经丛

小　结

多种病因都可造成肝脏的损害,肝损伤的基本病理变化包括:①变性,常见的有气球样变、羽毛状变性、脂肪变性等;②坏死和凋亡,根据坏死程度可分为点状、碎片状、桥接状、亚大块甚至大块坏死;③炎症;④再生,卵圆细胞和终末小胆管细胞可能为再生的储备细胞;⑤纤维化。肝炎病毒是导致肝脏炎症最常见的原因,目前已知的肝炎病毒有 6 种,其中乙肝病毒是我国慢性肝炎的主要致病原。此外,自身免疫性肝炎、毒物或药物性肝损害、酒精性肝病、代谢性肝病等也可引起肝脏慢性炎症。反复的肝细胞损伤可致纤维组织增生、最终导致肝硬化。肝硬化是肝脏的弥漫性病变,可按病因或病理形态特点进行分类。肝硬化因结构重建和假小叶形成而引起门脉高压,重者出现肝功能衰竭。我国是原发性肝癌的高发地区,根据病理形态学可将原发性肝癌分为肝细胞癌、胆管细胞癌和混合性肝癌三种,我国原发性肝细胞癌 85% 以上伴有肝炎后肝硬化,与乙肝病毒感染密切相关。

胆囊炎、胆石症为常见病,急性胆囊炎如不适时治疗可发展为坏疽性胆囊炎甚至穿孔而致胆汁性腹膜炎,重症者可致死。慢性胆囊炎、胆石症是胆囊癌的病因之一。

Notes

胰腺炎是各种原因所致的胰腺酶溶性变化而形成的炎症,可分为急性和慢性胰腺炎。急性胰腺炎又可分为急性水肿型和急性出血坏死性胰腺炎,为临床常见的重症急腹症。慢性胰腺炎可使纤维组织增生、纤维化形成。自身免疫性胰腺炎近年受到重视,常伴有显著纤维化和淋巴、浆细胞浸润,IgG4 增高。胰腺癌发病率呈上升趋势,其病程隐匿,发现时已多属中、晚期,5 年生存率不足 5%,胰腺癌 85% 以上为导管腺癌,*KRAS* 基因突变可达 90% 以上。

（朱明华　陈 杰）

主要参考文献

1. Kumar V,Abbas AK,Fauston N.Robbins and Cotran Pathologic basis of disease. 9[th]ed. Philadelphia:Elsevier Saunders,2015:821-896.

2. Bosman FT,Carneiro F,Hruban RH,et al.WHO classification of tumors of theDigestive System.Lyon:IARC press,2010:195-337.

3. Odze RD,John R Goldblum,. Surgical Pathology of GI tract,Liver,Biliary tract,and Pancreas. 2[nd]ed. Philadelphia:Elsevier Saunders,2009.

4. Macsween R,Burt AD,Ishak K. Pathology of the Liver. 5[th]ed.London:Churchill Livingstone,2007:399-442, 517-612,761-814.

Notes

第十二章 淋巴造血系统疾病

　　淋巴造血系统包括髓系和淋巴系统两部分,髓系统主要由骨髓和血液构成,血液中有各种血细胞成分,如红细胞、粒细胞、单核细胞和巨核细胞等。在胚胎时期,肝、脾和淋巴结等都参与造血,出生后主要的造血器官是骨髓。在骨髓疾病或骨髓代偿功能不足时,肝、脾和淋巴结可恢复造血,即髓外造血(extramedullary hemopoiesis)。淋巴系统包括胸腺、脾脏和淋巴结等淋巴器官,以及在人体广泛分布的结外淋巴组织(extranodal lymphoid tissues),如扁桃体、腺样体、肠黏膜固有层的集合和孤立淋巴小结群(Peyer patches)等。实际上髓系和淋巴系统在构成成分和功能上都是密切相关的,如骨髓产生淋巴干细胞,但在正常情况下,骨髓内几乎不见淋巴细胞,而骨髓原发的各种肿瘤性增生性疾病常累及淋巴结和脾脏等淋巴器官。习惯上将粒细胞、单核细胞、巨核细胞和淋巴细胞统称为白细胞(white blood cells),以区别于红细胞(red blood cells)。由于淋巴结是机体内数量最多且分布最广泛的淋巴器官,如在人体的颈部、腋下和腹股沟等处皮下均有相对集中的淋巴结群存在,因此,在临床上常通过淋巴结活检来诊断淋巴组织疾病。

　　白细胞疾病可分为两大类:即白细胞增生性疾病和白细胞减少症,前者表现为白细胞数量的增加,而后者则表现为白细胞数量的减少。白细胞的增生可以为反应性的或肿瘤性的,因白细胞的主要功能是宿主的防御,故白细胞的反应性增生最常见,尽管白细胞的肿瘤性疾病少见,但其具有更为重要的临床意义。本章节将简要介绍几种有代表性的淋巴结的炎性疾病,重点讨论白细胞的肿瘤性疾病。根据 WHO 关于淋巴造血组织肿瘤的分类(2008),以细胞来源为线索,分别介绍淋巴组织肿瘤、髓系肿瘤、组织细胞和树突状细胞肿瘤。

第一节 淋巴结良性增生

　　淋巴结是机体重要的免疫器官,多种因素包括各类病原微生物感染、化学药物、外来的毒物、异物、机体自身的代谢产物等刺激均可引起淋巴结内的细胞成分,主要是淋巴细胞、组织细胞和树突状细胞的增生,致淋巴结肿大。此时,淋巴结的增生是机体抗损伤的免疫反应的具体体现。根据病因、组织病理学改变及临床表现,可将淋巴结的良性增生分为三类:一是淋巴结反应性增生;二是淋巴结的各种特殊感染;三是原因不明的淋巴增生性疾病,如巨淋巴结增殖症

（又称 Castleman 病），以及伴巨淋巴结病的窦组织细胞增生症（又称 Rosai-Dorfman 病）等。

一、非特异性淋巴结炎

淋巴结炎（lymphadenitis），也称淋巴结反应性增生（reactive hyperplasia of lymph nodes）是淋巴结最常见的良性增生性疾病。因多种因素可致淋巴结反应性增生，其病理改变又缺乏特异性，故又称非特异性淋巴结炎（non-specific lymphadenitis）。根据起病急缓和临床病理表现的不同，可分为急性和慢性非特异性淋巴结炎。

（一）急性非特异性淋巴结炎

急性非特异性淋巴结炎常见于颈部，病原体可由发生感染的牙齿或扁桃体被引流至颈淋巴结，或由四肢的感染而引流至腋窝或腹股沟区淋巴结。急性阑尾炎患者常有肠系膜淋巴结急性炎表现。系统性病毒感染和菌血症常可导致急性全身淋巴结肿大。

【病理改变】　肉眼观：受累淋巴结肿大、充血，呈灰红色。组织学表现为淋巴滤泡增生，生发中心扩大，有较多核分裂。在散布于滤泡生发中心的组织细胞胞质内含有细胞核碎片。当感染是由化脓性病原微生物所致时，滤泡生发中心可能会发生坏死，有时甚至整个淋巴结形成脓性肿块；而在感染不太严重时，可见一些中性粒细胞在滤泡周围或淋巴窦内浸润，窦内皮细胞增生。

【临床表现】　由于炎细胞浸润和水肿，致病变的淋巴结肿大。因淋巴结肿大而其被膜受到牵拉，患者会感觉疼痛。当有脓肿形成时，则有波动感，其被覆的皮肤发红，有时可穿破皮肤而形成窦道，特别是淋巴结有脓性坏死时。

（二）慢性非特异性淋巴结炎

【病理改变】　慢性非特异性淋巴结炎的病理改变因病因而异，可表现为淋巴滤泡增生、副皮质区淋巴增生和窦组织细胞增生等。①淋巴滤泡增生：常因活跃的体液免疫反应的刺激而致。表现为受累淋巴结的淋巴滤泡数量增加，而其大小和形状差异大。滤泡生发中心明显扩大，见不等量的中心母细胞和中心细胞，含有核碎片的组织细胞散在分布于其中（图 12-1）。在类风湿

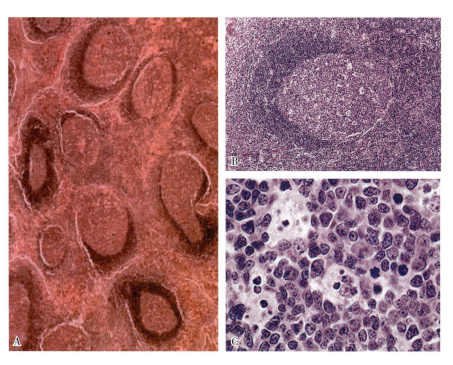

图 12-1　淋巴结反应性增生

A. 示淋巴滤泡增生；B. 示生发中心扩大；C. 示生发中心内可见胞质淡染的组织细胞散在分布

Notes

性关节炎、弓形虫病,以及人类免疫缺陷病毒感染的早期常有明显的淋巴滤泡增生。形态学上,淋巴滤泡增生有时易与滤泡淋巴瘤相混淆;②副皮质区淋巴增生:常因导致细胞免疫反应的各种刺激所致,其特征是淋巴结的滤泡间区,即T细胞区增生,其中可见活化的T细胞(免疫母细胞),这些细胞的体积是静止淋巴细胞的3至4倍,核圆形,染色质细腻,有数个核仁,以及中等量淡染的细胞质。可见淋巴窦和血管内皮细胞增生。副皮质区淋巴增生常见于活跃的病毒感染,特别是传染性单核细胞增多症、某些药物,特别是大仑丁所致的免疫反应,以及某些抗病毒性疾病的疫苗接种后产生的免疫反应等;③窦组织细胞增生:表现为窦扩张,窦组织细胞数量明显增加,窦组织细胞体积增大等。多见于肿瘤引流区的淋巴结。有研究认为,这可能是机体抗肿瘤的免疫反应。

【临床表现】 因病变淋巴结的肿大是逐渐或缓慢发生的,故患者常无明显感觉。慢性淋巴结炎常见于腹股沟和腋淋巴结。一般而言,淋巴结反应性增生不需特殊治疗,临床上行淋巴结活检的主要目的是为了排除淋巴组织肿瘤或特殊感染之可能。

二、淋巴结特殊感染及病毒感染

除了非特异性淋巴结炎,淋巴结内还可发生各类特殊感染,其特点是:由特殊的病原微生物引起;有特殊的病理形态学改变;经特殊染色在病变组织、分泌物或体液中可能找到相关的病原微生物;临床上可能需要特殊药物治疗。

(一) 结核性淋巴结炎

结核性淋巴结炎是淋巴结最常见的特殊感染,可发生于任何年龄人群。该病可单独存在,也可能与肺结核并存或作为全身播散性结核的一部分。临床上常表现为一组淋巴结肿大,颈淋巴结多见,多数性肿大的淋巴结可融合成块,也可穿破皮肤形成经久不愈的窦道,有液化的干酪样坏死物流出。组织学的基本病变是肉芽肿性炎,即结核结节(tubercles)。抗酸染色,在高倍镜或油镜下仔细检查可能找到染成紫红色的杆菌。该病患者需接受正规的抗结核治疗。

(二) 淋巴结真菌感染

淋巴结的真菌感染常作为全身性感染的一部分而存在。真菌是条件致病菌,真菌感染好发于儿童和老人、长期使用广谱抗生素和免疫抑制剂者,以及先、后天性免疫缺陷人群。常见的有曲菌和新型隐球菌,少见的有组织胞浆菌和马尔尼菲青霉菌等。临床上常表现为全身淋巴结轻度肿大。组织学表现可为肉芽肿性炎或化脓性炎,六胺银或PAS染色可清楚地显示真菌菌丝或孢子;黏液卡红染色可显示新型隐球菌的荚膜。真菌感染一经确诊需进行抗真菌治疗,漏、误诊和治疗延误均可能导致患者死亡。

(三) 传染性单核细胞增多症

传染性单核细胞增多症(infectious mononucleosis,IM),简称传单,是EB病毒感染所致的急性淋巴结炎。急性传单好发于儿童,也可见于各年龄段人群,其临床三联征有发热、咽痛和淋巴结肿大。血象检查常有淋巴细胞数量增加,有约10%的异形淋巴细胞。病理改变:早期表现为单核样B细胞增生,滤泡增生,继而免疫母细胞增生,成片或窦性分布,易见核分裂,有时还见多核巨细胞,形态学表现似淋巴组织肿瘤。增生的淋巴细胞常表达EBV蛋白或EB病毒编码的小分子RNA(EBER)。传单的淋巴结病变特需注意与淋巴组织肿瘤相区别。临床选择对症及抗病毒治疗。

(四) 组织细胞坏死性淋巴结炎

组织细胞坏死性淋巴结炎(histiocytic necrotizing lymphadenitis)又称菊池(Kikuchi)病,现认为与人类疱疹病毒6型(human herpes virus-type 6,HHV-6)的感染有关。年轻女性多见,颈淋巴结轻度肿大,可有轻微疼痛,部分患者有发热。病理改变:淋巴结副皮质区及被膜下片状或灶性凝固性坏死,其中几乎不见中性粒细胞浸润;在坏死区周围见较多转化的T淋巴细胞,这些细胞

Notes

体积中等大小或大,细胞核形不规则,易见核分裂。这种形态学表现有时易误诊为淋巴瘤。该疾病是自限性的,一般抗生素治疗无效,绝大多数患者在1~3月内自愈。

三、噬血细胞性淋巴组织细胞增生症

噬血细胞性淋巴组织细胞增生症(hemophagocytic lymphohistiocytosis,HLH),也称巨噬细胞活化综合征(macrophage activation syndrome),为反应性病变,其特征是全血细胞减少和巨噬细胞活化相关的全身性感染征象。HLH可为家族性或散发性,前者发病多较早,可婴儿发病;后者可发生于任何年龄人群。HLH的共同特征是巨噬细胞和CD8$^+$细胞毒性T细胞的系统性活化。活化的巨噬细胞吞噬骨髓中造血细胞的前体细胞,且巨噬细胞和淋巴细胞释放的介质又抑制造血并产生系统性炎综合征。其结果是全血细胞减少和休克征象,有时也称"细胞因子风暴"(cytokine storm)或系统性炎症反应综合征。

临床上,多数患者表现为急性发热,肝、脾肿大,骨髓检查可见红细胞吞噬现象。实验室检查示贫血、血浆铁离子和可溶性IL-2受体水平明显增高,肝功能异常,部分患者可伴发DIC。若不治疗,将迅速发生多器官功能衰竭、休克与死亡。

家族性HLH常与几种不同的基因突变有关,突变的基因影响了细胞毒性T细胞和NK细胞的细胞毒性颗粒的正常功能与效力,但具体的致病机制尚不清楚。HLH最重要的诱因是感染,特别是EBV感染。HLH的治疗可应用免疫抑制剂和小剂量化学药物,对存在胚系突变、顽固性或药物抵抗患者可考虑造血干细胞移植。若不治疗,其预后极差,特别是家族性HLH,患者的生存期低于两月;如积极治疗,约半数患者能生存,尽管多数患者会留后遗症,如成人患者的肾脏损伤,儿童患者的生长和智力发育迟缓等。

第二节　淋　巴　瘤

一、概　　述

(一)淋巴瘤的概念

淋巴瘤(lymphoma),也称恶性淋巴瘤(malignant lymphoma,ML),是淋巴细胞及其前体细胞克隆性增生而形成的一类恶性肿瘤。淋巴瘤可原发于淋巴结和结外淋巴组织。由于淋巴细胞是机体免疫系统的主要成分,故淋巴瘤也是机体免疫细胞发生的恶性肿瘤。肿瘤性增殖的细胞有B细胞、T细胞、自然杀伤(natural killer,NK)细胞及其前体细胞等。淋巴细胞白血病(lymphocytic leukemia)这一术语意指病变广泛累及骨髓和外周血的情况。实际上,某些类型淋巴瘤患者在就诊时就有白血病征象,而在多数淋巴瘤的病程中出现外周血和骨髓累及的情况也常见。因此,在针对某一具体类型的淋巴组织肿瘤时,淋巴瘤和白血病的诊断术语所反映的仅仅是其病变的分布特征。

淋巴瘤在我国约占所有恶性肿瘤的3%~4%。近年来淋巴组织肿瘤的发病在国内外均呈较明显的上升趋势,主要原因有三:一是人均寿命的延长,随着年龄的增长,机体的免疫力和对疾病的抵抗力逐渐降低;二是艾滋病(AIDS)的流行;三是各种器官移植的开展以及治疗性的免疫抑制剂的长期、大量使用,致使各种肿瘤,特别是淋巴造血组织肿瘤的发病增加。

(二)淋巴细胞的分化与淋巴瘤

在正常B和T细胞分化过程中,要发生抗原受体基因重排,这一机制确保每个分化成熟的淋巴细胞具有独一无二的抗原受体。在多数淋巴组织肿瘤,抗原受体基因的重排先于淋巴细胞转化,故由肿瘤性祖细胞产生的所有子细胞都具有相同的抗原受体基因构型和序列,并合成相同类型的抗原受体蛋白(免疫球蛋白或T细胞受体),即单克隆性(monoclonality)。正常的免疫

反应为多克隆性(polyclonality),其组成的淋巴细胞表达多种不同的抗原受体。因此,进行抗原受体基因及其蛋白产物的分析可用于区别反应性(多克隆性)和肿瘤性(单克隆性)淋巴增生(图12-2)。约80%~85%的淋巴组织肿瘤是B细胞来源的,其余的多为T细胞来源,而NK细胞肿瘤相对少见。由于肿瘤性增生的淋巴细胞在形态学、免疫表型和生物学特性上都部分相似于其相应分化阶段的正常淋巴细胞。因此,可从形态学、免疫表型和基因水平上来判定肿瘤细胞的属性(cell lineage),这也是淋巴组织肿瘤的形态学和免疫表型分类以及病理诊断的基础。

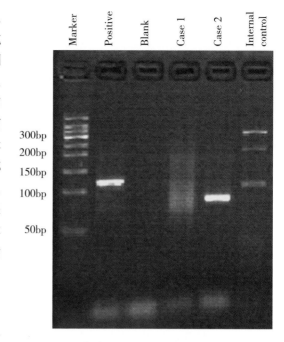

图 12-2　免疫球蛋白重链(IgH)基因重排 PCR 产物电泳图

从左至右各泳道依次为:分子标记(Marker);阳性对照(Positive);空白对照(Blank);例 1 为 smear,提示 B 细胞多克隆性增生;例 2 在 90bp 处见一清楚的重排条带,提示 B 细胞克隆性增生;例 2 内对照

(三) WHO 关于淋巴组织肿瘤的分类

WHO 关于淋巴组织肿瘤的分类(2008)以细胞系为线索,是一个集淋巴细胞、髓细胞(含肥大细胞)、组织细胞与树突状细胞肿瘤于一体的分类,同时还融入了世界卫生组织 - 欧洲肿瘤治疗与研究机构(WHO-EORTC)关于皮肤淋巴瘤的分类,使其成为迄今为止较为完整而全面的、国际认同率较高的淋巴造血组织肿瘤的分类(表12-1)。该分类明确指出了淋巴组织肿瘤病理诊断的"四结合"原则,即组织病理学、免疫学表型、遗传学改变和临床表现相结合。该分类还淡化了以往对淋巴瘤的恶性程度的截然分级理念,根据肿瘤的病变范围及其生物学行为,采用了惰性(indolent)、侵袭性(aggressive)和高侵袭性(highly aggressive)淋巴瘤的概念,易为临床和病理医生所理解。

表 12-1　WHO 关于淋巴组织肿瘤的分类(2008)

前体 B 和 T 细胞淋巴瘤	成熟 B 细胞肿瘤
B 淋巴母细胞白血病 / 淋巴瘤,非特指	慢性淋巴细胞白血病 / 小淋巴细胞淋巴瘤
B 淋巴母细胞白血病 / 淋巴瘤,伴遗传异常	B 细胞幼淋巴细胞白血病
B 淋巴母细胞白血病 / 淋巴瘤,t(9:22)(q34;q11.2);*BCR-ABL1*	脾脏边缘区淋巴瘤
	毛细胞白血病
B 淋巴母细胞白血病 / 淋巴瘤,t(v:11q23);*MLL* 重排	脾脏 B 细胞淋巴瘤 / 白血病,不能分类
	脾脏红髓弥漫浸润性小 B 细胞淋巴瘤
B 淋巴母细胞白血病 / 淋巴瘤,t(12:21)(p13;q11.2);*TEL-AML1*(*ETV6-RUNX1*)	毛细胞白血病 - 变异型
	淋巴浆细胞淋巴瘤
B 淋巴母细胞白血病 / 淋巴瘤,超倍体	重链病
B 淋巴母细胞白血病 / 淋巴瘤,超倍体(超倍体急性淋巴细胞白血病)	γ 重链病
	μ 重链病
B 淋巴母细胞白血病 / 淋巴瘤,t(5:14)(q31;q32);*IL3-IGH*	α 重链病
	浆细胞肿瘤
B 淋巴母细胞白血病 / 淋巴瘤,t(1:19)(q23;p13.3);*E2A-PBX1*(*TCF3-PBX1*)	意义未定的单克隆 γ 病(MGUS)
	浆细胞骨髓瘤
T 淋巴母细胞白血病 / 淋巴瘤	骨孤立性浆细胞瘤

Notes

续表

髓外浆细胞瘤	NK 细胞慢性淋巴增殖性疾病
单克隆性免疫球蛋白沉积病	侵袭性 NK 细胞白血病
黏膜相关淋巴组织结外边缘区淋巴瘤（MALT 淋巴瘤）	儿童 EBV+ T 细胞淋巴增殖性疾病
结内边缘区淋巴瘤	系统性 EBV+ T 细胞淋巴增殖性疾病
滤泡淋巴瘤	种痘水疱病样淋巴瘤
皮肤原发滤泡中心淋巴瘤	成人 T 细胞白血病 / 淋巴瘤
套细胞淋巴瘤	结外 NK/T 细胞淋巴瘤,鼻型
弥漫大 B 细胞淋巴瘤,非特指	肠病型 T 细胞淋巴瘤
富于 T 细胞和组织细胞的弥漫大 B 细胞淋巴瘤	肝脾 T 细胞淋巴瘤
原发中枢神经系统的弥漫大 B 细胞淋巴瘤	皮下脂膜炎样 T 细胞淋巴瘤
原发皮肤的弥漫大 B 细胞淋巴瘤,腿型	蕈样霉菌病
老年人 EBV+ 弥漫大 B 细胞淋巴瘤	Sézary 综合征
慢性炎症相关的弥漫大 B 细胞淋巴瘤	皮肤原发 CD30⁺T 细胞淋巴增生性疾病
淋巴瘤样肉芽肿	皮肤原发外周 T 细胞淋巴瘤,罕见型
原发纵隔(胸腺)大 B 细胞淋巴瘤	皮肤原发 γδT 细胞淋巴瘤
血管内大 B 细胞淋巴瘤	皮肤原发 CD8⁺ 侵袭性嗜表皮性细胞毒性 T 细胞淋巴瘤
ALK+ 大 B 细胞淋巴瘤	
浆母细胞淋巴瘤	皮肤原发中、小细胞性 T 细胞淋巴瘤
HHV8 相关的多中心性巨大淋巴结增殖症发生的大 B 细胞淋巴瘤	外周 T 细胞淋巴瘤,非特指
	血管免疫母细胞性 T 细胞淋巴瘤
原发渗出性淋巴瘤	间变大细胞淋巴瘤,ALK+
Burkitt 淋巴瘤	间变大细胞淋巴瘤,ALK–
B 细胞淋巴瘤,不能分类,兼有 DLBCL 和 Burkitt 淋巴瘤特征	**霍奇金淋巴瘤**
	结节性淋巴细胞为主型霍奇金淋巴瘤
B 细胞淋巴瘤,不能分类,兼有 DLBCL 和经典型霍奇金淋巴瘤特征	经典型霍奇金淋巴瘤
	结节硬化型经典型霍奇金淋巴瘤
成熟 T 和 NK 细胞淋巴瘤	混合细胞型经典型霍奇金淋巴瘤
T 细胞幼淋巴细胞性白血病	富于淋巴细胞型经典型霍奇金淋巴瘤
T 细胞大颗粒淋巴细胞白血病	淋巴细胞减少型经典型霍奇金淋巴瘤

在 WHO 分类中,根据肿瘤细胞的属性,将淋巴瘤分为前体淋巴细胞肿瘤,成熟 B 细胞肿瘤,成熟 T 细胞和 NK 细胞肿瘤,以及霍奇金淋巴瘤(Hodgkin lymphoma,HL)。一方面,由于 HL 有特征性的病理形态学改变,而且其临床表现、治疗及预后等方面均有别于其他类型的淋巴组织肿瘤,故被单列。另一方面,人们一直以来将除了 HL 之外的所有淋巴组织肿瘤统称为非霍奇金淋巴瘤(non-Hodgkin lymphoma,NHL)。该分类还单列了免疫缺陷相关淋巴增生性疾病以及组织细胞和树突状细胞肿瘤。

(四) 淋巴瘤的临床表现与分期

尽管各种类型淋巴瘤的临床表现与其病变部位关系密切,但是几乎所有 HL 和大多数 NHL 患者会出现无痛性、进行性淋巴结肿大,肿大淋巴结的直径常大于 2cm,可表现为局部或全身性淋巴结肿大。不明原因的淋巴结肿大也常是患者就诊的主要原因。由于淋巴瘤是免疫细胞来源的肿瘤,因此,该类肿瘤患者常会出现各种免疫功能异常的表现,如因防御性免疫的丧失而致对感染的敏感性增加;或因免疫耐受的崩溃而出现自身免疫反应等。在淋巴细胞性白血病患者,因肿瘤细胞在骨髓内增生和浸润致造血功能障碍而导致患者出现贫血和出血等表现。此外,一些淋巴组织肿瘤的临床表现还与肿瘤细胞所产生或分泌的物质或细胞因子有关,如浆细胞肿瘤患者,因其肿瘤细胞产生过量的免疫球蛋白而致继发性肾脏损害等;HL 患者常有发热,这是肿

Notes

瘤细胞产生的细胞因子所致。

关于淋巴瘤的临床分期,目前仍使用的是 1971 年在 Ann Arbor 召开的关于 HL 的临床治疗工作会议上制订的、Costwolds(1989)修改的临床分期,Ann Arbor 分期系统也适用于 NHL(表12-2)。进行淋巴组织肿瘤的临床分期需行全面体检和一些实验室检查,如血象、血液生物化学检查、血清乳酸脱氢酶(LDH)水平、骨髓活检,以及胸腔和盆、腹腔影像学检查(CT、MRI 和 PET-CT 等)。

表 12-2　淋巴瘤的临床分期(Ann Arbor,1971)

分期	肿瘤累及范围
Ⅰ期	病变局限于一组淋巴结(Ⅰ)或一个结外器官或部位(I$_E$)
Ⅱ期	病变局限于膈肌同侧的两组或两组以上的淋巴结(Ⅱ)或直接蔓延至一个结外器官或部位(Ⅱ$_E$)
Ⅲ期	累及膈肌两侧的淋巴结(Ⅲ)或再累及一个结外器官或部位(Ⅲ$_E$)或脾脏(Ⅲ$_S$)或两者(Ⅲ$_{SE}$)
Ⅳ期	弥漫或播散性累及一个或多个结外器官。如骨髓和胃肠道等

E:结外(extranodal);S:脾脏(spleen)

(五) 淋巴瘤的诊断

对于任何在临床上怀疑为淋巴瘤者,病变淋巴结活检或受累器官、组织的活检是确诊淋巴组织肿瘤的主要方法。免疫表型检测是淋巴组织肿瘤组织 / 免疫学分型必不可少的手段。免疫球蛋白和 T 细胞受体基因重排分析在部分疑难的淋巴增生性病变的性质判定上起到重要作用。分子细胞遗传学检测有利于某些特殊类型的淋巴组织肿瘤的诊断与分型,以及肿瘤治疗和预后的评估,越来越多地用于淋巴组织肿瘤的病理检查中。

(六) 淋巴瘤的遗传学

一些成熟的 B 细胞淋巴瘤有特征性的遗传学异常,这些遗传学异常有的与肿瘤的生物学特征有关,有的在肿瘤的鉴别诊断起到作用,如套细胞淋巴瘤的 t(11;14),滤泡淋巴瘤的 t(14;18),Burkitt 淋巴瘤最常见的 t(8;14),以及胃黏膜相关淋巴组织淋巴瘤的 t(11;18) 等(参见第六章第八节"肿瘤的病因和发病学")。在滤泡淋巴瘤,由于 t(14;18)致 BCL-2 基因过表达而阻碍了生发中心 B 细胞的凋亡,与该肿瘤的发病密切相关。MALT 淋巴瘤的 t(11;18)而形成 *API2/MALT1* 融合基因。*API2* 的表达抑制了半胱氨酸 - 天门冬氨酸酶的活性,而其配体基因 *MALT1* 则激活了 NFκB 途径,促成了增殖淋巴细胞的肿瘤转化。仅个别 T 细胞淋巴瘤有特殊的遗传学异常。如多数 ALK+ 的间变大细胞淋巴瘤存在 t(2;5),由此导致位于 2 号染色体上的间变淋巴瘤激酶(anaplastic lymphoma kinase,ALK)的易位。肝脾 T 细胞淋巴瘤与等臂染色体 7q 有关。然而,多数 T 细胞和 NK 细胞肿瘤发病的分子机制尚不清楚。随着近年来分子生物学技术的发展,除了传统的细胞遗传学检测而外,荧光原位杂交技术(FISH)、比较基因组杂交(CGH)与阵列 CGH、基因、蛋白芯片技术,新一代测序技术(NGS)等正越来越多地用于淋巴瘤的研究,并已取得了一些成果。目前已开始在后遗传水平控制多重基因表达改变的探索。这些分子生物学及蛋白组学技术的应用在淋巴瘤发病的分子机制研究,以及淋巴瘤的分子诊断中起到重要作用。

(七) 淋巴瘤的流行病学与病因学

在世界范围内,大多数淋巴瘤都是成熟 B 细胞肿瘤,约占每年新发癌症的 4%。在北美和西欧地区,约 90% 的淋巴瘤是 B 细胞肿瘤,其中最常见的是弥漫大 B 细胞淋巴瘤和滤泡淋巴瘤,约占除霍奇金淋巴瘤及浆细胞骨髓瘤外所有淋巴瘤的 60% 以上;其他相对常见的 B 细胞淋巴瘤依次为结外黏膜相关淋巴组织(mucosa associated lymphoid tissue,MALT)边缘区淋巴瘤、套细胞淋巴瘤和 B 细胞性慢性淋巴细胞白血病 / 小 B 淋巴细胞性淋巴瘤;地方性 Burkitt 淋巴瘤在赤道非洲地区流行,是该地区儿童最常见的恶性肿瘤;而非地方性 Burkitt 淋巴瘤在世界各地散发,约占所有淋巴瘤的 1%~2%。在中国,来自全国各地的分析资料表明 B 细胞肿瘤也是最常见的

Notes

淋巴瘤,约占所有淋巴组织肿瘤的70%,常见类型也与国外报道相似,但比例有所不同。

机体免疫系统功能异常与成熟B细胞淋巴瘤的发病关系较为密切。如先天性免疫缺陷病、人类免疫缺陷病毒(HIV)感染者,因器官移植而长期、大量使用免疫抑制剂者,以及自身免疫性疾病(干燥综合征、桥本氏甲状腺炎等)患者人群,发生淋巴瘤,特别是B细胞淋巴瘤的几率明显高于常人。丙型肝炎病毒感染与某些B细胞淋巴瘤的发病的有关,如淋巴浆细胞淋巴瘤、脾边缘区淋巴瘤、淋巴结边缘区淋巴瘤和DLBCL等,但其机制尚未明了。细菌或对细菌抗原的免疫反应也参与MALT淋巴瘤的发生。如幽门螺杆菌(H. pylori)感染与胃MALT淋巴瘤,B.burgdorferi感染与皮肤MALT淋巴瘤,一些地区鹦鹉热衣原体(Chlamydia psittaci)、肺炎C(C. pneumoniae)和沙眼衣原体C(C. trachomatis)感染与眼及其附属器的MALT淋巴瘤,以及空肠弯曲杆菌感染与α重链病相关小肠MALT淋巴瘤等。某些环境因素的作用可致发生淋巴瘤的风险增加,如流行病学的研究表明,除草剂和杀虫剂的使用与滤泡淋巴瘤和弥漫大B细胞淋巴瘤(diffuse large B-cell lymphoma, DLBCL)的发生有关。

成熟T细胞和NK细胞淋巴瘤相对少见,但其发病率随地区、种族的不同而有显著差异。一组来自国际淋巴瘤研究组的资料显示:T和NK细胞肿瘤约占所有NHL的12%,其中常见是非特指外周T细胞淋巴瘤,(25.9%)和血管免疫母细胞淋巴瘤(18.5%)。来自中国的分析资料表明:成熟T细胞和NK细胞淋巴瘤约占所有NHL的20%~30%,其中最常见的是结外鼻型NK/T细胞淋巴瘤(17%);其次是非特指外周T细胞淋巴瘤(4%)、间变大细胞淋巴瘤(4%),以及血管免疫母细胞淋巴瘤(3%)。在亚洲地区,EBV相关的NK和T细胞淋巴瘤,如结外鼻型NK/T细胞淋巴瘤,儿童EBV+T细胞淋巴增生性疾病等明显较其他地区多见。在日本和加勒比海沿岸国家,报道较多的是成人T细胞淋巴瘤/白血病,该肿瘤的发生与HTLV-Ⅰ感染密切相关。肠病相关T细胞淋巴瘤在北欧洲地区相对多见,该肿瘤患者均有HLA单倍体,致发生麦胶蛋白变态反应及麦谷蛋白敏感性肠病的风险增加。

二、霍奇金淋巴瘤

霍奇金淋巴瘤(Hodgkin lymphoma, HL),曾称霍奇金病(Hodgkin disease, HD),至今仍认为是一独特的淋巴瘤类型,约占所有淋巴瘤的10%~20%。一百多年前,Thomas Hodgkin首先认识并描述了该肿瘤。HL患者的平均年龄是32岁,故该肿瘤是青年人最常见的恶性肿瘤之一,但老年人也有发病。HL有以下特点:①该肿瘤原发于淋巴结,病变多从一个或一组淋巴结开始,逐渐由近及远地向其周围淋巴结扩散,故HL的临床分期对于指导治疗很重要;②HL的肿瘤细胞是一种独特的瘤巨细胞,分别由Sternberg(1898)和Reed(1902)首先描述,即Reed-Sternberg细胞(Reed-Sternberg cell, R-S cell),瘤细胞在病变组织仅占其所有细胞成分的1%~5%,且R-S细胞在不同病例的肿瘤组织或同一病例不同病变时期的病变组织中所占的数量和比例各异;③HL病变组织中常有不等量的各种非肿瘤性或反应性细胞存在,以及不同程度纤维化改变;④约10%的病例有骨髓累及,但不发生白血病转化;⑤目前的研究结果证实HL的肿瘤细胞具有生发中心或生发中心后B淋巴细胞的特征,故HL实为一类B细胞肿瘤。

(一)病理改变

【大体改变】 HL多发生于颈和锁骨上淋巴结,其次是腋下、纵隔、腹膜后和主动脉旁淋巴结等。受累淋巴结肿大,早期可活动,随着病程进展,相邻的肿大淋巴结彼此粘连、融合而形成大包块,其直径可达10cm以上,不活动。颈淋巴结受累者,可形成包绕颈部的巨大肿块(图12-3)。随着纤维化程度的增加,肿块质地由软变硬。肿块常呈结节状,切面呈灰白色、鱼肉样,可有不同程度的坏死。HL还可累及脾、肝和骨髓等器官,以脾脏受累最多见,有研究表明:约30%~40%的患者在就诊时已有脾脏累及。HL累及脾脏的典型表现是所谓"斑岩脾"(porphyry spleen)。

【组织学表现】 在 WHO 分类中,将 HL 分为经典型霍奇金淋巴瘤(classical Hodgkin lymphoma, CHL)和结节性淋巴细胞为主型霍奇金淋巴瘤(nodular lymphocyte predominant Hodgkin lymphoma, NLPHL)两大类。CHL 的组织学特征是在以淋巴细胞为主的多种炎细胞混合浸润的背景上,少量的肿瘤细胞,即 R-S 细胞及其变异型细胞散在分布。典型的 R-S 细胞(诊断性 R-S 细胞)是一种直径 20~50μm 的双核或分叶核的瘤巨细胞。瘤细胞呈圆形或椭圆形,胞质丰富,略嗜酸或嗜碱性,细胞核圆形或椭圆形,双核或多核。染色质粗,沿核膜聚集呈块状,核膜厚而清楚。核内有一大而醒目的、直径与红细胞相当的、嗜酸性的中位核仁,形似包涵体,核仁周围有空晕。典型 R-S 细胞的双核呈面对面排列,彼此对称,形成所

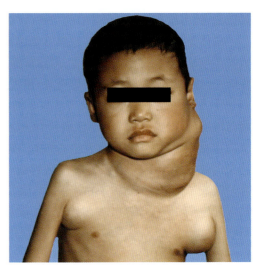

图 12-3 霍奇金淋巴瘤患儿
示颈左侧融合性巨大肿块,以及双侧腋下肿块

谓"镜影细胞"(mirror image cell)(图 12-4)。除了典型的 R-S 细胞外,具有上述形态特征的单核型瘤细胞称为霍奇金细胞(Hodgkin cell),这类细胞的出现提示 HL 的可能,但不足以确诊。R-S 细胞的其他变异型常见于 HL 的某些亚型中:①陷窝细胞(lacunar cells):瘤细胞体积大,直径约为 40~50μm,胞质宽而空亮,核呈分叶状,有皱褶,核膜薄,染色质稀疏,有一个或多个较小的嗜碱性核仁(图 12-4)。胞质空亮是由于甲醛固定后胞质收缩至核膜附近所致。陷窝细胞常见于结节硬化型 CHL;②多核瘤巨细胞:即多核 R-S 细胞,瘤细胞体积巨大,形态极不规则,多形性明显。细胞核大,形态不规则,染色质粗,常可见大而明显的、嗜酸性的包涵体样核仁(图 12-4)。核分裂象多见,常见多极核分裂;③木乃伊细胞(mummified cells):R-S 细胞的死亡方式是凋亡,细胞皱缩,核固缩,即所谓木乃伊化。

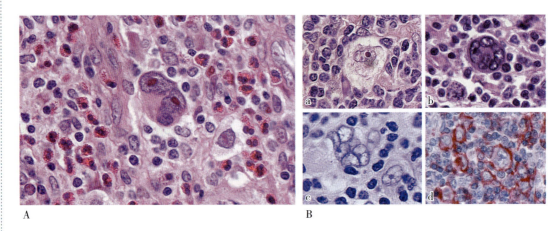

图 12-4 霍奇金淋巴瘤
A. 示病变组织中的 R-S 细胞及背景中的反应性细胞(小淋巴细胞核嗜酸性粒细胞);B. a 示陷窝细胞;b 示多核瘤巨细胞;c 示 NLPHL 中的 L&H 细胞;d 示 NLPHL 中的 L&H 细胞表达 B 细胞分化抗原 CD20

NLPHL 中主要有 L&H(lymphohistocytic variant, L&H)型细胞,亦称"爆米花"细胞(popcorn cells),瘤细胞的体积大,多分叶状细胞核,染色质细腻,有多个小的嗜碱性核仁,胞质淡染(图 12-5)。

瘤组织内见由不等量的反应性细胞成分构成的"背景",以淋巴细胞为主,还有浆细胞、中性

Notes

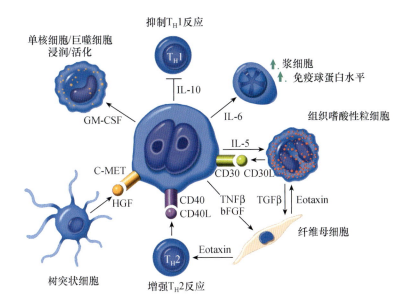

图 12-5　经典型霍奇金淋巴瘤中 R-S 细胞与其周围正常细胞之间信号传导模式
bFGF（basic fibroblast growth factor），纤维母细胞生长因子；GM-CSF（granulocyte-macrophage colony-stimulating factor）粒细胞 - 巨噬细胞克隆刺激因子；HGF（hepatocyte growth factor），肝细胞生长因子；TNFβ（tumor necrosis factorβ）肿瘤坏死因子 β；TGFβ（transforming growth factor β），转化生长因子 β

粒细胞、嗜酸性粒细胞和组织细胞等（图 12-5），这在一定程度上反映了机体抗肿瘤的免疫状态，也与 HL 的组织学分型和预后关系密切。反应性成分的数量和比例随病程的进展逐渐减少，而纤维组织增生及玻璃样变等则逐渐增多。

（二）组织学分型

根据病变组织中肿瘤细胞和淋巴细胞的数量与比例以及组织构象等，又将 CHL 分为四个组织学亚型，即结节硬化型、混合细胞型、富于淋巴细胞型和淋巴细胞减少型。各型 HL 的主要临床病理特征简要介绍如下：

1. 经典型霍奇金淋巴瘤

（1）结节硬化型（nodular sclerosis，NS）：以年轻女性患者相对多见，好发于颈及锁骨上淋巴结，常同时有纵隔淋巴结累及。部分患者以纵隔占位性病变为首发表现而就诊。其组织学特征是：粗大的胶原纤维分隔病变的淋巴结为大小不等的结节，并见陷窝细胞。在疾病进程中发生脾、肝、骨髓和其他器官组织累及时，会形成类似于淋巴结病变的结节性改变。结节硬化型 CHL 不会转变为其他亚型的 CHL。

（2）混合细胞型（mixed cellularity，MC）：较常见，以男性患者为多，常有系统性症状，临床分期常高于其他亚型患者。受累淋巴结结构不同程度破坏，但在早期，病变主要分布于淋巴结的副皮质区。肿瘤细胞与各种炎细胞混合存在（图 12-4），诊断性 R-S 细胞及 Hodgkin 细胞均多见。CHLMC 常伴 EB 病毒感染，约 70% 病例之 R-S 细胞含 EB 病毒基因组。随着肿瘤的进展，CHLMC 可向淋巴细胞减少型 CHL 转化。

（3）富于淋巴细胞型（lymphocyte-rich，LR）：较少见且预后较好。病变组织中有大量反应性淋巴细胞，而肿瘤细胞数量较少。多数病例之淋巴结呈弥漫性累及，有时可见残存的淋巴滤泡。约 40% 的病例伴 EB 病毒感染。

（4）淋巴细胞减少型（lymphocyte depletion，LD）：最少见的 CHL 亚型，不到 5%。好发于老年人，临床分期高，常有系统症状，预后不良。病变组织中有极少量的淋巴细胞和大量 R-S 细胞或其多形性变异型。

Notes

2. 结节性淋巴细胞为主型霍奇金淋巴瘤　NLPHL 不常见,约占所有 HL 的 5%。临床上,以中、青年男性患者相对多见,颈和腋下淋巴结肿大者多,而纵膈和骨髓受累者罕见。该肿瘤较 CHL 更易复发,但预后较好。病变淋巴结呈深染而境界模糊的结节状构象,由大量小 B 淋巴细胞和一些上皮样组织细胞构成。结节内,典型 R-S 细胞难觅,常见多分叶核的爆米花样细胞,即 L&H 变异型 R-S 细胞。其他细胞成分,如嗜酸性粒细胞、中性粒细胞和浆细胞也少见,几乎无坏死和纤维化改变。在该肿瘤的进程中有约 3%~5% 的病例可转化为大 B 细胞淋巴瘤。

（三）病理诊断

HL 的诊断依赖于受累淋巴结的活检。典型的 R-S 细胞对 CHL 具有一定的诊断价值;而陷窝细胞对 CHLNS 亦具有诊断意义。当病变组织中缺乏诊断性 R-S 细胞或主要是各种变异型肿瘤细胞时,需要免疫组织化学染色协助诊断。免疫表型检测:CHL 的肿瘤细胞表达 CD30(80%) 和 CD15(70%),其阳性反应模式为细胞膜的线性阳性,以及细胞质高尔基区的点状阳性反应。CHL 的肿瘤细胞也表达 PAX5(B 细胞转录因子)、MUM1,但不表达其 B 或 T 细胞分化抗原和白细胞共同抗原 CD45;也常表达 EBV 蛋白。NLPHL 中的肿瘤细胞表达 B 细胞分化抗原,如 CD20,以及生发中心特异性转录因子 BCL6,而不表达 CD15,也少有表达 CD30,缺乏 EB 病毒感染。

（四）临床表现、分期和预后

局部淋巴结无痛性肿大是 HL 的主要临床表现,也是患者就诊的主要原因。多数患者就诊时为临床Ⅰ或Ⅱ期,常缺乏系统性症状;而临床Ⅲ、Ⅳ期者或 CHL-MC 和 LD 亚型者常有 B 症状,如发热、盗汗和体重减轻等。部分患者在饮酒后发生病变淋巴结疼痛。

HL 的扩散是可预知的,首先是局部淋巴结肿大,然后是脾脏、肝脏,最终是骨髓累及和淋巴结外病变。基于这一共同的扩散方式,HL 的临床分期在估计预后和治疗方案的选择上均有重要意义。对局部病变者可采用放射治疗。临床Ⅰ和ⅡA 期患者的治愈率接近 90%;即使是进展性 HL,五年无病生存期仍可达 60%~70%。

（五）病因与发病机制

1. R-S 细胞的属性　在 20 世纪 90 年代,人们采用显微切割技术对 HL 病变组织中的单个肿瘤性 R-S 细胞及其变异型细胞成分进行遗传学分析,发现在大多数病例中 R-S 细胞的 Ig 基因都有 V(D)J 重排和体细胞超突变,该研究结果证明了 R-S 细胞及其变异型是淋巴滤泡生发中心或生发中心后 B 细胞来源的理论。尽管大多数 HL 是 B 细胞起源的,但多数病例之肿瘤细胞却不表达 B 细胞的许多基因及其蛋白产物,包括 Ig 基因,原因不明。

2. EB 病毒感染与 HL　NF-κB 是一种在淋巴细胞活化中起重要作用的转录因子。在 CHL,NF-κB 的活化是一常见事件。EB 病毒感染或某些其他机制均可导致 NF-κB 活化。一方面,在多数 CHL 的 R-S 细胞中可检测到 EB 病毒(Epstein-Barr virus,EBV) DNA,而且在同一病例的所有肿瘤细胞有相同的 EBV-DNA 构型,提示 EBV 感染发生在细胞转化之前。另一方面,EBV 阳性的肿瘤细胞表达潜伏膜蛋白 -1(latent membrane protein-1,LMP-1),而 LMP-1 是一种由 EB 病毒基因组编码的具有转化活性的蛋白。LMP-1 传导信号,使 NF-κB 表达上调,进而促进淋巴细胞的生存和增殖。假设因 BEV 感染或其他机制导致了 NF-κB 的活化,拯救了那些不表达 Ig 而行将凋亡的生发中心 B 细胞,并为获得其他未知的突变奠定了基础,二者的协同作用产生了 R-S 细胞。关于 R-S 细胞及其变异型的形态学基础尚不明了,但是人们观察到在传染性单核细胞增多症患者的病变淋巴结中的 EBV 感染的 B 细胞形似 R-S 细胞,提示 EBV 编码的蛋白在 B 细胞发生明显变形而成为 R-S 细胞的过程中起到作用。

3. R-S 细胞与反应性细胞的关系　R-S 细胞分泌许多细胞因子(IL-5,IL-10,IL-13 和 TGF-β)和趋化因子(TARC,MDC,IP-10 和 CCL28),在这些细胞因子的作用下,HL 病变组织中有

Notes

大量反应性细胞成分聚集,后者又通过产生一些细胞因子而支持 R-S 细胞的生长与生存。例如,反应性的嗜酸性粒细胞和 T 细胞表达 CD30 的配体和 CD40 受体,产生信号致 NF-κB 表达上调。其他因子,特别是趋化因子及其同类受体可能也在控制 R-S 细胞及其周围反应性细胞的相互作用中发挥作用(图 12-5)。R-S 细胞是非整倍体,常有各种克隆性染色体异常。*c-REL* 促癌基因所在染色体 2p 拷贝数的捕获尤为常见,可能与 NF-κB 活性的增加有关。

三、非霍奇金淋巴瘤

非霍奇金淋巴瘤(NHL)约占所有淋巴瘤 80%~90%,其中 2/3 原发于淋巴结,1/3 原发于结外器官或组织,如胃肠道、鼻及口腔、皮肤、肺、涎腺、甲状腺和中枢神经系统等。与 HL 不同之处在于 NHL 的病变部位的随机性或不定性,肿瘤扩散的不连续性,组织学分类的复杂性和临床表现的多样性。在某些 NHL,淋巴瘤与淋巴细胞白血病有重叠,二者为同一疾病的不同发展阶段,形成一个连续的谱系。下面将对一些相对常见的 NHL 进行简要介绍。

(一)前体淋巴细胞肿瘤

前体淋巴细胞肿瘤(precursor lymphoid neoplasms)是不成熟的前体淋巴细胞,即淋巴母细胞来源的一类高侵袭性肿瘤,包括 B 细胞和 T 细胞性淋巴母细胞白血病 / 淋巴瘤(lymphoblastic leukemia/lymphoma)。急性 B 淋巴母细胞白血病常见于儿童,临床上以广泛骨髓累及和外周血白细胞数量增加为特征,而 B 淋巴母细胞性淋巴瘤则较少见。T 淋巴母细胞性淋巴瘤则相对多见于青年人,临床上以局部包块为主要表现,常有纵隔(胸腺)的占位性病变,但也常有白血病征象。B 和 T 淋巴母细胞在形态上无法区分,须借助于免疫表型检测。

【病理改变】 B 和 T 细胞性淋巴母细胞白血病 / 淋巴瘤有相似的组织学表现。淋巴结结构不同程度破坏,为肿瘤性淋巴母细胞所取代,肿瘤细胞还浸润淋巴结被膜和结外软组织。瘤细胞的体积较小淋巴细胞略大,细胞质少。核染色质细腻或呈点彩状,多不见核仁(图 12-6)。有时可见瘤细胞核扭曲或呈脑回状。核分裂多见。一些良性的胞质淡染的巨噬细胞散在分布于肿瘤细胞之间而成所谓"星空"(starry sky)现象。病变累及骨髓时,肿瘤细胞弥漫性增生,取代原骨髓组织。肿瘤细胞可浸润全身各器官和组织,特别是淋巴结、肝脏和脾脏等。肿瘤细胞主要在脾脏红髓区浸润,在肝脏汇管区及其周围肝窦内浸润。

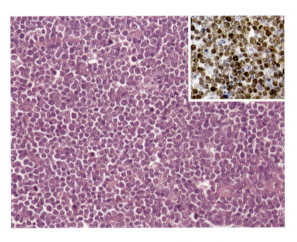

图 12-6 T 淋巴母细胞淋巴瘤
示形态一致、中等偏小的淋巴细胞弥漫性增生和浸润。右上角插图示肿瘤细胞表达 TdT 抗原,呈细胞核阳性反应

【免疫表型和细胞遗传学】 约 95% 的病例之瘤细胞特异性地表达原始淋巴细胞的标记——末端脱氧核苷酸转移酶(terminal deoxynucleotidyl transferase,TdT)。多数病例之瘤细胞还表达 CD10,以及 B 和 T 细胞分化抗原。在第四版 WHO 分类中,单列了 7 种有重现性遗传学改变的 B 淋巴母细胞淋巴瘤,提示这部分淋巴瘤发病的分子机制与众不同;而其余的 B 淋巴母细胞淋巴瘤则归入非特指项下。对于 T 淋巴母细胞淋巴瘤,尚未发现特征性或重现性细胞遗传学异常。

【临床表现】 多数患者的年龄小于 15 岁,B 淋巴母细胞淋巴瘤的发病高峰在 4 岁,而 T 淋巴母细胞淋巴瘤患者多为青少年,常在数日或数周内发病,病情进展迅速。因骨髓内肿瘤细胞的增生抑制了正常造血功能,患者常有贫血、粒细胞和血小板减少、出血和继发感染等。常有淋巴结和脾脏肿大。约 50%~70% 的 T 淋巴母细胞淋巴瘤患者有纵隔肿块,并可致纵隔内的大血管和气道受压。部分患者有头痛、呕吐、神经麻痹中等中枢神经系统受累表现。

淋巴母细胞性淋巴瘤/白血病对治疗反应很敏感,用强力化疗,90% 的患者可获完全缓解。影响预后的因素有遗传学异常的类型,年龄以及外周血白细胞的数量等。如存在 $t(9;22)$ $(q34;q11.2)$,$t(v;11q23)$ 以及有 MLL 基因重排患者的预后较差;而有 $t(12;21)$ $(p13;q22)$,TEL-AML-1 易位患者的预后则较好。外周血白细胞 $>10×10^9/L$ 的患者预后不良。

(二)外周(成熟)B 细胞肿瘤

1. 慢性淋巴细胞白血病/小淋巴细胞淋巴瘤　慢性淋巴细胞白血病/小淋巴细胞淋巴瘤(chronic lymphocytic leukemia/small lymphocytic lymphoma,CLL/SLL)是成熟 B 细胞来源的一组异质性肿瘤。CLL 和 SLL 在形态学、免疫表型和基因型等方面均相似,不同之处仅在于外周血淋巴细胞数量的多少。多数患者有外周血淋巴细胞数量的明显增加(绝对淋巴细胞计数 >4000/mm³),符合 CLL 的诊断。在欧美国家,CLL 是成人最常见的白血病类型,而 SLL 只占所有 NHL 的 4%。在中国,CLL/SLL 也不是少见的淋巴瘤类型。

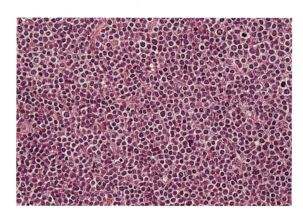

图 12-7　慢性 B 淋巴细胞白血病/小 B 淋巴细胞淋巴瘤
示形态一致的小淋巴细胞弥漫性增生和浸润

【病理改变】　淋巴结结构破坏,取而代之的是直径在 6~12μm 的淋巴细胞的弥漫性增生。瘤细胞核为圆形或略不规则,染色质浓密,胞质少(图 12-7)。其中可见数量不等的大细胞,即前淋巴细胞(prolymphocyte)散在分布。有时可见前淋巴细胞灶性聚集性分布,形成增殖中心(proliferation center),又称"假滤泡"(pseudo follicle),它对 CLL/SLL 有一定的诊断意义。所有 CLL 和大多数 SLL 都有骨髓累及。肿瘤细胞常浸润脾脏白髓和红髓,以及肝脏汇管区等处。CLL 患者外周血白细胞常明显增多,可达 30~100×10⁹/L,绝大多数为成熟的小淋巴细胞。SLL 患者外周血白细胞可正常。

【免疫学和细胞遗传学】　CLL/SLL 有明确的免疫表型,肿瘤细胞表达 B 细胞抗原,CD19 和 CD20,还表达 CD23 和 CD5。肿瘤细胞还低水平表达表面 Ig(常是 IgM 或 IgM 和 IgD),以及 κ 或 λ 轻链。最常见的是染色体 13q14.3 缺失、11q 缺失、17p 缺失和 12q 三体,且与该肿瘤的某些临床表现、对治疗的反应和预后有关。DNA 测序发现某些 CLL/SLL 的 Ig 基因有体细胞超突变,而另一些则无,提示其瘤细胞可能来自是生发中心后记忆性 B 细胞或 Naïve B 细胞。Naïve B 细胞来源的肿瘤在临床上更具侵袭性,预后不良。

【临床表现】　CLL/SLL 常见于老年人,患者的平均年龄为 60 岁。男女性别比为 2∶1。病情进展缓慢。一般无自觉症状或其表现缺乏特异性。约 50%~60% 的患者有全身淋巴结肿大和肝脾肿大。还可出现低丙种球蛋白血症和自身免疫异常等。CLL/SLL 的病程和预后差异很大,主要与临床分期及遗传学异常有关,平均生存期为 4~6 年。在低肿瘤负荷患者生存期可达 10 年或更长。随着病程进展,约 15%~30% 的患者可转化为前淋巴细胞白血病,约 10% 的患者可转化为弥漫性大 B 细胞淋巴瘤,又称 Richter 综合征。转化后患者的预后不良,多在 1 年内死亡。

2. 滤泡淋巴瘤　滤泡淋巴瘤(follicular lymphoma,FL)是淋巴滤泡生发中心细胞来源的惰性 B 细胞肿瘤。在欧、美国家,FL 是最常见的 NHL 类型,约占所有 NHL 的 29%。在中国,约占 NHL 的 10%。

【病理改变】　FL 的组织学特征是在低倍镜下肿瘤细胞成明显的结节状生长方式(图 12-9)。

Notes

肿瘤性滤泡主要由中心细胞（centrocyte，CC）和中心母细胞（centroblast，CB）以不同比例组成。中心细胞的细胞核形态不规则、有裂沟，核仁不明显，胞质稀少；中心母细胞的体积是小淋巴细胞的 3~4 倍，核圆形或分叶状，染色质呈斑块状近核膜分布，有 1~3 个近核膜的核仁。在多数 FL，主要的肿瘤细胞是中心细胞，随着病程的进展，中心母细胞数量逐渐增多。生长方式从滤泡型发展成弥漫型，提示肿瘤侵袭性增高。约 10% 的患者因外周血的累及可致白细胞总数明显升高（常低于 $20×10^9$/L）。约 85% 的患者有骨髓累及。脾脏的白髓和肝脏的汇管区也常有肿瘤细胞浸润。

【**免疫表型和细胞遗传学**】 FL 的肿瘤细胞具有正常生发中心细胞的免疫表型，表达 CD19、CD20、CD10、BCL6 和单克隆表面 Ig。约 90% 的病例之瘤细胞表达 BCL2 蛋白（图 12-8），而正常滤泡生发中心 B 细胞为 BCL2 阴性。t(14;18) 是 FL 特征性的遗传学改变，其结果是 14 号染色体上的 *IgH* 基因和 18 号染色体上的 *bcl-2* 基因拼接，导致 *bcl-2* 基因的活化，以及 BCL2 蛋白的高表达。因此，BCL2 抗体也是区别反应性增生的滤泡和 FL 的肿瘤性滤泡的有用标记。因 BCL2 蛋白有抑制细胞凋亡的作用，使瘤细胞永生化，这可解释在滤泡淋巴瘤的肿瘤性滤泡中凋亡细胞数量少的现象。少数 FL 缺乏 t(14;18) 易位，而有 13q27 上 *bcl-6* 基因重排。

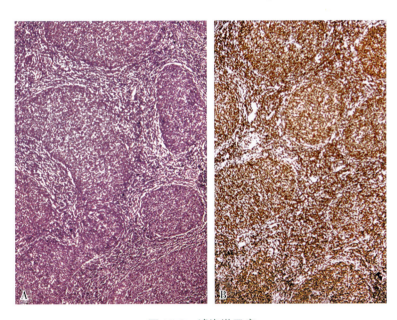

图 12-8 滤泡淋巴瘤

A. 示淋巴结结构破坏，由大小不等的肿瘤性滤泡所取代；B. 示肿瘤细胞表达 BCL-2 抗原

【**临床表现**】 FL 常见于中年人，无明显性别差异。主要表现为局部或全身淋巴结无痛性肿大，结外累及者相对少见。常有脾脏肿大。部分患者有发热和乏力等，就诊时多数是临床Ⅲ期或Ⅳ期。约 30%~50% 的病例有骨髓受累，但不影响预后。部分病例外周血中可见瘤细胞。尽管 FL 属不可治（incurable）肿瘤，平均生存期为 7~9 年，强化治疗不能改善预后，但在临床上呈惰性过程，病情进展缓慢。五年生存率超过 70%。约 30%~50% 的患者可转化为弥漫大 B 细胞淋巴瘤，少数转化为 Burkitt 淋巴瘤，并存在涉及 *c-MYC* 基因的染色体易位。

3. 弥漫大 B 细胞淋巴瘤 弥漫大 B 细胞淋巴瘤（diffuse large B-cell lymphoma，DLBCL）是最常见的 NHL 类型，约占所有 NHL 的 40%。60%~70% 的侵袭性淋巴组织肿瘤为 DLBCL。约 5% 的儿童淋巴瘤亦为 DLBCL。DLBCL 也是一组异质性 B 细胞肿瘤。

【**病理改变**】 尽管 DLBCL 的组织形态学变异大，但基本组织学表现仍为形态相对一致的、体积较大的异形淋巴细胞的弥漫性浸润。瘤细胞的直径为小淋巴细胞的至少 2.5 倍，可达 4~5 倍。

Notes

细胞形态多样,可类似中心母细胞、免疫母细胞、间变大细胞或浆母细胞。胞质量中等,多嗜碱性,细胞核圆或卵圆形,染色质边集,有单个或多个贴近核膜的小核仁(图 12-9)。部分病例还可见多核瘤巨细胞和 R-S 样细胞。易见核分裂。可有片状凝固性坏死。

【**免疫表型和细胞遗传学**】 肿瘤细胞表达 B 细胞分化抗原 CD19、CD20 和 CD79a,多数表达表面 Ig,不表达 TdT。该组肿瘤常见的分子遗传学改变是 bcl-6 基因突变。细胞遗传学、基因表达谱和免疫表型的研究均表明 DLBCL 是一组异质性的肿瘤,bcl-6 调节紊乱是该肿瘤常见的病因学事件,而 bcl-6 是 DNA 附着锌指转录抑制物,是正常生发中心形成所必需的调节分子。

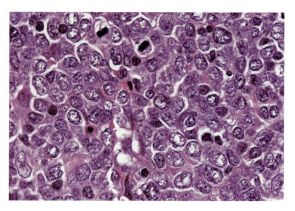

图 12-9 弥漫大 B 细胞淋巴瘤
示形态一致的大淋巴细胞弥漫性增生和浸润

约 30% 的 DLBCL 存在各种致位于染色体 3q27 上的 bcl-6 断裂的易位,而 bcl-6 启动子的获得性突变更为常见。假设上述两种损伤是体细胞超突变的派生副产物而导致 bcl-6 过表达,一方面,因 bcl-6 抑制了促进生发中心分化和生长捕获的因子的表达,进而使其细胞处于相对不分化和增殖状态;另一方面,bcl-6 也可沉默 p53 的表达,继而阻止对经历了体细胞超突变和抗原受体分子类型转变重组的生发中心 B 细胞 DNA 修复机制的活化,上述事件均与 DLBCL 的发生有关。类似于 bcl-6 的突变也可见于多种其他癌基因,包括 c-MYC,提示在 DLBCL 细胞的体细胞超突变发生了靶点识别错误。约 10%~20% 的 DLBCL 有 t(14;18),后者导致抗凋亡蛋白 BCL-2 的过表达。

【**临床表现**】 DLBCL 患者常在短期内出现淋巴结迅速长大或结外肿块。该肿瘤可发生于身体的任何部位,常见的有 Waldeyer 环,以及包括扁桃体和腺样体在内的口咽淋巴组织,还可见于胃肠道、皮肤、骨和脑等。该肿瘤累及肝、脾时常表现为大的破坏性肿物,但少有骨髓受累,白血病征象罕见。WHO 分类中单列了一些特殊类型的 DLBCL,如纵隔(胸腺)原发大 B 细胞淋巴瘤、血管内大 B 细胞淋巴瘤和原发渗出性淋巴瘤等。

DLBCL 属侵袭性肿瘤,若不治疗,患者会在短期内死亡。采用加强联合化疗,约 60%~80% 的患者可获完全缓解,约 50% 的患者可治愈。抗 CD20 单克隆抗体与传统 CHOP 方案的联合使用已是 DLBCL 的标准治疗。高临床分期和肿瘤体积是影响预后的因素,基因表达谱研究结果提示:生发中心来源的 DLBCL 的预后较活化 B 细胞来源的 DLBCL 的预后好。

4. Burkitt 淋巴瘤 Burkitt 淋巴瘤(Burkitt lymphoma,BL)是淋巴滤泡生发中心细胞来源的高侵袭性 B 细胞肿瘤。BL 有三种临床类型:一是非洲人的(地方性)BL,二是散发性(非地方性)BL,三是 HIV 感染者发生的 BL。这三种 BL 的组织学改变相同,但在某些临床表现、基因型和病毒学特征等方面有所不同。EB 病毒潜伏感染与非洲的地方性 BL 的发病密切相关。

【**病理改变**】 BL 的组织学特点是中等大小、形态一致的淋巴细胞弥漫性浸润。高分裂指数和高凋亡是该肿瘤的特征性表现。瘤细胞间散在分布着吞噬有核碎片的巨噬细胞,而形成所谓"星空"图像(图 12-10)。易见核分裂。少数病例还可见到上皮样细胞肉芽肿病变。

【**免疫表型和细胞遗传学**】 瘤细胞表达成熟 B 细胞分化抗原,如 CD19、CD20 和 CD79a,表达滤泡生发中心细胞抗原 BCL6 和 CD10,表达表面免疫球蛋白 IgM,并有 Ig 轻链蛋白限制性。Ki-67 增殖指数几乎为 100%。各类 BL 都存在与第 8 号染色体上 c-MYC 基因有关的易位,最常见的是 t(8;14),还可发生 t(2;8) 或 t(8;22)。

【**病毒病因学**】 几乎所有的地方性 BL 都存在 EB 病毒隐性感染,约 25% 的 HIV 相关 BL

Notes

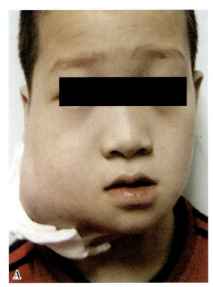
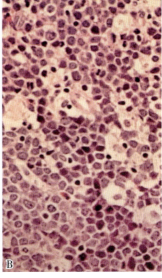

图 12-10 Burkitt 淋巴瘤

A. 示患儿右侧颌面部巨大肿物；B. 示小圆形肿瘤性淋巴细胞弥漫浸润，瘤
细胞间见反应性组织细胞散在分布，呈所谓"星空"现象

和 15%~20% 的散发性 BL 也伴有 EB 病毒感染。分子生物学的分析表明：同一病例的所有肿瘤
细胞有相同的重复 EBV-DNA 构型，提示 EB 病毒感染先于淋巴细胞的肿瘤性转化。

【临床表现】 BL 多见于儿童和青年人，肿瘤常发生于结外器官和组织，流行性 BL 常表现
为颌面部巨大肿块以及腹腔脏器受累，尤其是肾脏、卵巢和肾上腺等。散发性 BL 常表现为腹腔
内巨大占位性病变，常累及回盲部和肠系膜，也可表现为颌面部肿块（图 12-10）。骨髓和外周血
累及少见。BL 虽属高侵袭性肿瘤，但对大剂量、短疗程的化疗反应好，多数儿童和年轻患者可
治愈，但年长患者多预后不良。

5. 边缘区淋巴瘤 边缘区淋巴瘤（marginal zone lymphoma）是一组异质性的 B 细胞肿瘤，可
原发于淋巴结、脾脏和结外组织。因发生于结外的该肿瘤最初是在黏膜部位被认识，故又称之
为 MALT 淋巴瘤（MALToma）。在大多数病例，主要的肿瘤细胞形似正常的边缘区 B 细胞，即所
谓中心细胞样细胞（centrocyte like cells，CLC），认为是生发中心后记忆 B 细胞来源的肿瘤。

尽管大多数边缘区淋巴瘤有一定的形态学和免疫表型特征，对结外原发的该类肿瘤之所以
受到关注是因其特殊的发病机制，具体表现如下：①常有慢性炎症、自身免疫性疾病或某些特殊
病原微生物感染等基础疾病；如涎腺的 Sjogren 综合征（干燥综合征），甲状腺的桥本氏甲状腺炎，
以及幽门螺杆菌性胃炎等，在上述疾病的基础上发生边缘区淋巴瘤；②病变可长期局限于原发
部位，仅在疾病的后期，才发生系统性播散；③初始病因根除后，肿瘤可能消退。

在慢性炎症的基础上发生的结外边缘区淋巴瘤经历了从反应性淋巴增生向 B 细胞淋巴瘤
的演进过程，最初是良性、多克隆性免疫反应，伴随着染色体异常和基因突变的发生，转变为单
克隆性增生，继而形成 B 细胞肿瘤。对于胃的 MALToma 病例，在疾病的早期采用直接针对幽
门螺杆菌的抗生素治疗常可致肿瘤消退；而当该肿瘤发生了 $t(11;18)$ 或 $t(1;14)$，并产生 API2-
MALT1 蛋白时，抗生素的治疗将不再有效。这一现象提示 $t(11;18)$ 或 $t(1;14)$ 导致了疾病的进展，
转向肿瘤性生长。晚期可发生肿瘤扩散，部分病例可向 DLBCL 转化。

6. 浆细胞肿瘤 浆细胞肿瘤（plasma cell neoplasms）的共同特征是 B 细胞的克隆性增生，
瘤细胞合成并分泌单一类型的 Ig 或其片段。这类疾病多为恶性，包括浆细胞骨髓瘤（plasma cell
myeloma）、骨的孤立性浆细胞瘤、骨外浆细胞瘤、单克隆免疫球蛋白沉积症和意义不明的单克隆
γ 球蛋白血症等。浆细胞肿瘤约占所有白细胞肿瘤死亡病例的 15%。

　　存在于血中的单克隆免疫球蛋白称 M 蛋白（M component）。由于完整 M 蛋白的分子量为 16 000 或更高,故主要存在于血清或细胞外液中,在无肾小球损伤时,不会从尿中排出。正常浆细胞所产生 Ig 的重链和轻链是等比例的;而肿瘤性浆细胞常合成过量的轻链和重链,以及完全 Ig。有时只产生轻链或重链,游离的轻链,即 Bence Jones 蛋白,因其分子量小,可迅速经尿排出体外。在肾衰竭者或有超高水平的轻链合成的患者,其外周血中可检出游离轻链。下面以浆细胞骨髓瘤为代表进行简要介绍。

　　浆细胞骨髓瘤,曾用名是多发性骨髓瘤（multiple myeloma,MM）,是浆细胞的恶性肿瘤,以多发性骨骼受累为特征,同时可播散到淋巴结和结外器官或组织。

　　【病理改变】　浆细胞骨髓瘤的特征性病理改变是全身骨骼系统的多发性溶骨性病变。肿瘤常累及机体中线部位的骨骼,根据发病几率的高低依次为脊柱、肋骨、颅骨、盆骨、股骨、锁骨和肩胛骨等。病变从髓腔开始,侵蚀松质骨,逐渐破坏骨皮质,常致病理性骨折。影像学检查表现为敲凿性骨缺损（punch-out defects）,病灶的直径在 1~4cm 不等（图 12-11）。肉眼观:肿瘤呈红色胶冻样、质软。组织学表现多为分化良好的浆细胞的弥漫性增生和浸润,取代正常组织（图 12-12）。由于肿瘤细胞合成和分泌 Ig 功能的紊乱,在瘤组织中还可见一些相关的病变,如因 Ig 在浆细胞胞质内聚而形成 Russell 小体;存在于细胞核内即 Dutcher 小体等。随着疾病的进展,在脾、肝、肾、肺、淋巴结和其他部位的软组织中可见到浆细胞浸润或聚集,常见因免疫球蛋白沉着所致的淀粉样变。

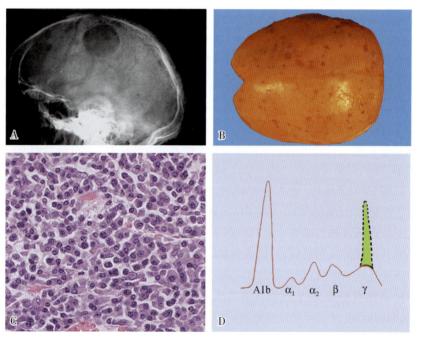

图 12-11　浆细胞骨髓瘤

A. 颅骨多灶性密度降低区;B. 颅骨病变,可见颅骨表面有多个大小不等的敲凿性缺损区;C. 肿瘤性浆细胞弥漫浸润;D. 患者的血清蛋白电泳图,示异常单克隆 γ 球蛋白（M 蛋白峰,绿色）

　　【免疫表型和细胞遗传学】　浆细胞骨髓瘤之瘤细胞表达 CD138 和 CD38 等浆细胞抗原,表达 B 细胞分化抗原 CD79a,但多不表达 CD19 和 CD20;选择性表达 Ig 重链蛋白,以 IgG 和 IgA 多见。有 Ig 轻链限制性表达。存在 Ig 基因受体的克隆性重排。骨髓瘤细胞的增生和生存依赖于一些细胞因子,其中最重要的是 IL-6。IL-6 是浆细胞的一个重要的生长因子,由肿瘤细胞自身或骨髓的间质细胞产生。活动性疾病患者可见高水平血清 IL-6,且与不良预后有关。浆细胞

Notes

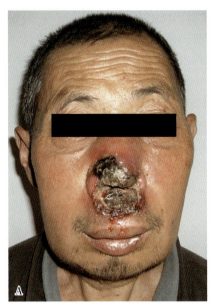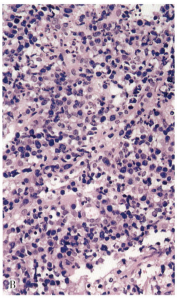

图 12-12 鼻 NK/T 细胞淋巴瘤

A.患者鼻部的巨大溃疡性肿物;B.肿瘤细胞弥漫性浸润,瘤细胞大小不等,
形态各异

骨髓瘤常见的易位涉及位于染色体 4p16 的纤维母细胞生长因子受体 3(*FGFR3*)基因,该基因编码酪氨酸激酶受体,后者参与了细胞增生的控制。还有位于染色体 11q13 的 *Cyclin D1* 和位于 6p21 的 *Cyclin D3* 基因;位于 16q23 的转录因子 *c-MAF* 基因;位于 6p25 的编码转录因子 *MUM1/IRF4* 的基因等。总之,Cyclin D 调节紊乱是其共同特征。其他最常见的核型异常是 13q 缺失。染色体异常的多样性和基因表达谱的研究均提示浆细胞骨髓瘤是极具分子异质性的肿瘤。

【临床表现】 浆细胞骨髓瘤的发病年龄在 50~60 岁,临床表现与以下三个方面有关:①肿瘤性浆细胞的器官浸润,尤其是骨的浸润;②具有异常理化特性的 Ig 的产生;③正常体液免疫抑制。骨质吸收常导致病理性骨折和慢性疼痛,高钙血症可致神经系统表现,如神志恍惚、虚弱、淡漠(lethargy)、便秘和多尿等。正常 Ig 产生的减少导致频发的细菌感染,广泛骨髓受累可致贫血、白细胞和血小板减少。继发感染和肾衰竭是致死的主要原因。致肾衰竭的原因很多,最重要的单因素是 Bence Jones 蛋白尿,过量的轻链对肾小管上皮细胞产生毒性作用。某些轻链(特别是 λ6 和 λ3 家族)可致 AL 型淀粉样变,而后者可加速肾脏的损伤。浆细胞骨髓瘤患者的细胞免疫功能相对不受影响。

实验室检查,99% 的浆细胞骨髓瘤患者都有外周血 Ig 水平升高(图 12-11)和 / 或尿 Bence Jones 蛋白。大多数患者,其血清 Ig 水平 >3g/dL 或尿中 Bence Jones 蛋白 >6g/dL。最常见的血清 M 蛋白是 IgG,约占 55%,其次是 IgA 或 IgM 蛋白,约 25%。约 7% 的患者因大量 M 蛋白而致高黏滞度血症,这多见于分泌 IgA 和 IgG3 者。70% 的病例可同时检出 Bence Jones 蛋白和血清 M 蛋白,约 20% 的患者只有 Bence Jones 蛋白尿。约 1% 的浆细胞骨髓瘤是非分泌性的,故缺乏血清和尿 M 蛋白也不能排除浆细胞骨髓瘤之可能。

浆细胞骨髓瘤的诊断依赖于影像学和实验室检查发现。当有特征性的影像学改变时,强烈提示该肿瘤之可能,但需行骨髓检查确诊。浆细胞骨髓瘤的预后差别大,有多发性骨损害者,若不治疗,其生存期仅 6~12 个月。采用烷化剂治疗,约 50%~70% 的患者可获缓解,但中位生存期仅 3 年。

(三)外周 T 细胞和 NK 细胞肿瘤

1. 非特指外周 T 细胞淋巴瘤 非特指外周 T 细胞淋巴瘤,(peripheral T-cell lymphoma,not

Notes

otherwise specified,PTCL,NOS)是胸腺后成熟 T 淋巴细胞来源的肿瘤。在 WHO 分类中,除已单列并有独特的临床病理表现的 T 细胞淋巴瘤以外的所有外周(成熟)T 细胞淋巴瘤均归于此项下。因此,PTCL,NOS 是一组异质性的侵袭性肿瘤,约占所有淋巴瘤的 7.6%,占所有外周 T 细胞淋巴瘤的 50%。

【病理改变】 PTCL,NOS 的组织病理表现多样。淋巴结结构多有不同程度的破坏,肿瘤细胞在副皮质区浸润或呈弥漫性浸润,有较多高内皮血管,其中可见淋巴样细胞穿行,背景中可见不等量的反应细胞成分,如嗜酸性粒细胞、浆细胞、巨噬细胞和上皮样细胞等,胶原纤维穿插分隔病变组织。瘤细胞的大小和形态各异,细胞核形态极不规则,可见深的核沟,扭曲或多分叶状,核染色质呈粗颗粒状,部分瘤细胞有明显核仁,易见核分裂;胞质可透明、淡染、嗜酸性、嗜中性或嗜碱性。

【免疫学和细胞遗传学】 瘤细胞表达 T 细胞分化抗原,如 CD2、CD3、CD5 和 CD7,以及 αβ 型或 γδT 细胞受体等,某些肿瘤也表达辅助 T 细胞抗原 CD4 或抑制 T 细胞抗原 CD8,而许多肿瘤的表型与其正常的 T 细胞不同,有部分 T 细胞抗原丢失,如 CD5 和 CD7。大多数病例存在 TCR 基因克隆性重排,但缺乏特征性的细胞遗传学改变。

【临床表现】 老年男性患者相对多见,发病高峰年龄为 60~70 岁。部分患者有自身免疫性疾病史。临床表现复杂多样,多数患者有全身淋巴结肿大,有的患者还伴有嗜酸性粒细胞增多、皮肤瘙痒、发热和体重下降等表现。同时或仅有结外病变,如皮肤、胸肺、肝脾和骨髓受累等。多数患者就诊时已处于临床Ⅲ~Ⅳ期。实验室检查可有多克隆高 γ 球蛋白血症、Coombs 实验阳性。部分患者有 HLH,该肿瘤预后不良,5 年生存率为 20%~30%。伴嗜血综合征者预后极差,患者多在 6~12 月内死亡。

2. 结外 NK/T 细胞淋巴瘤,鼻型   结外 NK/T 细胞淋巴瘤,鼻型(extranodal natural killer / T-cell lymphoma,nasal type,ENKTCL-N)被认为是自然杀伤细胞(natural killer,NK)或 T 细胞来源的一类侵袭性肿瘤。根据病变部位及临床表现,可将该肿瘤分为两个临床亚型,即鼻 NK/T 细胞淋巴瘤(约占 70%~80%)和鼻外 NK/T 细胞淋巴瘤(约占 20%~30%)。该肿瘤以鼻及鼻副窦受累最常见,其次是皮肤、胃肠道和附睾等。该肿瘤在欧洲及北美地区罕见,在亚洲及太平洋地区相对多见。在中国,该肿瘤约占所有 NHL 的 15%~28%,是最常见的结外非 B 细胞淋巴瘤,属 EB 病毒相关淋巴瘤。

【病理改变】 该肿瘤的病理形态学特征是:显著的组织坏死和混合性炎细胞浸润,瘤细胞大小不等、形态多样(图 12-12),瘤细胞浸润到血管壁内而致血管腔狭窄或闭塞,即血管中心性和血管破坏性浸润,以及瘤细胞亲黏膜 / 表皮性浸润。

【免疫表型和细胞遗传学】 肿瘤细胞表达部分 T 细胞抗原如 CD2、胞质型 CD3(CD3ε),但一般不表达膜型 CD3 和 CD5 抗原;表达 NK 细胞相关抗原 CD56 和细胞毒颗粒相关抗原,如 T 细胞内抗原 1(T-cell intracellular antigen 1,TIA-1)、穿孔素(perforin)和粒酶 B(granzyme B)等。T 细胞受体基因重排检测多呈胚系构型,少数有 TCR 受体基因重排。绝大多数病例可检出 EB 病毒 DNA 的克隆性整合,几乎所有病例可检出 EB 病毒编码的小分子 RNA(EBER)。NK/T 细胞淋巴瘤可出现多种染色体畸变,其中最常见的是 6q 缺失,但至今尚未发现特征性的遗传学改变。

【临床表现】 发病高峰年龄在 40 岁前后,男、女性别比为 4:1。主要病变部位是鼻腔,其次是口腔,常累及鼻咽和鼻窦,也可累及外鼻(图 12-13)。主要症状有顽固性鼻塞、涕血、分泌物增加和鼻面部肿胀等。主要体征是病变局部溃疡、肉芽样新生物及骨质破坏,如鼻中隔或硬腭穿孔等。晚期可发生播散,多累及结外器官或组织。部分病例以皮肤、胃肠道、睾丸及附睾病变为首发表现,可累及脾脏和脑等。放射治疗仍然是临床Ⅰ、Ⅱ期患者首选的治疗方法,近期疗效好,但易复发。病变局部的放射治疗,配合化学药物治疗,可减少或延缓复发。该肿瘤的预后与

Notes

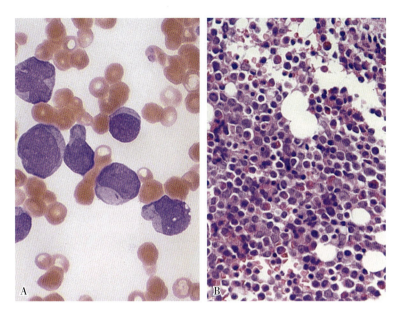

图 12-13 急性瘤细胞白血病
A. 患者周围血涂片;B. 骨髓活检组织,均为幼稚粒细胞

临床分期有关,临床Ⅰ、Ⅱ期患者的五年生存率为 50%~70%,Ⅲ期及以上患者为 17%。该肿瘤的预后还与病变部位有关,鼻 NK/T 细胞淋巴瘤的预后优于鼻外 NK/T 细胞淋巴瘤。

第三节 髓系肿瘤

髓系肿瘤(myeloid neoplasms)是一组异质性肿瘤,其本质是骨髓内具有多向分化潜能的造血干细胞的克隆性增生。根据分化方向的不同进行命名,包括粒细胞、单核细胞、红细胞和巨核细胞来源的肿瘤。因干细胞位于骨髓内,故髓系肿瘤多表现为白血病,且常有二级造血器官,如脾、肝和淋巴结的累及,并伴髓外造血。在第四版 WHO 分类中将髓系肿瘤分为六大类,它们是:①骨髓增生性肿瘤(myeloproliferative neoplasms,MPN)以终末分化的髓细胞数量的增加,极度增生的骨髓象,以及外周血细胞数量明显增加为特征;②髓系和淋巴肿瘤伴嗜酸性细胞增多症和 PDGFRA,PDGFRB 或 FGFR1 异常;③骨髓异常增生 / 骨髓增生性肿瘤(myelodysplastic/myeloproliferative neoplasms)同时具有 MPN 和骨髓异常增生综合征的临床特征;④骨髓异常增生综合征(myelodysplastic syndrome,MDS),以骨髓无效造血和外周血细胞减少为特征;⑤急性髓系白血病及相关前体细胞肿瘤[acuter myeloid leukemia(AML)and related precursor neoplasms]以不成熟髓细胞在骨髓内聚集,以及骨髓造血抑制为特征。

由于所有髓系肿瘤都来源于造血干细胞,故该组肿瘤在临床表现和病理形态学改变上常有重叠。与所有恶性肿瘤一样,随着疾病的进展,某种髓系肿瘤可能转化为侵袭性更高的疾病形式,如骨髓异常增生综合征和骨髓增生性肿瘤常"转化"为急性髓系白血病。同时,也可见到骨髓增生性肿瘤或慢性髓系白血病转化为急性淋巴母细胞白血病的情况,这与肿瘤性造血干细胞的多向分化潜能有关。本节选择临床上较为常见的急性髓系白血病和骨髓增生性肿瘤进行简要介绍。

一、急性髓系白血病

急性髓系白血病(AML)是因癌基因突变阻止了造血祖细胞的分化而导致不成熟的髓系母细胞在骨髓内聚集,并取代正常的骨髓组织而形成的肿瘤。髓系分化的阻断导致骨髓衰竭,以及贫血、血小板减少和中性粒细胞减少等并发症的发生。AML可发生于各年龄人群,发病的高峰年龄在15~39岁,也可发生于老人和儿童。AML是一组异质性的肿瘤,这也反映了髓系分化的复杂性。在WHO分类(2008)中单列了一组有重现性遗传学异常的AML,还单列了伴骨髓异常增生相关改变的AML、治疗相关的髓系肿瘤、髓肉瘤、Down综合征相关髓系增生以及母细胞性浆母细胞样树突状细胞肿瘤等,并用非特指AML涵盖了上述单列的肿瘤以外的其他AML。

【病理改变】 AML的病变特点是:①原始造血细胞在骨髓内弥漫性增生,取代原骨髓组织(图12-13),并在全身各器官、组织内广泛浸润,一般不形成肿块;②外周血白细胞质和量的变化,即白细胞总数升高,可达100×10^9/L以上,以原始造血细胞为主,但约50%的病例在10×10^9/L以下,偶尔见外周血涂片中不含任何母细胞,即非白血性(aleukemic)白血病表现,此时,必需行骨髓活检;③AML脏器浸润特点是:肿瘤细胞主要在淋巴结的副皮质区及窦内浸润,在脾脏红髓区浸润,在肝窦内浸润,以及在其他器官间质内浸润。在有单核细胞分化的肿瘤(M4或M5)可见肿瘤细胞浸润皮肤和牙龈现象。

髓肉瘤(myeloid sarcoma)是髓系母细胞(myeloid blast)即幼稚造血细胞在骨髓以外的器官或组织内聚集性增生而形成的肿块。约96%的髓肉瘤是粒细胞肉瘤(granulocytic sarcoma),少数为单核母细胞肉瘤,而其他细胞系来源者罕见。由于粒细胞肉瘤的新鲜组织肉眼观常呈淡绿色,故也称绿色瘤(chloroma),当暴露于日光后,绿色迅速消退,但若用还原剂(过氧化氢或亚硫酸钠)可使其绿色重现。粒细胞肉瘤多见于AML患者,好发于扁骨和不规则骨,如颅骨、额骨、肋骨和椎骨等,肿瘤位于骨膜下;也可发生于皮肤、淋巴结、胃肠道、乳腺、前列腺和睾丸(图12-14)等处。粒细胞肉瘤的组织学特征为形态一致的原始粒细胞的聚集性增生和浸润,有时可见少数单个核的不成熟嗜酸性粒细胞散在分布。髓过氧化物酶(myeloperoxidase,MPO)的免疫组化染色是重要的辅助诊断手段,肿瘤细胞呈胞质阳性反应。髓肉瘤可与其相关的白血病并存,亦可发生在白血病发病之前或在白血病治疗缓解之后出现,若不采用系统性化学药物治疗,必然会发生骨髓病变,故在临床上髓肉瘤与其相关白血病的治疗方法应一致。

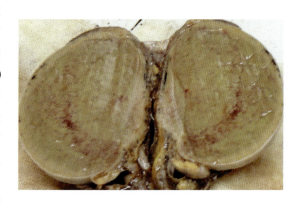

图12-14 睾丸绿色瘤

【遗传学与病理生理学】 多数AML都存在含易位在内的各种染色体异常,后者会干扰编码正常髓细胞发育所必需的转录因子的基因表达与功能。部分AML伴有特殊的基因突变,而这些遗传学改变可能与肿瘤的临床表现、生物学行为和预后相关。在一组伴染色体平行易位/倒置的AML中,常见的有$t(8;21)(q22;q22)$,$inv(16)(p13.1q22)$,$t(16;16)(p13.1q22)$和$t(15;17)(q22;q12)$等。以伴有$t(15;17)$的急性早幼粒细胞白血病为例,$t(15;17)$产生了维甲酸受体α(retinoic acid receptor,*RARα*)-*PML*融合基因,其功能是抑制造血干细胞的成熟分化。除$t(15;17)$外,该类型白血病细胞还常有*FLT3*的点突变,*FLT3*编码酪氨酸激酶,*FLT3*点突变导致酪氨酸激酶的活化,后者具有促细胞增生和生存的作用,同时增强了对细胞分化的抑制。这种发病机制上的协同作用也在动物模型上得到了验证。RARα-PML融合蛋白与活化*FLT3*的共表达导致了AML发生。部分AML有特殊基因的突变,常见的有fms-相关酪氨酸激酶3(*FLT3*)、nucleophosmin(*NPM1*);少见的有*CEBPA*,*KIT*,*MLL*,*WT1*,*NRAS*和*KRAS*基因突变等。另外,在病理生理学上,肿瘤性母细胞的复制率低于正常骨髓干细胞,说明细胞成熟的阻断和生存期的延长在白血病发病中的作用均重要。

Notes

【临床表现】 AML的临床表现与其他类型白血病相似,缺乏特异性。患者多在数周或数月内发病,主要表现有贫血、中性白细胞减少、血小板减少、乏力和自发性皮肤、黏膜出血等。因血小板减少所致的出血倾向常是白血病患者的首发或主要表现,如皮肤瘀点和瘀斑,体腔和内脏浆膜出血,牙龈以及生殖道和尿道黏膜出血等。在伴有 $t(15;17)$ 的急性早幼粒细胞白血病患者,因白血病细胞产生的凝血酶原和纤维蛋白溶解因子等致其出血倾向更为明显。继发感染常见,尤其是口腔、皮肤、肺、肾、膀胱和结肠等,且常由条件致病菌所致,如多种真菌等。骨痛是白血病患者的常见表现。AML 患者可有轻度淋巴结和肝、脾肿大。急性单核细胞白血病易侵犯皮肤和牙龈。白血病后期会出现恶病质。多器官功能衰竭、继发感染和各种并发症等常是白血病患者的主要死亡原因。

【诊断】 白血病的诊断主要依靠实验室检查,不依赖于病理活检。通过对骨髓穿刺和周围血涂片中白细胞质和量变化的观察与分析,以及一系列分子细胞遗传学检测和流式细胞术分析,就能对白血病进行诊断并分型。白血病的诊断标准是骨髓中原始造血细胞数量超过 20%。需指出的是白血病髓外浸润的诊断必须依靠病理活检。骨髓活检也是对白血病患者骨髓增生程度的估计、疗效的观察和化疗后残余病灶检查的重要手段,也可协助临床进行白血病的分类。

【治疗和预后】 AML 的治疗多采用化疗,约 60% 的患者可获完全缓解,但只有 15%~30% 的患者可获 5 年无病生存期。对某些特殊类型白血病发病的分子机制的了解而采用新的治疗方法可明显改善部分患者的预后,典型的病例就是对伴有 $t(15;17)$ 的急性早幼粒细胞白血病患者采用药理剂量的维生素 A 介导的全反式维甲酸能克服 RARα-PML 融合蛋白引起的细胞分化阻断,使肿瘤性早幼粒细胞向中性粒细胞分化。与其他正常的细胞一样,由肿瘤克隆分化而来的中性粒细胞也是短命的,会迅速死亡并从骨髓中清除,使骨髓恢复正常造血。尽管维甲酸的诱导分化治疗可使大部分急性早幼粒细胞白血病患者完全缓解,但若仅用维甲酸治疗,所有患者都终将复发。这可能与维甲酸不能阻止肿瘤性祖细胞的自身复制有关。伴 $t(8;21)$ 和 inv(16) 的 AML 选择传统化疗可获较好预后,特别是缺乏 *c-KIT* 基因突变者。从 MDS 转化而来的或基因毒性治疗后发生的 AML,老年患者,以及复发性 AML 的预后不良,对于这类患者可选择采用同种异体造血干细胞移植进行治疗。骨髓移植是目前唯一能根治白血病的方法。

二、骨髓增生性肿瘤

骨髓增生性肿瘤(MPN)是骨髓中具有多向分化潜能的造血干细胞的克隆增生的一组肿瘤。MPN 之肿瘤细胞可分化为成熟的红细胞、血小板、粒细胞和单核细胞;在某些病例还可分化为淋巴细胞,如慢性髓性白血病,该肿瘤来源于向淋巴细胞和髓细胞分化的多潜能干细胞。在 MPN,一方面,类似于 AML,肿瘤细胞在骨髓内弥漫性增生,骨髓正常造血受抑;另一方面,干细胞的成熟分化相对不受影响,其结果是骨髓造血增加伴外周血细胞数量增加。MPN 包括下列疾病:①慢性髓系性白血病,*BCR/ABL-1* 阳性(chronic myelogenous leukemia,*BCR/ABL-1* positive);②慢性中性粒细胞白血病(chronic neutrophilic leukemia);③真性红细胞增多症(polycythaemia vera);④原发性骨髓纤维化(primary myelofibrosis);⑤特发性血小板增多症(Essential thrombocythaemia);⑥慢性嗜酸性粒细胞白血病,非特指(chronic eosinophilic leukemia,not otherwise specified);⑦肥大细胞增生症(mastocytosis);⑧不能分类的 MPN。MPN 有其共性,如肿瘤性干细胞可循环和归家至第二造血器官,特别是脾脏,并导致脾脏发生髓外造血。因此,所有 MPN 患者都有不同程度的脾脏肿大。另外,在肿瘤的晚期,都会发生骨髓纤维化和外周血细胞数量减少。除慢性髓性及嗜酸性粒细胞白血病外,在其他几种肿瘤的进程中都有可能演进为急性白血病。

与淋巴组织肿瘤和 AML 不同的是:MPN 的病理改变是非特异性的,它们彼此之间以及 MPN 与反应性因素导致的骨髓增生之间均有重叠,故对于 MPN 的诊断和分型应结合形态学、临床和实验室检查结果进行综合分析。细胞遗传学和分子生物学分析在 MPN 的诊断和分型中有不可替代的作用。下面将主要介绍 *BCR-ABL-1* 阳性的慢性髓性白血病。

慢性髓性白血病,*BCR-ABL-1* 阳性

BCR-ABL-1 阳性的慢性髓性白血病是 MPN 最常见类型,以定位于费城染色体(Philadelphia chromosome,Ph)的 *BCR-ABL-1* 融合基因的形成是该肿瘤的遗传学特征。

【发病机制】 与其他类型 MPN 不同之处是:几乎所有 CML 都存在 $t(9;22)(q34;q11)$,它导致位于 9 号染色体上的 *ABL* 基因和位于 22 号染色体上 *BCR* 的基因发生拼接而形成 *BCR-ABL* 融合基因,该融合基因定位于费城染色体(Ph)。该融合基因的蛋白产物是 210kDa 的具有酪氨酸激酶活性的蛋白。$t(9;22)(q34;q11)$ 和 *BCR-ABL* 融合基因的产生与 CML 的发病密切相关。动物实验结果表明:将 *BCR-ABL* 融合基因导入鼠的骨髓细胞中可产生类似人类 CML 的症状,故认为 *BCR-ABL* 融合基因的产生是 CML 发病的重要事件。正常情况下,配体介导的二聚体通过多条下游路径调节酪氨酸激酶活性,后者控制了细胞生存和增生。*BCR* 提供了可促使 *BCR-ABL* 融合基因自身联系的二聚体结构域,致 *BCR-ABL* 自身磷酸化和下游路径的活化,进而促进细胞分裂,抑制细胞凋亡,最终导致髓系增生失控而形成 CML。

【病理改变和诊断】 骨髓有核细胞增生明显活跃并取代脂肪组织。可见各分化阶段的粒细胞,以分叶核和杆状核粒细胞为主。巨核细胞数量增加,红系细胞数量正常或减少(图 12-15)。还可见散在分布的泡沫细胞,随着疾病的进展,会发生不同程度纤维化改变。外周血白细胞计数明显增加,常高于 $100 \times 10^9/L$,循环细胞以中、晚幼粒细胞为主,原始粒细胞低于 10%。常有嗜酸性粒细胞和嗜碱性粒细胞增多。肿瘤的早期,约 50% 的患者有血小板增多。因髓外造血而致患者的脾脏明显肿大,所谓“巨脾”。髓外造血也可发生于肝脏和淋巴结,但病变多较轻微。临床上,可采用细胞遗传学方法,通过核型分析来检测 Ph 染色体,也可采用荧光原位杂交(FISH,图 12-16)或聚合酶链反应(PCR)技术来检测 *BCR-ABL* 融合基因,辅助确诊 CML。

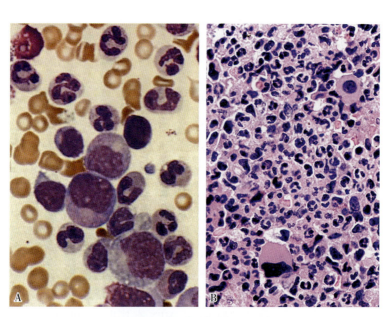

图 12-15　慢性粒细胞白血病

A. 患者周围血涂片;B. 骨髓活检组织;均见不同分化阶段的粒细胞共存,以分叶核粒细胞为主

【临床表现】 CML 起病隐匿,患者主要是成年人,发病的高峰年龄为 30~40 岁。可表现为轻度至中度贫血、易倦、虚弱、体重下降和纳差等。有的患者以脾脏极度肿大而引起的不适或因脾破裂突发性左上腹疼痛为首发表现。

Notes

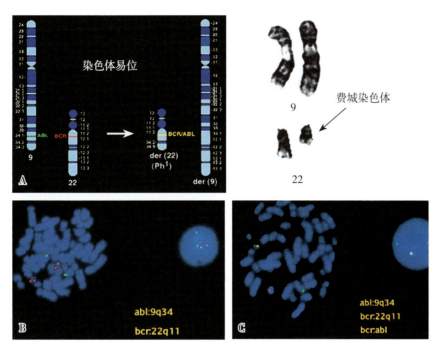

图 12-16　采用 FISH 技术检测 *BCR/ABL* 融合基因

A.*t*(9;22)及 *BCR/ABL* 融合基因形成示意图;B. 正常人外周血单个核细胞分裂期染色体和间期细胞,示位于 9q34 的 *ABL* 基因信号(绿色)和位于 22q11 的 *BCR* 基因信号(红色);C.CML 患者骨髓涂片 FISH 检测,在分裂期染色体和间期细胞上均可见一个正常的 *ABL* 基因信号(绿色)和一个正常的 *BCR* 基因信号(红色),以及一个异常的 *BCR/ABL* 融合基因信号(黄色);右上图示费城染色体

　　临床上,未经治疗的 CML 可表现为双相或三相性,即慢性期(chronic phase,CP)、加速期(accelerated phase,AP)和母细胞期(blast phase,BP)或者皆有。一般而言,CML 进展缓慢,即使不治疗,患者的平均生存期约三年。三年后,约 50% 的患者进入加速期。此时,贫血和血小板减少等加重,有的病例可出现明显外周血嗜碱性粒细胞增多。约 6~12 个月以后,肿瘤进入母细胞期,呈急性白血病表现。其余 50% 的患者可不经加速期,而直接进入母细胞期。约 70% 的母细胞期患者,其瘤细胞为原始粒细胞;其余为淋巴母细胞,后者表达 TdT,绝大多数为 B 细胞,极少数为 T 细胞。该事实也印证了 CML 肿瘤细胞的多向分化干细胞起源理论。

　　【治疗】　根据 CML 发病的分子机制,在治疗中引入酪氨酸激酶的阻断剂,90% 的患者可获完全缓解。然而,酪氨酸激酶阻断剂仅能抑制肿瘤细胞的增生,但不能清除 CML 克隆,其结果并不能够阻止肿瘤向母细胞期的演进。已进入母细胞期的患者最初对酪氨酸激酶阻断剂的治疗有反应,但会迅速复发且变为难治性疾病过程。因此,同种异体骨髓移植对年轻患者而言是较好的治疗选择。最好在肿瘤的稳定期进行骨髓移植,治愈率约为 75%。

类白血病反应

　　类白血病反应(leukemoid reaction)因严重感染、恶性肿瘤、药物中毒、大量失血和溶血反应等刺激造血组织而产生的异常反应。表现为周围血白细胞数量明显增多(可达 $50×10^9/L$ 以上),并出现幼稚细胞。类白血病反应与粒细胞白血病有本质的不同。一般根据病史、临床表现和细胞形态可与白血病相鉴别,但有时也比较困难。类白血病反应有以下特点:①引起类白血病反应的原因去除后血象恢复正常;②一般无明显贫血和血小板减少;③粒细胞有严重中毒性改变,如胞质内有中毒性颗粒和空泡等;④中性粒细胞的碱性磷酸酶活性和糖原皆明显增高,而粒细胞白血病时,两者均显著降低;⑤慢性粒细胞白血病时可出现特征性的 Ph 染色体,类白血病反应时则无。

Notes

第四节 组织细胞与树突状细胞肿瘤

组织细胞与树突状细胞肿瘤来源于单核吞噬细胞(巨噬细胞和树突状细胞)和组织细胞。该组肿瘤包括组织细胞肉瘤(histiocytic sarcoma)、树突状细胞肉瘤(dendritic cell sarcoma)、来自Langerhans 细胞的肿瘤、指状树突状细胞肉瘤(interdigitating dendritic cell sarcoma)、滤泡树突状细胞肉瘤(follicular dendritic cell sarcoma)、其他罕见的树突状细胞肿瘤和播散性幼年性黄色肉芽肿(disseminated juvenile xanthogranuloma)等。该组肿瘤中最常见的是来自 Langerhans 细胞的肿瘤,包括 Langerhans 细胞组织细胞增生症(Langerhans cell histiocytosis, LCH)和 Langerhans 细胞肉瘤,而其他类型肿瘤则少见或罕见。本节对 Langerhans 细胞组织细胞增生症进行简要介绍。

Langerhans 细胞组织细胞增生症

Langerhans 细胞组织细胞增生症是 Langerhans 细胞的克隆性增生而形成的恶性肿瘤,过去曾称组织细胞增生症 X。

【Langerhans 细胞及其特征】 Langerhans 细胞是一种树突状细胞,正常情况下,散在分布于皮肤、口腔、阴道和食道黏膜,也存在于淋巴结、胸腺和脾脏等处。Langerhans 细胞直径约12μm,胞质丰富,核形不规则,有切迹或分叶状。免疫表型检测,Langerhans 细胞表达 Langerin、CD1a,S-100 和 HLA-DR 抗原,其中 Langerin 是 Langerhans 细胞及其肿瘤的特异性抗原标记。电镜观察,在其细胞质内可见特征性的小体,称 Birbeck 小体。Birbeck 小体是一种呈杆状的管状小体,其中央有一纵行条纹和平行排列的重复性条纹,形似拉链。有时一端呈泡状膨大似网球拍状(图 12-17)。

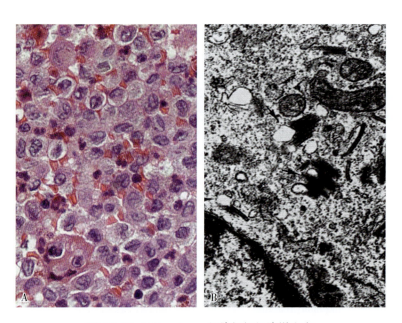

图 12-17 Langerhans 细胞组织细胞增生症
A.肿瘤的组织学,多数瘤细胞可见清楚地核沟;B.电子显微镜下见肿瘤细胞质内的 Birbeck 小体

【临床表现】 临床上,根据病变部位及累及范围可将该肿瘤分为三型:①多系统、多病灶(Letterer-Siwe 病);②单系统、单一病灶(骨的嗜酸性肉芽肿);③单系统、多病灶(Hand-Schüller-Christian 病)。

Notes

一、多系统、多病灶 Langerhans 细胞组织细胞增生症

也称 Letterer-Siwe 病，多见于两岁以下的儿童，偶见于成年人。主要表现为皮肤损害，皮损为脂溢性皮疹，主要分布在躯干前后和头皮等处。多数患者有肝、脾和淋巴结肿大，肺病变，以及溶骨性骨质破坏。骨髓的广泛浸润可致贫血、血小板减少以及反复感染，如中耳炎和中耳乳突炎等。未经治疗者的病程是快速致死性的，但采用强力化疗，五年生存率可达 50%。

二、单系统、单一病灶 Langerhans 细胞组织细胞增生症

也称"骨的嗜酸性肉芽肿"，常表现为骨髓腔内病变，以膨胀性、侵蚀性骨病变为特征。肿瘤细胞与不等量的非肿瘤性细胞成分混合存在，后者包括了嗜酸性粒细胞、淋巴细胞、浆细胞和中性粒细胞等。常见明显的嗜酸性粒细胞浸润，但也有仅少数嗜酸性粒细胞浸润的病例。所有骨骼均可受累，最常见的部位有颅骨、肋骨和股骨，少数病例也可发生于皮肤、肺和胃等器官。单发性病变主要见于年长儿童和成年人，主要是骨骼系统病变，患者可无任何不适或有局部疼痛和触痛，可发生病理性骨折。该疾病表现为惰性，可自愈，也可经局部切除或放疗而治愈。

三、单系统、多病灶 Langerhans 细胞组织细胞增生症

常发生于年龄较小的儿童，表现为多发溶骨性占位病变，可侵及周围软组织。约 50% 的患者因有下丘脑和垂体后叶的累及而发生尿崩症（diabetes insipidus）。颅骨病变、尿崩症和眼球突出等表现共同存在时，也称 Hand-Schuller-christian 综合征。部分患者可自行消退，其余患者对化疗反应也较好。

【病理诊断】　Langerhans 细胞组织细胞增生症的确诊依赖于病理活检。病理诊断的关键是对 Langerhans 细胞的正确识别。免疫组织化学染色对诊断有很重要的作用。肿瘤细胞均表达组织细胞标记，如 $CD68_{KP1}$ 和 $CD68_{PG-M1}$，90% 以上病例之肿瘤细胞表达 Langerin 和 CD1a，多数病例还表达 S-100 蛋白。对于疑难病例还可采用电镜检查，Birbeck 小体是 Langerhans 细胞的特征性亚细胞结构。

【治疗及预后】　LCH 的治疗原则是使用副作用最小的药物或方法来治愈或尽可能获得最大程度的健康状态。根据病变范围及部位选择恰当的治疗。对于单发或孤立性病灶多行手术治疗；皮肤病变以局部治疗效果较好；小剂量的类固醇激素治疗，病灶局部放射治疗也是可选择的治疗手段。对于慢性复发性、急性顽固性、进展性病例，以及伴中枢神经系统、肝和肺受累的慢性病例，化学药物治疗是相对常用的手段。

临床病程与诊断时累及的器官数量有关。单一病灶者的总生存率 >95%，多器官受累者生存率明显下降。出现多器官累及时，有骨受累者生存率优于无骨受累者；有肺、肝、脾及骨髓受累者预后较差。多病灶、多器官累及者，对初次化疗反应良好者预后较好。

小　结

本章主要讨论了白细胞增生性疾病，简要介绍了淋巴结炎性疾病，新增了传染性单核细胞多症和噬血细胞性淋巴组织细胞增生症。重点讨论了白细胞的肿瘤，有淋巴瘤和髓系肿瘤。淋巴瘤是淋巴细胞及其前体细胞克隆性增生而形成的一类恶性肿瘤，可原发于淋巴结和结外淋巴组织。淋巴细胞白血病以广泛累及骨髓和外周血为特征，在多数淋巴瘤的病程中常有白血病征象。据 WHO 分类，将淋巴瘤分为前体淋巴细胞肿瘤、成熟 B 细胞肿瘤、成熟 T 细胞和 NK 细胞肿瘤，以及霍奇金淋巴瘤(HL)。非霍奇金淋巴瘤(NHL)

Notes

囊括了除 HL 以外的所有淋巴瘤。活检是确诊淋巴瘤的重要手段,形态学、免疫表型、遗传学改变,以及临床表现的"四结合"分析是淋巴造血组织肿瘤的诊断原则。R-S 细胞是经典型霍奇金淋巴瘤(CHL)的肿瘤细胞成分。HL 实为 B 细胞肿瘤。CHL 和急性淋巴母细胞白血病 / 淋巴母细胞淋巴瘤常见于儿童和青年人;弥漫大 B 细胞淋巴瘤是最常见的 NHL 类型;成熟 T 细胞和 NK 细胞淋巴瘤相对少见,但其发病率随地区、种族的不同而有明显差异。在中国,结外鼻型 NK/T 细胞淋巴瘤是结外最常见的非 B 细胞肿瘤。髓系肿瘤是骨髓内具有多向分化潜能的造血干细胞的克隆性增生而形成的一组异质性肿瘤。急性髓系白血病(AML)的特征是因获得性癌基因突变阻止了造血祖细胞的分化,导致不成熟的髓性母细胞在骨髓内聚集,取代正常骨髓组织,并大量出现在外周血中。髓肉瘤是幼稚造血细胞在骨髓以外的器官或组织内聚集而形成的肿块,约 96% 的髓肉瘤是粒细胞肉瘤。骨髓增生性肿瘤(MPN)一方面类似于 AML,瘤细胞在骨髓内弥漫性增生,正常造血受抑;而另一方面干细胞的成熟分化相对不受影响,导致骨髓造血增加及外周血细胞数量增加。*BCR-ABL-1* 阳性的慢性髓性白血病是最常见的 MPN。Langerhans 细胞组织细胞增生症是 Langerhans 细胞的克隆性增生而形成的恶性肿瘤。

(刘卫平　卢朝辉)

主要参考文献

1. Kumar V, Abbas AK, Aster JC. Robbins Pathologic Bases of Disease. 9th ed. Philadelphia:Elsevier,2014:579-628.

2. Jaffe ES, Harris NL, Vardiman JW, et al.Hematopathology.Philadelphia:Elsevier Saunders, 2011.

3. Medeiros L J. Diagnostic pathology. Lymph nodes and spleen with extronodal lymphomas. AMIRSYS, 2011.

4. Loachim HL, Medeiros LJ. IOACHIM's Lymph Node Pathology.Philadelphia:Lippincott Williams & Wilkins, 2009.

5. Swerdlow SH, Campo E, Harris NL, et al. World Health Organization classification of tumor haematopoietic and lymphoid tissue. Lyon:IARC,2008.

6. Vose JM, Neumann M, Midred E, et al. International peripheral T-cell and natural killer/T-cell lymphoma study: pathology findings and clinical outcomes. J Clin Oncol,2008,26(25):4124-4130

7. Extranodal lymphoma.Gubelstrasse:Informa Healthcare,2008.

Notes

第十三章 泌尿系统疾病

　　泌尿系统由肾脏、输尿管、膀胱和尿道组成,主要功能是排出代谢产生的废物、多余的水分和无机盐等。以上物质经血液循环到达肾脏,在肾内形成尿液,再经排尿管道排出体外。肾脏是泌尿系统最重要的脏器,主要功能包括尿液生成、排泄代谢产物、调节水、电解质和酸碱平衡。肾脏还具有内分泌功能,分泌促红细胞生成素、肾素和前列腺素等激素。

　　肾脏具有与其功能相适应的复杂的形态结构。熟悉肾脏的结构和功能对于学习肾脏病理学极为重要。

　　肾单位(nephron)是肾脏结构和功能的基本单位。人体的两侧肾脏共有约200万个肾单位。肾脏的代偿功能很强,部分肾组织损伤后其功能可由其他肾单位代偿。

　　肾单位由肾小球(glomerulus)和与之相连的肾小管构成。肾小球直径150~250μm,由血管球和肾球囊组成。血管球由盘曲的毛细血管袢(capillary tuft)构成。入球动脉在血管极进入血管球,并分成5~8个初级分支。每个分支再分出数个网状吻合的毛细血管袢。初级分支及其所属分支构成血管球的小叶或节段(segment)。各小叶的毛细血管汇集成数支微动脉,再汇合成出球动脉,经血管极离开肾小球。肾小球毛细血管壁为滤过膜(filtering membrane),由毛细血管内皮细胞、基膜和脏层上皮细胞构成(图13-1,图13-2):

　　内皮细胞(endothelial cell)为胞体布满直径70~100nm的窗孔(fenestra)的扁平细胞,构成滤过膜的内层。细胞表面被覆带负电荷的薄层唾液酸糖蛋白。

　　肾小球基膜(glomerular basement membrane,GBM)构成滤过膜的中层,厚约300nm,中间为致密层,两侧分别为内疏松层和外疏松层。基膜的主要成分包括胶原(主要为Ⅳ型胶原)、层连蛋白(laminin)、硫酸肝素等阴离子蛋白多糖、纤维连接蛋白(fibronectin)和内动蛋白(entactin)。Ⅳ型胶原形成网状超结构。Ⅳ型胶原的单体为由三股 α- 肽链构成的螺旋状结构。每一单体分子由氨基端的 7S 区域、中间的三股螺旋状结构区域和羧基端的球状非胶原区(noncollagenous domain,NC1)构成。NC1 区参与螺旋状结构的形成,连接胶原单体,使之构成网状超结构。层连蛋白等糖蛋白和硫酸肝素等蛋白多糖均附着于胶原超结构。肾小球基膜生化结构的改变与肾小球疾病的发生密切相关。NC1 区的抗原成分是抗肾小球基膜肾炎的抗体作用靶点。α- 链的遗传缺陷可导致某些遗传性肾炎的发生。基膜的蛋白多糖成分与基膜的通透性特征有关。

　　脏层上皮细胞(visceral epithelial cell)又称足细胞(podocyte),构成滤过膜的外层。足细胞的胞体伸出几支大的初级突起,继而分出许多指状的次级突起,即足突(foot process,pedicels)。足细胞表面由一层带负电荷的物质覆盖,其主要成分为唾液酸糖蛋白。足突与基膜外疏松层连

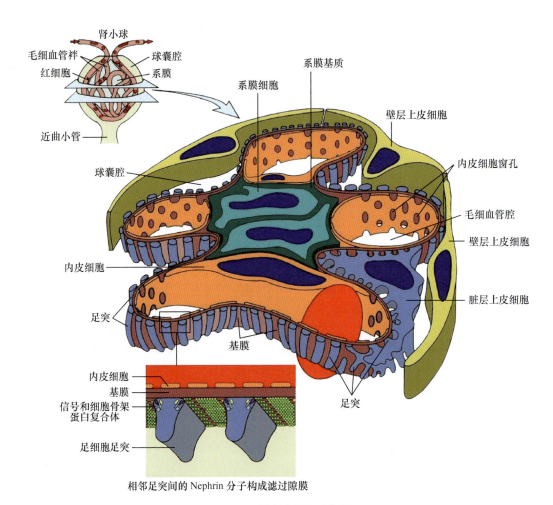

图 13-1　肾小球结构示意图

接,相邻的足突间为 20~30nm 宽的滤过隙(filtration slit),近基膜侧有滤过隙膜(slit diaphragm)连接。

肾小球系膜(mesangium)构成小叶的中轴。系膜由系膜细胞(mesangial cell)和系膜基质(mesangial matrix)构成。系膜细胞起源于中胚层,具有收缩、吞噬、增殖、合成系膜基质和胶原等功能,并能分泌多种生物活性介质,在肾小球肾炎的发生中具有重要作用。

肾球囊又称鲍曼囊(Bowman's capsule),内层为脏层上皮细胞,外层为壁层上皮细胞。脏、壁二层细胞构成球状囊腔,经尿极与近曲小管相连。

正常情况下,水和小分子溶质可通过

图 13-2　正常肾小球滤过膜

Bm. 基膜;En. 内皮细胞;Ep. 上皮细胞;L. 毛细血管腔;P. 上皮细胞足突;Rb. 红细胞;短箭头为滤过隙;长箭头为滤过隙膜

肾小球滤过膜,但蛋白质等大分子则不能通过。滤过膜的屏障作用具有体积依赖性和电荷依赖性的特征。分子体积越大,通透性越小;分子携带阳离子越多,通透性越强。滤过膜的屏障作用与毛细血管结构的复杂性、胶原的多孔特性和基膜的电荷分布状况相关联。足细胞对于肾小球

Notes

的屏障功能具用关键性的作用,基膜的成分主要由足细胞合成。滤过隙膜是防止蛋白滤过的最后防线,滤过隙膜中的蛋白质对滤过膜的通透性具有调控作用。滤过隙膜中最重要的三种蛋白质为 nephrin、podocin 和 CD2 相关蛋白(CD2-associated protein,CD2AP)(图 13-3)。Nephrin 为跨膜蛋白,特异性地表达于肾小球,其细胞外部分为免疫球蛋白样区域。Nephrin 分子自相邻的足突向滤过隙内延伸,并相交形成二聚体。Nephrin 胞质内部分与 podocin 和 CD2AP 结合,最终与细胞骨架中的肌动蛋白连接。编码 nephrin、podocin 和 CD2AP 的基因发生突变的患者可出现蛋白尿。

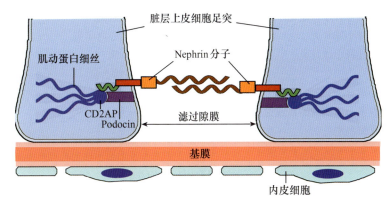

图 13-3 肾小球滤过隙膜蛋白的模式图
CD2AP,CD2-associated protein

泌尿系统疾病分为肾和尿路的病变。病变类型包括炎症、肿瘤、代谢性疾病、尿路梗阻、血管疾病和先天性畸形等。根据病变累及的部位,肾脏疾病可分为肾小球疾病、肾小管疾病、肾间质疾病和血管性疾病。不同部位病变引起的早期临床表现常有区别。不同部位对不同损伤因子的易感性也有所不同,如肾小球病变多由免疫介导的损伤引起,而肾小管和肾间质的病变常由中毒或感染引起,但有的损伤因素可引起多个部位的损伤。肾脏各部分在结构和功能方面相互关联和依赖,一个部位病变的发展可累及其他部位。各种原因引起的肾脏慢性病变最终均可引起慢性肾衰竭。

泌尿系统疾病的种类很多,本章主要介绍肾小球疾病、肾小管 - 间质性肾炎及肾和膀胱的常见肿瘤。

第一节 肾小球疾病

肾小球疾病(glomerular diseases)是以肾小球损伤和病变为主的一组疾病。肾小球疾病可分为原发性肾小球肾炎(primary glomerulonephritis)、继发性肾小球疾病(secondary glomerular diseases)和遗传性肾炎(hereditary nephritis)。原发性肾小球肾炎是原发于肾脏的独立疾病,肾为唯一或主要受累的脏器。某些类型的原发性肾小球疾病的病变中,炎细胞渗出等炎性改变不明显,故称肾小球病(glomerulopathy)。继发性肾小球疾病的肾脏病变是系统性疾病的组成部分,系统性红斑狼疮等全身性疾病、高血压和结节性多动脉炎等血管性疾病和糖尿病等代谢性疾病均可引起肾小球病变。遗传性肾炎指一组以肾小球改变为主的遗传性家族性疾病,是基因异常导致的肾脏病变。Alport 综合征(Alport syndrome)是遗传性肾炎中最常见的一种,编码Ⅳ型胶原 α 链的基因突变导致肾小球基膜改变,电镜检查显示肾小球基膜弥漫性增厚或厚薄不均,致密层不规则增厚,充以纤细的纤维状结构。临床以血尿、进行性肾衰竭和神经性耳聋为特征。

表 13-1 列出了常见的肾小球疾病。本节主要讨论原发性肾小球肾炎。部分继发性肾小球疾病在本书其他章节的相关疾病中进行讨论。

表 13-1　肾小球疾病

原发性肾小球肾炎	糖尿病
急性增生性肾小球肾炎	淀粉样变性病
急进性(新月体性)肾小球肾炎	肺出血 - 肾炎(Goodpasture)综合征
膜性肾小球病	显微型多动脉炎
微小病变性肾小球病	Wegener 肉芽肿病
局灶性节段性肾小球硬化	过敏性紫癜
膜增生性肾小球肾炎	细菌性心内膜炎
系膜增生性肾小球肾炎	遗传性疾病
IgA 肾病	Alport 综合征
慢性肾小球肾炎	薄基膜病
引起继发性肾小球疾病的系统性疾病	Fabry 病
系统性红斑狼疮	

一、病因和发病机制

肾小球疾病的病因和发病机制尚未完全阐明,现已明确大部分原发性肾小球肾炎和许多继发性肾小球疾病由免疫机制引起。抗体介导的损伤是引起肾小球病变的主要机制,细胞介导的免疫损伤也具有一定的作用。

与肾小球肾炎有关的抗原分为内源性和外源性两大类。内源性抗原包括肾小球性抗原(肾小球基膜抗原、足细胞、内皮细胞和系膜细胞的细胞膜抗原等)和非肾小球性抗原(DNA、核抗原、免疫球蛋白、肿瘤抗原和甲状腺球蛋白等);外源性抗原包括细菌、病毒、寄生虫、真菌和螺旋体等生物性病原体的成分,以及药物、外源性凝集素和异种血清等。

抗原抗体反应是肾小球损伤的主要原因。与抗体有关的损伤机制主要为:①抗体与肾小球内的抗原在原位发生反应;②血液循环中的抗原抗体复合物在肾小球内沉积,引起肾小球病变。此外,针对肾小球细胞成分的细胞毒抗体也可引起肾小球损伤。在肾小球损伤过程中,免疫损伤的各种途径可协同作用,引起病变。

1. **循环免疫复合物性肾炎**(circulating immune complex glomerulonephritis)　循环免疫复合物性肾炎是由Ⅲ型超敏反应引起的免疫性病变。抗体与非肾小球性可溶性抗原结合,形成免疫复合物,随血液流经肾脏,沉积于肾小球,引起肾小球病变(图 13-4)。循环免疫复合物中的抗原不是肾小球的成分。抗原可以是内源性的,如系统性红斑狼疮的自身抗原,也可以是外源性的,如链球菌的抗原成分、乙型肝炎病毒表面抗原、丙型肝炎病毒抗原、苍白密(梅毒)螺旋体抗原和恶性疟原虫抗原等。某些肿瘤抗原也可引起免疫复合物性肾炎,但抗原的具体成分尚未明确。免疫复合物在肾小球内沉积后,可被中性粒细胞、巨噬细胞或系膜细胞吞噬,也可被内源性的蛋白酶降解。在抗原作用为一过性时,炎症很快消退。但如大量抗原持续存在,免疫复合物不断形成和沉积,则可引起肾小球的慢性炎症。以前一直认为抗原抗体引起的损伤主要由补体介导,但近期用基因敲除小鼠进行的研究显示白细胞或肾小球固有细胞的免疫球蛋白 Fc 受体(Fc-receptors,FcRs)在肾小球损伤的调节中也具有重要作用。FcRs 具有免疫调节作用,细胞表面的激活性或抑制性 FcRs 的表达状况可调节细胞对免疫复合物的反应性。

免疫复合物引起的损伤常表现为局部中性粒细胞浸润和内皮细胞、系膜细胞和脏层上皮细胞增生。免疫复合物在电镜下表现为高电子密度的沉积物,分别定位于:①系膜区;②内皮细胞与基膜之间,构成内皮下沉积物(subendothelial deposits);③基膜与足细胞之间,构成上皮下沉积

Notes

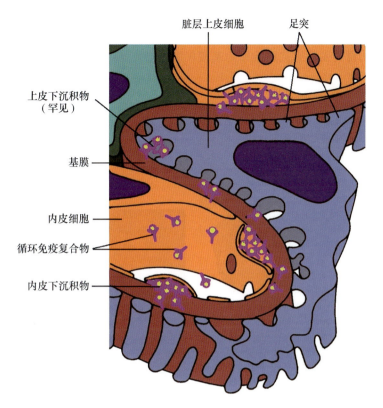

图 13-4 免疫复合物性肾炎示意图

物（subepithelial deposits）。免疫荧光检查可显示沉积物内的免疫球蛋白或补体。荧光标记的抗免疫球蛋白抗体或抗补体抗体可显示在肾小球病变部位有颗粒状沉积物（图 13-5）。

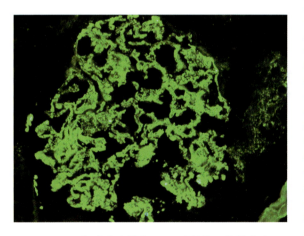

图 13-5 免疫荧光染色，示不连续的颗粒状荧光

循环免疫复合物是否在肾小球内沉积、沉积的部位和数量受多种因素的影响，其中最重要的两个因素是复合物分子的大小和复合物携带的电荷。大分子复合物常被血液中的吞噬细胞清除，小分子复合物易通过肾小球滤过膜，均不易在肾小球内沉积。含阳离子的复合物可穿过基膜，易沉积于上皮下；含阴离子的复合物不易通过基膜，常沉积于内皮下；电荷中性的复合物易沉积于系膜区。其他影响免疫复合物沉积的因素包括肾小球血流动力学、系膜细胞的功能和滤过膜的电荷状况等。

2. 原位免疫复合物性肾炎（nephritis caused by in situ immune complex） 抗体直接与肾小球本身的抗原成分或经血液循环植入肾小球的抗原反应，在肾小球内形成原位免疫复合物，引起肾小球病变。

（1）抗肾小球基膜抗体引起的肾炎（anti-GBM antibody-induced nephritis）：此类肾炎由抗体与肾小球基膜本身的抗原成分反应引起（图 13-6）。用大鼠肾皮质匀浆免疫兔，获取兔抗大鼠肾组织的抗体，将抗体注入健康大鼠后，抗体与大鼠肾小球基膜成分发生反应，引起肾小球肾炎。人类抗肾小球基膜肾炎由抗 GBM 的自身抗体引起。抗体沿 GBM 沉积，免疫荧光检查显

Notes

示特征性的连续的线性荧光(图 13-7)。GBM 抗原的形成可能是由于感染或其他因素使基膜结构发生改变,也可能是由于病原微生物与 GBM 成分具有共同抗原性而引起交叉反应。与抗GBM 抗体引起的肾炎发病有关的抗原为基膜IV型胶原 α_3 链羧基端非胶原区,即 α_3(IV)NC1结构域。

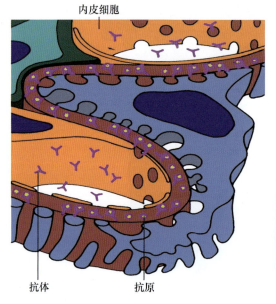

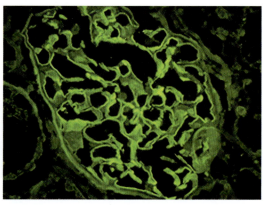

图 13-6　抗肾小球基膜抗体引起的肾炎示意图　　　　图 13-7　免疫荧光染色,示连续的线性荧光

　　(2) Heymann 肾炎(Heymann nephritis):Heymann 肾炎是研究人类原发性膜性肾小球病的经典的动物模型。该模型以近曲小管刷状缘成分为抗原免疫大鼠,使大鼠产生抗体,并引起与人膜性肾小球病相似的病变。肾病变由抗体与位于足细胞基底侧小凹外表面的抗原复合物反应引起。该抗体与肾小管刷状缘具有交叉反应性。大鼠的 Heymann 抗原是分子量为330kD 的糖蛋白,又称 megalin。Megalin 与 44kD 的受体相关蛋白(receptor-associated protein,RAP)构成抗原复合物(megalin complex)。抗体与足细胞小凹上的抗原复合物结合,并激活补体。免疫复合物自细胞表面脱落,形成典型的上皮下沉积物(图 13-8)。免疫荧光检查显示弥漫颗粒状分布的免疫球蛋白或补体沉积。电镜检查显示毛细血管基膜与足细胞之间有许多小块状电子致密沉积物。与人膜性肾小球病相关的抗原尚未被确定。

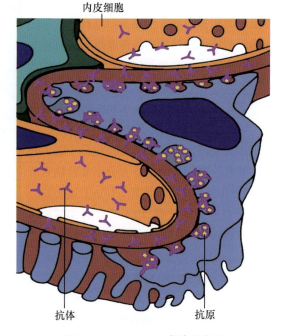

图 13-8　Heymann 肾炎示意图

　　人类抗肾小球基膜抗体引起的肾炎和膜性肾小球病是抗体与内源性组织成分反应引起的自身免疫性疾病。自身抗体形成的机制尚未阐明。实验研究显示氯化汞等药物、感染产物(如内毒素)和移植物抗宿主反应等均可导致自身免疫性肾小球肾炎。

Notes

（3）抗体与植入抗原的反应（antibodies against planted antigens）：植入性抗原是肾小球以外的成分，随血液流经肾脏时，通过与肾小球成分的反应定位于肾小球。越来越多的实验支持这一发病途径。抗原主要是各种阳离子，通过肾小球时与局部的阴离子结合而植入。DNA、核小体或其他核蛋白与基膜的成分有亲和力。细胞产物、蛋白聚合物和免疫复合物均可作为抗原植入肾小球。其他抗原成分，如病毒、细菌和寄生虫的抗原的成分和药物也可植入肾小球内。抗体与植入的抗原反应，免疫荧光检查显示散在的颗粒状荧光。

3. 抗肾小球细胞抗体（antibodies to glomerular cells）　抗肾小球细胞的抗体可直接与肾小球细胞的抗原成分反应，通过抗体依赖的细胞毒反应等机制引起病变。抗系膜细胞抗原的抗体造成系膜溶解，引起系膜细胞增生；抗内皮细胞抗原的抗体引起内皮细胞损伤和血栓形成；抗足细胞成分的抗体引起的损伤可导致蛋白尿。抗肾小球细胞抗体引起的肾脏病变中无抗原抗体复合物。

4. 细胞免疫性肾小球肾炎（cell-mediated immunity in glomerulonephritis）　越来越多的证据表明细胞免疫产生的致敏T淋巴细胞可引起肾小球损伤。致敏T淋巴细胞是引起某些类型的肾小球肾炎的主要原因，并与其他类型的肾炎的发展有关。在人体或实验性肾小球肾炎的病变组织中，均已证明有活化的巨噬细胞、T细胞和细胞因子。给啮齿类动物输入致敏T淋巴细胞可引起肾小球肾炎。实验性新月体性肾小球肾炎的研究表明，抗GBM抗体可引起肾小球损伤，而活化的T细胞可使病变进展。

5. 补体替代途径的激活（activation of alternative complement pathway）　部分膜增生性肾小球肾炎的发病与病变组织中补体替代途径的激活有关。这一机制还可能与其他增生性肾小球肾炎有关。

6. 上皮细胞损伤　抗脏层上皮细胞抗原的抗体和毒素等因素均可引起脏层上皮细胞损伤。上皮细胞的损伤在形态学上表现为足突消失、空泡形成、细胞收缩和细胞与GBM分离，功能上表现为蛋白尿。据认为，脏层上皮细胞与GBM的分离是由于两者间的黏附反应消失，并可导致蛋白的滤过。

7. 肾小球损伤的介质（mediators of glomerular injury）　肾小球内出现免疫复合物或致敏T淋巴细胞后需有各种介质的参与才能引起肾小球损伤，这些介质包括细胞和大分子可溶性生物活性物质。

细胞成分包括：①中性粒细胞和单核细胞：由于C5a等趋化因子的激活和Fc介导的黏附作用，某些类型的肾炎的肾小球中可见中性粒细胞和单核细胞浸润。中性粒细胞释放的蛋白酶引起GBM降解，氧自由基引起细胞损伤，花生四烯酸代谢产物使肾小球滤过率（glomerular filtration rate，GFR）降低；②巨噬细胞、T淋巴细胞和NK细胞：上述细胞通过抗体或细胞介导的机制浸润至肾小球，被激活后释放大量生物活性物质，促进肾小球损伤；③血小板：聚集在肾小球内的血小板可释放二十烷类花生酸衍生物和生长因子等，促进肾小球的病变。抗血小板制剂对人体和实验性肾小球肾炎的治疗有效；④肾小球固有细胞（resident glomerular cells）：肾小球固有细胞包括系膜细胞、上皮细胞和内皮细胞。在肾炎过程中，系膜细胞的作用最为重要。系膜细胞等在肾炎时被激活，并释放多种炎性介质，其中包括活性氧、细胞因子、趋化因子、生长因子、花生酸衍生物、一氧化氮和内皮素等。在无炎细胞浸润的情况下，这些因子可引起肾小球的炎性反应。

几乎所有的炎症介质都可引起肾小球损伤。与肾小球损伤有关的可溶性介质包括：①趋化性补体成分：补体-白细胞依赖性损伤（complement-leukocyte-dependent injury）是引起肾小球改变的一个重要途径。由补体C5b-C9构成的膜攻击复合物可引起细胞溶解，刺激系膜细胞释放氧化剂、蛋白酶和其他介质。上皮细胞剥脱，刺激系膜细胞和上皮细胞分泌损伤性化学介质。膜攻击复合物还可上调上皮细胞表面的转化生长因子受体的表达，使细胞外基质过度合成、肾小球基膜增厚;②花生酸衍生物、一氧化氮、血管紧张素和内皮素,与血流动力学改变有关;③细胞因子,特别是 IL-1 和 TNF,具有细胞黏附和其他作用;④生长因子:血小板源性生长因子(platelet-derived growth factor,PDGF)可引起系膜细胞增生。TGF-β、结缔组织生长因子和成纤维细胞生长因子促进细胞外基质沉积和肾小球透明变。血管内皮生长因子(vascular endothelial growth factor,VEGF)参与调节毛细血管的通透性;⑤凝血系统成分也是肾小球损伤的介质。Bowman 囊腔中的纤维素可刺激壁层上皮细胞的增生。血纤维蛋白溶解酶原活化抑制因子 1(plasminogen activator inhibitor-1)通过抑制对纤维素的基质蛋白降解而促进血栓形成和纤维化。

综上所述,肾小球损伤机制的要点为:①抗体介导的免疫损伤是肾小球损伤的重要机制,这一机制主要通过补体和白细胞介导的途径发挥作用;②大多数抗体介导的肾炎由循环免疫复合物沉积引起,免疫荧光检查时,免疫复合物呈颗粒状分布;③抗 GBM 成分的自身抗体可引起抗 GBM 性肾炎,免疫荧光检查时抗体呈线性分布;④抗体可与植入肾小球的抗原发生反应,导致原位免疫复合物形成,免疫荧光检查显示颗粒状荧光。

肾小球损伤的免疫机制小结见表 13-2。

表 13-2 肾小球损伤的免疫机制

抗体介导的损伤	外源性(感染因子、药物)
原位免疫复合物沉积	内源性(DNA、核蛋白、免疫球蛋白、免疫复合物、IgA)
内源性组织抗原	
Ⅳ型胶原 NC1 结构域抗原(抗肾小球基膜肾炎)	循环免疫复合物沉积
Heymann 抗原(膜性肾小球病)	内源性抗原(DNA、肿瘤抗原等)
系膜抗原	外源性抗原(感染产物等)
其他抗原	细胞毒性抗体
植入性抗原	**细胞介导的免疫损伤**
	补体替代途径的激活

二、基本病理改变

通过经皮肤肾穿刺获取少量肾组织进行肾活检(renal biopsy)对明确诊断、指导治疗和判断预后具有决定性的作用。对肾穿刺组织常规进行光镜、免疫荧光和透射电镜检查。除苏木素伊红(hematoxin eosin,HE)常规染色外,组织切片还可采用过碘酸 -Schiff(periodic acid Schiff,PAS)染色、过碘酸六胺银(periodic acid-silver methenamine,PASM)和 Masson 三色染色(Masson's trichrome stain)等特殊染色。PAS 染色将糖原和糖蛋白染成红色,可显示基膜和系膜基质。PASM 使基膜和系膜基质及Ⅳ型胶原显黑色,更好地显示基膜等结构。Masson 染色使基膜和胶原显蓝色或绿色,免疫复合物、血浆和纤维素显红色,可显示特殊蛋白性物质(包括免疫复合物),也可显示胶原纤维等。此外,还可用 Fibrin 染色显示血栓和纤维素样坏死。对肾活检组织还常规运用免疫荧光法检查免疫球蛋白(IgG,IgM 或 IgA)和补体成分(C3、C1q 和 C4)沉积。透射电镜被用以观察超微结构改变和免疫复合物沉积状况及部位。

肾小球肾炎的基本病理改变包括:

1. 细胞增生(hypercellularity) 表现为肾小球细胞数量增多,主要是系膜细胞和内皮细胞增生,并可有中性粒细胞、单核细胞及淋巴细胞浸润。壁层上皮细胞增生可导致肾球囊内新月体形成。

2. 基膜增厚和断裂 光镜下表现为毛细血管壁变厚,PAS 和 PASM 等染色可显示增厚及断裂的基膜。电镜观察表明病变可以是基膜本身的增厚,也可为内皮下、上皮下或基膜内免疫复合物沉积。

Notes

3. **炎性渗出和坏死**　发生急性肾炎的肾小球内可有中性粒细胞等炎细胞和纤维素渗出,毛细血管壁可发生纤维素样坏死,可伴有血栓形成。

4. **玻璃样变(hyalinization)和硬化(sclerosis)**　肾小球玻璃样变是指光镜下 HE 染色显示均质的嗜酸性物质沉积。电镜观察显示细胞外出现无定形物质,其成分为沉积的血浆蛋白、增厚的基膜和增多的系膜基质。严重时毛细血管管腔狭窄和闭塞,肾小球固有细胞减少甚至消失。玻璃样变通常是内皮细胞损伤和毛细血管壁损伤的结果。硬化的特点是系膜区和(或)毛细血管袢细胞外胶原数量增多。硬化可导致局部的毛细血管腔闭塞,并引起血管球病变处与相邻壁层上皮细胞的细胞性粘连。肾小球玻璃样变和硬化为各种肾小球改变发展的最终结果。

5. **肾小管和间质的改变**　由于肾小球血流和滤过性状的改变,肾小管上皮细胞常发生变性,管腔内可出现由蛋白质、细胞或细胞碎片等浓聚而形成的管型(cast)。肾间质可发生充血、水肿和炎细胞浸润。肾小球发生玻璃样变和硬化时,相应肾小管萎缩或消失,间质发生纤维化。

肾小球病变的病理诊断应表明病变的分布状况。根据病变肾小球的数量和比例,肾小球肾炎分为弥漫性和局灶性两大类。弥漫性(diffuse)肾炎指病变累及全部或大多数(通常为50%以上)肾小球;局灶性(focal)肾炎指病变仅累及部分(50%以下)肾小球;根据病变肾小球受累毛细血管袢的范围,又可分为球性和节段性两大类。球性(global)病变累及整个肾小球的全部或大部分毛细血管袢;而节段性(segmental)病变仅累及肾小球的部分毛细血管袢(不超过肾小球切面的50%)。

三、临床表现

肾小球肾炎的临床症状包括尿量和尿液性状的改变、水肿和高血压等。尿量的改变表现为少尿、无尿、多尿或夜尿。24 小时尿量少于 400ml 为少尿(oliguria),少于 100ml 为无尿(anuria)。24 小时尿量超过 2500ml 为多尿。尿液性状的改变包括血尿(hematuria)、蛋白尿(proteinuria)和管型尿。血尿分为肉眼血尿和显微镜下血尿。尿中蛋白含量超过 150mg/d 为蛋白尿,超过 3.5g/d 则为大量蛋白尿。尿中出现大量管状结构则为管型尿。

肾小球疾病常表现为具有结构和功能联系的症状组合,即综合征(syndrome)。肾小球肾炎的临床表现与病理类型有密切的联系,但并非完全对应。不同的病变可引起相似的临床表现,同一病理类型的病变可引起不同的症状和体征。肾炎的临床表现还与病变的程度和阶段等因素有关。

肾小球肾炎临床表现为以下几种类型:

1. **急性肾炎综合征(nephritic syndrome)**　起病急,常表现为肉眼血尿、轻至中度蛋白尿,尿蛋白定量一般 <3.5g/d,常有水肿和高血压。严重者出现氮质血症。引起肾炎综合征的病理类型主要是急性增生性肾小球肾炎。

2. **急进性肾炎综合征(rapidly progressive nephritic syndrome)**　具有肾炎综合征的表现,迅速发展为少尿或无尿,伴氮质血症,并发生急性肾衰竭。引起急进性肾炎综合征的病理类型主要是急进性肾小球肾炎。

3. **肾病综合征(nephrotic syndrome)**　主要表现为:①大量蛋白尿(heavy proteinuria),尿中蛋白含量≥3.5g/d;②明显水肿(severe edema);③低白蛋白血症(hypoalbuminemia),血浆蛋白 <30g/L;④高脂血症(hyperlipidemia)和脂尿(lipiduria)。多种类型的肾小球肾炎均可表现为肾病综合征,详见本章第四节。

4. **无症状性血尿或蛋白尿(asymptomatic hematuria or proteinuria)**　表现为持续或反复发作的镜下或肉眼血尿,或轻度蛋白尿,尿蛋白定量 <1.5g/d,也可两者同时发生。相应的病理学类型主要是 IgA 肾病。

5. **慢性肾炎综合征(chronic nephritic syndrome)**　主要表现为多尿、夜尿、低比重尿、高血压、贫血、氮质血症和尿毒症,见于各型肾炎的终末阶段。

肾小球病变可使肾小球滤过率下降、血尿素氮(blood urea nitrogen,BUN)和血浆肌酐水平增高,形成氮质血症(azotemia)。尿毒症(uremia)发生于急性和慢性肾衰竭晚期,除氮质血症的表现外,还具有一系列自体中毒的症状和体征。尿毒症时常出现胃肠道、神经、肌肉和心血管等系统的病理改变,如尿毒症性胃肠炎、周围神经病变和纤维素性心外膜炎等。急性肾功衰竭表现为少尿和无尿,并出现氮质血症。慢性肾衰竭时持续出现尿毒症的症状和体征。

四、肾小球肾炎的病理类型

本节主要介绍原发性肾小球肾炎主要的病理类型。

(一)急性弥漫增生性肾小球肾炎

急性弥漫增生性肾小球肾炎(acute diffuse proliferative glomerulonephritis)的病变特点是弥漫性毛细血管内皮细胞和系膜细胞增生,伴中性粒细胞和巨噬细胞浸润。病变由免疫复合物引起。临床简称急性肾小球肾炎,主要表现为急性肾炎综合征。本型肾炎又称毛细血管内增生性肾小球肾炎(endocapillary proliferative glomerulonephritis)。由于大多数病例与感染有关,又有感染后性肾小球肾炎(postinfectious glomerulonephritis)之称。根据感染病原体的类型,分为链球菌感染后性肾炎(poststreptococcal glomerulonephritis)和非链球菌感染性肾炎(nonstreptococcal glomerulonephritis)。前者较为常见。后者由葡萄球菌、肺炎球菌、脑膜炎球菌等细菌和肝炎、麻疹、水痘和 HIV 等病毒感染引起。

【病因和发病机制】　本型肾炎主要由感染引起。A 族乙型溶血性链球菌中的致肾炎菌株(12、4 和 1 型)为最常见的病原体。肾炎通常发生于咽部或皮肤链球菌感染 1~4 周之后。这一间隔期与抗体和免疫复合物形成所需的时间相符。大部分患者血清抗链球菌溶血素"O"和抗链球菌其他抗原的抗体滴度增高,说明患者近期有链球菌感染史;患者血清补体水平降低,说明补体的激活和消耗;患者肾小球内有免疫复合物沉积,提示损伤由免疫复合物介导。

对与肾炎发生有关的链球菌抗原成分进行了多年的研究。在病变肾小球中已发现几种致肾炎菌株特有的阳离子抗原成分,其中包括链球菌肾炎相关纤溶酶受体(nephritis-associated streptococcal plasmin receptor,NAPlr)。此外还发现,大部分链球菌感染后性肾小球肾炎中的抗原成分主要是链球菌化脓性外毒素 B(streptococcal pyogenic exoxin B,SpeB)及其酶原前体(zymogen precursor,zSpeB),该蛋白也具有纤溶酶受体的功能。但这些抗原的确切作用机制还不清楚。

【病理变化】　双侧肾脏轻到中度肿大,被膜紧张。肾脏表面充血,有的肾脏表面有散在粟粒大小的出血点,故有大红肾或蚤咬肾之称(图 13-9)。切面见肾皮质增厚。

组织学改变:病变呈弥漫性分布,累及双肾的绝大多数肾小球。肾小球体积增大,内皮细胞和系膜细胞增生,内皮细胞肿胀,可见中性粒细胞和单核细胞浸润。毛细血管腔狭窄或闭塞,肾小球血量减少(图 13-10)。病变严重处血管壁发生纤维素样坏死,局部出血,可伴血栓形成。部分病例伴有壁层上皮细胞增生。

近曲小管上皮细胞变性。肾小管管腔内出现蛋白管型、红细胞或白细胞管型及颗粒管型。肾间质充血、水肿并有炎细胞浸润。

免疫荧光检查显示肾小球内有颗粒状 IgG、IgM 和 C3 沉积。

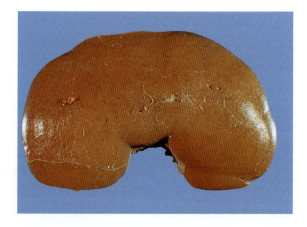

图 13-9　急性肾小球肾炎(大体)

电镜检查显示电子密度较高的沉积物,通常呈驼峰状,多位于脏层上皮细胞和肾小球基膜之间(图 13-11),也可位于内皮细胞下、基膜内或系膜区。

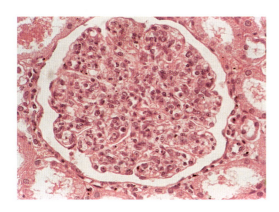
图 13-10　急性增生性肾小球肾炎
肾小球细胞数量增多,毛细血管腔狭窄

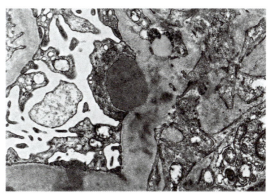
图 13-11　急性增生性肾小球肾炎
电镜下见驼峰状沉积物位于毛细血管基膜表面

【临床病理联系】　急性弥漫增生性肾小球肾炎多见于小儿及青少年,主要表现为急性肾炎综合征。典型病例于咽部等处感染后 10 天左右出现发热、少尿和血尿等症状,主要表现为血尿、水肿、高血压和不同程度的肾功能损伤。血尿为常见症状,约有 30% 的患者出现肉眼血尿,多数患者出现镜下血尿。尿中可出现红细胞等管型,可有轻度蛋白尿(通常低于 1g/d)。患者常出现水肿和轻到中度高血压。水肿的主要原因是肾小球滤过率降低,水、钠潴留。超敏反应引起的毛细血管通透性增高可使水肿加重。高血压的原因可能是钠、水潴留,血容量增加。血浆肾素水平一般不增高。成人患者的症状不典型,可表现为高血压和水肿,常伴有血尿素氮增高。实验室检查结果显示抗链球菌溶血素 O 滴度增高,血中 C3 等补体成分水平下降。

儿童患者预后良好,大多数患儿肾脏病变逐渐消退,症状缓解和消失。但不到 1% 的患儿会转变为急进性肾小球肾炎。少数患儿病变缓慢进展,转为慢性肾炎。成人患者预后较差,约 60% 的病例病情迅速好转,其余病例病变消退较慢,蛋白尿、血尿和高血压持续存在。部分病例最终可完全治愈,其余病例则转变为慢性肾小球肾炎,也可转变为急进性肾炎。

(二)急进性(新月体性)肾小球肾炎

急进性肾小球肾炎(rapidly progressive glomerulonephritis,RPGN)临床表现为急进性肾炎综合征,患者病情危重,由蛋白尿、血尿等症状迅速发展为少尿和无尿。如不及时治疗,患者常在数周至数月内死于急性肾衰竭。本组肾炎的组织学特征是肾小球壁层上皮细胞增生,形成新月体(crescent),故又称新月体性肾小球肾炎(crescentic glomerulonephritis,CrGN)。

【分类和发病机制】　急进性肾小球肾炎为一组病因不同但临床表现相似的疾病,可为原发性,也可为继发性。大部分急进性肾炎由免疫机制引起。根据免疫学和病理学检查结果,急进性肾小球肾炎分为三个类型。(表 13-3)

表 13-3　急进性肾小球肾炎分类

Ⅰ型(抗 GBM 抗体型)	过敏性紫癜
原发性	其他
Goodpasture 综合征	Ⅲ型(免疫反应缺乏性)
Ⅱ型(免疫复合物型)	ANCA* 相关性
原发性	原发性
感染后性	Wegener 肉芽肿病
狼疮性肾炎	显微型结节性多动脉炎/显微型多血管炎

(*ANCA,antinutrophil cytoplasmic antibody,抗中性粒细胞胞质抗体)

Notes

Ⅰ型为抗肾小球基膜抗体引起的肾炎。免疫荧光检查显示特征性的线性荧光,主要为IgG沉积,部分病例还有C3沉积。一些患者的抗GBM抗体与肺泡基膜发生交叉反应,引起肺出血,伴有血尿、蛋白尿和高血压等肾炎症状,常发展为肾衰竭。此类病变称为肺出血-肾炎综合征(Goodpasture syndrome)。Goodpasture综合征患者的肺组织出现红褐色实变灶。显微镜下,病变部位肺泡壁坏死,肺泡腔内出血,肺泡隔增宽,纤维结缔组织增多。Goodpasture抗原是Ⅳ型胶原α-肽链非胶原区的多肽,病毒感染或接触烃类溶剂可能促使抗体形成。Ⅰ型急进性肾炎患者血清中可检出抗GBM抗体,血浆置换疗法(plasmapheresis)可清除循环血液中的抗体。

Ⅱ型为免疫复合物性肾炎,我国绝大多数急进性肾炎病例属于此型。病变由链球菌感染后性肾炎、系统性红斑狼疮、IgA肾病和过敏性紫癜等导致的免疫复合物引起。免疫荧光检查显示颗粒状荧光,电镜检查显示电子致密沉积物。除新月体形成外,此型肾炎常有肾小球血管球细胞增生。血浆置换疗法治疗通常无效,需针对导致免疫复合物形成的原因进行治疗。

Ⅲ型又称为免疫反应缺乏型(pauci-immune type)。免疫荧光和电镜检查均不能显示病变肾小球内有抗GBM抗体或抗原抗体复合物沉积。大部分患者血清内可检出抗中性粒细胞胞质抗体(antineutrophil cytoplasmic antibody,ANCA)。该抗体与某些类型血管炎的发生有关。本型可以是Wegener肉芽肿病(Wegener granulomatosis)或显微型多动脉炎(microscopic polyarteritis)等系统性血管炎的组成部分。但许多病例的病变局限于肾脏,有的学者认为此类病变由局限于肾小球的血管炎引起。

急进性肾炎中约有50%的病例原因不明,属原发性疾病,其余的则与已知的肾脏和肾外疾病有关。三种类型均可导致严重的肾小球损伤。血管球的免疫和炎性损伤导致基膜缺损,球囊腔内纤维素渗出。研究表明渗出的纤维素是刺激新月体形成的主要因素。其他与新月体形成和炎细胞浸润有关的因子包括组织因子等前凝血质和白介素-1(IL-1)、肿瘤坏死因子(TNF)和γ干扰素(interferon-γ)等细胞因子。

【病理变化】　双肾体积增大,色苍白,表面可有点状出血,切面见肾皮质增厚。

组织学特征是多数肾小球球囊内有新月体形成。新月体主要由增生的壁层上皮细胞和渗出的单核细胞构成,可有中性粒细胞和淋巴细胞浸润。这些成分附着于球囊壁层,在毛细血管球外侧形成新月形或环状结构(图13-12)。新月体细胞成分间有较多纤维素。早期新月体以细胞成分为主,称为细胞性新月体。之后胶原纤维增多,转变为纤维-细胞性新月体,最终成为纤维性新月体。新月体使肾小球球囊腔变窄或闭塞,并压迫毛细血管丛。有的患者的肾小球出现节段性坏死、弥漫或局灶性内皮细胞增生或系膜细胞增生等改变。

肾小管上皮细胞变性,因蛋白吸收导致细胞内发生玻璃样变。部分肾小管上皮细胞萎缩甚至消失。肾间质水肿,炎细胞浸润,后期发生纤维化。

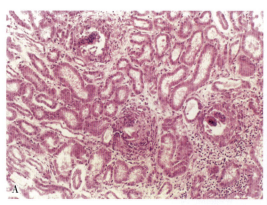
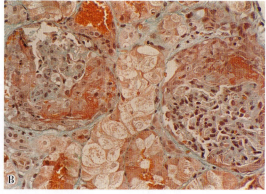

图13-12　新月体性肾小球肾炎
A.示新月体形成(HE染色);B.示新月体形成(Masson三色染色)

电子显微镜检查除见新月体外,Ⅱ型病例出现电子致密沉积物。几乎所有病例均可见肾小球基膜的缺损和断裂。

免疫荧光检查的结果与急进性肾炎的类型有关。Ⅰ型表现为线性荧光,Ⅱ型为颗粒状荧光,Ⅲ型免疫荧光检查结果为阴性。

【临床病理联系】　发病时常表现为血尿,伴红细胞管型、中度蛋白尿,并有不同程度的高血压和水肿。Goodpasture 综合征的患者常反复咯血,严重者最终死亡。检测血清中的抗 GBM 抗体和 ANCA 等有助于部分类型急进性肾炎的诊断。由于新月体形成和球囊腔阻塞,患者迅速出现少尿、无尿和氮质血症等症状。随病变进展,肾小球发生玻璃样变,肾单位功能丧失,最终发生肾衰竭。

急进性肾炎预后较差。患者的预后与出现新月体的肾小球的比例相关。具有新月体的肾小球比例低于 80% 的患者预后略好于比例更高者。早期联合应用血浆置换疗法和类固醇及细胞毒制剂可使肾功能得到恢复,但部分患者病变转化为肾小球硬化,进入慢性期,需进行长期透析或肾移植。

（三）肾病综合征及相关的肾炎类型

肾病综合征的主要表现为大量蛋白尿(尿中蛋白含量达到或超过 3.5g/d)低白蛋白血症(血浆白蛋白低于 30g/L)、高度水肿、高脂血症和脂尿。

肾病综合征主要症状之间具有内在的联系。起始和关键的改变是肾小球毛细血管壁的损伤,滤过膜结构和理化性状的改变使其通透性增高,血浆蛋白渗出,形成蛋白尿。如尿中主要为低分子量的白蛋白和转铁蛋白,则为选择性蛋白尿(highly selective proteinuria),提示滤过膜的损伤相对较轻。损伤严重时大分子量的蛋白也可滤过,形成非选择性蛋白尿(poorly selective proteinuria)。大量蛋白尿导致血浆白蛋白水平下降,形成低白蛋白血症。水肿的主要原因是低蛋白血症引起的血液胶体渗透压降低。组织间液增多,血容量下降,肾小球滤过减少,醛固酮和抗利尿激素分泌增加,致使钠、水潴留,水肿加重。高脂血症的发生机制较为复杂。大部分肾病综合征的患者血胆固醇、甘油三酯、极低密度脂蛋白、低密度指蛋白、Lp(a)脂蛋白和脱辅基蛋白水平增高,部分患者高密度脂蛋白水平下降。这些改变可能是由于低白蛋白血症刺激肝脏脂蛋白合成增加,还可能与血液循环中脂质颗粒运送和外周脂蛋白的分解障碍有关。脂尿与高脂血症有关。GBM 通透性增高时,脂蛋白滤过增加。

多种原发性肾小球肾炎和系统性疾病均可引起肾病综合征。儿童的肾病综合征主要由原发性肾小球病引起,成人的肾病综合征则很可能与系统性疾病有关。在原发性肾小球病变中,膜性肾小球病、微小病变性肾小球病和局灶性节段性肾小球硬化是引起肾病综合征最常见的原因。膜性肾小球病多发生于成人,微小病变性肾小球病多见于儿童。局灶性节段性肾小球硬化可见于不同年龄,近年其发病率有增高趋势。此外,膜增生性肾小球肾炎和系膜增生性肾小球肾炎等也可引起肾病综合征。糖尿病、淀粉样变性病和系统性红斑狼疮等系统性疾病的肾脏病变也可导致肾病综合征。以下分别介绍与肾病综合征相关的原发性肾小球肾炎。

1. 膜性肾小球病　膜性肾小球病(membranous glomerulopathy)是引起成人肾病综合征最常见的原因。本病早期光镜下肾小球炎性改变不明显,又称膜性肾病(membranous nephropathy)。病变特征是肾小球毛细血管壁弥漫性增厚,肾小球基膜上皮细胞侧出现含免疫球蛋白的电子致密沉积物。

约有 85% 的膜性肾小球病为原发性。其余病例为系统性疾病的组成部分,属于继发性膜性肾小球病。相关因素和病变包括药物、肿瘤(肺癌、结肠癌和黑色素瘤等)、系统性红斑狼疮、感染和其他自身免疫性疾病。

【病因和发病机制】　膜性肾小球病为慢性免疫复合物引起的疾病。继发性膜性肾小球病的免疫复合物中有时可检测到引发病变的抗原成分。原发性膜性肾病可能是由抗肾脏自身抗

Notes

原的抗体引起的自身免疫性疾病。膜性肾小球病的病变与 Heymann 肾炎相似。人膜性肾小球病和大鼠 Heymann 肾炎的易感性均与 MHC 位点有关,有关位点与抗肾组织自身抗体的产生有关。自身抗体与肾小球上皮细胞膜抗原反应,在上皮细胞与基膜之间形成免疫复合物。肾小球内通常没有中性粒细胞、单核细胞浸润和血小板沉积,但有补体存在。实验研究证实补体 C5b-C9 通路导致膜攻击复合体形成。C5b-C9 激活肾小球上皮细胞和系膜细胞,使之释放蛋白酶和氧化剂,引起毛细血管壁损伤和蛋白漏出。

【病理变化】 双肾肿大,颜色苍白,有“大白肾”之称。光镜观察早期肾小球基本正常,之后肾小球毛细血管壁弥漫性增厚。电镜观察显示上皮细胞肿胀,足突消失,基膜与上皮之间有大量电子致密沉积物(图 13-13)。沉积物之间基膜样物质增多,形成钉状突起。六胺银染色将基膜染成黑色,可显示增厚的基膜及与之垂直的钉突,形如梳齿(图 13-14)。钉突向沉积物表面延伸并将其覆盖,使基膜明显增厚。其中的沉积物逐渐被溶解吸收,形成虫蚀状空隙(图 13-15)。免疫荧光检查显示免疫球蛋白和补体沉积,表现为典型的颗粒状荧光。增厚的基膜使毛细血管腔缩小,最终导致肾小球硬化。近曲小管上皮细胞内常含有被吸收的蛋白小滴,间质有炎细胞浸润。

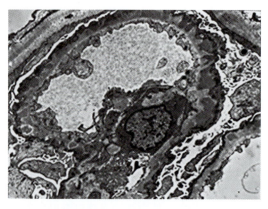

图 13-13　膜性肾小球病
电镜下见上皮细胞下电子致密沉积物,上皮细胞足突消失

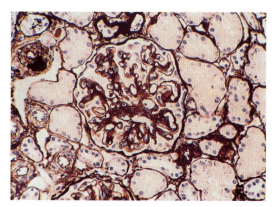

图 13-14　膜性肾小球病
肾小球基膜增厚,钉状突起(PASM 染色)

【临床病理联系】 膜性肾小球病多见于成人。临床常表现为肾病综合征。由于肾小球基膜严重损伤,滤过膜通透性明显增高,常表现为非选择性蛋白尿。约 15% 的患者表现为非肾病综合征性蛋白尿。部分患者伴有血尿或轻度高血压。

膜性肾小球病常为慢性进行性,肾上腺皮质激素疗效不明显。本病病程较长,部分患者病情可缓解或得到控制。多数患者蛋白尿等症状持续存在。不到 10% 的患者于 10 年内死亡或发生肾衰竭。约有 40% 的患者最终发展为肾功能不全。肾活检时见有肾小球硬化提示预后不佳。

2. 微小病变性肾小球病　微小病变性肾小球病(minimal change glomerulopathy),又称微小病变性肾小球肾炎(minimal change glomerulonephritis)或微小病变性肾病(minimal change nephrosis),是引起儿童肾病综合征最常见的原因。病变特点是弥漫性肾小球脏层上皮细胞足突消失。光镜下肾小球基本正常,肾小管上皮细胞内有脂质沉积,故有脂性肾病(lipoid nephrosis)之称。

【病因和发病机制】 肾小球内无免疫复合物沉积,但很多证据表明本病与免疫机制有关。目前占主导地位的假说认为微小病变性肾小球病的发生与免疫功能异常有关。免疫功能异常导致细胞因子释放和脏层上皮细胞损伤,引起蛋白尿。超微结构观察显示原发性的脏层上皮细

Notes

胞损伤。实验研究显示肾小球滤过膜阴离子丧失。电荷依赖性屏障功能的丧失可能与蛋白尿的形成有关。最近的研究显示编码 nephrin 等肾小球蛋白基因的突变与微小病变性肾小球病的病变有关。

【病理变化】 肉眼观:双肾肿胀,颜色苍白。切面肾皮质因肾小管上皮细胞内脂质沉积而出现黄白色条纹。光镜下肾小球无明显病变,近曲小管上皮细胞内出现大量脂滴和蛋白小滴。免疫荧光检查无免疫球蛋白或补体沉积。电镜观察肾小球基膜正常,无沉积物,主要改变是弥漫性脏层上皮细胞足突消失(图 13-16),胞体肿胀,胞质内有空泡形成,细胞表面微绒毛增多。足突消失也可见于膜性肾小球病和糖尿病等疾病。只有在光镜下肾小球结构正常,电镜下观察到脏层上皮细胞足突消失时才可诊断为微小病变性肾小球病。经肾上腺皮质激素治疗后,足细胞的改变可恢复正常。

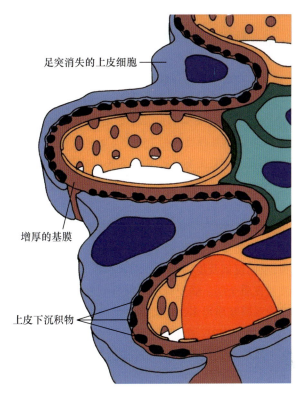

图 13-15 膜性肾小球肾炎示意图

（图中标注：足突消失的上皮细胞；增厚的基膜；上皮下沉积物）

【临床病理联系】 本病主要见于儿童,可发生于呼吸道感染或免疫接种之后。儿童的肾病综合征中 65% 以上由本病引起。水肿常为最早出现的症状。蛋白尿多为选择性。通常不出现高血压或血尿。皮质类固醇治疗对 90% 以上的儿童患者有明显疗效。部分患者病情复发,有的甚至出现皮质类固醇依赖或抵抗现象,但远期预后较好,患儿至青春期病情常可缓解。成人患者对皮质类固醇治疗反应缓慢或疗效不明显。

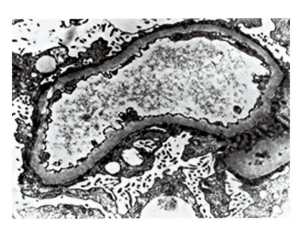

图 13-16 微小病变性肾小球病
电镜下见肾小球毛细血管上皮细胞足突消失

3. 局灶性节段性肾小球硬化 局灶性节段性肾小球硬化(focal segmental glomerulosclerosis,FSGS)的病变特点为部分肾小球的部分小叶发生硬化。临床主要表现为肾病综合征。

FSGS 分为原发性和继发性两大类。近年来原发性局灶性节段性肾小球硬化发病率呈增高趋势。

【病因和发病机制】 原发性 FSGS 的发病机制尚未阐明。本病主要由脏层上皮细胞的损伤和改变引起。导致通透性增高的循环因子可能与本病的发生有关。由于局部通透性明显增高,血浆蛋白和脂质在细胞外基质内沉积,激活系膜细胞,导致节段性的玻璃样变和硬化。患者在接受肾移植后常在很短时间内出现蛋白尿,提示其体内可能有损伤内皮细胞的循环性因子(可能为细胞因子)的存在。近年已有从患者体内提取出约 50kD 的非免疫球蛋白性因子的报道,该因子可引起蛋白尿。

Notes

　　部分 FSGS 病例蛋白尿的发生与基因改变有关。*NPHS1* 是最先被发现的相关基因，该基因定位于染色体 19q13，编码滤过隙膜中的 nephrin 蛋白。*NPHS1* 基因突变可引起先天性肾病综合征。通过检测 *NPHS1* 基因可能对先天性肾病综合征做出产前诊断。其次，*NPHS2* 基因突变可引起常染色体隐性遗传的 FSGS。*NPHS2* 编码滤过隙膜的 podocin 蛋白。*NPHS2* 突变引起儿童的类固醇抵抗性肾病综合征，肾脏病变常表现为 FSGS。有些常染色体显性遗传的 FSGS 与编码足细胞肌动蛋白结合蛋白 α 辅肌动蛋白 4（α-actinin 4）的基因的突变有关。另一类基因的改变见于成年发生 FSGS 的家族，特点是编码 TRPC6 蛋白的基因发生突变。TRPC6 蛋白表达较广泛，其中包括足细胞，突变影响足细胞的正常功能。

　　【病理变化】　光镜下病变呈局灶性分布，早期仅累及皮髓交界处的肾小球，此后波及皮质全层。病变肾小球部分毛细血管襻内系膜基质增多，基膜塌陷，严重者管腔闭塞（图 13-17）。电镜观察显示弥漫性脏层上皮细胞足突消失，部分上皮细胞从肾小球基膜剥脱。免疫荧光检查显示病变部位有 IgM 和 C3 沉积。随病变进展，受累肾小球增多。肾小球内系膜基质增多，最终引起整个肾小球的硬化，并伴有肾小管萎缩和间质纤维化。

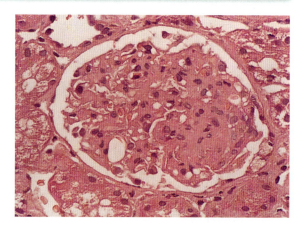

图 13-17　局灶性节段性肾小球硬化
肾小球毛细胞血管丛部分玻璃样变、硬化

　　【临床病理联系】　大部分患者临床表现为肾病综合征，少数病例仅表现为蛋白尿。本病的病程和预后与微小病变性肾小球病有显著差异，两者的鉴别诊断非常重要。本病的特点为：①出现血尿、肾小球滤过率降低和高血压的比例较高；②蛋白尿多为非选择性；③皮质类固醇治疗效果不佳；④免疫荧光检查显示硬化的血管球节段内有 IgM 和 C3 沉积。

　　FSGS 很少自动缓解，多数呈慢性进展，多发展为慢性肾小球肾炎，50% 的患者在发病后十年内发展为终末期肾小球肾炎。小儿患者预后相对较好。

　　4. 膜增生性肾小球肾炎　膜增生性肾小球肾炎（membranoproliferative glomerulonephritis，MPGN）的组织学特点是肾小球基膜增厚、肾小球细胞增生和系膜基质增多。由于系膜细胞明显增生，本病又称为系膜毛细血管性肾小球肾炎（mesangiocapillary glomerulonephritis）、分叶状肾小球肾炎（lobular glomerulonephritis）和低补体性肾小球肾炎（hypocomplementemic glomerulonephritis）。本病多见于青壮年，多数病例表现为肾病综合征，也可表现为血尿和蛋白尿。部分患者出现持续性低补体血症。

　　【发病机制】　膜增生性肾炎可以是原发性的，也可以是继发性的。原发性膜增生性肾炎根据超微结构和免疫荧光的特点分为两个主要类型（图 13-18）。

　　Ⅰ型由循环免疫复合物沉积引起，并有补体的激活。引起免疫反应的抗原成分尚未确定。但许多病例的抗原可能是肝炎病毒等病原体的蛋白成分。这些抗原既可"植入"肾小球，也可在循环中形成抗原抗体复合物后沉积于肾小球。

　　Ⅱ型膜增生性肾炎的患者常出现补体替代途径的异常激活，50%~60% 患者的血清 C3 水平明显降低，但 C1 和 C4 等补体早期激活成分水平正常或仅轻度降低。患者血清中补体替代途径成分 B 因子和备解素的水平下降。70% 以上患者血清中可检出 C3 肾炎因子（C3 nephritic factor,C3Nef)。该因子为自身抗体,可与 C3 转化酶结合,使该酶不被降解,导致 C3 被持续分解,补体替代途径被异常激活。由于 C3 过度消耗和肝脏 C3 合成减少,患者出现低补体血症。C3Nef 引起肾小球损伤的确切机制和致密沉积物的性质目前还不清楚。

【病理变化】 光镜下两个类型病变相似。病变弥漫性分布。肾小球体积增大,系膜细胞和内皮细胞数量增多,可有白细胞浸润。部分病例有新月体形成。由于系膜细胞增生和系膜基质增多,血管球小叶分隔增宽,呈分叶状。肾小球基膜明显增厚,六胺银和 PAS 染色显示增厚的基膜呈双轨状(图 13-19)。由于新的基膜样物质形成,基膜内有系膜细胞、内皮细胞或白细胞突起的嵌入,故呈双轨状。

Ⅰ型约占原发性膜增生性肾炎的 2/3。超微结构特点是内皮细胞下出现散在的电子致密沉积物,沉积物也可见于系膜区及上皮下。免疫荧光显示 C3 颗粒状沉积,并可出现 IgG 及 C1q 和 C4 等早期补体成分。

Ⅱ型又称致密沉积物病(dense-deposit disease),较少见。超微结构特点是基膜致密层有大量带状电子密度极高的沉积物。免疫荧光检查显示 C3 沉积,通常无 IgG、C1q 和 C4 出现。

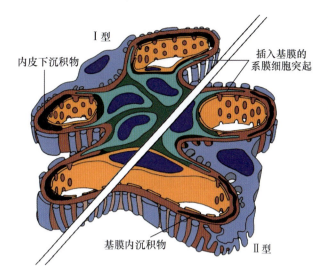

图 13-18　膜增生性肾小球肾炎示意图

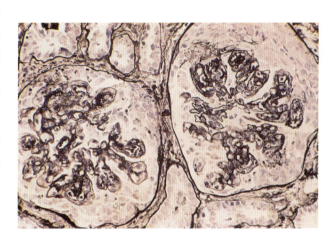

图 13-19　膜增生性肾小球肾炎
示双轨状改变(PASM 染色)

【临床病理联系】 本病多发生于儿童和青年,主要表现为肾病综合征,常伴有血尿,也可仅表现为蛋白尿。本病常为慢性进展性,仅少数患者可自行缓解,多数患者预后较差。伴有大量新月体形成的患者可出现急进性肾炎的临床表现。约 50% 的患者在 10 年内出现慢性肾衰竭。激素和免疫抑制剂治疗的效果常不明显。肾移植后病变常复发,致密沉积物病的复发率较高。

5. 系膜增生性肾小球肾炎 系膜增生性肾小球肾炎(mesangioproliferative glomerulonephritis),又称系膜增生性肾小球病(mesangioproliferative glomerulopathy),病变特点是弥漫性系膜细胞增生及系膜基质增多。临床表现多样,可表现为隐匿性肾炎、血尿、蛋白尿和肾病综合征。本病在我国和亚太地区很常见,在欧美则较少发生。

【病因和发病机制】 原发性系膜增生性肾小球肾炎的病因和发病机制尚未明确,可能存在多种致病途径,如循环免疫复合物沉积或原位免疫复合物形成等。免疫反应通过介质的作用刺激系膜细胞,导致系膜细胞增生、系膜基质增多。激活和增生的系膜细胞可分泌多种血管活性物质(组胺、5-羟色胺等)和细胞因子(白介素、生长因子等),促进病变发展。

【病理变化】 光镜下主要改变为弥漫性系膜细胞增生和系膜基质增多,系膜区不同程度增

Notes

宽（图 13-20）。严重者晚期出现肾小球节段性硬化等改变。电镜观察除上述改变外，部分病例系膜区见有电子致密物沉积物。免疫荧光检查常显示不同的结果，在我国最常见的是 IgG 及 C3 沉积，在其他国家则多表现为 IgM 和 C3 沉积（又称 IgM 肾病）。有的病例仅出现 C3 沉积，或免疫荧光检查为阴性。

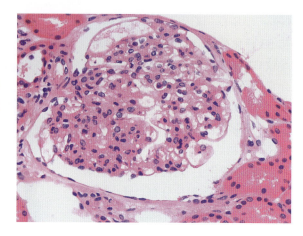

图 13-20　系膜增生性肾小球肾炎

【临床病理联系】　本病多见于青少年，男性多于女性。起病前常有上呼吸道感染等前驱症状。临床表现具有多样性，可表现为肾病综合征，也可表现为无症状蛋白尿和（或）血尿。本病可用激素和细胞毒药物治疗。病变轻者疗效好。病变严重者可伴有节段性硬化，甚至出现肾功能障碍与衰竭，预后较差。

（四）IgA 肾病

IgA 肾病（IgA nephropathy）的特点是免疫荧光显示系膜区有 IgA 沉积，临床通常表现为反复发作的镜下或肉眼血尿。本病于 1968 年由 Berger 最先描述，又称 Berger 病（Berger's disease）。

在全球范围内，本病可能是最常见的肾炎类型，但在不同地区的发病率差别很大。亚洲为高发区，IgA 肾病占肾活检病例的 30%~40%，欧洲次之，约占 20%。北美最低，仅占 10%。据报道在我国的发病率约占原发性肾小球疾病的 30%。IgA 肾病可为原发的独立的疾病。过敏性紫癜、肝脏和肠道疾病可引起继发性的 IgA 肾病。

【病因和发病机制】　IgA 肾病患者的血清中聚合 IgA 增高，有的患者血液中出现含 IgA 的免疫复合物。IgA 分为 IgA1 和 IgA2 两种亚型。仅 IgA1 可导致肾脏内免疫复合物的沉积。IgA 肾病的发生与某些 HLA 表型有关，提示遗传因素具有重要作用。

现有资料表明 IgA 肾病的发生与先天或获得性免疫调节异常有关。由于病毒、细菌和食物蛋白等对呼吸道或消化道的刺激作用，黏膜 IgA 合成增多，IgA1 或含 IgA1 的免疫复合物沉积于系膜区，并激活补体替代途径，引起肾小球损伤。

【病理变化】　IgA 肾病的组织学改变差异很大。最常见的是系膜增生性病变，也可表现为局灶性节段性增生或硬化。少数病例可有较多新月体形成，有时有炎细胞浸润。免疫荧光的特征是系膜区有 IgA 的沉积（图 13-21），常伴有 C3 和备解素，也可出现少量 IgG 和 IgM，通常无补体早期成分。电镜检查显示系膜区有电子致密沉积物。

【临床病理联系】　IgA 肾病可发生于不同年龄的个体，儿童和青年多发。发病前常有上呼吸道感染，少数病例发生于胃肠道或尿路感染后。30%~40% 的患者仅出现镜下血尿，可伴有轻度蛋白尿。5%~10% 的患者表现为急性肾炎综合征。血尿通常持续数天，以后消失，但每隔数月复发。本病预后差异很大，许多患者肾功能可长期维持正常，但 15%~40% 的患者病情缓慢进展，在 20 年内发生慢性肾衰竭。患者发病年龄大、出现大量蛋白尿、高血压

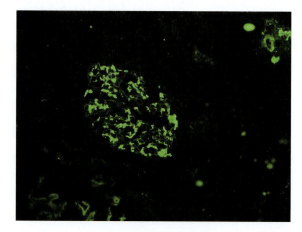

图 13-21　IgA 肾病

免疫荧光下见系膜区有 IgA 的沉积

Notes

或肾活检时发现血管硬化或新月体形成者预后较差。肾移植后可重新出现 IgA 沉积，并引起相应的临床改变。

（五）慢性肾小球肾炎

慢性肾小球肾炎（chronic glomerulonephritis）属于不同类型肾小球肾炎发展的终末阶段。病变特点是大量肾小球发生玻璃样变和硬化，又称慢性硬化性肾小球肾炎（chronic sclerosing glomerulonephritis）。

【病因和发病机制】　慢性肾小球肾炎由不同类型的肾炎发展形成，链球菌感染后性肾炎的儿童患者中约有 1%~2% 的病例发展为慢性肾炎，成人患者转为慢性肾炎的比例较高。急进性肾小球肾炎患者度过急性期后绝大部分转为慢性肾炎。膜性肾小球病、膜增生性肾炎、系膜增生性肾炎、局灶性节段性肾小球硬化和 IgA 肾病均可发展为慢性肾炎。有相当数量的慢性肾炎患者发病隐匿，没有明确的急性或其他类型肾炎的病史，发病时已进入慢性阶段。不同原因引起的肾小球损伤最终均引起肾小球玻璃样变、硬化和纤维化。

【病理变化】　肉眼观:双肾体积缩小，表面呈弥漫性细颗粒状（图 13-22）。切面皮质变薄，皮髓质界限不清。肾盂周围脂肪增多。慢性肾炎的大体病变称为继发性颗粒性固缩肾。

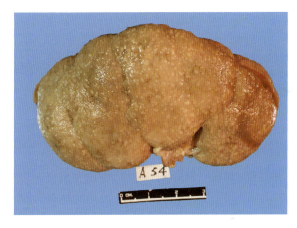

图 13-22　慢性肾小球肾炎（大体）

组织学改变:早期肾小球分别具有相应类型肾炎的改变。随病变进展，肾小球内 PAS 染色阳性的嗜酸性玻璃样物质增多，细胞减少，严重处毛细血管闭塞，肾小球发生玻璃样变和硬化（图 13-23）。由于肾炎引起的高血压，肾内细、小动脉发生玻璃样变和内膜增厚，管腔狭窄。由于部分肾小球玻璃样变和硬化，毛细血管球血流量减少，病变肾单位的其他部位也发生缺血性损伤。肾小管萎缩或消失，间质纤维化，伴有淋巴细胞及浆细胞浸润。间质纤维化使肾小球相互靠拢。不同肾单位的病变程度常有差异，病变轻的肾单位出现代偿性改变，肾小球体积增大，肾小管扩张，腔内可出现各种管型。

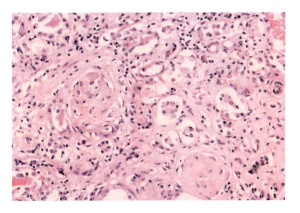

图 13-23　慢性肾小球肾炎
肾小球玻璃样变和硬化，肾小管萎缩。间质纤维增生，炎细胞浸润

【临床病理联系】　部分患者有明确的肾炎病史，部分患者起病隐匿、缓慢。早期可有食欲差、贫血、呕吐、乏力和疲倦等症状。有的患者则表现为蛋白尿、高血压或氮质血症，亦有表现为水肿者。晚期患者主要症状为慢性肾炎综合征，表现为多尿、夜尿、低比重尿、高血压、贫血、氮质血症和尿毒症。

多尿、夜尿和低比重尿主要是由于大量肾单位结构破坏，功能丧失。血液流经残留肾单位时速度加快，肾小球滤过率增加，但肾小管重吸收功能有限，尿浓缩功能降低。高血压主要由于肾小球硬化和严重缺血，肾素分泌增多。高血压导致细、小动脉硬化，肾缺血加重，使血压持续增高。贫血主要由肾组织破坏、促红细胞生成素分泌减少引起。此外，体内代谢产物堆积对骨髓造血功能具有抑制作用。大量肾单位受损使代谢产物不能及时排出,水、电解质和酸碱平衡失调,导致氮质血症和尿毒症。慢性肾炎晚期的患者常出现尿毒症的病理改变,如心外膜炎和胃肠炎等。长期高血压可导致左心室壁肥厚。

慢性肾小球肾炎病程进展的速度差异很大,但预后均很差。如不能及时进行血液透析或肾移植,患者最终多因尿毒症或由高血压引起的心力衰竭或脑出血而死亡。

附:常见原发性肾小球病特点小结(表 13-4)

表 13-4 总结了常见原发性肾小球病的特点。肾小球疾病的病理诊断和鉴别诊断必须结合病史、临床表现、实验室检查和病理学检查进行全面分析。

表 13-4　原发性肾小球病特点小结

类型	主要临床表现	发病机制	病理特点		
			光镜	免疫荧光	电镜
急性增生性肾炎	肾炎综合征	免疫复合物,循环或植入的抗原	弥漫性系膜细胞和内皮细胞增生,炎细胞浸润	GBM 和系膜区颗粒状 IgG 和 C3 沉积	上皮下驼峰状沉积物
急进性肾炎	急进性肾炎综合征	抗 GBM 型 免疫复合物型 免疫反应缺乏型	新月体形成	线性 IgG 和 C3 颗粒状 阴性或极弱	无沉积物 沉积物 无沉积物
膜性肾小球病	肾病综合征	原位免疫复合物形成,抗原常不明确	弥漫性 GBM 增厚,钉突形成	基膜颗粒状 IgG 和 C3,弥漫性	上皮下沉积物,GBM 增厚
微小病变性肾小球病	肾病综合征	不清,肾小球阴离子丧失,足细胞损伤	肾小球正常,肾小管脂质沉积	阴性	上皮细胞足突消失,无沉积物
局灶性节段性肾小球硬化	肾病综合征 蛋白尿	不清,循环性通透性增高因子作用?足细胞损伤	局灶性节段性玻璃样变和硬化	局灶性,IgM 和 C3	上皮细胞足突消失、上皮细胞剥脱
膜增生性肾炎	肾病综合征 血尿、蛋白尿	Ⅰ型 免疫复合物 Ⅱ型自身抗体,补体替代途径激活	系膜增生,插入,基膜增厚,双轨状	(Ⅰ)IgG+C3;C1q+C4 (Ⅱ)C3,无 IgG、C1q 或 C4	(Ⅰ)内皮下沉积物 (Ⅱ)致密沉积物
系膜增生性肾炎	蛋白尿、血尿 肾病综合征	不明	系膜细胞增生,系膜基质增多	系膜区 IgG、IgM 和 C3 沉积	同光镜,系膜区沉积物
IgA 肾病	反复发作的血尿或蛋白尿	不明,IgA 分泌与清除异常	局灶性节段性增生或弥漫性系膜增宽	系膜区 IgA 和 C3 沉积,可有 IgG 和 IgM	系膜区沉积物
慢性肾炎	慢性肾炎综合征,慢性肾衰	根据原病变类型	肾小球玻璃样变、硬化	因肾炎起始类型而异	因肾炎起始类型而异

Notes

第二节　肾小管 - 间质性肾炎

肾小管 - 间质性肾炎(tubulointerstitial nephritis)为一组累及肾小管和肾间质的炎性疾病。慢性肾小管 - 间质性病变可为肾小球病变、血管性病变、多囊肾和代谢性疾病进展的结果。原发性肾小管 - 间质性损伤主要由细菌等生物病原体感染和药物、重金属等中毒引起。

肾小管 - 间质性肾炎分为急性和慢性两类。急性肾小管 - 间质性肾炎主要表现为间质水肿、间质和肾小管内中性粒细胞等炎细胞浸润,常伴有局灶性肾小管坏死。慢性间质性肾炎表现为淋巴细胞、单核细胞浸润,肾间质纤维化和肾小管萎缩。

本节主要讨论肾盂肾炎和药物引起的肾小管 - 间质性肾炎。

一、肾盂肾炎

尿路感染(urinary tract infection)是泌尿系统最常见的疾病之一。临床根据病变侵犯的部位分为上尿路感染和下尿路感染。前者指感染累及输尿管、肾盂和肾实质,后者指感染仅累及尿道和膀胱。肾盂肾炎(pyelonephritis)是肾盂、肾间质和肾小管的炎性疾病,是肾脏最常见的疾病之一。肾盂肾炎分为急性和慢性两类,急性肾盂肾炎通常由细菌感染引起,多与下尿路感染有关。慢性肾盂肾炎的机制较复杂,细菌感染在发病中起重要作用,但膀胱输尿管反流(vesicoureteral reflux)和尿路阻塞等因素也与发病有关。

【病因和发病机制】　尿路感染主要由革兰氏阴性杆菌引起,以大肠杆菌最为常见,其次为变形杆菌、克雷伯杆菌和肠杆菌。粪链球菌、金黄色葡萄球菌等其他细菌和真菌(念珠菌、曲霉菌)也可引起尿路感染。对于免疫低下的患者,多瘤病毒、巨细胞病毒和腺病毒也可引起尿路感染。

大部分尿路感染的病原体为肠道菌群,属内源性感染。

细菌可通过两条途径累及肾脏:

1. **血源性(下行性)感染(hematogenous or descending infection)**　指细菌随血液进入肾脏,在肾小球或肾小管周围毛细血管内停留,引起炎症,常见病为败血症或感染性心内膜炎。病变多累及双侧肾脏。最常见的致病体为金黄色葡萄球菌。

2. **上行性感染(ascending infection)**　指病原体经过尿道、膀胱、输尿管和肾盂肾盏导致的感染,是引起肾盂肾炎的主要途径。发生尿道炎和膀胱炎时,细菌可沿输尿管或输尿管周围淋巴管上行至肾盂、肾盏和肾间质。病变可为单侧性,也可为双侧性。上行性感染累及肾脏通常是各种易感因素作用的结果。

上行感染起始于细菌在尿道末端或女性阴道口黏膜定植。女性尿道感染远较男性多见,原因包括:女性尿道短,尿道括约肌作用弱,细菌容易侵入;女性激素水平的变化有利于细菌对尿道黏膜的黏附以及性交时黏膜容易受伤等。细菌的定植受细菌与尿路上皮细胞间黏附能力的影响。细菌的 P 菌毛(P-fimbriae,pili)上的黏附分子(黏附素)与尿路上皮细胞表面的受体相互作用。特殊的黏附素与尿路感染有关。特定类型的菌毛可促进肾脏的持续感染和炎症反应。

导尿管插入、膀胱镜检查和逆行肾盂造影等操作使细菌得以从尿道进入膀胱,引起膀胱炎(cystitis)。留置导尿管更容易引起感染。正常情况下,膀胱的尿液是无菌的。进入膀胱的细菌可通过膀胱的排泄和膀胱壁分泌的有机酸和分泌型 IgA 的抗菌作用被清除。尿液排出受阻或膀胱功能障碍时,膀胱不能完全排空,细菌在残留的尿液内繁殖,并侵袭膀胱壁,引起膀胱黏膜和黏膜下组织充血、水肿和中性粒细胞等炎细胞浸润。重者引起点灶状出血和黏膜溃疡。前列腺肥大、肿瘤或结石等引起下尿路阻塞时容易发生膀胱炎,继而引起肾盂肾炎。

膀胱输尿管瓣关闭不全引起的膀胱输尿管反流使细菌得以通过输尿管进入肾盂。正常情况下,输尿管斜行穿过膀胱壁,形成单向的活瓣结构。膀胱充盈或内压增高时瓣口关闭,防止尿液反流。先天性输尿管开口异常时,输尿管插入膀胱的部分缺失或变短(图13-24)。排尿时输尿管口不能完全受压关闭,尿液可向输尿管反流。此种情况多见于儿童。成人因脊髓损伤引起膀胱松弛时也可出现膀胱输尿管反流。膀胱输尿管反流使排尿后残留的尿量增加,有利于细菌繁殖,含菌的尿液还可通过反流进入肾盂和肾盏。

引起肾盂肾炎的另一因素是肾内反流(intrarenal reflux),尿液通过肾乳头的乳头孔进入肾实质。位于肾上极或下极的肾乳头为扁平凹面状,而肾中部的乳头开口则为凸面状,故肾内反流易发生于肾的上极和下极。

综上所述,肾盂肾炎的易感因素包括尿道黏膜损伤、完全或不完全尿路梗阻、膀胱输尿管反流和肾内反流。慢性消耗性疾病、长期使用激素和免疫抑制剂等因素使机体抵抗力下降,有利于肾盂肾炎的发生。

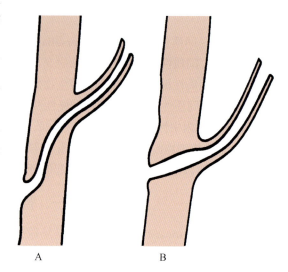

图 13-24　膀胱输尿管连接模式图
A. 正常;B. 异常

(一)急性肾盂肾炎

急性肾盂肾炎(acute pyelonephritis)是肾盂、肾间质和肾小管的化脓性炎症,主要原因是细菌感染引起,偶可由真菌或病毒引起。

【病理变化】 上行性感染引起的病变可为单侧性,也可为双侧性。血源性感染的病变则多为双侧性。急性肾盂肾炎的组织学特征为灶状间质性化脓性炎或脓肿形成、肾小管腔内脓性分泌物和肾小管坏死。肉眼观肾脏体积增大,表面充血,有散在、稍隆起的黄白色脓肿,周围见紫红色充血带。病灶可弥漫分布,也可局限于某一区域。多个病灶可相互融合,形成大脓肿。肾脏切面肾髓质内见黄色条纹,并向皮质延伸。肾盂黏膜充血水肿,表面有脓性渗出物。严重时,肾盂内有脓汁蓄积。

上行性感染引起的病变首先累及肾盂,局部黏膜充血,组织水肿并有大量中性粒细胞浸润。早期中性粒细胞局限于肾间质,随后累及肾小管,导致肾小管结构破坏,脓肿形成。肾小管为炎症扩散的通道,管腔内可出现中性粒细胞管型。

血源性感染引起的肾盂肾炎常先累及肾皮质,病变发生于肾小球及其周围的间质,逐渐扩展,破坏邻近组织,并向肾盂蔓延。

急性期后中性粒细胞数量减少,巨噬细胞、淋巴细胞及浆细胞增多。局部胶原纤维增多,逐渐形成瘢痕。上行性感染引起的病变多伴有肾盂和肾盏的变形。

【并发症】

1. 肾乳头坏死(papillary necrosis) 肾乳头因缺血和化脓发生坏死。病变特征是肾锥体乳头侧2/3区域内出现境界清楚的灰白或灰黄色梗死样坏死灶。病变累及单个或所有肾乳头。显微镜下肾乳头发生梗死样的凝固性坏死,正常组织和坏死组织交界处可见中性粒细胞浸润。肾乳头坏死常见于伴有糖尿病或尿路阻塞的患者。

2. 肾盂积脓(pyonephrosis) 严重尿路阻塞,特别是高位尿路阻塞时,脓性渗出物不能排出,潴留于肾盂和肾盏内,形成肾盂积脓。

3. 肾周脓肿(perinephric abscess) 病变严重时,肾内化脓性改变可穿破肾被膜,在肾周组织形成脓肿。

【临床病理联系】 起病急,患者出现发热、寒战和白细胞增多等症状,常有腰部酸痛和肾区

Notes

叩痛,并有尿频、尿急和尿痛等膀胱和尿道的刺激症状。尿检查显示脓尿、蛋白尿、管型尿和菌尿,也可出现血尿。病变累及肾脏时在肾小管内形成白细胞管型,对肾盂肾炎的临床诊断有意义。急性肾盂肾炎病变呈灶状分布,肾小球通常较少受累,一般不出现高血压、氮质血症和肾功能障碍。

大多数患者经抗生素治疗后症状于数天内消失,但尿中细菌可持续存在,病情常复发。伴有尿路阻塞、糖尿病或免疫障碍患者的病情常较严重,可发生败血症。并发肾乳头坏死时可发生急性肾衰竭。

(二) 慢性肾盂肾炎

慢性肾盂肾炎(chronic pyelonephritis)为肾小管 - 间质的慢性炎症。病变特点是慢性间质性炎症、纤维化和瘢痕形成,常伴有肾盂和肾盏的纤维化和变形。慢性肾盂肾炎是慢性肾衰竭的常见原因之一。

【发病机制】　慢性肾盂肾炎根据发生机制可分为两种类型:

1. **反流性肾病(reflux nephropathy)**　又称慢性反流性肾盂肾炎(chronic reflux-associated pyelonephritis),为常见的类型。具有先天性膀胱输尿管反流的患者常反复发生感染,多于儿童期发病,病变可为单侧或双侧性。

2. **慢性阻塞性肾盂肾炎(chronic obstructive pyelonephritis)**　尿路阻塞导致尿液潴留,使感染反复发作,并有大量瘢痕形成。肾脏病变可因阻塞部位的不同而分别呈双侧或单侧性。

【病理变化】　慢性肾盂肾炎大体改变的特征是一侧或双侧肾脏体积缩小,出现不规则的瘢痕。如病变为双侧性,则两侧改变不对称(图 13-25)。与慢性肾小球肾炎的区别是后者病变为弥漫性,呈颗粒状,分布较均匀,两肾病变对称。肾盂肾炎的肾脏切面皮髓质界限不清,肾乳头萎缩,肾盏和肾盂因瘢痕收缩而变形,肾盂黏膜粗糙。肾脏瘢痕数量多少不等,分布不匀,多见于肾的上、下极。

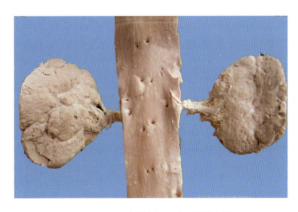

图 13-25　慢性肾盂肾炎(大体)

慢性肾盂肾炎为肾小管和间质的慢性非特异性炎症,组织学表现为局灶性的淋巴细胞、浆细胞浸润和间质纤维化。部分区域肾小管萎缩,部分区域肾小管扩张。扩张的肾小管内可出现均质红染的胶样管型,形似甲状腺滤泡(图 13-26)。肾盂和肾盏黏膜及黏膜下组织出现慢性炎细胞浸润及纤维化。肾内细动脉和小动脉因继发性高血压发生玻璃样变和硬化。早期肾小球很少受累,肾球囊周围可发生纤维化。后期部分肾小球发生玻璃样变和纤维化。慢性肾盂肾炎急性发作时出现大量中性粒细胞,并有小脓肿形成。

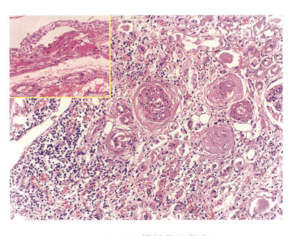

图 13-26　慢性肾盂肾炎

部分肾小球球囊壁增厚,纤维化;部分肾小管萎缩;部分肾小管扩张,腔内有胶样管型;间质纤维组织增生,有炎细胞浸润

【临床病理联系】　慢性肾盂肾炎常缓慢起病,也可表现为急性肾盂肾炎的反复发作,伴有腰背部疼痛、发热、频发的脓尿

Notes

和菌尿。肾小管尿浓缩功能的下降和丧失可导致多尿和夜尿。钠、钾和重碳酸盐丧失可引起低钠、低钾及代谢性酸中毒。肾组织纤维化和小血管硬化导致局部缺血,肾素分泌增加,引起高血压。晚期肾组织破坏严重,出现氮质血症和尿毒症。X线肾盂造影检查显示肾脏不对称性缩小,伴不规则瘢痕和肾盂、肾盏的变形。病变严重者可因尿毒症或高血压引起的心力衰竭危及生命。有的患者发病数年后出现局灶性节段性肾小球硬化,常伴有严重的蛋白尿,预后多不佳。

二、药物引起的肾小管 - 间质性肾炎

抗生素和镇痛药的广泛应用已使药物成为引起肾脏损伤的主要原因之一。药物可诱发间质的免疫反应,引起急性过敏性间质性肾炎(acute hypersensitivity interstitial nephritis),也可造成肾小管的慢性损伤,最终导致慢性肾功能不全。

(一)急性药物性间质性肾炎

急性药物性间质性肾炎(acute drug-induced interstitial nephritis)可由抗生素、利尿药、非甾体抗炎药(non-steroidal anti-inflammatory drugs,NSAIDs)及其他药物引起。最初报道的病例由磺胺引起,其他病例常由新青霉素 I(methicillin)、氨苄西林(ampicillin)等合成青霉素、利福平(rifampin)、噻嗪类利尿药(thiazides)和 NSAIDs 等药物引起。

【发病机制】　急性药物性间质性肾炎主要由免疫机制引起。免疫反应与特异体质有关,反应是非剂量依赖性的。部分患者血清 IgE 水平增高,病灶中出现含有 IgE 的浆细胞和嗜碱性粒细胞,提示发病与 IgE 介导的 I 型超敏反应的晚期改变有关。其他病例出现单核细胞浸润或肉芽肿形成等病变,患者药物半抗原皮肤试验阳性,提示发病与 T 细胞介导的迟发性(Ⅳ型)超敏反应有关。据推测,药物可能作为半抗原与肾小管上皮细胞胞质或细胞外成分结合,产生抗原性,引起 IgE 形成和(或)细胞介导的免疫反应,导致肾小管上皮细胞和基膜的免疫损伤和炎症反应。

【病理变化】　肾间质的组织学改变差异很大,通常表现为严重的水肿、淋巴细胞和巨噬细胞浸润,并有大量集聚的嗜酸性粒细胞和中性粒细胞,可有少量浆细胞和嗜碱性粒细胞。新青霉素 I 和噻嗪类利尿药等药物可引起具有巨细胞的间质肉芽肿性改变。肾小管出现不同程度的变性和坏死。肾小球通常不受累,但 NSAIDs 引起的间质性肾炎可伴有微小病变性肾小球病和肾病综合征。

【临床病理联系】　患者常在用药后 2~40 天(平均 15 天)出现发烧、一过性嗜酸性粒细胞增多等症状。约 25% 的患者出现皮疹。肾脏病变引起血尿、轻度蛋白尿和白细胞尿。约 50% 患者血清肌酐水平增高,也可出现少尿等急性肾衰竭的症状。必须及时确定用药史并停用相关药物。停药后病情可缓解,但常需要几个月的时间肾功能才能完全恢复正常。少数老年患者的肾脏功能难以恢复。

(二)镇痛药性肾病

镇痛药性肾病(analgesic nephropathy),又称镇痛药性肾炎(analgesic nephritis),是过量混合服用镇痛药引起的慢性肾脏疾病,病变特点是慢性肾小管 - 间质性炎症,伴有肾乳头坏死。

最初报道的病例由非那西丁引起,其他相关的药物包括阿司匹林(aspirin)、咖啡因(caffeine)、对乙酰氨基酚(acetaminophen)和可待因(codeine)等。患者通常大量服用至少两种解热镇痛药。

【发病机制】　实验研究显示,阿司匹林和非那西丁联合应用可引起肾乳头坏死和肾小管 - 间质的炎症。首先出现肾乳头坏死,由于尿液排出受阻,随后出现皮质小管间质性炎症。非那西丁代谢产物对乙酰氨基酚可消耗细胞的谷胱甘肽,并通过产生氧化代谢产物造成细胞损伤。阿司匹林通过抑制前列腺素的血管扩张作用使肾乳头缺血,加重细胞损伤。肾乳头损伤是药物的毒性作用和缺血共同作用的结果。

【病理变化】　镇痛药性肾病的病理变化可分为三个阶段。在早期,肾重量无明显变化,肾

Notes

皮质基本正常,肾乳头较硬韧并可见灰白色条纹。显微镜下肾髓质间质弥漫性水肿,肾小管周围毛细血管基底膜增厚,肾小管上皮细胞、毛细血管内皮细胞、肾间质细胞灶状坏死。在中期,肾乳头回缩变短,并呈红褐色。镜下肾髓质区的肾小管和肾小管周围毛细血管的坏死融合成带状,肾皮质出现灶状肾小管萎缩和间质纤维化,并可见多灶性慢性炎细胞浸润。在后期,肾重量减轻,大体变化与慢性肾盂肾炎相似,全部肾乳头坏死,伴广泛的钙化。镜下肾皮质严重的肾小管萎缩,肾间质纤维化和慢性炎细胞浸润,以及由于通过肾乳头的肾单位尿量受阻导致的相应肾小球硬化。

【临床病理联系】 临床常表现为慢性肾衰竭、高血压和贫血。贫血可能与镇痛药代谢产物对红细胞的损伤有关。实验室检查显示尿浓缩功能减退。肾乳头坏死可引起肉眼血尿和肾绞痛。磁共振和 CT 检查可显示肾乳头坏死和钙化。停用相关镇痛药可使病情稳定,并可能使肾功能有所恢复。少数镇痛药性肾炎的患者出现肾盂的移行细胞乳头状癌。

(三)马兜铃酸肾病

马兜铃酸肾病(aristolochic acid nephropathy)是一种慢性间质性肾脏疾病,其发病与摄取含马兜铃酸的中草药密切相关。1964 年以来,我国陆续有学者报道患者大量服用中药木通后发生急性肾功衰竭,但未引起足够重视。1993 年比利时学者首先报道了服用含马兜铃属中药广防己的“苗条丸”导致的肾衰竭,并将此称为“中草药肾病”(chinese herbs nephropathy)。以后其他国家也有类似的报道。1999 年后,我国学者陆续报道了马兜铃类植物所致的肾病病例,并提出马兜铃酸可能是引起所谓的“中草药肾病”的主要毒性物质,将其命名为马兜铃酸肾病。

马兜铃属植物广泛分布于热带和亚热带地区,在我国有 40 余种。常用于中药的包括马兜铃、青木香、天仙藤、广防己、汉中防己、关木通和寻骨风等。这些植物均含有马兜铃酸。马兜铃酸的肾毒性成分为马兜铃内酰胺,可蓄积于肾组织中导致肾小管上皮细胞的毒性损伤与持续修复不良、肾小管上皮细胞坏死或凋亡、肾间质成纤维细胞增生或活性增高。

【病理变化】 急性马兜铃酸肾病的病理学特征是急性肾小管坏死。病变特点为肾小管上皮细胞变性和坏死,上皮细胞崩解脱落。肾间质水肿,通常无明显炎细胞浸润。慢性马兜铃酸肾病多表现为慢性小管-间质性肾病,特点为多灶或大片状纤维化,肾小管上皮细胞萎缩和消失,白细胞浸润不明显,故称为寡细胞性肾间质纤维化。

【临床病理联系】 急性马兜铃酸肾病表现为急性肾功衰竭,也可表现为肾小管功能障碍,如酸中毒伴轻度蛋白尿及肾浓缩功能障碍。慢性马兜铃酸肾病多起病隐匿,服药后数年出现氮质血症或慢性肾衰竭。少数病例进展迅速,出现尿异常后 1 年内发生尿毒症。对本病尚无成熟治疗方案。应先停用马兜铃类药物。皮质激素对早中期患者可能有缓解病情的作用,另需进行对症治疗。马兜铃酸具有一定的致癌作用,该类药物累积量大时,患者肾盂、输尿管和膀胱癌的发病率增高,应予注意。

第三节 肾和膀胱的常见肿瘤

一、肾细胞癌

肾细胞癌(renal cell carcinoma),又称肾腺癌或肾癌,是指发生在肾小管上皮的恶性肿瘤,多发生于 40 岁以后,男性发病多于女性,是成人肾脏最常见的恶性肿瘤。

【病因】 流行病学调查显示,吸烟是肾细胞癌最重要的危险因子,吸烟者肾癌的发生率是非吸烟者的两倍。工业生产中接触砷或饮用含砷的水,发生肾癌的危险性增加 30%。其他危险因素包括肥胖(特别是女性)、高血压、接触石棉、石油产品和重金属等。

【细胞和分子遗传学】 肾细胞癌具有散发性和遗传性两种类型。散发性占绝大多数,发病

Notes

年龄大,多发生于一侧肾脏。遗传性疾病中的常染色体显性遗传病往往表现出明显的家族性倾向。家族性肾细胞癌常表现为常染色体显性遗传,发病年龄小,肿瘤多为双侧、多灶性。遗传性肾细胞癌仅占4%,许多遗传性肿瘤综合征可累及肾脏,并有其相对应的肾癌类型。通过细胞和分子遗传学研究发现,这些病例存在反复发生的、非随机的染色体和基因异常,这为研究肾细胞癌发生的分子机制提供了重要的线索。

遗传性肾细胞癌可分为三种类型:

1. **Von Hippel-Lindau 综合征(Von Hippel-Lindau syndrome,VHL)** 属常染色体显性遗传性疾病,为家族性肿瘤综合征。患者发生多脏器的肿瘤,临床可出现小脑和视网膜的血管母细胞瘤、肾细胞癌、嗜铬细胞瘤、肾脏、胰腺囊肿以及内耳肿瘤等。35%~60%VHL综合征患者发生双侧多发性肾透明细胞癌。VHL综合征的发病与位于染色体 3p25-26 的 *VHL* 抑癌基因有关。该基因的突变、缺失、易位或高甲基化与肾透明细胞癌发生密切相关。

2. **遗传性(家族性)肾透明细胞癌[hereditary (familial) renal clear cell carcinoma]** 肿瘤的组织形态学表现为典型的透明细胞性肾细胞癌。3号染色体在不同位点的断裂、重构导致的遗传性肿瘤综合征,受累及的家庭成员均带有一个3号染色体的平衡易位,患者无 VHL 综合征的其他改变,但可发生 *VHL* 及相关基因的改变,以常染色体显性的方式遗传。

3. **遗传性乳头状肾癌(hereditary papillary renal carcinoma,HPRC)** 为常染色体显性遗传性肿瘤综合征。起病晚,多灶性发生,累及双侧肾脏。据估计 HRPC 家族中,约50%成员到55岁之前会发生 HPRC,目前尚未发现 HPRC 有肾外病变,HPRC 组织学表现为乳头状肾细胞癌。Birt-Hogg-Dube 综合征患者可以出现多发的乳头状肾细胞癌,组织学表现为I型乳头状肾细胞癌。大多数 HPRC 存在 7q31 的原癌基因 *MET* 突变,无染色体 3p 缺失,无 *VHL* 基因突变。

【病理改变】 大体改变:肾细胞癌多见于肾脏上、下两极,上极更为常见。常表现为单个、圆形肿物,直径 3~15cm。切面淡黄色或灰白色,伴灶状出血、坏死、钙化等改变,表现为红、黄、灰、白等多种颜色相交错的多彩特征(图13-27)。肿瘤界限清楚,可有假包膜形成。肿瘤较大时常伴有出血和囊性变,肿瘤可蔓延到肾盏、肾盂和输尿管,常侵犯肾静脉,静脉内柱状的瘤栓可延伸至下腔静脉,甚至右心。

组织学分型及遗传学改变:根据对家族性和散发性肾细胞癌的遗传学和组织病理学的综合研究,世界卫生组织(WHO)

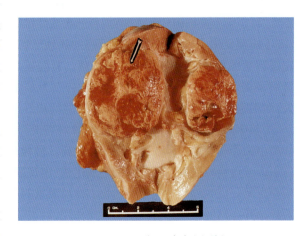

图 13-27　肾细胞癌(大体)

2004年对肾细胞癌的分类重新进行了修订,主要类型为:

1. **透明细胞性肾细胞癌(clear cell renal cell carcinoma)** 约占肾细胞癌的70%~80%。肿瘤细胞呈圆形或多边形,胞质丰富,透明或颗粒状,细胞核圆形,大小较一致,染色质细颗粒状,均匀分布,根据细胞核的不同分级,可见大小不等的核仁,间质具有丰富的毛细血管和血窦(图13-28)。95%的病例为散发性,散发和遗传性病例均有染色体 3p 的缺失,在3号染色体上有多个位点与散发性透明细胞性肾细胞癌有关,其中包括定位在 3p25-26 的 *VHL* 基因。散发性透明细胞性肾细胞癌中 34%~56% 的患者存在 *VHL* 抑癌基因突变,19% 患者存在 DNA 的甲基化。70% 甚至更多的患者由于等位基因的缺失、突变等造成体细胞 *VHL* 基因的失活。*VHL* 基因的失活导致 VHL 蛋白的功能改变,*VHL* 编码的蛋白是泛素连接酶复合物的组成部分,可引起靶蛋白的降解,其靶蛋白之一是低氧诱导因子(hypoxia-inducible factor,HIF),HIF 可激活细胞增殖、血管

Notes

新生和细胞外基质形成相关的基因,从而导致肿瘤的发生。

2. **乳头状肾细胞癌**(papillary renal cell carcinoma)　占肾细胞癌的 10%~15%。肿瘤细胞呈立方或矮柱状,排列呈乳头状或小管乳头状结构,乳头有纤细的纤维血管轴心,间质内可见泡沫样组织细胞、砂砾体以及胆固醇结晶,偶见乳头轴心水肿和结缔组织透明变而变宽(图 13-29)。组织病理学上有两种类型:Ⅰ型,乳头被覆小细胞,胞质少,单层排列;Ⅱ型,肿瘤细胞核分级高,胞质嗜酸性,呈假复层排列。本型也包括散发性和家族性两个类型,乳头状肾细胞癌与染色体 3p 的缺失无关。散发性乳头状肾细胞癌的细胞遗传学改变主要是 7、16 和 17 号染色体的三倍体及男性患者的 Y 染色体丢失,家族性乳头状肾细胞癌的改变主要是 7 号染色体三倍体,与其发病有关的基因定位于 7 号染色体,其中包括 *MET* 位点,而与散发性乳头状肾癌有关的是位于 1 号染色体的 *PRCC*(papillary renal cell carcinoma)基因。

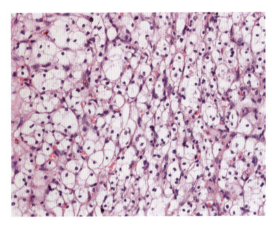

图 13-28　肾透明细胞癌

癌细胞呈圆形、多角形,胞质透明,细胞核圆形,大小较一致。细胞排列成片,间质富于丰富的毛细血管网、血窦

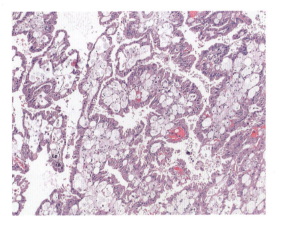

图 13-29　乳头状肾细胞癌

肿瘤细胞排列呈乳头状结构,有纤细的纤维血管轴心,间质内见泡沫样组织细胞

> *MET* 基因为候选的癌基因,编码肝细胞生长因子(hepatocyte growth factor,HGF)的酪氨酸激酶受体。HGF 具有调节细胞生长、迁移、侵袭和分化的作用。在乳头状肾细胞癌中已检测到 *MET* 基因酪氨酸激酶结构域的突变。*PRCC* 基因的改变主要见于儿童,表现为 t(X;1)易位,使 *PRCC* 与位于 X 染色体的 *TFE-3* 基因融合,产生融合蛋白,使纺丝分裂稽查点的限制功能失调,染色体容易发生异常分离。

3. **嫌色性肾细胞癌**(chromophobe renal cell carcinoma)　在肾细胞癌中约占 5%。肿瘤细胞体积较大,多角形,胞质透明略呈网状,细胞膜非常清晰(图 13-30)。这些细胞常与胞质呈嗜酸性颗粒状的较小细胞混合存在,嗜酸性细胞的核周常有空晕。细胞遗传学检查常显示多个染色体的缺失和亚二倍体。

肾癌的其他类型包括集合管癌(collecting duct carcinoma)和未分类性肾细胞癌(renal cell carcinoma,unclassified)等。前者较少见,在肾癌中的比例不到 1%。后者为不能归入其他类型的肾癌,约占肾细胞癌的 3%~5%。

【临床病理联系】　肾细胞癌早期症状不明显,发现时肿瘤体积常常较大。血尿、腰痛和肾区肿块为具有诊断意义的三个典型症状,但三者同时出现的比例很小。无痛性血尿是肾癌的主要症状,血尿常为间歇性,早期可仅表现为镜下血尿。

肿瘤可产生异位激素和激素样物质,患者可出现多种副肿瘤综合征,如红细胞增多症、高钙血症、Cushing 综合征和高血压等。

肾细胞癌容易转移。最常见的转移部位是肺和骨,也可转移至局部淋巴结、肝、肾上腺和脑。

肾细胞癌患者的预后由分期决定。5年生存率约为45%,无转移者可达70%。肿瘤侵及肾静脉和肾周组织时,5年生存率可降至15%~20%。

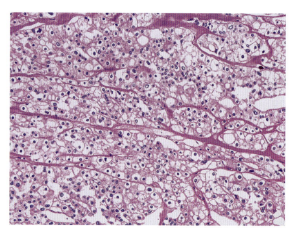

图 13-30　嫌色性肾细胞癌
肿瘤细胞体积较大,多角形,胞质透明略呈网状,细胞膜非常清晰,可见核周空晕

二、肾母细胞瘤

肾母细胞瘤(nephroblastoma)是起源于后肾胚基细胞的恶性胚胎性肿瘤,多发生于儿童,98% 的患者年龄小于 10 岁,是儿童肾脏最常见的恶性肿瘤。此肿瘤由德国 Max Wilms 医师于 1899 年首先描述,又称 Wilms 瘤(Wilms' tumor)。多数为散发性,但也有家族性病例的报道(占 1%~2.4%),以常染色体显性方式遗传,伴不完全外显性,部分患者可伴有不同的先天畸形。

【细胞和分子遗传学】　在如下三种先天畸形综合征的患者中,肾母细胞瘤的发病率增高。①WAGR(Wilms tumor,aniridia,genital anomalies,mental retardation)综合征:表现为 Wilms 瘤、虹膜缺如、生殖泌尿道畸形和智力迟钝。33% 的患者发生 Wilms 瘤。WAGR 综合征的患者染色体 11p13 缺失,该区域含有与 Wilms 瘤相关的抑癌基因 *WT1*(Wilms' tumor associated gene-1);②Denys-Drash 综合征:特点为性腺发育不全(男性假两性畸形)和幼年发生的肾脏病变(如弥漫性肾小球系膜硬化)并导致肾衰竭。该综合征患者发生 Wilms 瘤的比例很高。遗传学异常主要表现为 *WT-1* 基因的突变;③Beckwith-Wiedemann 综合征:特征为器官肥大、巨舌、偏身肥大、脐突出和肾上腺皮质细胞肥大。患者容易发生 Wilms 瘤,常可检测到染色体 11p15.5 的缺失。

> *WT1* 基因编码转录因子,表达于胎儿期肾脏和性腺。根据细胞所处的环境,该基因分别起转录激活和抑制作用。*WT1* 功能缺失的转基因小鼠肾脏和性腺发育均有障碍。约有 15% 的散发性 Wilms 瘤患者中可检测到 *WT1* 的突变。Wilms 瘤也可由其他遗传学异常引起。Beckwith-Wiedemann 综合征患者具有 11p15 的缺失,许多散发性肾母细胞瘤病例也发生 11p15 的杂合性缺失,而 11p13 位点未被累及。现推测 11p15 具有另一个与肾母细胞瘤有关的 *WT2* 基因,但有待进一步研究证实。

肾母细胞瘤的发生可能是由于胚基细胞向后肾组织分化过程中受到障碍并且持续增殖而形成的。

【病理改变】　大体改变:肾母细胞瘤多表现为单个、实性肿物,体积较大,边界清楚,可有假包膜形成。少数病例为双侧和多灶性。肿瘤质软,切面鱼肉状,灰白或灰红色,可有灶状出血、坏死或囊性变。

组织学表现:肾母细胞瘤具有肾脏不同发育阶段的组织学结构,肿瘤细胞成分包括:①未分化的胚芽组织:为小圆形或卵圆形原始细胞,胞质稀少,核分裂活跃,呈结节状、蛇状、基底细胞样巢周栅栏状排列或者弥漫分布;②间叶组织:多为纤维性、黏液样,细胞较小,梭形或星芒状,可出现横纹肌、平滑肌、软骨、骨和脂肪等方向分化;③上皮样细胞:小多边形或立方形细胞形成巢索、菊形团、小管状和幼稚的肾小球样结构;偶见鳞状上皮化生。重演肾单位发生的不同阶段

Notes

形态,以上三种成分在各例肿瘤中所占的比例不一,也可能以其中一种成分为主,因而形态表现多样(图 13-31)。

5% 的肾母细胞瘤可以发生间变,预后差。间变的指征包括:细胞分裂加速、细胞核增大、染色质增多,最大径至少是非间变细胞的三倍。

【临床病理联系】 肾母细胞瘤主要发生于儿童,主要症状是腹部肿块。部分病例可出现血尿、腹痛、肠梗阻和高血压等症状。肿瘤可侵及肾周脂肪组织或肾静脉,可出现肺等脏器的转移。有的病例在诊断时已发生肺转移。

临床上主要治疗方法是手术切除和化疗。分期低、分化好的组织学类型,即使含有小灶性间变的肾母细胞瘤,预后较好。大多数以胚芽组织为主要成分的肾母细胞

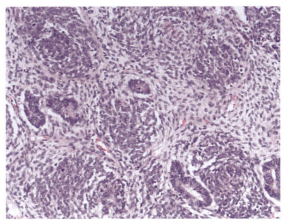

图 13-31 肾母细胞瘤
小圆性原始细胞、梭形细胞、小管状和幼稚的肾小球样结构

瘤治疗敏感,但经化疗后,仍有大量胚芽成分对治疗不敏感的肾母细胞瘤患者生存期缩短,在国际儿童肿瘤协会(SIOP)分类中,对化疗耐受的肾母细胞瘤归为高危组,与弥漫间变性肾母细胞瘤一样按照间变性肿瘤进行治疗。

三、膀胱尿路上皮肿瘤

尿路上皮肿瘤(urothelial neoplasms)是指发生在尿路上皮(urothelium),又称移行上皮(transitional epithelium)的一组肿瘤。膀胱尿路上皮癌是泌尿系统最常见的肿瘤类型。膀胱也可发生鳞状细胞癌、腺癌和间叶起源的肿瘤,但均较少见。大多数病例发生在 50 岁以后,男女之比约为 3:1。

【病因】 膀胱癌的发生与吸烟、职业接触、埃及血吸虫感染、辐射和膀胱黏膜的慢性刺激等有关。吸烟可明显增加膀胱癌发病的危险性,香烟中的芳香胺类被认为是主要的致癌物质。

【细胞和分子遗传学】 尿路上皮癌的细胞遗传学和分子改变具有异质性。研究表明30%~60% 的病例 9 号染色体为单体或发生 9p 或 9q 的缺失,其他改变包括 17p、13q、11p 和 14q 的缺失。9 号染色体的改变主要见于浅表性乳头状肿瘤,偶可发生于非浸润性的扁平肿瘤。9p 的缺失累及 *p16* 等抑癌基因。许多浸润性尿路上皮癌发生 17p(含 *p53* 基因)的缺失或 *p53* 的突变,*p53* 基因的改变与尿路上皮癌的进展有关。13q 缺失累及 *Rb* 基因,见于浸润性肿瘤。

目前研究发现,膀胱癌发生的分子模式有两条途径:第一条途径是通过位于 9p 和 9q 抑癌基因的缺失,导致形成浅表性乳头状肿瘤,在此基础上进一步发生 *p53* 缺失或突变,促进肿瘤细胞的浸润;另一条途径是通过 *p53* 突变形成尿路上皮原位癌,继而发生 9 号染色体的缺失,进一步发展为浸润性尿路上皮癌。

【病理变化】 大体改变:尿路上皮癌好发于膀胱侧壁和膀胱三角区近输尿管开口处。肿瘤可为单个,也可为多灶性。肿瘤大小不等,乳头状或息肉状,也可呈扁平斑块状。

组织学表现:根据世界卫生组织(WHO)和国际泌尿病理学会(International Society of Urological Pathology,ISUP)2004 年分类,将尿路(移行)上皮肿瘤分为尿路上皮乳头状瘤(urothelial papilloma)、内翻性乳头状瘤(inverted papilloma)、低度恶性潜能的乳头状尿路上皮肿瘤(papillary urothelial neoplasm of low malignant potential,PUNLMP)、非浸润性低级别乳头状尿路上皮癌(non-

Notes

invasive papillary urothelial carcinoma,low grade)、非浸润性高级别乳头状尿路上皮癌(non-invasive papillary urothelial carcinoma,high grade)、尿路上皮原位癌(urothelial carcinoma in situ)和浸润性尿路上皮癌(infiltrating urothelial carcinoma)。

尿路上皮乳头状瘤占膀胱肿瘤的1%或更少,是指具有纤维血管轴心,被覆正常尿路上皮的外生性乳头状肿瘤。

内翻性乳头状瘤是指由正常或轻微不典型的细胞组成,以内生性方式生长的一种良性肿瘤。

低度恶性潜能的乳头状尿路上皮肿瘤,类似于外生性尿路上皮乳头状肿瘤,但细胞增生显著,超过正常尿路上皮厚度(图13-32A)。

非浸润性低级别乳头状尿路上皮癌组织学结构比较规则,细胞排列紧密,维持正常的极性,但有明显的小灶状核异型性改变,表现为核浓染、少量核分裂象(多见于基底部)和轻度的核多形性。非浸润性低级别乳头状尿路上皮癌术后可以复发,少数可发生浸润(图13-32B)。

非浸润性高级别乳头状尿路上皮癌,细胞排列紊乱,极性消失,异型性明显,核分裂象较多,可有病理性核分裂象(图13-32C)。

尿路上皮原位癌,是一种平坦性病变,被覆上皮细胞核增大、多形、深染,核仁明显,可出现病理性核分裂,扩展至上皮表层(图13-32D)。

浸润性尿路上皮癌,癌细胞穿过基底膜,在间质和肌层中浸润性生长(图13-33)。不到10%的比例为低级别乳头状尿路上皮癌,80%为高级别尿路上皮乳头状癌,并容易发生转移。侵袭性强的肿瘤可累及邻近的前列腺、精囊和输尿管等。有的可形成与阴道或直肠相通的瘘管。约40%的浸润性尿路上皮癌可发生局部淋巴结转移。高度间变的肿瘤晚期可发生血行转移,常累

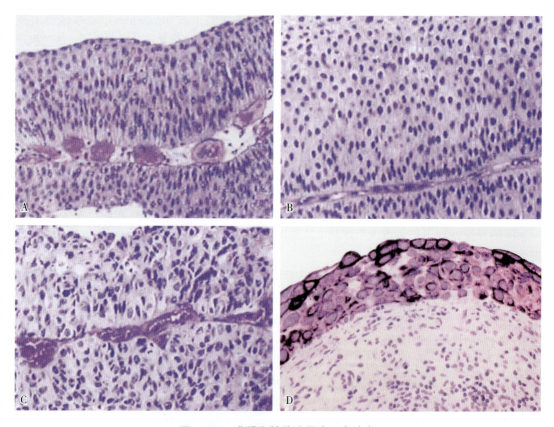

图 13-32   非浸润性膀胱尿路上皮肿瘤

A.低度恶性潜能的乳头状尿路上皮肿瘤;B.非浸润性低级别乳头状尿路上皮癌;C.非浸润性高级别乳头状尿路上皮癌;D.尿路上皮原位癌

Notes

及肝、肺和骨髓。

【临床病理联系】 膀胱肿瘤最常见的症状是无痛性肉眼血尿。肿瘤组织乳头的断裂、肿瘤表面坏死和溃疡均可引起血尿。部分病例因肿瘤侵犯膀胱壁，刺激膀胱黏膜或并发感染，出现尿频、尿急和尿痛等膀胱刺激症状。肿瘤阻塞输尿管开口时可引起肾盂积水、肾盂肾炎甚至肾盂积脓。

膀胱尿路上皮肿瘤手术后容易复发，复发以后肿瘤的分化可能变差。

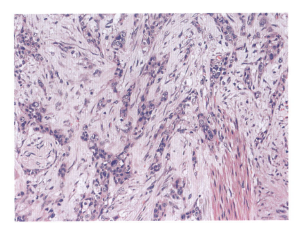

图 13-33　浸润性膀胱尿路上皮癌

尿路上皮肿瘤患者的预后与肿瘤的分级和浸润与否有较密切的关系。尿路上皮乳头状瘤、低度恶性潜能的乳头状尿路上皮肿瘤和非浸润性低级别乳头状尿路上皮癌患者的 10 年生存率可达 90% 以上，少数患者(小于 10%)进展为高级别肿瘤，而高级别乳头状尿路上皮癌患者 10 年生存率仅为 40% 左右。

小　结

原发性肾小球肾炎是一组原发于肾脏的独立疾病。

抗体介导的免疫损伤是肾小球肾炎发病的主要机制。大多数肾炎由循环免疫复合物沉积引起；抗 GBM 成分的自身抗体可引起抗 GBM 性肾炎；抗体可与植入肾小球的抗原反应，导致原位免疫复合物形成。

肾小球肾炎的基本病理改变包括肾小球细胞增生、基膜增厚和断裂、炎性渗出和坏死、玻璃样变和硬化、肾小管和间质的改变。肾小球肾炎的临床表现的类型包括：急性肾炎综合征、急进性肾炎综合征、肾病综合征、无症状性血尿或蛋白尿、慢性肾炎综合征。

急性增生性肾小球肾炎常发生于链球菌感染后，病变特点是弥漫性毛细血管内皮细胞和系膜细胞增生。临床表现为急性肾炎综合征。

急进性肾小球肾炎的组织学特征是新月体形成，可由抗 GBM 抗体或免疫复合物沉积等因素引起。病变的发生与 GBM 缺损和断裂、壁层上皮细胞增生有关。

肾病综合征可由多种肾小球肾炎引起。微小病变性肾小球病和膜性肾小球病分别是引起儿童和成人肾病综合征最常见的原因。局灶性节段性肾小球硬化、膜增生性肾小球肾炎和系膜增生性肾小球肾炎也可引起肾病综合征。

IgA 肾病(Berger 病)的特点是免疫荧光检查显示系膜区有 IgA 沉积，临床常表现为反复发作的镜下或肉眼血尿。

慢性肾小球肾炎为不同类型肾小球肾炎发展的终末阶段，病变特点是大量肾小球发生玻璃样变和硬化。晚期临床表现为慢性肾炎综合征。

肾盂肾炎主要由上行性感染引起。急性肾盂肾炎是累及肾盂、肾间质和肾小管的化脓性炎症，主要由细菌感染引起。慢性肾盂肾炎的发生常与反流性肾病或慢性尿路阻塞有关。病变特点是慢性间质性炎症、纤维化和瘢痕形成，常累及肾盂和肾盏。可引起慢性肾衰竭。

抗生素和镇痛药等药物可引起急性间质性肾炎和镇痛药性肾病。中药中的某些成分可引起马兜铃酸肾病。

肾细胞癌是成人肾脏最常见的恶性肿瘤,主要类型为透明细胞性肾细胞癌、乳头状肾细胞癌和嫌色性肾细胞癌。肾细胞癌的发生与 *VHL*、*MET* 和 *PRCC* 等基因有关。

肾母细胞瘤是儿童肾脏最常见的恶性肿瘤。三种先天畸形综合征患者肾母细胞瘤的发病率增高。该肿瘤的发生与 *WT1* 基因及 *WT2* 基因的缺失或失活有关。肿瘤由未分化胚芽组织、不同程度分化的间叶组织和多少不等的上皮样细胞组成。

常见的尿路上皮肿瘤分为尿路上皮乳头状瘤、低度恶性潜能的乳头状尿路上皮肿瘤、非浸润性低级别乳头状尿路上皮癌和非浸润高级别乳头状尿路上皮癌以及浸润性尿路上皮癌。患者的预后与肿瘤的分级及浸润与否密切相关。

(陈嘉薇)

主要参考文献

1. Kumar V, Abbas AK, Fausto N, et al. Robbins and Cotran Pathologic Basis of Disease.9th ed. Philadelphia: Elsevier Saunders, 2015:897-990.

2. Kumar V, Abbas AK, Nelson F, et al. Robbins Basic Pathology.9th ed.Philadelphia:Elsevier Saunders, 2013: 517-549.

Notes

第十四章　生殖系统和乳腺疾病

本章包括男、女性生殖系统和乳腺的常见疾病,除了炎症和肿瘤外,还有内分泌紊乱引起的疾病及妊娠相关的疾病。生殖系统炎症虽然比较常见,但病理变化相对比较单一,因此,生殖系统和乳腺肿瘤是本章学习重点。

第一节　子宫颈疾病

一、慢性子宫颈炎

子宫颈可发生急性或慢性炎症,以慢性炎症居多,慢性子宫颈炎(chronic cervicitis)是育龄期女性最常见的妇科疾病。子宫颈管内表面被覆黏液柱状上皮,并向子宫颈间质下延伸形成子宫颈腺。黏液柱状上皮在子宫颈外口移行为非角化的鳞状上皮,两者交界处为子宫颈上皮发生疾病的常见部位。青春期尤其是妊娠期女性由于激素作用,子宫颈管柱状上皮常下移替代子宫颈阴道部的鳞状上皮。子宫颈和阴道黏膜鳞状上皮受卵巢分泌的雌激素刺激,吸纳糖原趋于成熟。脱落上皮含有的糖原可促使阴道内链球菌、肠球菌、大肠杆菌和葡萄球菌等细菌生长,但阴道和子宫颈正常存在的细菌,如乳酸杆菌可产生乳酸,降低阴道内的 pH,产生过氧化氢,对细菌的生长有抑制作用。子宫颈管柱状上皮对化学环境的变化和细菌感染较为敏感,可化生为鳞状上皮。

虽然鳞状上皮柱状上皮交界可上下游移,但其位置和相关的疾病一般多发生在子宫颈外口附近。

急、慢性子宫颈炎几乎可发生于所有的育龄期女性,一般不具有临床意义。但沙眼衣原体(chlamydia trachomatis)、淋球菌(neisseria gonorrhoeae)、支原体(mycoplasmas)、人乳头状瘤病毒(human papillary virus,HPV)和单纯疱疹病毒(Herpes simplex)等感染常可导致显著的急性或慢性的子宫颈炎,继而引起上生殖道感染、妊娠并发症,并可经性活动传播。严重的子宫颈炎可使子宫颈上皮发生反应性修复性改变,细胞学检查呈现上皮的不典型增生。

镜下:子宫颈黏膜充血水肿,间质内有淋巴细胞、浆细胞和单核细胞等慢性炎细胞浸润(图14-1),可伴有子宫颈腺上皮的增生和鳞状上皮化生。根据慢性子宫颈炎的临床病理特点,将其分为以下几种类型:

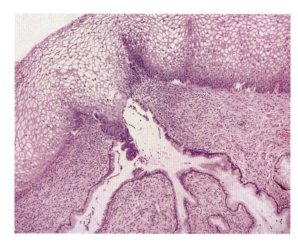

图 14-1　慢性子宫颈炎
子宫黏膜腺体增生,间质内可见以淋巴细胞、浆细胞为主的慢性炎细胞浸润

1. **子宫颈糜烂(cervical erosion)** 糜烂是指子宫颈阴道部鳞状上皮坏死脱落,形成浅表的缺损称为子宫颈真性糜烂,较少见。临床上常见的子宫颈糜烂实际上是子宫颈损伤的鳞状上皮被子宫颈管黏膜柱状上皮增生下移取代。由于柱状上皮较薄,上皮下血管较易显露而呈红色,病变黏膜呈边界清楚的红色糜烂区,实际上不是真性糜烂,而是成年女性的正常表现。随后,柱状上皮又可被化生的鳞状上皮所取代,称为糜烂愈复。

2. **子宫颈腺体囊肿(nabothian cyst)** 子宫颈腺上皮亦可因炎症刺激,伴有增生及鳞状上皮化生。如增生的鳞状上皮覆盖和阻塞子宫颈管腺体的开口,使黏液潴留,腺体逐渐扩大呈囊,形成子宫颈囊肿,又称纳博特囊肿。

3. **子宫颈息肉(cervical polyp)** 是由子宫颈黏膜上皮、腺体和间质结缔组织局限性增生形成的息肉状物,常伴有充血、水肿及炎细胞浸润。肉眼观呈灰白色,表面光滑,有蒂。如表面糜烂或溃疡形成,可致阴道流血。子宫颈息肉属良性病变,切除即可治愈,极少恶变。

二、子宫颈鳞状上皮内病变和子宫颈癌

20世纪50年代以前,子宫颈癌(cervical carcinoma)曾是女性最常见的恶性肿瘤之一,多发生于40~60岁的女性,平均年龄为54岁。由于子宫颈脱落细胞学检查的推广和普及,使许多癌前病变和早期癌得到早期防治,浸润癌发生率较过去明显减少,5年生存率和治愈率显著提高。虽然子宫颈癌防治取得了令人瞩目的进展,但是由于社会环境的变化,国内子宫颈癌的发生有回升的趋势,由于子宫颈脱落细胞学检查在子宫颈疾病普查中的广泛应用,在子宫颈癌发生率显著降低的同时,子宫颈上皮内病变的检出率明显增多。目前仍是女性肿瘤死亡的主要原因之一。

【病因和发生机制】 子宫颈癌的病因和发病机制尚未完全明了,一般认为与早婚、多产、子宫颈裂伤、局部卫生不良、包皮垢刺激等多种因素有关,流行病学调查说明性生活过早和性生活紊乱与子宫颈癌发病密切相关,德国医学科学家 Harald zur Hausen 因发现经性传播 HPV 感染可诱发子宫颈癌荣获2008年诺贝尔生理学和医学奖。按照 HPV 与癌症发生危险性的高低分为低危型和高危型,如 HPV-16、HPV-18 等与子宫颈癌发生密切相关,属高危型病毒;而 HPV-6、HPV-11 与扁平湿疣、尖锐湿疣等生殖道的疣类病变等的发生有关,属低危型病毒。

p16 基因是一种新型抑癌基因,其编码产物 P16 蛋白可抑制视网膜母细胞瘤蛋白

Notes

（retinoblastoma protein,pRb）磷酸化,阻止细胞由 G₁ 期进入 S 期。而高危型 HPV 病毒基因 E7 的产物可与 pRb 结合使 *p16* 基因失活,导致原本正常的 P16 蛋白反馈性过度表达,使上皮细胞周期发生紊乱,并使其具有永生性的特点而进一步启动癌变过程。因此,P16 蛋白是高危型 HPV 基因表达和活动的指标,也是早期发现子宫颈病变的重要辅助标志。

子宫颈鳞状上皮内病变（saqumous intraepithelial lesion,SIL）属癌前病变,是指子宫颈上皮部分被不同程度异型性的细胞所取代,表现为出现凹空细胞或鳞状上皮细胞大小形态不一,核增大深染,核浆比例增大,核分裂象增多,细胞极性紊乱。依据其病变程度不同分为低级别鳞状上皮内病变（low-grade squamous intraepithelial lesion,LSIL）和高级别鳞状上皮内病变（high-grade squamous intraepithelial lesion,HSIL）。LSIL 是指仅有凹空细胞或鳞状上皮上 2/3 细胞成熟,表层细胞轻度异型,细胞核异型性小,可见挖空细胞。但上皮下 1/3 异型显著,可见核分裂象,病理性核分裂象罕见;HSIL 是指上皮缺乏分化成熟,异型增生的细胞达到上皮下 2/3,可累及上皮全层伴有核分裂象及病理性核分裂象的增加。多数 SIL 的发生与高危型 HPV 感染密切相关,分子生物学可检测到病毒基因与鳞柱上皮基因的整合,免疫组化 P16 染色呈弥漫性强阳性有助于 HSIL 的辅助诊断。

在以往子宫颈的 SIL 也被称为子宫颈上皮内瘤变（cervical intraepithelial neoplasia,CIN）依据其病变程度不同分 CIN 为三级:Ⅰ级,鳞状上皮上 2/3 细胞成熟,表层细胞轻度异型,细胞核异常非常轻微。但下 1/3 异性显著,可见核分裂象,而病理性核分裂象罕见;Ⅱ级,鳞状上皮上 1/3 层细胞较成熟,上皮全层均有明显细胞异型,但核分裂局限于下 2/3 层;Ⅲ级,包括以往的重度不典型增生及原位癌,指上皮全层缺乏分化成熟或仅在表浅数层内有分化成熟的现象,细胞增生明显,全层或几乎全层细胞核异性明显,上皮各层均可见核分裂象及病理性核分裂象（图 14-2）。异型细胞可由表面沿基膜通过子宫颈腺口蔓延至子宫颈腺体内,取代部分或全部腺上皮,但仍未突破腺体的基膜,称为 CIN Ⅲ 累及腺体,以往称为原位癌累腺（图 14-3）。CIN Ⅰ级相当于新分类中的 LSIL;而 CIN Ⅱ级和 CIN Ⅲ相当于 HSIL（表 14-1）。

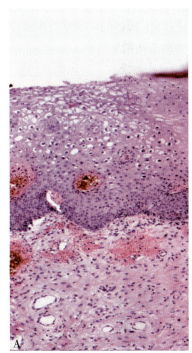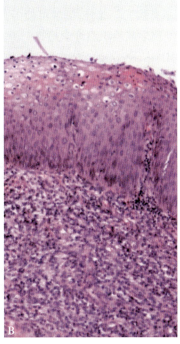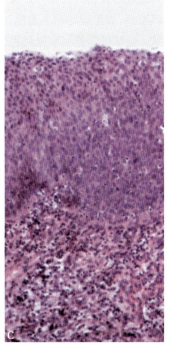

图 14-2 子宫颈上皮内病变

A. Ⅰ级,异型细胞局限于上皮下 1/3;B. Ⅱ级,异型细胞累及上皮下 1/3~2/3;C. Ⅲ级,异型细胞超过全层的 2/3,但未累及上皮全层

Notes

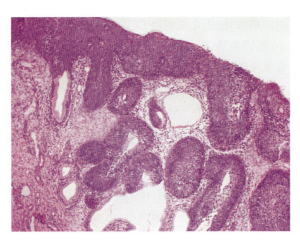

图 14-3　子宫颈原位癌累及腺体

异型细胞占据子宫颈上皮全层并累及腺体，但基底膜完整

表 14-1　子宫颈鳞状上皮癌前病变的分类

不典型 / 原位癌	子宫颈上皮内瘤变（CIN）	鳞状上皮内病变（SIL），目前分类
轻度不典型增生	CIN Ⅰ	低级别 SIL（LSIL）
中度不典型增生	CIN Ⅱ	高级别 SIL（HSIL）
重度不典型增生	CIN Ⅲ	高级别 SIL（HSIL）
原位癌	CIN Ⅲ	高级别 SIL（HSIL）

　　HPV 主要感染不成熟化生的鳞状上皮的基底细胞，不成熟化生的鳞状上皮主要位于子宫颈鳞状柱状上皮交界区，而子宫颈外口、阴道和外阴被覆成熟的鳞状上皮，很少有高危型的 HPV 感染。因此，子宫颈鳞状上皮和柱状上皮交界处是子宫颈病变发病的高危部位。SIL 多无自觉症状，肉眼观亦无特殊改变。可疑之处可用碘液实验进行鉴别。正常子宫颈鳞状上皮富含糖原，故对碘着色，如患处对碘不着色，提示有病变。此外，醋酸可使子宫颈有 SIL 改变的区域呈白色斑片状。确诊仍需进一步进行脱落细胞学或组织病理学检查。子宫颈脱落细胞采用 Papanicolaou 法染色，可显示从正常细胞、LSIL、HSIL（图 14-4）。LSIL 可随访观察，HSIL 需进行子宫颈锥形切除，从而防止高危型子宫颈鳞状上皮病变的进展。脱落细胞学疑为癌，再行子宫颈组织学检查确诊，决定进一步的治疗方案。子宫颈脱落细胞学筛查已成为子宫颈癌防治的有效方法。

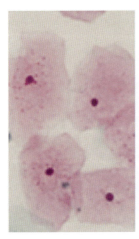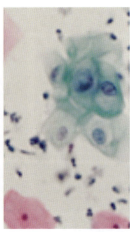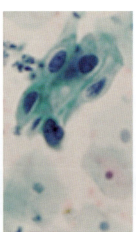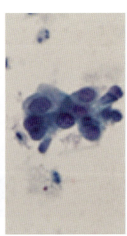

图 14-4　子宫颈涂片

自左向右：正常子宫颈鳞状表层细胞、CIN Ⅰ、CIN Ⅱ、CIN Ⅲ级

Notes

(一) 子宫颈浸润癌

【**病理变化**】　肉眼观:分为四型:

1. **糜烂型**　病变处黏膜潮红、呈颗粒状, 质脆,触之易出血。在组织学上多属原位癌和 早期浸润癌。

2. **外生菜花型**　癌组织主要向子宫颈表 面生长,形成乳头状或菜花状突起,表面常有坏 死和浅表溃疡形成(图14-5)。

3. **内生浸润型**　癌组织主要向子宫颈深 部浸润生长,使子宫颈前后唇增厚变硬,表面常 较光滑。临床检查容易漏诊(图14-6)。

4. **溃疡型**　癌组织除向深部浸润外,表面 同时有大块坏死脱落,形成溃疡,似火山口状 (图14-7)。

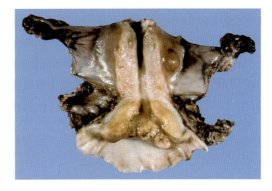

图 14-5　子宫颈癌(外生菜花型)

切面见癌组织灰白色,在子宫颈管内浸润生长,并 向子宫颈管内呈菜花样凸起

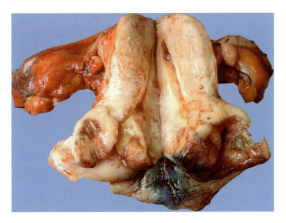

图 14-6　子宫颈癌(内生浸润型)
癌组织向子宫颈深部浸润生长

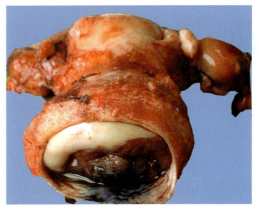

图 14-7　癌组织向深部浸润的同时,表面坏死、脱 落形成溃疡

子宫颈癌组织学类型以鳞状细胞癌居多,约占 80%,15% 为腺癌,其余 5% 为腺鳞癌和神经 内分泌癌。由于细胞学筛查对腺癌、腺鳞癌和神经内分泌癌的有效性较差,发现时往往已处于 晚期。

(二) 子宫颈鳞状细胞癌 (squamous cell carcinoma of the cervix)

几乎所有的子宫颈浸润性鳞状细胞癌都由子宫颈上皮内瘤变(CIN)发展而来,其演变呈一 连续发展的过程,即子宫颈上皮内瘤变—原位癌—浸润癌。子宫颈上皮的 CIN 和鳞状细胞癌大 多累及子宫颈鳞状上皮和柱状上皮交界处,即移行带(transformation zone),或来源于子宫颈内膜 化生的鳞状上皮。

早期浸润癌或微小浸润性鳞状细胞癌(microinvasive squamous cell carcinoma)指癌细胞突破 基底膜,向固有膜间质内浸润,在固有膜内形成一些不规则的癌细胞巢或条索,但浸润深度不超 过基底膜下 5mm、浸润宽度不超过 7mm。早期浸润癌一般肉眼不能判断,只有在显微镜下才能 确诊。

浸润癌(invasive carcinoma)是指癌组织向间质内浸润性生长,浸润深度超过基底膜下 5mm 者,称为浸润癌。按癌细胞分化程度分为三型:角化型鳞癌(图14-8)、非角化型大细胞鳞癌和非 角化型小细胞鳞癌。

Notes

(三) 子宫颈腺癌 (cervical adenocarcinoma)

原发性子宫颈腺癌较鳞癌少见,近年来其发病率有上升趋势,约占子宫颈癌的 10%~25%。肉眼观类型和鳞癌无明显区别。高分化腺癌组织结构与正常子宫颈管腺体相似(图 14-9),细胞多呈高柱状,胞质富于黏液,胞核位于基底;中分化腺癌在子宫颈腺癌中最常见,癌组织呈明显的腺管样结构,腺体在间质中散在分布,管腔形状不规则,大小不一,细胞层次不等,胞质内含多少不等黏液;低分化腺癌常无腺体结构或仅有极少数腺体形成,常排列成实体癌巢,癌细胞明显异型,可见黏液湖形成。子宫颈腺癌对放射和化学药物疗法均不敏感,预后较差。

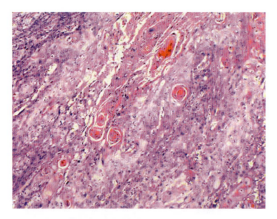

图 14-8　子宫颈角化型鳞状细胞癌
癌巢浸润至子宫颈间质,可见角化珠形成

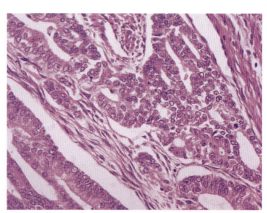

图 14-9　子宫颈腺癌
异型的腺体在子宫颈间质内浸润性生长,细胞分化较好

【扩散】

1. **直接蔓延**　癌组织向上浸润破坏整段子宫颈,但很少侵犯子宫体。向下可累及阴道穹隆及阴道壁,向两侧可侵及宫旁及盆壁组织,若肿瘤侵犯或压迫输尿管可引起肾盂积水。晚期向前可侵及膀胱,向后可累及直肠。

2. **淋巴道转移**　是子宫颈癌最常见和最重要的转移途径。癌组织首先转移至子宫旁淋巴结,然后依次至闭孔、髂内、髂外、髂总、腹股沟及骶前淋巴结,晚期可转移至锁骨上淋巴结(图 14-10)。

3. **血道转移**　血行转移较少见,晚期可经血道转移至肺、骨及肝。

【临床病理联系】　早期子宫颈癌常无自觉症状,与子宫颈糜烂不易区别。随病变进展,因癌组织破坏血管,患者出现不规则阴道流血及接触性出血。因癌组织坏死继发感染,同时由于癌组织刺激子宫颈腺体分泌亢进,使白带增多,有特殊腥臭味。晚期因癌组织浸润盆腔神经,可出现下腹部及腰骶部疼痛。

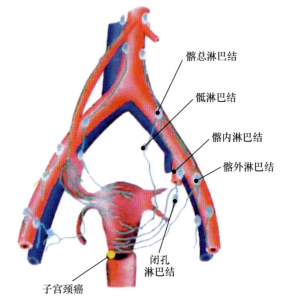

髂总淋巴结
骶淋巴结
髂内淋巴结
髂外淋巴结
闭孔淋巴结
子宫颈癌

图 14-10　子宫颈癌局部淋巴道转移途径

当癌组织侵及膀胱及直肠时,可引起尿路阻塞,子宫膀胱瘘或子宫直肠瘘。

临床上,依据子宫颈癌的累及范围分期如下(表 14-2)。预后取决于临床分期,原位癌与早期浸润癌经及时治疗,绝大多数预后良好。局限于子宫颈的浸润癌Ⅱ期患者术后 5 年生存率达

Notes

75%，Ⅲ期为50%，而侵及直肠或膀胱，或已发生远处转移的病例，其5年生存率仅有10%左右。化疗可延长晚期癌的生存时间。对于已婚妇女，定期作子宫颈细胞学检查，是发现早期子宫颈癌的有效措施。

表 14-2　子宫颈癌的临床分期

0 期	原位癌（HSIL）
Ⅰ期	癌局限于子宫颈
Ⅰa 期	显微镜下癌
Ⅰa1 期	浸润间质深度小于3mm但宽度小于7mm（作为微小浸润癌）
Ⅰa2 期	从上皮的基底算起，间质浸润深度大于3mm但小于5mm，宽度小于7mm
Ⅰb 期	浸润癌局限于子宫颈但超过Ⅰa2期
Ⅱ期	癌超出子宫颈但盆腔未受累及。癌累及阴道但未及阴道下1/3
Ⅲ期	癌超出盆腔，肿瘤侵及直肠和盆腔壁之间。肿瘤累及阴道下1/3
Ⅳ期	癌超出盆腔并累及膀胱或直肠黏膜，这一期包括癌的播散性转移

第二节　子宫体疾病

一、子宫内膜异位症

子宫内膜异位症（endometriosis）是指子宫内膜腺体和间质出现于子宫内膜以外的部位，80%发生于卵巢，其余依次发生于以下组织或器官：子宫阔韧带、直肠阴道陷窝、盆腔腹膜、腹部手术瘢痕、脐部、阴道、外阴和阑尾等。如子宫内膜腺体及间质异位于距子宫内膜基底层2~3mm以上的子宫肌层中，称作子宫腺肌病（adenomyosis）（图14-11）。子宫内膜异位症的临床症状和体征以子宫内膜异位的位置不同而表现不一，患者常表现为痛经或月经不调。

病因未明，有以下几种学说：月经期子宫内膜经输卵管反流至腹腔器官；子宫内膜因手术种植在手术切口或经血流播散至远隔器官；异位的子宫内膜由体腔上皮化生而来。

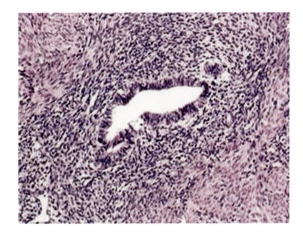

图 14-11　子宫腺肌病
子宫肌层中出现子宫内膜腺体及间质

【病理变化】　受卵巢分泌激素影响，异位子宫内膜产生周期性反复性出血，肉眼观为紫红或棕黄色，结节状，质软似桑葚，因出血后机化可与周围器官发生纤维性粘连。如发生在卵巢，反复出血可致卵巢体积增大，形成囊腔，内含黏稠的咖啡色液体，称巧克力囊肿。

镜下：可见与正常子宫内膜相似的子宫内膜腺体、子宫内膜间质及含铁血黄素；少数情况下，因时间较久，可仅见增生的纤维组织和含有含铁血黄素的巨噬细胞。

二、子宫内膜增生症

子宫内膜增生症（endometrial hyperplasia）是由于内源性或外源性雌激素增高引起的子宫内膜腺体或间质增生，临床主要表现为功能性子宫出血，育龄期和更年期妇女均可发病。子宫内

Notes

膜增生、不典型增生和子宫内膜癌,无论是形态学还是生物学都为一连续的演变过程,病因和发生机制也极为相似。

【病理变化】 基于细胞形态和腺体结构增生和分化程度的不同,分为两型:

1. **增生不伴不典型性**(hyperplasia without atypia) 腺体数量增加,某些腺体扩张成小囊,腺体与子宫内膜间质的比例大于1∶1。腺体和间质的比例多少不一,腺体可拥挤呈背靠背图像。衬覆腺体的上皮一般复层柱状,无异型性,细胞形态和排列与增殖期子宫内膜相似(图14-12)。1%~3%的患者可进展为高分化子宫内膜样腺癌。

2. **子宫内膜不典型增生/子宫内膜样上皮内瘤变**(atypical hyperplasia/endometrial intraepithelial neoplasia AH/EIN) 本型是宫内膜样癌的前驱病变,在子宫内膜增生的背景上,腺上皮排列拥挤,腺上皮细胞具有异型性,细胞极性紊乱,体积增大,核浆比例增加,核染色质浓聚,核仁醒目,常伴有鳞状细胞化生(图14-13)。分子生物学研究发现,此型患者往往具有*PAX2*失活,*PTEN*、*KRAS*、*CTNNB1*突变等基因异常。在被诊断为EIN的患者中,约有1/3的患者在诊断时伴有癌或在1年内发展为腺癌。

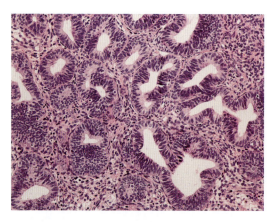

图14-12　子宫内膜增生不伴不典型性
子宫内膜腺体增多,伴有扩张,上皮细胞复层化,无细胞异型性

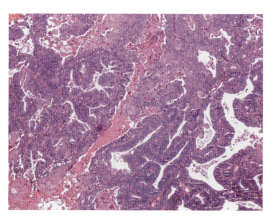

图14-13　子宫内膜不典型增生
子宫内膜腺体明显增生,排列拥挤呈"背靠背"状,上皮细胞明显异型

三、子 宫 肿 瘤

(一) 子宫体癌

子宫体癌又称宫内膜腺癌(endometrial adenocarcinoma),是由子宫内膜上皮细胞发生的恶性肿瘤,多见于绝经期和绝经期后妇女,以55~65岁为发病高峰。近年来由于子宫颈癌发病率降低,我国人口平均寿命延长,以及更年期激素替代疗法的应用,子宫体癌发病率呈上升趋势。

1. **宫内膜样腺癌** 又称为Ⅰ型子宫内膜癌,病因尚未明了,多数患者与子宫内膜增生和雌激素长期持续作用有关,肥胖、糖尿病、高血压和不孕是其高危因素。分子生物学研究发现,20%子宫内膜增生和30%~80%的子宫内膜癌与位于第10号染色体10q23.3上抑癌基因*PTEN*突变密切相关,*PTEN*失活时,*Akt*磷酸化增强,促进蛋白合成、细胞增生,抑制细胞凋亡。此外,微卫星不稳定、*K-RAS*和*β-catenin*突变和宫内膜样腺癌相关。

【病理变化】 肉眼观:宫内膜样腺癌分为弥漫型和局限型。弥漫型表现为子宫内膜弥漫性增厚,表面粗糙不平,灰白质脆,常有出血坏死或溃疡形成,并不同程度地浸润子宫肌层(图14-14)。局限型多位于子宫底或子宫角,常呈息肉或乳头状突向宫腔。如果癌组织小而表浅,可在诊断性刮宫时全部刮出,在切除的子宫内找不到癌组织。

镜下:癌组织可呈高、中、低分化,以高分化腺癌居多。①高分化腺癌:腺管排列拥挤、紊乱,

Notes

细胞轻度异型,结构似增生的内膜腺体;②中分化腺癌:腺体不规则,排列紊乱,癌细胞异型性明显,向腺腔内生长形成乳头或筛状结构,并见实性癌灶(图14-15);③低分化腺癌:癌细胞分化差,很少形成腺样结构,多呈实体片状排列,核异型性明显,核分裂多见。

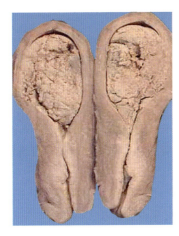
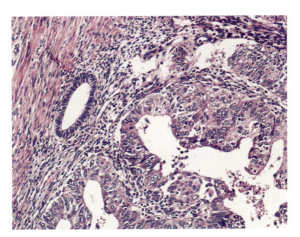

图 14-14 子宫内膜癌(弥漫型)
切面见癌组织灰白色,质脆,充满宫腔

图 14-15 子宫内膜样腺癌
腺体排列紊乱,局部可见腺体共壁,细胞异型性明显

约20%的宫内膜腺癌伴有鳞状细胞化生,在切面见癌组织灰白色,质实,充满宫腔。高分化宫内膜腺癌中,化生的鳞状上皮一般为良性,而中或低分化的子宫颈腺癌较少鳞状细胞化生,化生的上皮多为鳞癌。癌的组织分级取决于腺癌而不是化生的鳞状细胞。

免疫组织化学:宫内膜样腺癌常常雌激素受体(estrogen receptor,ER)、孕激素受体(progesterone receptor,PR)阳性,而p53阴性。

2. 子宫浆液性癌和透明细胞癌 又称为Ⅱ型子宫内膜癌 此型的发生与体内雌激素增加及子宫内膜增生无关,而是在非活动性或萎缩子宫内膜基础上发生。患者年龄偏大,一般发生于65~75岁之间。其中某些肿瘤组织形态和卵巢浆液性囊腺癌相似,称为浆液性癌,常有*P53*基因的突变。其次为透明细胞癌,二者预后均较雌激素相关的宫内膜样腺癌差,多伴有腹膜的扩散和淋巴结转移。免疫组织化学:浆液性癌通常p53弥漫性强阳性,而ER、PR阴性。但如果肿瘤细胞*P53*基因突变为无意义突变,可全部阴性。Ⅰ型和Ⅱ型子宫内膜癌的不同表现见表14-3。

表 14-3 Ⅰ型和Ⅱ型子宫内膜癌的区别

特点	Ⅰ型	Ⅱ型
年龄	55~65 岁	65~75 岁
临床特征	雌激素	萎缩、体形瘦
	肥胖	
	高血压	
	糖尿病	
形态	子宫内膜样	浆液性
		透明细胞性
		混合苗勒氏肿瘤
前驱病变	增生	子宫内膜上皮内癌
分子遗传	PTEN	

续表

特点	Ⅰ型	Ⅱ型
	PIK3CA	
	KRAS	
	MSI（微卫星不稳定）	
	β-catenin	
	p53	
生物学行为	惰性	侵袭性
	通过淋巴道转移	腹腔内和淋巴道转移

【扩散】　子宫内膜癌以直接蔓延为主，预后与子宫壁的浸润深度相关。晚期可经淋巴道转移，血道转移比较少见。

1. **直接蔓延**　癌组织向上可达子宫角，相继至输卵管、卵巢和其他盆腔器官；向下至子宫颈管和阴道；向外可侵透肌层达浆膜而蔓延至输卵管、卵巢，并可累及腹膜和大网膜。

2. **淋巴道转移**　宫底部的癌多转移至腹主动脉旁淋巴结；子宫角部的癌可经圆韧带的淋巴管转移至腹股沟淋巴结；累及子宫颈管的癌可转移至宫旁、髂内外和髂总淋巴结。

3. **血行转移**　晚期可经血道转移至肺、肝及骨骼。

【临床病理联系】　早期，患者可无任何症状，最常见的临床表现是阴道不规则流血，部分患者可有阴道分泌物增多，呈淡红色。如继发感染则呈脓性，有腥臭味。晚期，癌组织侵犯盆腔神经，可引起下腹部及腰骶部疼痛等症状。

根据癌组织的累及范围，子宫内膜癌临床分期如下：Ⅰ期，癌组织局限于子宫体；Ⅱ期，癌组织累及子宫体和子宫颈；Ⅲ期癌组织向子宫外扩散，尚未侵入盆腔外组织；Ⅳ期，癌组织已超出盆腔范围，累及膀胱和直肠黏膜。Ⅰ期患者手术后的 5 年生存率接近90%，Ⅱ期降至30%~50%，晚期患者则低于20%。

（二）子宫平滑肌肿瘤

子宫平滑肌瘤（leiomyoma of uterus）是女性生殖系统最常见的肿瘤。如果将微小的平滑肌瘤也计算在内，30 岁以上妇女的发病率高达70%，多数肿瘤在绝经期以后可逐渐萎缩。发病有一定的遗传倾向，雌激素可促进其生长。

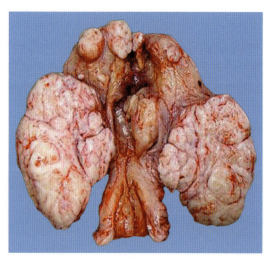

图 14-16　子宫平滑肌瘤

多个肿瘤位于子宫肌层内，境界清楚，切面灰白色

【病理变化】　肉眼观：多数肿瘤发生于子宫肌层，一部分可位于黏膜下或浆膜下，脱垂于子宫腔或子宫颈口。肌瘤小者仅镜下可见，大者可超过30cm。单发或多发，多者达数十个，称多发性子宫肌瘤。肿瘤表面光滑，界清，无包膜（图 14-16）。切面灰白，质韧，编织状或旋涡状。有时肿瘤可出现均质的玻璃样变性、黏液变性、红色变性或钙化。

镜下：瘤细胞与正常子宫平滑肌细胞相似，梭形，束状或旋涡状排列，胞质红染，核呈长杆状，两端钝圆，核分裂少见，缺乏异型性。肿瘤与周围正常平滑肌界限清楚（图 14-17）。

多数子宫平滑肌肉瘤从开始即为恶性，极少由平滑肌瘤恶变而来。如肿瘤细胞重度异型，出现凝固性坏死，每 10 个高倍视野核分裂 10 个以上亦应考虑为平滑肌肉瘤（leiomyosarcoma）

Notes

（图14-18）。年龄小于30岁女性,诊断平滑肌肉瘤要谨慎,肿瘤无异型和坏死,即便每10个高倍视野核分裂15个以上,应诊断为富于核分裂的平滑肌瘤。

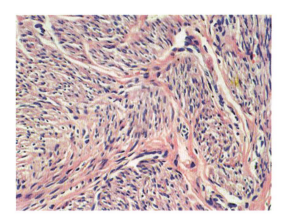
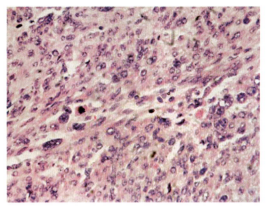

图14-17　子宫平滑肌瘤
瘤细胞束状或旋涡状排列,瘤细胞呈长梭形,与正常子宫平滑肌细胞相似

图14-18　子宫平滑肌肉瘤
瘤细胞密集呈梭形或椭圆形,大小不等、形状不一,可见较多核分裂象

【临床病理联系】　即使平滑肌瘤的体积很大,也可没有症状。最主要的症状是由黏膜下平滑肌瘤引起的出血,或压迫膀胱引起的尿频。血流阻断可引起突发性疼痛和不孕。其次,平滑肌瘤可导致自然流产,胎儿先露异常和绝经后流血。

平滑肌肉瘤切除后有很高的复发倾向,一半以上可通过血流转移到肺、骨、脑等远隔器官,也可在腹腔内播散。

第三节　滋养层细胞疾病

滋养层细胞疾病(gestational trophoblastic diseases,GTD)包括葡萄胎、侵袭性葡萄胎、绒毛膜癌、胎盘部位滋养细胞肿瘤和上皮样滋养叶细胞肿瘤,其共同特征为滋养层细胞异常增生。患者血清和尿液中人类绒毛膜促性腺激素(human chorionic gonadotropin,hCG)含量高于正常妊娠,可作为临床诊断、随访观察和评价疗效的辅助指标。

一、葡　萄　胎

葡萄胎(hydatidiform mole)又称水泡状胎块,是胎盘绒毛的一种良性病变,可发生于育龄期的任何年龄,以20岁以下和40岁以上女性多见,这可能与卵巢功能不足或衰退有关。本病发生有明显地域性差别,欧美国家比较少见,约2000次妊娠中有一次发病,而东南亚地区的发病率比欧美国家高10倍左右。该病在我国亦比较常见,23个省市和自治区调查统计表明发病率为1/150次妊娠。

【病因和发病机制】　病因未明,近年来葡萄胎染色体研究表明,80%以上完全性葡萄胎为46XX,可能在受精时,父方的单倍体精子23X在丢失了所有的母方染色体的空卵中自我复制而成纯合子46XX(即单精子或纯合子),两组染色体均来自父方,缺乏母方功能性DNA;或两个携带有X染色体的单倍体精子在一空卵中结合(双精子或杂合子)。其余10%的完全性葡萄胎为空卵在受精时和两个精子结合(23X和23Y),染色体核型为46XY,上述情况提示完全性葡萄胎均为男性遗传起源(图14-19)。由于缺乏卵细胞的染色体,故胚胎不能发育。

部分性葡萄胎的核型绝大多数为69XXX或69XXY,极偶然的情况下为92XXXY。由带有母方染色体的正常卵细胞(23X)和一个没有发生减数分裂的双倍体精子(46XY)或两个单倍体

Notes

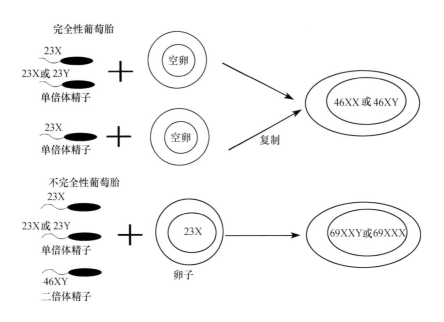

图 14-19 葡萄胎发病机制示意图

精子(23X 或 23Y)结合所致。

免疫组织化学对鉴别完全性葡萄胎和部分性葡萄胎有辅助作用,P57 为母系转录因子产物,可在部分性葡萄胎中的绒毛间质和细胞滋养层中表达;而完全性葡萄胎染色体均来自父方,故无 P57 表达。

【病理变化】 葡萄胎分为完全性和部分性。若所有绒毛均呈葡萄状,称之为完全性葡萄胎;部分绒毛呈葡萄状,仍保留部分正常绒毛,伴有或不伴有胎儿或其附属器官者,称为不完全性或部分性葡萄胎。绝大多数葡萄胎发生于子宫内,个别病例也可发生在子宫外异位妊娠的所在部位。

肉眼观:病变局限于宫腔内,不侵入肌层。胎盘绒毛高度水肿,形成透明或半透明的薄壁水泡,内含清亮液体,有蒂相连,形似葡萄(图 14-20)。

镜下:葡萄胎有以下三个特点:①绒毛因间质高度疏松水肿黏液变性而增大;②绒毛间质内血管消失,或见少量无功能的毛细血管,内无红细胞;③滋养层细胞有不同程度增生,增生的细胞包括合体滋养层细胞(syncytiotrophoblast)和细胞滋养层细胞(cytotrophoblast),两者以不同比例混合存在,并有轻度异型性。滋养层细胞增生为葡萄胎的最重要特征(图 14-21)。

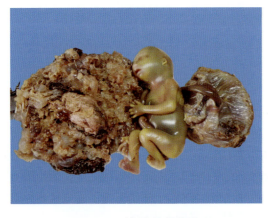

图 14-20 部分性葡萄胎
胎盘绒毛呈大小不等的透明水泡

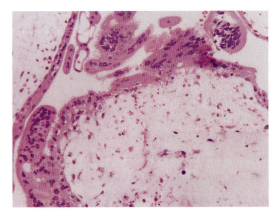

图 14-21 完全性葡萄胎
胎盘绒毛显著肿大、间质水肿、血管消失、滋养层细胞明显增生

Notes

细胞滋养层细胞位于正常绒毛内层,呈立方或多边形,胞质淡染,核圆居中,染色质较稀疏。合体滋养层细胞位于正常绒毛的外层,细胞体积大而不规则,胞质嗜酸呈深红色,多核,核深染。正常绒毛在妊娠3个月后,滋养层细胞仅剩合体滋养层细胞,而葡萄胎时这两种细胞皆持续存在,并活跃增生,失去正常排列,环绕水肿绒毛,或在绒毛外呈岛屿状增生。

【临床病理联系】　患者多半在妊娠的第12~14周出现症状,妊娠早期的超声检测可在出现症状前发现。由于胎盘绒毛水肿致子宫体积明显增大,超出相应月份正常妊娠子宫体积。因胚胎早期死亡,虽然子宫体积超过正常5个月妊娠,但听不到胎心,亦无胎动。由于滋养细胞增生,患者血和尿中绒毛膜促性腺激素(hCG)明显高于正常妊娠,是协助诊断的重要指标。滋养层细胞侵袭血管能力很强,故子宫反复不规则流血,偶有葡萄状物流出。如疑为葡萄胎时,大多数患者可经超声检查确诊。

葡萄胎经彻底清宫后,绝大多数能痊愈。约有10%的患者可转变为侵袭性葡萄胎,2.5%左右可恶变为绒毛膜上皮癌。葡萄胎清宫术后,要定期对患者血或尿中的hCG进行检测,以排除持续性滋养细胞疾病或恶变的可能。如患者不需要再生育,可考虑子宫切除。伴有部分性葡萄胎的胚胎通常在妊娠的第10周死亡,在流产或刮宫的组织中可查见部分胚胎成分,其生物学行为亦和完全性葡萄胎有所不同,极少演化为绒毛膜上皮癌。

二、侵袭性葡萄胎

侵袭性葡萄胎(invasive mole)为界于葡萄胎和绒毛膜上皮癌之间的交界性肿瘤。侵袭性葡萄胎和良性葡萄胎的主要区别是水泡状绒毛侵入子宫肌层,引起子宫肌层出血坏死(图14-22),甚至向子宫外侵袭累及阔韧带或阴道,或经血管栓塞至肺、脑等远方器官,绒毛不会在栓塞部位继续生长并可自然消退,和转移有明显区别。

镜下:滋养层细胞增生程度和异型性比良性葡萄胎显著。常见出血坏死,其中可查见水泡状绒毛或坏死的绒毛,有无绒毛结构是本病与绒毛膜上皮癌的主要区别。

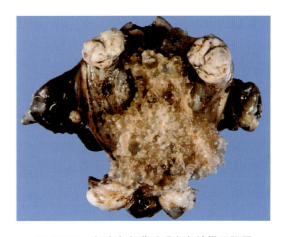

图14-22　宫腔内充满透明水泡并侵及肌层

临床主要表现是在葡萄胎排除后,子宫因复旧不全,体积仍呈不同程度增大。血或尿中hCG持续阳性,阴道持续或不规则流血。因肿瘤侵入肌层,故多次刮宫仍不见好转。有时阴道可出现转移的紫蓝色结节,破溃时可发生大出血。若肺内有栓塞,患者可伴有咯血。大多数侵袭性葡萄胎对化疗敏感,预后良好。即使不用化疗,栓塞的瘤组织有可能自然消退。

三、绒　毛　膜　癌

绒毛膜癌(choriocarcinoma)简称绒癌,是源自妊娠绒毛滋养层上皮的高度侵袭性恶性肿瘤,少数可发生于性腺或其他组织的多潜能细胞,如卵巢或纵隔。绝大多数与妊娠有关,约50%继发于葡萄胎,25%继发于自然流产,22%发生于正常分娩后,其余发生于异位妊娠。20岁以下和40岁以上女性为高危年龄,发病和年龄密切相关提示该肿瘤可能发生自非正常的受精卵,而不是来自绒毛膜上皮。

【病理变化】　肉眼观:癌结节呈单个或多个,位于子宫的不同部位,大者可突入宫腔,常侵入深肌层,甚而穿透宫壁达浆膜外。由于明显出血坏死,癌结节质软,呈暗红或紫蓝色(图14-23)。

镜下:癌组织由分化不良的细胞滋养细胞和合体滋养细胞两种瘤细胞组成,细胞异型性明显,核分裂象易见。两种细胞混合排列成巢状或条索状,偶见个别癌巢主要由一种细胞组成。肿瘤自身无间质血管,依靠侵袭宿主血管获取营养,故癌组织和周围正常组织有明显出血坏死,有时癌细胞大多坏死,仅在边缘部查见少数残存的癌细胞(图 14-24)。癌细胞不形成绒毛和水泡状结构,这一点和侵袭性葡萄胎明显不同。

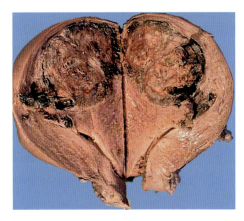

图 14-23　子宫绒毛膜癌
癌组织位于子宫底部,呈暗紫红色,结节状,可见出血坏死

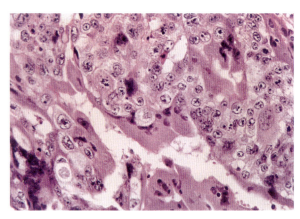

图 14-24　绒毛膜癌
由细胞滋养层细胞和合体滋养层两种肿瘤细胞组成,可见细胞异型,肿瘤内无间质和血管

除子宫外,和葡萄胎一样,异位妊娠的相应部位也可发生绒毛膜癌。

【扩散】　绒毛膜癌侵袭破坏血管能力很强,除在局部破坏蔓延外,极易经血道转移,以肺和阴道壁最常见,其次为脑、肝、脾和肾等。少数病例在原发灶切除后,转移灶可自行消退。

【临床与病理联系】　临床主要表现为葡萄胎流产和妊娠数月甚至数年后,阴道出现持续不规则流血,子宫增大,血或尿中 hCG 显著升高。血道转移是绒毛膜癌的显著特点,出现在不同部位的转移灶可引起相应症状。如有肺转移,可出现咯血,脑转移可出现头痛、呕吐、瘫痪及昏迷;肾转移可出现血尿等症状。

绒癌是恶性度很高的肿瘤,治疗以往以手术为主,多在一年内死亡。自应用化疗后,治愈率已接近 100%,即便已发生转移的病例亦可治愈,甚至治愈后可正常妊娠。

四、胎盘部位滋养细胞肿瘤

胎盘部位滋养细胞肿瘤(placental site trophoblastic tumor)源自胎盘绒毛外中间滋养叶细胞,相当少见。核型多为双倍体,46XX,常在妊娠几个月时发病。

【病理变化】　肉眼观:肿瘤位于胎盘种植部位,呈结节状,棕黄色,切面肿瘤侵入子宫肌层,与周围组织界限不清,肌层的浸润程度不一,少数情况下,肿瘤可穿透子宫全层。一般无明显出血。

镜下:在正常妊娠过程中,中间型滋养叶细胞的功能是将胚体固定在肌层表面。当中间型滋养叶细胞呈肿瘤增生时,浸润的方式和胎盘附着部位的正常滋养叶上皮相似,仍然位于滋养叶上皮生长旺盛的典型部位。细胞形态比较单一,多数为单核,胞质丰富,边界清楚,淡红色,体积大于细胞滋养层细胞。少数细胞呈多核或双核,瘤细胞在肌层细胞之间呈单个、条索状、片状或岛屿状排列。一般无坏死和绒毛。与绒毛膜上皮癌不同的是,胎盘部位滋养细胞肿瘤由单一增生的胎盘中间滋养叶细胞组成,而绒毛膜上皮癌由两种细胞构成。免疫组织化学染色大多数中间型滋养叶细胞胎盘催乳素(human placental lactogen,HPL)阳性;而仅少部分细胞 hCG 阳性。

少数情况下,肿瘤细胞可出现异型,细胞丰富密集,核分裂多见,并伴有较广泛的坏死,呈恶性组织学表现。

【临床病理联系】 胎盘部位滋养细胞肿瘤虽然在局部呈浸润性生长,但一般较局限,预后不一。预后和肿瘤发生时与上一次妊娠的间隔时间有关,间隔时间少于 2 年者预后较好;间隔时间大于 4 年,核分裂增多则预后不良。

第四节　卵 巢 肿 瘤

卵巢肿瘤种类繁多,结构复杂,依照其组织发生可分为三大类:

1. **上皮性肿瘤** 浆液性肿瘤、黏液性肿瘤、宫内膜样肿瘤、透明细胞肿瘤、Brenner/ 细胞肿瘤及浆黏液性肿瘤。

2. **生殖细胞肿瘤** 畸胎瘤、无性细胞瘤、内胚窦瘤及绒毛膜癌。

3. **性索 - 间质肿瘤** 粒层细胞瘤、支持 - 间质细胞瘤。

一、卵巢上皮性肿瘤

卵巢上皮性肿瘤是最常见的卵巢肿瘤,占所有卵巢肿瘤的 60%~70%,可分为良性、恶性和交界性(borderline malignancy),交界性卵巢上皮性肿瘤是指形态和生物学行为介于良性和恶性之间,具有低度恶性潜能的肿瘤(tumors of low malignant potential)。

一般认为绝大多数上皮肿瘤来源于覆盖在卵巢表面的腹膜间皮细胞,由胚胎时期的覆盖在生殖嵴表面的体腔上皮转化而来,它在胚胎期参与苗勒管的形成,苗勒管逐渐分化形成输卵管、子宫、卵巢和阴道。目前观点认为相当一部分卵巢高级别浆液性癌来源于输卵管伞端上皮。

当卵巢生长发育时,表面的上皮可向卵巢实质伸展,形成腺体和囊肿。在一定条件下,这些腺体和囊肿可形成肿瘤,呈现苗勒管的各种不同细胞形态的变化,如似输卵管上皮的浆液性纤毛柱状上皮,似子宫内膜腺体的非纤毛柱状上皮和似子宫颈黏液腺体的黏液柱状上皮。依据上皮的类型分为浆液性、黏液性和子宫内膜样。

(一)浆液性肿瘤

浆液性囊性肿瘤是卵巢最常见的肿瘤,其中浆液性囊腺癌占全部卵巢癌的 40%。良性和交界性肿瘤多发于 30~40 岁的女性,而囊腺癌患者则年龄偏大。囊腺癌的发生与 *BRCA1* 和 *BRCA2* 突变有关,具有二者突变的 70 岁女性发生囊性癌的几率为 20%~60%,通常为高级别浆液性囊性癌,同时伴有 *P53* 突变。

肉眼观:典型的浆液性囊腺瘤由单个或多个纤维分隔的囊腔组成,囊内含有清亮液体,偶混有黏液。良性瘤囊内壁光滑,一般无囊壁的上皮性增厚和乳头状突起。交界性囊腺瘤可见较多的乳头(图 14-25);大量实性组织和乳头在肿瘤中出现时应疑为癌。双侧同时发生浆液性肿瘤多见,良性浆液性囊腺瘤、交界性浆液性囊腺瘤和浆液性囊腺癌分别为 20%、30% 和 66%。

镜下:良性瘤囊腔由单层立方或矮柱状上皮衬覆,具有纤毛,与输卵管上皮相似,虽有乳头状结构形成,但一般乳头较宽,细胞形态较一致,无异型性(图 14-26)。交界瘤上皮细胞层次增加,达 2~3 层,乳头增多,细胞异型,无破坏性间质浸润;交界性浆液性乳头状

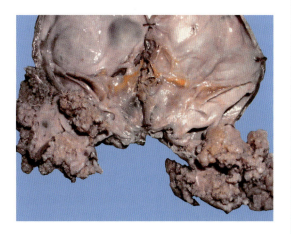

图 14-25　卵巢浆液性乳头状囊腺瘤(交界性)
肿瘤囊壁部分区域增生,呈乳头状向囊内突起

Notes

囊腺瘤的间质如查见最大直径不超过 5mm 浸润灶,称为微小浸润,其预后和无间质浸润的交界性浆液性乳头状囊腺瘤的预后相似,称为具有微小浸润的交界性浆液性乳头状囊腺瘤。浸润的细胞和交界性浆液性乳头状囊腺瘤的细胞形态相似,呈单细胞,实体状,乳头状或筛状,单灶性或多小灶性分布。浆液性囊腺癌除细胞层次增加超过三层外,最主要的特征是伴有明显的癌细胞破坏性间质浸润(图 14-27)。肿瘤细胞呈现癌细胞特点,细胞异型性明显,核分裂象多见,乳头分支多而复杂,呈树枝状分布,或呈未分化的特点。常可见砂砾体(psammoma bodies)。

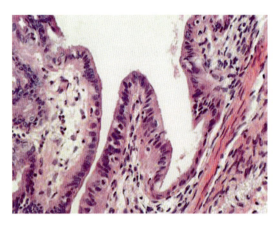

图 14-26　卵巢浆液性乳头状囊腺瘤
肿瘤呈乳头状生长,表面被覆单层立方上皮,形态一致,无异型性

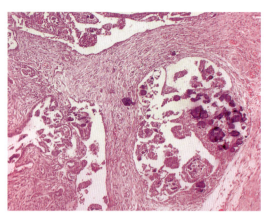

图 14-27　卵巢浆液性乳头状囊腺癌
瘤细胞层次显著增多,异型性明显,向卵巢间质内浸润

　　浆液性肿瘤的生物学行为取决于肿瘤的分化和分布范围。浆液性肿瘤可以在卵巢的表面生长,少数情况下,可原发在腹膜部位。交界性肿瘤也可起源于腹膜或由卵巢向腹膜表面延伸,一般较局限,临床上可无症状,或逐渐扩散,在许多年以后,产生肠梗阻或其他并发症。癌则可向软组织浸润,形成大的腹腔内肿块,病情明显恶化。即使是肿瘤已延伸至腹膜,明确浆液性囊腺瘤的性质,对于判断预后和选择治疗方案仍非常重要。卵巢内的交界性囊腺瘤和癌的 5 年生存率分别是 100% 和 70%;而累及腹膜的同样肿瘤则分别是 90% 和 25%。因为交界性肿瘤可在多年后复发,五年后患者仍存活并不意味着已经治愈。

(二)黏液性肿瘤

　　黏液性肿瘤(mucinous tumors)指含有胃肠型黏液上皮的肿瘤,较少见,占所有卵巢肿瘤的 30%。多为良性,交界性和恶性占 15%。发病年龄与浆液性肿瘤相同。

　　肉眼观:肿瘤表面光滑,由多个大小不一的囊腔组成,腔内充满富于糖蛋白的黏稠液体,较少形成乳头,双侧发生比较少见(图 14-28)。大约 5% 的黏液性囊腺瘤和 20% 的黏液性腺癌发生于双侧卵巢。体积大者可超过 25kg。如肿瘤查见较多乳头和实性区域,或有出血,坏死及包膜浸润,则有可能为恶性。

　　镜下:良性黏液性囊腺瘤的囊腔被覆单层高柱状上皮,核在基底部,核的上部充满黏

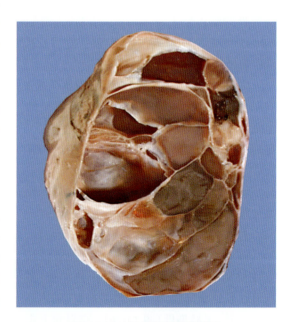

图 14-28　卵巢黏液性囊腺瘤
肿瘤表面光滑,包膜完整,切面肿瘤呈多房性,内壁光滑,常充满黏稠液体

Notes

液,无纤毛,类似于胃小凹细胞或肠杯状细胞(图 14-29)。交界性肿瘤含有较多的乳头结构,细胞层次增加,一般不超过三层,核轻至中度异型,但无间质和被膜破坏性浸润。交界性黏液性囊腺瘤亦可有微小浸润,其范围和交界性浆液性囊腺瘤相似。卵巢原发的黏液性癌很少见,约占所有恶性卵巢肿瘤的 3%~4%。腺癌上皮细胞中至重度异型,和比较长且窄,胞质内可见少量残存的黏液。超过 80% 的黏液腺癌同时可见良性或交界性囊腺瘤和恶性上皮成分。如能确认有间质明显破坏性浸润,浸润直径超过 5mm,则可诊断为癌(图 14-30)。

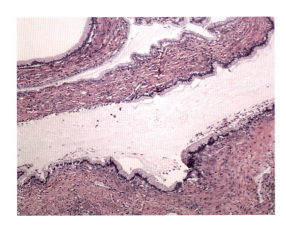

图 14-29　卵巢黏液性囊腺瘤

肿瘤囊腔被覆单层高柱状上皮,核位于基底部,核的上部充满黏液

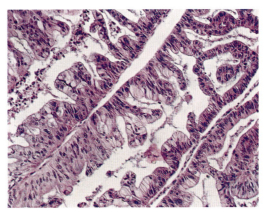

图 14-30　卵巢黏液性囊腺癌

癌细胞呈高柱状,多层排列,异型性明显,胞质富含黏液

　　黏液性囊腺癌的预后决定于临床分期,一般好于浆液性囊腺癌。如卵巢黏液性肿瘤的囊壁破裂,上皮和黏液种植在腹膜上,在腹腔内形成胶冻样肿块,称为腹膜假黏液瘤(pseudomyxoma peritoneal)。研究认为绝大多数腹膜假黏液瘤来源于阑尾的黏液性肿瘤,仅少数来源卵巢黏液性肿瘤。

(三) 浆黏液性肿瘤(seromucinous tumour)

　　本型肿瘤可能是起源于宫内膜异位的苗勒上皮的混合性肿瘤,含有 2 种或 2 种以上上皮成分,以浆液性上皮和子宫颈黏液上皮最为常见。少数情况下,可见子宫内膜样上皮、透明细胞、移行细胞和鳞状细胞癌。其临床病理改变和浆液性肿瘤及黏液性肿瘤相似,可分为良性、交界性和恶性。

二、卵巢性索 - 间质肿瘤

　　卵巢性索 - 间质肿瘤(sex cord-stromal tumors)起源于原始性腺中的性索和间质组织,分别在男性和女性衍化成各自不同类型的细胞,并形成一定的组织结构。女性的性索 - 间质细胞称作粒层细胞(granulose cell)和卵泡膜细胞(theca cell),男性则为支持细胞(Sertoli cell)和间质细胞(Leydig cell),它们可各自形成女性的粒层细胞瘤和卵泡膜细胞瘤,或男性的支持细胞瘤和间质细胞瘤,亦可混合构成粒层 - 卵泡膜细胞瘤或支持 - 间质细胞瘤。由于性索 - 间质可向多方向分化,卵巢和睾丸可查见所有这些细胞类型来源的肿瘤。卵泡膜细胞和间质细胞可分别产生雌激素和雄激素,患者常有内分泌功能改变。

(一) 粒层细胞瘤

　　粒层细胞瘤(granulosa cell tumor)是伴有雌激素分泌的功能性肿瘤。虽然该瘤极少发生转移,但可发生局部扩散,应被看做低度恶性肿瘤。

　　粒层细胞瘤和其他卵巢肿瘤一样,体积较大,呈囊实性。肿瘤的部分区域呈黄色,为含脂质

Notes

的黄素化的粒层细胞,间质呈白色,常伴发出血。镜下,瘤细胞大小较一致,体积较小,椭圆形或多角形,细胞质少,细胞核通常可查见核沟,呈咖啡豆样外观。瘤细胞排列成弥漫型、岛屿型、梁索型,分化较好的瘤细胞常围绕一腔隙,排列成卵泡样的结构,中央为粉染的蛋白液体或退化的细胞核,称为 Call-Exner 小体(图 14-31)。Inhibin 由粒层细胞产生,亦可作为其他性索间质肿瘤的标志物。

(二) 卵泡膜瘤

卵泡膜瘤(thecoma)为良性功能性肿瘤,因为肿瘤细胞可产生雌激素,绝大多数患者有雌激素增多产生的体征,患者常表现为月经不调和乳腺增大,多发生于绝经后的妇女。卵泡膜细胞瘤呈实体状,由于细胞含有脂质,切面色黄。镜下,瘤细胞由成束的短梭形细胞组成,核卵圆形,胞质由于含脂质而呈空泡状。玻璃样变的胶原纤维可将瘤细胞分割成巢状(图 14-32)。瘤细胞黄素化时,细胞大而圆,核圆居中,与黄体细胞相像,称为黄素化的卵泡膜细胞瘤。

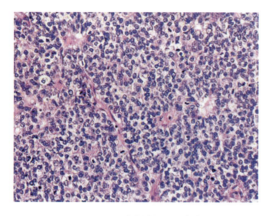

图 14-31　卵巢粒层细胞瘤
瘤细胞小而一致,胞质少,核沟明显,可见 Call-Exner 小体

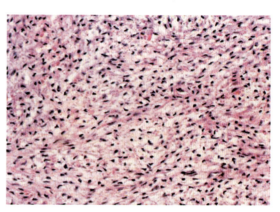

图 14-32　卵泡膜瘤
瘤细胞排列呈束状,胞质富含脂质而呈空泡状

(三) 支持 - 间质细胞瘤 (Sertoli-Leydig cell tumors)

主要发生在睾丸,较少发生于卵巢,任何年龄均可发病,多发于年轻育龄期妇女。该瘤可分泌少量雄激素,若大量分泌可表现为男性化。

肿瘤单侧发生,呈实体结节分叶状,色黄或棕黄。镜下,由支持细胞和间质细胞按不同比例混合而成,高分化支持 - 间质细胞瘤由和胎儿睾丸的曲细精管相似的腺管构成,细胞为柱状。腺管之间为纤维组织和数量不等的间质细胞,间质细胞体积大,胞质丰富嗜酸,核圆形或卵圆形,核仁明显。中分化者,分化不成熟的支持细胞,呈条索或小巢状排列(图 14-33);低分化者,细胞呈梭形,肉瘤样弥漫分布。高分化的肿瘤手术切除可治愈,低分化的肿瘤可复发或转移,复发或转移率少于 5%。

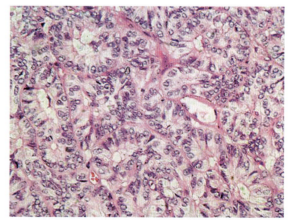

图 14-33　卵巢支持 - 间质细胞瘤
肿瘤性支持细胞呈柱状、排列成条索或腺管状,其间为间质细胞

三、卵巢生殖细胞肿瘤

来源于生殖细胞的肿瘤约占所有卵巢肿瘤的 15%~20%,大多数为良性囊性畸胎瘤。儿童

Notes

和青春期卵巢肿瘤的 60% 为生殖细胞肿瘤,绝经期后则很少见。原始生殖细胞具有向不同方向分化的潜能,由原始性生殖细胞组成的肿瘤称作无性细胞瘤;原始生殖细胞向胚胎的体壁细胞分化称为畸胎瘤;向胚外组织分化,瘤细胞和胎盘的间充质细胞或它的前身相似,称作卵黄囊瘤;向覆盖在胎盘绒毛表面的细胞分化,则称为绒毛膜癌。

(一) 畸胎瘤

畸胎瘤是来源于生殖细胞的肿瘤,具有向体细胞分化的潜能,大多数肿瘤含有至少两个或三个胚层组织成分。约占所有卵巢肿瘤的 15%~20%,好发于 20~30 岁女性。

1. 成熟畸胎瘤(mature teratoma) 又称成熟囊性畸胎瘤,是最常见的生殖细胞肿瘤。

肉眼观:肿瘤呈囊性,充满皮脂样物、囊壁上可见头节,表面附有毛发,可见牙齿。镜下,肿瘤由三个胚层的各种成熟组织构成。常见皮肤、毛囊、汗腺、脂肪、肌肉、骨、软骨、呼吸道上皮、消化道上皮、甲状腺和脑组织等(图 14-34)。以表皮和附件组成的单胚层畸胎瘤称为皮样囊肿(dermoid cysts);以甲状腺组织为主的单胚层畸胎瘤则称为卵巢甲状腺肿(struma ovarii)。

1% 可发生恶性变,多发生在老年女性,组织学特点和发生在机体其他部位的癌相似。3/4 为鳞状细胞癌,其他包括类癌、基底细胞癌、甲状腺癌和腺癌等。

2. 未成熟性畸胎瘤 卵巢未成熟性畸胎瘤(immature teratoma)和成熟性囊性畸胎瘤的主要不同是在肿瘤组织中查见未成熟组织。未成熟性畸胎瘤占 20 岁以下女性所有恶性肿瘤的 20%,平均发病年龄为 18 岁,随年龄的增大,发病率逐渐减少。

肉眼观:未成熟性畸胎瘤呈实体分叶状,可含有许多小的囊腔。实体区域常可查见未成熟的骨或软骨组织。镜下,在与成熟性畸胎瘤相似的组织结构背景上,可见未成熟神经组织组成的原始神经管和菊形团,偶见神经母细胞瘤的成分,此外,常见未成熟的骨或软骨组织。预后和肿瘤分化有关,高分化的肿瘤一般预后较好,而主要由未分化的胚胎组织构成的肿瘤则预后较差。

(二) 无性细胞瘤

卵巢无性细胞瘤(dysgeminoma)是由未分化、多潜能原始生殖细胞组成的恶性肿瘤,同一肿瘤发生在睾丸则称为精原细胞瘤(seminoma)。大多数患者的年龄在 10~30 岁之间。无性细胞瘤仅占卵巢恶性肿瘤的 2%,精原细胞瘤则是睾丸最常见的肿瘤。

肉眼观:肿瘤一般体积较大,质实,表面结节状,切面质软鱼肉样。镜下,细胞体积大而一致,细胞膜清晰,胞质空亮,充满糖原,细胞核居中,有 1~2 个明显的核仁,核分裂多见。瘤细胞排列成巢状或条索状。瘤细胞巢周围的纤维间隔中常有淋巴细胞浸润,并可有结核样肉芽肿结构(图 14-35)。约 15% 的无性细胞瘤含有和胎盘合体滋养细胞相似的合体滋养细胞成分。肿瘤细胞

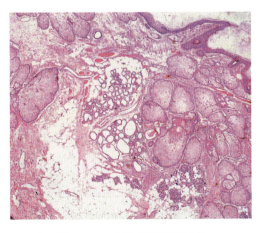

图 14-34　卵巢成熟性畸胎瘤
可见较多鳞状上皮、皮脂腺、汗腺及胰腺组织

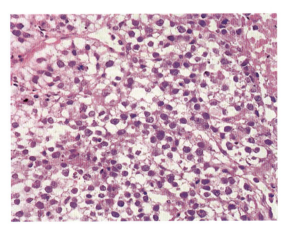

图 14-35　卵巢无性细胞瘤
瘤细胞大小较为一致,胞质丰富、透明,核圆居中,其间伴有散在的淋巴细胞浸润

Notes

胎盘碱性磷酸酶阳性可有助于诊断的确立。和精原细胞瘤一样,无性细胞瘤表达 Oct3、Oct4 和 Nanog,也表达酪氨酸受体激酶 CD117。

无性细胞瘤对放疗和化疗敏感,5 年生存率可达 80% 以上。晚期主要经淋巴道转移至髂部和主动脉旁淋巴结。

(三) 胚胎性癌

胚胎性癌(embryonal carcinoma)主要发生于 20~30 岁的青年人,比无性细胞瘤更具有浸润性,是高度恶性的肿瘤。

肉眼观:肿瘤体积小于无性细胞瘤,切面肿瘤边界不清,可见出血和坏死。镜下,肿瘤细胞排列成腺管、腺泡或乳头状,分化差的细胞则排列成片状。肿瘤细胞形态呈上皮样,细胞大,显著异型,细胞之间界限不清,细胞核大小形态不一,核仁明显,常见核分裂象和瘤巨细胞。若伴有畸胎瘤、绒毛膜癌和卵黄囊瘤成分,应视为混合性生殖细胞肿瘤。

(四) 卵黄囊瘤

卵黄囊瘤(yolk sack tumor)又称内胚窦瘤(endodermal sinus tumor),因组织形态和小鼠胎盘的结构很相似而得名,多发生在 30 岁以下妇女,是婴幼儿生殖细胞肿瘤中最常见的类型,生物学行为呈高度恶性。体积一般较大,结节分叶状,边界不清。切面灰黄色,呈实体状,局部可见囊腔形成,可有局部出血坏死。镜下见多种组织形态:①疏网状结构:是最常见的形态,相互交通的间隙形成微囊和乳头,内衬立方或扁平上皮,背景呈黏液状;②S-D(Schiller-Duval)小体:由含有肾小球样结构的微囊构成,中央有一纤维血管轴心,免疫组织化学显示肿瘤细胞 AFP 和 α1- 抗胰蛋白酶阳性;③多泡性卵黄囊结构:形成与胚胎时期卵黄囊相似的大小不等的囊腔,内衬扁平上皮、立方上皮或柱状上皮,囊之间为致密的结缔组织;④细胞外嗜酸性小体也是常见的特征性结构。

(周庚寅)

第五节　前列腺疾病

一、前　列　腺　炎

前列腺炎(prostatitis)可发生急性或慢性炎症,常常继发于膀胱或泌尿道感染,病原菌多为大肠杆菌、革兰氏染色阴性杆菌或变形杆菌。临床表现为尿急、尿频和排尿困难及腰骶部疼痛,前列腺可肿大或触痛。急性者常伴有发热和白细胞增多,慢性前列腺炎常成为泌尿系感染反复发作的重要原因。

急性前列腺炎病变主要为中性粒细胞弥漫性浸润,间质充血水肿,严重者可见小脓肿形成。急性前列腺炎治疗不彻底可转为慢性,浸润炎细胞以淋巴细胞和浆细胞为主,伴有少量中性粒细胞(图 14-36)。

此外,前列腺可发生肉芽肿性炎,常为全身系统性疾病的一部分,如结核、结节病(sarcoidosis)、真菌感染及 Wegener 肉芽肿。前列腺结核往往伴有肾结核或附睾结核。

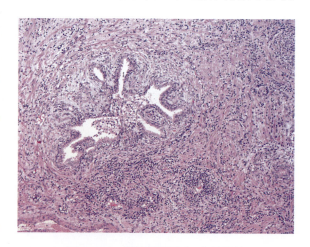

图 14-36　慢性前列腺炎,非特异性
前列腺导管周围有明显的炎症,炎症浸润细胞以淋巴细胞和浆细胞为主

Notes

二、前列腺增生症

良性前列腺增生(benign prostatic hyperplasia)又称结节状前列腺增生(nodular hyperplasia)或前列腺肥大(hypertrophy),以前列腺上皮和间质增生为特征,是50岁以上男性的常见疾病。发病率随年龄的增加而递增。约70%的60岁男性在组织学上可查见不同程度的前列腺增生,但其中仅有50%的患者有临床症状。

【病因及发生机制】 前列腺增生的发生和雄激素有关,青春期前切除睾丸的男性不会发生该病。睾酮的中间产物二氢睾酮(DHT)是前列腺生长发育的最终调节媒介。在间质细胞的5-还原酶的作用下,来自血液循环中的睾酮还原为二氢睾酮。二氢睾酮和前列腺细胞核的受体结合,刺激DNA、RNA,生长因子和其他胞质蛋白合成,导致前列腺增生。但相互矛盾的是,前列腺增生主要发生于老年人,其雄激素水平常较稳定或呈下降趋势,临床服用睾酮亦不会加重已有的前列腺增生,提示致病原因包括除雄激素以外的其他因素。实验研究发现,年龄相关的雌激素水平升高可通过增加间质细胞的DHT表达,促进前列腺增生。

【病理变化】 肉眼观:呈结节状增大,重者可达300g。颜色和质地与增生的成分有关,以腺体增生为主的呈淡黄色,质地较软,切面可见大小不一的蜂窝状腔隙,挤压可见奶白色前列腺液体流出;而以纤维平滑肌增生为主者,色灰白,质地较韧,和周围正常前列腺组织界限不清。

镜下:前列腺增生的成分主要由纤维、平滑肌和腺体组成,三种成分所占比例因人而异。增生的腺体和腺泡相互聚集或在增生的间质中散在随机排列,腺体的上皮由两层细胞构成,内层细胞呈柱状,外层细胞呈立方或扁平形,周围有完整的基膜包绕。上皮细胞向腔内出芽呈乳头状或形成皱褶。腔内常含有淀粉小体(图14-37)。此外,可见鳞状上皮化生和小灶性梗死,化生的上皮常位于梗死灶的周边。

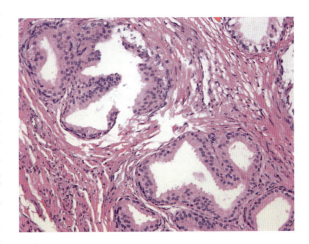

图14-37 前列腺增生
腺体数目增加,腺腔扩张,上皮细胞双层排列

【临床病理联系】 由于增生多发生在前列腺的中央区、移行区和尿道周围区,尿道前列腺部受压而产生尿道梗阻的症状和体征,患者可有排尿困难、尿流变细、滴尿、尿频和夜尿增多。时间久者,可产生尿潴留和膀胱扩张。尿液潴留可进一步诱发尿路感染或肾盂积水,严重者最后可导致肾衰竭。一般认为,前列腺增生极少发生恶变。

三、前 列 腺 癌

前列腺癌(prostatic cancer)是源自前列腺上皮的恶性肿瘤,发病原因尚未完全明了,现有的研究说明和年龄、种族、地理环境和激素有关。仅有1%的前列腺癌在50岁以前能够检出并明确诊断,50岁以后,发病率随年龄增加逐步升高,60~85岁为发病高峰。在美国,其发病率和死亡率仅次于肺癌,居所有肿瘤的第二位。黑人的发病率是白人的两倍。亚洲地区的发病率则较低,中国仅为美国的1/50,但近年来呈逐渐上升趋势。去势手术(切除睾丸)或服用雌激素可抑制肿瘤生长,说明雄激素和前列腺癌的发生相关。

关于前列腺癌癌基因的实验研究尚无肯定的结论,位于第1和第2号染色体的肿瘤抑制基因*PTEN*似乎与易感相关。在前列腺癌发生率的种族差异中,雄激素受体的CAG重复序列的

Notes

数量与高发有关,其多态性可能影响了雄激素对前列腺的上皮的作用。

【病理变化】　肉眼观察,约70%的肿瘤发生在前列腺的周围区,以后叶多见,可在肛诊检查时扪及。切面质硬沙砾样,但由于和正常前列腺界限不清,肉眼常不易辨认,用手触摸可感知。

镜下:多数为分化较好的腺癌,肿瘤腺泡较规则,排列拥挤,可见背靠背现象。腺体由单层细胞构成,外层的基底细胞缺如。偶见腺体扩张或腺上皮在腔内呈乳头状或筛状(图14-38)。细胞质一般无显著改变,但是细胞核体积增大,呈空泡状,含有一个或多个大的核仁。细胞核大小形状不一,但总体上,多形性不很明显。核分裂很少见。前列腺癌并不全是高分化癌,在低分化癌中,癌细胞排列成条索、巢状或片状。

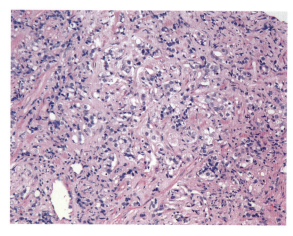

图14-38　前列腺癌
癌细胞筛状排列,细胞轻至中度异型,核仁明显

高分化前列腺癌最可靠的恶性证据是包膜、淋巴管、血管和周围神经的浸润,多数情况下,可见周围神经的浸润。

邻近前列腺浸润性癌的腺管和腺泡中常查见灶性非典型增生,或称作前列腺上皮内瘤变(prostatic intraepithelial neoplasia,PIN)。常为多灶分布,亦或呈单个病灶。虽然细胞核异型,但和癌相比,PIN无间质浸润,异型的细胞外侧有一层基底细胞和完整的基底膜。依据细胞非典型性的程度,PIN分为低级别和高级别,研究证实高级别PIN和浸润性癌有相似的分子水平的改变,说明PIN是介于良性和恶性之间的癌前病变。随访资料说明经过十年时间,约1/3的PIN进展为浸润性癌,可能与基因改变的长期积累有关。

【临床病理联系】　约5%~20%的前列腺癌可发生局部浸润和远处转移,常直接向精囊和膀胱底部浸润,后者可引起尿道梗阻。血道转移可转移到骨、肺和肝,其中骨转移,尤以脊椎骨最常见,其次为股骨近端、盆骨和肋骨。男性肿瘤骨转移应首先想到前列腺癌转移的可能,偶见内脏的广泛转移。淋巴道转移首先至闭孔淋巴结,随之到内脏淋巴结、胃底淋巴结、髂内淋巴结、骶骨前淋巴结和主动脉旁淋巴结。

第六节　睾丸和阴茎肿瘤

一、睾丸肿瘤

除卵巢囊腺瘤极少发生在睾丸以外,和卵巢性索间质及生殖细胞肿瘤相同类型的肿瘤均可发生在睾丸,发生在睾丸或卵巢的同一类型的肿瘤的肉眼观、组织学改变和生物学行为无明显区别,本节不再一一赘述。

二、阴茎肿瘤

阴茎鳞状细胞癌是起源于阴茎鳞状上皮的恶性肿瘤,多发于40~70岁的男性。发病与HPV有一定关系,包皮环切可保持生殖器局部的卫生,减少含有HPV和其他致癌物质的包皮垢,防止HPV的感染,有效地防止阴茎癌的发生。

【病理变化】　阴茎鳞状细胞癌通常发生在阴茎龟头或包皮内接近冠状沟的区域。大体呈乳头型或扁平型:乳头型似尖锐湿疣,或呈菜花样外观;扁平型局部黏膜表面灰白,增厚,表面可

Notes

见裂隙,逐渐可出现溃疡。镜下为分化程度不一的鳞状细胞癌,一般分化较好,有明显的角化。

疣状癌(verrucous carcinoma)为发生在男性或女性的外阴黏膜的高分化鳞癌,低度恶性。肿瘤向外呈乳头状生长,仅在局部呈舌状向下推进性浸润(图 14-39),极少发生转移。因大体和光镜下均和尖锐湿疣相似,外观似疣状而得名。

【**临床病理联系**】 阴茎鳞状细胞癌进展缓慢,可局部转移,除非有溃疡形成或感染,一般无痛感,常可伴有出血。早期肿瘤可转移至腹股沟和髂内淋巴结,除非到晚期,广泛播散极其少见。

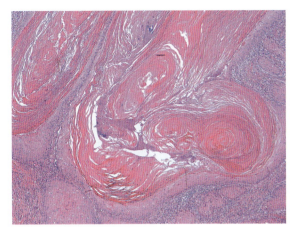

图 14-39 阴茎高分化鳞癌
癌组织呈舌状向深部推进性浸润,肿瘤分化良好

第七节 乳 腺 疾 病

一、乳腺增生性病变

(一)乳腺纤维囊性变

乳腺纤维囊性变(fibrocystic changes of breast)是一组非肿瘤性病变,以末梢导管和腺泡扩张、间质纤维组织和上皮不同程度的增生为特点,是最常见的乳腺疾病,多发于 25~45 岁的女性,绝经前达发病高峰,绝经后一般不再进展,极少在青春期前发病。重要的是将具有导管上皮不典型增生的纤维囊性变和癌予以区别,由导管上皮不典型增生演化为癌的几率约为 5%。发病多与卵巢内分泌失调有关,孕激素减少而雌激素分泌过多时,对此病的发生起一定的作用,但确切的发病机制仍不明了。

【**病理变化**】 分为非增生型和增生型两种:

1. **非增生型纤维囊性变** 肉眼观:常为双侧,多灶小结节性分布,边界不清,囊肿大小不一,多少不等,相互聚集的小囊肿和增生的间质纤维组织相间交错,可产生斑驳不一的外观。大的囊肿因含有半透明的浑浊的液体,外表面呈蓝色,故称作蓝顶囊肿(blue-domed cysts)。

镜下:囊肿被覆的上皮可为柱状或立方上皮,但多数为扁平上皮,上皮亦可完全缺如,仅见纤维性囊壁。腔内偶见钙化。如囊肿破裂,内容物外溢进入周围的间质,可致炎症性反应和间质纤维组织增生,纤维化的间质进一步发生玻璃样变。

囊肿上皮常可见大汗腺化生(apocrine metaplasia),细胞体积较大,胞质嗜酸性,细胞质的顶部可见典型的顶浆分泌小突起,形态和大汗腺的上皮相似。

2. **增生性纤维囊性变** 除了囊肿形成和间质纤维增生外,增生性纤维囊性变往往伴有末梢导管和腺泡上皮的增生。上皮增生可使层次增多,并形成乳头突入囊内,乳头顶部相互吻合,构成筛状结构(图 14-40)。囊肿伴有上皮增生,尤其是有上皮异型增生时,有演化为乳腺癌的可能,应视为癌前病变。

依据上皮增生程度的轻重不同分为:①轻度增生;②旺炽性增生;③非典型性增生;④原位癌。

非增生性纤维囊性变无继发浸润性癌的危险性,旺炽性增生性纤维囊性变癌变的危险度增加 1.5~2 倍,导管和小叶的非典型性增生演变为浸润性癌机会增加 5 倍,而导管和小叶的原位癌进一步发展为浸润性癌的可能性则增加至 10 倍。说明乳腺纤维囊性变无论是临床、放射线影

Notes

像,还是病理变化均与乳腺癌有某些相似之处,和癌的发生的确有一定关系,但是否发展为乳腺癌主要取决于导管和腺泡上皮增生的程度和有无非典型性增生。

(二) 硬化性腺病

硬化性腺病(sclerosing adenosis)是增生性纤维囊性变的一少见类型,主要特征为小叶中央或小叶间的纤维组织增生使小叶腺泡受压而扭曲变形,一般无囊肿形成。影像学检查极易和癌混淆。

肉眼观:灰白质硬,与周围乳腺界限不清。镜下,每一终末导管的腺泡数目增加,小叶体积增大,轮廓尚存。病灶中央部位纤维组织呈程度不等的增生,腺泡受压而

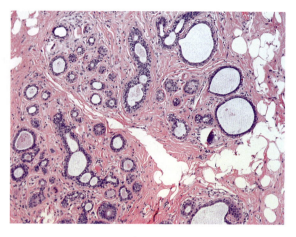

图 14-40　乳腺增生性纤维囊性变
小导管扩张呈囊状,上皮细胞增生,层次增多,轻度异型性,不形成筛状结构

扭曲,病灶周围的腺泡扩张。腺泡外层的肌上皮细胞明显可见。在偶然情况下,腺泡明显受挤压,管腔消失,成为细胞条索,组织图像和浸润性小叶癌很相似。

二、导管内乳头状瘤

瘤组织位于扩张的导管内,乳头下大导管内乳头状瘤一般呈孤立性,小导管内乳头状瘤为多发性。乳头轴心由纤维血管组成,表面被覆增生的导管上皮和肌上皮,可伴有大汗腺化生。

三、乳腺纤维腺瘤

纤维腺瘤(fibroadenoma)是乳腺最常见的良性肿瘤,可发生于青春期后的任何年龄,多在 20~30 岁之间。单个或多个,单侧或双侧发生。

肉眼观:圆形或卵圆形结节状,与周围组织界限清楚,切面灰白色、质韧、略呈分叶状,可见裂隙状区域,常有黏液样外观。镜下,肿瘤主要由增生的纤维间质和腺体组成:腺体圆形或卵圆形,或被周围的纤维结缔组织挤压呈裂隙状;间质通常较疏松,富于黏多糖,也可较致密,发生玻璃样变或钙化(图 14-41)。

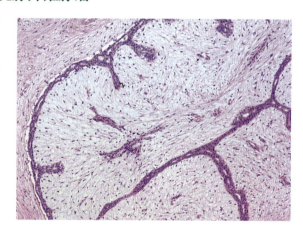

图 14-41　乳腺纤维腺瘤
由增生的腺体和间质组成

四、乳腺癌

乳腺癌(carcinoma of breast)是来自乳腺终末导管小叶单元上皮的恶性肿瘤。发病率在过去50 年中呈缓慢上升趋势,已跃居女性恶性肿瘤第一位。乳腺癌常发于 40~60 岁的妇女,小于 35 岁的女性较少发病。男性乳腺癌罕见,约占全部乳腺癌的 1% 左右。癌肿半数以上发生于乳腺外上象限,其次为乳腺中央区和其他象限。

【病因和发病机制】　乳腺癌的发病机制尚未完全阐明,可能与下列因素有关:

1. **激素作用**　乳腺癌的发生与雌激素水平高低有关,基于以下观察:月经初潮早、闭经晚、生育晚或不育、长期服用雌激素等雌激素水平较高者均为乳腺癌的高危因素。

Notes

2. 遗传因素 大约 10% 的乳腺癌患者有家族遗传倾向,有家族史的妇女乳癌发病率比无家族史者高 2~3 倍,发生年龄较早,常伴发其他器官的肿瘤。研究发现 BRCA1 基因和具有遗传倾向的乳腺癌发病相关,该基因位于 17 号染色体(17q21)上,是一种在 DNA 修复中发挥重要作用的抑癌基因,生殖细胞或体细胞突变可使其等位基因失活。*BRCA1* 基因点突变和缺失的女性发生乳腺癌的几率达 85%。预计在近一半的遗传性乳腺癌患者中可查见突变的 *BRCA1* 基因,迄今为止还很少在非遗传性散发的乳腺癌中查见 *BRCA1* 突变。*BRCA1* 亦为卵巢癌的易感基因。

此外,位于 13q 上的 *BRCA2* 基因突变也与遗传性乳腺癌发病有关,在无 *BRCA1* 突变的遗传性乳腺癌中,70% 的病例与 *BRCA2* 基因突变有关。具有一个拷贝 *BRCA2* 基因突变的女性终生发生乳腺癌的几率达 30%~40%。

3. 环境因素 乳腺癌有明显的地理区域分布,在北美和北欧发病率最高,而在多数亚洲和非洲国家则发病率较低。从乳腺癌低发区移居高发区后,其第二代或第三代的后裔的乳腺癌发病率逐渐升高,和高发区的白人妇女的发病率趋同,反之则风险降低。

4. 放射线 在原子弹爆炸后幸存女性中,乳腺癌的发生几率明显增加。长时间大剂量放射线检查和治疗被认为是乳腺癌的诱发因素,接触放射线的年龄越小,剂量越大,将来发生乳腺癌的几率越高。

5. 纤维囊性变 如前面所述,非增生性纤维囊性变不会演变为乳腺癌,而导管和腺泡上皮的增生尤其是不典型增生则被视为癌前病变。

【病理变化】 乳腺癌组织形态十分复杂,类型较多,大致上分为非浸润性癌和浸润性癌两大类。

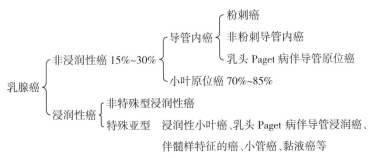

1. **非浸润性癌(non-invasive carcinoma)** 分为导管内癌和小叶原位癌,二者均来自终末导管 - 小叶单元上皮细胞。前者癌细胞位于和导管相似的扩张的小叶,不见小叶结构;后者瘤细胞充满轻度扩张的小叶腺泡,小叶结构尚存。二者均局限于基底膜以内,未向间质或淋巴管、血管浸润。

(1) 导管内癌(intraductal carcinoma in situ):导管明显扩张,癌细胞局限于扩张的导管内,导管基膜完整。由于乳腺放射影像学检查和普查,检出率明显提高,已由过去占所有乳腺癌的 5%升至 15%~30%。根据组织学改变分为粉刺癌和非粉刺型导管内癌;

1) 粉刺癌(comedocarcinoma):一半以上位于乳腺中央部位,切面可见扩张的导管内含灰黄色软膏样坏死物质,挤压时可由导管内溢出,状如皮肤粉刺,故称为粉刺癌。由于粉刺癌间质纤维化和坏死区钙化,质地较硬,肿块明显,容易被临床和乳腺摄片查见。

镜下:癌细胞体积较大,胞质嗜酸,分化程度不等,大小不一,核仁明显,伴丰富的核分裂。癌细胞呈实性排列,中央总会查见坏死,是其特征性的改变(图 14-42)。坏死区常可查见钙化。导管周围见间质纤维组织增生和慢性炎细胞浸润。

2) 非粉刺型导管内癌(noncomedo intraductal carcinoma):细胞呈不同程度异型,但不如粉刺癌明显,细胞体积较小,形态比较规则,一般无坏死或仅有轻微坏死。癌细胞在导管内排列成实性、乳头状、筛状和微乳头等多种形式。管周围间质纤维组织增生亦不如粉刺癌明显。

经活检证实的导管内癌如不经任何治疗,20 年后,其中 30% 可发展为浸润癌,说明并不是

Notes

所有的导管内癌都能转变为浸润癌,如转变为浸润癌,通常需历经几年或十余年。转变为浸润癌的几率与组织类型有关,粉刺癌转变率远远高于非粉刺型导管内癌。

3) 导管内癌伴微小浸润(DCIS with microinvasion):导管内癌局部穿透基底膜向间质浸润,但浸润灶直径小于1mm,浸润灶仅限于一个或几个,其预后和导管内癌相似。

4) 派杰病(Paget disease):伴有或不伴有间质浸润的导管内癌的癌细胞沿乳腺导管向上扩散,累及乳头和乳晕,在表皮内可见大而异型,胞质透明的肿瘤细胞,这些细胞可孤立散在,或成簇分布。在病变下方

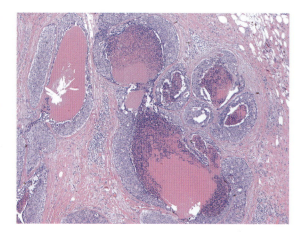

图 14-42　乳腺粉刺癌

导管内癌细胞排列紧密,大小不一,胞质丰富、嗜酸,中央有大片坏死

可查见导管内癌,其细胞形态和表皮内的肿瘤细胞相似。乳头和乳晕可见渗出和浅表溃疡,呈湿疹样改变,因此,又称湿疹样癌。

(2) 小叶原位癌(lobular carcinoma in situ):扩张的乳腺小叶末梢导管和腺泡内充满呈实体排列的癌细胞,癌细胞体积较导管内癌的癌细胞小,大小形状较为一致,核圆形或卵圆形,核分裂象罕见。增生的癌细胞未突破基膜。一般无癌细胞坏死,亦无间质的炎症反应和纤维组织增生。

小叶原位癌多发生于青年女性,约30%的患者累及双侧乳腺,常为多中心性,因肿块小,临床上一般扪不到明显肿块,不易和乳腺小叶增生区别。发展为浸润性癌的几率和导管内原位癌相似。

2. 浸润性癌(invasive carcinoma)

(1) 非特异型浸润性癌(invasive carcinoma of nonspecific type):通常被认为是非特殊型导管癌,由导管内癌发展而来,癌细胞突破导管基膜向间质浸润,是最常见的乳腺癌类型,约占乳腺癌的70%。镜下,组织学形态多种多样,高分化者形成明显的腺样结构,细胞形态较一致,核分裂象少见;低分化癌的细胞排列成巢状、团索状,多形性常较明显,核分裂象多见,可见局部肿瘤细胞坏死。肿瘤间质有致密的纤维组织增生,癌细胞在纤维间质内浸润生长(图14-43),二者比例各不相同。

肉眼观:肿瘤呈灰白色,质硬,切面有沙砾感,无包膜,与周围组织分界不清,活动度差。常可见癌组织呈树根状侵入邻近组织内,大者可深达筋膜。如癌肿侵及乳

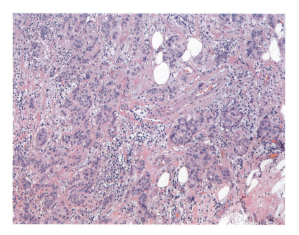

图 14-43　乳腺非特殊型浸润性癌

癌组织呈条索状或岛屿状分布,在间质内浸润性生长

头又伴有大量纤维组织增生时,由于癌周增生的纤维组织收缩,可导致乳头下陷。如癌组织阻塞真皮内淋巴管,可致皮肤水肿,而毛囊汗腺处皮肤相对下陷,呈橘皮样外观。晚期乳腺癌形成巨大肿块,在癌周浸润蔓延,形成多个卫星结节。如癌组织穿破皮肤,可形成溃疡。

(2) 浸润性小叶癌(invasive lobular carcinoma):大约占乳腺癌的5%~10%。癌细胞呈单行串珠状或细条索状浸润于纤维间质之间,或环形排列在正常导管周围。癌细胞小,大小一致,核分

Notes

裂少见,细胞形态和小叶原位癌的瘤细胞相似(图14-44)。

浸润性小叶癌由于编码细胞黏附性蛋白 E-cadherin 的 CDH1 双等位基因缺失,缺乏 E-cadherin 表达,肿瘤细胞之间黏附性较差,可应用免疫组织化学方法和导管癌鉴别。E-cadherin 缺失亦见于小叶原位癌和小叶非典型性增生,提示 E-cadherin 表达缺失是浸润性小叶癌的早期事件。

大约 20% 的浸润性小叶癌累及双侧乳腺,在同一乳腺中呈弥漫性多灶性分布,因此不容易被临床和影像学检查发现。

肉眼观:切面呈橡皮样,色灰白柔韧,与周围组织无明确界限。该瘤的扩散和转移亦有其特殊性,常转移至脑脊液、浆膜表面、卵巢、子宫和骨髓。

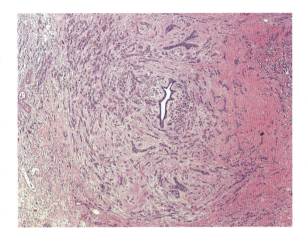

图 14-44 乳腺浸润性小叶癌

癌细胞呈列兵样排列,浸润于纤维间质中,部分围绕乳腺小导管环形排列

3. **其他特殊亚型癌** 主要有伴髓样特征的癌、小管癌、黏液癌。

(1) 伴髓样特征的癌(carcinoma with medullary features):约占乳腺癌的 2%。肿瘤由明显异型的大细胞组成,相互融合成片,呈推进性生长。癌细胞巢之间间质较少,肿瘤周围有明显的淋巴细胞浸润。肉眼观,肿瘤灰白质软,境界清楚。尽管该肿瘤细胞明显异型,但一般生长缓慢,预后较好,局部淋巴结转移较晚也较少见。

(2) 小管癌(tubular carcinoma):为高分化癌,癌组织主要由腺管样结构组成,腺管小而规则,在乳腺间质中浸润性生长。腺管上皮细胞一般为单层,细胞小,轻度异型,肌上皮细胞缺如。预后较好。

(3) 黏液癌(mucous carcinoma):黏液癌多发生于老年人,约占乳腺浸润性癌的 2%~3%,预后良好,一般单纯乳腺切除即可治愈。癌细胞分泌大量黏液,堆积在腺腔内,由于腺体崩解释放到间质中,形成黏液湖,癌巢或癌细胞漂浮在黏液中,肉眼观呈半透明胶冻状,故又称胶样癌(colloid carcinoma)。

(4) 浸润性乳头癌(invasive papillary carcinoma):约占乳腺浸润性癌的 1%,预后较好,呈乳头或微乳头状在间质浸润性生长。

(5) 化生性癌(metaplastic carcinoma):少见,预后较差,指鳞状细胞癌或伴有显著梭形细胞成分的浸润性癌。

炎性乳癌不是特殊的组织类型,是指癌组织广泛浸润并阻塞皮肤淋巴管,乳腺红肿无明显肿块,容易和乳腺炎症混淆,延误诊断。往往发现时已经转移,切除后复发快,预后差。

【扩散】

1. **直接蔓延** 癌细胞沿乳腺导管直接蔓延,可累及相应的乳腺小叶腺泡,或沿导管周围组织间隙向周围扩散到脂肪组织。随着癌组织不断扩大,甚至可侵及胸大肌和胸壁。

2. **淋巴道转移** 乳腺淋巴管丰富,淋巴管转移是乳腺癌最常见的转移途径。首先转移至同侧腋窝淋巴结,晚期可相继至锁骨下淋巴结、逆行转移至锁骨上淋巴结。位于乳腺内上象限的乳腺癌常转移至乳内动脉旁淋巴结,进一步至纵隔淋巴结,偶尔可转移到对侧腋窝淋巴结。少部分病例可通过胸壁浅部淋巴管或深筋膜淋巴管转移到对侧腋窝淋巴结。

3. **血道转移** 晚期乳腺癌可经血道转移至肺、骨、肝、肾上腺和脑等组织或器官。

【临床病理联系】 早期乳腺癌为无痛性肿块,往往不易发现,当患者偶然自我发现或在体检发现时,约 50% 的病例已发生局部淋巴结转移。影响预后的因素有以下几点:①原发灶大小:

Notes

直径小于 1cm,无淋巴结转移者预后较好,多数患者经手术切除可治愈;②淋巴结转移:无淋巴结转移者,5 年生存率达 70%~80%,生存率随淋巴结受累数目的增加而降低。前哨淋巴结为淋巴结引流第一站,如前哨淋巴结活检无转移,剩余淋巴结一般无转移而免于手术切除;③组织学类型:原位癌早期手术治疗基本上可治愈,浸润性导管癌预后较差,其他特殊类型浸润性癌(小管癌、胶样癌、髓样癌、小叶癌)则预后较好;④组织学分级:组织学分级主要取决于腺管的分化程度、细胞异型性和核分裂;⑤雌激素和孕激素受体:乳腺和子宫内膜一样,同为雌二醇和孕激素的靶器官,在正常乳腺上皮细胞的胞核内均含有雌二醇受体(estrogen receptor,ER)和孕激素的受体(progesterone receptor,PR),激素在细胞核内与受体形成二聚体的激素受体复合物,促使 DNA 复制,启动细胞分裂周期。阻断 ER 和 PR 的作用环节可抑制乳腺癌的生长。大约 70% 的乳腺癌含有数量不等的雌激素受体,其中 35% 的乳腺癌同时有孕激素受体,根据其含量多少大致分为激素受体阳性和阴性。受体阳性者,可应用内分泌治疗作为乳腺癌治疗的辅助手段,尤其是两种受体均阳性者更适于内分泌治疗。其次,ER 和 PR 还与乳腺癌的预后有关,阳性者转移率低,无瘤存活时间长;⑥HER2/neu(human epidermal growth factor receptor 2)原癌基因过度表达者细胞增殖活性高,预后差。可应用抗 HER2/neu 基因的单克隆抗体 "Herceptin" 对 HER2/neu 过度表达并有转移的乳腺癌采用靶向治疗。新近,根据 ER、PR 和 HER2/neu 生物学标记的不同提出了乳腺癌的分子分型,认为 ER、PR 阳性,HER2/neu 阴性的乳腺癌来自乳腺的导管上皮,一般分化较好,对激素治疗敏感,而多数对化疗不敏感,预后较好;ER、PR 阴性,HER2/neu 阳性的乳腺癌来自乳腺导管外层的肌上皮,一般分化较差,对激素治疗不敏感,而多数对化疗敏感,相对预后较差。三者均阴性的乳腺癌称作 "三阴性" 乳腺癌或基底样癌,可能来自肌上皮或干细胞,分化差,增殖活性高,转移早预后不良。仅有 15%~20% 的患者对化疗敏感;⑦ DNA 倍体数:细胞 DNA 正常为二倍体,如癌细胞出现异倍体或多倍体,预后较差;⑧新辅助化疗:对术前针穿活检证实的乳腺癌进行短期化疗,疗效显著的一般为 ER 阴性、低分化或伴有坏死的癌,预后较好,对化疗不敏感的预后较差。

五、男性乳腺发育

男性乳腺发育(gynecomastia)是指由于乳腺腺体和间质的共同增生引起的乳腺肥大,功能性睾丸肿瘤和肝硬化所致的雌激素过多或药物均有可能导致男性乳腺发育。

男性乳腺发育可单侧或双侧发生。在乳晕下可查见纽扣样的结节性增大,大者像女性青春期乳腺。镜下,可见导管周围密集的玻璃样胶原纤维增生,但更为显著的是导管的变化,导管上皮呈乳头状增生。细胞形态规则,呈柱状或立方状,很少有小叶形成(图 14-45)。该病变易于在临床检查时发现,但必须和少见的男性乳腺癌鉴别。

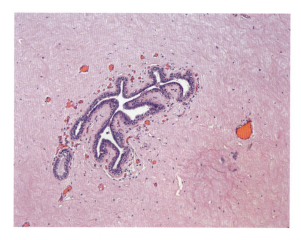

图 14-45　男性乳腺发育
乳腺导管数量增多,明显扩张,周围胶原纤维增生

(咸基萍)

Notes

小 结

子宫颈鳞状上皮内病变可分为低级别鳞状上皮内病变(LSIL)和高级别鳞状上皮内病变(HSIL)。经性传播的 HPV 感染是子宫颈鳞状上皮内病变和子宫颈癌致病的主要因素。子宫颈癌以鳞状细胞癌居多,其次为腺癌。

子宫内膜样腺癌的发生与雌激素的长期作用密切相关,常伴有鳞状细胞化生,称为Ⅰ型子宫内膜癌。另有部分子宫内膜癌的发生与体内雌激素的增加及子宫内膜增生无关,而是在非活动性或萎缩的子宫内膜的基础上发生,多发生于中老年女性,称为Ⅱ型子宫内膜癌,包括子宫内膜浆液性癌和子宫内膜透明细胞癌。Ⅱ型子宫内膜癌的预后较Ⅰ型子宫内膜癌差。

滋养层细胞肿瘤包括葡萄胎、侵袭性葡萄胎、绒毛膜癌和胎盘部位滋养细胞肿瘤,其共同特征为滋养层细胞异常增生,患者血清和尿中常有 hCG 含量异常增高。侵袭性葡萄胎与葡萄胎的区别是,前者水泡状绒毛侵入子宫肌层。绒毛膜癌与侵袭性葡萄胎的区别是,前者除了细胞显著异型、明显的出血和坏死外,癌细胞不形成绒毛和水泡状结构。

卵巢肿瘤依照其组织发生分为上皮性肿瘤、生殖细胞肿瘤、性索 - 间质肿瘤和性索 - 间质混合性肿瘤。卵巢囊腺瘤按照生物学行为和组织结构的不同分为良性、交界性和恶性。

男性生殖系统肿瘤主要包括睾丸肿瘤和前列腺肿瘤。前者和卵巢肿瘤的形态及命名相似。后者多见于老年男性,多数为高分化腺癌,患者常有血中 PSA 明显增高,常见骨转移。

乳腺癌分为非浸润性癌和浸润性癌。非浸润性癌包括导管内原位癌和小叶性肿瘤,属癌前病变范畴。浸润性导管癌为浸润性癌的最常见类型,其次为浸润性小叶癌、髓样癌、小管癌、黏液癌及派杰病。ER、PR 和 C-erbB-2 生物学标记有助于指导乳腺癌的治疗以及判断预后。ER 和 PR 阳性的患者可进行内分泌治疗;C-erbB-2 基因扩增的患者对靶向治疗效果显著;而三者均呈阴性表达时,称之为三阴性乳腺癌或"基底样癌",分化差、预后不良。

主要参考文献

1. Kumar V, Cotran RS, Robbins SL. Robbins basic pathology. 9th ed. Philadelphia: Elsevier Saunders, 2013: 657-713.
2. Rosai J. Rosai and Ackerman's surgical pathology. 10th ed. Philadelphia: Mosby Elsevier, 2011: 1287-1770.
3. Lakhani SR, Ellis IO, Schnitt SJ, et al. WHO Classification of Tumours of the Breast. Lyon: IARC Press, 2012.
4. Tavassoli FA, Eusebi V. Tumors of the Mammary Gland. AFIP atlas of tumor pathology, Fourth Series Fascicle 10. Washington: American Registry of Pathology, 2009.

Notes

第十五章　内分泌系统疾病

内分泌系统(endocrine system)与神经系统共同调节机体的生长发育和代谢,维持体内平衡或稳定。内分泌系统包括内分泌腺、内分泌组织(如胰岛)和散在于各系统或组织内的内分泌细胞。后者因能摄取胺的前体,经脱羧反应后,使其形成相应的胺(如多巴胺、5-羟色胺等)和多肽类激素,故称为 APUD 细胞(amine precursor uptake and decarboxylation cell);因其银染色阳性,又称嗜银细胞(argyrophilic cell);有人认为其可能来自神经嵴或内胚层,故也称为神经—内分泌细胞(neuroendocrine cell)。这种细胞发生的肿瘤曾称为 APUD 瘤(APUDoma)。由内分泌腺或散在的内分泌细胞所分泌的高效能的生物活性物质,经组织液或血液传递而发挥其调节作用,此种化学物质称为激素(hormone)。大多数激素经血液运输至远距离的靶细胞或组织而发挥作用,这种方式称为远距离分泌(telecrine);某些激素可不经血液运输,仅由组织液扩散而作用于邻近细胞,这种方式称为旁分泌(paracrine);有的作用于分泌激素细胞的本身,称为自分泌(autocrine);还有的内分泌细胞的信息物质不分泌,原位作用该细胞质内的效应器上,称为胞内分泌。按激素的化学性质可分为含氮激素和类固醇激素两大类,前者主要在粗面内质网和高尔基复合体内合成,其分泌颗粒有膜包绕;后者在滑面内质网内合成,不形成有膜包绕的分泌颗粒。

内分泌系统的组织或细胞发生增生、肿瘤、炎症、血液循环障碍等病变均可引起激素分泌增多或减少,导致功能的亢进或低下,使相应靶组织或器官增生、肥大或萎缩。内分泌系统疾病很多,本章主要介绍:①垂体功能亢进、低下和垂体肿瘤;②甲状腺肿、甲状腺炎和甲状腺肿瘤;③肾上腺皮质功能亢进、低下和肿瘤;④糖尿病和胰岛细胞肿瘤。

第一节　垂体疾病

垂体位于蝶鞍垂体窝内,大小约 $0.5cm \times 0.9cm \times 1.5cm$,重约 $0.5\sim0.9g$。垂体由神经垂体和腺垂体两部分组成。前者分为神经部和漏斗部两部分;后者分为远侧部、中间部及结节部三部分。远侧部最大,又称垂体前叶,神经部和中间部合称后叶。垂体内有不同形态和功能的内分泌细胞,并分泌不同激素(表15-1)。

表 15-1　垂体的正常分泌功能

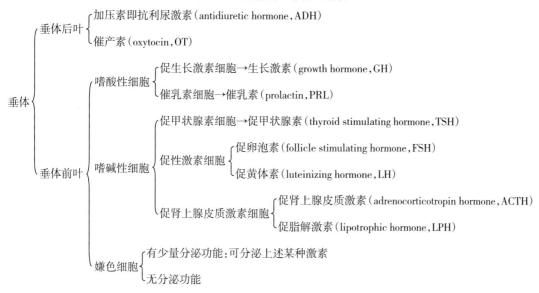

$$垂体\begin{cases}垂体后叶\begin{cases}加压素即抗利尿激素（antidiuretic\ hormone，ADH）\\ 催产素（oxytocin，OT）\end{cases}\\\\ 垂体前叶\begin{cases}嗜酸性细胞\begin{cases}促生长激素细胞\to 生长激素（growth\ hormone，GH）\\ 催乳素细胞\to 催乳素（prolactin，PRL）\end{cases}\\\\ 嗜碱性细胞\begin{cases}促甲状腺素细胞\to 促甲状腺素（thyroid\ stimulating\ hormone，TSH）\\ 促性激素细胞\begin{cases}促卵泡素（follicle\ stimulating\ hormone，FSH）\\ 促黄体素（luteinizing\ hormone，LH）\end{cases}\\ 促肾上腺皮质激素细胞\begin{cases}促肾上腺皮质激素（adrenocorticotropin\ hormone，ACTH）\\ 促脂解激素（lipotrophic\ hormone，LPH）\end{cases}\end{cases}\\\\ 嫌色细胞\begin{cases}有少量分泌功能：可分泌上述某种激素\\ 无分泌功能\end{cases}\end{cases}\end{cases}$$

一、下丘脑及垂体后叶疾病

下丘脑 - 垂体后叶轴的功能性或器质性病变，均可引起其内分泌功能异常而引起各种综合征，如尿崩症和性早熟症等。

（一）尿崩症

尿崩症（diabetes insipidus）是由于抗利尿激素（ADH）缺乏或减少而出现多尿、低比重尿、烦渴和多饮等临床综合征。其病因和分类：①因垂体后叶释放 ADH 不足引起，称为垂体性尿崩症（pituitary diabetes insipidus）；②因肾小管对血内正常 ADH 水平缺乏反应，则称为肾性尿崩症（nephrogenic diabetes insipidus）；③因下丘脑 - 垂体后叶轴的肿瘤、外伤、感染等引起，则称为继发性尿崩症（secondary diabetes insipidus）；④原因不明者，则称为特发性或原发性尿崩症（idiopathic diabetes insipidus）等。以上以继发性尿崩症较为多见。

（二）性早熟症

性早熟症（precocious puberty）是因中枢神经系统疾病（如脑肿瘤、脑积水等）或遗传异常而使下丘脑—垂体过早分泌释放促性腺激素所致，表现为女孩 6~8 岁、男孩 8~10 岁前出现性发育现象，如乳房发育，月经初潮。男性表现为睾丸和阴茎增大，声音变粗等。

二、垂体前叶功能亢进与低下

垂体前叶功能亢进（hyperpituitarism）是前叶的某一种或多种激素分泌增加，一般由前叶功能性肿瘤引起，少数由下丘脑作用或其靶器官的反馈抑制作用消失所致，最常见的如垂体性巨人症及肢端肥大症、催乳素过高血症和垂体性 Cushing 综合征（详见第 3 节）。任何原因造成垂体前叶 75% 以上组织的破坏都能引起垂体功能低下，偶尔也可因下丘脑病变引起，主要病因是肿瘤、外科手术或外伤和血液循环障碍等，使垂体前叶激素分泌减少而致，较常见的临床表现如 Sheehan 综合征、Simmond 综合征和垂体性侏儒症等。

（一）垂体性巨人症及肢端肥大症

本病多由垂体生长激素细胞腺瘤分泌过多的生长激素所致。如果在青春期以前发生，骨骺未闭合时发生，各组织、器官、骨骼和人体按比例的过度生长，身材异常高大（但生殖器官发育不全），称为垂体性巨人症（pituitary gigantism）（图 15-1）；如果在青春期后发生，此时骨骺已闭合，表现为头颅骨增厚，下颌骨、眶上嵴及颧骨弓增大突出，鼻、唇、舌增厚肥大，皮肤增厚粗糙，面容特异,四肢手足宽而粗厚,手(足)指(趾)粗钝,称之为肢端肥大症(acromegaly)(图 15-2)。

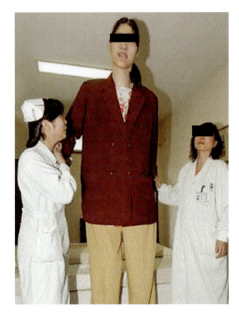

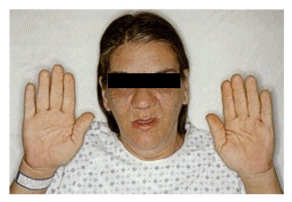

图 15-1　垂体性巨人症,两边为同龄正常人　　　　　　　图 15-2　肢端肥大症

(二) 高催乳素血症

高催乳素血症(hyperprolactinemia)一部分由垂体催乳激素细胞腺瘤分泌过多的催乳素(PRL)引起,一部分由下丘脑病变或药物所致,表现为溢乳 - 闭经综合征(galactorrhea-amenorrhea syndrome):女性闭经、不育和溢乳,男性性功能下降,少数也可溢乳。

(三) 垂体性侏儒症

垂体性侏儒症(pituitary drawfism)是指因垂体前叶分泌生长激素(GH)部分或完全缺乏(常伴促性腺激素缺乏)所致儿童期生长发育障碍性疾病,表现为骨骼、躯体生长发育迟缓,体型停滞于儿童期,身材矮小,皮肤和颜面可有皱纹,常伴性器官发育障碍,但智力发育正常。

(四) Simmond 综合征

Simmond 综合征(Simmond syndrome)是由于炎症、肿瘤、血液循环障碍、损伤等原因使垂体前叶各种激素分泌障碍的一种综合征,导致相应的靶器官如甲状腺、肾上腺、性腺等萎缩,病程呈慢性经过,以出现恶病质、过早衰老及各种激素分泌低下和产生相应临床症状为特征。

(五) Sheehan 综合征

Sheehan 综合征(Sheehan syndrome)是垂体缺血性萎缩、坏死,前叶各种激素分泌减少引起的一种综合征,多由于分娩时大出血或休克引起,典型病例于分娩后乳腺萎缩、乳汁分泌停止,相继出现生殖器官萎缩、闭经,甲状腺、肾上腺萎缩,功能低下,进而全身器官和组织萎缩。

三、垂 体 肿 瘤

垂体部位发生的肿瘤较多,如垂体腺瘤、垂体腺癌、脑膜瘤、胶质瘤、纤维和血管肿瘤、生殖细胞瘤、畸胎瘤、颗粒细胞瘤、脊索瘤等,最常见的是垂体腺瘤。

(一) 垂体腺瘤

垂体腺瘤(pituitary adenoma):为来源于垂体前叶上皮细胞的良性肿瘤,是鞍内最常见的肿瘤,占颅内肿瘤的 10%~20%,发病多在 30~60 岁之间,女性较多见。垂体腺瘤中功能性腺瘤约占 65%。其主要临床表现为:①某种激素分泌过多,表现相应的功能亢进;②肿瘤浸润、破坏、压迫垂体,使其激素分泌障碍,表现为功能低下;③肿瘤压迫视神经,表现为视野损失、视力下降或

Notes

失明等。

垂体腺瘤生长缓慢,肉眼观,肿瘤大小不一,直径可由数毫米至10cm,直经小于1cm者为小腺瘤,大于1cm者为大腺瘤;功能性腺瘤一般较小,无功能性的一般较大;肿瘤境界清楚,约30%的腺瘤无包膜(当肿瘤侵入周围脑组织时,称之为侵袭性垂体腺瘤),肿瘤质软、色灰白、粉红或黄褐;可有灶性出血、坏死、囊性变、纤维化和钙化(图15-3)。

镜下:肿瘤失去了正常组织结构特点,瘤细胞似正常的垂体前叶细胞,核圆或卵圆形,有小的核仁,多数腺瘤由单一细胞构成,少数

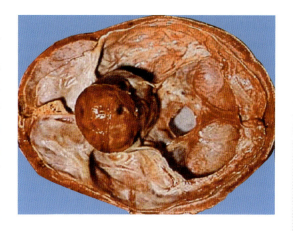

图 15-3　巨大垂体腺瘤

可由几种瘤细胞构成,瘤细胞排列成片块、条索、巢状、腺样或乳头状,有的瘤细胞可有异型性或核分裂象,瘤细胞巢之间为血管丰富的纤细间质。

分类:根据肿瘤细胞 HE 染色特点,过去习惯将垂体腺瘤分为:①嫌色性细胞腺瘤(chromophobe cell adenoma),约占垂体腺瘤的2/3(图15-4);②嗜酸性细胞腺瘤(acidophile cell adenoma)(图15-5);③嗜碱性细胞腺瘤(basophile cell adenoma);④混合细胞腺瘤(mixed cell adenoma)。又根据垂体腺瘤有无分泌功能将其分为功能性和无功能性二大类。近年来根据内分泌检测的新技术、免疫组织化学、电镜等检测和观察结果,结合形态和功能特点进行分类,主要类型为:①催乳素细胞腺瘤(PRL cell adenoma):为垂体腺瘤中最多的一种,约占30%;功能性垂体腺瘤近半数为此种。瘤细胞多由嫌色性或弱嗜酸性细胞构成,胞质中可见稀疏的小神经内分泌颗粒,血中催乳素(PRL)水平增高,出现溢乳—闭经综合征;免疫组化染色:PRL(+);②生长激素细胞腺瘤(GH cell adenoma):约占垂体腺瘤的25%,主要由嗜酸性和嫌色性瘤细胞构成,胞质内可见神经内分泌颗粒,血中生长激素(GH)水平增高,免疫组化染色:GH(+),可表现为巨人症或肢端肥大症,也可出现垂体前叶功能低下;③促肾上腺皮质激素细胞腺瘤(ACTH cell adenoma):约占垂体腺瘤的15%,瘤细胞嗜碱性,部分患者可出现 Cushing 综合征和 Nelson 综合征(双肾上腺切除术后全身皮肤、黏膜色素沉着),免疫组化染色:ACTH 及其相关肽 β-LPH 和内啡肽等均为阳性;④促性腺激素细胞腺瘤(gonadotroph cell adenoma):约占5%~15%,为嫌色或嗜碱性瘤细胞构成,瘤细胞可同时产生促黄体素(LH)和促卵泡素(FSH)两种激素;临床表现为性功能减退或无症状。免疫组化染色:FSH 或 LH 阳性,或两者均为阳性。胞质内可见较小的分泌颗粒;⑤促甲状腺素细胞腺瘤(TSH cell adenoma):约占1%,大多数患者有甲状腺功能低下,仅少数患

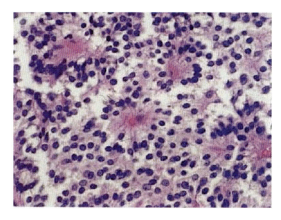

图 15-4　垂体嫌色性细胞腺瘤

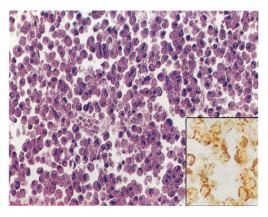

图 15-5　垂体嗜酸性细胞腺瘤
免疫组化染色:生长激素(GH)阳性

Notes

者伴甲状腺功能亢进症状及血中 TSH 升高。瘤细胞为嫌色性和嗜碱性。PAS(+),免疫组化染色:
TSH(+);⑥多种激素细胞腺瘤(plurihormonal cell adenoma):约占 12%,多数为 GH 细胞及 PRL 细
胞混合腺瘤,瘤细胞染色呈多样性;⑦无功能性细胞腺瘤(nonfunctional cell adenoma):由嫌色瘤
细胞构成。

(二)垂体腺癌

垂体腺癌(pituitary adenocarcinoma)少见,必须有转移。单纯从瘤细胞形态很难区别腺瘤和
腺癌,可致脑、脊髓或全身转移。大脑侵犯是否可以作为恶性的标准,目前还有争论。

垂体腺癌可有或无分泌激素功能。有的垂体腺癌可能由侵袭性腺瘤转变而来。

第二节　甲状腺疾病

一、弥漫性非毒性甲状腺肿

弥漫性非毒性甲状腺肿(diffuse nontoxic goiter)亦称单纯性甲状腺肿(simple goiter),是由于
缺碘使甲状腺素分泌不足,促甲状腺素(TSH)分泌增多,甲状腺滤泡上皮增生,滤泡内胶质堆积
而使甲状腺肿大。一般不伴甲状腺功能亢进。本型甲状腺肿常常是地方性分布,又称地方性甲
状腺肿(endemic goiter),也可为散发性。据报道,目前全世界约有 10 亿人生活在碘缺乏地区,我
国病区人口超过 3 亿,大多位于内陆山区及半山区,全国各地均有散发。本病主要表现为甲状
腺肿大,一般无临床症状,部分患者后期可引起压迫、窒息、吞咽和呼吸困难,少数患者可伴甲状
腺功能亢进或低下等症状,极少数可癌变。

(一)病因和发病机制

1. **缺碘**　地方性水、土、食物中缺碘及机体青春期、妊娠和哺乳期对碘需求量增加而相对缺
碘,甲状腺素合成减少,通过反馈刺激垂体 TSH 分泌增多,甲状腺滤泡上皮增生,摄碘功能增强,
达到缓解。如果持续长期缺碘,一方面滤泡上皮增生,另一方面所合成的甲状腺球蛋白没有碘
化而不能被上皮细胞吸收利用,则滤泡腔内充满胶质,使甲状腺肿大。用碘化食盐和其他富含
碘的食品可治疗和预防本病。

2. **致甲状腺肿因子的作用**　①水中大量钙和氟可引起甲状腺肿,因其影响肠道碘的吸收,
且使滤泡上皮细胞膜的钙离子增多,从而抑制甲状腺素分泌;②某些食物(如卷心菜、木薯、菜花、
大头菜等)可致甲状腺肿。如木薯内含氰化物,抑制碘化物在甲状腺内运送;③硫氰酸盐及过氯
酸盐妨碍碘向甲状腺聚集;④药物如硫脲类药、磺胺药,锂、钴及高氯酸盐等,可抑制碘离子的浓
集或碘离子有机化。

3. **高碘**　常年饮用含高碘的水,因碘摄食过高,过氧化物酶的功能基团过多地被占用,影响
了酪氨酸氧化,因而碘的有机化过程受阻,甲状腺呈代偿性肿大。

4. **遗传与免疫**　家族性甲状腺肿的原因是激素合成中有关酶的遗传性缺乏,如过氧化物
酶、去卤化酶的缺陷及碘酪氨酸偶联缺陷等。有人认为甲状腺肿的发生可能有自身免疫机制
参与。

(二)病理变化

根据非毒性甲状腺肿的发生、发展过程和病变特点,一般分为三个时期。

1. **增生期(hyperplasia stage)**　又称弥漫性增生性甲状腺肿(diffuse hyperplastic goiter)。
肉眼观:甲状腺中度弥漫性对称性增大,重量一般不超过 150g(正常 20~40g),表面光滑;镜下:滤
泡上皮增生呈立方或低柱状,伴小滤泡和小假乳头形成,胶质较少,间质充血。甲状腺功能无明
显改变。

2. **胶质贮积期(colloid accumulation stage)**　又称弥漫性胶样甲状腺肿(diffuse colloid

Notes

goiter)。因长期持续缺碘,胶质大量贮积。肉眼观:甲状腺弥漫性对称性显著增大,重约200~300g,有的可达500g以上,表面光滑,切面呈淡或棕褐色,半透明胶冻状;镜下:部分上皮增生,可有小滤泡或假乳头形成,大部分滤泡上皮复旧变扁平,滤泡腔高度扩大,腔内大量胶质贮积(图15-6)。

3. 结节期(nodular stage) 又称结节性甲状腺肿(nodular goiter),本病后期滤泡上皮局灶性增生、复旧或萎缩不一致,分布不均,肉眼观:甲状腺呈不对称结节状增大,结节大小不一,有的结节境界清楚(但无完整包膜),切面可有出血、坏死、囊性变、钙化和瘢痕形成;镜下:部分滤泡上皮呈柱状或乳头样增生,小滤泡形成;部分上皮复旧或萎缩,胶质贮积;间质纤维组织增生、间隔包绕形成大小不一的结节状病灶(图15-7)。

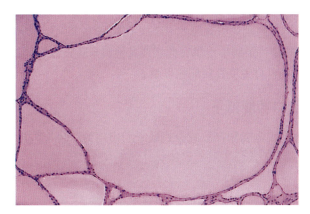

图 15-6 弥漫性非毒性甲状腺肿(胶质贮积期)

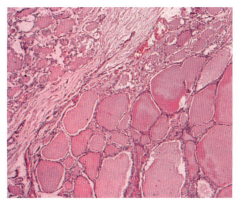

图 15-7 弥漫性非毒性甲状腺肿(结节期),可见纤维分割,形成结节

二、弥漫性毒性甲状腺肿

弥漫性毒性甲状腺肿(diffuse toxic goiter)指血中甲状腺素过多,作用于全身各种组织所引起的临床综合征,临床上统称为甲状腺功能亢进症(hyperthyroidism),简称"甲亢"。约有1/3患者眼球突出,故又称为突眼性甲状腺肿(exophthalmic goiter),也有人将毒性甲状腺肿称之为Graves病或Basedow病。临床上主要表现为甲状腺肿大,基础代谢率和神经兴奋性升高,T_3、T_4增高,吸碘率高。如心悸、多汗、烦热、潮汗、脉搏快、手震颤、多食、消瘦、乏力、突眼等。本病多见于女性,男女之比为1:4~6,以20~40岁最多见。

(一)病理变化

肉眼观:甲状腺弥漫性对称性增大,约为正常的2~4倍(60~100g),表面光滑,血管充血,质较软,切面灰红呈分叶状,胶质少,棕红色,质如肌肉。镜下:①滤泡上皮增生呈高柱状,有的呈乳头样增生,并有小滤泡形成;②滤泡腔内胶质稀薄,滤泡周边胶质出现许多大小不一的上皮细胞的吸收空泡;③间质血管丰富、充血,淋巴组织增生(图15-8)。电镜下:滤泡上皮细胞质内内质网丰富、扩张,高尔基体肥大、核糖体增多,分泌活跃。免疫荧光:滤泡基膜上有IgG沉着。病理检查标本手术前通常须经碘治疗,治疗后甲状腺病变有所减轻,甲状

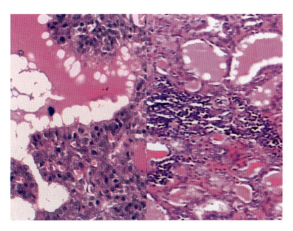

图 15-8 弥漫性毒性甲状腺肿,图示腺上皮呈乳头状增生,有吸收空泡,间质淋巴组织增生

Notes

腺体积缩小、质变实。镜下见上皮细胞变矮、增生减轻,胶质增多变浓,吸收空泡减少,间质血管减少、充血减轻,淋巴细胞也减少。

除甲状腺病变外,全身可有淋巴组织增生、胸腺和脾脏增大,心脏肥大、扩张,心肌和肝细胞可有变性、坏死及纤维化。眼球外突的原因是眼球外肌水肿、球后纤维脂肪组织增生、淋巴细胞浸润和黏液水肿。

(二)病因和发病机制

目前一般认为本病:①是一种自身免疫性疾病,其根据是:A. 血中球蛋白增高,并有多种抗甲状腺的自身抗体,且常与一些自身免疫性疾病并存;B. 血中存在与 TSH 受体结合的抗体,具有类似 TSH 的作用,如甲状腺刺激免疫球蛋白(thyroid-stimulating immunoglobulins,TSI)和甲状腺生长刺激免疫球蛋白(thyroid growth-stimulating immunoglobulins,TGI),TSI 通过激活腺苷环化酶和磷脂酰肌醇通路而引起甲状腺素分泌过多,TGI 则刺激甲状腺滤泡上皮增生,两者共同作用引起毒性甲状腺肿;②可能与遗传有关,发现某些患者亲属中也患有此病或其他自身免疫性疾病;③有的因精神创伤,可能干扰了免疫系统而促进自身免疫性疾病的发生。

三、甲状腺功能低下

甲状腺功能低下(hypothyroidism)是甲状腺素合成和释放减少或缺乏而出现的综合征。根据年龄不同可表现为克汀病或黏液水肿。

(一)克汀病或呆小症(cretinism)

主要由于地方性缺碘,在胎儿和婴儿期从母体获得或合成甲状腺素不足或缺乏,导致生长发育障碍,表现为大脑发育不全、智力低下、表情痴呆、愚钝颜貌,骨形成及成熟障碍,四肢短小,形成侏儒。

(二)黏液水肿(myxoedema)

由于甲状腺功能低下,组织间质内出现大量类黏液(氨基多糖)积聚。镜下可见间质胶原纤维分解、断裂,排列疏松,充以 HE 染色为蓝色的胶状液体。临床上表现为怕冷、嗜睡、月经周期不规律,动作、说话及思维减慢,皮肤发凉、粗糙及非凹陷性水肿。氨基多糖沉积的组织和器官可出现相应的功能障碍或症状。

甲状腺功能低下的主要原因为:①甲状腺肿瘤、炎症、外伤、放射等实质性损伤;②发育异常;③缺碘、药物及先天或后天性甲状腺素合成障碍;④自身免疫性疾病;⑤垂体或下丘脑病变。

四、甲　状　腺　炎

甲状腺炎一般分为急性、亚急性和慢性三种。急性甲状腺炎(acute thyroiditis)是由细菌感染引起的化脓性炎症,较少见;亚急性甲状腺炎(subacute thyroiditis)一般认为是与病毒感染有关的炎症;慢性甲状腺炎包括:①慢性淋巴细胞性甲状腺炎(chronic lymphocytic thyroiditis),是一种自身免疫性疾病;②纤维性甲状腺炎(fibrous thyroiditis),目前病因不明。

(一)亚急性甲状腺炎

亚急性甲状腺炎(subacute thyroiditis)又称肉芽肿性甲状腺炎(granulomatous thyroiditis)、巨细胞性甲状腺炎(giant cell thyroiditis)等,是一种与病毒感染有关的巨细胞性或肉芽肿性炎症。女性多于男性,中青年多见。临床上起病急,发热不适,颈部有压痛,可有短暂性甲状腺功能异常,病程短,常在数月内恢复正常。

病理变化:肉眼观:甲状腺呈不均匀结节状轻 - 中度增大,质实,橡皮样。切面病变呈灰白或淡黄色,可见坏死或瘢痕,常与周围组织有粘连。镜下:病变呈灶性分布,范围大小不一,发展不一致,部分滤泡被破坏,胶质外溢,引起类似结核结节的肉芽肿形成(图 15-9),并有多量的中性粒细胞及不等量的嗜酸性粒细胞、淋巴细胞和浆细胞浸润,可形成微脓肿,伴异物巨细胞反应,

Notes

但无干酪样坏死。愈复期巨噬细胞消失,滤泡上皮细胞再生、间质纤维化、瘢痕形成。

(二)慢性甲状腺炎

1. 慢性淋巴细胞性甲状腺炎(chronic lymphocytic thyroiditis) 亦称桥本甲状腺炎(Hashimoto thyroiditis),是一种自身免疫性疾病,较常见于中年女性,临床上常表现为甲状腺无毒性弥漫性肿大,晚期一般有甲状腺功能低下的表现。

病理变化:肉眼观:甲状腺弥漫性对称性肿大,稍呈结节状,质较韧,重量一般为 60~200g 左右,被膜轻度增厚,但与周围组织无粘连,切面呈分叶状,色灰白灰黄。镜下:甲状腺实质组织广泛破坏、萎缩,大量淋巴细胞及不等量的嗜酸性粒细胞浸润、淋巴滤泡形成、纤维组织增生,有时可出现多核巨细胞(图 15-10)。

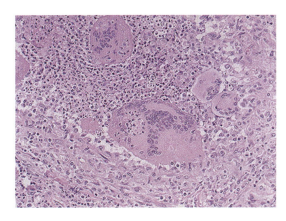
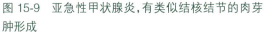
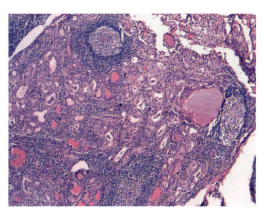

图 15-9 亚急性甲状腺炎,有类似结核结节的肉芽肿形成   图 15-10 慢性淋巴细胞性甲状腺炎

2. 纤维性甲状腺炎(fibrous thyroiditis) 又称 Riedel 氏甲状腺肿或慢性木样甲状腺炎(chronic woody thyroiditis),原因不明,罕见。男女之比为 1:3,年龄为 30~60 岁,临床上早期症状不明显,功能正常,晚期甲状腺功能低下,增生的纤维瘢痕组织压迫可产生声音嘶哑、呼吸及吞咽困难等。

病理变化:肉眼观:病变呈结节状,质硬似木样,与周围组织明显粘连,切面灰白。镜下:甲状腺滤泡萎缩,小叶结构消失,而大量纤维组织增生、玻璃样变,有少量淋巴细胞浸润。

本病与淋巴细胞性甲状腺炎的主要区别是:①本病向周围组织蔓延、引起粘连;后者仅限于甲状腺内;②本病虽有淋巴细胞浸润,但不形成淋巴滤泡;③本病有显著的纤维化及玻璃样变,质硬。

五、甲状腺肿瘤

甲状腺肿瘤和瘤样病变种类较多,组织学分类也不一致,现就常见的甲状腺肿瘤进行简要介绍。

(一)甲状腺腺瘤

甲状腺腺瘤(thyroid adenoma)是甲状腺滤泡上皮发生的一种常见的良性肿瘤。往往在无意中发现,中青年女性多见。肿瘤生长缓慢,随吞咽活动而上下移动。肉眼观:多为单发,圆或类圆形,直径一般 3~5cm,切面多为实性,色暗红或棕黄,可并发出血、囊性变、钙化和纤维化。有完整的包膜,常压迫周围组织(图 15-11)。

结节性甲状腺肿和甲状腺腺瘤的诊断及鉴别要点:①前者常为多发结节、无完整包膜;后者一般单发,有完整包膜;②前者滤泡大小不一致,一般比正常大;后者则相反;③前者周围甲状腺组织无压迫现象,邻近的甲状腺内与结节内有相似病变;后者周围甲状腺有压迫现象,周围和邻近处甲状腺组织均正常。

（二）甲状腺癌

甲状腺癌（thyroid carcinoma）是一种较常见的恶性肿瘤，约占所有恶性肿瘤的 1.3%，癌症死亡病例的 0.4%，约占甲状腺原发性上皮性肿瘤的 1/3，男女之比约 2∶3，任何年龄均可发生，但以 40~50 岁多见。各类型的甲状腺癌生长规律有很大差异，有的生长缓慢似腺瘤；有的原发灶很小，而转移灶较大，首先表现为颈部淋巴结肿大而就诊；有的短期内生长很快，浸润周围组织引起临床症状。多数甲状腺癌

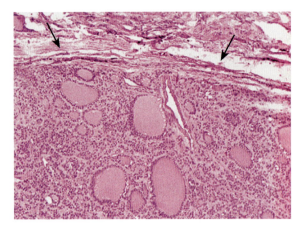

图 15-11　单纯型甲状腺腺瘤

患者甲状腺功能正常，仅少数引起内分泌紊乱（甲状腺功能亢进或低下）。现介绍几种常见的甲状腺癌。

1. 乳头状癌（papillary carcinoma）　是甲状腺癌中最常见的类型，约占 60%，青少年、女性多见，可能与接触放射线有关。肿瘤生长慢，有的局部淋巴结转移较早，恶性程度较低，预后较好，10 年存活率达 80% 以上，肿瘤大小和是否有远处转移与生存率有关，而局部淋巴结是否转移与生存率无关。肉眼观：肿瘤一般呈圆形，直径约 2~3cm，无包膜，质地较硬，切面灰白，部分病例有囊形成，囊内可见乳头，故称为乳头状囊腺癌，肿瘤常伴有出血、坏死、纤维化和钙化。镜下：乳头分支多，乳头中心有纤维血管间质（真乳头），间质内常见呈同心圆状的钙化小体，即砂粒体（psammoma bodies），有助于诊断，乳头上皮可呈单层或多层，癌细胞可分化程度不一，核染色质少，常呈透明或毛玻璃状，无核仁（图 15-12）。乳头状癌有时以微小癌出现，癌直径小于 1cm 时，临床称之为"隐匿性癌"，多在尸检中或因其他疾病进行甲状腺切除时发现或因颈部淋巴结转移才被注意。甲状腺微小癌预后较好，远处转移也少见。目前的分子病理研究表明：30%~80% 甲状腺乳头状癌中存在 *BRAF*（鼠肉瘤病毒致癌基因同源物 B1）的激活突变，最常见的突变类型为 *BRAF* 600 位密码子中的缬氨酸错义突变为谷氨酸，导致 *BRAF* 蛋白的持续激活和下游靶点的磷酸化。*BRAF* 激活突变与患者的不良预后密切相关。

2. 滤泡癌（follicular carcinoma）　一般比乳头状癌恶性程度高、预后差，较常见，仅次于甲状腺乳头状癌而居第 2 位。多发于 40 岁以上女性，早期易血道转移，癌组织侵犯周围组织或器官时可引起相应的症状。肉眼观：结节状，包膜不完整，境界较清楚，切面灰白、质软。镜下：可见不同分化程度的滤泡，有时分化好的滤泡癌很难与腺瘤区别，须多处取材、切片，注意是否有包膜浸润和血管侵犯加以鉴别；分化差的呈实性巢片状，瘤细胞异型性明显，滤泡少而不完整（图 15-13）。少数病例由嗜酸性癌细胞构成，称为嗜酸细胞癌（acidophilic cell carcinoma）。

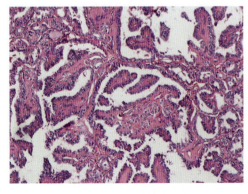

图 15-12　甲状腺乳头状癌

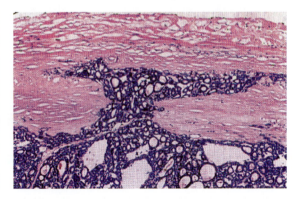

图 15-13　甲状腺滤泡癌，癌组织侵犯包膜

3. 髓样癌（medullary carcinoma） 又称 C 细胞癌（C-cell carcinoma），是由滤泡旁细胞（即 C 细胞）发生的恶性肿瘤，属于 APUD 瘤，约占甲状腺癌的 5%~10%，40~60 岁为高发期，部分为家族性常染色体显性遗传，90% 的肿瘤分泌降钙素（calcitonin），产生严重腹泻和低血钙症，有的还同时分泌其他多种激素和物质。肉眼观：单发或多发，可有假包膜，直径约 1~11cm，切面灰白或黄褐色，质实而软。镜下：瘤细胞圆形、多角或梭形，核圆或卵圆，核仁不明显。瘤细胞呈实体片巢状或乳头状、滤泡状排列（图 15-14），间质内常有淀粉样物质沉积（可能与降钙素分泌有关）。电镜：胞质内有大小较一致的神经分泌颗粒（neurosecretory granules）。

髓样癌免疫组织化学染色：降钙素 calcitonin 阳性，甲状腺球蛋白（thyroglobulin）阴性；滤泡性腺癌、乳头状癌和未分化癌 thyroglobulin 均为阳性，而 calcitonin 均为阴性。

4. 未分化癌（undifferentiated carcinoma） 又称间变性癌（anaplastic carcinoma）或肉瘤样癌（sarcomatoid carcinoma），较少见，多发生在 50 岁以上，女性较多见，生长快，早期即可发生浸润和转移，恶性程度高，预后差。肉眼观：肿块较大，病变不规则，无包膜，广泛浸润、破坏，切面灰白，常有出血、坏死。镜下：癌细胞大小、形态、染色深浅不一，核分裂象多。组织学上可分为小细胞型、梭形细胞型、巨细胞型和混合细胞型（图 15-15）。可用抗 Keratin、CEA 及 thyroglobulin 等抗体作免疫组织化学染色证实是否来自甲状腺上皮。

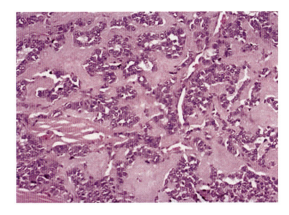

图 15-14　甲状腺髓样癌，间质有淀粉样物质沉积

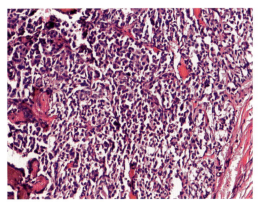

图 15-15　甲状腺未分化癌

第三节　肾上腺疾病

一、肾上腺皮质功能亢进

肾上腺皮质分泌三大类激素，即盐皮质激素（mineralocorticoid）、糖皮质激素（glucocorticoid）和肾上腺雄激素或雌激素。每种激素分泌过多时均可引起相应的临床综合征，常见的有两种：①皮质醇增多症（hypercortisolism），又称 Cushing 综合征；②醛固酮增多症。现介绍如下。

（一）Cushing 综合征

由于长期分泌过多的糖皮质激素，促进蛋白质异化、脂肪沉积，表现为满月脸（moon face）、向心性肥胖（central obesity）、高血压、皮肤紫纹、多毛、糖耐量降低、月经失调、性欲减退、骨质疏松、肌肉乏力等。本综合征成人多于儿童，常见 20~40 岁，女性多于男性，约 2.5∶1。其病因及病变如下：

1. 垂体性 由于垂体肿瘤或下丘脑功能紊乱，分泌过多的 ACTH 或下丘脑分泌皮质激素释放因子过多，血清中 ACTH 增高。双肾上腺弥漫性中度肥大，重量可达 20g（正常约 8g），切面皮质厚度可超过 2mm。镜下主要为网状带和束状带细胞增生。又称为垂体性 Cushing 综合征。

2. 肾上腺性 由于肾上腺功能性肿瘤或增生，分泌大量皮质醇的结果，血中 ACTH 降低。

Notes

双肾上腺增生并显著肥大,可超过 50g。镜下:主要为网状带及束状带细胞弥漫增生,而结节状增生者多为束状带细胞。

3. 异位性　为异位分泌的 ACTH 引起。最常见的原因为小细胞性肺癌,其他有恶性胸腺瘤、胰岛细胞瘤等,血内 ACTH 增高。

4. 医源性 Cushing 综合征　长期使用糖皮质激素引起,如地塞米松等,由于反馈性抑制垂体释放 ACTH 等,故血中 ACTH 降低,双肾上腺皮质萎缩。

(二)醛固酮增多症

醛固酮增多症(hyperaldosteronism)分为原发性和继发性二种。①原发性醛固酮增多症(primary aldosteronism)大多数由功能性肾上腺肿瘤引起,少数为肾上腺皮质增生所致,临床主要表现为高血钠症、低血钾症及高血压,血清中肾素降低,这是因为钠潴留使血容量增多,抑制肾素的释放。镜下主要为球状带细胞增生,少数也可杂有束状带细胞;②继发性醛固酮增多症(secondary aldosteronism)系指各种疾病(或肾上腺皮质以外的因素)引起肾素—血管紧张素(renin-angiotensin)分泌过多,刺激球状带细胞增生而引起继发性醛固酮分泌增多的疾病。

二、肾上腺皮质功能低下

(一)分类:

1. 急性肾上腺皮质功能低下(acute adrenocortical insufficiency)　主要原因是皮质大片出血或坏死、血栓形成或栓塞、重症感染或应激反应及长期使用皮质激素治疗后突然停药等。临床表现为血压下降、休克、昏迷等症状,少数严重者可致死。

2. 慢性肾上腺皮质功能低下(chronic adrenocortical insufficiency)　又称 Addison 病:少见。主要病因为双肾上腺结核和特发性肾上腺萎缩,极少数为肿瘤转移和其他原因,双肾上腺皮质严重破坏(约 90% 以上),主要临床表现为皮肤和黏膜及瘢痕处黑色素沉着增多、低血糖、低血压、食欲不振、肌力低下、易疲劳、体重减轻等。黑色素沉着增多是由于肾上腺皮质激素减少,促使具有黑色素细胞刺激活性的垂体 ACTH 及 β-LPH 分泌增加,促进黑色素细胞制造黑色素之故。

(二)特发性肾上腺萎缩(idiopathic adrenal atrophy)

又称自身免疫性肾上腺炎(autoimmune adrenalitis):是一种自身免疫性疾病,多见于青年女性,患者血中常有抗肾上腺皮质细胞线粒体和微粒体抗体,往往和其他自身免疫性疾病并存。双肾上腺高度萎缩、皮质菲薄,内有大量淋巴细胞和浆细胞浸润。

三、肾上腺肿瘤

(一)肾上腺皮质腺瘤

肾上腺皮质腺瘤(adrenocortical adenoma):一般较小,直径约 1~5cm,重 5~10g,大者可达 1000g,有完整包膜(亦有突出包膜之外的),切面实性,金黄色或棕黄色,可见出血或小囊变区,偶有钙化;镜下:主要由富含类脂质的透明细胞构成(少数瘤细胞胞质含类脂质少,可为嗜酸性),瘤细胞与正常皮质细胞相似,核较小,瘤细胞排列成团,由内含毛细血管的少量间质分隔(图 15-16)。大多数皮质腺瘤是非功能性,少数为功能性,可引起醛固酮增多症或 Cushing 综

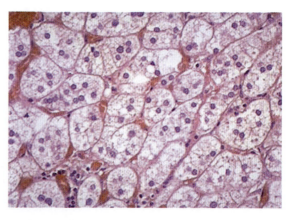

图 15-16　肾上腺皮质腺瘤

合征。

皮质腺瘤与灶性结节状皮质增生的区别:前者常为单侧单发有包膜,对周围组织有压迫现象;后者常为双侧多发,直径一般在 1cm 以下,多见于高血压患者。有时二者很难区别,有人将直径超过 1cm 以上者归入腺瘤。

(二)肾上腺皮质腺癌

肾上腺皮质腺癌(adrenocortical adenocarcinoma):少见,12 岁以下儿童相对较多见,仅少数发生在成年人。肉眼观:肿瘤体积一般较大,常在 100g 以上,偶可达 1000g 以上,呈侵袭性生长,境界不清,切面呈棕黄色或多色性,质较软,常有出血、坏死及囊性变;镜下:分化差者瘤细胞异型性大,常可见多核瘤巨细胞及核分裂象;分化好的似腺瘤,如果肿瘤体积小、有包膜,很难与腺瘤区别。两者的区别可参考以下几点:①皮质腺癌常见广泛出血、坏死,而腺瘤很少有坏死;②破坏包膜、侵入血管及周围组织者一般为癌;③核分裂象多,每 10 个高倍视野下多于 2 个核分裂象时多为恶性,而腺瘤核分裂象很少;④有广泛而明显的核异型、多核瘤巨细胞、较大的核仁及核内有包涵体者为癌;⑤肿瘤体积、重量有一定参考价值,腺瘤直径多在 5cm 以下,重量不到 50g。

皮质腺癌多为功能性,常表现女性男性化及肾上腺功能亢进,且易发生局部浸润和转移,如果有淋巴道和血道播散,平均存活期一般为 2 年。

功能性和无功能性肾上腺皮质肿瘤的鉴别主要依靠临床表现、生化和激素测定。

(三)肾上腺髓质肿瘤

肾上腺髓质来自神经嵴,可发生神经母细胞瘤、神经节细胞瘤和嗜铬细胞瘤。现仅以临床病理联系较为密切的嗜铬细胞瘤为例介绍如下:

嗜铬细胞瘤(pheochromocytoma)由肾上腺髓质嗜铬细胞发生的一种少见的肿瘤,又称肾上腺内副神经节瘤(intra adrenal paraganglioma),90% 来自肾上腺髓质,余下 10% 左右发生在肾上腺髓质以外的器官或组织内。本瘤多见于 20~50 岁,性别无差异。嗜铬细胞瘤临床上均可伴儿茶酚胺的异常分泌,并可产生相应的症状,表现为间歇性或持续性高血压、头痛、出汗、心动过速、心悸、基础代谢率升高和高血糖等,甚至可出现心力衰竭、肾衰竭、脑血管意外和猝死。肉眼观:常为单侧单发,右侧多于左侧,肿瘤大小不一,但一般大小在 2~6cm,平均重约 100g,可有完整包膜,切面灰白或粉红色,经 Zenker 或 Helly 固定液(含重铬酸盐)固定后显棕黄或棕黑色,常有出血、坏死、钙化及囊性变;镜下:瘤细胞为大多角形细胞,少数为梭形或柱状细胞,并有一定程度的多形性,可出现瘤巨细胞,瘤细胞胞质内可见大量嗜铬颗粒,瘤细胞呈索、团状排列,间质为血窦(图 15-17);电镜下,胞质内含有被界膜包绕的、具有一定电子密度的神经内分泌颗粒(图 15-18)。良、恶性嗜铬细胞瘤在细胞形态学上很难鉴别,有时恶性者异型性不明显,而良性者可出现明显的异型性或多核瘤巨细胞,甚至包膜浸润或侵入血管亦不能诊断恶性。只有广泛浸润邻近脏器、组织或发生转移才能确诊为恶性。嗜铬细胞瘤临床上除了局部症状外,可表现为间

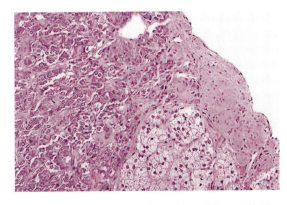

图 15-17　嗜铬细胞瘤,右下侧为正常肾上腺组织

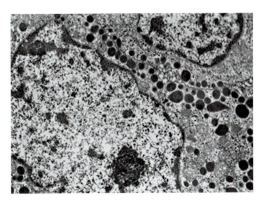

图 15-18　嗜铬细胞瘤(浆内含神经分泌颗粒)

Notes

歇性或持续性高血压、头痛、出汗、心动过速、心悸、基础代谢率升高和高血糖等,甚至可出现心、肾衰竭、脑血管意外和猝死。

第四节　胰 岛 疾 病

成人胰岛内主要由四种内分泌细胞组成:①A 细胞:分泌胰高血糖素(glucagon),约占15%~25%;②B 细胞:分泌胰岛素(insulin),约占 60%~70%;③D 细胞:分泌生长抑素(somatostatin),约占 5%~10%;④PP 细胞:分泌胰多肽(pancreatic polypeptide),约占 2%。此外,在胚胎和新生儿胰腺内及胰腺导管黏膜内还有分泌胃泌素(gastrin)的 G 细胞等。胰腺的各种内分泌细胞可以增生或形成肿瘤,可引起有关激素的过多分泌和功能亢进;也可以变性、萎缩,引起有关激素(如胰岛素)分泌不足和功能低下。

一、糖 尿 病

糖尿病(diabetes mellitus)是一种体内胰岛素相对或绝对不足或靶细胞对胰岛素敏感性降低,或胰岛素本身存在结构上的缺陷而引起的碳水化合物、脂肪和蛋白质代谢紊乱的一种慢性疾病。其主要特点是高血糖、糖尿。临床上表现为多饮、多食、多尿和体重减少(即"三多一少"),可使一些组织或器官发生形态结构改变和功能障碍,并发酮症酸中毒、肢体坏疽、多发性神经炎、失明和肾衰竭等。本病发病率日益增高,已成为世界性的常见病、多发病。

（一）分类、病因和发病机制

糖尿病一般分为原发性和继发性两种。原发性糖尿病(即日常所称的糖尿病)又分为Ⅰ型和Ⅱ型两种。

1. 原发性糖尿病

（1）1 型或幼年型:约占糖尿病的 10% 左右。主要特点是青少年发病,起病急,病情重,发展快,胰岛 B 细胞严重受损,细胞数目明显减少,胰岛素分泌绝对不足,血中胰岛素降低,引起糖尿病,易出现酮症(ketosis),治疗依赖胰岛素。目前认为本型是在遗传易感性的基础上由病毒感染等诱发的针对 B 细胞的一种自身免疫性疾病,与 T 细胞失去针对自身抗原的免疫耐受有关。其根据是:①患者体内可测到胰岛细胞抗体和细胞表面抗体,且本病常与其他自身免疫性疾病并存;②与组织相容性抗原(histocompatibility antigen,HLA)的关系受到重视,患者血中 HLA-DR3和 HLA-DR4 的检出率超过平均值,说明与遗传有关;③血清中抗病毒抗体滴度显著增高,提示与病毒感染有关。

（2）2 型或成年型:约占糖尿病的 90%,主要特点是成年发病,起病缓慢,病情较轻,发展较慢,胰岛数量正常或轻度减少,血中胰岛素可正常、增多或降低,肥胖者多见,不易出现酮症,本型病因、发病机制不清楚,认为是与肥胖有关的胰岛素相对不足及组织对胰岛素不敏感有关。

2. 继发性糖尿病　指已知原因造成胰岛内分泌功能不足所致的糖尿病,如炎症、肿瘤,手术或其他损伤和某些内分泌疾病(如肢端肥大症、Cushing 综合征、甲亢、嗜铬细胞瘤和类癌综合征等)。

（二）病理变化

1. 胰岛病变　不同类型、不同时期病变不同。1 型糖尿病早期为非特异性胰岛炎,继而胰岛 B 细胞颗粒脱失、空泡变性、坏死、消失,胰岛变小、数目减少,纤维组织增生、玻璃样变;2 型糖尿病早期病变不明显,后期 B 细胞减少,常见胰岛淀粉样变性(图 15-19)。

2. 血管病变　糖尿病患者从毛细血管到大中动脉均可有不同程度的病变,且病变发生率较一般人群高、发病早、病变严重。如:毛细血管和细、小动脉内皮细胞增生,基膜明显增厚,有的比正常厚几倍乃至十几倍,血管壁增厚、玻璃样变性、变硬,血压增高;有的血管壁发生纤维素样

Notes

坏死,血管壁通透性增强;有的可有血栓形成或管腔狭窄,导致血液供应障碍,引起相应组织或器官缺血、功能障碍和病变。电镜下:内皮细胞增生,基膜高度增厚,有绒毛样突起,突向管腔,内皮细胞间连接增宽,可见窗孔形成,内皮细胞饮液小泡增加,有的地方有血小板聚集,血栓形成。

大、中动脉有动脉粥样硬化或中层钙化,粥样硬化病变程度重。临床表现为主动脉、冠状动脉、下肢动脉、脑动脉和其他脏器动脉粥样硬化,引起冠心病、心肌梗死、脑萎缩、肢体坏疽等。

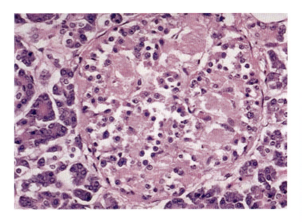

图 15-19　糖尿病(胰岛淀粉样变)

3. **肾脏病变**　①肾脏体积增大:由于糖尿病早期肾血流量增加,肾小球滤过率增高,导致早期肾脏体积增大,通过治疗可恢复正常;②结节性肾小球硬化(nodular glomerulosclerosis):表现为肾小球系膜内有结节状玻璃样物质沉积,结节增大可使毛细血管腔阻塞;③弥漫性肾小球硬化:约见于 75% 的患者,同样在肾小球内有玻璃样物质沉积,分布弥漫,主要损害肾小球毛细血管壁和系膜,肾小球基底膜普遍增厚,毛细血管腔变窄或完全闭塞,最终导致肾小球缺血和玻璃样变性;④肾小管—肾间质损害:肾小管上皮细胞出现颗粒样和空泡样变性(属退行性变),晚期肾小管萎缩。肾间质病变包括纤维化、水肿和淋巴细胞、浆细胞及多形核白细胞浸润;⑤血管损害:糖尿病累及所有的肾血管,多数损害的是肾动脉,引起动脉硬化,特别是入球和出球小动脉硬化。至于肾动脉及其主要分支的动脉粥样硬化,在糖尿病患者要比同龄的非糖尿病患者出现得更早更常见;⑥肾乳头坏死:常见于糖尿病患者患急性肾盂肾炎时,肾乳头坏死是缺血并感染所致。

4. **视网膜病变**　早期表现为微小动脉瘤和视网膜小静脉扩张,继而渗出、水肿、微血栓形成、出血等非增生性视网膜病变;还可因血管病变引起缺氧,刺激纤维组织增生、新生血管形成等增生性视网膜病变;视网膜病变可造成白内障(cataract)或失明。

5. **神经系统病变**　周围神经可因血管病变引起缺血性损伤或症状,如肢体疼痛、麻木、感觉丧失、肌肉麻痹等,脑细胞也可发生广泛变性。

6. **糖尿病与癌症的关系**　越来越多的证据表明:糖尿病与癌症的关系密切,糖尿病能增加患癌的风险,如乳腺癌、内膜癌、膀胱癌、肝癌、结肠癌和胰腺癌,但降低患前列腺癌的风险。胰岛素抗性和高胰岛素血症被认为与此相关,另外高血糖本身也可能诱发癌症的发生。

7. **其他组织或器官病变**　可出现皮肤黄色瘤、肝脂肪变和糖原沉积、骨质疏松、糖尿病性外阴炎及化脓性和真菌性感染等。

二、胰腺神经内分泌肿瘤

胰腺神经内分泌肿瘤曾称胰岛细胞瘤(islet cell tumor),好发部位依次为胰尾、体、头部,异位胰腺也可发生。常见于 20~50 岁。肉眼观:肿瘤多为单个,体积常较小,约 1~5cm 或更大,最重者可达 500g,圆形或椭圆形,境界清楚,包膜完整或不完整,色浅灰红或暗红,质软、均质,可继发纤维组织增生、钙化、淀粉或黏液样变性和囊性变;镜下:瘤细胞排列形式多样,有的呈岛片状排列(似巨大的胰岛)或团块状,有的呈脑回状、梁状、索带状、腺泡和腺导管或呈菊形团样结构,还可呈实性、弥漫、不规则排列及各种结构混合或单独排列(图 15-20)。其间为毛细血管,可见多少不等的胶原纤维分隔瘤组织,可有黏液、淀粉样变性、钙化等继发改变。瘤细胞形似胰岛细胞,呈小圆形、短梭形或多角形,形态较一致,细胞核呈圆或椭圆形、短梭形,染色质细颗粒状,可见小核仁,核分裂少见,偶见巨核细胞。部分胰腺神经内分泌肿瘤具有分泌功能,称为功能性肿瘤,主要有 6 种,即胰岛素瘤(insulinoma)、胃泌素瘤(gastrinoma)、胰高血糖素瘤(glucagonoma)、生长抑素瘤(somatostatinoma)、血管活性肠肽瘤(vasoactive intestinal peptide tumor)和胰多肽瘤(pancreatic polypeptidoma)。胰腺神经内分泌肿瘤在 HE 染色切片上难以区别细胞种类,常需免疫组织化学、特殊染色及电镜等加以鉴别。下面仅介绍常见的胰岛素瘤。

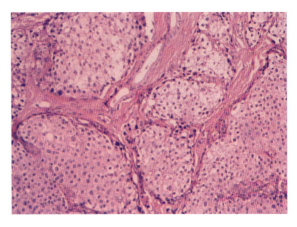

图 15-20　胰岛细胞瘤

胰岛素瘤(insulinoma)是由胰岛 B 细胞发生的内分泌细胞肿瘤,其临床特点为:①高胰岛素血症(hyperinsulinemia)和低血糖(hypoglycemia);②患者发作时出现恍惚、意识障碍甚至昏迷,进食或注射葡萄糖可缓解;③空腹血糖一般低于 50mg/dl。本瘤占胰腺内分泌肿瘤的 70%~75%,居第一位。任何年龄均可发生,无性别差异。90% 为单发,肿瘤最大直径 1~2cm,包膜完整或不完整,分界清楚。切面似淋巴结,灰白、均质、质软,镜下瘤细胞与正常 B 细胞相似,可呈索巢状、腺样或菊花状排列,核可有不同程度的异型性,间质为血窦,可有淀粉样变性、纤维化和钙化。电镜下可见神经内分泌颗粒。胰岛素瘤多局限于胰腺,部分病例可转移或广泛浸润周围组织或器官。

第五节　各系统神经内分泌肿瘤

一、神经内分泌肿瘤概述

(一) 弥散性神经内分泌系统

弥散性神经内分泌系统(dispersed or diffuse neuroendocrine system,DNES)是指广泛分布在全身各部位的一些弥散性内分泌细胞和细胞群,这些细胞具有相同的特点:它们能吸取胺的前身,使之脱羧基并转变为胺类物质(amine precursor uptake & decarboxylation,APUD),把具有这种特性(或能力)的所有细胞统称为 APUD 细胞系统;该类细胞银染色时显示嗜银性或亲银性,故称之为嗜(或亲)银细胞(argentaffin cells);该类细胞有内分泌功能(电镜观察:这些细胞常见含有不同大小和形态的神经内分泌颗粒),故称之为神经内分泌细胞。

(二) 神经内分泌细胞的分布、形态特点

神经内分泌细胞广泛分布在人体全身不同组织和器官。以胃肠道最多,肺、胰、胆道、咽喉、鼻、唾液腺、泌尿生殖道以及皮肤等部位均有很多的神经内分泌细胞存在,如胃肠道的亲(嗜)银细胞、甲状腺 C 细胞、胰岛细胞、垂体的 ACTH 细胞、肾上腺嗜铬细胞、颈动脉体 I 型细胞、肺的嗜(亲)银细胞和泌尿生殖道的一些神经内分泌细胞等。

神经内分泌细胞分布广,并以单个或数个成群细胞形式夹杂在上皮细胞内,HE 和甲苯胺蓝染色着色浅,光镜下极难鉴别。目前鉴别 DNES 细胞的方法主要有:①免疫组织化学;②银染色;③电镜;④原位杂交等。

免疫组织化学(immunohistochemistry):是最常用的技术,即用特异的抗不同肽或胺类激素的抗体作免疫组化染色。广谱的神经内分泌细胞标记有:①铬粒素:为酸性蛋白,与神经内分泌细胞的内分泌颗粒有关,因铬粒素抗体与分泌小泡中的蛋白起反应,而分泌小泡少的神经内分泌

Notes

细胞或肿瘤可能出现假阴性;②突触素(synaptophysin);③CD56;④其他:如神经元特异性烯醇酶、蛙皮素(bombesin)、胃泌素释放肽(GRP)、Leu-7、TB2蛋白、PGP9.5蛋白和HISL-90等。

电镜检查:神经内分泌细胞具有丰富的粗面内质网、核糖体、发达的高尔基体和微粒-微管系统,最特殊的形态特点是有成簇的神经分泌颗粒。功能相同的细胞其分泌颗粒的形态、大小基本相同,反之,其形态和大小变异较大。

原位杂交:有些DNES细胞和肿瘤的蛋白-激素含量少,测量不出来,用原位杂交有助于鉴别诊断;原位杂交也可用于获得关于细胞内激素合成的信息,细胞内如检测出mRNA,则表明该细胞合成激素而不是摄取的;原位杂交可与免疫组化结合以分析mRNA和蛋白被同一细胞同时表达;原位杂交亦可用于证明某些肿瘤能合成异位激素;原位杂交还可与电镜结合研究激素合成的超微结构部位。

二、神经内分泌肿瘤

可分为上皮型和神经型两种类型肿瘤,前者如胃肠胰腺和其他部位的神经内分泌肿瘤、小细胞癌、甲状腺髓样癌等。后者如嗜铬细胞瘤和副神经节细胞瘤等;这些细胞形成的肿瘤在组织形态上相似,具有很多共同的组织学特点:瘤细胞圆形或卵圆形或多边形,胞膜清楚,胞质空或淡粉细颗粒状,核小圆形或卵圆形,居中或偏位,核染色质细颗粒状,可见小核仁;有的瘤细胞核较大,空泡状或短梭形;可有不同程度的异型性,但核分裂多少不等,通常可根据核分裂数进行肿瘤分级。瘤细胞排列成巢、索、小梁、花带、腺泡、菊形团或弥漫成片,间质内有丰富的薄壁血窦或血管,有时可见玻璃样变或淀粉样物质沉着。目前认为神经内分泌肿瘤均为恶性,或为具有恶性潜能的一类肿瘤。

(一)胃肠神经内分泌肿瘤

从某种意义上来说,胃肠道是人体最大的内分泌器官,十二指肠是消化道不同类型神经内分泌细胞密集之处。胃肠道最常见的神经内分泌肿瘤有胃泌素瘤、生长抑素瘤和类癌。

关于消化系统神经内分泌肿瘤的分类,WHO 2010年版《消化系统肿瘤病理学分类》建议取消"类癌"名称。将其分为神经内分泌瘤和神经内分泌癌,以及混合性腺-神经内分泌癌(见表15-2)。

表 15-2 消化系统神经内分泌肿瘤 2010 年 WHO 新分类与 WHO1980 年和 2000 年分类比较

WHO 1980 年	WHO 2000 年	WHO 2010 年
Ⅰ. 类癌	1. 高分化内分泌肿瘤(WDET)	1. NET G1(类癌)
	2. 高分化内分泌癌(WDEC)	2. NET G2
	3. 低分化内分泌癌/小细胞癌(PDEC)	3. NEC(大细胞或小细胞型)
Ⅱ. 黏液类癌	4. 混合型外分泌-内分泌癌(MEEC)	4. 混合性腺-神经内分泌癌(MANEC)
Ⅲ. 混合性类癌-腺癌		
Ⅳ. 假瘤性病变	5. 肿瘤样病变(ILL)	5. 增生性和瘤前病变

说明:G-分级;NEC-神经内分泌癌;NET-神经内分泌瘤。

根据核分裂数和(或)Ki-67指数将消化系统神经内分泌肿瘤分为三级。

1级:核分裂数<2/10HPF,和(或)Ki-67指数≤2%;

2级:核分裂数2~20/10HPF,和(或)Ki-67指数3%~20%;

3级:核分裂数>20/10HPF,和(或)Ki-67指数>20%。

该分级需要计数至少50个高倍视野(1个高倍视野=2mm^2);要使用MIB-1抗体,并对核标记染色最强的区域(热点)计数最少500~2000个细胞中的阳性率。如果核分裂数分级与Ki-67指数分级对比有差异,按级别高的分级。

所有胃、肠、胰的神经内分泌肿瘤都具有恶性潜能。

根据肿瘤分泌的激素产物及产生的相应症状不同,还可将肿瘤分为以胃泌素瘤、生长抑素瘤等:

1. **胃泌素瘤**(gastrinoma)　又称 G 细胞瘤。胃泌素瘤主要发生在胰腺内,占胰腺内分泌肿瘤的 20%~25%,居第二位,而胰外的胃泌素瘤少见,可发生在十二指肠、空肠、胃、肝门、脾门,还可发生在卵巢、甲状腺和淋巴结等处。本瘤的特点是:①体积小(直径一般小于 2cm)而多发(40%~60% 为多发);②恶性率高(50%~70%);③产生 Zollinger-Ellison 综合征(过多的胃泌素造成高胃酸、顽固性消化道溃疡和胃泌素瘤三者的统称);④常有水样泻及脂性腹泻。

2. **生长抑素瘤**(somatostatinoma)　本瘤少见,多见于中老年人,多数可发生转移。好发于胰头、十二指肠、壶腹部和空肠等,特点是:①可伴有糖尿病、腹泻、脂肪泻、胆石、低胃酸或无胃酸;②尚有消化道出血、上腹痛、黄疸和神经纤维瘤病等;③约 1/2 肿瘤组织内有砂粒体;④免疫组织化学生长抑素抗体呈强阳性。

类癌综合征(carcinoid syndrome):主要表现为间歇性面部皮肤潮红、阵发性水样泻、哮喘样发作、四肢抽搐、休克、右心功能不全等。这些表现可能与其分泌过多的、以 5- 羟色胺(5-HT)为主的生物活性物质有关。

(二)肺神经内分泌肿瘤

肺的神经内分泌细胞(neuroendocrine cell),亦称 Kulchitsky 细胞,单个或成群地散在分布于支气管树表面上皮细胞之间的基底膜上,亦可位于支气管壁内腺体上皮细胞之间。由神经内分泌细胞发生的肺肿瘤统称为神经内分泌癌(neuroendocrine carcinoma,NEC),是肺癌中较少见的一大类癌。近 20 多年来,随着免疫组化和电镜检测技术的广泛开展,根据瘤细胞分化程度、形态特点和新技术检测,现已确定肺内的神经内分泌肿瘤至少有 4 种类型,现简述如下。

1. **类癌**(carcinoid)　由支气管黏膜上皮及黏膜下腺体中的神经内分泌细胞(Kulchitsky 细胞)发生,约占肺肿瘤的 1%~2%,分化好,恶性度低。肉眼可分为 3 种类型:①中央型:常见,占 60%~80%,成人多见,因肿瘤多在支气管内生长,常可导致阻塞性肺炎、咯血等;②周围型:肿瘤位于外周胸膜下肺实质内,约占 1/3,有的可呈肺内多灶性结节状浸润;③微瘤型:极少见,常为多发,每个瘤结节大小 <3mm,生物学行为一般为良性,偶可有肺门淋巴结转移。有报道标记物 MAP-2(microtubule associated protein-2)对肺类癌及小细胞癌是敏感、特异的,阳性率分别为 100% 和 98%。

2. **不典型类癌**(atypical carcinoid,AC)　特点:①一般为中分化神经内分泌癌,易误诊为其他类型的低分化癌,恶性程度介于类癌与小细胞癌之间;②癌细胞较小,但比小细胞癌又稍大;③不典型类癌 CgA、Syn、CD56 及 NSE 均呈阳性反应。

3. **小细胞癌**(small cell carcinoma,SCC)　占肺癌的 10%~20%,其主要特点是:①中老年人多见,多为男性,85% 以上的患者为吸烟者;②对放、化疗敏感,但易复发、转移;③恶性程度高,易发生转移,转移部位多为中枢神经系统,一般生存期为 1 年左右;④瘤细胞较小,形态大小较一致,多呈淋巴细胞样或燕麦细胞样;⑤免疫组化:小细胞癌 TTF-1、Syn、CD56、MAP-2 强阳性;CgA 胞质内常有少量颗粒状表达,角蛋白也可呈阳性表达。

4. **大细胞神经内分泌癌**(large cell neuroendocrine carcinoma,LCNEC)　由于此类癌细胞经电镜及免疫组化检测证实具有神经内分泌分化特征而命名。患者发病平均年龄为 64 岁,大多数有吸烟史。此病的特点是:①癌细胞较大,呈多角形;②癌细胞呈实性、巢、小梁状、片块状、栅栏状排列,并有器官样或菊形团样结构;③癌细胞核分裂象多见;④常伴广泛坏死;⑤免疫组化:Syn 染色对诊断此癌更有价值。

(三)皮肤及其他部位的神经内分泌肿瘤

1. **皮肤 Merkel 细胞癌**(Merkel cell carcinoma,MCC)　中老年女性多见,好发于面部,肿

Notes

瘤一般位于真皮而不累及表皮,少数累及表皮时可呈 Paget 瘤样,易浸润血管、淋巴管而发生转移。根据肿瘤的组织结构和细胞特点可分为三种类型:①小梁型:瘤细胞圆形或多角形,呈小梁状排列,是分化好的一种,侵犯血管少,切除后可局部复发和转移,但发展较缓慢;②中间细胞型:常见,瘤组织、细胞似淋巴瘤或 Ewing 瘤,恶性程度高;③小细胞型:似肺的燕麦细胞癌,恶性程度高,预后差。免疫组化:除 CgA、Syn 外,低分子量角蛋白强阳性。

2. 卵巢类癌 较多见,80%~90% 为畸胎瘤的一种成分。光镜下可分为岛状、小梁和卵巢甲状腺肿三型。岛状类癌癌细胞排列成巢状或小腺泡样结构,小梁状癌细胞排列成长的波浪状分支,互相吻合成索,而后者卵巢甲状腺肿内含甲状腺肿和类癌两种成分。卵巢的另一种神经内分泌肿瘤,光镜下形态与肺的小细胞癌相同。

3. 其他部位、组织的神经内分泌肿瘤 乳腺、胸腺和纵膈、咽喉部、食管、子宫颈、睾丸、前列腺、胆道、肝、肾等均可发生神经内分泌肿瘤,但很少或罕见。

小 结

内分泌系统疾病包括内分泌器官疾病及相应靶器官由于肥大、增生和萎缩等引起的疾病。由于其疾病各类繁多,限于篇幅,本章重点介绍了本系统的常见病和多发病。如垂体腺瘤、弥漫性毒性和非毒性甲状腺肿、慢性甲状腺炎、甲状腺肿瘤、肾上腺肿瘤、糖尿病、胰腺神经内分泌瘤等。本章要求重点掌握垂体腺瘤的分类和特征、甲状腺肿、甲状腺肿瘤的分类及特征、胰腺及肺神经内分泌肿瘤及糖尿病分类和发病机制等。此外,还需熟悉相关专业英语词汇。

(文继舫)

主要参考文献

1. 刘彤华.诊断病理学.第 3 版.北京:人民卫生出版社,2012.
2. Kumar V,Abbas AK,Aster JC.Robbins Basic Pathology.9th ed. Philadelphia:W.B.Saunders,2013:715-763.
3. Noto H,Goto A,Tsujimoto T,et al. Latest insights into the risk of cancer in diabetes. J Diabetes Investig,2013,4 (3):225-232.
4. Bosman FT,Carneiro F,Hruban RH,et al. WHO Classification of tumors of the digestive system,4th ed. Lyon: IARC Press,2010.
5. Kurman RJ,Carcangiu ML,Herrington CS,et al. Pathology and Genetics of Tumours of Endocrine Organs.3rd ed. Lyon:IARC Press,2004.

第十六章　神经系统疾病

神经系统特别是中枢神经系统的正常结构和功能对于维持机体健康十分关键。神经系统的病变可导致由其支配部位的功能障碍和病变。而机体的窒息、缺氧、失血、心脏骤停可引起缺血性脑病、脑水肿、脑疝进而危及生命。体循环内脱落的栓子可导致脑栓塞和脑梗死。

神经系统疾病既可表现其他器官共有的病变(如血液循环障碍、炎症、肿瘤),也可有其特殊病变,如神经元的变性疾病、海绵状脑病以及脱髓鞘疾病。神经系统的畸形发生率远高于其他器官系统,严重的畸形常导致流产或胎死宫内。精神病则是目前对之了解机制最少的疾病。

在解剖和生理学上,中枢神经系统有特殊性,这使其在病理方面具有与其他实质性器官(如肝、肾)不同的一些特殊规律:①病变定位和功能障碍之间关系密切,例如一侧大脑额叶中央前回病变可导致对侧肢体偏瘫;②相同的病变发生在不同的部位可出现不同综合征及后果,如额叶前皮质区(联络区)的小梗死灶可不产生任何症状,而如发生在延髓则可导致严重后果,甚至致命;③对各种致病因子的病理反应具有较大的相似性,表现为神经元的变性、坏死,髓鞘的脱失,小胶质细胞的激活,星形胶质细胞的增生及肥大,而同一病变可出现在许多不同的疾病中,例如炎症渗出过程往往表现为血管套的形成;④某些解剖结构具有双重影响,如颅骨虽有保护作用,却又是引起颅内压升高、脑疝形成的重要条件;⑤血 - 脑屏障和血管周间隙(即 Virchow-Robin 间隙)不仅具有减少血管渗出、限制炎症向脑实质扩散的作用,而且还限制某些药物进入脑内从而影响治疗效果;⑥免疫特点在于无固有的淋巴组织和淋巴管,免疫活性 T、B 细胞均由周围血液输入。

第一节　神经系统的细胞成分及其基本病变

神经系统由神经元、胶质细胞(包括星形胶质细胞、少突胶质细胞、室管膜细胞,周围神经系统胶质细胞则为 Schwann 细胞即施万细胞)、小胶质细胞、脑膜的组成细胞以及血管所组成。

一、神经元基本病变

神经元的基本病变包括:①急性损伤导致的神经元坏死;②亚急性或慢性神经元损伤(变性);③中央性尼氏小体溶解和轴索反应;④病毒感染或代谢产物导致胞内包涵体形成;⑤细胞结构蛋白异常等。

(一)急性损伤性病变

急性缺血、缺氧和感染可引起神经元的坏死,呈核固缩、胞体缩小变形、胞质尼氏小体消失。HE 染色胞质呈深伊红色,故称为红色神经元(red neuron)(图 16-1),继而出现核溶解、核消失,有时仅见死亡细胞的轮廓或痕迹称为鬼影细胞(ghost cell)。

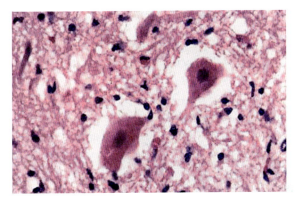

图 16-1　红色神经元
神经元胞体缩小,呈深伊红色,核固缩(HE 染色)

(二)亚急性或慢性神经元损伤(变性)

单纯性神经元萎缩(simple neuronal atrophy)多见于缓慢进展、病程较长的变性疾病(如多系统萎缩、肌萎缩性侧索硬化)。神经元呈慢性进行性变性和死亡。神经元胞体及胞核固缩、消失,无炎症反应。病变早期此类神经元缺失很难被察觉。晚期,局部胶质细胞增生则提示该处曾经有神经元存在。病变常选择性累及一个和多个功能相关的系统。

上游神经元变性、坏死,使下游神经元缺乏经突触传入的讯号而处于被"剥夺"(deprivation)的孤立状态,终致该下游神经元变性、萎缩。此种现象称为神经元的跨突触变性(neuronal transsynaptic degeneration)。如视网膜的视锥细胞和视杆细胞需在外侧膝状体中将神经冲动经突触传递给膝状体的神经元,如果视网膜病变使信号输入减少或缺如,将导致外侧膝状体相应的神经元变性、萎缩。

(三)中央尼氏小体溶解与轴突反应

轴突损伤、病毒感染、缺氧、B 族维生素缺乏等原因可导致神经元胞体变圆,核边置,核仁体积增大。尼氏小体(Nissl body)消失,仅在胞膜下有少量残留,胞质呈苍白均质状染色,此种改变称为中央尼氏小体溶解(central chromatolysis)(图 16-2)。此改变乃由粗面内质网脱颗粒所致,由于游离核糖体使神经元蛋白质合成代谢大大增强,因此在早期病变可逆,具有代偿意义;如果病因长期存在,则可导致神经元死亡。

轴突损伤时在神经元出现中央尼氏小体溶解同时,轴突也出现一系列变化(以往通称为 Waller 变性,Waller degeneration),包括:①远端和部分近端轴索断裂、崩解、被吞噬消化,近端轴突再生并向远端延伸;②髓鞘崩解脱失,游离出脂质和中性脂肪,呈苏丹Ⅲ阳性染色;③细胞增生反应。吞噬细胞增生吞噬崩解产物。施万细胞或少突胶质细胞增生包绕再生轴索,完成髓鞘化过程,轴突损伤修复,神经元胞体的中央尼氏小体溶解随之消失。

广泛轴突损伤常由剪切力(如车祸)所致,患者意识丧失,靠医疗干预维持生命。此类植物人约有三分之一有望恢复知觉。无望清醒的患者,其轴突损伤处因胶质瘢痕阻隔了轴索的再生使意识无法恢复。

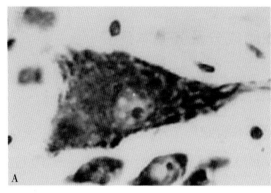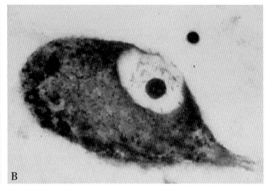

图 16-2　中央尼氏小体溶解（尼氏染色）

A. 正常神经元呈多边形,核居中,胞质见尼氏小体呈灰蓝色斑块状;B. 中央尼氏小体溶解。神经元胞体肿胀,核边置,核仁明显,胞体中央尼氏体消失,呈透亮区域。核膜下仍可见尼氏体

（四）包涵体形成

1. **脂褐素**　神经元胞质中出现脂褐素包涵体多见于老年人。有时这种包涵体可占据神经元胞体的绝大部分。与全身其他部分一样,脂褐素源于溶酶体的残体。

2. **病毒性包涵体**　病毒性包涵体可出现于神经元胞质内（如狂犬病的 Negri 小体）,也可同时出现于核内和胞质内（巨细胞病毒）。在所有的病毒性包涵体中,只有 Negri 小体具有诊断价值。

（五）细胞结构蛋白异常

细胞结构蛋白在神经元胞质内有时可引起包涵体样聚集,但由于其独特的发生机制,将在相关内容中予以专门介绍。

细胞骨架蛋白的异常可见于老年性痴呆（神经原纤维缠结）和震颤性麻痹（Lewy 小体）。除了神经微丝的排列与结构异常外,还常伴有异常泛素化（ubiquitination）、α 共核蛋白（α-synuclein）异常表达以及 tau（τ）蛋白的过度磷酸化（详见变性病）。

海绵状脑病由于异常朊蛋白（PrP）的累积,导致神经元胞体和突起的空泡化改变（详见海绵状脑病）。

二、神经胶质细胞基本病变

神经胶质细胞包括星形胶质细胞、少突胶质细胞、室管膜细胞和施万细胞等,其总数为神经元的 5 倍以上。神经胶质细胞基本病变包括变性（细胞肿胀）、增生和坏死等。

（一）星形胶质细胞病变

星形胶质细胞在病理情况下参与炎症过程和损伤后修复。星形胶质细胞的基本病变有肿胀、包涵体形成、增生形成反应性胶质化等。

1. **肿胀**　星形胶质细胞肿胀是神经系统受到损伤后最早出现的形态变化,尤多见于缺氧、中毒、低血糖以及海绵状脑病。此时,星形胶质细胞核明显肿大,淡染。如损伤因子持续存在,肿胀的星形胶质细胞核可逐渐皱缩,细胞死亡。

2. **反应性胶质化（reactive gliosis）**　反应性胶质化是神经系统受到损伤后的修复反应。可出现星形胶质细胞的肥大和增生,其胞体和突起形成胶质瘢痕。肥大的星形胶质细胞的胞核体积增大、偏位,甚至出现双核;核仁明显,胞质丰富,在 HE 染色时呈伊红色（图 16-3）。此种细胞称为肥胖型星形胶质细胞（gemistocytic astrocyte）。电镜观察显示此种细胞胞质中有丰富的由胶质纤维酸性蛋白（glial fibrillary acidic protein,GFAP）为主要成分的中间丝（细胞骨架）、线粒体、内质网、高尔基体及空泡等。免疫组化染色呈 GFAP 强阳性。肥胖型星形胶质细胞多见于局部缺氧、水肿、梗死、脓肿及肿瘤周围。

Notes

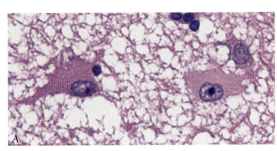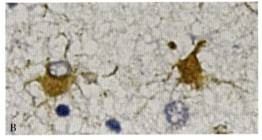

图 16-3　反应性胶质化见星形胶质细胞增生胞体明显增大,胞质丰富
A. HE 染色;B. 抗胶质纤维酸性蛋白染色(anti-GFAP)

　　缺氧、低血糖、感染、中毒均能引起星形胶质细胞增生,如缺氧导致 Purkinje 细胞附近 Bergmann 细胞(一种特殊的星形胶质细胞)的增生。在变性疾病中,神经元缺失导致星形胶质细胞增生。

　　肝豆状核变性患者,常有血氨的明显升高。脑内星形胶质细胞在解氨毒过程中可改变其形态,形成核体积增大、核膜增厚曲折、核淡染而核仁明显的 Alzheimer Ⅱ(AⅡ)型细胞。其 GFAP 免疫染色特性由阳性转为阴性,且呈谱性改变。随着原始疾病的发展,AⅡ细胞核逐渐皱缩、破碎、消失。在 AⅡ细胞形成早期,其 GFAP 免疫染色仍呈阳性阶段,如出现脑损伤,AⅡ细胞可出现核分裂,形成一种多核巨细胞,其 GFAP 呈强阳性染色,此种细胞称为 Alzheimer Ⅰ(AⅠ)型细胞。AⅠ细胞是一种其本身代谢出现障碍的反应性星形胶质细胞。

　　3. 胞质内包涵体形成　Rosenthal 纤维是星形胶质细胞胞质内出现的粗大的、嗜酸性的条索状(纵切面)、圆形或卵圆形结构(横断面)(图 16-4),由多种蛋白成分包括 GFAP、crystallin 以及热休克蛋白 hsp27 和泛素等构成,常见于陈旧性的胶质瘢痕、毛细胞型星形细胞瘤以及由于编码 GFAP 的基因发生突变而导致的 Alexander 病。

　　老年人脑中的星形胶质细胞突起聚集,在 HE 染色中可形成圆形、同心圆样层状排列的嗜碱性小体,称为淀粉小体(corpora amylacea)(图 16-5)。多见于星形胶质细胞突起丰富区域,如室管膜下、软脑膜下和血管周围。

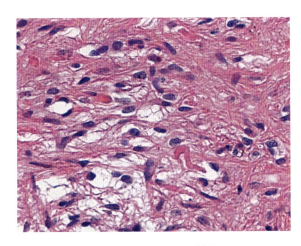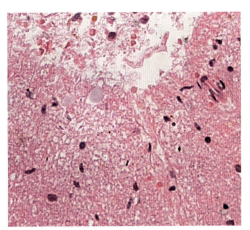

图 16-4　Rosenthal 纤维
毛细胞型星形胶质细胞瘤胞质内出现的粗大的 Rosenthal 纤维,为其诊断的重要依据(HE 染色)

图 16-5　淀粉小体
星形胶质细胞突起形成的圆形、同心圆样层状排列,嗜碱性淀粉小体(HE 染色)

(二)少突胶质细胞病变

　　中枢神经系统的少突胶质细胞和周围神经系统的施万细胞的主要功能是形成髓鞘。在 HE 染色片中少突胶质细胞的形态和大小与小淋巴细胞相仿。在白质和周围神经两种细胞都沿轴

突走行,数个细胞一组呈线状纵向排列。在灰质1~2个少突胶质细胞常分布于单个神经元周围。如果一个神经元由5个或5个以上少突胶质细胞围绕称为卫星现象(satellitosis),此现象与神经元损害的程度和时间无明确的关系,意义不明,可能和神经营养以及髓鞘维持有关。

少突胶质细胞病变表现为脱髓鞘(demyelination)和白质营养不良(leukodystrophy)。此外在变性疾病,如多系统萎缩(multiple system atrophy,MSA)中少突胶质细胞胞质中还可以出现嗜银性的蛋白包涵体。在进行性多灶性白质脑病(progressive multifocal leukoencephalopathy,PML)中,乳多孔病毒(JC Virus)可特异性侵犯少突胶质细胞,使得少突胶质细胞核略增大,呈现均匀一致的毛玻璃样改变(图16-6)。

(三) 室管膜细胞病变

室管膜细胞(ependymal cell)呈立方状覆盖于脑室系统内面。各种致病因素均可引起局部室管膜细胞的丢失,由室管膜下的星形胶质细胞增生,充填缺损,形成众多向脑室面突起的细小颗粒,称为颗粒性室管膜炎(ependymal granulation)。病毒感染尤其是巨细胞病毒感染可引起广泛室管膜损伤。残留的室管膜细胞内可出现病毒包涵体。

三、小胶质细胞

小胶质细胞(microglia)属单核巨噬细胞系统。其对损伤的常见反应有:①噬神经细胞现象(neuronophagia):这是指神经元死亡后被激活的小胶质细胞或血源性巨噬细胞包围吞噬,巨噬细胞在吞噬细胞或组织碎片后细胞胞质中出现大量的小脂滴,HE染色呈空泡状,称为泡沫细胞(foamy cell)或格子细胞,苏丹Ⅲ染色呈阳性反应;②增生:局灶性增生形成小胶质细胞结节(图16-7),在慢性损害性疾病(如神经梅毒),表现为细胞增生,胞体变窄,胞突减少并呈双极杆状。

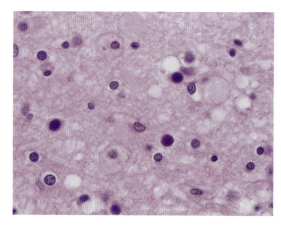

图 16-6   PML中的少突胶质细胞
少突胶质细胞核略增大,呈现均匀一致的毛玻璃样改变(HE染色)

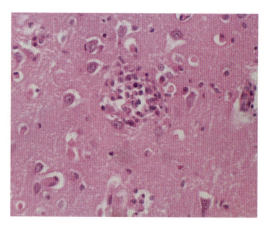

图 16-7   小胶质细胞结节
局部小胶质细胞增生,形成胶质结节(HE染色)

第二节   感染性疾病

中枢神经系统的感染可由病毒、细菌、立克次体、螺旋体、真菌和寄生虫等引起。

病原体可通过下列途径入侵中枢神经系统:①血源性感染:如脓毒血症的感染性栓子等;②局部扩散:如颅骨开放性骨折、乳突炎、中耳炎和鼻窦炎等;③直接感染:如创伤或医源性(腰椎穿刺等)感染;④经神经感染:某些病毒如狂犬病病毒可沿周围神经,单纯疱疹病毒可沿嗅神经、三叉神经入侵中枢神经系统而引起感染。

Notes

一、细菌性疾病

常见的颅内细菌性感染为脑膜炎和脑脓肿(brain abscess)。后者常为血源性感染(如肺脓肿、感染性细菌性心内膜炎、败血症等)和局部感染蔓延(如中耳炎、鼻窦炎)所致。在此重点介绍脑膜炎。

脑膜炎(meningitis)包括硬脑膜炎(pachymeningitis)和软脑膜炎(leptomeningitis)。硬脑膜炎多继发于颅骨感染。由于抗生素的广泛应用,该病发病率已大为降低。因此,目前所谓的脑膜炎是指软脑膜炎症,包括蛛网膜和软脑膜以及脑脊液的感染。严重及病程较长者常可累及其下的脑实质导致脑膜脑炎。

脑膜炎有3种基本类型:化脓性脑膜炎(多由细菌引起),淋巴细胞性脑膜炎(一般为病毒所致)和慢性脑膜炎(可由结核杆菌、梅毒螺旋体、布氏杆菌及真菌引起)。在此叙述急性化脓性脑膜炎,结核性脑膜炎将在结核病中介绍。

急性化脓性脑膜炎的致病菌,因患者年龄而异。新生儿及婴幼儿脑膜炎常见的致病菌是大肠杆菌、B族链球菌和流感杆菌。脑膜炎双球菌性脑膜炎最多见于儿童和青少年。肺炎球菌性脑膜炎见于幼儿(源于中耳炎)和老年人(肺炎的并发症)。金黄色葡萄球菌脑膜炎常是败血症的并发症。下面以流行性脑脊髓膜炎为例叙述急性化脓性脑膜炎。

流行性脑脊髓膜炎(epidemic cerebrospinal meningitis)是由脑膜炎球菌(meningococcus)引起的急性化脓性脑膜炎。多为散发性,在冬春季可引起流行。患者多为儿童及青少年。临床上可出现发热、头痛、呕吐、皮肤瘀点(斑)和脑膜刺激征,部分患者可出现中毒性休克。

【病因和发病机制】　脑膜炎球菌具有荚膜,能抵抗体内白细胞的吞噬作用,并能产生内毒素,可引起小血管或毛细血管的出血、坏死,致使皮肤、黏膜出现瘀点或瘀斑。致病菌定位于软脑膜,引起化脓性炎症。

该致病菌存在于患者和带菌者的鼻咽部,借飞沫经呼吸道传染。细菌进入上呼吸道后,大多数人只引起局部炎症,成为带菌者。部分机体抵抗力低下的患者,细菌可从上呼吸道黏膜侵入血流,并在血中繁殖,引起菌血症或败血症。约2%~3% 抵抗力低下的患者,病菌到达脑(脊)膜引起脑膜炎。化脓菌在蛛网膜下腔的脑脊液循环中迅速繁殖、播散,因此脑膜炎症一般呈弥漫性分布。

【病理变化】　肉眼观,脑脊膜血管高度扩张充血,病变严重的区域,蛛网膜下腔充满灰黄色脓性渗出物,覆盖着脑沟、脑回,以致结构模糊不清(图16-8),边缘病变较轻的区域,可见脓性渗出物沿血管分布。在渗出物较少的区域,软脑膜往往略带浑浊。脓性渗出物可累及大脑凸面矢状窦附近或脑底部视神经交叉及邻近各池(如交叉池、脚间池)。由于炎性渗出物的阻塞,脑脊液循环发生障碍,可引起不同程度的脑室扩张。

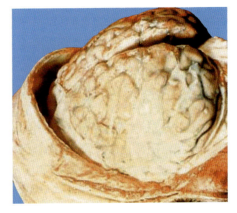

图16-8　化脓性脑膜炎(大体)
婴幼儿脑蛛网膜下腔中见大量脓液积聚,致脑表面沟回结构不清

镜下,蛛网膜血管高度扩张充血,蛛网膜下腔增宽,其中有大量中性粒细胞及纤维蛋白渗出和少量单核细胞、淋巴细胞浸润(图16-9)。用革兰氏染色,在细胞内外均可找到致病菌。脑实质一般并不受累,邻近的脑皮质可有轻度水肿,由于内毒素的弥散作用可使神经元发生不同程度的变性。脑膜及脑室附近脑组织小血管周围可见少量中性粒细胞浸润。病变严重者,动、静脉管壁可受累并进而发生脉管炎和血栓形成,从而导致脑实质的缺血和梗死。

Notes

【临床病理联系】 急性化脓性脑膜炎在临床上除了发热等感染性全身性症状外,常有下列神经系统症状:①颅内压升高症状:头痛、喷射性呕吐、小儿前囟饱满等。这是由于脑膜血管充血,蛛网膜下腔渗出物堆积,蛛网膜颗粒因脓性渗出物阻塞而影响脑脊液吸收所致。如伴有脑水肿,则颅内压升高更加显著;②脑膜刺激征:颈项强直。炎症累及脊髓神经根周围的蛛网膜、软脑膜及软脊膜,致使神经根在通过椎间孔处受压,当颈部或背部肌肉运动时可引起疼痛,颈项强直是颈部肌肉对上述情况所发生的一种保护性痉挛

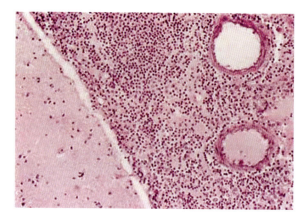

图 16-9　化脓性脑膜炎(镜下)
脑实质表面软脑膜血管扩张、充血,蛛网膜下腔内大量中性粒细胞浸润

状态。在婴幼儿,由于腰背肌肉发生保护性痉挛可引起角弓反张(opisthotonus)的体征。此外,Kernig 征(屈髋伸膝征)阳性,是由于腰骶节段神经后根受到炎症波及而受压所致,当屈髋伸膝试验时,坐骨神经受到牵引,腰神经根因压痛而呈现阳性体征;③脑神经麻痹:由于基底部脑膜炎累及自该处出颅的Ⅲ、Ⅳ、Ⅴ、Ⅵ和Ⅶ对脑神经,因而引起相应的神经麻痹征;④脑脊液改变:压力升高,混浊不清,含大量脓细胞,蛋白增多,糖减少,经涂片和培养检查可找到病原体。脑脊液检查是本病诊断的一个重要依据。

【结局和并发症】 由于及时治疗和抗生素的应用,大多数患者可痊愈,病死率已由过去70%~90% 降低到5%~10% 以下。如治疗不当,病变可由急性转为慢性,并可发生以下后遗症:①脑积水:由于脑膜粘连,脑脊液循环障碍所致;②脑神经受损麻痹:如耳聋、视力障碍、斜视和面神经瘫痪等;③脑底脉管炎致管腔阻塞,引起相应部位脑缺血和梗死。

暴发性脑膜炎球菌败血症是暴发性脑脊膜炎的一种类型,多见于儿童。本病起病急骤,主要表现为周围循环衰竭、休克和皮肤大片紫癜。与此同时,两侧肾上腺严重出血,肾上腺皮质功能衰竭,称为沃 - 弗综合征(Warterhouse-Friederichsen syndrome),其发生机制主要是大量内毒素释放所引起的弥散性血管内凝血,病情凶险,常在短期内因严重败血症死亡,患者脑膜病变轻微。

二、病毒性疾病

引起中枢神经系统病毒性疾病的病毒种类繁多,如疱疹病毒(DNA 病毒,包括单纯疱疹病毒、带状疱疹病毒、EB 病毒、巨细胞病毒等)、肠源性病毒(小型 RNA 病毒,包括脊髓灰质炎病毒、Coxackie 病毒、ECHO 病毒等)、虫媒病毒(RNA 病毒,包括乙型脑炎病毒、森林脑炎病毒)、狂犬病病毒以及人类免疫缺陷病毒(HIV)等。本节主要介绍乙型脑炎和狂犬病。经世界卫生组织确认,我国已消灭脊髓灰质炎,因此本书不再列入此病。艾滋病的神经系统病变见艾滋病一节。

中枢神经系统病毒感染具有下列特点:①绝对细胞内寄生,不同的病毒可定位于不同的细胞,或定位于不同的核团。例如疱疹病毒主要寄生于颞叶及顶叶眶部的神经元,而乙型脑炎主要累及大脑皮质、基底节和视丘的神经元,引起进行性多灶性白质软化(progressive multifocal leukomalacia,PML)的乳多空(Papova)病毒则以少突胶质细胞为主要靶细胞;②病毒感染的细胞病变可有:细胞溶解(神经元),小胶质细胞增生可形成小胶质细胞结节(图16-7)或可有多核巨细胞形成(HIV 阳性巨噬细胞)。感染细胞的胞质或胞核中可出现包涵体,其中受染狂犬病毒的神经元胞质中的 Negri 小体具有诊断意义(图16-10);③浸润的炎症细胞以淋巴细胞(包括 T、B 细胞)、巨噬细胞和浆细胞为主,常环绕血管,集聚于血管周隙,称为袖套现象(vascular cuffing)

Notes

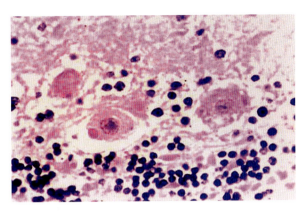

图 16-10 Negri 小体

狂犬病患者小脑普肯耶细胞胞质中可见大小不等的伊红色 Negri 小体

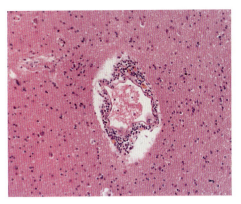

图 16-11 淋巴细胞血管套

脑组织血管周围见以淋巴细胞及巨噬细胞为主的渗出,环绕血管呈袖套状外观

(图 16-11)。病变处于修复期则可以出现星形胶质细胞结节。

(一) 流行性乙型脑炎

流行性乙型脑炎(epidemic encephalitis B)是乙型脑炎病毒感染所致的急性传染病,多在夏秋季流行。本病起病急,病情重,死亡率高,临床表现为高热、嗜睡、抽搐、昏迷等。儿童发病率明显高于成人,尤以 10 岁以下儿童为多,约占乙型脑炎的 50%~70%。

【病因及传染途径】 乙型脑炎病毒为 RNA 病毒。其传播媒介和长期贮存宿主为蚊(在我国主要为三带喙库蚊)。在自然界,其循环规律为:动物—蚊—动物,在牛、马、猪等家畜中隐性感染率甚高,一般仅出现病毒血症,成为人类疾病的传染源和贮存宿主。带病毒的蚊叮人吸血时,病毒可侵入人体,先在局部血管内皮细胞及全身单核巨噬细胞系统中繁殖,然后入血引起短暂性病毒血症。病毒能否进入中枢神经系统,取决于机体免疫反应和血-脑脊液屏障功能状态。凡免疫能力强,血-脑脊液屏障功能正常者,病毒不能进入脑组织致病,故成为隐性感染,多见于成人;在免疫功能低下,血-脑脊液屏障功能不健全者,病毒可侵入中枢神经系统而致病,由于受染细胞表面有膜抗原存在,从而激发体液免疫和细胞免疫,导致损伤和病变的发生。

【病理变化】 本病病变广泛累及整个中枢神经系统灰质,但以大脑皮质及基底核、视丘最为严重,小脑皮质、延髓及脑桥次之,脊髓病变最轻,常仅限于颈段脊髓。

肉眼观:脑膜充血,脑水肿明显,脑回宽,脑沟窄;切面上在皮质深层、基底核、视丘等部位可见粟粒或针尖大小的半透明软化灶,其境界清楚,弥散分布或聚集成群。

镜下,可出现以下病变:

1. **血管变化和炎症反应** 血管高度扩张充血,可发生明显的淤滞,血管周围间隙增宽,脑组织水肿,有时可见环状出血。灶性炎症细胞浸润多以变性坏死的神经元为中心,或围绕血管周围间隙形成血管套(图 16-11)。浸润的炎性细胞以淋巴细胞、单核细胞和浆细胞为主,仅在早期有为数不多的中性粒细胞。

2. **神经细胞变性、坏死** 病毒在神经细胞内增殖,导致细胞的损伤,表现为细胞肿胀、尼氏小体消失、胞质内空泡形成、核偏位等。病变严重者神经细胞可发生核固缩、溶解、消失,可见卫星现象和嗜神经细胞现象。

3. **软化灶形成** 灶性神经组织的坏死、液化,形成镂空筛网状软化灶,对本病的诊断具有一定的特征性。病灶呈圆形或卵圆形,边界清楚(图 16-12),分布广泛,除大脑(顶叶、额叶、海马回)皮质灰、白质交界处外,丘脑、中脑等处也颇常见。关于软化灶发生的机制至今尚未能肯定,除病毒或免疫反应对神经组织可能造成的损害外,病灶的局灶性分布提示局部循环障碍(血液淤滞或小血管中透明血栓形成)可能也是造成软化灶的一个因素。

Notes

4. 胶质细胞增生   小胶质细胞增生明显,形成小胶质细胞结节(图 16-7),后者多位于小血管旁或坏死的神经细胞附近。少突胶质细胞的增生也很明显。星形胶质细胞增生和胶质瘢痕形成,在亚急性或慢性病例中较为多见。

【临床病理联系】   嗜睡和昏迷常是最早出现的和主要的症状,此乃神经元广泛受累所致。脑神经核受损导致脑神经麻痹症状。由于脑内血管扩张充血、血流淤滞、血管内皮细胞受损,使血管通透性增高而引起脑水肿和颅内压升高,患者常出现头痛、呕吐。严重的颅内压增高可引起脑疝(brain hernia),其中小脑扁桃体疝可致延髓呼吸中枢受压呼吸骤停而致死。由于脑膜有不同程度的反应性炎症,临床上有脑膜刺激征和脑脊液中细胞数增多的现象。

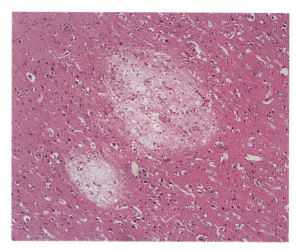

图 16-12   流行性乙型脑炎 - 筛状软化灶
脑组织内见圆形或卵圆形境界清楚之镂空筛状软化灶。病灶内为液化性坏死的神经组织碎屑及吞噬细胞

本病患者经过治疗,多数可在急性期后痊愈,脑部病变逐渐消失。病变较重者,可出现痴呆、语言障碍、肢体瘫痪及脑神经麻痹引起的吞咽困难、中枢神经性面瘫、眼球运动障碍等,这些表现经数月之后多能恢复正常。少数病例不能完全恢复而留下后遗症。

(二) 狂犬病

狂犬病(rabies)是由狂犬病病毒所致的传染病,人类发病多因被带病毒的动物咬伤所致。潜伏期可为数周至数年。临床表现为激惹、恐水(又称恐水症)、喉痉挛等,最后因昏迷、呼吸和循环衰竭而死亡。本病病情重,死亡率几乎高达 100%。

【病因和发病机制】   狂犬病病毒(rabies virus),为单链 RNA 病毒,呈子弹状,属弹状病毒科(rhabdovirus)。病毒根据其抗原特性及致病力强弱可分为 I 和 II 型。病毒主要在狗,偶为猫,也可在野生动物如狼、狐狸、臭鼬、浣熊、蝙蝠中传播。人主要被上述动物咬伤而感染,但也有通过气雾吸入和角膜移植而致病的报告。

1994 年统计显示,157 个国家报告 131 100 死亡病例,其中 33 801 例报告在亚洲。英国、爱尔兰、美国、日本、澳大利亚、新西兰等国已久无新病例报告。近年来由于我国民间非法豢养宠物盛行,使久已在我国灭迹的狂犬病重新出现,在广西等地则有较高的发病率。

人被咬伤后,病毒首先进入骨骼肌,大部分病毒死亡,仅少量病毒得以存活繁殖(此过程可长达数月)。然后经运动终板和周围神经逆行到达大脑、小脑、脑干、脊髓各级中枢,并扩展到唾液腺,其他组织如泪腺、视网膜、角膜、鼻黏膜、舌味蕾、毛囊、皮脂腺、心肌、骨骼肌以及肺、肝和肾上腺等脏器。

动物实验表明,机体感染狂犬病病毒后可诱导产生中和抗体和 CD4+ 及 CD8+ 的 T 细胞,表明在疫苗接种后机体的抗病毒感染性免疫机制起着重要的作用。

【病理改变】   肉眼观病脑无明显改变。镜下主要呈现脑炎改变,软脑膜和血管周围出现淋巴细胞浸润和嗜神经细胞现象,然而炎症反应甚为轻微。镜下特征性的病变是出现 Negri 小体,该小体出现于神经元,尤其是大型神经元如海马锥体细胞和小脑普肯耶细胞以及脑干神经元的胞质中。Negri 小体境界清楚,圆形或椭圆形,呈嗜伊红染色(图 16-10),PAS 染色阳性。免疫组织化学染色显示病毒广泛累及脊髓、脑干、丘脑与基底节神经元。Negri 小体在电镜下呈现颗粒状和丝状核壳样物质,其中含有子弹状的病毒颗粒。

【临床病理联系】   本病潜伏期长短不一,半数病例为 1~3 个月,也可长达数年。文献报道

Notes

最长潜伏期为 22 年。复旦大学上海医学院近年报道一例潜伏期为 14 年。潜伏期长短和年龄以及咬伤的部位有关。一般而言,儿童的潜伏期较成人为短,咬伤部位距中枢神经系统越远,潜伏期越长。直接咬伤脑神经或周围神经,潜伏期则可短于一周。对于大多数被咬伤的人员而言,有足够时间进行咬伤后保护性疫苗的接种,死亡多发生于未进行咬伤后疫苗接种者。

患者发病前可出现 3~5 天的前驱症状,包括头痛、全身不适、恶心、呕吐及被咬伤局部症状。约 70%~80% 的患者接着出现狂躁型狂犬病(脑炎型)表现,患者失眠、烦躁不安、出现侵袭行为,如咬人等。此外还有自主神经系统紊乱的表现,出现流涎、瞳孔扩大、竖毛。吞咽或饮水时可以引起喉头肌肉痉挛,甚至闻水声或其他轻微刺激可诱发喉痉挛,因此又称恐水病(hydrophobia)。病程晚期可出现心肺功能紊乱。约 20% 的患者呈现麻痹性狂犬病,出现一侧肢体麻痹或出现类似 Guillain-Barre 综合征的上行性麻痹表现,如对称性手套、袜套型感觉障碍,蚁走感及肢体麻痹等。两种类型的症状可不同程度地同时出现于同一患者。

脑炎型患者发病后平均存活期为 5 天,麻痹型约为 2 周,患者症状加重,进入终末期,届时患者出现昏睡、木僵、昏迷,终致死亡。

本病死亡率极高,几乎达百分之百。至今全世界仅有 4 例患者被咬伤后进行疫苗接种但未能防止临床发病而存活,以及 1 例未及时接种疫苗在发病后进行"鸡尾酒式"对症处理而存活的报告。该病的并发症有抗利尿激素过量分泌、隐性糖尿病、呕血及心肺功能衰竭。

三、海绵状脑病

海绵状脑病(spongiform encephalopathies)是一组以前被划归为慢病毒感染的疾病,包括克-雅病(Creutzfeldt-Jacob disease,CJD)、克鲁病(kuru)、致死性家族性失眠症(fatal familial insomnia,FFI)和 Gerstmann-Sträussler 综合征(Gerstmann-Sträussler syndrome,GSS)以及动物的疯牛病、羊瘙痒症等。

【发病机制】 该病的致病因子是一种称为 prion 的糖酯蛋白(朊蛋白 prion protein,PrP),因此又称为 PrP(朊蛋白)病。正常的 PrP(PrPC)是神经元的跨膜蛋白,可被完全降解。由于其蛋白构型自 α-螺旋构型转变成 β-折叠构型,这种异常的 PrP(PrPSC)不能被降解,同时还具有传染性,而且可将宿主正常构型的 PrPC 复制成异常构型的 PrPSC,这种异常的 PrP 可在神经系统中沉积并导致神经系统病变。因此目前将 PrP 病归类为一种蛋白质构型病。

人类控制 PrP 蛋白的控制基因位于第 20 号染色体,称为 PRNP 基因。PRNP 具有一个全开放的阅读框架和一个外显子。尽管 PRNP 具有高度的种系保守性,但对来自任何种系的具有转染力的 PrPSC 高度敏感。用基因工程技术将 PRNP 敲除(knock out)可使实验动物对 PrPSC 的感染具有抵抗力。在 CJD 和 FFI 患者中可出现 PRNP 第 178 号编码子(codon 178)的点突变,鸟嘌呤置换了腺嘌呤,使 PrP 肽链中的天冬氨酸被天冬酰胺所替代。PRNP 基因 129 号编码子(codon 129)具有多态性。如果 codon 129 为编码甲硫氨酸(Met)的纯合子,加之 codon 178 点突变,将导致 CJD;如 codon 129 为编码缬氨酸(Val)的纯合子,加之 codon 178 突变,则导致 FFI。正常人 codon 129 多为编码 Met 和 Val 的杂合子。codon 129 的杂合子形成不仅可防止海绵状脑病的发生,而且可抵御外源性感染。因此基因突变引起的散发病例和摄入 PrPSC 的感染病例(如 20 世纪 90 年代英国疯牛病)可同时存在。医源性感染引起 CJD 则见于角膜移植、体内电极置入以及某些受感染的生物制剂,如生长素的应用等。FFI 和 GSS 则全由基因突变所致。PrPSC 引起海绵状脑病病理变化的确切机制尚不明了。

【病理变化】 PrP 病的典型肉眼病变为大脑萎缩。镜下见神经元胞质内以及神经毡(Neuropil,指神经突起、胶质细胞突起构成的网状结构)出现大量的空泡,呈现海绵状外观,并可伴有不同程度的神经元死亡缺失和反应性胶质化,但无炎症反应。病变主要累及大脑皮质,深部灰质,呈灶性分布(图 16-13)。PrPSC 蛋白常沉积于神经突触,可用抗 PrPSC 抗体和免疫组织

Notes

化学技术予以显示(图 16-14)。PrPSC 蛋白在细胞间质中的大量沉积形成克鲁斑(kuru plaque),
呈现刚果红和 PAS 阳性染色,多见于 GSS 小脑和变异性 CJD 的大脑皮质。

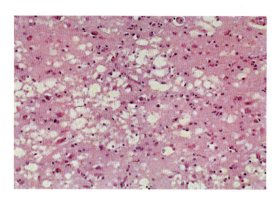
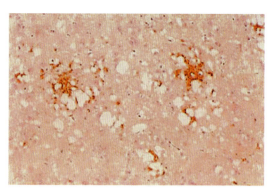

图 16-13　克雅病
大脑皮质呈现海绵状疏松外观(HE 染色)

图 16-14　克雅病
PrP 免疫组化染色显示病变区异常 PrP 蛋白沉积

　　CJD 由于病情进展迅速,脑萎缩可不明显。FFI 则有丘脑和下橄榄核明显的神经元缺失,胶
质细胞增生,而不出现明显的海绵状改变。

　　【临床类型】　克雅病多为散发病例。散发病例占总发病数的 85%,发病高峰为 70 岁,年发
病率为 1/100 万。临床上可出现步态异常、肌阵挛、共济失调和迅速发展的痴呆。平均存活期为
7 个月。

　　变异性克雅病常累及青年和中年人,早期出现幻觉、恐惧感和怪异行为。病程发展较缓慢。
其病理变化和克雅病相似,但无 PRNP 基因突变提示其为感染所致。在其淋巴组织如扁桃体的
生发中心可检出 PrPSC 蛋白的沉积,这是与散发性克雅病的重要鉴别点。此种海绵状脑病主要
发生于 90 年代英国,其发病和当时疯牛病发病有相关性。

　　Gerstmann-Straüssler 综合征的 PRNP 突变具特征性,临床表现以慢性小脑共济失调为特征,
伴有进行性痴呆,病程较长,数年而终。致死性家族性失眠症,早期症状多为失眠,继之出现共
济失调、自主神经功能紊乱、木僵及昏迷,病程数月至三年不等。

第三节　缺氧与脑血管病

　　脑血管疾病的发病率和死亡率在国内外均名列前茅。在我国其发病率是心肌梗死的 5 倍。
脑重量仅为体重的 2%,但其耗氧量则占全身耗氧量的 20%,其所需血供占心输出量的 15%。脑
缺血可激活谷氨酸(兴奋性氨基酸递质)受体,导致大量 Ca^{2+} 进入神经元,致使神经元死亡。加
之脑组织不能储存能量,也不能进行糖的无氧酵解,因此其对氧和血供的要求特别高。一旦缺
血缺氧 4 分钟即可造成神经元的死亡。尽管机体存在一系列的代偿调节机制(如脑底动脉环的
存在可使局部缺血区域得到一定程度的供需补偿;缺血缺氧时脑血管扩张,全身其他器官血管
收缩以进行血液重新分配等),但这种调节机制仍有一定的限度,一旦超过极限,即可造成神经元
损伤。

一、缺血性脑病

　　缺血性脑病(ischemic encephalopathy)是指由于低血压、心脏骤停、失血、低血糖、窒息等原
因引起的全脑损伤。

　　【影响病变的因素】　脑的不同部位和不同的细胞对缺氧的敏感性不尽相同。大脑较脑干
各级中枢更为敏感。大脑灰质较白质敏感。各类细胞对缺氧敏感性由高至低依次为:神经元、

Notes

星形胶质细胞、少突胶质细胞、内皮细胞。神经元中以皮质第 3、5、6 层细胞,海马锥体细胞和小脑蒲肯野细胞最为敏感,在缺血(氧)时首先受累。

脑损伤程度取决于缺血(氧)的程度和持续时间以及患者的存活时间。轻度缺氧往往无明显病变,重度缺氧患者仅存活数小时者尸检时也可无明显病变。只有中度缺氧,存活时间在 12 小时以上者才出现典型病变。

此外,损伤的部位还和局部的血管分布和血管的状态有关。在发生缺血(氧)时,动脉血管的远心端供血区域最易发生灌流不足。大脑分别由来自颈内动脉的大脑前动脉、大脑中动脉和来自椎动脉的大脑后动脉供血。其中大脑前动脉供应大脑半球的内侧面和大脑凸面的额叶、顶叶近矢状缝宽约 1~1.5cm 的区域。大脑中动脉则供应基底核、纹状体、大脑凸面的大部区域。而大脑后动脉则供应颞叶的底部和枕叶。这样在 3 支血管的供应区之间存在一个 C 形分布的血供边缘带,该带位于大脑凸面,与矢状缝相平行,且旁开矢状缝 1~1.5cm(图 16-15)。发生缺血性脑病时,该区域则最易受累。然而并非每例缺血性脑病病灶都呈 C 形,病灶的形状还受局部血管管径的影响,如果某支血管管径相对较小,或局部动脉粥样硬化,则其供血区较易受累。

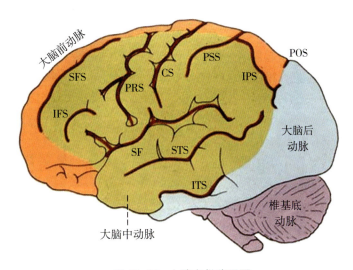

图 16-15　大脑血供分区图

大脑凸面橘红色区域为大脑前动脉供血区,黄色为大脑中动脉供血区,蓝色为大脑后动脉供血区。三供血区的交界处呈 C 形为大脑供血区边缘带

【病理变化】　脑缺血的组织学变化在缺血 12 小时以后才较明显:神经元出现中央性尼氏小体溶解和坏死(红色神经元);髓鞘和轴突崩解;星形胶质细胞肿胀。1~2 天出现脑水肿,中性粒细胞和巨噬细胞浸润,并开始出现泡沫细胞。第 4 天星形胶质细胞明显增生出现修复反应。大约 30 天形成蜂窝状胶质瘢痕。

缺血性脑病的常见类型:

1. **层状坏死**　大脑皮质第 3、5、6 层神经元坏死、脱失和胶质化,引起皮质神经细胞层的中断。

2. **海马硬化**　海马锥体细胞损伤、脱失、胶质化。

3. **边缘带梗死**(图 16-16),梗死的范围与血压下降的程度和持续时间有关,如血压持续下降,则梗死区自远心端向次远心端扩大,称为向心性发展,即 C 形梗死区向其两侧扩大,并自大脑顶部向颅底发展。大脑缺血性脑病边缘带梗死的极端情况是全大脑的梗死(图 16-17),但脑干的各核团由于对缺血(氧)的敏感性较低仍可存活。患者靠呼吸器以维持生命,但意识丧失,成为植物人。如何处置这样的患者则成为目前医学伦理学和医疗实践的难题,因为此类植物人已失去了恢复知觉的物质基础。一旦这种患者死亡,其大脑乃成为由脑膜包裹、灰暗无结构的

Notes

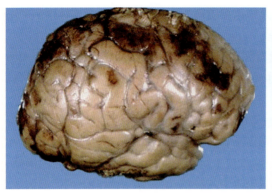
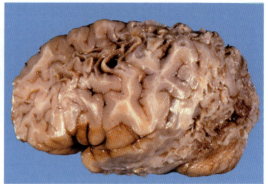

图 16-16   大脑缺血性脑病

大脑前、中、后动脉血供边缘带出血性梗死灶呈 C 形,陈旧性 "C" 梗死灶切面呈蜂窝状

坏死组织,称为呼吸器脑。

二、阻塞性脑血管病

脑梗死是由于血管阻塞引起局部血供中断所致。大动脉,如颈内动脉、椎动脉之间存在脑底动脉环,故其中一支阻塞时一般不引起梗死。中等动脉,如大脑前动脉、大脑中动脉等,其终末支之间仅有部分吻合,血管管腔阻塞可导致梗死,但梗死区小于该血管供应区。小动脉,如豆纹动脉、皮质穿支则少有吻合支,一旦发生阻塞,梗死的范围和血管供应区基本一致。

引起脑梗死的血管阻塞,可以是血栓性阻塞,也可以是栓塞性阻塞。

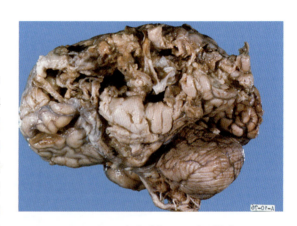

图 16-17   全大脑梗死 - 呼吸器脑

全大脑梗死,大脑灰暗,取脑致部分大脑破损,脑干及小脑无异常改变

(一) 血栓性阻塞

常发生在动脉粥样硬化的基础上,粥样硬化好发于颈内动脉与大脑前动脉、中动脉分支处,及后交通动脉、基底动脉等处。粥样斑块本身、斑块内出血、附壁血栓均可阻塞血管。这种阻塞发展较慢。血栓性阻塞所致脑梗死其症状常在数小时或数天内不断发展,表现为偏瘫、神志不清、失语。在发生血管阻塞以前患者可有一过性的局部神经系统症状或体征称为一过性脑缺血症(transient ischemic attacks,TIAs)。三分之一具有 TIAs 病史的患者在 5 年内可出现脑梗死。

(二) 栓塞性阻塞

栓子可来源于全身各处,但以心源性栓子居多。病变常累及大脑中动脉供应区。其发生往往比较突然,以致临床表现急骤,预后也较差。

【病理变化】 脑梗死有贫血性和出血性之分。由于局部动脉血供中断引起的梗死一般为贫血性,但如果其后梗死区血供又有部分恢复(如栓子碎裂并随再通灌流的血液远行)则再灌流的血液可经遭缺氧损害的血管壁大量外溢,使贫血性梗死转变成出血性梗死。大静脉(矢状窦或大脑深部静脉,如 Galen 静脉)血栓形成先引起组织严重淤血,继而发展为淤血性梗死,也属出血性梗死。

脑梗死的肉眼变化要在数小时后才能辨认。梗死区灰质暗淡,灰质白质界线不清,2~3 天后局部水肿,夹杂有出血点。一周后坏死组织软化,最后液化形成蜂窝状囊腔。组织学变化与缺血性脑病基本一致。值得指出的是,由于脑膜和皮质之间有吻合支存在,故梗死灶内皮质浅层的分子层结构常保存完好,这是脑梗死和脑挫伤的形态学鉴别要点。

Notes

　　腔隙状坏死是直径小于 1.5cm 的囊性病灶，常呈多发性，可见于基底核、内囊、丘脑、脑桥基底部与大脑白质。引起腔隙状坏死的原因，可以是在高血压基础上引起的小出血，也可以是深部细动脉阻塞(栓塞或高血压性血管玻璃样变)引起的梗死。除非发生在特殊的功能区，腔隙状坏死可无临床表现。有时仅表现为受累血管周围间隙扩大，而无明显的组织坏死。

　　长期的高血压患者由于多次灰质、白质梗死可引发局部神经功能的障碍，步态异常以及认知功能的下降，这一症状被称为血管源性痴呆(vascular dementia)。当损伤主要累及大脑白质，产生广泛的髓鞘及轴索的损伤被称为 Binswanger 病。

三、脑　出　血

　　脑出血(brain hemorrhage)包括脑内出血、蛛网膜下腔出血和混合性出血。颅脑外伤则常可引起硬脑膜外出血和硬脑膜下出血。

(一) 脑内出血

　　高血压引起的脑血管疾病包括腔隙状坏死、裂缝性出血(slit hemorrhage)、高血压脑病(hypertensive encephalopathy)以及广泛的高血压性颅内出血(massive hypertensive intracerebral hemorrhage)。

　　高血压是脑内出血(intracerebral hemorrhage)的最常见原因，其发生机制详见高血压。

　　大块型脑出血常急骤起病，患者突感剧烈头痛，随即频繁呕吐、意识模糊，进而昏迷，神经系统体征依出血的部位和出血范围而定。基底核外侧型出血常引起对侧肢体偏瘫；内侧型出血易破入侧脑室和丘脑，脑脊液常为血性，预后极差。此外，脑桥出血以两侧瞳孔极度缩小呈针尖样改变为特征。小脑出血则表现为出血侧后枕部剧痛及频繁呕吐。脑内出血的直接死亡原因多为并发脑室内出血或严重的脑疝。

　　此外脑出血也可见于血液病、血管瘤破裂等。另外约有 10% 的 70 岁以上脑内出血患者，其出血是由于血管壁呈现脑淀粉样血管病(cerebral amyloid angiopathy，CAA)所致。

(二) 蛛网膜下腔出血

　　自发性蛛网膜下腔出血(subarachnoid hemorrhage)约占脑血管意外的 10%~15%，临床表现为突发剧烈头痛、脑膜刺激症状和血性脑脊液，其常见的原因在青年人多为先天性球性动脉瘤破裂，老年人常系动脉粥样瘤破裂所致。瘤体好发于基底动脉环的前半部，并常呈多发性，因此有些患者可多次出现蛛网膜下腔出血。先天性球性动脉瘤常见于动脉分支处，由于该处平滑肌或弹力纤维的缺如，在动脉压的作用下膨大形成动脉瘤。动脉瘤一旦破裂，则可引起整个蛛网膜下腔积血。大量出血可导致患者死亡。蛛网膜下腔出血常引起颅内血管的严重痉挛，进而导致脑梗死，患者可因此死亡。蛛网膜下腔出血机化则可造成脑积水。

(三) 混合性出血

　　常由动静脉畸形(arteriovenous malformations，AVMs)引起。AVMs 是指走向扭曲，管壁结构异常，介于动脉和静脉之间的一类血管，其管腔大小不一，可以成簇成堆出现。约 90% AVM 分布于大脑半球浅表层，因此其破裂常导致脑内和蛛网膜下腔的混合性出血。患者除出现脑出血和蛛网膜下腔出血的表现外，常可有癫痫史。脑干 AVM 破裂出血，常可致命。

第四节　神经系统肿瘤

　　神经系统肿瘤包括中枢神经肿瘤和周围神经肿瘤，两者均有原发性和转移性肿瘤两类。原发性中枢神经系统肿瘤发病率约为(5~15)/10 万，其中胶质瘤(glioma)约占 40%，其次是脑膜肿瘤，约占 20%。在儿童，中枢神经系统恶性肿瘤是最常见的恶性实体瘤，也是仅次于白血病的第二大常见癌症。神经系统常见肿瘤类型见表 16-1。

表 16-1   神经系统肿瘤 WHO 分类（简表）

神经上皮组织肿瘤	淋巴瘤和造血组织肿瘤
星形细胞肿瘤	恶性淋巴瘤
少突胶质细胞肿瘤	浆细胞瘤
少突 - 星形细胞肿瘤	粒细胞肉瘤
室管膜肿瘤	生殖细胞肿瘤
脉络丛肿瘤	生殖细胞瘤
其他神经上皮肿瘤	胚胎性癌
神经元和混合性神经元 - 胶质细胞肿瘤	卵黄囊瘤
松果体区肿瘤	绒毛膜上皮癌
胚胎性肿瘤	畸胎瘤
颅神经和脊神经根肿瘤	混合性生殖细胞肿瘤
施万细胞瘤（神经鞘瘤）	鞍区肿瘤
神经纤维瘤	颅咽管瘤
神经束膜瘤	颗粒细胞瘤
恶性周围神经鞘膜肿瘤	垂体细胞瘤
脑膜肿瘤	转移性肿瘤
脑膜上皮细胞肿瘤	
脑膜间叶组织肿瘤	
脑膜原发性黑色素细胞性病变	

　　根据肿瘤生物学行为，WHO 采用四级法对中枢神经系统肿瘤进行分级（Ⅰ、Ⅱ、Ⅲ和Ⅳ级），Ⅰ、Ⅱ级为低级别（low-grade）肿瘤，预后较好，Ⅲ、Ⅳ级为高级别（high-grade）肿瘤，预后差。颅内肿瘤可引起以下症状：①肿瘤压迫或破坏周围脑组织所引起的局部神经症状，如癫痫、瘫痪和视野缺损等；②颅内占位病变引起颅内压增高的症状，表现为头痛、呕吐和视神经乳头水肿等。

一、中枢神经肿瘤

（一）神经上皮组织肿瘤

　　1. 星形细胞肿瘤　约占颅内原发性肿瘤的 30%，占胶质瘤的 78%，是最常见的胶质瘤。高峰发病年龄为 30~40 岁；男性多于女性。肿瘤部位以大脑额叶和颞叶最多见，有时多叶受累。星形细胞肿瘤又分为：毛细胞型星形细胞瘤（pilocytic astrocytoma）、室管膜下巨细胞星形细胞瘤（subependymal giant cell astrocytoma）、多形性黄色星形细胞瘤（pleomorphic xanthoastrocytoma）、弥漫型星形细胞瘤（diffuse astrocytoma）、间变型星形细胞瘤（anaplastic astrocytoma）和胶质母细胞瘤（glioblastoma）等类型。临床病理中常依据瘤细胞核的多形性、核分裂象、细胞密度、血管增生程度以及瘤组织有无坏死，将星形细胞肿瘤进行组织学分级。

　　弥漫性星形细胞瘤（WHO Ⅱ级）占所有星形细胞瘤的 10%~15% 高峰发病年龄为 20~40 岁。多位于白质内，浸润性生长，切面灰白，可呈胶冻状；质软，边界不清（图 16-18）。可发生囊性变。依据细胞形态又分

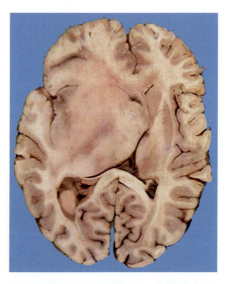

图 16-18　弥漫性星形细胞瘤
大脑左侧半球肿胀，肿瘤呈浸润性生长，境界不清

Notes

为纤维型、原浆型和肥胖细胞型星形细胞瘤,其中纤维型最常见。镜下见:肿瘤含有原纤维背景,瘤细胞分化良好,胞核呈圆形、卵圆形,一般无核分裂象。细胞间可见微囊形成。间质主要为少量新生毛细血管,一般无出血和坏死(图16-19)。该瘤术后平均生存时间6~8年,个体差异大。影响病程的主要因素为能否或多久发展为间变型星形细胞瘤和胶质母细胞瘤。

间变型星形细胞瘤(WHO Ⅲ级)高峰发病年龄为30~50岁。肉眼观,肿瘤呈浸润性生长,难以与弥漫性星形细胞瘤相区别,但囊性变少见,与周围组织的界限较弥漫性星形细胞瘤明显。组织学上,瘤细胞密度较大,核异型性明显,易见核分裂象。间质微血管增生显著,可见出血、坏死。该瘤易发展为胶质母细胞瘤,患者术后平均生存时间约为2年。

胶质母细胞瘤(WHO Ⅳ级)是恶性程度最高的星形细胞肿瘤,也是最常见的恶性脑肿瘤。高峰年龄介于45~75岁。绝大多数的病例表现为首次发病即呈胶质母细胞瘤(称为原发性胶质母细胞瘤,primary glioblastoma de novo),少数的病例为由低级别星形细胞瘤或间变性星形细胞瘤进展而来(称为继发性胶质母细胞瘤,secondary glioblastoma)。此瘤发展迅速,预后极差,患者多在2年内死亡(术后平均存活期12个月)。肉眼观,肿瘤为数厘米的结节至巨大块状,浸润范围广,常可穿过胼胝体到对侧而呈蝴蝶状生长。瘤体常因出血、坏死而红褐色,给人以境界分明的假象。由于肿瘤的生长、占位和邻近脑组织的肿胀,脑的原有结构因受挤压而扭曲变形。镜下,瘤细胞密集,异型性明显,可见怪异的单核或多核瘤巨细胞。出血、坏死明显,易见假栅栏状坏死(pseudopalisading necrosis)及坏死周围栅栏状排列的瘤细胞。间质血管增生极为显著(图16-20),可见肾小球样血管、厚壁血管、丛状或花篮状血管,其中有大量增生的周细胞。当瘤细胞大小、形态呈现高度多形性时,称为多形性胶质母细胞瘤(glioblastoma multiforme,GBM);若巨细胞成分占优势,则诊断为巨细胞胶质母细胞瘤(giant cell glioblastoma);若瘤内有间叶组织来源的肉瘤成分时,称为胶质肉瘤。

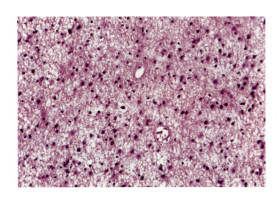

图 16-19 弥漫性星形细胞瘤(原浆型)
肿瘤细胞之间见原纤维背景,瘤细胞较小,分化较好,可见细小突起;细胞核近圆形,无核分裂象;间质血管增生不明显

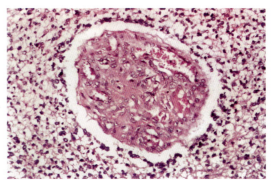

图 16-20 胶质母细胞瘤
肿瘤细胞异型性明显,细胞间原纤维背景少,新生微血管呈肾小球样

毛细胞型星形细胞瘤(WHO Ⅰ级)主要见于儿童和青少年,好发于小脑、大脑半球、脑干、丘脑、基底节和视神经。肉眼观,肿瘤常有相对边界,常见囊性变。镜下形态特点是瘤细胞呈双极性,细胞两端发出纤细的毛发状突起;可见棒状或近圆形的、均质性嗜酸性小体 Rosenthal 纤维。本瘤生长缓慢,预后良好。

上述星形细胞肿瘤瘤细胞常含有多少不等的胶质纤维酸性蛋白和波形蛋白(vimentin),免疫组织化学染色呈阳性反应。一般随分化程度降低,GFAP 表达减少,波形蛋白表达增加,增殖指数(Ki67 标记)增高。星形细胞肿瘤常显示多种遗传学改变,其中 P53 基因突变是最显著、最常见的改变。此外,可见 10q 杂合性缺失(LOH)、p16INK4a 缺失、PTEN 突变以及表皮生长因子受体（epidermal growth factor receptor, EGFR）扩增等。45%~75% 的胶质母细胞瘤还存在 0~6- 甲基鸟嘌呤 -DNA 甲基转移酶（0~6-methylguanine-DNA methyltransferase, MGMT）基因启动子区 CpG 岛甲基化导致其表达缺失，此部分病例对替莫唑胺（Temozolomide）治疗敏感，因而经该药治疗后生存期可明显延长。

2. 少突胶质细胞肿瘤   此种肿瘤按分化程度分为少突胶质细胞瘤（oligodendroglioma）和间变型少突胶质细胞瘤（anaplastic oligodendroglioma）。

少突胶质细胞瘤（WHO Ⅱ级）约占原发性脑肿瘤的 2.5%，所有胶质瘤的 5%~6%。高峰发病年龄为 40~45 岁。好发于大脑半球的皮质和白质，以额叶最多见，幕下和脊髓少见。瘤体常呈灰红色，或暗红色，一般界限不清，出血、囊性变和钙化较为常见。钙化显著时，刀切之有沙砾感。镜下见，肿瘤呈浸润性生长，与周围脑组织无界限。瘤细胞大小较一致，形态单一，圆形，胞膜明显，核圆形居中，核周有空晕，所以瘤细胞呈“盒子状”，形成蜂巢状结构。有时可见一些类似星形细胞的小肥胖细胞。间质中可见枝状毛细血管网，可伴有不同程度的钙化和沙砾体形成，可发生黏液变。此瘤生长较缓慢，但术后可复发，患者 5 年生存率大于 50%。

间变性少突胶质细胞瘤（WHO Ⅲ级）约占原发性脑肿瘤的 1.2%，高峰发病年龄为 45~50 岁。好发部位和大体形态与少突胶质细胞瘤相似，但有明显的微血管增生和活跃的核分裂象。镜下见组织形态除少突胶质细胞瘤基本特征外，瘤细胞密度高，有明显细胞异型性，易见双核和核分裂象（图 16-21）。可伴假栅栏样坏死。间质可见枝状血管网，分化差的区域可见增生显著的厚壁血管。此瘤生长迅速，难以彻底切除，术后易复发，预后不佳，术后生存期为 1~5 年。免疫组织化学染色时可见少突胶质细胞肿瘤不同程度地表达 S-100 蛋白、CD57（Leu7）、Oligo1、Oligo2、SOX10

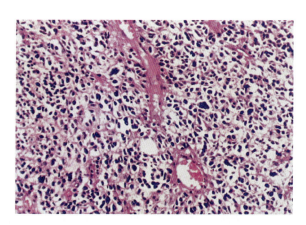

图 16-21   间变性少突胶质细胞瘤
瘤细胞核圆形，核周见空晕，呈“盒子状”细胞，异型性明显

和碱性髓鞘蛋白（myelin basic protein, MBP），此外还表达微管相关蛋白 2（microtubule-associated protein, MAP2）、碳酸酐酶同工酶 C（carbonic anhydrase C）等。GFAP 可散在阳性。在遗传学上，少突胶质细胞肿瘤可呈现 1p、19q、4q 的 LOH 导致 EGFR、PDGF/PDGFR 的过表达，9p 和 10q 的 LOH 导致血管内皮生长因子（vascular endothelial growth factors, VEGF）的过表达；只有不到 10% 的病例有 *P53* 基因突变。其中，60%~80% 的少突胶质细胞肿瘤有染色体 1p 和 19q 杂合型缺失，此类患者对 PCV（甲基苄肼 + 洛莫司汀 + 长春新碱）化疗较无 1p 和 19q 杂合型缺失者敏感。因此，通过荧光原位杂交（FISH）等辅助手段检测细胞遗传学改变，达到准确诊断非常必要。

3. 室管膜肿瘤（ependymal tumor）   室管膜肿瘤包括室管膜下瘤（subependymoma, WHO Ⅰ级）、黏液乳头型室管膜瘤（myxopapillary ependymoma, WHO Ⅰ级）、室管膜瘤（ependymoma, WHO Ⅱ级）和间变型室管膜瘤（anaplastic ependymoma, WHO Ⅲ级），其中室管膜瘤最常见。

室管膜瘤占神经上皮组织肿瘤的 2%~9%，占儿童颅内肿瘤的 6%~12%，占 3 岁以下儿童颅内肿瘤的 30%；占成人脊髓胶质瘤的 50%~60%。可发生于脑室系统任何部位，尤以第四脑室和脊髓最为常见，其次为侧脑室和第三脑室，偶见于幕上脑室系统以外的脑实质内。肉眼观，瘤体边界清楚，球状或分叶状，切面灰白或淡红色，质地均匀或颗粒状，可有囊性变、钙化和出血，坏死不明显。镜下见，瘤细胞密度中等，大小形态一致，呈卵圆形、梭形或胡萝卜形，胞质丰富、粉

Notes

染,核圆形或椭圆形,罕见或无核分裂象。特征性结构是瘤细胞围绕管腔呈放射状排列形成的室管膜菊形团(ependymal rosette)或围绕血管排列并以细长胞突与血管壁相连形成血管周假菊形团(perivascular pseudorosettes),其血管周形成的红染无核区免疫组化染色显示为富于 GFAP 蛋白的胶质纤维(图 16-22A、B)。根据组织学结构,将室管膜瘤分为以下主要亚型:①细胞型室管膜瘤(cellular ependymoma);②乳头状室管膜瘤(papillary ependymoma);③透明细胞型室管膜瘤(clear cell ependymoma);④伸长细胞型室管膜瘤(tanycytic ependymoma)等。所有室管膜瘤都表达 S-100 蛋白和波形蛋白,强表达神经发育中间丝巢蛋白(nestin),大部分病例表达 GFAP,部分病例表达上皮膜蛋白(EMA)、角蛋白(CK)和 NeuN 等。尽管在肿瘤中发现 *CDKN2A*、*CDK2B* 和 *NF2* 肿瘤抑制基因的缺失或突变以及存在 LOH22q、LOH10、6q,9q 缺失,但室管膜瘤确切的分子遗传学改变尚待确定。室管膜瘤生长缓慢,术后可存活 8~10 年。发生于第四脑室者预后较差。室管膜瘤发生间变(核分裂活跃、核异型、血管内皮增生和灶性坏死等)时,称为间变性室管膜瘤,为 WHO Ⅲ级,预后更差。

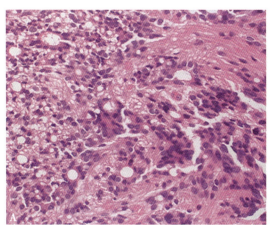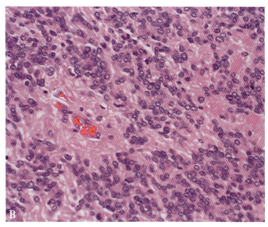

图 16-22 室管膜瘤

肿瘤细胞呈圆形或卵圆形。肿瘤细胞围绕空腔形成菊形团(A),细长胞质突起与血管相连围绕血管形成假菊形团(B)

(二) 髓母细胞瘤(medulloblastoma)

是中枢神经系统中最常见的胚胎性肿瘤(embryonal tumor),占原发性颅内肿瘤的 2%~4%,占神经上皮组织肿瘤的 7%~8%。高峰发病年龄为 7 岁,其次为 10~16 岁,50 岁以上罕见。髓母细胞瘤均发生于小脑,75% 的儿童髓母细胞瘤发生于小脑蚓部,并突入第四脑室;部分病例可发生于小脑半球。此瘤为高度恶性肿瘤,WHO Ⅳ级。

肉眼观,肿瘤组织使小脑蚓部或半球肿大,切面呈鱼肉状,色灰红或暗红,边界不清,可见出血、坏死。镜下,肿瘤由圆形、椭圆形或胡萝卜形细胞构成,胞核着色深,胞质少而边界不清楚,有多少不等的核分裂象。细胞密集,间质中有纤细的纤维,血管较少(图 16-23)。典型的结构是瘤细胞环绕纤维心作放射状排列,形成 Homer-Wright 菊形团(Homer-Wright rosettes),具有一定的病理诊断意义。

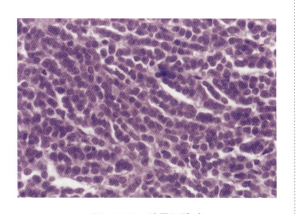

图 16-23 髓母细胞瘤

肿瘤细胞密集,细胞质少,细胞核圆形或卵圆形,深染,瘤组织间质少

Notes

组织学亚型包括：①经典型髓母细胞瘤（classic medulloblastoma）；②促纤维增生／结节型髓母细胞瘤（desmoplastic/nodular medulloblastoma）；③伴有广泛结节的髓母细胞瘤（medulloblastoma with extensive nodularity）；④间变型髓母细胞瘤（anaplastic medulloblastoma）；⑤大细胞型髓母细胞瘤（large cell medulloblastoma）；⑥髓肌母细胞瘤（medullomyoblastoma）；⑦黑色素细胞髓母细胞瘤（melanotic medulloblastoma）等。

免疫组织化学染色所有病例均呈核蛋白 INI1 阳性，多数病例可见灶性突触素（synaptophysin）、β- 微管蛋白Ⅲ、MAP2、神经元特异性烯醇化酶（neuron specific enolase，NSE）和 GFAP 阳性。髓母细胞瘤最常见的遗传学异常是出现 17q 等臂染色体（30%~40%），并伴有染色体 17 三体。其他异常还有 c-myc 基因扩增和 17p 丢失和 LOH 等。

髓母细胞瘤术后全部复发，最终发生广泛的蛛网膜下腔播散。但经过术后正规辅助治疗，目前该瘤患者 5 年生存期可达到 60%~70%。

（三）脑膜瘤

脑膜瘤（meningioma）是一组起源于脑膜皮细胞（蛛网膜帽细胞，arachnoidal cap cells）的脑膜肿瘤，也是最常见的脑膜原发性肿瘤。发病率仅次于星形细胞肿瘤，是颅内和椎管内最常见的肿瘤之一。好发于中老年人，高峰发病年龄为 50~70 岁，女性多于男性。根据组织学特点和生物学行为，分为脑膜皮细胞型脑膜瘤（meningothelial meningioma）、纤维型脑膜瘤（fibrous meningioma）、过渡型脑膜瘤（transitional meningioma）和砂粒体型脑膜瘤（psammomatous meningioma）、非典型脑膜瘤（atypical meningioma）和间变型（恶性）脑膜瘤（anaplastic meningioma）等 15 个亚型。其中 WHO Ⅰ级 9 型，Ⅱ级 3 型，Ⅲ级 3 型。脑膜瘤常见于上矢状窦两侧、蝶骨嵴、嗅沟、小脑脑桥角以及脊髓胸段脊神经在椎间孔的出口处。肉眼观，肿瘤常与硬膜紧密相连，呈球形或分叶状，包膜完整。一般仅压迫脑组织，呈膨胀性生长（图 16-24）。少数病例肿瘤累及颅骨，导致颅骨肥厚或穿透颅骨。肿块质实，切面灰白色，呈颗粒状、条索状，可见灰白色钙化，切之有砂粒感。偶见出血。非典型和间变型脑膜瘤体积大，并常见坏死。

镜下观：脑膜瘤瘤细胞分化良好，无核分裂象。组织学表现在不同亚型有较大差异。特征性图像是肿瘤细胞呈大小不等的同心圆状或漩涡状排列，其中央的血管壁常有透明变性，以至于钙化形成砂粒体（砂粒体型常见）（图 16-25）。瘤细胞还可为长梭形，呈致密交织的束状结构，有时胞核可呈栅栏状排列，其间还可见网状纤维或胶原纤维（纤维细胞型），也可呈现以上两种图像的过渡或混合（过渡型）。若出现细胞密度大，核分裂活跃，细胞小、核大，核浆比例增大，有明显核仁，或出现灶性坏死，则诊断为非典型脑膜瘤。当肿瘤细胞呈现明显的恶性细胞学特点，核分裂象显著增加（≥20 个 /10 个 400 倍高倍视野）时，则诊断为间变型脑膜瘤。

所有脑膜瘤均表达波形蛋白，大多数病例表达 EMA，个别病例呈 S-100 蛋白阳性。约 60%

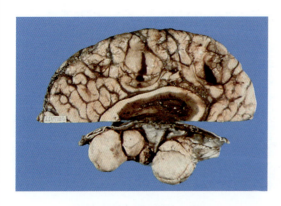

图 16-24　脑膜瘤（大体）

图下方的硬脑膜上矢状窦一侧三枚脑膜瘤，造成大脑半球上方的内侧面的多个压迫性凹陷

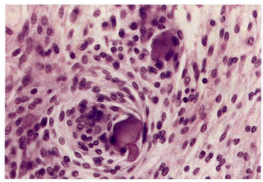

图 16-25　脑膜瘤（镜下）

肿瘤细胞呈卵圆形，呈漩涡状排列，并见钙化小体（砂粒体）

Notes

的病例显示 NF2(2 型神经纤维瘤病基因)突变。此外,尚有 1p、6q、9q、10q、14q、17p 和 18q 等位基因丢失和 20q、12q、15q、1q、9q、17q 的新获得,某些病例有 *P53* 突变。

大部分脑膜瘤为良性,生长缓慢,易于手术切除,复发率和侵袭力较低,在中枢神经系统肿瘤中此瘤预后最好。老年人尸检时常可发现无症状的脑膜瘤。非典型性和间变性脑膜瘤易复发,预后较差。手术切除后有 15% 复发率。具有复发倾向的脑膜瘤多为 WHO Ⅱ级和Ⅲ级的脑膜瘤。WHO Ⅱ级包括脊索样脑膜瘤、透明细胞型和非典型性脑膜瘤。WHO Ⅲ级脑膜瘤包括乳头状瘤型、横纹肌样型和间变性脑膜瘤。间变性脑膜瘤呈浸润性生长(浸润邻近脑组织),甚至出现颅外转移。

二、周围神经肿瘤

周围神经肿瘤包括两大类:一类来源于神经鞘膜,包括神经鞘瘤和神经纤维瘤;另一类为神经元源性肿瘤,其中原始而低分化的恶性肿瘤为神经母细胞瘤,高分化的良性肿瘤为节细胞神经瘤。神经元源性肿瘤主要发生在交感神经节和肾上腺髓质。下面主要介绍神经鞘瘤和神经纤维瘤。

(一) 神经鞘瘤

神经鞘瘤(neurilemoma)又称施万细胞瘤(schwannoma),是源于施万细胞(Schwann cell)的良性肿瘤。高峰发病年龄为 30~60 岁。可单发或多发于身体任何部位的神经干或神经根。发生于周围神经的神经鞘瘤多见于四肢屈侧较大的神经干。颅内神经鞘瘤占颅内肿瘤的 8%,占脑桥小脑角肿瘤的 85%,占脊神经根肿瘤的 29%。发生于听神经者称为听神经瘤(acoustic neurinoma)。此外,该肿瘤也可见于三叉神经。约 90% 的神经鞘瘤属于孤立性和散发性病例。抑癌基因 *NF2* 的突变或缺失最为常见,可见于 60% 的病例。

肉眼观,神经鞘瘤有完整的包膜,质实,呈圆形或结节状,常压迫邻近组织,但不发生浸润,与其所发生的神经粘连在一起。切面为灰白或灰黄色略透明,切面可见漩涡状结构,有时还有出血和囊性变。镜下见,肿瘤有两种形态的组织成分组成:一种为束状型(Antoni A 型),细胞细长,梭形,境界不清,核长圆形,互相紧密平行排列呈栅栏状或呈不完全的漩涡状,后者称 Verocay 小体;另一种为网状型(Antoni B 型),细胞稀少,排列成稀疏的网状结构,细胞间有较多的液体,常有小囊腔形成(图 16-26)。以上两型结构往往同时存在于同一肿瘤中,其间有过渡形式,但多数以其中一型为主。约 10% 病程较长的肿瘤,表现为细胞少,胶原纤维多,形成纤维瘢痕并发生玻璃样变,仅在部分区域可见少量典型的神经鞘瘤的结构。

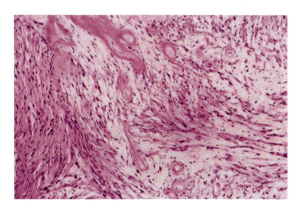

图 16-26 神经鞘瘤

部分区域瘤细胞呈长梭形,紧密平行(束状型,图左侧部分),部分区域瘤细胞排列呈稀疏网状(网状型,图右侧部分)

临床表现因肿瘤大小与部位而异,小肿瘤可无症状,较大者因受累神经受压而引起麻痹或疼痛,并沿神经放射。颅内听神经瘤可引起听觉障碍或耳鸣等症状。大多数肿瘤能手术根治,极少数与脑干或脊髓等紧密粘连未能完全切除者可复发,复发肿瘤仍属良性。多发性神经鞘膜瘤显示 *NF2* 基因突变和 LOH22q。

(二) 神经纤维瘤

神经纤维瘤(neurofibroma)多发生在皮下,可单发也可多发。多发性神经纤维瘤又称神经纤维瘤病(neurofibromatosis, Von Recklinghausen disease)。

肉眼观,皮肤及皮下单发性神经纤维瘤境界明显,无包膜,质实,切面灰白略透明,常不能找到其发源的神经。如发生肿瘤的神经粗大,则可见神经纤维消失于肿瘤中,肿瘤质实,切面可见漩涡状纤维,很少发生变性、囊腔形成或出血。镜下见,肿瘤由大量 Schwann 细胞和纤维母细胞构成,排列紧密,成小束并分散在神经纤维之间,伴多量网状纤维和胶原纤维及疏松的黏液样基质。

恶性周围神经鞘膜肿瘤(malignant peripheral nerve sheath tumor,MPNST)约占软组织恶性肿瘤的 10%,大部分可由外周型神经纤维瘤,尤其是神经纤维瘤病恶变形成,也可自发产生或见于放射治疗后。尽管以往曾将该肿瘤称为恶性神经鞘瘤,但神经鞘瘤恶变者少见。该肿瘤常呈多发性,具较高侵袭性,相当于 WHO Ⅱ~Ⅳ。肿瘤形态颇似纤维肉瘤,有较多核分裂象并伴有血管增生和细胞坏死。瘤细胞可呈多形性,甚至出现上皮样结构、横纹肌母细胞分化。

抑癌基因 *NF1*(1 型神经纤维瘤病基因 neurofibromatosis type 1)突变是最显著的改变,常见的突变前几位依次是缺失、直接终止(direct stop)、外显子缺失等。MPNST 多见于 20~59 岁成年人,儿童少见。除了伴神经束膜细胞分化的病例,肿瘤进展快,预后很差,5 年和 10 年生存率分别是34% 和 23%。

三、转移性肿瘤

中枢神经系统转移性肿瘤约占全部脑肿瘤的 20%,恶性肿瘤死亡病例中的 25% 有脑转移。中枢神经系统转移性肿瘤以转移癌为主。淋巴造血系统肿瘤中,白血病出现中枢神经系统受累的发生率高。在原发部位和组织学类型上,颅内转移癌中,肺癌转移概率为 26%~42%,占转移癌的 35%,居首位,其中肺未分化癌最多见,其次是肺腺癌,肺鳞癌最少。另一容易发生脑转移的恶性肿瘤是乳腺癌(25%)。黑色素瘤、胃癌、结肠癌、肾癌、绒毛膜上皮癌等也易转移至中枢神经系统。中枢神经系统各区域的转移率与其容积有关,因此脑转移性肿瘤较脊髓更常见。

转移瘤在脑内可有三种存在形式:①转移结节:多见于皮质白质交界处及脑的深部;②软脑膜癌病(leptomeningeal carcinomatosis):肿瘤细胞沿蛛网膜下腔弥漫性浸润,脑膜依浸润肿瘤细胞的多少可呈略混浊至灰白色不等,甚至呈现大片棕黑色(黑色素瘤病,melanomatosis),局部可呈现大小不等的结节或斑块。脑底部、腰骶部、马尾等处常明显受累。由于脑脊液循环受阻,脑积水明显;③脑炎型转移:弥漫性血管周围瘤细胞浸润可形成局限性瘤结节或广泛转移,并伴发软脑膜癌病。

转移瘤的组织形态与原发肿瘤相似。可呈多灶分布,常伴有出血、坏死、囊性变及液化,周围脑组织可有水肿,伴淋巴细胞及巨噬细胞浸润,如出现坏死可见泡沫细胞。

第五节 变 性 疾 病

变性疾病是一组原因不明的中枢神经系统疾病,病变特点在于选择性地累及某 1~2 个功能系统的神经细胞而引起受累部位特定的临床表现。如累及大脑皮层神经细胞的病变,主要表现为痴呆;累及基底核则引起运动障碍;累及小脑可导致共济失调等。

随着遗传及分子研究的深入,这类疾病的共性开始显现,其基本的病变是由于细胞内出现异常蛋白类物质,可抵抗泛素 - 蛋白酶体的降解而累积。

本组疾病的共同病理特点为受累部位神经元的萎缩、死亡和星形胶质细胞增生,此外不同的疾病还可有各自特殊的病变,如在细胞内形成包涵体或发生神经原纤维缠结等病变。因此,变性病可按照神经症状 / 解剖部位或者其细胞内特异性包涵体或异常结构而命名,几种主要的变性疾病及其异常蛋白蓄积见表 16-2。

Notes

表 16-2　几种主要的变性疾病及其异常蛋白蓄积

病变部位	疾病	异常蛋白（蓄积部位）
大脑皮质	老年性痴呆（Alzheimer 病）	Aβ（细胞外）
		Tau（神经元）
	额颞叶变性（FTLD）	Tau
		TDP-43（神经元）
基底节及脑干	Huntington 病	Huntington（神经元）
	震颤性麻痹（Parkinson 病）	α-synuclein（神经元）
	进行性核上性麻痹	Tau（神经元、神经胶质）
	多系统萎缩	α-synuclein（神经胶质、部分神经元）
脊髓与小脑	脊髓小脑共济失调	Ataxins（神经元）
运动神经元	肌萎缩性侧索硬化	TDP-43（神经元）
		SOD-1（家族性疾病，神经元）

注：额颞叶退化（frontotemporal lobar degeneration，FTLD）；超氧化物歧化酶（superoxide dismutase，SOD-1）

一、Alzheimer 病

Alzheimer 病（Alzheimer disease，AD）即阿尔茨海默病，又称老年性痴呆，是以进行性痴呆为主要临床表现的大脑变性疾病，起病多在 50 岁以后。多数患者为散发，但也有家族病例的报道。随着人类寿命的延长，本病的发病率呈增高趋势。按照美国的诊断标准，上海地区 60 岁以上人群发病率为 3.46%，65 岁以上人群为 4.61%。临床表现为进行性认知功能的障碍，包括记忆、智力、定向、判断能力、情感障碍和行为失常，后期患者可陷入木僵状态。患者通常在发病后 5~10 年内死于继发感染和全身衰竭。

【**病理变化**】　肉眼观，脑萎缩明显，脑回窄、脑沟宽，病变以额叶、顶叶及颞叶最显著（图 16-27）。海马、内嗅皮层以及杏仁核往往最先受累，并且在后期萎缩更为明显。脑切面可见代偿性脑室扩张（hydrocephalus ex vacuo）。

1. 老年斑（senile plaque）　为细胞外结构，直径为 20~150μm，最多见于内嗅区皮质、海马 CA-1 区，其次为额叶和顶叶皮质。银染色显示，斑块中心为一均匀的嗜银团，刚果红染色呈阳性反应，提示其中含淀粉样蛋白，含该蛋白的前体 β/A-4 蛋白及免疫球蛋白成分。中心周围有空晕环绕，外围有不规则嗜银颗粒或丝状物质。电镜下可见该斑块主要由多个异常扩张变性之轴索突触终末构成（图 16-28）。

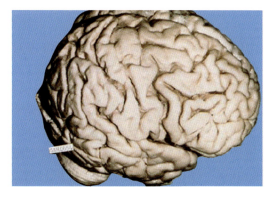

图 16-27　Alzheimer 病
大脑呈脑回窄、脑沟宽的萎缩改变

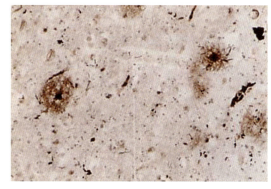

图 16-28　老年斑
光镜下见斑块中心为均一嗜银团块，周围见一空晕环绕，外周为丝状物质及膨大变性的轴索（Bielschowsky 银染色）

Notes

2. 神经原纤维缠结（neurofibrillary tangles, NFTs）　神经原纤维增粗扭曲形成缠结，在 HE 染色中往往较模糊，呈淡蓝色，而银染色最为清楚。电镜下证实其为双螺旋缠绕的神经微丝构成，多见于较大的神经元，尤以海马、杏仁核、颞叶内侧，额叶皮质的锥体细胞最为多见。此外，Meynert 基底核及蓝斑中也可见到。构成神经原纤维的轴索微管相关蛋白 tau 的异常磷酸化被认为是 NFTs 形成的机制。NFTs 形成后导致了由神经原纤维构成的神经元胞体及突起中物质的慢相运输功能丧失。因此，这一变化是神经元趋向死亡的标志（图 16-29）。

3. 颗粒空泡变性（granulovacuolar degeneration）　表现为神经细胞胞质中出现小空泡（直径 <5μm），内含嗜银颗粒，多见于海马的锥体细胞。

4. Hirano 小体（Hirano bodies）　为神经细胞树突近端棒状嗜酸性包涵体，生化分析证实大多为肌动蛋白，多见于海马锥体细胞。

上述变化均为非特异性，可见于无特殊病变之老龄脑。在 AD 中，上述病变往往最早出现在内嗅皮层（entorhinal cortex），然后累及海马结构及最后扩展到新皮层。老年斑在各脑区的分布可进行半定量分析（无；散在；中度；重度），神经原纤维缠结则主要

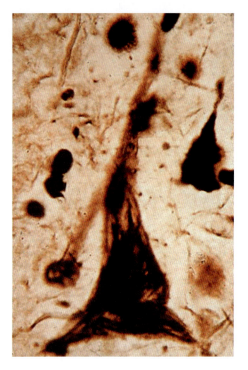

图 16-29　神经原纤维缠结
脑皮质锥体细胞神经元纤维缠结呈团块状（Bielschowsky 银染色）

看其特定的分布部位并结合患者的年龄判断 AD 的诊断是否成立。美国和欧共体都分别制定了各自的诊断标准。

【病因和发病机制】　病因和发病机制不明。对于本病究竟是一独立的疾病，还是一种加速的老化，尚有不少争议。因为高龄人群中本病发病率明显增高。80 岁以上人群中可达 30%。本病的发病可能与下列因素有关：

1. 受教育程度　上海的人群调查资料以及随后世界大多数地区的调查资料证实本病的发病率与受教育程度有关。文盲及初小文化人群中发病率最高，受到高中以上教育人群中发病率较低。病理研究表明，大脑皮质突触的丧失先于神经元的丧失，突触丧失的程度和痴呆的相关性较老年斑、神经原纤维缠结与痴呆的相关性更加明显。人的不断学习可促进突触的改建，防止突触的丢失。

2. 遗传因素　尽管大部分病例呈散发性，约有 10% 的患者有明显的遗传倾向。近年来对 AD 的遗传学和分子生物学研究取得明显进展。与本病有关的基因定位于第 21、19、14 号以及第 1 号染色体上，大多数患者第 14 号染色体上基因有突变。

定位于 $21q^{11.2-22.2}$ 编码淀粉样前体蛋白（amyloid precursor protein, APP）的基因与 AD 的发生密切相关。APP 是一种跨膜糖蛋白，具有两种加工形式：一是非淀粉样肽源性途径，由 α 分泌酶水解 APP 不产生 β 淀粉样蛋白（amyloid β, Aβ），这是 APP 加工的主要形式；二是淀粉样肽源性途径，由 β 和 γ 分泌酶协同使 APP 产生 Aβ 蛋白，Aβ 蛋白的 C 端最后几个是疏水性氨基酸，C 端越长越易沉积。短于 1~33 的片段不易聚集或沉积，但长于 36 就能形成聚集。研究发现含 39~43 个氨基酸残基的 Aβ 可诱导神经元凋亡发生。但也有人认为 AD 的初期，Aβ 可以起抗氧化的作用，减少神经元的损伤。

PS 基因分为 *PS-1* 和 *PS-2*，属进化保守基因家族成员。*PS-1* 位于 14 号染色体，*PS-2* 位于 1

Notes

号染色体,*PS* 基因编码产物类似整合跨膜蛋白,含 467 个氨基酸,分子量为 32kD,分布于所有脑区,包括海马、小脑和大脑皮质等处。虽然 PS 蛋白的具体功能不清楚,但在很多 AD 患者家系中发现了 *PS* 基因的突变。基因突变影响和 β 和 γ 分泌酶的活性,使 β 淀粉样蛋白 Aβ42 产生增加并产生沉积。*PS-1* 基因第 5 外显子的突变可能是中国人早发型 AD 患者早老基因的突变点。

14 号染色体上编码脂蛋白 E(apoprotein E, Apo E) 基因具有明显的多态性,有 *ε2*、*ε3*、*ε4* 三种共显性等位基因。*ε4* 等位基因的过度表达是本病的一个危险因子。Apo Eε4 能促进类淀粉蛋白的丝状沉淀。然而并非所有患者均有 Apo Eε4 的异常改变,而其改变也可见于正常老年人。

A₂M 基因位于 12 号染色体上,编码 α2 巨球蛋白,具有结合 Aβ 蛋白的能力,通过竞争 Aβ 蛋白和 Apo E 与低密度脂蛋白受体相关蛋白起作用。线粒体基因组(mtDNA)突变使线粒体中氧自由基生成增多,细胞膜受损,APP 增多。

以上几个 AD 相关基因中,突变的 *APP*,*PS-1*,*PS-2* 基因是 AD 的致病基因,Apo Eε4 基因及 *A₂M* 基因突变的、mtDHA 是 AD 的危险因素。

3. 金属离子损伤　十多年前人们已经认识到铝可能与 AD 的发生有关,最新研究发现,锌、铜、铁也可能与 AD 相关,并认为 Aβ 蛋白沉积和氧化还原反应受到铜、铁、锌的调节。

4. 继发性递质改变　自 20 世纪 70 年代初发现胆碱能系统与学习记忆密切相关后,经过随后大量的研究证实 AD 患者胆碱乙酰化酶(chAT)、乙酰胆碱酯酶(AchE)和乙酰胆碱(Ach)合成、释放、摄取等功能均有不同程度的损害,其中最主要的改变是 Meynert 基底核神经元的大量缺失致其投射到新皮质、海马、杏仁核等区域的乙酰胆碱能纤维减少。

二、Parkinson 病

Parkinson 病(Parkinson's disease, PD)又称震颤性麻痹(paralysis agitans),是一种缓慢进行性疾病,多发生在 50~80 岁。临床表现为震颤、肌强直、运动减少、姿势及步态不稳、起步及止步困难、假面具样面容等。病程在 10 年以上,患者多死于继发感染或跌倒损伤。

【发病机制】　本病的发生与纹状体黑质多巴胺系统损害有关,但该系统受损的确切机制仍不清楚。

流行病学研究认为许多因素可以增加 PD 的易感性,例如杀虫剂、除莠剂、一些工业或农业废物以及人们的居住环境都可能与之有关。一些外源性毒素,例如微量金属、氰化物、油漆稀释剂、有机溶剂、一氧化碳、二硫化碳等都可能与 PD 有关。现在人们认为与 PD 发生关系最密切的环境毒素是 MPTP(1- 甲基 -4 苯基 1,2,3,6- 四氢基吡啶),可导致人类或实验动物黑质神经元的死亡,在实验动物黑质神经元中还可出现类似 Lewy 小体的包涵体。PD 患者辅酶 Q 还原酶活性降低,而 MPTP 可导致实验动物黑质辅酶 Q 还原酶活性降低,提示 PD 可由环境中存在的类似 MPTP 毒素所引起。

黑质的神经色素是多巴胺自身氧化的产物,并与铁离子形成复合物,提示单胺氧化酶和自由基在 PD 发病中的作用。

此外有各种学派认为 PD 为加速性老化病,或为单基因显性遗传病等。至今已发现有 11 种基因与常染色体显性或隐性帕金森综合征有关,但并非都与 Lewy 小体相关。基因 *PARK1-6* 分别位于第 1,2,4,6 号染色体。其中最重要的是 *PARK-1* 基因,其与 α 共核蛋白有关。α 共核蛋白与磷脂结合,其功能为维持突触小泡的稳定性。基因突变后此功能消失,α 共核蛋白则形成包涵体,此种包涵体被认为可增加自身氧化并可与铁结合,增加对多巴胺毒性和对凋亡信号敏感性。免疫组化染色显示 Lewy 小体呈 α 共核蛋白和泛素阳性。因此可以认为 PD 患者存在一种遗传的对外界环境因子的易感性,导致多巴胺神经元损伤。

黑质多巴胺神经元受损,致使其投射到纹状体的多巴胺减少,使纹状体抑制性神经元

(GABA)活动增强,后者抑制了丘脑核团投射到皮质的谷氨酸(兴奋性递质),兴奋性递质的减少,降低了皮质运动区的兴奋性,产生运动减少和强直。

甲型脑炎后,动脉硬化及一氧化碳、锰、汞中毒等均可产生类似 PD 的症状或病理改变。这类情况统称为帕金森综合征。

【病理变化】 黑质和蓝斑脱色是本病特征性的肉眼变化(图 16-30)。镜下可见该处的神经黑色素细胞丧失,残留的神经细胞中有 Lewy 小体形成,该小体位于胞质内,呈圆形,中心嗜酸性着色,折光性强,边缘着色浅(图 16-31)。电镜下,该小体由细丝构成,中心细丝包捆致密,周围则较松散。

由于黑质细胞的变性和脱失,多巴胺合成减少,以致多巴胺(抑制性)与乙酰胆碱(兴奋性)的平衡失调而致病。近年来用左旋多巴(多巴胺的前体)来补充脑组织中多巴胺的不足或用抗胆碱能药物以抑制乙酰胆碱的作用,对本病有一定的疗效。

某些晚期患者出现痴呆症状,部分老年性痴呆患者大脑皮质神经元也可检出 Lewy 小体。因此,近年来神经病理学家提出了路易型痴呆(Dementia with Lewy bodies,DLB)的概念,根据 Lewy 小体出现的范围及密度划分脑干为主型、边缘型,以及皮质型,而传统意义上的 PD 可被认为属于脑干型。

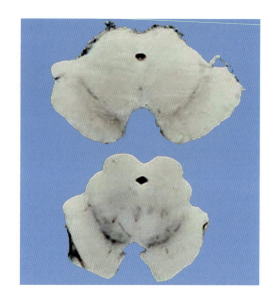

图 16-30 Parkinson 病
中脑黑质脱失(上),正常中脑黑质完好(下)

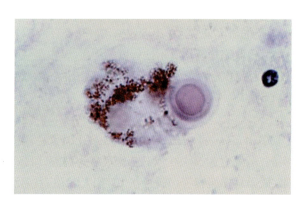

图 16-31 Lewy 小体
黑质神经元胞质内见圆形、均质、弱嗜酸性包涵体,周围可见空晕

第六节 脱髓鞘疾病

原发性脱髓鞘疾病(primary demyelination)是中枢神经系统一组原因不明的出现特异性髓鞘病变的一种疾病(表 16-3)。其基本的病变是原先已形成的髓鞘的脱失,而轴索相对保留。由于中枢神经系统有限的髓鞘再生能力以及随着病情的发展而出现的继发性轴索损伤,将导致严重后果。患者的临床表现取决于脱髓鞘继发性轴索损伤和再生髓鞘的程度。感染、缺氧等原因引起的脱髓鞘称为继发性脱髓鞘(secondary demyelination)。某些遗传性髓鞘合成障碍性疾病则

表 16-3 脱髓鞘疾病分类

急性播散性脑脊髓膜炎(感染后性,疫苗接种后性,特发性)	同心圆硬化症(Balo 病)
	视神经脊髓炎(Devic 病)
急性坏死出血性白质脑炎	脱髓鞘伴全身性疾病
多发性硬化症	脑桥中央白质溶解
经典型(Charcot 病)	原发性胼胝体坏死
大脑下白质广泛硬化症(Schilder 病)	进行性多灶性白质脑病

Notes

称为白质营养不良（leukodystrophy）。脱髓鞘疾病一般是指原发性脱髓鞘病。

一、多发性硬化症

多发性硬化症（multiple sclerosis，MS）是常见的脱髓鞘疾病，患者以中年妇女为多见。病情以发作和缓解反复交替为特征，病程数年至十余年。由于每次发作累及部位可不相同，可出现不同的神经系统症状。

【病因和发病机制】 病因不明，可能和下列因素有关：①遗传因素：患者直系亲属中患病率是正常人群的 15 倍；单卵双生者中一方患病，另一方患病几率高于正常人群的 150 倍；欧美白人患者中 HLA-A3、B7、DW2 和 DR2 抗原阳性者较多；最近研究表明 MS 与 IL-2，IL-7 受体单核苷酸多态性相关；②人文地理因素：本病在寒温带多见，热带则较少；欧洲人发病率高，而东方、非洲人患病率较低。近年来随着中国人饮食起居习惯西方化，发病率有增高趋势；人群在高发和低发地区之间迁移，如迁移年龄在 15 岁之下，该人群发病率同迁入地人群，如迁移年龄在 15 岁以上，其发病率则同迁出地人群；③感染因素：曾怀疑麻疹病毒、疱疹病毒和 HIV 病毒与本病有关。但即使应用分子生物学方法检测病灶内及周围脑组织中的病毒基因组，也未能得出明确的结论。动物实验表明，注射脑组织成分、多种髓鞘蛋白成分或狂犬病疫苗均可引起脱髓鞘病变，提示本病可能为多种因素诱发的变态反应疾病。研究表明 CD4$^+$T$_H$1 细胞分泌的 IFNγ 以及 T$_H$17 T 细胞促进炎症细胞的聚集，在 MS 发生发展中发挥重要的作用。脱髓鞘病灶内可检出 CD4$^+$T（辅助）为主伴少量 CD8$^+$T（抑制）细胞，然而确切的发病机制仍不清楚。

【病理变化】 经典型 MS（又称 Charcot 病）病变分布广泛，可累及大脑、脑干（图 16-32）、脊髓、视神经等处，其中以白质，特别以脑室角和室旁白质的病变最突出，但也可累及灰质。病灶呈圆形或不规整形，大小不等，直径从 0.1cm 到数厘米不等，数目多少不一，新鲜病灶呈淡红色或半透明状，陈旧病灶呈灰白色，质地较硬。镜下，脱髓鞘是本病的主要变化，早期多从静脉周围开始（又名静脉周围脱髓鞘）伴血管周围单核细胞和淋巴细胞浸润。进行性脱髓鞘病灶的边缘常有多量单核细胞浸润，病灶中髓鞘变性崩解成颗粒状，并被吞噬细胞吞噬，形成泡沫细胞。轴索大多保存，部分可因变性而发生肿胀、扭曲断裂，甚至消失（图 16-33）。

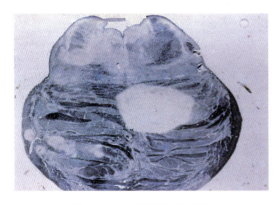

图 16-32　脑桥脱髓鞘病灶
脑桥见多个大小不等，境界清楚髓鞘脱失区，髓鞘染色

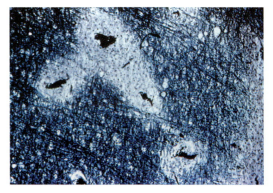

图 16-33　脱髓鞘病灶
白质中见多个灶性髓鞘脱失区，病灶围绕血管（静脉周围脱髓鞘），髓鞘染色

此外，少突胶质细胞明显减少，甚至脱失；星形胶质细胞反应性增生十分明显，有时可出现肥胖细胞。晚期病灶胶质化，成为硬化斑。有时，脱髓鞘区域与周围神经组织之间边界不清，采用髓鞘染色可以显示在病变周围有异常纤细的髓鞘组织，这表明在病灶周围存在髓鞘再生的现象，如何促进髓鞘的再生成为 MS 治疗的研究热点之一。

如脱髓鞘区与有髓鞘区相互交替，形成同心圆样结构，则称为同心圆性硬化又名 Balo 病，在

Notes

我国东北和西南地区有散发病例的报道。近年观察发现,同心圆硬化和一般的脱髓鞘病灶可出现于同一病例;因此 Balo 病可能仅是经典型 MS 的某一阶段的表现。Schlider 病则表现为大脑皮质下白质广泛的融合性脱髓鞘病变,皮质下弓状纤维的髓鞘保存完好是其特征。

部分病例病变主要累及脊髓和视神经,引起视力损害和脊髓症状,此即视神经脊髓炎(neuromyelitis optica)又名 Devic 病,此型在远东常见。我国有仅累及脊髓的 Devic 病报道。

【临床病理联系】　本病病变分布广泛且轻重不等,故临床表现多样,有大脑、脑干、小脑、脊髓和视神经损害等症状,如肢体无力、感觉异常、痉挛性瘫痪、共济失调、眼肌麻痹、膀胱功能障碍等。病情发作和缓解可交替进行多年。

二、急性播散性脑脊髓炎

急性播散性脑脊髓炎(acute disseminated encephalomyelitis,ADEM)可见于病毒(如麻疹、风疹、水痘等)感染后或疫苗(如牛痘疫苗、狂犬病疫苗等)接种后,临床表现为发热、呕吐、嗜睡、昏迷。一般在病毒感染后 2~4 天或疫苗接种后 10~13 天发病。病程发展迅速,约 20% 的病例可死亡,其他患者可完全康复。

病变特点为静脉周围脱髓鞘伴炎性水肿和以淋巴细胞、巨噬细胞为主的炎性细胞浸润。本病的脱髓鞘进展迅速,轴突一般不受累,病变呈多发性,累及脑和脊髓各处,特别是白质深层和脑桥腹侧。软脑膜中可有少量淋巴细胞、巨噬细胞浸润。

本病并非直接由病毒所致,在患者的中枢神经组织中不能检出病毒,加之病变与实验性过敏性脑脊髓炎十分相似,故目前认为本病髓鞘的损伤与髓鞘碱性蛋白所致的自身免疫反应有关。

三、急性坏死出血性白质脑炎

本病是一种罕见的发展迅速而凶险的疾病,常是败血性休克、过敏反应(哮喘等)的一种严重并发症,可能是一种由于免疫复合物沉积和补体激活所致的超急型急性播散性脑脊髓炎。病变的特点为脑肿胀伴白质点状出血,与脑脂肪栓塞颇相似。镜下变化特点为小血管(小动脉、小静脉)局灶性坏死伴周围球形出血;血管周围脱髓鞘伴中性粒细胞、淋巴细胞、巨噬细胞浸润;脑水肿和软脑膜炎。与急性播散性脑脊髓炎之区别在于本病的坏死较广泛,急性炎性细胞浸润以及血管坏死出现较明显。病变在大脑半球和脑干较多见,呈灶性分布。

第七节　中枢神经系统常见的并发症

中枢神经系统疾病最常见而重要的并发症为颅内压升高、脑水肿和脑积水,其中脑水肿和脑积水可引起或加重颅内压升高,三者可合并发生,互为因果,后果严重可导致死亡。

一、颅内压升高及脑疝形成

(一)颅内压升高

侧卧位的脑脊液压超过 2kPa(正常为 0.6~1.8kPa)即为颅内压增高,这是由于颅内容物的容积增加,超过了颅腔所能代偿的极限所致。颅内压增高的主要原因是颅内占位性病变和脑脊液循环阻塞所致的脑积水。常见的占位性病变为脑出血和血肿形成(如创伤、高血压、脑出血等)、脑梗死、肿瘤、炎症(如脑膜脑炎、脑脓肿等)、脑膜出血等,其后果与病变的大小及其增大的速度有关。脑水肿可加重病变的占位性。颅内压升高可分为三个不同的时期:

1. **代偿期**　通过反应性血管收缩以及脑脊液吸收增加和形成减少,使血容量和脑脊液容量相应减少,颅内空间相对增加,以代偿占位性病变引起的脑容积增加。

2. **失代偿期**　占位性病变和脑水肿使颅内容物容积继续增大,超过颅腔所能容纳的程度,

Notes

可引起头痛、呕吐、眼底视盘水肿、意识障碍、血压升高及反应性脉搏变慢和脑疝形成。

3. 血管运动麻痹期　颅内压严重升高使脑组织灌流压降低,致使脑缺氧造成脑组织损害和血管扩张,继而引起血管运动麻痹,加重脑水肿,引起昏迷及并发症,后果严重,可导致死亡。

(二)脑疝形成

升高的颅内压可引起脑移位、脑室变形、使部分脑组织嵌入颅脑内的分隔(大脑镰、小脑天幕)和颅骨孔道(如枕骨大孔等)导致脑疝形成(herniation)(图 16-34)。常见的脑疝有以下类型:

1. 扣带回疝　又称大脑镰下疝,是因一侧大脑半球特别是额、顶、颞叶的血肿或肿瘤等占位性病变,引起中线向对侧移位,同侧扣带回从大脑镰的游离边缘向对侧膨出,形成扣带回疝。疝出的扣带回背侧受大脑镰边缘压迫形成压迹,受压处的脑组织发生出血或坏死。此外大脑前动脉的胼胝体支也可受压引起相应脑组织梗死。大脑冠状面上可见对侧的侧脑室抬高,第三脑室变形,状如新月。

2. 小脑天幕疝　又称海马沟回疝。位于小脑天幕以上的额叶或颞叶内侧的肿瘤、出血或梗死等病变引起脑组织体积肿大,导致颞叶的海马沟回经小脑天幕孔向下膨出。海马沟回疝可导致以下后果:①同侧动眼神经在穿过小脑天幕裂孔处受压,引起同侧瞳孔一过性缩小,继之散大固定,及同侧眼上视和内视障碍;②中脑及脑干受压后移,可导致意识丧失;导水管变狭窄,脊液循环受阻加剧颅内压的升高;血管牵伸过度,引起中脑和脑桥上部出血梗死,称为继发性脑干出血或 Duret 出血,常呈线样或火焰状(linear or flame-shaped lesions),可导致昏迷死亡;③中脑侧移,使对侧中脑的大脑脚抵压于该侧小脑天幕锐利的游离缘上形成 Kernohan 切迹。严重时该处脑组织(含锥体索)出血坏死,导致与天幕上原发病变同侧的肢体瘫痪,引起假定位症;④压迫大脑后动脉引起同侧枕叶距状裂脑组织出血性梗死。

3. 小脑扁桃体疝　又称枕骨大孔疝。主要由于颅内高压或后颅凹占位性病变将小脑和延髓推向枕骨大孔并向下移位而形成小脑扁桃体疝。疝入枕骨大孔的小脑扁桃体和延髓成圆锥形,其腹侧出现枕骨大孔压迹(图 16-35),由于延髓受压,生命中枢及网状结构受损,严重时可引起呼吸变慢甚至骤停,接着心脏停搏而猝死。

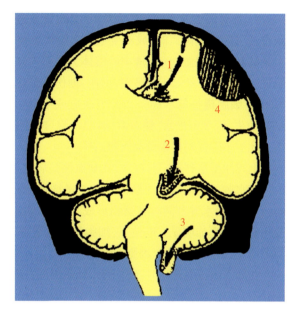

图 16-34　脑疝模式图

1. 扣带回疝;2. 海马沟回疝;3. 小脑扁桃体疝;4. 占位病变

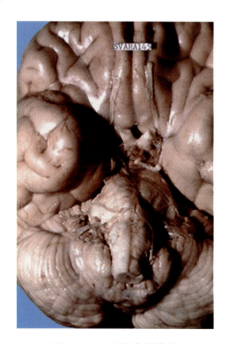

图 16-35　小脑扁桃体疝

Notes

二、脑 水 肿

脑组织中由于液体过多贮积而形成脑水肿(brain edema),这是颅内压升高的一个重要原因。许多病理过程,如缺氧、创伤、梗死、炎症、肿瘤、中毒等均可伴发脑水肿。脑组织易发生水肿与下列解剖生理特点有关:①血-脑脊液屏障的存在限制了血浆蛋白通过脑毛细血管的渗透性运动;②脑组织无淋巴管以运走过多的液体。常见脑水肿的类型为:

1. 血管源性脑水肿　最为常见,是血管通透性增加的结果,当毛细血管内皮细胞受损,血-脑脊液屏障发生障碍时,或新生毛细血管尚未建立血-脑脊液屏障时(如肿瘤及脑脓肿周围有大量的新生毛细血管),血液中的液体大量渗入细胞外间隙,引起脑水肿。白质水肿较灰质更为明显。此型水肿常见于脑肿瘤、出血、创伤或炎症时。水肿液富有蛋白质。

2. 细胞毒性脑水肿　多见于缺血或中毒引起的细胞损害。由于细胞膜的钠-钾依赖性ATP酶失活,细胞内水、钠滞留,引起细胞(神经细胞、胶质细胞、内皮细胞)肿胀,细胞外间隙减小。此型水肿可同样累及灰质和白质。

上述两型水肿常同时存在,在缺血性脑病时更为显著。

脑水肿的肉眼形态为脑体积和重量增加,脑回宽而扁平,脑沟狭窄,白质水肿明显,脑室缩小,严重的脑水肿常同时有脑疝形成。镜下,脑组织疏松,细胞和血管周围空隙变大,白质中的变化较灰质更加明显。电镜下,细胞外间隙增宽,星形胶质细胞足突肿胀(血管源性水肿),或无间隙增宽仅有细胞肿胀(细胞毒性水肿)。

在脑室内压力升高时,CSF进入脑室周围白质产生所谓的间质水肿。

三、脑 积 水

脑脊液量增多伴脑室扩张称为脑积水(hydrocephalus)。脑积水发生的主要原因是脑脊液循环的通路被阻断。引起脑脊液循环受阻的原因很多,诸如先天畸形、炎症、外伤、肿瘤、蛛网膜下腔出血等。脑室内通路阻塞引起的脑积水称阻塞性或非交通性脑积水,表现为部分脑室的扩张;如脑室内通畅而因蛛网膜颗粒或绒毛吸收脑脊液障碍所致的脑积水称交通性脑积水。此外脉络丛乳头状瘤分泌过多脑脊液也可导致脑积水,常表现为全脑室的扩张。

轻度脑积水时,脑室轻度扩张,脑组织呈轻度萎缩。严重脑积水时,脑室高度扩张,脑组织受压萎缩、变薄,脑实质甚至可菲薄如纸,神经组织大部分萎缩而消失(图16-36)。

婴幼儿颅骨闭合前如发生脑水肿,患儿可出现进行性头颅变大,颅骨缝分开,前囟扩大;颅内压增高较轻,头痛、呕吐、视盘水肿也出现较晚。由于大脑皮质萎缩,患儿的智力减退,肢体瘫痪。成人脑积水,因颅腔不能增大,颅内压增加的症状发生较早也较严重。

脑外积水是指由于脑实质萎缩而产生的代偿性CSF的增加。

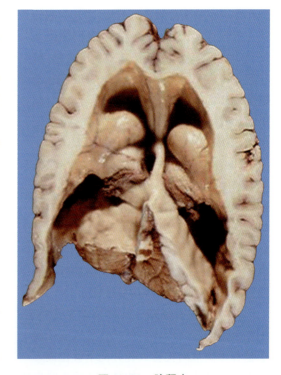

图16-36　脑积水

大脑侧脑室明显扩张,脑组织受压萎缩,基底节凸显于脑室内

Notes

第八节　肌　　病

肌病（myopathy）是指骨骼肌固有的疾病，不包括骨骼肌以外因素引起的骨骼肌的病变，如由于失神经支配导致相应的肌肉萎缩（小儿麻痹症）以及重症肌无力等。此类疾病的早期症状大多不被重视。如儿童体育课成绩不佳，容易摔倒，人形消瘦，上楼困难，等等。继之发展为手不能握持重物，严重时甚至拿水杯都有困难。患者初次就医时间多在其年龄段的第二个 10 年，晚者可在第三个或者第四个 10 年。个别患者也有到 60~70 岁才来就医者。

近年对该类疾病的认识得益于基因遗传学的进展。本节介绍较为常见的两种肌病：肌营养不良和线粒体肌病。

一、肌营养不良

肌营养不良（Muscular Dystrophy）是一大类骨骼肌肌膜表面缺乏肌营养不良素而导致的肌病。肌营养不良素是分子量为 427kD 的糖蛋白，广泛存在于心肌和骨骼肌的肌膜表面的细胞骨架蛋白（图 16-37），它也出现于大脑和周围神经。该蛋白由 X 染色体的短臂（Xp^{21}）编码。肌营养不良素的功能是：在骨骼肌收缩时，具有稳定肌细胞的作用，并与其他信息蛋白有相互作用。该蛋白缺乏时则可造成肌肉收缩时的肌膜撕裂，造成钙离子内流，信息交流中断，终致肌细胞死亡。Duchenne 型和 Becker 型是两种最常见的肌营养不良症。

（一）Duchenne 型肌营养不良

【临床表现】　Duchenne 肌营养不良在婴儿期常无明显症状。开始学步龄推迟至 18 个月以后者占到 30%~50%。3~5 岁时患儿容易跌倒。患者不能跑步，上下楼梯则显困难。躯干近端的肌肉萎缩变细，并逐渐累及全身。个体显得羸瘦，但腓肠肌可有假性肥大。

尽管患者的神经系统无明显改变，但患者智商低下，多为 80 左右。患者的平均寿命为 30 岁左右，多死于呼吸衰竭和心力衰竭。

【病理改变】　骨骼肌可出现核内移，肌纤维呈现圆形化，大小不等。间质纤维结缔组织增生，肌纤维间的间隙增大。坏死肌纤维被吞噬细胞吞噬，还可见再生和代偿肥大的肌纤维。免疫组织化学染色显示肌膜表面肌营养不良素（dystrophin）缺失（图 16-38~40）。

（二）Becker 型肌营养不良

Becker 型肌营养不良是 X 染色体连锁隐性遗传病，与 Duchenne 肌营养不良相比，其症状轻，进展慢，到 15 岁还能步行。肌链激酶（肌肉被破坏程度指标）水平也较 Duchenne 肌营养不良为低。在其肌膜内侧

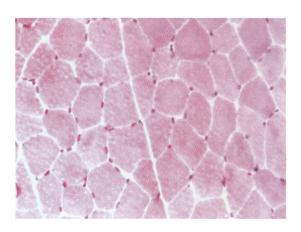

图 16-37　正常骨骼肌的形态（HE）骨骼肌纤维横断面大致呈圆形

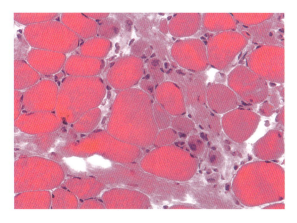

图 16-38　Duchenne 肌营养不良症肌肉活检，肌纤维大小不均，可见变性，坏死和再生的肌纤维，肌周核增生（冰冻切片 HE 染色）

Notes

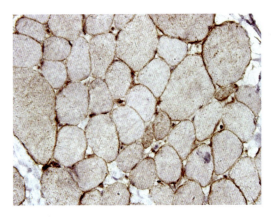

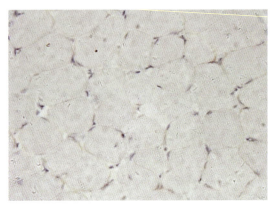

图 16-39   肌营养不良素免疫组化染色显示其分布于正常肌肉的肌膜

图 16-40   肌营养不良素患者肌膜上呈阴性表达(免疫组化 PAP 染色)

可见肌营养不良素的不规则免疫组化的阳性染色。

本型患者的预后较 Duchenne 肌营养不良型为好。40 岁前仅 10% 的患者不能行走。

二、线粒体肌病

线粒体肌病(Mitochondrial Myopathies)是临床表现和致病机制差异很大的一组疾病。线粒体是核 DNA(nDNA)和线粒体 DNA(mtDNA)共同编码的产物。目前已知有 200 余 nDNA 突变和数以百计的 mtDNA 片段缺失。mtDNA 缺陷将自母体传给所有子女。mtDNA 缺陷表型差异和异质性与组织分布有关。突变异质性超过一定水平,则会产生生物化学和临床表现。

由于线粒体是细胞的"能源工厂",其各种酶类的缺乏,可导致各种异常,如底物转送异常,底物利用异常,三羧酸环路障碍,氧化磷酸化偶联作用障碍,以及电子传导系统的种种障碍。因而现今发现的相关肌病种类繁多。尽管疾病的临床表型差异很大,但其病理改变却相对单一。

【临床表现】   青少年对称性、进行性眼外肌麻痹是线粒体肌病最早出现和最常见的表现。但须排除其他原因引起的此种体征。如能用 southern 印记法发现患者 mtDNA 的多重缺失,则能确认其为线粒体肌病。线粒体脑肌病的发病率仅次于进行性眼外肌麻痹。本病也是母系遗传病,mtDNA 为 3243 位编码 tDNA 的 A→G 的碱基置换者,约占 20%~80%。另一个发生 mtDNA3271位的 T→C 突变,发生率约占 10%。正常和变异的 mtDNA 可在同一组织中共存。

患者多在 2~15 岁起病,此时患者身高已低于同年龄的儿童和青少年,肌力也有所减退。部分患者还出现智力发育迟缓。患儿还可伴有心肌病。患儿常出现高乳酸血症,脑脊髓的乳酸值可超出正常值的 2 倍。

【病理学改变】   组织学上出现特征性的所谓"破碎红细胞"(ragged-red fiber,RRF),在肌肉的细胞的胞质里集聚了大量的线粒体。在冰冻切片做肌细胞的 Gomeri 染色时,这些线粒体被染成红色点状物,且大量集聚于细胞膜下。加之有时肌细胞内还含有脂滴和糖原,形成空泡,使染成红色线粒体呈破碎状,故而得此名(图 16-41)。透射电镜下,可见肌肉组织中的线粒体集聚,甚至可成堆出现。不但数量增多,其形态也发生改变,甚至出现巨大的线粒体,高度肿胀的线粒体,形态怪异如苜蓿状,分叶的线粒体等等改变。在这些线粒体周边的肌原纤维可出现肌浆溶解等改变,提示线粒体周边的供能出了问题(图 16-42)。

Notes

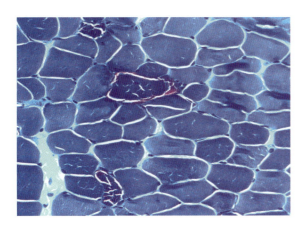

图 16-41　"破碎红细胞"肌肉细胞内的大量线粒体呈现红色颗粒状染色（Gomeri 染色）

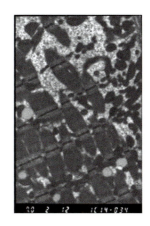

图 16-42　肌原纤维坏死呈颗粒状，并可见大小，形态各异的高电子密度的线粒体（图右上方），以及散在分布的脂质空泡。注：因线粒体内有很多电子转移酶类，因此它的电子密度很高。（透射电镜观察线粒体肌病，7000×）

小　结

中枢神经系统解剖、功能、结构、细胞组分和基本病变均有其特殊性。在相当长的一段历史时期内，神经病理的发展独立、平行于系统病理的发展，相同的病变使用的术语也有不同。如神经元的凝固性坏死称为"红色神经元"。为此，本章第一节介绍神经系统相关细胞的基本病变。

生物因子感染可引起脑膜炎和脑炎，以流行性脑膜炎和乙型脑炎最常见。前者好发于冬春季，多累及儿童，其软脑膜可见大量的脓性渗出物。患儿常出现颅内压增高和脑膜刺激症状。重症可出现沃-佛综合征，抗生素治疗有效。乙型脑炎好发于夏秋季，由蚊传播，大脑皮质和基底节出现特征性的筛状软化灶。神经元变性坏死，患儿昏迷高热，病程凶险，死亡率高，后遗症多，幸已有疫苗可供预防。狂犬病患者多有病犬咬伤史，潜伏期可从数周到若干年，患者出现恐水、喉痉挛、流涎，于 1~2 周内昏迷死亡，死亡率达到 100%；其神经元尤其大型神经元胞质内出现 Negri 小体。被咬伤后及时注射保护性疫苗可阻止本病的发生。海绵状脑病为 PrP 蛋白构型病，可为传染性（疯牛病），也可由基因突变（CJD）所致。疯牛病患者常显恐惧性面容，CJD 早期出现步态异常，共济失调和快速进行的痴呆。大脑皮质和深部灰质神经元胞质和神经毡出现大量空泡。异常 PrP 蛋白多沉积于突触部位。

我国脑血管意外发病率是心肌梗死的 5 倍。缺血性脑病多由颅外原因，如心脏骤停、低血压、低血糖、窒息、失血等引起的全脑损伤，病变最易发生在脑动脉供血区的远端（边缘带），典型梗死病变呈 C 形。随缺血缺氧加剧，病变呈向心性发展。其极端状态是患者成植物状态，其大脑成为呼吸器脑。此外也可出现海马硬化和皮层坏死。阻塞性脑血管病导致脑梗死。血栓性阻塞早期可出现 TIA，其起病缓慢，具发展过程。栓塞性阻塞栓子以心源性居多，突然起病，预后较差。

高血压引起的脑内病变有腔隙状坏死、裂缝性出血、高血压脑病及颅内出血。基底核内侧型出血预后极差，外侧型出血常引起对侧肢体偏瘫。青年人蛛网膜下腔出血多由于先天性球状动脉瘤破裂，老年患者往往由于粥样动脉瘤破裂所致。

Notes

变性疾病常选择性累及 1~2 个功能系统,出现特定的症状。其中最常见的是 Alzheimer 病和 Parkinson 病。前者多在 50 岁以后起病,发病率随年龄增加而增高,表现为一系列记忆、认知、情感和行为障碍。其大脑明显萎缩,脑内出现老年斑,神经原纤维缠结、颗粒空泡变性以及 Hirano 小体。帕金森病主要累及中脑黑质神经元,该类神经元明显减少,神经元胞质内出现 Lewy 小体。其以震颤麻痹为主要临床表现。

脱髓鞘病由于累及部位不同,临床表现多样,除经典反复发作的多发性硬化外,国人急性播散性脑脊髓膜炎较为多见。

颅内压力升高和脑疝形成,脑水肿和脑积水是中枢神经系统常见的并发症,三者常可合并发生,互为因果。然究其起因,则可见于颅外,如窒息、缺氧、休克、失血、高血压患者手术时麻醉师血压监护不当(血压监护偏低)等均可引起脑水肿,进而导致脑疝形成。其中,海马沟回疝引起双侧瞳孔不等大是出现脑疝最直接的证据。如延误处置,可导致小脑扁桃体疝。患者的呼吸中枢压力感受神经核团被抵压在骨性斜坡上而出现中枢性呼吸骤停和死亡。此类教训在医学实践中还时有发生,敬请各科医师予以充分警惕。

肌病是指骨骼肌固有的疾病,不包括骨骼肌以外因素引起的骨骼肌的病变,如由于失神经支配导致相应的肌肉萎缩(小儿麻痹症)以及重症肌无力等。本章主要介绍肌营养不良和线粒体肌病。

(卞修武　叶诸榕)

主要参考文献

1. Kumar V, Abbas AK, Aster JC. Robbins Basic Pathology.9th ed. Philadelphia: Elsevier Saunders, 2013: 811-849.

2. David N Louis, Hiroko Ohgaki, Otmar D Wiestler, et al. WHO classification of tumours of the central nervous system. 4th ed. Lyon: IARC Press, 2007: 9-100, 171-181, 195-226, 337.

3. 李玉林. 病理学. 第 8 版, 北京: 人民卫生出版社, 2013: 326-349.

4. 陈杰, 李甘地. 病理学. 第 2 版, 北京: 人民卫生出版社, 2010: 396-427.

Notes

第十七章 骨关节疾病

由于很多骨疾患常好发于骨的某一既定部位,所以在认识骨疾病前须对骨的一般结构有所了解,这样有助于对病变的性质作出正确的判断。长骨的两端为骨骺,未骨化前主要是由软骨构成,成年骨质愈合后改称骨端。两端骨骺之间为骨干,是骨的主体,由致密的骨皮质及其所包绕的骨髓所组成。在骨干和骨骺交界处为干骺端,是骨质生长的主要部分,具有丰富的成熟骨小梁网,其间为骨髓组织。骨皮质由板层骨构成,具有完整的哈佛系统。骨皮质外周有骨外膜,是一层致密的纤维组织,在其内面有一层菲薄的骨内膜。

组织学方面,骨组织由多种细胞和骨基质组成,细胞成分有:①骨祖细胞(osteoprogenitor):为多分化潜能间(充)质干细胞,位于骨表面附近,在生长因子的刺激下可逐步分化为成骨细胞;②成骨细胞(osteoblast):位于骨表面,能合成骨样组织(osteoid)并促进其矿化和重排,并能表达多种细胞因子调节破骨细胞的分化和功能;③骨细胞(osteocyte):由成骨细胞合成的骨基质将其自身包绕演变而成,位于骨陷窝内;④破骨细胞(osteoclast):为多核巨细胞,由血液循环中的前单核细胞融合而成,具有溶解骨矿物质和骨基质蛋白的作用(骨吸收);⑤成软骨细胞和软骨细胞:前者合成软骨基质,将自身包绕后成为软骨细胞,位于软骨陷窝内。非细胞成分为骨基质(bone matrix),其主要成分有胶原纤维、蛋白多糖和矿物质。

第一节 骨非肿瘤性疾病

人类骨骼除了能支撑人体结构、与骨骼肌配合执行机体的运动、为内脏器官提供良好的保护外,骨骼在维持机体矿物质动态平衡、提供造血成分生成的场所中还起着重要作用。在骨组织的吸收、再生和改建过程中受到各种转录因子、细胞因子和生长因子的调节,此过程的异常常会出现一些骨非肿瘤性疾病,本节将对此进行讨论。

一、骨 质 疏 松

骨质疏松(osteoporosis)的特征是单位体积内骨量减少(骨小梁的数量绝对值减少),骨呈多孔状,密度减低,致使骨的脆性增加而容易发生骨折。但注意的是该病的骨小梁的结构及骨基质的钙化均正常,其钙盐与基质保持正常比例。本病可局限于某一骨或骨的某一区域,也可累及整个骨骼系统。

【发病机制】 在成人中骨质吸收和骨质生成维持动态平衡。当骨质疏松发生时这一平衡便向骨质吸收倾斜。

现已知,骨间质细胞和成骨细胞能在细胞膜上表达 RANK 配体,与核因子 κB 受体激活物(receptor activator for nuclear factor κB,RANK)受体结合,RANK 受体由巨噬细胞表达。骨间质细胞和成骨细胞表面的 RANK 配体与巨噬细胞表面 RANK 受体结合,激活核因子 κB 的转录过程。此外,骨间质细胞还产生巨噬细胞克隆刺激因子(MCS-F),与巨噬细胞表面相应的受体结合。MCS-F 和 RANK 配体协同作用,使巨噬细胞转变为具有溶解骨质能力的破骨细胞(图 17-1)。另外,这一途径受骨保护素(osteoprotegerin,OPG)分子调节,OPG 也是由骨间质细胞和成骨细胞产生,是一种竞争性受体,抢先与 RANK 配体结合,阻断其与 RANK 受体的结合。当 RANK 配体与 OPG 结合而不与 RANK 受体结合时,破骨细胞的形成和吸收骨功能受阻。因此,RANK 配体:OPG 比率向任何一方倾斜,都将影响骨的吸收或生成。机体中多种因子可影响 RANK 配体:OPG 比率,如甲状旁腺素、雌激素、睾酮、糖皮质激素、维生素 D、白介素 -1 和骨形成蛋白等,都能促进或抑制破骨细胞的发育和功能,影响骨的吸收或生成。根据这一理论,可以认为RANK、RANK 配体和 OPG 的调节紊乱是骨质疏松发生的主要原因。

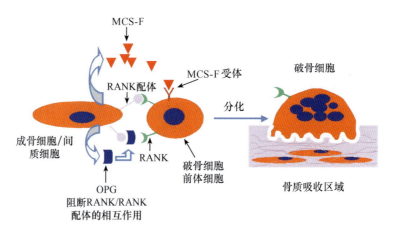

图 17-1 破骨细胞生成的分子调节

成骨细胞和骨间质细胞产生 MCS-F ,促进巨噬细胞增生。同时,这两种细胞
还表达 RANK 配体,与巨噬细胞表达的 RANK 受体结合,促使巨噬细胞转
变成为破骨细胞

年龄对骨代谢有巨大的影响。正常情况下,随着青少年骨的发育,骨量逐渐增加,到 30 岁左右,骨停止生长,骨量或骨密度值达到高峰。以后一些生长因子促进成骨细胞生成的作用下降,骨生成量开始少于骨吸收量,一般地与年龄有关的骨平均年损失率在 0.7% 是一种正常的生理现象,以含有大量松质骨(骨小梁)的骨区,如椎骨、股骨颈等,骨量丢失最为明显,因此这些部位也是骨折患者最常见的发生部位。

激素变化是骨质疏松发生的重要因素。雌激素能刺激成骨细胞 OPG 产生,减低破骨细胞的前体细胞对 RANK 配体的反应,抑制破骨细胞的形成;相反,雌激素水平下降,单核细胞产生白介素 -1(IL-1)、白介素 -6(IL-6)和 TNF 增加,刺激骨髓中破骨细胞形成增多和降低成骨细胞表达 OPG ,导致新骨生成减少。因此,绝经期后妇女骨质疏松性骨折比同龄男性更常见,绝经期后的妇女补充雌激素可以减慢骨量丢失。

遗传因素也是导致骨质疏松的重要原因,其中调节破骨细胞的 RANK 配体、OPG 、RANK 以及

Notes

雌激素受体等基因表达最为重要;维生素 D 受体基因的突变是影响骨生成的危险因素。此外,重力负荷和运动是骨改建的重要刺激因素,可有效预防骨质丢失,体力活动的减少会促使骨质丢失。

饮食因素,特别是钙和维生素 D 的摄取对老年性骨质疏松的发展有重要影响。人体最大骨密度在某种程度上取决于青春期前饮食中的钙总量。同龄男性青少年饮食钙总量比女性多,这可能是女性在老年时容易发生骨质疏松的影响因素之一。

【病理改变】　骨质疏松的标志是骨量丢失,以含有丰富松质骨的骨骼最为明显(图 17-2)。镜下表现为骨小梁变薄,呈针状和撑杆状,横切面呈点状,间隔增宽,互不相连(图 17-3),而皮质骨因骨膜和骨内膜下骨质吸收而变薄,哈佛管变宽,形态近似松质骨。此外,切片中还可见破骨细胞活动,但数量无明显增加。

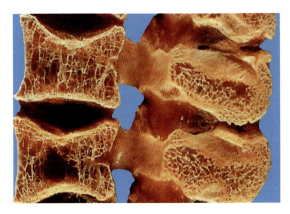

图 17-2　椎骨骨质疏松
椎骨椎体骨小梁变疏松,呈海绵状

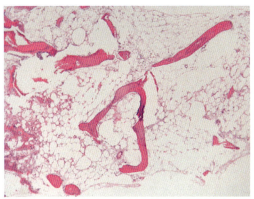

图 17-3　骨质疏松
镜下形态见骨小梁稀少,变薄,呈针状和撑杆状,横切面呈点状,间隔增宽,互不相连

【临床特征】　骨质疏松早期无症状,常规 X 线检查也不能显示骨质丢失,用双能 X 线吸收测量术(dual-energy X-ray absorptiometry)和定量 CT 进行骨密度测量对早期诊断有帮助。在疾病后期,用常规 X 线即可证实骨密度降低。患者出现骨折时,受累部位出现疼痛。治疗上,绝经期后妇女采用雌激素替补可明显减低骨和钙的丢失,但并不能逆转已发生改变的骨结构。30 岁以前在饮食中补充足够的钙可使骨密度峰升高,从而减低老年时发生骨质疏松的危险。如果在老年时才补充钙,仅能使骨丢失率稍有减缓。

二、骨　髓　炎

骨髓炎(osteomyelitis)是指骨和骨髓的感染性炎症。病毒、细菌、真菌、寄生虫感染都可引起骨髓炎,以化脓菌和结核菌感染最为常见。

化脓性骨髓炎由细菌感染引起,最常见的致病菌是金黄色葡萄球菌。新生儿急性骨髓炎常由大肠杆菌和 B 族链球菌感染引起。感染途径主要有三种:①血源性播散;②从相邻关节或软组织的急性感染病灶直接蔓延;③骨折或骨外科术后通过伤口种植,其中血源性骨髓炎最为常见。

骨内细菌感染的部位受年龄、骨内血管分布差异的影响而不同。在新生儿,干骺端的血管穿过生长板,因而感染部位常见干骺端和骨骺;在儿童感染部位多在干骺端;而成人的生长板已闭合,干骺端血管与骨骺的血管重新连接,细菌可以到达骨骺和软骨区下。

【病理变化】　骨髓炎的形态变化取决于临床分期(急性、亚急性、慢性)和感染部位。细菌进入骨内并繁殖,即引起急性炎性反应,病灶中可见大量中性粒细胞浸润(图 17-4)。感染 48 小时内,受累骨由于骨髓腔内压增高,血管受压或血管内菌栓栓塞和介导急性炎症反应的酶和介质的释放从而导致骨组织坏死,形成死骨片(图 17-5)。然后逐渐出现大量慢性炎症细胞浸润,引发修复反应,包括破骨细胞活性增加,肉芽组织增生、纤维化和新骨形成。

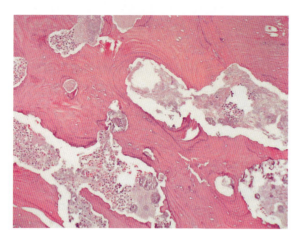 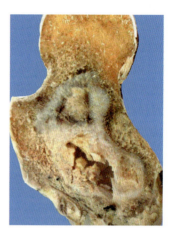

图 17-4   急性骨髓炎
坏死的骨组织中见大量中性粒细胞浸润

图 17-5   慢性骨髓炎
大片的死骨位于囊腔内,周围
由反应性骨质包绕

在婴儿,骨骺的感染穿越关节面或沿着关节囊和腱韧带播散至关节,导致化脓性关节炎,破坏软骨而造成永久性残疾。在成人,由于骨膜与关节边缘紧密相连,感染很少会扩展至关节。

有时由于感染细菌的毒力较弱或机体抵抗力较强,残留脓肿被边界清楚的硬化骨围绕,呈局限性骨脓肿(亦称 Brodie 脓肿)。慢性骨髓炎还可以合并骨折和形成引流窦道。

【临床特征】   早期患者有全身急性感染症状包括发热、寒战、疲倦、白细胞增多和病变部位强烈的搏动痛。在婴幼儿,当局部症状和体征不明显而仅有不明原因的发热,或在成人仅有局部疼痛而无发热时,骨髓炎容易被忽略。用 X 线检查,如发现有硬化区围绕骨溶解破坏灶时,强烈提示骨髓炎诊断。骨髓炎的治疗需要长时间使用强力抗生素,许多患者还需要外科手术切开治疗。

三、佝偻病和骨软化症

佝偻病(rickets)和骨软化症(osteomalacia)是以骨基质钙盐沉着障碍为主的慢性全身性疾病,表现为骨组织内未钙化的骨基质(即骨样组织)过多聚积。病变如发生在生长中的骨骼,称为佝偻病。发生在骨已停止生长的成年人,则称为骨软化症。

【发病机制】   本病由维生素 D 缺乏引起。维生素 D 是一种脂溶性维生素,主要功能是维持正常血浆钙磷水平,并激活成骨细胞合成钙结合蛋白 - 骨钙素(osteocalcin),促进骨样基质的钙沉积,从而使骨矿化。人类维生素 D 的主要来源是内源性合成(占人体所需维生素 D 的 90%),在太阳光和紫外线的光化学作用下,由维生素 D_2 前体转化而来。内源性合成剩余的由食物补充,如深海鱼、植物和谷物。维生素 D 的代谢过程中在肾脏经 α_1- 羟化酶的作用转化为生物活性最高的维生素 D(1,25- 二羟维生素 D)。该活化过程受反馈调节,当 1,25- 二羟维生素 D 水平升高时,α_1- 羟化酶活性受抑制,致使 1,25- 二羟维生素 D 产生减少,反之亦然。同时,血钙降低刺激甲状旁腺素(PTH)分泌,转化为 1,25- 二羟维生素 D;同样,血磷降低能直接活化 α_1- 羟化酶,增加 1,25- 二羟维生素 D 的形成。

佝偻病(或骨软化症)由维生素 D 摄入和转化减少引起,最为重要的是阳光照射不足。其次是因为饮食缺乏或胆、肠道功能障碍,影响脂溶性维生素 D 的吸收;还可因肝脏或肾脏的疾病引起。

【病理变化】   佝偻病时,由于膜内化骨及软骨化骨过程均发生障碍,因此长骨和扁骨同时受累。

Notes

在四肢长骨,正常时骺板软骨细胞肥大区钙化,成骨细胞侵入并形成骨样组织,进而钙化成骨组织。佝偻病时,软骨细胞肥大区的钙化受阻,软骨细胞吸收迟缓,大量堆积并突向骨干侧,呈半岛样或舌状生长。同时软骨区内即使有骨样组织形成,但不能钙化,从而构成软骨组织和干骺端骨样组织互相混杂的中间带,致使在正常状态下本应呈一条整齐而狭窄的骨骺线显著增宽,且变得参差不齐(图 17-6))。此外,干骺端下的骨膜内化骨也有钙化障碍及骨样组织堆积,使骨端膨大,尤以腕、踝及其关节较为显著。骨干的骨膜内化骨同样也有钙化障碍,因此骨皮质表面和近髓腔侧都有大量骨样组织堆积,使骨髓腔变窄,长骨横径增加。由于骨质缺钙,骨样组织缺乏承受力,在重力作用下长骨骨干可变弯曲,尤以胫骨和股骨最易变形,形成弓形腿(bow leg)或称 O 形腿。

在婴幼儿,颅骨的病变在早期即可出现。颅骨骨缝及囟门闭合常延迟或不完全,使得头形较大。额骨前面的两个骨化中心和顶骨的两个骨化中心在膜内化骨过程中发生钙化障碍,因此骨样组织在颅骨的四角堆积并向表面隆起,形成方形颅。同时,颅骨由于骨化停止,致使骨质菲薄,指压时有凹陷,如按压乒乓球感。

肋骨和肋软骨结合处由于软骨及骨样组织的堆积,呈结节状隆起。因多条肋骨同时受累,故结节状隆起排列成行,形似串珠,成为佝偻病串珠(rachitic rosary)(图 17-7)。此外,肋骨因含钙量少,缺乏韧性,呼吸时受膈肌长期牵拉,在胸壁前部左右两侧各形成横行的沟形凹陷,称为 Harrison 沟(Harrison groove);而肋骨受肋间肌的牵拉而下陷,使胸骨相对向前突出,形成鸡胸(或鸽胸 pigeon-breast)畸形。

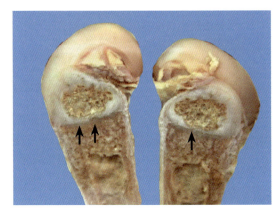

图 17-6　佝偻病股骨
软骨在骨骺线堆积,使骨骺线显著增宽和参差不齐(箭头)

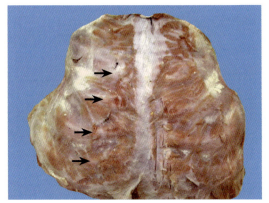

图 17-7　佝偻病肋骨
多个肋骨和肋软骨的结合部呈结节状隆起,排列成行时形似串珠(箭头)

成人发生的骨软化症,病理改变与佝偻病相似。因成人的骨发育已停止,故其改变限于膜性化骨的钙化障碍,过量的骨样组织堆积在骨的表面,骨质变柔软,由于承重力减弱而导致各种畸形,常见的有骨盆畸形、脊柱侧突及长骨弯曲等。骨盆畸形表现为骨盆的左右径及前后径均缩短,耻骨联合处变尖锐而向前突出,呈鸟喙状,称为喙状盆骨(beak pelvis)。

第二节　骨　肿　瘤

本节所讨论的骨肿瘤是指原发性骨肿瘤,有别于骨外恶性肿瘤转移至骨组织所形成的继发性或转移性骨肿瘤。许多恶性肿瘤,特别是癌常易发生骨转移。按频率多少排列依次为前列腺癌、乳腺癌、肺癌、肾癌、胃肠道癌和甲状腺癌。转移癌可以表现为骨质破坏,也可表现为反应性新骨形成。当患者无骨外原发性肿瘤的病史时,骨转移癌与骨原发性肿瘤的区别有时颇难。

Notes

　　原发性骨肿瘤的分类原则,主要是根据肿瘤组织细胞的形态结构及瘤细胞所产生的各种基质(如胶原、骨基质、软骨基质等)作为基础,可分为成骨性、成软骨性、骨髓源性、结缔组织性、脉管组织性、脂肪组织性、神经组织性、脊索组织性、间叶组织性、组织细胞性及来源未明肿瘤等11大类和骨的瘤样病变。根据瘤组织的组织结构、生长特性等又可再分为良性、中间及恶性三大类。

　　由于骨肿瘤的发生率相对较低,而且骨肿瘤的种类较多,因此骨肿瘤的正确诊断有一定难度。骨肿瘤可发生在任何年龄和任何骨骼,但某一种骨肿瘤好发生于特定的年龄组和解剖部位,认识这些特点对骨肿瘤的诊断很有帮助(表17-1)。

表 17-1　常见原发性骨肿瘤

分类	好发部位	好发年龄	特征及形态
骨源性肿瘤			
良性			
骨瘤	头面骨、颅骨	多在 25 岁以前发病	贴附在骨表面的外生性肿物,组织学主要由成熟的骨质组成
骨样骨瘤	长骨骨干,特别是股骨上端	10~30 岁	多位于骨皮质,特征为疼痛,夜间更甚。主要成分为骨样组织和成骨性结缔组织,两者相间分布
骨母细胞瘤	身体中轴骨骼包括脊柱和骶骨,颅面骨和颌骨最多见。	10~30 岁,尤多见于 20 岁以下青年	由骨母细胞及其产生的骨样组织和编织骨组成
恶性			
骨肉瘤	是长骨干骺端,尤以股骨下端、胫骨或腓骨上端	11~20 岁	肿瘤细胞高度异型并见瘤细胞直接产生骨样组织或骨质
软骨源性肿瘤			
良性			
骨软骨瘤	长骨干骺端	11~20 岁	软骨膜、软骨帽和基底骨质三层结构构成的骨赘生物,可单发或多发(遗传性)
软骨瘤	手足部的小管状骨	10~40 岁	肿瘤从髓腔发生,边界清楚,与正常软骨相似
恶性			
软骨肉瘤	骨盆、股骨、肋骨及肩胛骨等	中年以上	从髓腔发生,破坏皮质,肿瘤性软骨呈不同程度分化或去分化
巨细胞肿瘤			
骨巨细胞瘤	成年人四肢长骨的骨端	20~45 岁	溶骨性病变,破坏皮质,主要由单核基质细胞和多核巨细胞搞错。具有局部侵袭性的潜在恶性。恶性者称为骨巨细胞瘤内的恶性
原始神经外胚叶肿瘤			
尤文肉瘤 /PNET	长骨骨干或近干骺端骨干	20 岁以下	从髓腔发生,由成片的小圆细胞组成,核染色质呈粉尘状,核仁不明显,为高度恶性肿瘤
性质未定肿瘤			
纤维结构不良	肱骨、股骨、胫骨、肋骨、颌骨等	11~30 岁	边界清楚的纤维组织和形状不规则编织状骨小梁交织混合
动脉瘤样骨囊肿	长骨干骺端、椎骨	20 岁以下青少年	由充满血液的囊腔组成,囊腔间隔含纤维母细胞、多核巨细胞和反应性骨质

Notes

　　骨恶性肿瘤不仅会破坏肢体,而且转移早,虽然进行大范围手术切除甚至截肢术,但仍有较高的死亡率,因此早期诊断、准确分期和适当治疗十分重要。放射影像学在骨肿瘤的诊断中具有重要的协助作用,不但能提供肿瘤的准确部位、范围及病变的程度,还能检测到一些骨肿瘤诊断的特征,但大多数骨肿瘤的最后诊断仍有赖于活体组织检查。

一、骨软骨瘤

　　骨软骨瘤(osteochondroma)又称外生骨疣,是最常见的良性骨肿瘤,多见于11~20岁的青少年,好发于长骨干骺端,以股骨下端及胫骨上端为最多见。骨软骨瘤可分为单发性与多发性两型,85%为单发性,而遗传性多发性骨软骨瘤即骨软骨瘤病,是常染色体显性遗传性疾病,常发现 EXT1 或 EXT2 基因突变,继而导致该基因编码的蛋白缩短或产生非功能性蛋白。形态学上,两型骨软骨瘤病理改变相似。

　　【病理变化】　肉眼观察:肿瘤由骨干与骨骺连接部向外长出,无蒂或带蒂呈蘑菇样。从肿瘤的突出面垂直锯开,剖面呈三层结构:①表面为软骨膜,由薄层纤维组织组成;②中层为厚薄不一的软骨帽,同一肿瘤各处厚薄均可不同;一般,年龄越小越厚,成人则较薄或几乎消失;③基底部为骨质,占肿瘤的大部分(图17-8)。镜下三层结构很清楚(图17-9),表面软骨膜为致密的纤维组织。其内层与软骨帽分界不清,软骨帽为透明软骨组织,表层软骨细胞及基质组织较不成熟,而越近基底部则越成熟。基底部由海绵状松质骨构成,小梁间多为纤维组织。松质骨与软骨帽交界处常有软骨性骨化所形成的新骨,基底部形成板层骨,与起源骨相连。

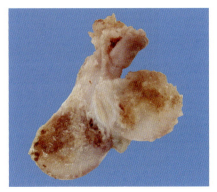

图 17-8　骨软骨瘤肉眼观
肿瘤带蒂呈蘑菇样,剖面从外向内呈三层结构,依次为软骨膜、软骨帽和基底部骨质

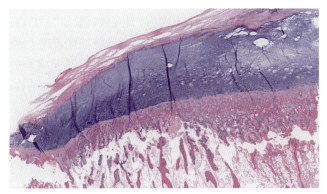

图 17-9　骨软骨瘤镜下观
表面为致密纤维组织构成的软骨膜,其下为透明软骨构成的软骨帽,基底部由海绵状松质骨构成

　　【临床病理联系】　多发性骨软骨瘤病多在儿童期起病,以后随身体发育而逐渐增大。主要为局部肿块。有时肿块压迫周围组织,引起不适和疼痛。经手术切除一般可治愈,复发见于切除不完全者。本瘤很少恶变,如瘤体迅速增大,软骨帽层增厚至1cm以上,镜下在其外围部见到异型的软骨细胞时,应考虑恶变成外围型软骨肉瘤。多发性骨软骨瘤恶性变比单发性常见。

二、骨肉瘤

　　骨肉瘤(osteosarcoma)起源于成骨细胞或向成骨分化的间叶性恶性肿瘤,其特征是瘤细胞直接产生骨样组织或骨质。骨肉瘤约占恶性骨肿瘤的34%,是最常见的恶性骨肿瘤。发病年龄多见于11~20岁,其次为21~30岁。骨肉瘤多发生于骨骼生长发育的旺盛期,男性比女性多见。发生部位最常于股骨、胫骨,特别是长骨干骺端,尤以股骨下端、胫骨或腓骨上端,即膝关节周围最多见,占半数以上。此外,国外因骨Paget病较多见,因此55岁以上老年人发生继发性骨肉瘤亦较多见,甚至是发病的第二个高峰,但国内较少见。

骨肉瘤的病因学仍未完全清楚,约 70% 的骨肉瘤有基因异常和染色体畸变,但非骨肉瘤特异性。动物实验中发现多种放射性物质和一些病毒(如 SE 多瘤病毒及 SV40 病毒)可诱发骨肉瘤。还可继发于其他骨肿瘤:如成骨细胞瘤和骨软骨瘤,但其因果关系尚未能确立。

目前,按照国际卫生组织(WHO)的分类,根据临床病理的特点,结合临床治疗及预后的情况,首先从肿瘤发生部位分为两大类:中心性与表面性骨肉瘤。然后在中心性骨肉瘤中,将分化较好、恶性度较低的骨肉瘤以及临床病理具有特殊表现的圆形细胞骨肉瘤和血管扩张型骨肉瘤从普通型骨肉瘤分出来;在表面性骨肉瘤中分为骨旁骨肉瘤、骨膜骨肉瘤和高恶性表面性骨肉瘤,共分七种类型。最常见的骨肉瘤类型为普通型骨肉瘤(conventional osteosarcoma),故下面病理特征以普通型骨肉瘤介绍为主。

【病理变化】 肉眼观察:普通型骨肉瘤从骨髓腔开始,向骨骺端和另一端骨髓腔发展,偶尔可穿越骺板侵犯关节。同时,肿瘤向骨干周围扩展,侵犯破坏骨皮质,浸润骨外软组织并形成肿块。由于同一肿瘤常含多种成分,故切面上呈斑驳状或多彩性外观,刀切时常有沙砾感。当肿瘤向骨外浸润时,骨外膜被掀起,骨膜细胞受刺激,在与骨干相连的夹角内形成新生骨,在 X 线照片中显示呈三角形,称为 Codman 三角(图 17-10)。瘤体部肿瘤组织顶起骨外膜,致使骨外膜通往骨皮质的小血管受到牵拉而垂直于骨皮质,在这些小血管周围新生骨形成增多,并与骨干垂直呈放射状分布,在 X 线照片上表现为"日光放射状征"。"Codman 三角"和"日光放射征"是 X 线诊断骨肉瘤的特征性表现。而骨干皮质从正常的一端伸向肿瘤,逐渐不规则变薄,甚至完全破坏消失。镜下多由明显异型性瘤细胞构成,并能直接形成肿瘤性骨及骨样组织。瘤细胞多角形或梭形,大小不等,核形态奇异,大而深染,核仁明显,核分裂多见,常见病理性核分裂和瘤巨细胞。肿瘤性成骨是该肿瘤的诊断特征(图 17-11)。骨样组织形态不规则,均质红染,将瘤细胞分隔,呈小梁状或片块状。骨样组织可有钙盐沉着,陷入骨样组织内的瘤细胞仍有异型性。此外,肿瘤内可能有残留的骨片或骨小梁,其内有成骨线,须与肿瘤性骨质相区别。

根据瘤细胞的分化方向不同,普通型骨肉瘤又可分为:①骨母细胞亚型:瘤细胞胞质丰富,异型的细胞核常位于细胞的一侧,核仁大而明显;②软骨母细胞亚型:瘤细胞间有肿瘤性软骨样基质,同时在其他区域仍可见到肿瘤性骨样组织而不经过软骨内化骨阶段,这有别于软骨肉瘤;③纤维母细胞亚型:细胞长梭形,呈束状及紧密编织状排列,其间见骨样组织;④混合型:是指以上多种亚型的混合。

此外,特殊类型的骨肉瘤较少见。血管扩张型骨肉瘤(telangiectatic osteosarcoma)内有多量大小不等的血腔或扩张的血管,其间可见肿瘤细胞和骨样组织,易于血道转移,预后极差。小细胞型骨肉瘤(small cell osteosarcoma)主要由小圆形细胞构成,并直接形成骨样组织,需注意与淋巴瘤、PNET/Ewing 瘤等的鉴别。

发生于骨表面的骨肉瘤称为骨旁骨肉瘤(parosteal osteosarcoma)和骨膜骨肉瘤(periosteal osteosarcoma),这两型骨肉瘤的预后比普通型好。骨旁骨肉瘤位于骨旁,呈分叶状,以一宽阔基底附着在骨皮质上,肿瘤附着部以外的瘤组织常保留与骨膜相隔,不与骨皮质直接相连,晚期肿瘤可穿破骨皮质侵犯骨髓腔。组织学上,瘤组织由平行排列较成熟的骨小梁构成,其间为纤维组织分隔,瘤细胞梭形,轻度异型性,少见核分裂象,偶见有局灶软骨区(图 17-12)。骨膜骨肉瘤

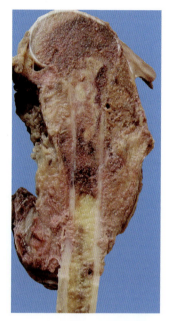

图 17-10　普通型骨肉瘤
肿瘤从骨髓腔开始,向周围扩展,侵犯破坏骨皮质,浸润骨外软组织并形成肿块。此时,在肿瘤与骨干相连部骨外膜被掀起,形成 Codman 三角

Notes

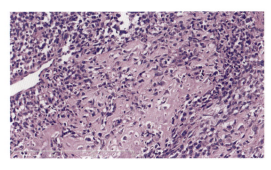

图 17-11　骨肉瘤

肿瘤由明显异型性瘤细胞构成,并能直接形成肿瘤性骨及骨样组织

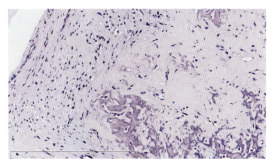

图 17-12　骨旁骨肉瘤

瘤细胞梭形,轻度异型性,少见核分裂

的基底贴附于骨皮质上,浸润骨皮质浅层而不侵犯骨髓腔,向外肿瘤延及周围软组织。镜下与软骨肉瘤相似,分叶状。在软骨小叶之间还见异型性梭形细胞,并由这些梭型细胞直接形成肿瘤性类骨或骨质。其恶性程度介乎于骨旁骨肉瘤和高度恶性表面骨肉瘤之间。

【临床病理联系】　症状主要是局部疼痛和肿胀。若侵犯关节,常伴有关节功能障碍。侵犯骨皮质后,轻度外伤易引起病理性骨折。血清检验有碱性磷酸酶增高。骨肉瘤是高度恶性的肿瘤,早期即可经血行转移,包括肺、骨、脑等转移。无转移的患者经手术、放化疗后,5 年生存率为 60%~70% ,而有转移或复发者,5 年生存率仅为 20% 。

三、软 骨 肉 瘤

软骨肉瘤(chondrosarcoma)起源于软骨细胞或向软骨分化的间叶性恶性肿瘤,其特征是产生肿瘤性软骨。其发病率占恶性骨肿瘤的 16.1%。患者年龄多在中年以上,男性多于女性。根据发生部位不同,可分为中央型(髓腔内)及外周型(皮质旁)两种,前者从骨髓腔发生,肿瘤为骨皮质包绕或穿破骨皮质;后者则从骨骼表层出发,向周围软组织及骨皮质侵犯。肿瘤多为原发性,从开始即具有恶性特征,也可继发于软骨瘤、骨软骨瘤、Ollier 病或畸形性骨炎等。软骨肉瘤的好发部位是骨盆、股骨、肋骨及肩胛骨等,其他各处亦可发生,但手足小管状骨极少发生。

【病理变化】　肉眼观察:中央型软骨肉瘤主要发生在骨髓腔内,呈半透明、灰白色、分叶状,其内常有点状钙化,中央坏死形成囊状或黏液样变(图 17-13)。一般来说钙化越多分化越好。早期肿瘤外围境界不清楚,向周围髓腔浸润。后期肿瘤生长使髓腔变大并侵犯骨皮质,由于骨膜有反应性新骨形成,使受累部骨皮质增厚,尤以生长较慢的软骨肉瘤较为明显。外围型软骨肉瘤多发生在骨软骨瘤的基础上,瘤体主要在骨外,其表面可被覆着一层薄而不完整的包膜。镜下,普通型软骨肉瘤由肿瘤性软骨细胞及软骨基质所构成,分叶状。根据瘤细胞密度、异型性和核分裂数,软骨肉瘤分为 3 级:①1 级:瘤细胞增多,核增大,核仁小,少量双核细胞,核分裂少见。瘤细胞位于陷窝内,间质为透明基质,常出现钙化和骨化,因此易误为软骨瘤。恶性特征主要表现在瘤细胞形态的改变,特别是细胞核的异型性,核格外肥大、畸形、染色质丰富深染(图 17-14);②2 级:瘤细胞中等分化,形态改变介于 1~3 级之间;③3 级:瘤细胞数目明显增加,高度异型性,表现为核增大而畸形,双核及巨核瘤细胞多见,核仁明显,核分裂象较多见。瘤细胞陷窝不典型或无陷窝,钙化及骨化少见,并见坏死。肿瘤基质往往呈黏液样变。但部分区域仍可见分化较成熟的软骨细胞及基质。

除普通型外,当肿瘤细胞排列成片块状恶性软骨细胞,胞质丰富而透明,伴有大量的破骨细胞和反应性骨质时,称透明细胞软骨肉瘤,该型易与骨肉瘤混淆。另外,当肿瘤细胞为片状小圆细胞,围绕岛状高分化透明软骨时,称间叶性软骨肉瘤,该型须与尤文肉瘤鉴别。

Notes

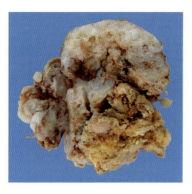

图 17-13   软骨肉瘤
半透明、灰白色、分叶状,其内常有
点状钙化

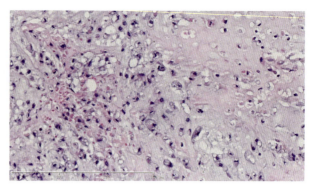

图 17-14   软骨肉瘤
间质为透明基质。瘤细胞位于陷窝内,核肥大、畸形、染色
质丰富深染,可见双核瘤细胞

软骨肉瘤病程较长时或手术后复发,可出现去分化现象,称去分化性软骨肉瘤(dedifferentiated chondrosarcoma),是软骨肉瘤的一种亚型。该类型软骨肉瘤中既有分化好的软骨肉瘤组织,同时伴有其他低分化肉瘤,如纤维肉瘤、骨肉瘤等。一般认为这是在分化好的软骨肉瘤组织内发生去分化(dedifferentiation)的结果,故病程较长。

间叶性软骨肉瘤(mesenchymal chondrosarcoma)也是另一个较为罕见的软骨肉瘤亚型。主要是在大片幼稚未分化的间叶性瘤细胞中,散布着小岛屿状的软骨细胞灶。病程较为缓慢,但手术切除后复发率较高,并常转移至骨、肺、肝、局部淋巴结、脑等处。

免疫组化检查:软骨肉瘤细胞 S-100 蛋白阳性、波形蛋白阳性、细胞角蛋白阴性。

【临床病理联系】   本瘤多为 1 或 2 级,生长缓慢,病史较长,转移也较晚。患骨局部出现不断增大的肿块及疼痛。近关节的肿瘤常影响关节活动,严重时可引起病理性骨折。3 级肿瘤可破坏骨皮质并形成软组织肿块。软骨肉瘤手术后常复发,复发瘤分化程度较原发瘤更差(甚至去分化),淋巴结转移极罕见。

四、骨巨细胞瘤

骨巨细胞瘤(giant cell tumor of bone)又称为破骨细胞瘤(osteoclastoma),是一种具有局部侵袭性的潜在恶性肿瘤,其组织学特征是肿瘤性单个核细胞呈片状排列,其中可见均匀分布的多核破骨样巨细胞。在我国,骨巨细胞瘤发病率明显高于欧美国家,是较常见的骨肿瘤。大多数骨巨细胞瘤病例发生于 20~45 岁的青壮年,高峰年龄在 30 岁。好发部位是成年人四肢长骨的骨端,尤以股骨下端、胫腓骨上端、桡骨和肱骨下端多见。此部位在未成年人时为骨骺,随着骨成长,骨骺线消失,即为骨端。长骨以外则以脊椎多见,骶骨最为常见。一般为单发。

而恶性巨细胞瘤又名去分化巨细胞肿瘤,WHO 将其命名为骨巨细胞瘤内的恶性(malignancy in giant cell tumor of bone),原发性的是高级别肉瘤发生在巨细胞瘤中,继发性的是高级别肉瘤发生在曾有过巨细胞瘤的部位。

【病理变化】   肉眼观察:肿瘤多位于骨端呈偏心位置,同时向干骺端与关节软骨扩展。早期肿瘤呈灰白色,实体性,破坏骨质。后期瘤组织呈棕红色,质软,常有坏死、出血、囊性变(图 17-15)。瘤组织侵蚀骨组织,局部膨胀,周围常有一层薄的反应性骨壳包绕,其外围有薄层纤维组织。严重时肿瘤穿破变薄的骨皮质,侵及周围软组织,甚至扩展到关节腔。由于骨质严重破坏,患者常出现病理性骨折。镜下见肿瘤主要由两类细胞构成,即单核基质细胞(stroma cell)和多核巨细胞(multinuclear giant cell,MGC)(图 17-16)。多核巨细胞体积大,胞质丰富,含10~100 个核,这些核常位于细胞的一侧,另一侧胞质显得更多一些,形态类似正常的破骨细胞,胞质常可见空泡变性。多核巨细胞的核形态与单个核细胞相似。单核基质细胞核异染质少,有

Notes

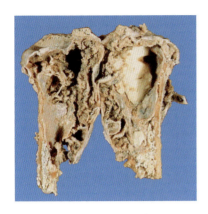

图 17-15　骨巨细胞瘤
肿瘤位于骨端，偏心性，质软，常有坏
死、出血、囊性变

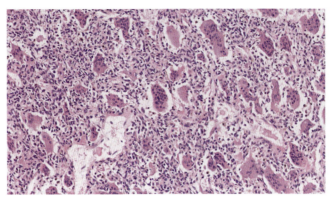

图 17-16　骨巨细胞瘤
肿瘤由单核基质细胞成片分布，并见均匀分布的多核巨细胞

1~2 个小核仁，胞膜边界不清，可见核分裂、坏死、出血、含铁血黄素沉积、纤维化和小灶性成骨可为继发性改变，也可合并动脉瘤样骨囊肿。

原发性恶性巨细胞瘤是在普通巨细胞瘤的基础上，出现异型细胞灶，恶性特征明显，两者见分界常较清楚（图 17-17）。继发性恶性巨细胞瘤则为高级别的梭形细胞肉瘤，常看不到原有的普通巨细胞瘤的区域。因此，要诊断骨巨细胞瘤恶性变时，必须有恶变前病理证实为良性病变之依据。

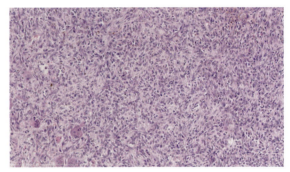

图 17-17　原发性恶性巨细胞瘤
在普通巨细胞瘤的基础上，出现异型性明显的恶性细胞灶

【临床病理联系】 症状主要是疼痛、肿胀和关节活动受限，有时伴病理性骨折。骨巨细胞瘤局部侵袭性强，复发率高，单纯刮除术后复发率达 40%~60% 。该瘤可发生转移，以肺转移多见（约 4%），转移瘤形态可与原发瘤形态相似，或比原发瘤更为恶性，呈纤维肉瘤样改变。同样，良性的肿瘤复发时可转变为恶性肿瘤。

五、尤文肉瘤 / 原始性神经外胚层肿瘤

尤文肉瘤（Ewing sarcoma）/ 原始性神经外胚层肿瘤（primitive neuroetodermal tumor，PNET）是一种骨和软组织发生的恶性小圆细胞肿瘤。瘤组织有不同程度神经外胚叶分化。一般认为，没有或很少有神经上皮分化的这种肿瘤称为尤文肉瘤，有明显神经上皮分化的则称为 PNET，但两者的区分并无临床意义，现在统称为尤文肉瘤 /PNET。

尤文肉瘤 /PNET 较少见，占恶性骨肿瘤 6%~10%，多发生在青少年，约 80% 的患者在 20 岁以下，男性多于女性，好发于长骨骨干或近干骺端骨干，亦可发生于骨盆、肋骨、椎骨、肩胛骨等。肿瘤多从骨干部的骨髓腔发生，破坏骨松质，浸润骨皮质，故早期影像学检查便可见骨髓腔增大及皮质骨增厚，此后可引起骨膜反应性骨质增生，在影像学平片上可见较特征的"洋葱皮状结构"。

80% 尤文肉瘤 /PNET 有特殊的 t（11；22）（q24；q12 ）染色体易位。其次，50% 以上的病例有染色体的畸变，主要为 1 号染色体长臂（1q）、8 号和 12 号染色体增加（gain）。对 t（11；22）断裂点的分子克隆研究表明，染色体 22q12 的 *EWS* 基因 5′ 端与 11q24 的 *FLI1* 基因 3′ 端发生融合。

Notes

FLI1 基因是转录因子 *ETS* 家族成员之一。此外,约 10%~15% 的病例有 t(21;22)(q22;q12) 易位,*EWS* 基因易位到另一与 *WTS* 有密切关系的 *ERG* 基因,该基因位于 21q22。因此,几乎 所有的尤文肉瘤病例都有某种形式的 *EWS/ETS* 的基因融合,融合基因促使细胞异常增生和 存活。

【病理变化】 肉眼观察:肿瘤从骨髓腔发出,在骨内可形成多个灰白色,随后融合成片,质 软如鱼肉样,常见出血坏死(图 17-18)。镜下见瘤细胞呈片块状排列,细胞小,圆形或短梭形, 形态一致,比淋巴细胞略大,胞质稀少淡染,胞界不清(图 17-19)。核染色质呈粉尘状,核仁不 明显,核分裂象多见,常见大片坏死。肿瘤间质少,常呈索状分隔瘤细胞巢。一些以 PNET 形 态为主要表现的肿瘤内见瘤细胞排列成 Homer-Wright 菊形团或围绕浆液小腔呈假菊形团样 结构。

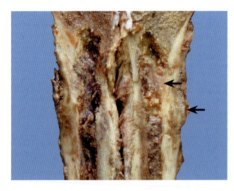

图 17-18   尤文肉瘤 /PNET
肿瘤在于骨髓腔内,质软如鱼肉样,常见出 血坏死

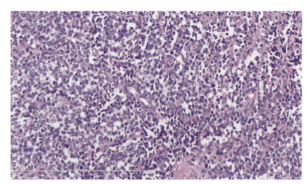

图 17-19   尤文肉瘤 /PNET
瘤细胞呈片块状排列,细胞小,圆形或短梭形,形态一致, 核染色质呈粉尘状,核仁不明显

组织化学检查瘤细胞内有丰富糖原,PAS 染色常呈阳性(酒精固定标本)。瘤组织内嗜银纤 维稀少。免疫组化染色 vimentin、高分子量 cytokeratin、CD99 阳性。一些病例可表达 NSE、Syn。

【临床病理联系】 尤文肉瘤生长迅速,疼痛是最常见及最早的症状,随肿瘤的增大和扩散 而加重。早期便可穿破骨皮质,经血道转移至肺、胸膜或其他骨头,因而预后差。尤文肉瘤对放 化疗较敏感,有效化疗将 5 年生存率从 5%~15% 改善为 75%。

第三节   性质未定肿瘤

一、纤维结构不良

纤维结构不良(fibrous dysplasia)是一种良性肿瘤,由局部骨发育停止引起,其特点为受累 骨内有纤维组织增殖,并有不同程度的骨质化生。临床上可分为单骨型、多骨型和 Albright 综 合征。在我国以单骨型多见,而国外多骨型稍多于单骨型。单骨型多发生在青少年,发病峰龄 为 11~30 岁,好发于肱骨、股骨、胫骨、肋骨、颌骨和其他骨。多骨型常侵犯一侧肢体的多数骨, 主要表现为肿块、畸形和病理性骨折。Albright 综合征为多发骨病变伴有性早熟和皮肤色素 沉着。

典型影像学常有"毛玻璃样变"(病变区表现为均匀一致,致密度低于骨皮质而高于髓腔松 质骨,其中骨小梁消失呈毛玻璃样)、囊状破坏、骨硬化三种表现。

【病理变化】 肉眼观察:病变位于骨髓腔内,边界清楚,大小不等。病灶大时致使骨膨胀, 皮质变薄和骨变形。切面病变组织灰红或灰白色橡皮样韧实,可有沙砾感。镜下见病变区由增

Notes

生的纤维母细胞和编织状骨小梁构成,相互交织,纤维组织呈束状或漩涡状排列,骨小梁纤细菲薄,部分呈鱼钩状或逗点状(图17-20),多无黏合线,其周围多无成骨细胞围绕,直接与纤维母细胞移行。

【**临床病理联系**】　单骨型患者无明显症状,除非肿瘤位于特殊部位如股骨颈。单骨型者多采用刮除或局部切除治疗,单纯刮除者常易复发,局部广泛切除效果较好,多骨型者一般不宜手术治疗,畸型严重者可作截骨术矫正畸形,但常复发。本病不宜放射治疗,因易引起恶变。

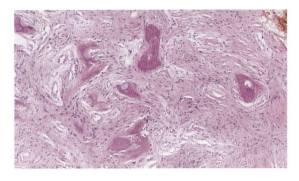

图 17-20　纤维结构不良
由束状排列的增生纤维母细胞和编织状骨小梁构成,骨小梁纤细菲薄,部分呈鱼钩状

二、动脉瘤样骨囊肿

动脉瘤样骨囊肿(aneurysmal bone cyst)是一种原因不明的瘤样病变,由扩张的海绵状囊腔构成的囊性病灶构成,囊腔间隔为纤维结缔组织或骨性组织。肿瘤患者多为 20 岁以下的青少年,好发于四肢长骨干骺端和椎骨。

【**病理变化**】　肉眼观察:肿物呈球状膨胀性生长,表面被覆骨膜,其下有薄层骨壳,肿瘤由大小不等的血性囊腔构成,囊腔间隔薄,灰白色。瘤组织附于囊壁,厚薄不一,严重膨胀时突入周围软组织,但其外缘仍有薄层反应性骨壳。镜下见大小不等扩张的血管囊腔,充有血液,囊腔间隔由纤维母细胞、组织细胞、多核巨细胞及反应性编织骨构成,有的形成飘带样结构(图 17-21),多核巨细胞沿着囊腔间隔的一侧散乱排列。多核巨细胞的数量有时较多,但体积较小,分布不均,多在出血区域或附近。

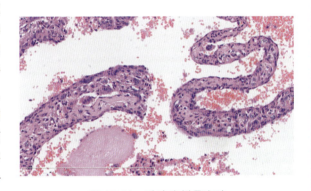

图 17-21　动脉瘤样骨囊肿
由大小不等的血性囊腔构成,囊腔间隔由纤维母细胞、组织细胞、多核巨细胞及反应性编织骨构成,可形成飘带样结构

动脉瘤样骨囊肿常可继发于其他骨肿瘤,如骨巨细胞瘤、骨肉瘤、纤维结构不良等。

【**临床病理联系**】　临床经过缓慢,长期局部疼痛;有时病灶发展迅速,引起患骨膨胀和骨质破坏,可有压痛和局部肿胀,或功能障碍。位于椎骨时可压迫脊髓和神经根,引起肌肉痉挛、麻痹。本瘤为良性病变,但如不治疗,骨组织广泛破坏,可出现病理性骨折。主要治疗方法是外科手术刮除或全部切除,复发率低。

第四节　关 节 疾 病

一、骨 关 节 炎

骨关节炎(osteoarthritis)又称变性关节病(degenerative joint disease),是最常见的关节疾病,是一种非炎症性关节病,也是 65 岁以上老年人残疾的重要原因。基本特征是关节软骨的变性,导致软骨下骨质发生结构改变。

Notes

引起骨关节炎最重要的因素是年老和机械应力作用。随着年龄的增长,负重关节的骨关节炎发生率将升高。而肥胖和关节畸形等可能增加关节压力的因素都会引起骨关节炎的发生率升高。遗传因素则会增加骨关节炎患病的敏感性,但尚未鉴定出特异性基因。另外,骨关节炎的发病危险性与骨密度增加和高水平雌激素呈正相关。

【病理变化】　骨关节炎早期,位于关节软骨表层的软骨细胞增大、增生和崩解,伴有软骨基质含水量增加而蛋白多糖浓度减低。随后关节表层软骨退化,引起垂直或水平性基质纤毛状撕裂(图 17-22)。裂缝逐渐深达软骨全层,甚至达软骨下骨质。此时肉眼检查见关节软骨表面呈颗粒状。最后,整层关节软骨完全消失(图 17-23),使裸露的软骨下骨质被磨成象牙样,称象牙样变性(eburnation);其下的松质骨硬化和增厚,脱落的软骨和骨碎片在关节腔内形成游离小体(关节鼠),滑膜液通过缺损区漏到残留软骨和其下骨组织中形成纤维壁性囊肿。关节边缘骨增生形成骨赘(osteophytes)。晚期,关节的完整性丧失,滑膜出现非特异性炎症。

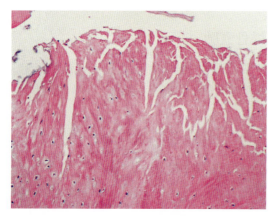

图 17-22　骨关节炎
关节软骨表层纤毛状撕裂,深达软骨全层

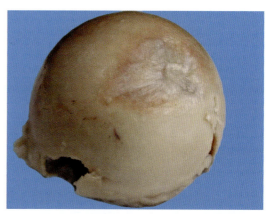

图 17-23　骨关节炎
局部关节软骨腐蚀,暴露其下骨质

【临床病理联系】　骨关节炎的症状和体征缓慢出现,累及一个或几个关节,最常见为髋、膝、腰椎、颈椎和指趾关节。开始病变关节运动受限制和轻微疼痛,随病变不断缓慢发展,症状日益明显。有时椎间孔旁骨赘压迫神经根,产生疼痛、肌肉痉挛和肌肉萎缩等。目前尚无方法阻止原发性骨关节炎的进展。随着病情的发展,可出现关节变形,但与类风湿关节炎不同,关节不发生融合。

二、痛风性关节炎

痛风性关节炎(gout arthritis)是一种特殊的关节炎,由大量嘌呤代谢的终产物尿酸(uric acid)在局部组织积累而引起。疾病表现为反复发作的急性关节炎,伴有痛风石(gouty tophi)的形成和慢性关节变形。所有这些都是因体液中含有过饱和尿酸盐的结晶在组织沉积所致。原发性痛风是指原因不明或有先天性尿酸代谢障碍的病例,有一定的家族性和遗传性。而继发性痛风则指高尿酸血症的原因明确,而痛风不是疾病的主要表现。

血清尿酸水平升高的原因是尿酸过量生成或排出减少。尿酸是嘌呤代谢的终产物,尿酸升高反映了嘌呤核苷生成增加。一般地,循环中的尿酸在肾小球滤过,在近曲小管全部被重吸收,小部分重吸收的尿酸盐随后被远曲小管分泌并随尿排出。

而大多数痛风患者尿酸生成过多或同时伴有排出减少,少数患者仅有尿酸排出减少。痛风患者血液和体液(如滑膜液)中的尿酸水平都升高,致使尿酸盐结晶沉淀,诱发关节损伤。尿酸盐结晶具有化学趋化性,能活化补体,产生 C3a 和 C5a,吸引中性粒细胞和巨噬细胞在关节和滑膜上聚集。吞噬细胞吞噬结晶和活化,释放炎症性活性介质,而活化的中性粒细胞也释出破坏

Notes

性溶酶体酶,这些物质一方面诱发更强的炎症反应,另一方面活化滑膜细胞和软骨细胞释放胶原酶等蛋白酶,引起组织损伤,最终引起急性关节炎(图17-24)。如不治疗,炎症持续数天或数周后才缓解。痛风反复发作,导致慢性痛风性关节炎的永久损害。

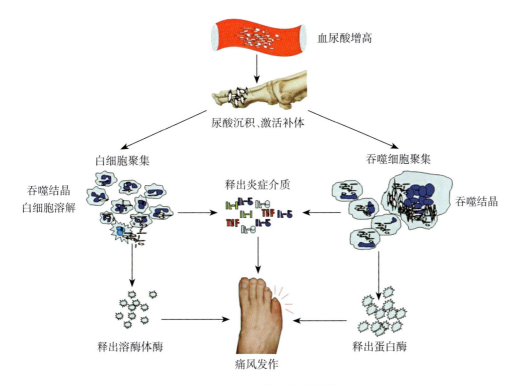

图 17-24　痛风发病机制图解

【病理变化】　形态学上表现为急性关节炎、慢性痛风性关节炎、多部位痛风和痛风性肾病。

急性痛风性关节炎的特征为大量中性粒细胞浸润滑膜和进入滑膜液。中性粒细胞胞质内见细长针状尿酸盐结晶,在滑膜组织中也有小簇状尿酸盐结晶沉淀。滑膜充血水肿伴有明显中性粒细胞浸润。当结晶生成减少或溶解,急性发作缓解。

慢性痛风性关节炎由急性关节炎多次发作、尿酸盐结晶反复沉积而成。关节软骨和关节囊旁出现大块不规则白垩色的尿酸盐沉淀称为痛风石(gouty tophi),并引起慢性肉芽肿性炎症反应。切片中可以看到痛风石结节为无定形物质或针状结晶,周围围绕着异物巨细胞、巨噬细胞、淋巴细胞和纤维母细胞,一些异物巨细胞胞质中含有尿酸钠盐结晶(图17-25)。多个大小不等的痛风石结节聚集在一起呈分叶状结构。持久的慢性炎症最终导致关节滑膜纤维化和软骨腐蚀,严重的病例出现关节纤维化或僵硬,关节功能丧失。

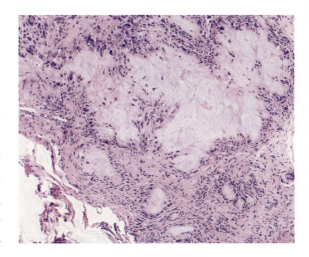

图 17-25　痛风石

纤维组织内可见多灶无定形物质,周围围绕着异物巨细胞、巨噬细胞、淋巴细胞和纤维母细胞

Notes

痛风性肾病表现不尽相同,有明显高尿酸血症的患者尿酸结晶可沉积在肾小管内并阻塞管腔。由于反复发作,晚期肾脏出现萎缩和纤维化。

【临床病理联系】　男性较女性常见,30 岁前多无症状。临床上根据痛风的进展分为 4 期:①无症状高尿酸血症期;②急性痛风性关节炎期;③痛风发作间期;④慢性痛风石期。症状表现为原因不明的突然性关节剧痛,伴红肿。首次发作多为单关节,随后发展为多关节,按发生率高低顺序依次为第 1 跖趾关节(90%)、脚背、踝、后跟和腕关节。X 线见特征性关节旁骨腐蚀,尿酸盐结晶沉积并填满关节腔,最终导致永久性关节损害和变形。许多药物能预防和终止急性痛风发作,改善生活质量。

小　结

骨质疏松的特点为骨量减少,骨密度降低,易发生骨折,由成骨细胞功能丧失(老年性)和雌激素缺乏、破骨细胞活性增高(绝经后)引起。

化脓性骨髓炎由细菌(主要为金黄色葡萄球菌)感染引起。急性骨髓炎造成骨坏死、骨膜下和周围软组织脓肿和引流性窦道形成;而慢性骨髓炎表现为慢性炎症细胞浸润、骨质吸收、肉芽组织增生、纤维化和新骨形成。

佝偻病为骨基质钙盐沉着障碍性疾病,在生长的骨中骨样组织聚积;而在停止生长的骨出现骨软化症。

骨肿瘤的性质从良性至高度恶性,而良性骨肿瘤远多于恶性,确诊有赖于临床(年龄、性别、症状和发病部位)、影像学和组织学特征的结合。大多数骨肿瘤根据肿瘤细胞产生的基质成分进行分类。①良性骨肿瘤:骨软骨瘤—表面有软骨帽的外生性骨赘;②恶性骨肿瘤:包括有:骨肉瘤—最常见的恶性成骨性肿瘤;软骨肉瘤—恶性成软骨肿瘤;尤文肉瘤/PNET—侵袭性原始神经外胚叶肿瘤;③巨细胞性肿瘤:骨巨细胞瘤—由肿瘤性单核细胞和反应性多核巨细胞组成;④性质未定肿瘤:纤维结构不良—局部骨未发育形成正常骨结构的肿瘤;动脉瘤样骨囊肿—由充满血液的囊腔构成,囊腔间隔为纤维结缔组织或骨性组织。

骨关节炎是最常见的骨关节疾病,是一种非炎症性关节病,引起病变的主要因素是年老和机械应力作用。表现为关节软骨变性,软骨基质降解超过合成,导致软骨下骨质发生结构改变。

痛风性关节炎由尿酸代谢障碍或排出减少,导致循环中尿酸含量增高,尿酸盐结晶在关节沉积引起,其后炎症细胞聚集和活化导致急性痛风发作和慢性痛风性关节畸形,常见痛风石形成。

(王连唐)

主要参考文献

1. Andrew Horvai. Bones,joints,and soft-tissue tumors.//Kumar V,Cotran RS,Robbins SL. Robbins and Cotran pathologic basis of disease. 9th ed.Philadelphia: Elsevier Saunders,2015:1179-1226.

2. Rosenburg AE. Bones,joints,and soft-tissue tumors.Robbins basic pathology. 9th ed. Philadelphia:Elsevier Saunders,2013:765-798.

Notes

第十八章　传　染　病

传染病(infectious disease)是由病原微生物侵入人体所引起的一类疾病,属于感染性疾病中的特殊类型,其特点是能在人群中引起局部或广泛的流行。传染病的病理过程取决于病原微生物的性质和机体的反应性,以及能否得到及时有效的治疗。

传染病可在世界各地流行,对人类的健康威胁很大。其发生和发展具有一定的社会性,与社会人群的经济状况、卫生条件、教育水平和生活习惯等有一定的关系。在许多发展中国家,传染病的发病率和死亡率明显高于发达国家,是影响人群健康的主要疾病,因而造成严重的社会问题。而在发达国家,传染病仅处于次要地位。近年来由于社会经济条件的改善、基因诊断技术和抗生素的应用,我国传染病的发病率和死亡率均已明显下降,有的病种已经消灭,如天花;有些也接近消灭,如麻风、脊髓灰质炎等;而一些原已得到控制的病种,由于种种原因又死灰复燃,其发生率又呈上升趋势,如结核病、淋病、梅毒等,并出现了一些新的传染病,如艾滋病(acquired immunodeficiency syndrome,AIDS)、埃博拉出血热(ebola hemorrhagic fever,EHF)和严重急性呼吸综合征(severe acute respiratory syndrome,SARS)等。现阶段我国传染病具有发达国家和发展中国家疾病谱的双重特征,对传染病的防治提出了许多新的挑战。本章仅介绍结核病、麻风、伤寒、细菌性痢疾、钩端螺旋体病、流行性出血热和性传播疾病中的淋病、尖锐湿疣和梅毒。其他传染病在相关章节中述及。

近年来由于抗生素(尤其是广谱抗生素)、激素和抗肿瘤药物的大量使用,真菌感染有明显增长。真菌病在某些方面有别于经典的传染病,应引起重视。本章也加以简要概述。

第一节　传染病概论

一、病原微生物的传播

引起传染病的病原微生物种类繁多,包括朊病毒(prions)、病毒(viruses)、细菌(bacteria)、衣原体(chlamydiae)、立克次体(rickettsias)、支原体(mycoplasmas)、真菌(fungi)、螺旋体(spirochete)、寄生虫(parasites)等。其中细菌和病毒为最常见的致病微生物。病原微生物传播的途径和过程十分复杂,主要包括以下主要环节:

(一)宿主的防御屏障及病原微生物的侵入

各种病原微生物侵入机体并在组织内蔓延播散必须首先破坏宿主的第一道天然防御屏障,即完整的皮肤、黏膜及其分泌物。正常情况下,该屏障系统可抵御绝大多数病原微生物的侵入。

疾病发生过程中,病原微生物可破坏宿主的皮肤屏障而侵入机体。①大多数病原体经已破损的皮肤侵入;②潮湿的皮肤黏膜易于病原体侵入,如 HPV 和梅毒螺旋体在性交时的传播;③蚤、虱、蚊、螨等昆虫叮咬可破坏皮肤的完整性并将其携带的病原体传播入机体;④动物咬伤可引起厌氧菌或狂犬病病毒的感染。

病原微生物可破坏宿主的呼吸道黏膜屏障而侵入机体。①黏膜的急慢性损伤:如长期吸烟或囊性纤维化(cystic fibrosis),以及气管插管或吸入胃酸等;②病原体逃脱黏液纤毛防御系统的净化作用:如流感、副流感和麻疹病毒包膜上的神经氨酸酶可降低呼吸道黏膜的黏液黏滞性;③某些病原体,如结核杆菌可逃脱肺泡巨噬细胞的吞噬杀灭;④机体细胞免疫抑制或白细胞数量不足及功能下降可致肺机会性真菌感染。

肠致病型细菌通过以下机制引起胃肠道疾病:①摄入由肠毒素(enterotoxin)污染的食物引起食物中毒综合征(food-poisoning syndrome);②霍乱弧菌和肠产毒素型大肠埃希菌释出的外毒素(exotoxin)可导致水样腹泻(watery diarrhea);③志贺菌、沙门菌和弯曲菌可直接侵入并损伤肠黏膜而导致痢疾(dysentery);④伤寒杆菌侵入肠黏膜相关淋巴组织和系膜淋巴结而进入血液循环导致全身性感染;⑤机体的免疫缺陷易发生胃肠道真菌感染;⑥肠道蠕虫凭借包囊以抵抗胃酸侵入,某些寄生虫蚴虫可穿透肠壁向邻近器官迁徙。

尿路梗阻和(或)膀胱和输尿管尿液反流是泌尿道生殖道感染的重要原因。女性泌尿道感染的几率比男性者多约 10 倍,主要因为前者尿道短(约 5cm)而后者尿道长(约 20cm)。致病菌多为与泌尿道上皮细胞黏附能力强的细菌,绝大多数来自肛周区或已有感染的性伴侣。有黏附性菌毛的大肠杆菌是急性泌尿道感染最主要致病菌,而慢性感染主要由弯曲杆菌、假单胞菌、克雷白杆菌或肠道球菌引起,这些细菌常有抗药性。

(二)病原微生物在宿主体内的播散

病原微生物一旦侵入机体,首先在侵入口处上皮细胞表面或细胞内繁殖。然后凭借其运动或分泌溶解酶的能力向周围组织直接播散。病原体沿着湿润的肠道、呼吸道和泌尿生殖道黏膜表面迅速播散,而在干燥的皮肤表面播散缓慢(图 18-1)。病原体蔓延的途径是沿着抵抗力最薄弱的组织间隙以及局部的淋巴管和血管播散。病原体一旦侵入血流则以多种方式播散:①血浆携带播散:如 HBV 和脊髓灰质炎病毒、大多数细菌和真菌、少数寄生虫(非洲锥虫)和全部蠕虫;②白细胞携带播散:如疱疹病毒、人类免疫缺陷病毒、巨细胞病毒、分枝杆菌、利什曼原虫和弓形虫;③红细胞携带播散:如 Colorado 蜱传热疟病毒、疟原虫和巴贝虫。

病原体在宿主体内播散的主要特点是:①临床上表现为全身性感染,包括发热;②血源性播散引起的继发性病灶(secondary focus)常分布广泛,可累及单一器官,也可累及全身多器官;③主要病变常发生在远离侵入口处的组织或脏器,其部位主要与病原体的种类有关,如脊髓灰质炎病毒由消化道侵入,却引起中枢运动神经元损害导致肢体瘫痪;④胎盘-胎儿途径是一个重要的播散方式。

病原体从子宫颈口或随血流到达妊娠子宫,继而通过胎盘感染胎儿,严重者可导致胎儿早产或死产。病毒感染常导致胎儿发育畸形,主要取决于感染的时间,如妊娠早期感染风疹病毒

Notes

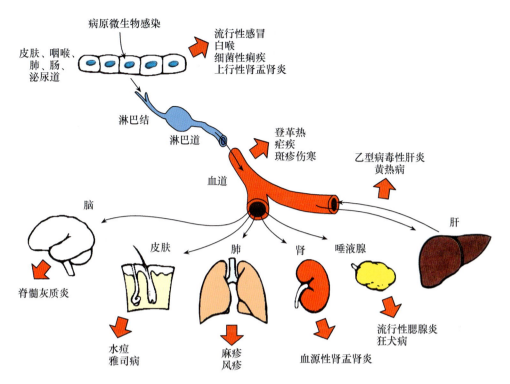

图 18-1 病原微生物侵入机体及播散示意图

可引起婴儿先天性心脏病、智力发育迟缓、白内障或耳聋等,而妊娠晚期感染该病毒则婴儿无明显损伤。妊娠晚期或胎儿通过产道娩出时以及产后哺乳也可引起感染。在 1 岁内婴幼儿中,约 50% 的 HIV 感染病例是由患艾滋病的母亲传播给子女的。

(三) 病原微生物从宿主体内释出

病原体从一患病个体释出再传染给另一个体可有多种方式,包括皮肤剥脱、咳嗽、打喷嚏、排尿和排粪等。含有病原体的粪便污染的食物和饮水是肠道传染病广泛流行的重要传播载体。呼吸道的病原体可在交谈、唱歌、吐痰和接吻时释出,并传播给其他个体。大多数病原微生物可通过密切的黏膜接触和性交接触传播。有些病原体(乙型脑炎病毒、杜氏利什曼原虫和克氏锥虫)必须借助吸血的节肢动物作为媒介,通过叮咬宿主进行传播。

总之,传染病的流行过程必须具备传染源、传播途径和易感人群三个基本环节。主要传播途径有:①消化道传播;②呼吸道传播;③虫媒传播;④接触传播,包括泌尿生殖道传播;⑤母婴传播。

二、病原微生物的致病机制

病原体侵入机体后,有的长期潜伏而不发病,有的进入体内即生长繁殖引起疾病。传染病的发生发展及结局主要决定于病原体的毒力(virulence)、数量、侵入部位和宿主的反应性(responsiveness)。病原体损伤宿主细胞的机制有三种方式:①病原体接触或进入细胞内,直接引起细胞死亡;②病原体释放内、外毒素杀伤细胞,或释放酶降解组织成分,或损伤血管引起缺血性坏死;③病原体引起机体免疫反应,虽可抵御入侵的病原体,但也可诱发变态反应引起组织损伤。下面以病毒和细菌为例介绍其致病机制。

(一) 病毒致病机制

1. 病毒侵入细胞的特异性(viral tropism) 即病毒只感染某些细胞而不感染其他细胞,主要是通过病毒特异性蛋白和宿主细胞表面特异性受体相结合来实现的。X线衍射晶体分析证明,

Notes

一些病毒表面有黏附蛋白的特异性结构,可与宿主细胞特异性受体结合。例如,HIV 与位于活化 T 细胞表面的 CD4 分子结合;EB 病毒与巨噬细胞表面的补体受体结合。病毒进入细胞特异性的另一个原因是存在吸引病毒与宿主细胞相结合的蛋白,如导致白质脑病(leukoencephalopathy)的 JC papovavirus,其病毒基因组的促进子和增强子 DNA 序列在胶质细胞中才能活化,因而该病毒只能感染少突胶质细胞,而不感染神经元和内皮细胞。

2. **病毒进入靶细胞的方式**　可以通过以下三种方式进入靶细胞:①整个病毒易位跨过质膜;②病毒衣壳包膜(envelope)与细胞膜融合;③受体介导的内吞作用(endocytosis),入细胞后病毒体与细胞的核内体(endosome)膜融合。

3. **病毒进入细胞后复制**　病毒在靶细胞内脱去外壳,分离出基因组而失去传染性。然后利用酶进行复制,病毒的复制方式不一。如负链 RNA 病毒利用 RNA 多聚酶合成正链 mRNA,而逆转录病毒利用逆转录酶合成 DNA。这些病毒特异性酶为应用某些药物抑制病毒的复制提供作用位点。病毒也可利用宿主某些分化细胞的酶系统为其合成病毒结构蛋白。新合成的病毒基因组和结构蛋白在宿主细胞核或胞质内组装子代病毒体(progeny virons),以直接释放(无包膜病毒)或以出芽(包膜病毒)方式释放,而麻疹病毒利用肌动蛋白微丝(actin filaments)将其传输到宿主细胞表面。

4. **潜伏感染和持续感染**　病毒进入细胞内不能完成病毒复制,不进行增殖而潜伏在特定的组织或细胞内的全部环节,称为潜伏感染(latent infection)。如带状疱疹病毒可在脊柱背根神经节细胞中隐伏存在,造成患者持续剧烈疼痛。病毒感染也可持续存在,如 HBV 可持续在肝细胞内复制并影响肝细胞功能。

5. **病毒损伤和杀死宿主细胞主要方式有**:①病毒影响宿主细胞的核酸代谢,抑制 DNA、RNA 和蛋白合成,如脊髓灰质炎病毒通过灭活"帽连接蛋白"(cap-binding protein)抑制宿主细胞 mRNA 合成;②病毒蛋白插入细胞膜,破坏其完整性和引起细胞融合,如 HIV、麻疹病毒和疱疹病毒;③病毒溶解宿主细胞,如脊髓灰质炎病毒和狂犬病病毒溶解神经节细胞;④宿主细胞表达病毒蛋白可引起免疫系统识别,继而受到致敏淋巴细胞的攻击,如 HBV 感染导致的急性肝功能衰竭是细胞毒性 T 细胞通过受染肝细胞表面 Fas 受体与其配体结合而启动靶细胞凋亡程序所致;⑤病毒损害宿主抗微生物感染的能力,导致继发性感染,如呼吸上皮被病毒损伤后易继发细菌性肺炎,HIV 损害 CD4$^+$ 辅助 T 细胞易造成机会性感染(opportunistic infection);⑥病毒杀死一种细胞后导致另一种依赖其生长的细胞死亡,如脊髓灰质炎病毒导致运动神经元损伤,继而引起由其支配的远端骨骼肌萎缩(神经性萎缩),甚至死亡;⑦慢病毒感染可在潜伏相当长时间后出现病情进行性加重,如麻疹病毒引起的亚急性硬化性全脑炎;⑧某些病毒引起宿主细胞的增殖和转化,可能引发肿瘤,如 HBV、HPV、EBV 和人类 T 细胞白血病 / 淋巴瘤病毒 1(human T-cell leukemia/lymphoma virus 1,HTLV-1)(图 18-2)。

(二) 细菌致病机制

细菌损伤宿主组织取决于细菌的黏附能力、侵袭能力以及毒素的释放能力。一些特殊的环境信号可调节细菌基因编码黏附蛋白和毒素,如宿主体内温度、渗透压或 pH 等。

1. **细菌黏附(adherence)**　细菌黏附在宿主靶细胞表面是细菌侵入机体的第一步。黏附是由细菌黏附素与靶细胞受体结合介导的(图 18-3)。黏附素(adhesin)是细菌表面具有黏附能力的分子,分为菌毛黏附素和非菌毛黏附素。前者如革兰氏阴性菌表面的纤毛(fimbriae)或菌毛(pilus),是一种非鞭毛的丝状结构,由重复的亚单位组成,顶部有一小分子量的蛋白决定细菌黏附对象的特异性。如大肠杆菌的这种小蛋白有抗原特异性,I 型蛋白与甘露糖结合导致下泌尿道感染,P 型蛋白与半乳糖蛋白结合导致肾盂肾炎,而 S 型蛋白与涎酸结合导致脑膜炎。后者如革兰氏阳性球菌的磷脂壁酸(lipoteichoic acid)为亲水性,对血细胞和口腔上皮细胞的特异性受体有高度亲和性。M 蛋白构成细菌表面的纤丝(fibrillae),其多糖荚膜可抵抗宿主巨噬细胞的

Notes

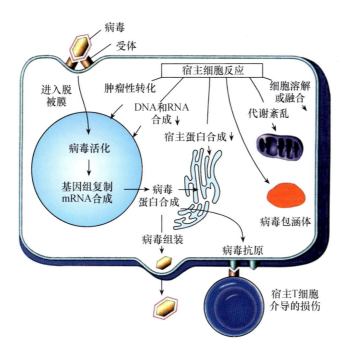

图 18-2　DNA 病毒损伤宿主的机制

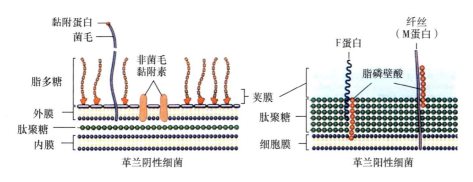

图 18-3　革兰氏阴性菌和革兰氏阳性菌与致病力有关的表面分子结构

吞噬作用。F 蛋白可与宿主组织中的纤维连接蛋白结合。

　　细菌的细胞内感染少见。感染上皮细胞的主要为志贺痢疾杆菌和肠侵袭型大肠埃希菌;感染巨噬细胞的主要为分枝杆菌属中的结核杆菌和麻风杆菌;既感染上皮又感染巨噬细胞的有伤寒沙门菌和李斯特菌。细菌进入细胞内感染的机制:①大多数细菌通过与宿主细胞表面的特异性受体结合而进入上皮细胞内,如军团杆菌、结核杆菌和利什曼原虫可与细胞表面补体 C3bi 的受体 CR3 结合;②细菌进入巨噬细胞是通过巨噬细胞表面的受体识别并结合在细菌表面的抗体或补体途径(参见第二章炎症)实现的。在机体细胞免疫缺陷时,许多细菌可在巨噬细胞内持续繁殖,如 AIDS 患者中的鸟型胞内结核杆菌感染。

　　2. 细菌毒素　细菌毒素主要包括内毒素和外毒素。①内毒素(endotoxin)来自于革兰氏阴性菌细胞壁外层结构中的脂多糖(lipopolysaccharide,LPS)成分。LPS 生物活性复杂多样,大量进入血液循环可引起内毒素休克综合征(endotoxic shock syndrome),导致机体发热、中毒性休克、DIC、ARDS 以及促进免疫细胞增殖和释放细胞因子。细菌超抗原(bacterial superantigen),如葡萄球菌肠毒素(enterotoxin)和毒性休克综合征毒素(toxic shock syndrome toxin,TSST)引起发热、休克和全身多系统器官衰竭,这是内毒素作用的结果。其发生机制是:细菌超抗原与宿主抗原

Notes

呈递细胞(APCs)表面上的 MHC Ⅱ类分子结合，激发以 T 细胞活化增殖和大量释放 IL-2、TNF 和其他细胞因子为特征的免疫反应，导致全身多系统功能紊乱；②外毒素(exotoxin)主要由革兰氏阳性菌和部分革兰氏阴性菌产生并释放到菌体外，可直接引起细胞损伤的蛋白质。如致死因子(lethal factor)是炭疽杆菌的外毒素，该菌的芽孢抗热性强并可通过尘埃传播，因此可作为生物武器对人类造成很大的危害。外毒素由 A 和 B 两个亚单位组成，A 亚单位起酶的作用，一旦进入细胞内就起毒性作用，但缺乏结合及进入细胞的能力；B 亚单位起结合作用，对宿主易感组织的细胞膜受体有选择亲和作用，但无毒性。如白喉毒素是由 A 亚单位以其分子的氨基末端与 B 亚单位通过二硫键相连接，B 亚单位则通过其分子的羧基末端与宿主细胞表面受体结合得以进入细胞(图 18-4)。在细胞内白喉毒素释出 A 亚单位，催化 NAD 上的腺苷二磷酸核糖(ADPR)与延伸因子 -2 (elongation factor 2，EF-2)结合，使 EF-2 失活，从而抑制宿主细胞蛋白质的合成。

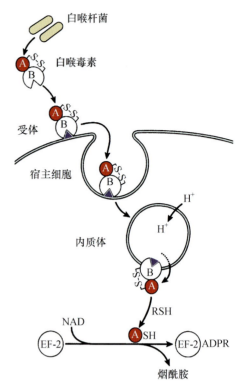

图 18-4　白喉毒素抑制宿主细胞蛋白合成的机制

(三) 微生物的免疫逃逸

病原微生物侵入机体后，宿主的免疫应答系统即积极反应，一般经过一段时间(约 7~10 天)产生特异性免疫，清除入侵的微生物，疾病得以恢复。然而，病原体可通过以下途径逃避宿主免疫系统的杀伤而引起疾病：①保留不易接近性(remaining inaccessible)；②裂解抗体、抵抗补体介导的溶解作用或在吞噬细胞内存活；③抗原变异和释放；④引起特异和非特异的免疫抑制。

在特定条件下机体免疫反应亦可引起病理性的免疫损伤，同时引起局部或全身的炎症反应。不同病原体引起病理改变的基本性质属于炎症范畴。随着病变的发展，临床上出现潜伏期、前驱期、发病期和愈复期表现。大多数传染病患者通过机体抵抗力增强和适当治疗可获痊愈，并获得一定程度的免疫力。如抵抗力差而又未得到及时有效的治疗，可转变为慢性或蔓延扩散，甚至导致死亡。

第二节　结　核　病

一、概　　述

结核病(tuberculosis)是由结核杆菌引起的一种慢性肉芽肿性炎症。全身各器官均可发生，但以肺结核最常见。典型病变为结核结节形成和干酪样坏死。

20 世纪 80 年代以来，由于艾滋病的流行和耐药菌株的出现，已呈下降趋势的结核病的发病率又趋上升。世界人口的 1/3 遭受结核感染，每年新发病 800 万 ~1000 万人，300 万人死于结核病，该病已成为单一病原菌疾病造成死亡人数最多的传染病。我国 2000 年流行病学调查表明，受结核菌感染的人数超过 4 亿，每年新发病例约 145 万，因结核病死亡的人数大大超过其他传

Notes

染病死亡人数的总和,居世界第二位,仅次于印度。1993 年 WHO 宣布"全球结核病处于紧急状态",1998 年又重申遏制结核病的行动刻不容缓,已成为全球性最紧迫的公共卫生问题。

【病因和传播途径】　结核分枝杆菌(*Mycobacterium tuberculosis*),简称结核杆菌(tubercle bacillus),属分枝杆菌属。该菌是一类细长弯曲、革兰氏阳性的专性需氧杆菌,有荚膜、无鞭毛、无芽孢、无菌丝、无运动力。其细胞壁中含大量分枝菌酸(mycolic acid),具有抗酸性,用抗酸染色法(Ziehl-Neelson)使细菌染成红色。结核杆菌可分为四种亚型,其中对人致病的主要为人型和牛型,前者感染率最高,后者次之。胞内鸟型结核杆菌因毒力低,故极少引起结核病,然而在 AIDS 患者中有 10%~30% 的病例继发该菌株感染。

结核病主要经呼吸道传染。肺结核(主要是空洞型肺结核)患者在谈话、咳嗽和喷嚏时,从呼吸道排出大量含菌的微滴,每个微滴可有 1~20 个细菌,带菌微滴直径小于 5μm 即可被吸入到达肺泡而造成感染。少数因食入带菌的食物(包括含菌牛奶)经消化道传染。偶尔亦可经皮肤伤口感染。

【发病机制】

1. **结核杆菌的致病物质**　结核杆菌是细胞内生长的细菌,既不产生内、外毒素,也无侵袭性酶类。结核杆菌的致病性与其逃脱被巨噬细胞杀伤的能力以及诱发机体产生迟发型变态反应有关,这主要由菌体和细胞壁内某些成分所决定。主要成分有:①脂质(lipid):其中糖脂更为重要。索状因子(cord factor)是糖脂的衍生物,它能破坏线粒体膜、影响细胞呼吸、抑制白细胞游走及引起慢性肉芽肿。动物注入纯索状因子可诱发结核结节形成。蜡质 D(wax-D)是另一种糖脂,与菌体蛋白一起注入动物体内可引起强烈的迟发型超敏反应,造成机体损伤,同时还具有保护细菌不被巨噬细胞消化的作用。磷脂(phosphatide)能刺激单核细胞增生,并能使病灶中巨噬细胞转变为上皮样细胞而形成结核结节以并参与干酪样坏死的发生。硫酸脑苷脂(sulfatide)能抑制吞噬细胞中的吞噬体与溶酶体融合,使结核分枝杆菌在吞噬细胞内能长期存活;②脂阿拉伯甘露聚糖(lipoarabinomannan):是一种结构上类似内毒素的杂多糖,可抑制巨噬细胞吞噬杀伤活性,并促进巨噬细胞分泌 TNF-α 和 IL-10。前者可引起机体发热、消瘦、体重下降和组织坏死;后者可抑制 T 细胞增生和细胞免疫反应;③补体(complement):细菌表面被活化的补体起调理素化作用,促进巨噬细胞通过补体受体 CR3 摄入结核菌,但不能激发呼吸暴发(respiratory burst)而杀死病菌;④热休克蛋白(heat-shock protein):为细菌产生的高免疫源性的蛋白,类似于人热休克蛋白,可激发机体的自身免疫反应;⑤结核菌素蛋白:有抗原性,与蜡质 D 结合引起机体发生超敏反应。⑥荚膜:可与巨噬细胞表面补体受体 CR3 结合,有助于巨噬细胞的识别和吞入。

2. **初次感染引起的细胞免疫和超敏反应**　由结核杆菌引起的细胞免疫和Ⅳ型超敏反应是导致组织破坏和机体抵抗细菌并进行修复的基础。结核病的特征性病变,如结核肉芽肿、干酪样坏死和空洞形成是超敏反应导致组织破坏的结果,也是宿主免疫反应的一部分。超敏反应和免疫反应的效应细胞都是巨噬细胞,前者发生后通过信号传递使宿主获得对致病菌有抵抗力的免疫反应。图 18-5A 和 B 显示从吸入结核杆菌到原发性肺结核病变的演进过程。依次为:①巨噬细胞表面的甘露糖受体识别并特异性地与菌壁上甘露糖盖帽的糖脂(mannose-capped glycolipid)结合,使病菌进入巨噬细胞;病菌通过核内体的控制(endosomal manipulation)作用导致溶酶体功能失活,形成无效吞噬溶酶体抑制巨噬细胞的杀菌作用,使其在巨噬细胞内存活并增殖;②自然抗性相关巨噬细胞蛋白 1(natural resistance-associated macrophage protein 1,NRAMP1)基因表型变异导致巨噬细胞杀菌功能降低;③未致敏的原发性结核病(3 周内)病变是以肺泡巨噬细胞内和肺泡腔内的结核杆菌增殖为特征,导致菌血症和多部位播散,但绝大多数患者无症状或仅有轻微的感冒样表现;④感染结核菌后近 3 周时,细胞介导的免疫反应开始发挥作用,巨噬细胞表面的 MHC Ⅱ类抗原与非活化辅助 T 细胞结合;⑤巨噬细胞分泌的 IL-12 促

Notes

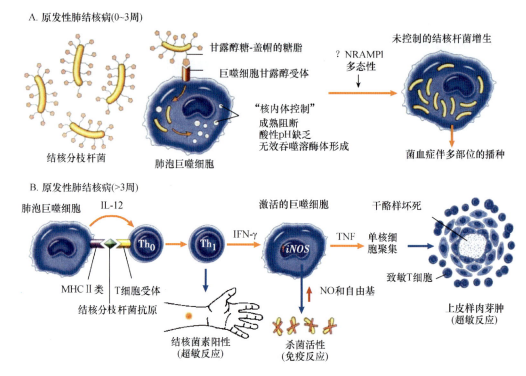

A. 原发性肺结核病(0~3周)

甘露醇糖-盖帽的糖脂

巨噬细胞甘露醇受体

结核分枝杆菌

肺泡巨噬细胞

"核内体控制"
成熟阻断
酸性pH缺乏
无效吞噬溶酶体形成

? NRAMPI
多态性

未控制的结核杆菌增生

菌血症伴多部位的播种

B. 原发性肺结核病(>3周)

肺泡巨噬细胞　IL-12

MHC II 类　T细胞受体
结核分枝杆菌抗原

结核菌素阳性
(超敏反应)

IFN-γ

激活的巨噬细胞

NO和自由基

杀菌活性
(免疫反应)

TNF

干酪样坏死

单核细胞聚集

致敏T细胞

上皮样肉芽肿
(超敏反应)

图 18-5　巨噬细胞被结核杆菌致敏和激活后的演变

进辅助性 T 细胞活化,并分泌 IFN-γ;⑥IFN-γ 是激活巨噬细胞的关键,激活的巨噬细胞释放多种介质,如 TNF 可促使单核细胞聚集、活化,逐渐分化为上皮样细胞、并融合为朗格汉斯多核巨细胞,形成上皮样肉芽肿(epithelioid granuloma),IFN-γ 与 TNF 协同作用诱导含 NO 和自由基水平增高以杀灭巨噬细胞内的细菌;⑦活化的辅助 T 细胞亦可促进细胞毒 T 细胞溶解染菌的巨噬细胞;⑧上述反应过程中的任何缺陷,包括 IL-12、IFN-γ、TNF 或 NO 的不足,均可导致结核肉芽肿形成障碍,对结核的抵抗力下降导致结核病进展。结核病的免疫反应和超敏反应常同时发生并相伴出现,贯穿于结核病的整个过程中。机体对病菌产生特异性细胞免疫一般需 30~50 天时间。这种特异的细胞免疫在临床上表现为皮肤结核菌素实验(tuberculin test)阳性。此外,多种抗结核药物和机体免疫功能等因素的影响可致结核菌呈现多种变异,其中 L 型变异菌株最具有重要性。L 型菌缺乏细胞壁,丧失菌体某些特异性成分,因而失去激活机体免疫反应的能力,使细菌不易被吞噬细胞识别,得以在机体内潜伏。L 型菌亦难以激活巨噬细胞转化为上皮样细胞和朗格汉斯巨细胞,而不能形成典型结核结节,导致病变的多样性。AIDS 患者合并结核菌感染所致的无反应性结核病变多与 L 型变异菌株的感染有关。

【基本病理变化】　由于机体的反应性、菌量和毒力以及病变组织特性的不同,可呈现三种不同的病变类型。

1. **以渗出为主的病变**　出现在炎症的早期或机体免疫力低的情况下,菌量多、毒力强或变态反应较强时。病变主要表现为浆液性或浆液纤维素性炎。早期病灶内有中性粒细胞浸润,但很快被巨噬细胞所取代。在渗出液和巨噬细胞内可查见病菌。此型变化好发于肺、浆膜、滑膜和脑膜等处。渗出物可完全被吸收不留痕迹,或转变为以增生为主或以坏死为主的病变。

2. **以增生为主的病变**　发生在菌量较少、毒力较低或机体免疫反应较强时。形成具有诊断价值的结核结节(tubercle),又称结核性肉芽肿(tuberculous granuloma)。结核结节是在细胞免疫的基础上形成的,由上皮样细胞(epithelioid cell)、朗格汉斯巨细胞(Langhans giant cell)以及外周局部集聚的淋巴细胞和少量反应性增生的纤维母细胞构成。当有较强的变态反应发生时,

Notes

典型的结核结节中央可出现干酪样坏死
(图18-6)。上皮样细胞是从吞噬病菌的巨
噬细胞体积增大逐渐转变而来。上皮样
细胞呈梭形或多角形,胞质丰富,淡染,境
界不清,细胞间常以胞质突起互相连缀。
核呈圆或卵圆形,染色质甚少,甚至可呈
空泡状,核内可有1~2个核仁。上皮样
细胞缺乏溶菌酶颗粒,虽吞噬能力降低但
可分泌一些化学物质杀伤其周围的病菌,
并可在宿主健康组织与细菌之间构成一
条隔离带而有利于吞噬和杀灭病菌。朗
格汉斯巨细胞是由多个上皮样细胞互相
融合或一个细胞核分裂而胞质不分裂形
成的一种多核巨细胞。细胞大,直径可达

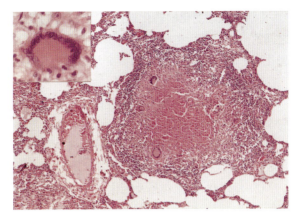

图 18-6   结核结节

中央为干酪样坏死,周围为上皮样细胞、朗格汉斯巨细胞及淋巴细胞等,左上插图示朗格汉斯巨细胞的高倍

300μm,胞质丰富,淡染,胞质突起常和上皮样细胞的胞质突起相连接,核与上皮样细胞核相似,
核数由十几个到几十个不等,超过百个者。核排列在胞质外周部呈花环状、马蹄形或密集在胞
体一端(图18-6左上图)。单个结核结节小,直径约0.1mm,肉眼和X线片不易看见。3~4个结
核结节融合成较大结节才能见到。这种融合结节境界分明,约粟粒大小,灰白色半透明状,有干
酪样坏死时略呈微黄色,可微隆起于器官表面。

3. 以坏死为主的病变   在菌量多、毒力强,机体抵抗力低或变态反应强烈时,上述以渗出
为主或以增生为主的病变均可继发干酪样坏死。结核坏死灶由于含脂质较多(来自破坏的结核
杆菌和脂肪变性的单核细胞),病变呈淡黄色、均匀细腻,质地较实,状似奶酪,故称干酪样坏死
(caseous necrosis)。镜下为红染无结构的细颗粒状物。干酪样坏死对结核病的病理诊断具有一
定的意义。坏死物中大都含有一定量的病菌,但其中心为低氧、低pH和高脂肪酸环境,因此在
大片干酪样坏死灶的中心很难检见病菌。坏死灶内含有大量抑制酶活性的物质,故坏死物可长
期保存而不发生自溶、排出,也不易被吸收。有时可因中性粒细胞及巨噬细胞释放大量溶解酶,
使干酪样坏死物发生软化和液化,形成半流体物质。随着液化,病菌大量繁殖,更进一步促进液
化。液化虽有利于干酪样坏死物的排出,但重要的是可成为病菌在体内蔓延扩散的有利条件,
是结核病恶化进展的原因。

结核病基本病变与机体免疫状态之间的关系见表18-1。以上三种病变往往同时存在而以
某一种改变为主,而且还可以互相转化。例如渗出性病变可因适当治疗或机体免疫力增强而转
化为增生性病变;反之,在机体免疫力下降或处于较强的变态反应状态时,原来的增生性病变则
可转变为渗出性、坏死性病变,或原有的渗出性病变转化为坏死性病变。因此在同一器官或不
同器官中的结核病变是复杂多变的。

表 18-1   结核病基本病变与机体免疫状态的关系

病变	机体状态		结核杆菌		病理特征
	免疫力	变态反应	菌量	毒力	
渗出为主	低	较强	多	强	浆液性或浆液纤维素性
增生为主	较强	较弱	少	较低	结核结节
坏死为主	低	强	多	强	干酪样坏死

Notes

【基本病理变化的转化规律】　结核病的发展和结局取决于机体抵抗力和结核杆菌致病力之间的矛盾关系。在机体抵抗力增强时,病菌可逐渐被抑制、杀灭,病变转向愈合;反之,则转向恶化。下面以肺结核为例,简要介绍结核病基本病变的转化规律。

1. 转向愈合

(1) 吸收消散:为渗出性病变的主要愈合方式。渗出物逐渐通过淋巴道吸收,病灶缩小或完全消散。X线可见渗出性病变边缘模糊、密度不均、呈云絮状阴影逐渐缩小或被分割成小片,以至完全消失,临床称为吸收好转期。较小的干酪样坏死灶或增生性病灶如经积极治疗也可被吸收。

(2) 纤维化、纤维包裹及钙化:增生性病变转向愈合时,上皮样细胞逐渐消失,并为纤维母细胞所取代,结核结节周围增生的纤维母细胞长入,使结节纤维化而愈合。未被完全吸收的渗出性病变也可发生纤维化。小的干酪样坏死灶(1~2cm)可被完全机化形成瘢痕,较大者则难以完全纤维化,则由其周围的纤维组织增生将干酪样坏死物质包裹,继而坏死物逐渐干燥浓缩,并有钙盐沉着而发生钙化。病灶纤维化后,一般已无细菌存活,称为完全痊愈。在纤维包裹及钙化的干酪样坏死灶中仍可有少量细菌存活,病变处于相对静止状态,即临床痊愈,当机体抵抗力下降时,病变可复燃进展。X线见纤维化病灶呈边缘清楚、密度较高的条索状阴影,钙化灶则呈密度甚高、边缘清晰的阴影。临床上称为硬结钙化期。

2. 转向恶化

(1) 浸润进展:疾病恶化时,病灶周围出现渗出性病变(病灶周围炎),其范围不断扩大,继而发生干酪样坏死,坏死区随渗出性病变的扩延而增大。X线检查,在原病灶周围出现云絮状阴影,边缘模糊。临床上称为浸润进展期。

(2) 溶解播散:干酪样坏死物溶解液化后,可经体内的自然管道(如支气管、输尿管等)排出,致局部形成空洞(cavitation)。空洞内液化的坏死物中含有大量结核菌,可通过自然管道播散到其他部位,形成新的病灶。X线可见病灶阴影密度深浅不一,出现透亮区及大小不等的新的播散病灶阴影。临床上称为溶解播散期。此外,病菌还可循淋巴道蔓延到淋巴结导致淋巴结结核病,经血道播散至全身,引起血源性结核病。

二、肺 结 核 病

结核杆菌的感染途径主要是呼吸道,因此肺结核病(pulmonary tuberculosis)最常见。我国第四次结核病流行病学调查结果显示,肺结核病患者达200万,多数患者年龄在15~54岁之间,其中80%在农村,对国人健康危害极大。

肺结核病可因初次感染和再次感染病菌时机体反应性的不同,而致肺部病变的发生发展各有不同的特点,可分为原发性肺结核病和继发性肺结核病两大类。

(一)原发性肺结核病

机体第一次感染结核杆菌所引起的肺结核病称为原发性肺结核病(primary pulmonary tuberculosis),多发生于儿童,故又称儿童型肺结核病。也可偶见于未感染过结核菌的青少年或成人。免疫功能严重受抑制的成年人由于丧失对病菌的免疫力,可多次发生原发性肺结核病,其致病菌是外源性的。

【病变特点】　结核杆菌被吸入肺泡后,最先引起的病变称为原发灶(primary focus),或称为Ghon灶(Ghon focus)。原发灶以右肺多见,通常只有一个,常位于通气较好的上叶下部或下叶上部靠近胸膜处,形成直径1~1.5cm的灰白色圆形炎性实变病灶,病变以结核性肉芽肿形成为特征,病灶中央多呈现干酪样坏死。因初次感染结核菌,机体缺乏特殊免疫力,原发灶的细菌游离或被巨噬细胞吞噬,很快侵入淋巴管,循淋巴液引流到所属肺门淋巴结,引起相应结核性淋巴管炎和淋巴结炎。表现为淋巴结肿大和干酪样坏死。肺的原发灶、淋巴管炎和肺门淋巴结结核三

Notes

者合称为原发综合征(primary complex)，又称冈氏综合征(Ghon complex)(图 18-7)。X 线可见原发灶和肺门淋巴结阴影，并由淋巴管炎的较模糊的条索状阴影相连，形成哑铃状阴影。

原发性结核病患者临床症状和体征多不明显，患儿多在不知不觉中度过，仅结核菌素试验为阳性。少数病变较重者，可出现倦怠、食欲减退、潮热和盗汗等中毒症状，但很少有咳嗽、咯血等呼吸道症状。

原发综合征形成后，虽然在最初几周内有病菌通过血道或淋巴道播散到全身其他器官，但随着细胞免疫的建立，绝大多数(95% 左右)患者的病变不再发展而自然痊愈。小的病灶可完全吸收或纤维化，较大的病灶可纤维包裹和钙化。有时原发灶虽已愈合，而肺门淋巴结病变继续发展，形成支气管淋巴结结核，经适当治疗后这些病灶仍可痊愈。

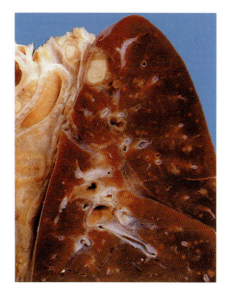

图 18-7　肺结核病的原发综合征
右侧肺上叶下部胸膜下白色病灶为原发灶，肺门部圆形白色病灶为干酪样变的淋巴结

【播散】　少数营养不良或同时患有其他传染病(如流感、麻疹、百日咳、白喉等)的患儿，机体抵抗力下降，病变恶化，肺内原发灶及肺门淋巴结病变继续扩大，并通过支气管、淋巴道和血道播散。

1. 支气管播散　肺原发灶的干酪样坏死范围扩大，侵及相连的支气管，液化的坏死物质通过支气管排出后形成空洞。含菌的液化坏死物还可沿支气管播散，引起邻近或远隔的肺组织发生小叶性干酪样肺炎(lobular caseous pneumonia)。肺门淋巴结干酪样坏死亦可蚀破支气管而发生播散。原发性肺结核病形成空洞和支气管播散者较少见，可能与儿童支气管未充分发育而易受外部病变压迫以及管径较小易发生阻塞有关。

2. 淋巴道播散　肺门淋巴结病变恶化进展时，细菌可经引流淋巴管蔓延至气管分叉处、气管旁、纵隔及锁骨上下淋巴结。如果引流淋巴管因结核病变发生阻塞，病菌可逆流到腋下、腹股沟、腹膜后及肠系膜淋巴结，颈淋巴结也可受累。病变淋巴结肿大，出现干酪样坏死，并可互相粘连形成肿块。

3. 血道播散　病菌侵入血流可引起血道播散。若进入血流的菌量较少而机体的免疫力很强，则往往不发生明显病变。如大量细菌侵入血流、机体免疫力较弱时，则可引起血源性结核病。这种改变也可见于继发性肺结核病。

（二）继发性肺结核病

继发性肺结核病(secondary pulmonary tuberculosis)是指再次感染结核杆菌所引起的肺结核病，多见于成人，故又称成人型肺结核病。

【发生机制】　病变常开始于肺尖，称再感染灶(reinfectious focus)。形成机制有以下两种学说：①外源性再感染学说：认为结核菌是由外界再次侵入机体所致，与原发性肺结核病无关；②内源性再感染学说：认为再感染灶大多数是由原发性肺结核病血源性播散时在肺尖部形成的潜伏病灶(latent focus)，在机体免疫力下降时，潜伏病灶可发展为继发性肺结核病。目前，比较公认的是内源性再感染学说。所以，继发性肺结核病大多在初次感染后十年或几十年后由于机体抵抗力下降使暂停活动的原发病灶再活动而形成。继发性结核病患者因对结核菌已有一定的特异性免疫力，故其病变与原发性肺结核病有以下不同特点：①病变多始于肺尖部，可能与人直立时该部动脉压低、血液循环较差，巨噬细胞较少，且通气不畅，以致局部组织抵抗力较低，加之肺泡内氧分压高，病菌易在该处繁殖有关；②由于超敏反应，病变发生迅速且剧烈，易发生干酪样坏死;同时免疫反应较强,在坏死灶周围常有以增生为主的病变,形成结核结节。免疫反应使病变局限化,还可抑制病菌繁殖,防止其沿淋巴道和血道播散,因此肺门淋巴结一般无明显病变,由血源性播散引起的全身粟粒性结核病亦极少见。病变在肺内蔓延主要通过支气管播散,坏死物亦经支气管排出,因此空洞形成较为常见;③病程较长,病变复杂,随着机体免疫反应和变态反应的消长,临床经过常呈波浪状起伏,时好时坏,病变有时以增生变化为主,有时则以渗出、坏死为主,常新旧病变交杂存在。原发性和继发性肺结核病的比较见表18-2。

表 18-2 原发性和继发性肺结核病比较

	原发性肺结核	继发性肺结核
结核杆菌感染	初次	再次
易感人群	儿童	成人
对结核杆菌的免疫力或致敏性	初始无,病程中发生	有
病变起始部位	上叶肺下部、下叶肺上部,近肺膜处	肺尖部
病理特征	简单,表现为原发综合征	病变复杂多样,新旧病灶并存,较局限,常见空洞形成
起始病灶		
主要病变特点	以渗出、坏死为主	以肉芽肿形成和坏死为主
主要播散途径	多为淋巴道或血道	多为支气管,多限于肺内演变
病程	短,大多自愈	长,波动性,需治疗

【临床类型和病理变化】 继发性肺结核病病理变化和临床表现都比较复杂。根据其病变特点和临床经过可分为以下几种主要类型。

1. **局灶型肺结核(focal pulmonary tuberculosis)** 继发性肺结核病的早期病变属非活动性肺结核病。病变多位于肺尖下 2~4cm 处,右肺较多见,形成单个或多个结节状病灶,境界清楚,一般约 0.5~1cm 大小。病变多以增生为主,中央为干酪样坏死,周围有纤维组织包裹。临床上患者常无明显自觉症状,多在体检时发现。X 线显示肺尖部单个或多个境界清楚的阴影。如患者免疫力较强,病灶常发生纤维化、钙化而痊愈。如免疫力降低时,可发展为浸润型肺结核。

2. **浸润型肺结核(infiltrative pulmonary tuberculosis)** 为肺结核最常见类型,属活动性肺结核病。多由局灶型肺结核发展而来。病变常位于肺尖部或锁骨下肺组织,故又称锁骨下浸润(subclavicular infiltration)。病变以渗出为主,中央有干酪样坏死,伴有病灶周围炎。临床上患者常有结核中毒症状,如午后低热、盗汗、疲乏无力、食欲不振、消瘦、咳嗽和咯血等症状,痰检病菌阳性。结核中毒症状可能与激活的巨噬细胞释放 TNF 和 IL-1 等细胞因子有关。胸部 X 线检查可见锁骨下边缘模糊的云絮状阴影。如及早发现,合理治疗,渗出性病变可完全或部分吸收(吸收好转期);或通过纤维化、包裹、钙化而痊愈(硬结钙化期)。如患者免疫力低或未经及时治疗,渗出性病变和干酪样坏死区不断扩大(浸润进展期)。坏死物液化后经支气管排出,局部形成急性空洞(acute cavitation),洞壁薄、坏死层中有大量病菌(图 18-8)。液化坏死物经支气管播散,可引起干酪样肺炎(溶解播散期)。如靠近肺表面脏层胸膜的

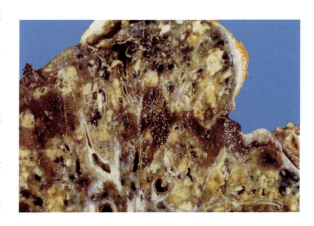

图 18-8 继发性肺结核

双肺上部灰白色干酪样坏死病变区及多发性软化灶和空洞形成

Notes

空洞可穿破胸膜,造成自发性气胸(spontaneous pneumothorax);大量液化坏死物质进入胸腔,可发生结核性脓气胸(tuberculous pyopneumothorax)。急性空洞一般易愈合,经适当治疗后,洞壁肉芽组织增生使洞腔逐渐缩小、闭合,最后形成瘢痕而治愈;也可通过空洞塌陷,形成条索状瘢痕而愈合;如急性空洞经久不愈,则可发展为慢性纤维空洞型肺结核。

3. **慢性纤维空洞型肺结核(chronic fibro-cavernous pulmonary tuberculosis)** 为成人慢性肺结核的常见类型,亦是继发性肺结核病发展的晚期类型。多在浸润型肺结核形成急性空洞的基础上发展而来。病变有以下特点:①肺内有一个或多个厚壁空洞形成。空洞多位于肺上叶,大小不一,不规则,洞壁厚可达1cm以上,常内悬有因血栓形成机化而闭塞的血管(图18-9)。镜下,洞壁分三层:内层为干酪样坏死物,其中含有大量病菌;中层为结核性肉芽组织;外层为纤维结缔组织;②同侧和对侧肺组织,特别是肺下叶可见由支气管播散引起的很多新旧不一、大小不等、病变类型不同的病灶,部位愈下病变愈新鲜;③后期肺组织严重破坏,广泛纤维化,最终肺体积缩小、变形、变硬、胸膜广泛增厚并与胸壁粘连,严重影响肺功能,演变为硬化型肺结核(cirrhotic pulmonary tuberculosis)。

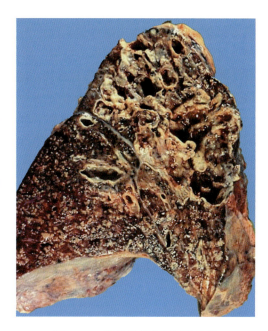

图 18-9 慢性纤维空洞型肺结核

临床上,病程常历时多年、时好时坏。症状的有无与病变的好转或恶化相关。一般表现为发热、盗汗等结核中毒症状,还有咳嗽、咳痰、咯血、呼吸困难或气短等症状。X线可见一侧或两侧上、中肺叶有一个或多个厚壁空洞互相重叠呈蜂窝状,多伴有支气管播散病灶及肺组织广泛纤维化和明显的胸膜增厚。由于空洞与支气管相通,成为结核病的重要传染源,故又有开放性肺结核(open pulmonary tuberculosis)之称。如空洞壁的干酪样坏死侵蚀较大血管,可引起大咯血,严重者可因吸入大量血液而窒息死亡。如空洞穿破胸膜可引起气胸或脓气胸。经常排出含菌痰液可引起喉结核(laryngeal tuberculosis)。咽下含菌痰液可引起肠结核。肺广泛纤维化导致肺动脉高压,引起肺源性心脏病。较小空洞经适当治疗可机化发生瘢痕愈合(scar-healing);较大空洞因内壁坏死组织脱落,肉芽组织逐渐变成纤维瘢痕,并由支气管上皮覆盖,称为开放性愈合(open-healing)。

4. **干酪样肺炎(caseous pneumonia)** 发生于机体免疫力低并对结核杆菌变态反应过高的患者,可由浸润型肺结核恶化进展而来,或由急、慢性空洞内细菌经支气管播散所致。按病变范围大小可分为小叶性和大叶性干酪样肺炎。后者可累及一个肺叶或几个肺叶。肉眼,肺叶肿大实变,切面黄色干酪样,坏死物液化排出后可有急性空洞形成(图18-10)。镜下,肺内广泛的干酪样坏死,周围肺泡腔内有大量浆液纤维素性渗出物,内含以巨噬细胞为主的炎细胞。抗酸染色可检见大量病菌。临床上起病急剧,病情危重,中毒症状

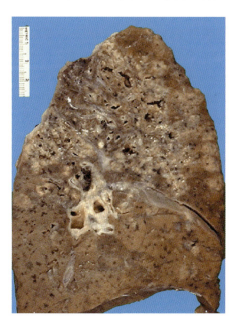

图 18-10 干酪样肺炎图

明显,病死率高,故有"百日痨"或"奔马痨"之称。

5. 结核球又称结核瘤(tuberculoma)　系指孤立的有纤维包裹的境界分明的球形干酪样坏死灶,直径约 2~5cm(图 18-11)。多为单个,也可多个,常位于肺上叶。可由浸润型肺结核的干酪样坏死灶发生纤维包裹而形成;或因结核空洞引流支气管阻塞后,空洞由干酪样坏死物质充填所致;或由多个结核病灶融合而成。本型为相对静止的病变,可保持多年而无进展,临床上多无症状。但也可恶化进展,表现为干酪样坏死灶扩大、液化、浸破包膜、经支气管播散和形成空洞。结核球因有纤维包裹,抗结核药物不易发挥作用,并且 X 线检查需与肺癌鉴别,因此治疗多采取手术切除。

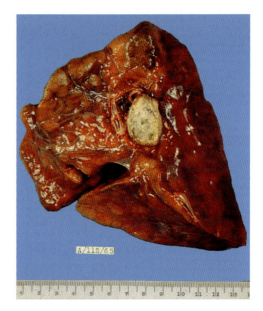

图 18-11　肺结核球

6. 结核性胸膜炎(tuberculous pleuritis)　在原发性和继发性肺结核病的各个时期均可发生。按病变性质可分为干性和湿性,其中以湿性者较常见。

(1) 湿性结核性胸膜炎(wet tuberculous pleuritis pleurisy):又称渗出性结核性胸膜炎(exudative tuberculous pleuritis)。多由肺原发灶或肺门淋巴结病灶的病菌播散至胸膜引起,或为弥散在胸膜的结核菌体蛋白引起之过敏反应。多见于青少年。病变主要为浆液纤维素性炎。浆液渗出量多时可引起胸腔积液,也可为血性胸水,渗出液中常不易检见病菌。临床上,当积液量不多,附有纤维素之胸膜壁层和脏层在呼吸时发生摩擦,可听到摩擦音,患者有胸痛。胸腔积液明显时,叩诊呈浊音,听诊时语颤和呼吸音减弱,并有肺受压及纵隔移位等体征。经适当治疗后,渗出性病变可吸收。如渗出纤维素较多,可机化而使胸膜增厚和粘连。

(2) 干性结核性胸膜炎(dry tuberculous pleuritis):又称增生性结核性胸膜炎(proliferative tuberculous pleuritis)。由肺膜下结核病灶直接蔓延至胸膜所致。常发生于肺尖,多为局限性。病变以增生为主,很少有胸腔积液。一般可通过纤维化而痊愈,常使局部胸膜增厚、粘连。结核病是 AIDS 患者最常见的并发症。HIV 感染导致 CD4$^+$ 细胞急剧减少造成 T 细胞免疫缺陷,使机体对结核菌的抵抗力显著下降。常为少见的鸟型结核杆菌感染,病变和临床表现均不典型。AIDS 患者继发结核病的病变特征主要取决于机体免疫抑制的程度。轻度免疫抑制时(CD4$^+$ 细胞数 >300 个 /mm^3),患者仅表现为一般的继发性肺结核;较严重免疫抑制时(CD4$^+$ 细胞数 <200 个 / mm^3),患者表现为类似进展性原发性肺结核,病变多位于下叶和中叶呈实性,无空洞,常伴有肺门淋巴结结核。患者免疫抑制的程度亦与肺外器官结核病的发生率有关,轻度免疫抑制时肺外结核病的发生率为 10%~15%,而较严重免疫抑制时其发生率上升为 50% 以上。AIDS 晚期患者为高度免疫抑制,病变几乎都是粟粒性或播散性、无反应性结核病,化脓及凝固性坏死代替典型结核结节,病灶内结核菌极多,但 90% 的患者结核菌素试验呈假阴性反应。

一般来讲,病变局限在肺内的结核病,预后较好;但由抗药菌株引起,或发生在老年、体弱、免疫抑制者以及粟粒性肺结核病患者呈高危险性,预后较差。

三、血源性结核病

原发性和继发性肺结核病恶化进展时,细菌可通过血道播散引起血源性结核病(hematogenic tuberculosis)。肺外结核病也可引起血源性结核病。

由于肺内原发灶、再感染灶或肺门干酪样坏死灶,以及肺外结核病灶内的细菌侵入血流或经淋巴管由胸导管入血,病变程度与机体抵抗力的强弱和侵入血流的菌量多少有关。如大量细

Notes

菌侵入血流,机体免疫力较弱时,则可引起粟粒性结核病和肺外结核病。

1. **急性全身粟粒性结核病**(acute systemic miliary tuberculosis)　多见于原发性肺结核病恶化进展,也可见于其他类型结核病的播散。大量病菌侵入肺静脉分支,经左心至体循环,可播散到全身各器官如肺、肝、脾、肾和脑膜等处,形成本病(图18-12)。肉眼,各器官内密布大小一致、分布均匀、灰白带黄色、境界清楚、圆形的粟粒大小之结核结节。镜下,主要为增生性病变,也

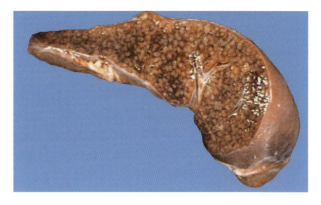

图 18-12　脾粟粒性结核病
白色点状病灶为粟粒性结核灶

可出现渗出、坏死性病变。临床上,病情危重、凶险,有高热、衰竭、食欲缺乏、盗汗、烦躁不安等明显中毒症状,肝脾肿大,常有脑膜刺激征。如能及时治疗,预后仍属良好。少数病例可因结核性脑膜炎而死亡。

个别病例当机体抵抗力极差或应用大量激素、免疫抑制剂或细胞毒药物后,可发生严重的结核性败血症(tuberculous septicemia),是最剧烈的急性血源性结核病,患者常迅速死亡。尸检时,各器官内见无数小坏死灶,内含大量细菌,灶周几乎无细胞反应、无特征性结核肉芽肿形成,因而有无反应性结核病(nonreactive tuberculosis)之称。

2. **慢性全身粟粒性结核病**(chronic systemic miliary tuberculosis)　如上述急性期不能及时控制而病程迁延3周以上,或病菌在较长时期内每次以少量反复多次不规则进入血流,则形成本病。病变的性质和病灶大小均不一致,同时可见增生、坏死及渗出性病变。病程长,成人多见。

3. **急性肺粟粒性结核病**(acute pulmonary miliary tuberculosis)　又称血行播散型肺结核病,常是全身粟粒性结核病的一部分,有时仅局限于肺。由肺门、纵隔、支气管旁淋巴干酪样坏死破入附近的大静脉(如无名静脉、颈内静脉、上腔静脉),或含菌的淋巴液由胸导管回流,经静脉入右心,沿肺动脉播散于两肺而引起本病。肉眼,两肺充血,重量增加,切面暗红,密布灰白或灰黄色粟粒大小的结节,微隆起于表面(图18-13)。临床上多起病急骤,有较严重的结核中毒症状。X线可见两肺散在分布、密度均匀、粟粒大小的细点状阴影。

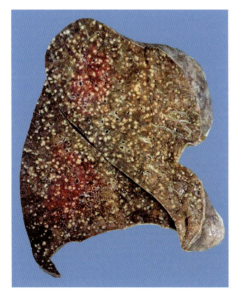

图 18-13　肺粟粒性结核病
白色点状病灶为粟粒性结核灶

4. **慢性肺粟粒性结核病**(chronic pulmonary miliary tuberculosis)　多见于成人。患者原发灶已痊愈,由肺外某器官结核病灶的细菌较长期、间歇性地入血而致本病。病程较长,病变新旧不等、大小不一,小的如粟粒,大者可达数厘米以上。病变以增生性改变为主。

5. **肺外结核病**(extrapulmonary tuberculosis)又称肺外器官结核病,多由原发性肺结核病经血道播散所致。在原发综合征期间如有少量细菌侵入血流,在肺外一些器官内可形成潜伏病灶,当机体抵抗力下降时潜伏的结核菌再活化乃恶化进展为肺外结核病。

Notes

原发性及继发性肺结核的播散途径见图 18-14。

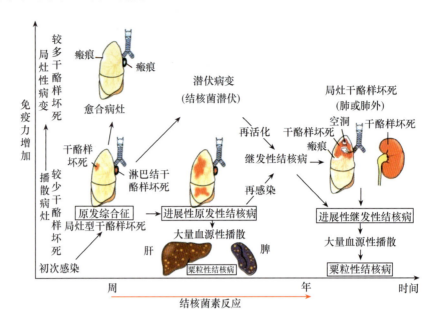

图 18-14　结核病播散示意图

四、肺外结核病

肺外器官均可发生结核病,但病变多数只限于一个器官内,常见有肠道、腹膜、肾、生殖系、脑膜、骨关节、淋巴结等脏器,多呈慢性经过。

(一)肠结核病

肠结核病(intestinal tuberculosis)可分为原发性和继发性。原发性者很少见,常见于小儿,一般因饮用带有病菌的牛奶或乳制品而感染,可形成与原发性肺结核病时相似的肠原发综合征(肠的原发性结核性溃疡、结核性淋巴管炎和肠系膜淋巴结核)。绝大多数肠结核是继发于活动性空洞型肺结核病,因反复吞咽下含菌的痰液所致。

继发性肠结核病可发生于任何肠段,以回盲部最好发(约占 85%)。因为该段淋巴组织最为丰富,病菌易于通过肠壁淋巴组织侵入肠壁;并且食物在此段停留时间较长,接触细菌的机会较多之缘故。依其病变特点不同可分为两型。

1. **溃疡型**　较多见。结核菌首先侵入肠壁淋巴组织,形成结核结节,结节逐渐融合并发生干酪样坏死,破溃后形成溃疡。由于细菌随肠壁环行淋巴管播散,典型肠结核性溃疡多呈环形,其长轴与肠管长轴垂直(图 18-15)。溃疡边缘参差不齐,一般较浅,底部附有干酪样坏死物,其下为结核性肉芽肿。溃疡愈合后常由于瘢痕形成和纤维组织收缩引起肠腔狭窄而致肠梗阻症状。受累肠段的浆膜面可见纤维素性渗出物和多数灰白色结核结节,连接成串,这是结核性淋巴管炎所致。后期纤维化可致与邻近组织发生粘连。临床上可有腹痛、腹泻、营养障碍和结核中毒症状。由于溃疡底部血管多发生闭塞,一

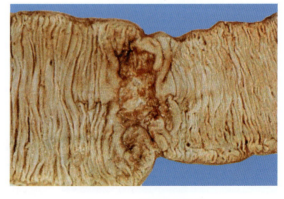

图 18-15　溃疡型肠结核
溃疡呈横带状(半环形),其长径与肠轴相垂直

Notes

般很少发生肠出血和穿孔。

2. **增生型**　较少见。病变特点为肠壁内大量结核性肉芽肿形成和纤维组织显著增生。肠壁高度肥厚、肠腔狭窄,黏膜面可有浅溃疡或多发息肉形成。临床上表现为慢性不完全低位肠梗阻。右下腹常可扪及包块,故需与肠癌鉴别。

(二) 结核性腹膜炎

结核性腹膜炎(tuberculous peritonitis)多见于青少年,大多数继发于溃疡型肠结核、肠系膜淋巴结结核或输卵管结核。由腹膜外结核灶经血道播散至腹膜者少见。根据病理特征可分为湿型和干型,但常以混合型多见。

1. **湿型**　主要表现为腹膜上密布无数结核结节和腹腔内有大量腹水,多呈草黄色,也可血性,因含纤维蛋白少,一般无腹膜粘连。临床上常有腹痛、腹胀、腹泻和结核中毒症状。

2. **干型**　特点为腹膜上除见结核结节外尚有大量纤维素性渗出物,机化后常引起腹腔器官广泛粘连。有时粘连处发生干酪样坏死,在肠管之间或向腹外破溃形成瘘管。临床上因广泛肠粘连而出现慢性肠梗阻症状;腹上部可触及一横行块状物,为收缩粘连的大网膜;因腹膜增厚触诊时有柔韧感或橡皮样抗力。

(三) 结核性脑膜炎

结核性脑膜炎(tuberculous meningitis)多见于儿童,主要由结核菌经血道播散所致。在儿童往往是肺原发综合征血行播散的结果,常为全身粟粒性结核病的一部分。在成人除肺结核病外,骨关节结核和泌尿生殖系统结核常是血源播散的根源。部分病例也可由脑实质内结核球液化破溃,大量病菌进入蛛网膜下腔引起。

病变以脑底最明显。在脑桥、脚间池、视神经交叉及大脑外侧裂等处之蛛网膜下腔内,有多量灰黄色混浊的胶冻样渗出物积聚。脑室脉络丛及室管膜有时也可有灰白色结核结节。镜下,蛛网膜下腔内炎性渗出物主要由浆液、纤维素、巨噬细胞和淋巴细胞组成,常有干酪样坏死,偶见典型的结核结节形成。病变严重者可累及脑皮质而引起脑膜脑炎。病程较长者可发生闭塞性血管内膜炎,引起多发性脑软化而出现偏瘫。部分未经适当治疗而致病程迁延者,因渗出物机化而发生蛛网膜粘连,可使第四脑室正中孔与外侧孔堵塞,引起脑积水,出现颅内压增高的症状和体征,如头痛、呕吐、眼底视盘水肿和不同程度意识障碍,甚至脑疝形成等。

(四) 泌尿生殖系统结核病

1. **肾结核病(tuberculosis of the kidney)**　多由原发性肺结核血行播散所致,最常见于20~40岁男性。多为单侧性,双侧性者约占10%。病变多起始于肾皮、髓质交界处或乳头体内。初为局灶性,继而病变扩大并发生干酪样坏死,破坏肾乳头而破溃入肾盂,形成结核性空洞。随着病变在肾内扩大蔓延,形成多数空洞,最后肾仅剩一空壳(图 18-16)。由于液化的干酪样坏死物随尿液下行,常使输尿管和膀胱相继感染。输尿管黏膜可发生溃疡和结核性肉芽肿形成,使管壁增厚、管腔狭窄,甚至阻塞而引起肾盂积水或积脓。膀胱结核往往以膀胱三角区最先受累,形成溃疡,以后可侵及整个膀胱,引起膀胱壁纤维化,发生膀胱挛缩使其容积缩小。膀胱病变如影响对侧输尿管口,造成对侧健肾引流不畅,最终引起肾盂积水而损害肾功能。临床上,因肾实质破坏而出现血尿,液化的干酪样坏死物排出时形成脓尿,尿中可检见结核菌。多数患者可出现尿频、尿急和尿痛等膀胱刺激征,最初由含有脓细胞和结核菌的尿刺激膀胱所致,后期则是由于膀胱继发性结核之故。

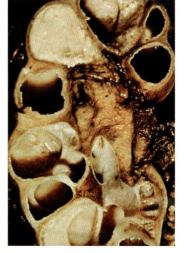

图 18-16　肾结核
肾实质内多数干酪样坏死灶及空洞形成

Notes

2. **生殖系统结核病**（tuberculosis of the genital system）　男性生殖系统结核病与泌尿系统结核病有密切关系。结核菌经尿道可感染精囊和前列腺，并可蔓延至输精管、附睾，睾丸也偶可受累。血源性感染较少见。病变器官可见结核结节形成和干酪样坏死。其症状主要由附睾结核引起，病变附睾逐渐增大、轻微疼痛或无痛，可与阴囊壁粘连，破溃后可形成经久不愈的窦道，是造成男性不育的重要原因之一。

女性生殖系统结核病多由血道或淋巴道播散而来，也可来源于邻近器官结核病的直接蔓延。输卵管结核最多见，其次为子宫内膜、卵巢、子宫颈等。输卵管结核病变可使管腔闭塞，是造成女性不孕的重要原因之一。

（五）骨与关节结核病

多由血源性播散所致，多见于儿童和青少年，因骨发育旺盛时期骨内血管丰富，感染机会较多。

1. **骨结核病**（tuberculosis of the bone）　多侵犯脊椎骨、指骨及长骨骨骺（股骨下端和胫骨上端）等处。病变常始于松质骨内的小结核病灶，以后发展分为两型。①干酪样坏死型：较多见。病变为明显的干酪样坏死和死骨形成。坏死物液化后可在骨旁形成结核性"脓肿"，因局部无红、肿、热、痛，故又称"冷脓肿"（cold abscess）。病变穿破皮肤后可形成经久不愈的窦道；②增生型：较少见。主要形成结核性肉芽肿，无明显干酪样坏死和死骨形成。

脊椎结核（tuberculosis of the spine）是骨结核中最常见者，多侵犯第10胸椎至第2腰椎。病变始于椎体，常发生干酪样坏死，病变进展可破坏椎间盘和邻近椎体。由于病变椎体不能负重而塌陷呈楔形，造成脊柱后凸畸形（驼背）（图18-17），可压迫脊髓引起截瘫。若坏死物穿破骨皮质，可侵犯周围软组织在脊柱两侧形成"冷脓肿"，或沿筋膜间隙向下流注，在腰大肌鞘膜下、腹股沟韧带下等处形成"冷脓肿"。

2. **关节结核病**（tuberculosis of joint）　多发生于髋、膝、踝、肘等处关节，多由骨结核直接蔓延所致。病变常始于骨骺或干骺端，当病变进展侵入关节软骨和滑膜时则成为关节结核。关节滑膜内有结核性肉芽肿形成，关节腔内有浆液、纤维素性渗出物。游离的纤维素凝块长期互相撞击可形成白色圆形或卵圆形小体，称为关节鼠（joint mice）。关节附近的软组织因水肿和慢性炎症致关节肿胀。病变累及周围软组织和皮肤可形成窦道。病变痊愈时，关节腔常被大量纤维组织充填造成关节强直而失去运动功能。

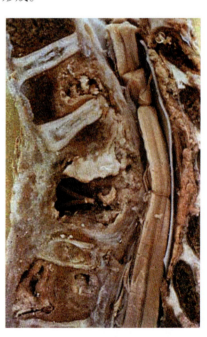

图 18-17　脊椎结核
椎体和椎间盘干酪样坏死，椎体破坏

（六）淋巴结结核病

淋巴结结核病（tuberculosis of the lymph node）多由肺门淋巴结结核沿淋巴道播散，也可来自口腔、咽喉部结核感染灶。多见于儿童和青年，以颈部淋巴结结核（俗称瘰疬）最常见，其次为支气管和肠系膜淋巴结结核。病变淋巴结常成群受累，有结核结节形成和干酪样坏死。淋巴结逐渐肿大，当炎症累及淋巴结周围组织时，淋巴结互相粘连形成较大的包块。颈淋巴结结核干酪样坏死物液化后可穿破皮肤，在颈部形成多处经久不愈的窦道。

第三节　麻　风

麻风（leprosy）是由麻风杆菌感染引起的一种慢性传染病。病变主要累及皮肤和周围神经，

Notes

临床上表现为麻木性皮肤损害、神经粗大,严重者可致肢端残疾。本病在世界上流行广泛,以热带地区为多,约有病例 1000 万以上。中国麻风协会 1988 年统计麻风患者已不足 7 万例,目前该病已基本消灭。

【病因和发病机制】　麻风分枝杆菌(*mycobacterium leprae*)是一种抗酸性分枝杆菌,形态与结核菌相似,但较粗短。感染源为瘤型和界限类麻风患者,患者的鼻、口分泌物、痰、汗液、泪液、乳汁、精液及阴道分泌物均可含菌。传播途径尚不十分清楚,通常认为与患者长期密切接触是主要的传播方式,通过带有病菌的皮肤、黏膜或其分泌物与健康人破损皮肤或黏膜的直接接触而感染,间接接触被病菌污染的衣物、用具等也可能感染。发病率男性多于女性,儿童较多见。

麻风杆菌侵入机体后,先潜伏于周围神经的鞘膜细胞或组织内的巨噬细胞内,是否发病以及发展为何种病理类型,取决于机体的免疫力。对病菌的免疫反应以细胞免疫为主。人对麻风杆菌有一定的自然免疫力,因此潜伏期较长,可达 2~4 年,但也有在感染数月后发病者。

【病理变化】　由于患者对麻风菌感染的免疫力不同,病变组织乃有不同的反应。据此将麻风病变分为两型和两类。

1. 结核样型麻风(tuberculoid leprosy)　最常见,约占麻风患者的 70%。本型特点是:患者免疫力较强,病变局限化,形成结核样结节,病灶内含菌极少。病变发展缓慢,传染性低。主要侵犯皮肤及神经,绝少侵及内脏。

(1) 皮肤:多见于面、四肢、肩、背和臀部皮肤。表现为境界清晰、形状不规则的斑疹或中央略下陷、边缘略高起的丘疹。镜下真皮浅层结核样结节形成,极少有干酪样坏死。抗酸染色一般不见病菌。因病灶多围绕真皮小神经和皮肤附件,临床上可出现局部感觉减退和闭汗。病变消退时,局部纤维化。

(2) 周围神经:最常侵犯耳大神经、尺神经、桡神经、腓神经和胫神经等。神经变粗、变硬。镜下有结核样结节形成,常见干酪样坏死,坏死物液化形成"神经脓肿"(nervous abscess)。病变愈复时,病灶纤维化,神经质地变硬。临床上,病变神经浅感觉障碍伴有运动及营养障碍,严重者出现鹰爪手(尺神经病变使掌蚓状肌麻痹,造成指关节过度弯曲、掌指关节过度伸直所致)、垂腕、垂足、肌肉萎缩、足底溃疡等。

2. 瘤型麻风(lepromatous leprosy)　约占麻风患者的 20%,因皮肤病变常凸起于皮肤表面似瘤样结节,故称瘤型。本型特点是:患者免疫力缺陷,病灶内大量病菌,传染性强,病变进展较快。除侵犯皮肤和神经外,还常侵犯其他器官。

病变特征为由多量泡沫细胞组成麻风肉芽肿(lepra granuloma)(图 18-18A)。泡沫细胞,即麻风细胞(lepra cell),是巨噬细胞吞噬麻风杆菌后,细菌的脂质聚集于胞质内呈泡沫状。抗酸染色可见泡沫细胞内含多量病菌,甚至聚集成堆,形成所谓"麻风球"(globus leprosus)(图 18-18B)。

(1) 皮肤:多发生于面部、四肢及背部。病变形成凸起于皮肤的结节状病灶,境界不清楚,可散在或集聚成团块,常破溃形成溃疡。面部结节呈对称性,耳垂、鼻、眉弓的皮肤结节使面容变形,形成狮容(leonine face)。镜下见麻风肉芽肿形成,病灶围绕小血管和皮肤附件,随病变发展而融合成片,但表皮与浸润灶之间有一层无细胞浸润的区域(图 18-18A),这是本型特征之一。经治疗病变消退,最后仅留瘢痕。

(2) 周围神经:神经纤维间的神经束衣内有泡沫细胞和淋巴细胞浸润,晚期神经纤维消失而由纤维瘢痕代替。临床表现和结核样型相似。

(3) 其他器官:鼻黏膜、淋巴结、肝、脾及睾丸等器官可受累及。病变以麻风肉芽肿形成为特征。累及睾丸时可通过性交传播。

3. 界限类麻风(borderline leprosy)　患者免疫反应介于瘤型和结核样型之间,病灶中同时

Notes

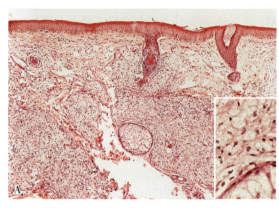
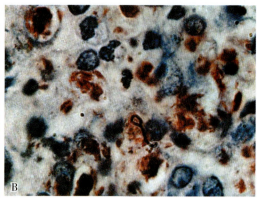

图 18-18

A. 瘤型麻风；B. 抗酸染色示泡沫细胞内含多量麻风杆菌，形态"麻风球"

有瘤型和结核样型病变。由于不同患者免疫反应强弱不同，有时病变更偏向瘤型或更偏向结核样型。偏瘤型者病变内有较多病菌。

4. 未定类麻风（indeterminate leprosy）　麻风病的早期改变。病变呈非特异性，仅在皮肤血管或小神经周围有灶性淋巴细胞浸润。以后多数病例转变为结核样型，少数转变为瘤型。

第四节　伤　寒

伤寒（typhoid fever）是由伤寒杆菌引起的急性传染病。病变特点是全身单核巨噬细胞系统的巨噬细胞增生，尤以回肠末端淋巴组织的病变最为显著。临床上主要表现为持续高热、相对缓脉、脾大、皮肤玫瑰疹和血中白细胞减少等。

【病因和传播途径】　伤寒沙门菌（*Salmonella typhi*）属沙门菌属中的 D 族，革兰氏阴性。菌体周满布鞭毛，无荚膜，有运动能力，在含胆汁的培养基中生长较好。菌体"O"抗原、鞭毛"H"抗原和表面"Vi"抗原可使人体产生相应抗体，尤以"O"和"H"抗原性较强，可用于血清凝集试验以测定血清中抗体的效价来辅助临床诊断，称为肥达反应（Widal reaction）。菌体裂解时释放内毒素具有很强的致病性，是致病的主要因素。

伤寒患者和带菌者是本病的感染源。由含菌的排泄物（粪、尿等）污染食物和饮用水等，经口入消化道传播。苍蝇可作为传播本病的媒介，患病多为儿童和青壮年。全年均可发病，但以夏秋两季最多。

【发病机制】　伤寒杆菌随污染的饮水或食物进入胃内即可被胃酸杀灭。当机体抵抗力低下或入侵病菌多时，可经胃进入小肠。细菌首先凭借其表面的甘露醇受体黏附至小肠 M（membranous）细胞，然后穿过上皮细胞侵入肠壁的淋巴组织，特别是回肠下段的集合淋巴小结和孤立淋巴小结，沿淋巴管至肠系膜淋巴结。在淋巴组织内，病菌被巨噬细胞吞噬并在其内生长繁殖；同时经胸导管进入血流形成一过性菌血症。血液中的细菌很快被全身单核巨噬细胞系统（mononuclear phagocyte system，MPS）吞噬，并进一步在其内大量繁殖。这段时间内患者无明显临床症状，故称潜伏期，约 10 天。此后，在 MPS 内繁殖的病菌及其释放的内毒素再次大量进入血流，形成败血症，呈现全身中毒症状。病菌随之散布至全身各脏器和皮肤等处引起病变，主要发生于回肠末段，其肠壁淋巴组织明显增生肿胀，此时相当于疾病的第 1 周，血培养常为阳性。随着病程发展，在发病后第 2~3 周，细菌在胆囊内大量繁殖并随胆汁再次进入小肠，又可穿过肠黏膜再次侵入肠壁淋巴组织，使原已致敏的淋巴组织发生强烈过敏反应，导致增生的淋巴组织坏死、脱落和溃疡形成。病菌随同脱落的坏死组织和粪便排出体外，此期粪便培养易获阳性结果。同

Notes

时机体免疫力逐渐增强,血中抗体上升,肥达反应多在病程第二周以后呈现阳性。研究证明血中抗体滴度的高低与机体对病菌的抵抗力无关,抗菌主要依靠细胞免疫,即由致敏的T细胞产生淋巴因子,激活和促进巨噬细胞吞噬、杀灭细菌。一般在第4周,随着患者免疫力增强,病菌逐渐被清除而病变痊愈。

【病理变化及临床病理联系】　病变主要累及全身 MPS,尤其肠道淋巴组织、肠系膜淋巴结、肝、脾和骨髓等处,主要以巨噬细胞增生为特征。增生的巨噬细胞吞噬能力十分活跃,胞质中常吞噬有病菌、红细胞、淋巴细胞及坏死细胞碎屑,而吞噬红细胞的作用尤为显著,称为伤寒细胞(typhoid cell)。伤寒细胞聚集成团,形成小结节,称为伤寒肉芽肿(typhoid granuloma)或伤寒小结(typhoid nodule)(图 18-19),是伤寒的特征性病变,具有病理诊断价值。

1. 肠道病变　以回肠下段集合和孤立淋巴小结的病变最为常见和明显。按病变自然发展过程可分四期,每期约持续一周。

(1)髓样肿胀期:起病第1周。回肠下段淋巴组织增生、肿胀,凸出于黏膜表面,色灰红,质软。以集合淋巴小结病变最为显著,呈圆形或椭圆形,表面形似脑回样隆起(图 18-20)。

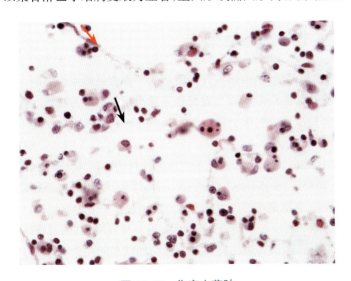

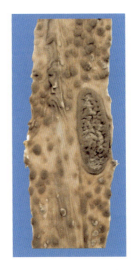

图 18-19　伤寒肉芽肿
由大量伤寒细胞组成,胞质内有被吞噬的红细胞(红色箭头)或淋巴细胞(黑色箭头)

图 18-20　伤寒的髓样肿胀期

(2)坏死期:起病第2周。肿胀淋巴组织的中心部坏死,并逐渐融合扩大,累及黏膜表层。

(3)溃疡期:发病后第3周。坏死组织崩解脱落,形成溃疡。溃疡边缘稍隆起,底部高低不平。集合淋巴小结处发生的溃疡呈椭圆形,其长轴与肠管长轴平行。溃疡一般深及黏膜下层,严重者可深达浆膜,甚至穿孔,如侵及小动脉,可引起严重出血。

(4)愈合期:相当于起病第4周。溃疡底部长出肉芽组织并将溃疡填平,然后由溃疡边缘的上皮再生覆盖而告愈合。临床上患者有食欲减退、腹部不适、腹胀、便秘或腹泻及右下腹轻压痛。发热,第1周内可高达40℃,第4周病变愈合体温迅速下降,体温曲线呈梯形变化。粪便菌培养自第2周起阳性率逐渐增高,在第3~5周最高可达85%。目前由于抗生素的早期使用,临床上典型的四期病变已很难见到。

2. 其他单核巨噬细胞系统病变　肠系膜淋巴结、肝、脾及骨髓由于巨噬细胞活跃增生而致相应组织器官肿大。镜下见伤寒肉芽肿和灶性坏死。骨髓中巨噬细胞摄取病菌较多、存在时间较长,故骨髓菌培养阳性率可高达90%。

3. 其他脏器病变　心肌纤维水肿,严重者可出现中毒性心肌炎,表现为相对缓脉。肾小管上皮细胞水肿,免疫荧光发现肾小球毛细血管壁可有免疫球蛋白及补体沉着,并查见 Vi 抗原,

Notes

可能为免疫复合物性肾炎,临床上出现蛋白尿,尿菌培养在病程第3~4周阳性率约为25%。皮肤出现淡红色小斑丘疹,称玫瑰疹,可检见伤寒菌。膈肌、腹直肌和股内收肌常发生凝固性坏死,亦称蜡样坏死,临床上有肌痛和皮肤感觉过敏。大多数患者胆囊无明显病变或仅有轻度炎症,但细菌可在胆汁中大量繁殖,即使患者临床症状消失后,其仍可在胆汁中生存,并随胆汁由肠道排出,在一定时间内仍是带菌者,有的甚至可成为慢性带菌者或终身带菌者。

【结局和并发症】 在无并发症的情况下,一般经过4~5周即可痊愈,并获得较强的免疫力。抗生素的应用可使病程显著缩短,症状减轻,但复发率有所增加。如治疗不当可导致并发症,极少数严重者可致死,败血症、肠出血和肠穿孔是本病的重要死亡原因。

1. **肠出血和肠穿孔** 均多发生于溃疡期。出血严重者可引起出血性休克。肠穿孔是伤寒的最严重并发症,穿孔后可导致弥漫性腹膜炎。

2. **支气管肺炎** 小儿患者多见。常因抵抗力下降,继发肺炎球菌或其他呼吸道细菌感染所致,极少数病例由伤寒杆菌直接引起。

3. **其他** 少见。由伤寒菌及其毒素借血道感染其他器官,如骨髓、脑膜、肾、关节等。

第五节　细菌性痢疾

细菌性痢疾(bacillary dysentery),简称菌痢,是由痢疾杆菌引起的一种常见肠道传染病。全年均可发生,尤以夏、秋季多见。病变多局限于结肠,以大量纤维素渗出形成假膜为特征。儿童发病率较高,其次为青壮年,老年患者较少见。临床上常表现为腹痛、腹泻、黏液脓血便和里急后重。

【病因和传播途径】 痢疾杆菌(dysentery bacterium)是革兰氏阴性杆菌。菌体无鞭毛,无荚膜,无芽孢,但有菌毛。可分为四型,即福氏(*S. flexneri*)、宋内(*S. sonnei*)、鲍氏(*S. boydii*)和痢疾志贺菌(*S.dysenteriae*)。病菌均有内毒素,志贺菌还可产生外毒素。我国最常见者为前二型。

菌痢患者和带菌者是本病的感染源。痢疾杆菌随粪便排出后,可直接或间接(通过苍蝇等)污染食物、饮水、食具、日常用品和手等,再经口传染给健康人。食物和饮水的污染有时可引起菌痢的暴发流行。

【发病机制】 痢疾杆菌对黏膜的侵袭力是致病的主要因素,只有对肠黏膜上皮具有侵袭力的菌株才能引起菌痢。病菌经口进入消化道后,是否发病取决于多种因素。在抵抗力较强的健康人大部分病菌可被胃酸杀灭,少量未被杀灭的病菌进入肠道后也可通过正常肠道菌群的拮抗作用将其排斥。而当侵入的病菌数量多、毒力强或机体抵抗力降低时,易患本病。细菌进入大肠后,首先依靠其菌毛黏附于肠黏膜的上皮细胞,诱导细胞内吞。细菌穿入上皮细胞,然后通过基底膜侵入黏膜固有层,并在该处进一步繁殖。在病菌毒素作用下,迅速引起炎症反应形成感染灶,使肠上皮细胞坏死、脱落,形成溃疡。内毒素吸收入血,引起全身毒血症。然而在黏膜固有层中病菌可被巨噬细胞吞噬、杀灭或被局限,少量病菌即使能到达肠系膜淋巴结,也很快被MPS消灭,因而痢疾杆菌败血症极为少见。志贺菌释放的外毒素是导致疾病早期水样腹泻的主要因素。中毒型菌痢的发病机制尚不很清楚,可能与患者的特殊体质有关,导致机体对细菌毒素产生强烈过敏反应。急性微循环障碍是其病理学基础。病菌内毒素从肠壁被吸收入血后,引起儿茶酚胺等血管活性物质的分泌增加,微血管痉挛与缺氧,导致血管通透性增加,血浆外渗,回心血量减少,出现休克状态,最终微血管麻痹。血管壁受内毒素的损害可引起DIC。脑微循环障碍致脑缺氧、脑水肿,甚至脑疝。肺循环障碍引起肺淤血、肺水肿。

【病理变化及临床病理联系】 病变主要发生在大肠,尤以乙状结肠和直肠为重。严重时可累及整个结肠甚至回肠下段。根据肠道病变特征、全身变化和临床经过的不同,菌痢分为三种类型。

Notes

1. **急性细菌性痢疾（acute bacillary dysentery）** 早期呈急性卡他性炎,表现为黏液分泌亢进,黏膜充血、水肿、点状出血、中性粒细胞和巨噬细胞浸润。随后发展成为本病特征性的假膜性炎（pseudomembranous inflammation）,黏膜表层坏死,在渗出物中出现大量纤维素,后者与坏死组织、中性粒细胞、红细胞和细菌一起形成假膜（pseudomembrane）（图 18-21）。假膜首先出现于黏膜皱襞的顶部,呈糠皮状,随着病变的扩大可融合成片。假膜多呈灰白色,如出血严重或被胆汁浸染时,则可分别呈暗红或灰绿色（图 18-22）。发病后一周左右,在中性粒细胞破坏后释出的蛋白溶解酶作用下,将纤维素和坏死组织溶解、液化,假膜成片脱落,形成大小不等、形状不规则的地图状溃疡。溃疡多较浅表,很少穿破黏膜肌层。经适当治疗或病变趋向愈复时,肠黏膜渗出物和坏死组织逐渐被吸收、排出,组织缺损经再生得以修复。浅小的溃疡愈合后瘢痕不明显,深而较大者可形成浅表瘢痕,但多不引起肠狭窄。临床上,由于毒血症可出现发热、头痛、乏力、食欲减退等全身中毒症状和血中白细胞增多;炎症激惹肠管蠕动亢进及痉挛,引起腹痛、腹泻等症状;炎症刺激直肠壁内神经末梢和肛门括约肌,导致里急后重和排便次数频繁。随着肠道炎症的变化,病程初为稀便混有黏液,继而转为黏液脓血便,偶见排出片状假膜。严重者,由于腹泻、大便次数频繁、呕吐引起明显脱水、电解质紊乱,甚至休克。急性菌痢的自然病程为 1~2 周,经适当治疗大多痊愈。并发症如肠出血和肠穿孔少见,少数病例可转为慢性。

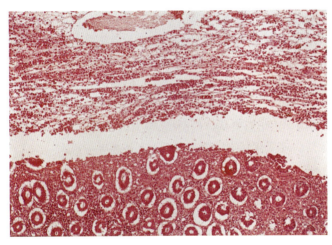 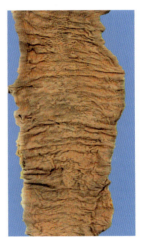

图 18-21 细菌性痢疾
结肠黏膜表层坏死并有白细胞和纤维素渗出形成的假膜

图 18-22 细菌性痢疾
肠溃疡大小不等,形状不规则如地图状

2. **慢性细菌性痢疾（chronic bacillary dysentery）** 病程超过 2 个月以上者称为慢性菌痢。多由急性菌痢转变而来,以福氏菌感染者居多。病程可长达数月或数年,在此期间随患者全身及局部抵抗力的波动,肠道病变此起彼伏,新旧并存,原有溃疡尚未愈合,新溃疡又形成。由于组织的损伤修复反复进行,导致慢性溃疡形成,边缘不规则,边缘黏膜常过度增生而形成息肉,溃疡多深达肌层,底部高低不平,有肉芽组织和瘢痕形成。肠壁可不规则增厚、变硬,严重者可致肠腔狭窄。

临床上可呈现不同的肠道症状,如腹痛、腹胀、腹泻或便秘与腹泻交替出现,常带有黏液或少量脓血。在炎症加剧时,可出现急性菌痢的症状,称为慢性菌痢急性发作。少数慢性患者可无明显的症状和体征,但粪菌培养持续阳性,成为慢性带菌者,常为痢疾的重要传染源。

3. **中毒性细菌性痢疾（toxic bacillary dysentery）** 特征为起病急骤,肠道病变和临床症状常不明显,而全身中毒症状严重。发病后数小时或数十小时即可迅速出现中毒性休克或呼吸衰竭。多见于 2~7 岁儿童,常由毒力较低的福氏菌或宋内菌引起,而毒力较强的志贺菌引起者少见。

Notes

本型肠道病变一般轻微,呈现卡他性肠炎改变。有时因肠壁集合淋巴小结和孤立淋巴小结滤泡增生、肿胀,而呈现滤泡性肠炎(follicular enteritis)改变。临床上常无明显的腹痛、腹泻和黏液脓血便,但全身中毒症状严重,如高热、惊厥、昏迷,以及呼吸衰竭和循环衰竭等症状。

第六节　钩端螺旋体病

钩端螺旋体病(leptospirosis)是由一组致病性钩端螺旋体引起的自然疫源性急性传染病。此病遍及世界各地,以热带和亚热带常见。我国除少数省份外均有本病存在和流行,尤以长江以南诸省较常见。本病全年均有发生,但主要集中在夏秋季,以8~9月为高峰,青壮年农民发病率较高。临床特点为高热、头痛、全身酸痛和明显的腓肠肌痛、眼结膜充血、淋巴结肿大、皮疹等全身急性感染症状,以及脏器损害出现的相应症状。

【病因和传播途径】　钩端螺旋体(leptospira spp.),简称钩体,形态细长,螺旋整齐致密,长6~12μm,一端或两端弯曲呈钩状。新鲜标本可在暗视野显微镜下检见菌体,镀银染色和姬姆萨(Giemsa)染色可使其显形。钩体含有两类抗原,一是型特异抗原,另一是属(群)特异抗原。全世界已发现25个血清群和200多个血清型,且新型别仍在不断发现。我国至少有18个血清群和70个血清型。钩体常寄生于家畜和野生啮齿类动物体内。人钩体病的主要传染源是鼠类和猪。钩体在动物的肾小管中长期繁殖,随尿排出而污染周围环境,如水源、稻田、沟渠、坑道、矿井以及食物等。当人接触这些污染物后,钩体可经皮肤(尤其破损皮肤)、消化道黏膜侵入机体而致病;患本病的孕妇钩体也可通过胎盘感染胎儿。在洪水泛滥或大雨后可有本病的流行,主要由猪含菌排泄物污染水源所致。被鼠、犬咬伤而受感染者偶有报道,但经患者菌尿而受感染者极少见。

【发病机制】　发病机制尚不确切。由于感染钩体的菌型、毒力大小和侵入数量的不同,以及机体免疫力和反应性的强弱,致使病理变化和临床表现的轻重和类型差异很大。钩体产生的致病物质主要有内毒素样物质(endotoxin-like substance)和溶血素(hemolysin)等。前者类似于革兰氏阴性菌的脂多糖,有内毒素样作用,可导致败血症;后者有破坏人和某些家畜红细胞膜的作用,可导致贫血、出血、肝大、黄疸和血尿。钩体及其内毒素样物质是致病的主要因素。机体免疫力主要是体液免疫所形成的特异性抗体,一次感染可获得同型钩体巩固的免疫力。疾病的发展过程可分为三个阶段。

1. **早期**　即败血症期,发病后的1~3天。钩体侵入机体后,经淋巴道和小血管进入血液循环至各器官、组织内,大量繁殖并产生内毒素样物质使机体出现急性中毒症状。此期无明显组织学损伤,而功能改变较显著。临床表现为早期中毒综合征,如畏寒、发热、乏力、头痛、躯干痛、结膜充血、腓肠肌压痛、表浅淋巴结肿大、皮疹和鼻出血等。

2. **中期**　即败血症伴器官损伤期,发病后的4~10天。在败血症继续发展的基础上,进一步引起不同程度的器官广泛性损害,造成临床上不同的病型。轻者无明显器官损害,临床上表现为流感伤寒型。严重者内脏损害明显,临床上可分别表现为肺出血型、黄疸出血型、肾衰竭型和脑膜炎型。有时各型间可有重叠。

3. **后期**　即恢复期或后发症期,发病后7~10天。自钩体侵入后,机体即出现非特异性免疫反应。在发病后1周左右,体内产生IgM、IgG等特异性抗体并逐渐增高,使血液和组织中的钩体逐渐减少以至消失,临床上进入恢复期。多数患者症状逐渐消失而痊愈,少数可能因迟发型变态反应而导致热退后数日或更长时间再出现发热、眼部及神经系统后发症。

本病的潜伏期为2~20天,一般7~14天,平均约7天。

【病理变化及临床病理联系】　基本病变为急性全身毛细血管中毒性损害,引起不同程度的循环障碍和出血,以及广泛的实质器官损伤而导致严重的功能障碍。炎症反应一般轻微。由于

Notes

钩体类型和毒力的不同,主要受累的器官及其病变的轻重和临床表现亦不同。

1. 肺脏 主要病变为肺出血。一般出现在发病后的 3~5 天。轻者为点状出血,重者为全肺弥漫性出血。以肺出血型者病变最为显著,多由黄疸出血群钩体引起。全肺弥漫性出血为近年来无黄疸钩体病患者常见的死亡原因。临床上可出现严重的呼吸困难、缺氧、咯血等症状。

2. 肝脏 主要病变为肝细胞水肿、脂肪变和小叶中央灶性坏死,汇管区胆小管胆汁淤滞和炎细胞浸润。病变以黄疸出血型者最为显著。肝脏是全身各器官和组织中钩体数量最多的部位,特殊染色易检见钩体。广泛的肝细胞损害可引起胆汁排泄功能降低和凝血功能障碍。临床上可出现重度黄疸和广泛皮肤、黏膜出血,严重者发生急性肝功能不全或肝肾综合征。

3. 肾脏 主要病变为间质性肾炎和肾小管上皮细胞不同程度的变性和坏死,一般肾小球病变不明显。严重者可引起急性肾功能不全。

4. 其他器官和组织病变

(1) 心脏:广泛心肌细胞水肿,偶见灶性坏死。心内膜和心外膜可见出血点。临床上可出现心动过速、心律失常和心肌炎的症状和体征。

(2) 横纹肌:以腓肠肌病变最为明显。肌纤维呈节段性变性、肿胀、横纹模糊或消失,并可见肌浆空泡或溶解性坏死。临床上表现为腓肠肌压痛。

(3) 神经系统:部分病例有脑膜炎及脑实质充血、出血、炎细胞浸润和神经细胞变性。病变以脑膜炎型者最为明显,临床上表现为脑膜炎的征象。少数患者,特别是儿童在恢复期可出现脑动脉炎,由于脑底多发性闭塞性动脉内膜炎引起脑实质损害。临床上出现偏瘫、失语和反复短暂肢体瘫痪等。

本病在起病 24 小时内接受抗螺旋体药物及对症治疗者,恢复快,很少死亡。在低免疫状态如儿童、青少年、孕妇、老人等预后较差。治疗如延误至中、晚期,内脏器官已发生严重损害者,死亡率较高(约 5%)。黄疸出血型患者死亡率为 30%~50%,肺出血型为 10%~20%,而流感伤寒型仅为 1%~5%。患者多死于肾衰竭,或因大量肺出血造成窒息而死亡。

第七节　流行性出血热

流行性出血热(epidemic hemorrhagic fever,EHF)是由汉坦病毒引起的一种自然疫源性急性传染病,又称肾综合征出血热(hemorrhagic fever with renal syndrome,HFRS)。病变以出血性血管炎为特征,临床以发热、出血、休克和肾脏损害为主要表现,病死率较高。本病主要分布于欧洲、亚洲和南美洲等的 20 多个国家。中国是全球发病最多的国家之一,目前已在 26 个省、市、自治区有流行,且疫区在不断扩大,发病率也呈上升趋势。

【病因和传播途径】　汉坦病毒(Hantaan virus),又称肾综合征出血热病毒。病毒颗粒呈圆形或卵圆形,直径约 120nm,有包膜,为单负股 RNA 病毒。病毒的核蛋白有较强的免疫原性和稳定的抗原决定簇,膜蛋白有中和抗原和血凝素抗原,后者对病毒颗粒黏附于受染宿主的细胞表面及随后病毒脱衣壳进入胞质起重要作用。本病属多宿主自然疫源性疾病,鼠类是最主要的宿主和传染源。按流行方式我国 EHF 可分为野鼠型、家鼠型和实验室感染型。农村和野外工作感染多以黑线姬鼠为主的野鼠引起;城市居民多以褐家鼠为主的家鼠所传播;实验室的大、小白鼠,以及兔和猫等也可传染本病。

本病的传播主要由宿主动物的含病毒排泄物通过呼吸道、消化道、破损的皮肤和黏膜进入人体而致病;也可由虫媒(革螨或恙螨)叮咬病鼠,再将病毒传播到人体;或通过胎盘在母体和胎儿间垂直传播。各季节均可发生,尤以冬季多见,患者以从事野外工作的男性青壮年多见。

【发病机制】　目前尚未完全清楚。感染后是否发病与病毒数量、型别和毒力,以及机体的免疫状态有关。汉坦病毒对人体呈泛嗜性感染,可导致多器官的病变。病毒进入机体后,可能

Notes

的靶细胞是血管内皮细胞、巨噬细胞和淋巴细胞,通过宿主细胞表面的 β$_3$ 整合素介导侵入并在这些细胞内繁殖,进一步侵入周围实质细胞或释放入血,引起病毒血症以及多脏器损伤而发病。病毒及其产物的直接损伤作用是发病的始动因素,一方面可直接导致感染脏器的损害,另一方面也可激发机体的免疫反应和各种细胞因子的释放。特别是病毒可直接损害免疫器官及免疫活性细胞,导致免疫功能失调和免疫性损伤是本病的重要发病基础。病毒抗原刺激机体免疫系统使体液免疫反应亢进,产生大量抗体。疾病早期以 IgE 为主,引发 I 型变态反应,造成血管通透性增加,血浆大量外渗。继之,特异性抗体 IgG 和 IgM 与病毒及其抗原相结合形成大量免疫复合物,广泛沉积于肾小球基底膜和肾小管、微血管内皮细胞,与补体结合并激活补体系统释放一系列活性物质,形成以Ⅲ型超敏反应为主、Ⅱ型超敏反应参与的免疫性病理损害。同时,细胞免疫也起着重要作用。从而导致血管壁损伤,大量血浆和有形成分漏出,造成出血、低血容量休克、DIC、肾衰竭等临床表现。

本病的潜伏期为 4~42 天,一般 2 周左右。发病后可获得稳固而持久的免疫力。

【病理变化】 基本病变为全身小血管损害引起的出血性炎症。主要表现为小动脉、小静脉和毛细血管内皮细胞肿胀、变性、脱落,甚至管壁纤维素样坏死,微血栓形成;全身皮肤、黏膜和各脏器广泛出血,严重血液循环障碍和实质细胞变性、坏死,其中以肾、心、垂体等脏器病变最为突出。

肾脏病变广泛,髓质高度充血、出血呈暗红色,皮质因肾小管肿胀、挤压、变性以致坏死而贫血呈苍白色,在皮髓质交界处对比尤为显著。心脏以右心房和右心耳心内膜下大片状出血为特征性病变。垂体常以前叶病变为著,表现为充血、出血,甚至大片状出血和凝固性坏死。其他组织和脏器,如皮肤、睑结膜、浆膜、软脑膜和肝、脾、肺、脑、肾上腺、胸腺、胰腺、胃肠等均可有不同程度的充血、出血或灶性坏死。组织学上发现肾、肾上腺和垂体的出血、血栓形成和坏死常是本病的特征性改变。

【临床病理联系】 典型流行性出血热的病程依次分为五期:①发热期:起病急骤、高热、畏寒,体温在发病后 1~2 天达高峰;②低血压性休克期:发病后第 5 天左右,热退病重是本期特点。表现为心慌、多汗、血压下降、脉搏增快,严重者发生低血容量性休克;③少尿期:为本病的极期,多发生在起病的第 5~9 天,一般持续 3~5 天。主要表现为急性肾衰竭,出现急骤少尿或无尿、高氮质血症。此期病死率最高,常因尿毒症、酸中毒死亡;④多尿期:起病后第 12 天左右,约持续 2 周;⑤恢复期:发病约 3~4 周后,患者临床症状和体征逐渐消失。约 2/3 以上病例病情较轻,临床上仅有轻微的中毒症状。重型或危重型者可多期重叠,病情重,发病急,临床上有明显的中毒症状。发病初期患者有高热,眼结膜、咽部、软腭等处充血,软腭、腋下、前胸等处出血点,常伴有三痛(头痛、眼眶痛、腰痛)和三红(面、颈、上胸部潮红);继之皮肤瘀斑、腔道出血,甚至重要脏器进行性出血、休克、肾脏功能衰竭。患者病程长,并发症多,预后差,死亡率较高。近年来,由于早期诊断和治疗措施的改善,病死率已由 10% 下降为 3%~5% 以下。主要因休克、急性肾衰竭、大出血、肺水肿、脑水肿、心功能衰竭及合并感染而致死亡。

附:埃博拉病毒病

埃博拉病毒病是由纤丝病毒科的埃博拉病毒(Ebola virus,EBOV)感染引起的急性出血性传染病,主要通过患者的血液和排泄物传播。临床为急性发病,表现为发热、肌痛、出血性皮疹和肝功能损伤等,病死率极高,目前尚无有效治疗方法。

该病主要流行于非洲扎伊尔和苏丹,宿主动物仍然未明,多认为是蝙蝠。传播途径为通过接触患者的体液和排泄物直接和间接传播,也可由未经消毒的注射器以及气溶胶和性接触传播。发病无明显季节性,人群普遍易感,无性别差异。

EBOV 主要分为四个亚型:扎伊尔型,苏丹型,科特迪瓦型及雷斯顿型,其中扎伊尔型毒力最强,苏丹型次之,两者对人类感染性强,致死率很高。雷斯顿型和科特迪瓦型对人毒力较低,表

Notes

现为亚临床感染。该病毒为泛嗜性病毒,可侵犯多个器官。该病的发生与机体的免疫应答水平有关。患者血清中 IL-2、IL-10、TNF-α、IFN-γ 和 IFN-α 水平明显升高。单核巨噬细胞是首先被病毒攻击的靶细胞,随后感染成纤维细胞和内皮细胞,导致血管通透性增加,纤维蛋白沉积于血管壁,引起血管壁纤维素样坏死、血栓形成和多灶性出血。

该病的主要病理变化是单核巨噬细胞系统受累,初次感染期,呼吸道淋巴组织的树突状细胞、成纤维细胞、肺泡巨噬细胞首先被感染,受累肺组织的肺泡腔、支气管黏膜中大量树突状细胞、巨噬细胞浸润,肺泡和肺泡壁间质纤维蛋白沉积,小血管纤维素样坏死,随后病毒播散至区域淋巴结并在淋巴结内复制,经血道迅速播散至全身多个器官引起再次感染。此时全身淋巴组织包括脾、气管旁淋巴结、肺门淋巴结、纵隔淋巴结、肠系膜淋巴结和全身浅表淋巴结及呼吸道、消化道黏膜相关淋巴组织结构破坏,淋巴细胞凋亡或溶解性坏死,纤维蛋白沉积,组织水肿及血管纤维素样坏死、多灶性出血。实质器官损害包括肝组织多灶性坏死,肝细胞脂肪变性及肝细胞内嗜酸性包涵体形成;全身皮肤及黏膜出现血瘀点、瘀斑及大面积出血;肾髓质血管内透明血栓形成,肾小管上皮细胞和肾小球缺血性坏死,膀胱黏膜可见出血点,肾上腺皮质细胞也可见多灶性变性和坏死。

本病的潜伏期 3~18 天,发病时表现为突发的发热、剧烈头痛、肌肉关节酸痛,时有腹痛。2~3 天后可出现恶心、呕吐、腹痛、腹泻、黏液便或血便。4~5 天后进入极期,表现为持续高热和神经系统症状,如谵妄、嗜睡等。此时出现明显出血症状,可有呕血、黑便、鼻出血、咯血及注射部位出血等。病程 7~8 天可在躯干出现麻疹样斑丘疹并扩散至全身各部,以肩部、手心、脚掌多见。重症患者常因出血,肝、肾衰竭或严重的并发症死于病程的 8~9 天。非重症患者,发病后 2 周后逐渐恢复。

第八节　性传播性疾病

性传播性疾病(sexually transmitted diseases,STD),亦称性病(veneral diseases),是指通过性行为而传播的一类疾病,并在社会上有重要的流行病学意义。传统的性病包括梅毒、淋病、性病性淋巴肉芽肿(lymphogranuloma venereum)、腹股沟肉芽肿(granuloma inguinale)、和软性下疳(chancroid)。近二十年来又有一些新病种出现,如艾滋病等,使 STD 谱系增宽,病种已多达 20 余种(表 18-3)。并且,STD 发病率在世界上一些国家包括我国均有显著上升的趋势。本节仅叙述淋病、尖锐湿疣和梅毒,艾滋病见第五章。

表 18-3　主要的性传播性疾病

病原体	疾病
人类免疫缺陷病毒(HIV)	艾滋病(AIDS)
单纯疱疹病毒(HSV)	生殖器疱疹病变
人乳头瘤病毒(HPV)	尖锐湿疣,子宫颈新生物
乙型肝炎病毒(HBV)	乙型病毒性肝炎
沙眼衣原体(L1~L3 型)	性病性淋巴肉芽肿
沙眼衣原体(D~K)	非淋菌性尿道炎、子宫颈炎
解脲脲原体	非淋菌性尿道炎、子宫颈炎
淋球菌	淋病
梅毒螺旋体	梅毒
杜克嗜血杆菌	软性下疳

续表

病原体	疾病
肉芽肿杜诺凡菌	腹股沟肉芽肿
阴道毛滴虫	阴道滴虫病（男性为尿道滴虫病）
阴虱	耻骨虱病
志贺菌属	小肠结肠炎（男性同性恋者）
弯曲菌属	小肠结肠炎（男性同性恋者）
溶组织内阿米巴	阿米巴病（男性同性恋者）
兰氏贾第鞭毛虫	贾第鞭毛虫病（男性同性恋者）

一、淋　病

淋病（gonorrhea）是由淋球菌引起的急性化脓性炎症，是最常见的STD。病变主要累及泌尿生殖系统，多发生于15~30岁年龄段，以20~24岁最常见。人类是淋球菌的唯一宿主，至今尚无免疫预防办法，加上耐药菌株的出现，给本病的控制带来了严重困难。

【病因和发病机制】　淋球菌（gonorrhoeae）属奈瑟菌属，为氧化酶阳性、有菌毛、荚膜和耐药质粒的革兰氏阴性双球菌，碱性美蓝染色呈深蓝色。菌壁外膜由脂多糖、外膜蛋白和菌毛构成。病菌在体外生存力低，难以存活。细菌有极强的传染性，患者及无症状的带菌者是本病的主要传染源。主要通过性交直接传染；也可通过染菌的手指、毛巾，或污染的衣裤、床上用品、浴盆、便桶、桑拿浴等间接感染；也可在分娩时由母亲产道分泌物感染新生儿结膜引起眼结膜炎。淋球菌的菌壁成分与其毒力、致病性和免疫源性有关。病菌对单层柱状上皮和移行上皮特别敏感，而对鳞状上皮不敏感。因此，病菌首先侵袭前尿道或子宫颈黏膜，凭借其具有的多种黏膜相关黏附分子和菌毛结构与黏膜上皮黏附。然后病菌依赖毒力因子（如IgA1蛋白酶）以及外膜蛋白的作用穿透上皮细胞并向深部组织侵入。细菌的脂多糖有抗吞噬作用，其分泌的肽聚糖、内毒素和某些膜蛋白也与细菌的毒力和致病性有关。如外膜蛋白PⅠ可直接插入中性粒细胞的膜上，严重破坏膜结构的完整性；PⅡ分子参与淋球菌间以及病菌与宿主细胞间的黏附作用；PⅢ则可阻抑杀菌抗体的活性。感染后约1~2天内，病菌进入上皮下组织引起急性化脓性炎。进一步侵入后尿道或子宫颈，继之上行蔓延引起泌尿生殖道和邻近器官化脓性炎症，严重者可经血行播散至全身。病菌可长期潜伏在深部腺体组织中，成为慢性淋病而反复发作。大多数淋球菌都携带一个或几个耐药质粒，如耐青霉素质粒、耐四环素质粒等，这些质粒与病菌的耐药性有关。宿主防御细菌除靠正常黏膜和理化屏障外，主要依赖于黏膜IgA和血清中的抗菌毛抗体、抗脂多糖抗体、抗外膜蛋白抗体等杀灭细菌，而细胞免疫不起主要作用。

【病理变化】　病变特征为化脓性炎伴肉芽组织形成以及纤维化。主要累及男、女泌尿生殖器官。在感染的第2~7天，尿道和尿道附属腺体呈现急性卡他性化脓性炎，黏膜充血、水肿，并有黏液脓性渗出物自尿道口流出。如未经治疗，男性患者的病变上行蔓延至后尿道及其附属腺体，波及前列腺，精囊和附睾引起急性化脓性炎。女性患者则病变蔓延到前庭大腺、尿道旁腺、子宫颈引起急性化脓性炎。通常女性尿道和子宫颈的脓性渗出病变不如男性显著。部分女性患者由于经期、流产等诱因，可引起子宫内膜炎、急性输卵管炎，进一步可发展为输卵管积脓、输卵管卵巢脓肿、弥漫性腹膜炎以及中毒性休克等严重后果。急性炎症之后伴随着肉芽组织修复和瘢痕形成，可导致受累及组织发生结构和功能的永久性损伤。慢性者淋球菌可长期在病灶潜伏，形成以显著浆细胞浸润的慢性炎症，并反复引起急性发作。

Notes

【临床病理联系】 男性患者在感染早期主要表现为：排尿困难(dysuria)、尿频(urinary frequency)和尿道口流出白色黏液样脓性物。慢性炎症可导致尿道狭窄和男性不育。女性患者在感染早期可无症状或仅有尿痛、下腹痛和阴道脓性排出物。未经治疗者，感染上行蔓延可引起相应的临床表现，如引起的慢性输卵管炎可因瘢痕形成而导致女性不育，并增加异位妊娠发生的危险性。如病变扩展到盆腔，引起盆腔器官广泛粘连，则形成所谓的盆腔炎性疾病(pelvic inflammatory disease)，可导致女性不孕。约 0.5%~3% 的患者可经血行播散引起身体其他部位的病变，常由有抵抗补体溶解作用的淋球菌株引起，以女性多见。最严重病例可发生淋病性败血症，导致 DIC 引起沃 - 弗综合征(Waterhouse-Friderichsen syndrome)。

二、尖 锐 湿 疣

尖锐湿疣(condyloma acuminatum)是由人乳头瘤病毒引起的性传播性疾病，又称性病疣(venereal wart)。主要累及生殖道上皮呈现良性增生性疣状病变。多见于 20~40 岁的青壮年，老年人和小儿亦有发生。近年来，尖锐湿疣在我国发病率剧增，年增长率为 22.5%，在 STD 中，病例数仅次于淋病而居第二位。

【病因和发病机制】 人乳头瘤病毒(human papillomavirus，HPV)属乳多空病毒科，是双链环状 DNA 病毒。目前 HPV 尚不能在体外培养，也无动物模型，人类是其唯一自然宿主。HPV 有 60 多个基因型，在尖锐湿疣病变中以 6、11 型最为常见。患者及无症状的带毒者是本病的主要传染源，患病期 3 个月内传染性最强。主要通过性接触直接传染，也可通过带有病毒的污染物或非性行为接触发生间接感染，分娩中经产道或产后密切接触导致母婴之间传播，以及自身接种而传播至其他部位。HPV 在人体温暖、潮湿部位易生长繁殖，故外阴、生殖器、肛门周围最易受染。HPV 具有宿主和组织特异性，对人皮肤和黏膜，尤其生殖道上皮细胞有高度的亲嗜性。病毒经接触传播到达黏膜与皮肤交界部位，通过微小糜烂面进入上皮细胞造成感染。HPV 的复制增殖与上皮细胞的分化阶段有关。在基底层细胞内病毒处于静止状态，病毒 DNA 的早期基因在棘细胞层开始表达，而晚期基因的表达则在颗粒层的核内进行，完整的病毒体仅在终末分化的角质层细胞中产生。因此，增殖的 HPV 病毒仅可在感染上皮的表层细胞核内检见。病毒复制可诱导上皮细胞增殖、表皮变厚，并伴有棘层细胞增生和表皮角化而形成皮肤疣状病变。感染后的进程和转归与所感染的病毒型别和数量以及机体免疫状态(尤其细胞免疫)有关。免疫功能缺陷可使病损复发或加重。此外，分化成熟的角质层细胞很快脱落，使 HPV 抗原接触免疫系统的机会较少，这也是导致 HPV 免疫原性较低，易形成持续性感染的重要因素之一。

本病潜伏期为 3 周 ~8 个月，平均约 3 个月。

【病理变化】 好发部位男性依次为阴茎冠状沟、龟头、包皮、包皮系带、尿道口或肛门附近等，女性多见于阴唇、阴蒂、子宫颈、阴道、会阴部及肛周等，也可偶见于生殖器外部位，如乳房、腋窝、腹股沟、口腔等。病变初为散在小而尖的突起，逐渐扩大，表面凹凸不平，呈疣状颗粒，可互相融合呈鸡冠状或菜花状团块，质软、湿润、淡红或暗红色，顶端可有感染溃烂，触之易出血。镜下，表皮呈疣状或乳头状增生，乳头尖锐，上皮脚下延并呈假上皮瘤样增生；角质层轻度增厚及角化不全；棘层肥厚，散在或成群的凹空细胞(koilocyte)，其特点为较正常细胞大，核增大居中，圆形、椭圆形或不规则形，深染，核周胞质空化或有空晕，可见双核或多核。真皮层毛细血管和淋巴管扩张，大量慢性炎细胞浸润(图 18-23)。

【临床病理联系】 尖锐湿疣病损多持续存在或反复发作，临床上可有局部瘙痒、烧灼感。约 1/3 的病例可自行消退。由母婴之间传播而患病的婴幼儿易发生有潜在危险性的上呼吸道复发性乳头状瘤。本病有癌变可能，与 HPV 感染部位和病毒型别关系密切，约 15% 的阴茎癌既往患有尖锐湿疣。目前，应用免疫组化法检测 HPV 核壳抗原以及原位杂交或原位 PCR 技术检测

Notes

HPV DNA 有助于临床诊断。

三、梅　毒

梅毒(syphilis)系由梅毒螺旋体引起的慢性传染病,是 STD 中危害性较严重的一种。本病特点是病程的长期性和潜匿性,病原体可侵犯任何器官,临床表现多样性,也可隐匿多年而毫无临床症状。梅毒流行于世界各地,我国曾基本消灭了梅毒,近年来又有逐渐蔓延的趋势。

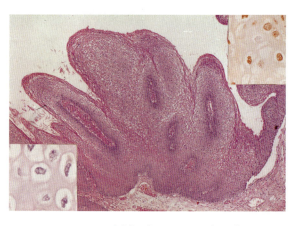

图 18-23　尖锐湿疣,左下示凹空细胞

【病因和发病机制】　梅毒螺旋体,又称苍白螺旋体(treponema pallidum),体长 6~15μm,宽 0.1~0.2μm,有 8~14 个致密而规则的螺旋。暗视野显微镜下可见其运动,Fontana 镀银染色呈棕褐色。该螺旋体在体外生存力低,对理化因素抵抗力极弱,对青霉素、四环素、汞、砷、铋等药物敏感。

梅毒患者是唯一的传染源。早期梅毒患者,即第一、二期梅毒的皮肤、黏膜活动性病变中有多量梅毒螺旋体,具高度的传染性。病原体常在直接接触破损的皮肤或黏膜时才能进入机体。梅毒可分为先天性和后天性两种。本病 95% 以上经性交传播,少数可因输血、接吻、医务人员不慎受染等直接接触传播。先天性梅毒是由患病母体经胎盘传给胎儿所引起。

机体免疫力的强弱决定受染后是痊愈、潜匿抑或发展为晚期梅毒。病原体有很强的侵袭力,并有黏附组织和降低宿主免疫力的能力。螺旋体表面的荚膜样物质含有黏多糖和唾液酸,其可阻止抗体的大分子物质与螺旋体结合、抑制补体的激活和干扰补体的杀灭作用,免疫抑制的结果有利于螺旋体在宿主内存活和扩散。病菌产生的 PGE_2 可抑制巨噬细胞的杀菌活性,分泌的透明质酸酶可促进黏附并降解组织、细胞基质和血管基底膜,利于其扩散至各种组织和血管内,引起闭塞性动脉内膜炎,并因免疫反应引起以浆细胞为主的单个核细胞浸润。病原体诱发机体发生细胞介导的迟发型超敏反应,使病原体所在部位形成树胶肿。宿主的免疫反应可阻止感染后下疳形成,但不能完全杀灭病原体,这可能与其外膜含有少量蛋白质而缺乏抗原性有关,或是由于 TH 细胞下调使其逃脱宿主免疫反应的结果。

机体感染病原体后第 6 周血清出现特异性抗体及非特异性抗体即反应素(reagin)。特异性抗体在补体参与下可将病原体杀死或溶解,并发挥调理素化作用。临床上梅毒血清学试验反应阳性具有诊断价值。随着抗体的产生,机体免疫力逐渐增强,病变部位的病原体数量减少,因此早期梅毒可有不治自愈的倾向。然而播散到全身的病原体常难以完全消灭,从而导致梅毒复发或晚期梅毒的发生。少数患者病原体可在体内终身潜伏,表现为血清反应阳性而无病变和临床症状,或在二、三期梅毒时局部病变消失而血清反应持续阳性者,均称为隐性梅毒。本病常见于 HIV 感染的患者,病变容易进展恶化,但临床表现未见暴发性经过。

本病潜伏期为 10~90 天,通常约 3 周左右。

【基本病理变化】

1. 增生性动脉内膜炎(proliferative endoarteritis)及血管周围炎(perivasculitis)　前者系指小动脉内皮细胞肥大、增生和内膜纤维化,使管壁增厚、管腔狭窄甚至闭塞。后者表现为围管性单核细胞、淋巴细胞和浆细胞浸润,大量的浆细胞浸润是本病的特点之一。此类病变可见于各期梅毒。

2. 树胶肿(gumma)　又称梅毒瘤(syphiloma),是梅毒的特征性病变,其形成可能与迟发型超敏反应有关。病灶呈灰白色,大小不一,小者仅见于镜下,大者达数厘米。因其质韧而有弹性,

Notes

似树胶状,故称树胶肿。镜下结构颇似结核结节;中央为凝固性坏死,类似干酪样坏死,但坏死不彻底,弹力纤维染色可见组织内原有的血管壁轮廓,上皮样细胞和朗格汉斯细胞较少,而有多量淋巴细胞和浆细胞浸润;外围有致密的纤维组织(图18-24)。后期树胶肿可被吸收、纤维化,最后瘢痕收缩导致器官变形,但很少钙化。这些特点有别于结核结节。该病变可发生于任何器官,最常见于皮肤、黏膜、肝、骨和睾丸,仅见于第三期梅毒。

(一) 后天性梅毒

后天性梅毒(acquired syphilis)按病程经过分为三期。第一、二期称早期梅毒,传染性强。第三期称晚期梅毒,传染性小,因其常累及内脏,故又称内脏梅毒。

1. **第一期梅毒(primary syphilis)** 病原体侵入人体后3周左右,在侵入局部发生炎性反应,形成下疳(chancre)(图18-25)。下疳常为单个,无痛,直径约1~2cm,表面可糜烂或形成溃疡,基底洁净、湿润、边缘稍隆起、质硬,故又称硬性下疳(hard chancre)。因溃疡表浅常被忽视。多见于男性阴茎的冠状沟、龟头和阴囊等处,女性的外阴、阴唇和子宫颈等处,约10%的病例亦可见于生殖器外,如唇、舌、肛周等处。镜下为溃疡底部增生性动脉内膜炎和血管周围炎。于下疳表面的分泌物中,镀银染色或免疫荧光染色可检见病原体。下疳发生约1周后,局部淋巴结轻度肿大,质硬无痛,呈非特异性急性或慢性炎。及时治疗可阻止病变向第二期梅毒发展。如不经治疗,由于患者产生免疫反应,下疳可于2~6周后多"自愈",肿大的局部淋巴结也消退。临床上处于无症状的潜伏状态,但体内病原体仍继续繁殖。初期梅毒血清学试验常呈阴性,应辅助以其他病因学的检测。

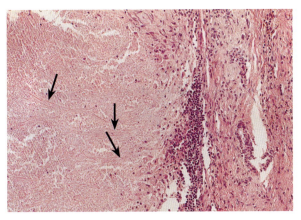 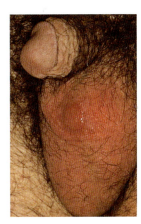

图18-24 肝三期梅毒之树胶肿　　　　图18-25 阴囊硬性下疳
图左侧见大片坏死组织,但坏死不彻底,其中可见血窦轮廓(↑);坏死周围由上皮样细胞、淋巴细胞及浆细胞组成;图右侧为纤维组织和残存胆管

2. **第二期梅毒(secondary syphilis)** 感染后第8~10周左右,潜伏于体内的病原体又大量繁殖并进入血液循环,主要引起全身淋巴结肿大和广泛性皮肤黏膜损害即梅毒疹(syphilid)。梅毒疹通常表现为口腔黏膜、掌心、足心等处的斑疹和丘疹、脓疱,以及阴茎、外阴、肛周的扁平湿疣(condyloma lata)。后者为暗红色突起的平坦斑块。镜下为增生性动脉内膜炎和血管周围炎,病灶内易检见病原体,故此期传染性强。淋巴结肿大以颈部和腹股沟部最常见。几周后梅毒疹可自行消退,再次进入无症状的静止状态,但梅毒血清反应阳性。若予以治疗,将阻止其向第三期梅毒发展。

3. **第三期梅毒(tertiary syphilis)** 约1/3未经治疗的早期患者可发展为晚期梅毒,常发生于感染后4~5年以上。可侵犯任何内脏器官或组织,病变以树胶肿和瘢痕形成为特征,导致器官变形和功能障碍。此期梅毒血清学非特异性抗体试验反应可转为阴性,但特异性抗体试验反

Notes

应始终阳性。

(1) 心血管梅毒(cardiovascular syphilis):最常见,占晚期梅毒病例的80%~85%。主要发生于主动脉,引发梅毒性主动脉炎(syphilitic aortitis)。患者年龄多在40~55岁之间,男性多于女性。其特征为病变起始于主动脉升部,遍及主动脉弓及胸主动脉,每于横膈段截然而止。早期为主动脉外膜滋养血管闭塞性内膜炎,逐渐导致中膜弹力纤维和平滑肌缺血和退行性变,并由瘢痕取代。肉眼,主动脉内膜表面呈现弥漫分布的微细而深陷的树皮样皱纹。因弹力纤维的广泛破坏,主动脉可呈进行性梭形或囊状扩张而形成主动脉瘤(aortic aneurysm)。患者可因其破裂而猝死。如病变累及主动脉瓣膜环部,可导致:①环部弹力纤维破坏引起瓣膜环部扩张;②瓣膜呈纤维性增厚;③瓣叶联合处由于内膜纤维增生和瓣膜收缩而发生瓣叶间的分离。这些因素综合导致主动脉瓣关闭不全(aortic insufficiency),使左室异常肥大和扩张,乃有"牛心"(car bovinum)之称。患者最终死于心力衰竭。

(2) 神经梅毒(neurosyphilis):较常见,约占晚期梅毒的10%。病变主要累及中枢神经及脑脊髓膜。可导致:①脑膜血管梅毒(meningovascular syphilis):多发生在脑底,基本病变为脑膜血管周围和血管外膜淋巴细胞和浆细胞浸润。常引起大脑血管血栓形成和栓塞,表现为脑血管意外的典型症状和体征;②麻痹性痴呆(paretic dementia):由脑膜血管的病变持续发展而来,病变特征为巨噬细胞和皮质血管壁有含铁的色素沉积,病变处脑皮质(以额叶为著)萎缩并呈颗粒状。表现为健忘和精神错乱,四肢瘫痪和大小便失禁等,可见阿-罗瞳孔现象(对光反应消失,调节反应存在);③脊髓痨(tabes dorsalis):病变以脊髓末段受累及最早也最严重,病变处脊髓后束变性、萎缩,脊髓膜增厚,伴有淋巴细胞和浆细胞浸润。临床上出现闪电样痛、下肢感觉异常、腱反射减弱及消失、进行性共济失调等。伴发HIV感染的梅毒患者,神经梅毒的发生率有增高之趋势。

(3) 其他器官梅毒:不常见。基本病变以树胶肿形成为特征,最常见于骨、皮肤以及上呼吸道和口腔黏膜。骨梅毒主要累及颅骨、鼻骨、胸骨、股骨等,树胶肿可导致局部疼痛、肿胀,甚至病理性骨折。如鼻骨受累,常损害鼻中隔致鼻梁塌陷,鼻孔向前,形成所谓马鞍鼻(saddle nose)。皮肤和黏膜受累常形成结节性病变,也可导致破坏性、溃疡性病变而类似于恶性肿瘤。肝梅毒使肝脏呈结节状肿大,继而树胶肿纤维化、瘢痕收缩呈分叶状,称分叶肝(hepar lobatum)。睾丸树胶肿可引起性交传播。

(二) 先天性梅毒

先天性梅毒(congenital syphilis)多发生于梅毒螺旋体感染2~5年间(即早期梅毒)的孕妇,其体内病原体数量最多,胎儿受染率最大。在胎龄2~3个月时,胎儿体内已有螺旋体存在,但病变只见于胎龄4个月以上的胎儿及嗣后出生的婴幼儿。根据被染胎儿发病的早晚分为早发性和晚发性梅毒。

1. **早发性先天性梅毒(early congenital syphilis)**　是指胎儿或婴幼儿期发病的先天性梅毒,发病在2岁以内,包括死产(stillbirth)和婴儿梅毒(infantile syphilis)。病原体在胎儿体内和胎盘中大量繁殖,可引起死胎、晚期流产或早产。病变特征为皮肤和黏膜的广泛大疱和大片剥脱性皮炎,内脏病变表现为淋巴细胞和浆细胞浸润、动脉内膜炎、间质弥漫性纤维组织增生和发育不良等。肺呈弥漫性纤维化,间质血管床减少而呈灰白色,故称白色肺炎(pneumonia alba)。肝、脾、胰和心肌等脏器也有类似病变。骨软骨炎为恒见的病变,表现为长骨骨骺线有树胶肿形成。鼻骨和硬腭因树胶肿的破坏形成马鞍鼻和硬腭穿孔。长骨骨膜炎伴有骨膜的新骨生成,胫骨前侧骨膜增生形成所谓马刀胫(saber shin)。眼脉络膜炎和脑膜炎亦甚常见,这些病变中皆易检见病原体。

2. **晚发性先天性梅毒(late congenital syphilis)**　发生在2岁以上幼儿的先天性梅毒。患儿发育不良,智力低下。可表现为间质性角膜炎、马刀胫和马鞍鼻。牙和牙釉质发育障碍,门齿

Notes

小而尖,切缘呈镰刀状缺陷,称为 Hutchinson 齿。由间质性角膜炎、Hutchinson 齿和神经性耳聋构成哈钦森三联症(Hutchinson triad)。内脏病变可与后天性梅毒第三期改变相似。

第九节　深部真菌病

由真菌(fungi)感染引起的疾病称为真菌病(mycosis)。真菌种类繁多,目前发现有 10 余万种。与细菌相比,对人类致病者相对较少。据 WHO 统计,能引起人类疾病的真菌约有 270 余种。近年来由于广谱抗生素、肾上腺皮质激素、免疫抑制剂及抗肿瘤药物的大量应用,使真菌病的发病率明显增长。尤其 AIDS 的广泛流行,使真菌病成为 AIDS 患者的重要和常见的机会性感染,约有 1/3 的患者因并发真菌感染而致死。

临床上将真菌分为四大类:浅表真菌(superficial fungi)、皮下真菌(subcutaneous fungi)、深部真菌(deep-seated fungi)和机会性致病真菌(opportunistic pathogenic fungi)。前二者主要侵犯皮肤和皮下组织引起浅部真菌病(superficial mycosis)。后二者引起深部真菌病(deep mycosis)。深部真菌(如二相真菌)有较强的毒力性为致病真菌,主要由外源性感染。机会性致病真菌(如假丝酵母菌、曲菌、隐球菌和毛霉菌)有较低毒力性为条件致病真菌,通常不致病,多为内源性感染。深部真菌病危害性较大,在免疫抑制的患者危害性更为严重。

真菌一般不产生内毒素和外毒素,其致病机制目前尚不完全明了。真菌致病作用可能与其在体内繁殖引起的机械性损伤以及所产生的酶类、酸性代谢产物有关。真菌及其代谢产物具有弱抗原性,在人体内可引起变态反应而导致组织损伤。真菌的致病力一般较弱,只有当机体抵抗力降低时,真菌才能侵入组织,大量繁殖引起疾病。诱发深部真菌病的主要因素有:①慢性消耗性疾病和免疫缺陷病,可使机体免疫功能和抵抗力降低;②长期使用广谱抗生素,破坏了体内菌群间的拮抗平衡,有利于真菌大量繁殖;③肾上腺皮质激素可抑制炎症反应和稳定溶酶体膜,影响吞噬细胞溶解杀灭真菌,还能破坏淋巴细胞而使抗体形成减少;④大剂量 X 线照射、抗肿瘤药物和免疫抑制剂,可抑制骨髓使吞噬细胞生成减少,并损伤正常组织和细胞为真菌侵入创造条件;⑤治疗用的长时间静脉插管、内脏导管(如留置导尿管等)和大手术,有利于真菌侵入和在体内繁殖;⑥某些内分泌功能失调,如肾上腺皮质功能低下、甲状腺功能低下等。

真菌病的病变与感染真菌的种属、菌量、毒力,以及宿主的抵抗力、有无原发性疾病、受累部位、病变时期等因素有关。常见的基本病变有:①轻度非特异性炎:病灶中仅有少量淋巴细胞、单核细胞浸润,主要见于隐球菌感染引起的囊腔性病变,或在骨髓造血功能极度抑制时;②化脓性炎:大量中性粒细胞浸润形成小脓肿,主要见于感染的真菌数量较多,宿主的反应较强烈时,如假丝酵母菌病、曲菌病、毛霉菌病等;③坏死性炎:大小不等的坏死灶,常有明显出血,而炎细胞相对较少,多见于机会性感染,如毛霉菌、曲菌感染等;④肉芽肿性炎:常与化脓性病变同时存在;⑤真菌性败血症:可引起全身播散性感染,常是致死的主要原因。上述病变可单独存在,也可同时存在。真菌感染的病变没有特征性,诊断真菌病的最直接方法是分离培养或证明真菌存在于病变组织或渗出物中。常用的真菌染色方法有六胺银和 PAS 染色。前者将真菌成分染成棕黑色,后者则染成红色。奥辛蓝和黏液卡红染色用于隐球菌。免疫酶标法对鉴别真菌感染亦有很大的帮助。

一、假丝酵母菌病

假丝酵母菌病(candidiasis)是由假丝酵母菌引起的一种最常见的真菌病。最常见的致病菌为白假丝酵母菌(candida albicans)(原称白色念珠菌),常存在于正常人的口腔、皮肤、阴道和消化道内。多为内源性感染,属条件致病菌。本病可发生急性、慢性感染,病变多样,可发生在身体各个部位。在机体抵抗力降低的情况下可引起局部或周身播散性病变。

Notes

皮肤和黏膜的浅部假丝酵母菌病较常见。深部假丝酵母菌病多为继发性。病菌主要通过消化道播散至全身各部位,其中医源性因素起重要作用,如广谱抗生素、皮质激素、化疗、放疗和免疫抑制剂的长期应用及插管等。

【发病机制】 假丝酵母菌的毒力与其对机体组织的黏附力密切相关。病菌表面有调节黏附的分子,主要有:①类似于人类 CR3 整合素的一种受体,其能与 C3bi、纤维蛋白原、纤维粘连素和层粘连蛋白上的精氨酸 - 甘氨酸 - 天冬氨酸(arginine-glycine-aspartic acid)基团相连接;②能与上皮细胞的糖类相连接的一种植物凝集素(lectin);③能与上皮细胞的植物凝集素样分子相连接的某些含甘露糖的蛋白质。病菌还可分泌天冬氨酰蛋白酶和腺苷,前者可降解细胞外基质蛋白造成组织损伤,后者可阻滞中性粒细胞的氧自由基产生和释放。

【病理变化】 主要病变有:①化脓性炎;②坏死性炎;③肉芽肿性炎。在极度衰竭患者也可出现无反应性病变。病变组织内检见病菌即可诊断。假丝酵母菌为圆形或卵圆形生芽的酵母样菌,直径约 2~5μm,壁薄,假菌丝细长而直,有分隔,有时有少数分支。革兰氏染色、PAS 和六胺银染色均呈阳性(图 18-26)。

【临床病理联系】 浅部假丝酵母菌病的病变常在皮肤和黏膜表面形成不规则的片状白色膜状物。膜状物由假菌丝和纤维素性炎性渗出物组成,易脱落形成糜烂和表浅溃疡。在口腔者称鹅口疮(thrush),多见于婴幼儿及消耗性疾病患者。在阴道者为假丝酵母菌性阴道炎(candidal vaginitis),尤其在糖尿病、妊娠

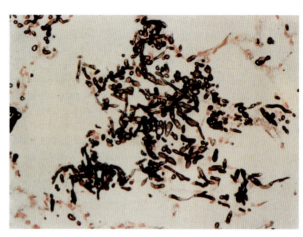

图 18-26 假丝酵母菌
病灶内见芽生孢子和假菌丝(银染色)

或口服避孕药的妇女更易发生。临床上多表现为瘙痒和阴道排出浓稠的凝乳样分泌物。还可见于其他皮肤皱褶处,如腋窝、乳房下、腹股沟、肛周、会阴部等温暖潮湿部位引起皮肤的湿疹样病变(eczematoid lesions)。

深部假丝酵母菌病多发生于消化道、呼吸道、心、肾、脑、肝、脾等处。假丝酵母菌性食管炎(candidal esophagitis)(图 18-27)较常继发于艾滋病和淋巴造血肿瘤患者,主要表现为吞咽困难和胸骨后疼痛。支气管和肺假丝酵母菌病常继发于肺结核病和支气管扩张症,临床表现与支气管炎和肺炎相似,并可形成小脓肿,晚期引起纤维化和肉芽肿形成。假丝酵母菌性心内膜炎(candidal endocarditis)常见于心脏瓣膜病手术置换、药瘾或心导管检查及长期静脉内高营养的患者,损伤的心瓣膜上形成较大、易脆的赘生物,其易脱落引起栓塞现象。泌尿道假丝酵母菌病多由尿道插管引起。在极少数严重的免疫系统受损患者,可引起假丝酵母菌性败血症(candidal septicemia),导致全身播散性假丝酵母菌病,最终可引起休克和 DIC ,常为患者的致死原因。

二、曲 菌 病

曲菌病(aspergillosis)由曲菌引起的一种真菌病。人类曲菌病中最常见的致病菌为烟曲菌(aspergillus fumigatus)。主要侵及支气管和肺,也可累及皮肤、外耳道、副鼻窦、眼眶、心内膜、肾、消化道、中枢神经系统及其他器官组织,严重者可导致败血症。在空气中飞扬的孢子主要通过呼吸道进入人体引起原发性肺曲菌病。皮肤损伤,特别是烧伤患者暴露于空气或接触被曲菌污染的物品、用具等也易使创面感染致病。

Notes

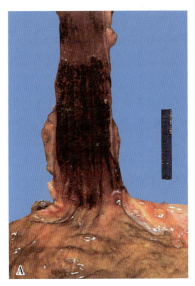
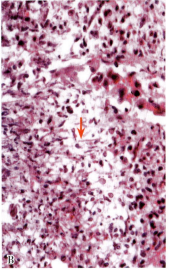

图 18-27

A. 假丝酵母菌性食管炎 ;B. 食管假丝酵母菌病　局部溃疡形成,箭头所
示为假丝酵母菌

【发病机制】　多数情况下曲菌是条件致病菌,只有在宿主免疫耐受、抵抗力降低时才致病。

曲菌表面的唾液酸可与细胞外基质蛋白、层粘连蛋白和纤维蛋白原结合,导致组织损伤。曲菌还可分泌毒素,主要有:①黄曲霉毒素(aflatoxin):由黄曲菌产生,是一种重要的致癌物;②核糖毒素(ribotoxin):通过降解 mRNA 以抑制宿主细胞蛋白质的合成;③丝裂吉菌素(mitogillin):是 IgE 的诱导剂,导致机体对曲菌发生超敏反应。

【病理变化】　曲菌可在机体许多部位引起病变,以肺部为最常见。常见病变有:①化脓性病变;②坏死性病变;③慢性病变伴有肉芽肿形成。曲菌常侵入血管引起血栓形成,造成组织缺血、坏死;病灶内有大量菌丝。曲菌菌丝粗细均匀,直径约 2~7μm,有分隔,分支状,常呈 45° 锐角分支。PAS 和六胺银染色更为清晰(图 18-28)。

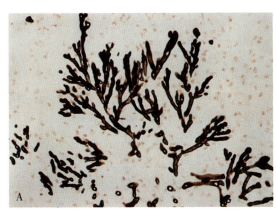
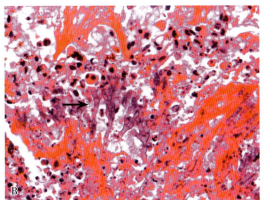

图 18-28

A. 曲菌,菌丝呈放射状排列,有隔,呈锐角分支(银染);B. 肺曲菌病,箭头所示为曲菌菌丝

【临床病理联系】　支气管和肺曲菌病表现为支气管炎或支气管肺炎,是本病的特殊类型。多发生于肺结核、支气管扩张症、陈旧性肺梗死、肺脓肿、肺癌等,特别在伴有陈旧性空洞病变的基础上。病菌在空洞内繁殖,大量增殖的菌丝体在空洞内形成棕色的菌丝团块,称为曲菌球(fungus ball)。临床上常引起空洞腔阻塞,易继发感染和反复咯血。过敏性支气管肺曲菌病(allergic

Notes

bronchopulmonary aspergillosis),多见于哮喘患者,与曲菌抗原引起Ⅰ型超敏反应有关。患者常有抗曲菌的循环抗体 IgE 和外周血嗜酸性粒细胞增多,导致支气管痉挛和分泌亢进。病理和临床表现类似于支气管哮喘。晚期可发展为慢性阻塞性肺疾病。近年来本病有逐渐增多的趋势,主要见于接触大量曲菌孢子的人员。

在极少数严重的免疫系统受抑制以及身体虚弱的患者,可引起播散性曲菌病(disseminated aspergillosis)。原发病变多在肺,曲菌进入血流广泛播散,其中以累及心瓣膜、脑和肾常见,累及脑可导致患者死亡。

三、毛 霉 菌 病

毛霉菌病(mucormycosis)是由毛霉菌(mucor)引起的一种严重的真菌病。多表现为急性化脓性炎症,进展迅速,易发生全身广泛播散,病变常累及血管引起血栓形成和梗死。

毛霉菌广泛存在于自然界中,主要通过呼吸进入鼻窦和肺;也可经消化道、破损皮肤或皮肤黏膜交界处、手术或插管等进入机体。只有在宿主免疫耐受、抵抗力降低时才致病,因此本病几乎全为继发性。

【病理变化】 病变主要为急性化脓性炎症。病菌侵袭性很强,常侵犯血管,对血管的侵袭性比曲菌严重,常引起血栓形成、梗死和血道播散。严重的坏死和化脓可能是霉菌直接作用和霉菌栓子阻塞血管所共同造成的后果。慢性病变可有异物性肉芽肿形成。病变组织内可检见大量菌丝,一般无孢子。毛霉菌菌丝粗大、壁厚,直径多为 10~15μm,不分隔,分支较少而不规则,常呈钝角或直角分支。在 HE 染片中菌丝易苏木素着色,PAS 染色效果不佳,银染色也较其他真菌染色淡(图 18-29)。

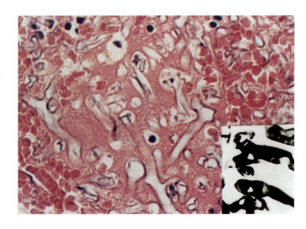

图 18-29 毛霉菌
菌丝粗大,壁厚,无隔,分支少而不规则,常呈钝角或直角分支,右下插图为银染色

【临床病理联系】 本病常见的三个原发部位是鼻窦、肺和胃肠道,取决于孢子是经呼吸道或经消化道感染。头面部毛霉菌病最常见于糖尿病酸中毒时,病菌由鼻黏膜侵入,可依次直接蔓延到鼻窦、眼眶、脑及其他头面部组织引起鼻脑型毛霉菌病(rhinocerebral mucormycosis),形成鼻 - 眼 - 脑综合征。本型病情凶险,发展迅速,累及脑可致患者短期内死亡。当患者出现糖尿病酸中毒、单侧眼眶周围感染和脑膜脑炎三联症时应注意本病发生的可能,鼻黏膜刮片培养或活检有助于诊断。

肺部病变多发生在原有空洞的基础上,X 线显示弥漫性粟粒状阴影。霉菌亦可侵入肺动脉和肺静脉,引起肺动脉血栓形成和肺梗死。孢子随食物进入胃肠道,侵犯黏膜和血管,可引起食管、胃和小肠坏疽、溃疡形成或穿孔。极少数严重者,病菌可从原发感染灶侵入血流引起全身播散性毛霉菌病(disseminated mucormycosis)。

四、隐 球 菌 病

隐球菌病(cryptococcosis)是新型隐球菌(*Cryptococcus neoformans*)引起的一种亚急性或慢性真菌病。病变以中枢神经系统最为常见,也可发生于肺、皮肤、骨和其他器官。本病多数为继发性。在 AIDS 患者中其感染可达 10%~30%,应予以关注。

新型隐球菌广泛存在于自然界,也可存在于健康人的皮肤、黏膜和粪便中。病菌主要经呼

Notes

吸道,也可经皮肤或消化道进入人体引起发病,或使之成为带菌者。

【发病机制】 感染后是否发病主要与宿主的细胞免疫关系密切,T 细胞功能受损是主要易感因素,且易导致病变急剧恶化及播散。病菌致病力与其以下特征有关:①表面荚膜多糖(capsular polysaccharide),可抑制中性粒细胞的趋化性和吞噬作用;②对肺泡巨噬细胞杀灭的抵抗力;③产生酚氧化酶(phenol oxidase),可保护病菌免遭宿主神经系统中肾上腺素氧化系统的杀灭。此外,病菌易感染脑的另一个原因是脑脊液缺乏激活补体替代途径的某些补体成分,可降低中性粒细胞的吞噬和杀灭作用。

【病理变化】 隐球菌在组织内引起慢性炎症,病变与病期早晚有关。早期,由于隐球菌产生大量荚膜多糖,病变呈胶冻样,炎症反应轻微。晚期病变为肉芽肿,尔后可形成纤维瘢痕,一般不发生钙化。病灶或巨噬细胞内可检见隐球菌。隐球菌为圆形或卵圆形,一般为单芽,厚壁,有宽阔、折光性的胶质样荚膜,厚约 3~5μm;大小相差很大,不包括荚膜直径多在 4~7μm 左右,有的可达 20μm。在组织中用 PAS、黏液卡红(mucicarmine)或奥辛蓝(alcian blue)染色隐球菌清晰可见(图 18-30);脑脊液标本可用印度墨汁(India ink)染色,菌体呈淡灰色,而荚膜不着色。

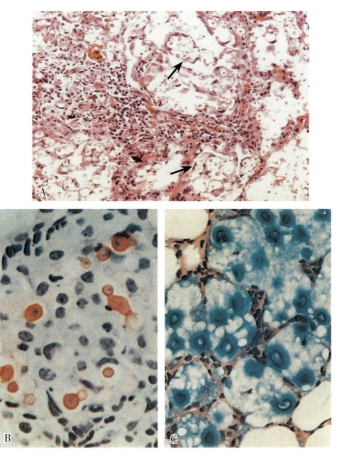

图 18-30
A.肺隐球菌 病变呈胶冻样,内含隐球菌,箭头所示隐球菌隐球菌;
B.黏液卡红染色,菌体呈红色;C.奥辛蓝染色,荚膜呈蓝色

【临床病理联系】 隐球菌对中枢神经系统组织有特殊亲和性,90% 的病例有脑脊髓或脑膜损伤,主要表现为脑膜炎。早期在蛛网膜下腔内有大量稠厚的胶冻样物质,晚期形成肉芽肿,继之纤维化引起脑膜粘连而影响脑脊液循环。感染可沿血管周围间隙侵入脑实质,主要在灰质和基底节等部位形成许多小囊腔。镜下,囊腔为扩大的血管周围间隙,腔内充满隐球菌及其释出的胶样物质,形成肥皂泡样病变(soap-bubble lesions);也可见缺血性软化灶。临床上表现似脑炎

Notes

或脑脓肿,发生头晕、头痛、意识淡漠或谵妄等症状。隐球菌性脑膜炎(cryptococcus meningitis)起病缓慢,临床症状与结核性脑膜炎相似,容易误诊;脑实质病变范围较大时,常与脑占位性病变混淆。

许多隐球菌性脑膜炎患者有肺部感染史,或同时也有肺病变。一般认为原发病灶在肺,隐球菌乃通过血道播散至脑。肺隐球菌病的病变常较轻微,临床上多无明显症状。晚期病变为肉芽肿性结节状病灶,大小不等,多在胸膜下形成单发性结节,需与结核病或肺癌鉴别。极少数严重免疫抑制患者,隐球菌可通过血道广泛播散至全身。

五、放 线 菌 病

放线菌病(actinomycosis)是由以色列放线菌(Actinomyces israeli)引起的一种慢性化脓性炎症。放线菌不属于真菌而为厌氧细菌。因其病变与真菌病相似以及传统的习惯,通常将放线菌病与真菌病一起叙述。临床上以病变向外周组织扩展、形成多发性瘘管和排出带有"硫磺颗粒"的脓液为特征。发病以男性居多,年龄平均在 20~45 岁。

放线菌为革兰氏阳性,细胞壁含胞壁酸(muramic acid)。菌体与真菌相似呈细丝状,细长无隔,有分支。放线菌种类很多,只有少数菌株对人类有致病性,其中最主要的是以色列放线菌。该菌是人口腔正常菌群中的腐物寄生菌,在拔牙、外伤或其他原因引起口腔黏膜损伤时,病菌可由伤口侵入,也可通过吞咽或吸入带菌物质进入胃肠或肺。

【病理变化】 病变主要为慢性化脓性炎症。早期病变形成多数小脓肿,常相互融合并向邻近组织蔓延,形成窦道和瘘管。脓肿壁和窦道周围有肉芽组织和纤维组织增生。病菌在脓肿壁、窦道壁和脓腔内繁殖,形成菌落。肉眼观,脓液内有细小的黄色颗粒,直径约 1~2mm ,称为"硫磺颗粒"。镜下,颗粒由分支的菌丝交织而成。颗粒中央部染蓝紫色,周围菌丝排列成放射状,菌丝末端常有胶样物质组成的鞘包围而膨大呈棒状,染伊红色(图 18-31),所以称为放线菌。晚期病变纤维组织增生,瘢痕形成。本病常同时合并其他细菌感染,使病变复杂、迁延不愈。

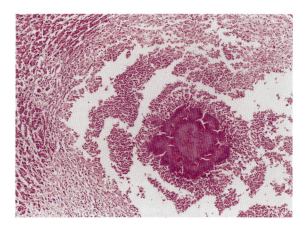

图 18-31　放线菌病
菌落中央的细颗粒染成蓝色,为"硫磺颗粒",周边为放线状的菌丝,菌丝末端膨大呈棒状,左侧为肝组织

【临床病理联系】 临床上主要分为三型:①面颈部放线菌病:最多见,约占 50% 以上。多发生在颌骨附近。初为牙龈及邻近软组织形成多数脓肿,尔后彼此沟通形成窦道,穿破皮肤形成瘘管,排出带有"硫磺颗粒"的脓液。严重者可扩展到颅骨、脑膜及脑;②腹部放线菌病:约占 25%。多发生于阑尾和结肠。初为黏膜下小脓肿,常穿破肠壁引起局限性腹膜炎,侵入腹壁可形成窦道,排出带有"硫磺颗粒"的脓液;③胸部放线菌病:约占 15%。常形成肺脓肿,逐渐扩散可形成肺胸膜瘘或脓胸,侵犯胸壁和肋骨可引起胸壁瘘管,排出"硫磺颗粒"。

小　结

由病原微生物引起,并在人群中流行的传染病是发展中国家的重要人口健康问题。病原微生物首先破坏机体的天然防御屏障,进入宿主体内繁殖,并发生播散,引起组织或

Notes

器官的病变,产生相应的临床症状。同时病原体可从宿主体内释出,通过消化道、呼吸道、虫媒或接触性传播传染给其他个体,引起流行。也可经母婴传播,引起胎儿感染。

由结核杆菌感染引起的结核病是最常见、最重要的传染病,细菌经呼吸道或消化道感染人体,引起结核性肉芽肿和干酪样坏死两种特殊性病变。肺部结核病可分为原发性和继发性两类,依机体对结核杆菌的免疫力不同,在肺部引起不同的病变,并可沿支气管、淋巴管和血道播散。肠道、腹膜、肾、生殖系、脑膜、骨关节等也可发生结核病,称为肺外结核病。麻风病是由麻风杆菌引起的慢性传染病,通过接触性传播,主要累及皮肤和神经,病变为肉芽肿性炎症,分为类结核型和瘤型两型以及界限类和未定类两类。伤寒和细菌性痢疾分别由伤寒杆菌和痢疾杆菌引起,经消化道传播,前者引起伤寒性肉芽肿,后者发生假膜性肠炎,均可在肠道出现溃疡。钩端螺旋体经鼠类和猪传播,通过排泄物污染环境感染人类。早期可导致钩体败血症,进而继发肺、肝、肾等器官病变,以肺出血和黄疸为主要临床表现。流行性出血热是病毒引起的急性出血性炎症,主要病变为全身小血管损害,可导致肾衰竭。埃博拉病毒病也是由埃博拉病毒引起的急性出血性传染病,近年在非洲流行,主要累及单核巨噬细胞系统,小血管损伤,引起血栓形成和出血,导致全身器官广泛性坏死,尤以肝、脾、肾淋巴组织为重。性传播疾病是通过性行为传播的一类疾病,包括梅毒、淋病、尖锐湿疣、艾滋病等。分别由梅毒螺旋体、淋球菌、人乳头瘤病毒和艾滋病毒引起。近年发病率呈上升趋势。

真菌病是由真菌感染引起的疾病。假丝酵母菌、曲菌、毛霉菌和新生隐球菌是常见的致病性真菌,常引起深部真菌病,并可发生全身性播散。放线菌为厌氧菌,可导致慢性化脓性炎症。不同真菌的特殊形态特点及其引起的肉芽肿病变可作为病理诊断的依据。

(孙保存)

主要参考文献

1. Kumar V, Abbas AK, Aster JC. Robbins and Cotran Pathologic basis of disease. 9th ed. Philadelphia:Elsevier, 2015:341-402.
2. Cedric A Mims, Anthony Nash, John Stephen. Mims'pathogenesis of infectious disease. 5th ed. Waltham: Academic Press, 2000.
3. 朱万孚,庄辉. 医学微生物学. 北京:北京大学医学出版社,2007.
4. 杨绍基,任红. 传染病学. 第7版. 北京:人民卫生出版社,2008.

Notes

第十九章 寄 生 虫 病

人体寄生虫病(human parasitosis)是寄生虫(parasite)作为病原体引起人体的疾病。据估计全球受寄生虫感染的人数多达 45 亿,其中感染蛔虫的约 12.83 亿、钩虫 7.16 亿、鞭虫 8.7 亿、丝虫 2.7 亿、血吸虫 2 亿、疟原虫 4 亿,其他寄生虫感染也很普遍。寄生虫病的流行需要传染源、传播途径以及易感人群,受到生物因素、自然因素和社会因素的影响,且有地理分布的区域性、明显的季节性和自然疫源性(activity of the natural foci)等特点。寄生虫病主要发生在广大发展中国家,特别在热带和亚热带地区,依然广泛流行,威胁着人们的健康或生命。

在我国,寄生虫病的防治取得了显著的成绩。但近年来,由于市场的开放,鱼、肉、家畜供应渠道增加,检疫和卫生监督制度不健全;人们食谱的改变,生食、半生食的人数增加;近年来圈养宠物的盛行,人畜共生寄生虫病的病例时有发现,如棘球蚴病、弓形虫病等,加上有的地区重治疗,轻预防,导致有的寄生虫病发病率有回升的趋势,值得高度注意!

寄生虫病可分为急性和慢性,但大多数呈慢性经过。部分宿主感染寄生虫后可以不表现症状,称为隐性感染(latent infection)或带虫者(parasite carrier)。有时寄生虫会在常见寄生部位之外的组织、器官中异位寄生(ectopic parasitism),并可有同时感染多种寄生虫的多寄生现象。寄生虫对宿主的主要损害:①夺取营养:寄生的虫数愈多、虫体愈大,宿主被夺取的营养就愈多,可引起宿主营养不良和贫血;②机械性损伤:寄生虫在宿主体内寄生、移行、生长繁殖和排离过程中都可以造成局部破坏、压迫或阻塞等机械性损害;③毒性作用:寄生虫的分泌、代谢产物对宿主产生化学损害,如溶组织内阿米巴分泌溶组织酶,破坏组织,可引起阿米巴肝"脓肿"、肠壁损伤、溃疡或组织增生等;④变应原(allergen)作用:寄生虫的分泌、排泄物和虫体的分解产物具有抗原性,可对宿主致敏,引起局部或全身性变态反应,如嗜酸性脓肿或肉芽肿形成,有时可引起宿主过敏性休克,甚至死亡。

常见的人体寄生虫病可分为:①原虫病(protozoiasis):如阿米巴病、黑热病和疟疾;②吸虫病(trematodiasis):如血吸虫病、肺吸虫病和肝吸虫病;③绦虫病(cestodiasis):如棘球蚴病和囊虫病;④线虫病(nematodiasis):如丝虫病、蛔虫病和钩虫病等。本章仅介绍阿米巴病、血吸虫病、华支睾吸虫病、肺吸虫病、丝虫病和棘球蚴病(包虫病)等。

第一节 阿 米 巴 病

阿米巴病(amoebiasis)多由溶组织内阿米巴(*Entamoeba histolytica*)原虫感染所引起的一种人类寄生虫病。该原虫主要寄生于结肠,亦可经血流或直接侵袭到达其他部位,引起相应部位组织的坏死、溃疡、脓肿或症状,也可同时累及多种组织和脏器成为全身性疾病。

近年来,随着野外生存训练、铁人比赛等项目的开展,生存于河道中自由生活的阿米巴经鼻黏膜感染,形成脑阿米巴病的也时有发生。

阿米巴病分布全球,但多见于热带与亚热带,据统计,全世界每年死于该病人数不少于 4 万;国内平均感染率为 0.95%,多为散发、慢性或不典型病例,南方多于北方,农村多于城市,男性多于女性,儿童多于成人。

一、肠阿米巴病

(一)病因和发病机制

多数阿米巴具有滋养体(trophozoite)和包囊(cyst)两个生活史阶段。滋养体可运动摄食、繁殖和致病;包囊外层囊壁有较强的抵抗力,有利传播。阿米巴有许多属、种,一般只有溶组织内阿米巴能侵袭组织引起疾病。肠阿米巴病(intestinal amoebiasis)是侵袭型溶组织内阿米巴引起肠壁损害的炎症性疾病(如阿米巴结肠炎 amoebic colitis),由于急性期常以腹泻、腹痛、里急后重等为主要临床症状,故临床上又称为阿米巴痢疾(amoebic dysentery)。

成熟的包囊体污染食物或水进入消化道后,包囊体能抗胃酸破坏而到达小肠下段和回盲部,因该处环境缺氧且呈碱性,为阿米巴原虫生长所需,包囊壁开始溶解、破裂,释出四个有活动性的阿米巴小滋养体(小滋养体直径约 $10\sim20\mu m$,有单个泡状核),其以肠黏液、细菌等为养料,不断增殖。在肠道正常生理功能的情况下,一般不侵入肠壁(属肠腔型)而形成包囊体排出体外,此为无症状的带虫者。当肠道功能紊乱或肠壁有损伤时,小滋养体附着于肠黏膜表面或下行到结肠,经腺体开口或损伤处,借助其变形运动和分泌溶组织酶的作用,侵入肠黏膜,继续分裂繁殖,转变为大滋养体(组织型),并不断侵蚀周围组织,引起病理变化。部分未侵入组织的滋养体,活力逐渐降低,最后变成包囊体随粪便排出。

溶组织内阿米巴的致病是虫体和宿主相互作用的结果,与虫株毒力、数量、寄生环境的理化及生物因素和宿主的免疫功能状态有关:

1. 机械性损伤与吞噬作用 滋养体特别是大滋养体能在组织中进行伪足(pseudopodium)运动,破坏所到之处的组织,并吞噬和降解已受破坏的细胞。

2. 接触溶解作用 扫描电镜观察发现大滋养体对细胞的破坏作用是通过接触溶解(contact lysis)。大滋养体质膜具有丰富的溶酶体,当它与宿主接触时,质膜溶酶体释放活性物质,如酪蛋白酶、透明质酸酶、明胶酶等,溶解与破坏肠黏膜组织或细胞;另外,致病株阿米巴具有膜结合磷脂酶 A,促使滋养体表面植物血凝素样黏附分子与靶细胞膜上相应糖基配体结合,转化为溶血性卵磷酯,此为一种细胞溶解物。

3. 细胞毒素作用 Lushbaugh 等(1979)从溶组织内阿米巴的纯培养中分离出不耐热的蛋白质肠毒素(enterotoxin),能损伤肠黏膜并引起腹痛、腹泻。

4. 细菌作用 从实验动物的观察中发现阿米巴原虫感染的同时如伴有溶血性链球菌、肺炎球菌、大肠杆菌等感染所致的病变比无菌的对照组更为严重,可能细菌能作为阿米巴的营养来源;细菌能促进阿米巴代谢或分泌某些物质,从而增强其致病力。当然,也许两种致病因素同时作用,使肠壁损伤加重。

5. 易感性 流行病学和统计学发现患者男女之比为 $5.7\sim9.1:1$。实验证明,睾丸酮可促进阿米巴"脓肿"的发生。

6. 免疫抑制与逃避 阿米巴抗原中含有激发机体免疫抑制的决定簇,侵袭型滋养体对补体介导的溶解作用有抵抗力,具有独特的逃避宿主免疫攻击的能力,因此能长期存在,发挥其致病作用。

(二) 病理变化

病变部位主要在盲肠、升结肠,其次为乙状结肠和直肠,严重病例可累及整个结肠和小肠下段。基本病变为灶性坏死性结肠炎,以形成口小底大的烧瓶状溃疡(flask shaped ulcer)为病变特点。根据病程可分为急、慢性期。

1. 急性期病变　肉眼观:早期肠黏膜表面形成散在细小灰黄色斑点状坏死或浅表溃疡,周围可见充血、水肿;继之,坏死灶增大,呈圆纽扣状,周围有出血带,此时阿米巴滋养体穿过黏膜肌层进入黏膜下层,并开始大量繁殖,向四周蔓延,组织大片坏死,形成充满黄棕色黏液脓性物质,从病灶中央小的穿孔溢出。病变进一步发展,坏死组织范围扩大、崩解、脱落、液化,形成大小不一、圆形或卵圆形、口小底大的烧瓶状溃疡,溃疡边缘不规则、肿胀,其下方呈潜行性(图19-1,图19-2),这种形态的溃疡具有诊断价值。而溃疡间的黏膜正常或仅表现轻度卡他性炎症。有些严重病例,多个溃疡底部形成隧道互相沟通,其表面黏膜可呈大片液化性坏死、脱落,形成边缘下潜行的巨大溃疡,有的溃疡直径可达8~12cm,少数溃疡可深达浆膜层,甚至引起肠穿孔或局限性阿米巴腹膜炎(regional amoebic peritonitis)。

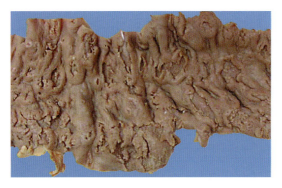

图 19-1　结肠阿米巴病,肠黏膜可见大小不一、形状不规则的溃疡

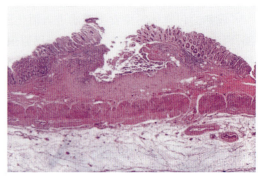

图 19-2　结肠阿米巴病,溃疡呈"烧瓶状"

镜下:阿米巴引起液化性坏死,呈无结构、淡红色病灶,其附近组织炎症反应轻微,仅有充血、出血及少量淋巴细胞、单核细胞和浆细胞浸润;如果继发细菌感染则可有中性粒细胞浸润。在坏死组织与正常组织交界处常可找到阿米巴大滋养体,在组织切片上(HE染色),大滋养体一般呈圆形,直径约20~40μm,核小呈紫蓝色,直径约4~7μm,胞质略呈嗜碱性,浆内可见吞噬的红细胞、淋巴细胞、组织或细胞碎片等(图19-3),在滋养体的周围常有一空隙,可能因周围组织被溶解所致。在病灶邻近的小静脉中,也可见到大滋养体。溃疡小者愈合后可不留瘢痕,

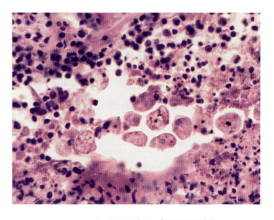

图 19-3　肠阿米巴病(滋养体)

大而深者,愈合后有瘢痕形成;若溃疡已破坏肌层,纤维组织显著增生,可引起肠腔狭窄。

因结肠受炎症刺激,蠕动增强,黏液分泌增多,可引起腹痛、腹泻及大便次数增多;当坏死的黏膜脱落及小血管出血,可形成典型的酱褐色、腐败呈腥臭的脓血便,粪检可找到大滋养体。由于直肠和肛门的病变较轻,故里急后重的症状不明显。一般阿米巴病的全身症状大多轻微。若继发感染,可有毒血(toxemia)症状,少数暴发型病例感染严重时,可有畏寒、高烧、大便次数多而发生脱水。急性期多数患者可治愈,少数因治疗不及时、不彻底而转入慢性期。

Notes

2. 慢性期病变 由于新、旧病变及坏死、溃疡和增生反复交错发生，导致黏膜上皮增生或形成息肉，纤维组织增生、瘢痕形成，可使肠壁变厚、变硬或肠腔变得狭窄。有时因局限性上皮组织、肉芽组织增生而形成肿瘤样包块，称阿米巴肿(amoeboma)，多见于盲肠，临床上易误诊为大肠癌。

二、肠外阿米巴病

肠外阿米巴病(extraintestinal amoebiasis)可见于许多组织或器官，但以肝、肺和脑常见。

(一) 阿米巴肝脓肿(amoebic liver abscess)

是肠外阿米巴病中最常见的。有资料统计，肠阿米巴病合并阿米巴肝"脓肿"者为1.8%~10%，而尸检统计约为36.6%。阿米巴肝"脓肿"的发生是肠阿米巴滋养体通过侵入肠壁小静脉→肠系膜静脉→门静脉→肝而发病。阿米巴肝"脓肿"右叶多于左叶(4:1)，其原因可能是由于肠阿米巴病多位于盲肠及升结肠，而该处的静脉血液多回流到肝右叶之故，且肝右叶体积远比左叶大，受侵犯的机会也较多。

肉眼观：一般单个，脓肿大小不一，大者可似儿头大，几乎占据整个肝右叶。脓肿内容物为阿米巴溶解组织所致的液体性坏死物质和陈旧性血液混合而成的果酱样物质，脓肿壁上附着尚未彻底液化坏死的门管区纤维结缔组织、血管和胆管等，呈破棉絮状外观(图19-4)。而脓肿周围组织炎症反应不明显。

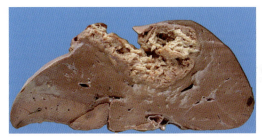

图 19-4　阿米巴肝脓肿，肝脏切面脓腔内残存"破棉絮样"物质

镜下：脓液为液化性淡红色物质，脓肿壁有不等量尚未彻底液化坏死的组织，有少许炎症细胞浸润，在坏死组织与正常组织交界处可查见阿米巴滋养体。慢性阿米巴肝"脓肿"周围可有肉芽组织及纤维组织增生。

临床上阿米巴肝"脓肿"常表现为长期发热伴右上腹痛及肝大、压痛、全身消瘦等。阿米巴肝"脓肿"可继续扩大并向周围组织穿破，形成膈下脓肿、脓胸、肺脓肿、阿米巴性胸、腹膜炎或阿米巴炎症等。慢性阿米巴肝"脓肿"常继发细菌感染而形成混合性脓肿，病情也相应恶化。

(二) 阿米巴肺脓肿(amoebic pulmonary abscess)

少见，大部分由阿米巴肝"脓肿"穿过横膈直接蔓延而来，脓肿为单发性、大小不一，多位于右肺下叶，有时肺脓肿和肝脓肿互相连通，肺脓肿内容物为咖啡色坏死液化物质，坏死物质通过支气管、气管排出体外可形成肺空洞。临床上患者有类似肺结核症状，咳出褐色脓样痰，并可查见阿米巴滋养体。

(三) 阿米巴脑脓肿(amoebic cerebral abscess)

极少见，往往是肝或肺脓肿内的阿米巴滋养体经血流进入脑而引起。

阿米巴病的诊断方法很多，如粪便检查、人工培养、组织检查和免疫学诊断。其中在病变组织中找到滋养体原虫时为最可靠的诊断依据。

自由生活的阿米巴多生活在清水河流的深潭之中，人们在游泳时可自鼻黏膜沿嗅神经进入额叶。患者可出现头痛、高热、昏迷乃至死亡。典型的病例改变则为额叶内沿血管分布的阿米巴滋养体。

第二节　血 吸 虫 病

血吸虫(blood fluke)又称裂体吸虫(schistosoma)。寄生于人体的血吸虫有 5 种，即日本血吸

Notes

虫(*S.japonicum*)、曼氏血吸虫(*S.mansoni*)、埃及血吸虫(*S.haematobium*)、间插血吸虫(*S.intercalatum*)及眉公血吸虫(*S.mekongi*),但主要是前3种。由血吸虫寄生于人体引起的寄生虫病称为血吸虫病(schistosomiasis)。在我国只有日本血吸虫病流行,故简称为血吸虫病。

血吸虫分布于亚洲、非洲、美洲76个国家和地区,估计患病人数达2亿左右。日本血吸虫分布于西太平洋地区的中国、日本、菲律宾与印度尼西亚;在中国,血吸虫病分布于长江中下游及其以南地区13个省、市、自治区。根据湖南省长沙和湖北省江陵出土的西汉古尸体内发现大量血吸虫卵的存在,说明本病在我国至少已有2100多年历史。

由于日本血吸虫动物宿主多,成虫寿命长,感染引起的病情严重,感染和治愈后的免疫力差,中间宿主(intermediate host)钉螺(oncomelania)不易控制,故防治难度大。近年来,有的地区血吸虫病发病率回升或发现新疫区。因此,血吸虫病的防治工作任重而道远。

(一) 病因及感染途径

日本血吸虫的生活史可分为虫卵(ovum)、毛蚴(miracidium)、胞蚴(sporocyst)、尾蚴(cercaria)、童虫(junior)及成虫(adult)等阶段。成虫雌雄合抱,以人体或其他哺乳动物如牛、马、猪、狗和猫等为终宿主(definitive host),寄生在门静脉-肠系膜静脉系统内;而毛蚴至尾蚴的发育繁殖阶段以钉螺为中间宿主。

血吸虫虫卵随同人或畜的粪便排入水中,卵内的毛蚴成熟孵化,破壳而出,钻入钉螺体内,经过胞蚴阶段后发育成尾蚴,然后尾蚴离开钉螺,再次入水(疫水)。当人、畜与疫水接触时,尾蚴头腺分泌溶组织酶(lytichistoenzyme)并借其肌肉收缩的机械运动,钻入皮肤或黏膜内,脱去尾部发育为童虫,童虫经小静脉或淋巴管进入血液循环,经右心到达肺,再由肺的毛细血管、肺静脉进入大循环,一般只有进入肠系膜静脉的童虫才能继续发育为成虫,其余多在移行途中夭折。通常在感染尾蚴后3周左右即可发育为成虫,雌雄成虫交配后产卵,虫卵随门静脉血流系统顺流到肝,或逆流入肠壁而沉着在组织内,经过11天左右发育为成熟的虫卵,内含毛蚴。肠壁内的虫卵可破坏肠黏膜而进入肠腔内,并随粪便排出体外,再重演生活周期。虫卵在组织内的寿命约为21天左右,而成虫在人体内平均寿命为4.5年,最长的可活40年之久。

(二) 发病机制及病理变化

血吸虫发育的不同阶段,尾蚴、童虫、成虫和虫卵均可对宿主引起不同的损害和复杂的免疫病理反应,其中由于虫卵数量巨大,由虫卵引起的病变最严重,危害也最大。血吸虫病的轻重程度视患者的感染程度、免疫状态、营养状况和治疗是否妥当、及时等因素不同而异。

1. 尾蚴引起的损害　尾蚴侵入皮肤后,可引起皮肤的炎症反应,称为尾蚴性皮炎(cercarial dermatitis),在我国稻田地区又称稻田皮炎(paddy field dermatitis),在美国、加拿大因游泳而感染称游泳痒(swimmer's itch)等。尾蚴性皮炎是由IgG介导的I及IV型变态反应性炎症。一般在尾蚴钻入皮肤后数小时至2~3天内发生。皮炎呈红色小丘疹或荨麻疹,奇痒,持续数日后可自然消退。镜下:真皮充血、出血及水肿,开始有中性和嗜酸性粒细胞浸润,以后主要为单核细胞浸润。

2. 童虫引起的损害　童虫移行到肺时,部分可穿破肺泡壁的毛细血管,游出到肺组织中,引起相应部位的充血、水肿、点状出血、嗜酸性粒细胞和巨噬细胞浸润、血管炎或血管周围炎,但一般病变轻,病程较短。患者可出现发热、一过性咳嗽和痰中带血等症状。移行到其他组织或器官时也可引起类似病变。童虫引起的病变除了机械性损伤外,还与其代谢产物或虫体死亡后蛋白分解产物所致的免疫反应有关。童虫表面有特殊的抗原表达,在抗体依赖性细胞介导的细胞毒性反应下,嗜酸性粒细胞和巨噬细胞对童虫具有杀伤作用,因此当宿主再次感染尾蚴时有一定的免疫力。

3. 成虫引起的损害　少量活的成虫寄生在静脉内不引起宿主反应,主要是成虫吞噬宿主红细胞后,将宿主红细胞抗原布于其表膜表面,被宿主免疫系统识别为"自我"组织而逃避了

Notes

免疫攻击。大量成虫寄生引起的机械性损伤及其代谢、分泌、排泄物和死亡虫体的分解产物等毒性物质,可引起静脉内膜炎及其周围炎、血栓形成或血栓栓塞、贫血、嗜酸性粒细胞增多(eosinophilia)和肝脾肿大等多种病变。另外,据观察统计,每条雄虫摄取红细胞数约为3.9万个/小时,而每条雌虫约为33万个/小时,也是机体贫血的原因之一。成虫吞食红细胞后,在虫体内珠蛋白酶的作用下,使血红蛋白分解成血红素样色素(血吸虫色素 schistosomal pigment),肝、脾、肠内增生的单核巨噬细胞吞噬这种色素后沉积在组织或器官内。死亡虫体周围组织坏死,大量嗜酸性粒细胞浸润,也可形成嗜酸性脓肿。

4. 虫卵引起的损害 血吸虫在人体内的寿命长,每对成虫日产卵量约为150~3000个。因此,虫卵引起的病变是血吸虫病的主要病变。约50%的虫卵沉积在结肠壁,23%随血流进入肝脏,不足10%在小肠壁,仅16%的虫卵随粪便排出。病变部位主要在乙状结肠、直肠和肝脏,回肠末段、阑尾及升结肠次之。未成熟的虫卵所引起的病变一般较轻微。虫卵发育成熟后,虫卵内的毛蚴不断分泌出可溶性虫卵抗原(soluble egg antigens, SEA),释放于虫卵周围,进入血液,致敏辅助性T细胞,产生各种淋巴因子(lympho Kine),包括白细胞介素-2(IL-2)、r-干扰素、嗜酸性粒细胞刺激素(ESP)、成纤维细胞刺激因子(FSF)、巨噬细胞移动抑制因子(MIF)等,引起相关细胞大量增殖及淋巴细胞、嗜酸性粒细胞、成纤维细胞、巨噬细胞及浆细胞聚集,形成肉芽肿(即虫卵结节),同时,SEA也刺激B细胞系统产生相应抗体,形成抗原抗体复合物(antigen antibody complex),在虫卵周围形成嗜酸性的、红染的放射状火焰样物质(flame-like substance)。

(1)急性虫卵结节:急性虫卵结节是由成熟的血吸虫虫卵引起的一种局限性、结节状病灶,肉眼呈灰黄色,直径约0.5~4mm大小;镜下结节中心为成熟虫卵,卵壳薄、色淡黄、折光性强,卵内毛蚴呈梨状,虫体前部有头腺,HE染色呈红色,在成熟虫卵周围可见红染的放射状火焰样物质,即抗原抗体复合物(所谓 Hoeppli 现象,图19-5),在其周围有大量变性、坏死的嗜酸性粒细胞聚集,状似脓肿,故称之为嗜酸性脓肿(eosinophilic abscess),见图19-6。在脓肿内可见菱形或多面形折光强的蛋白质结晶,即 Charcot-Leyden 结晶,系嗜酸性粒细胞中的嗜酸性颗粒互相融合而成。随着病程的发展,肉芽组织长入急性虫卵结节中心,结节周围逐渐出现呈放射状排列的上皮样细胞,嗜酸性粒细胞显著减少,形成晚期急性虫卵结节。晚期急性虫卵结节逐渐演变成慢性肉芽肿性虫卵结节。

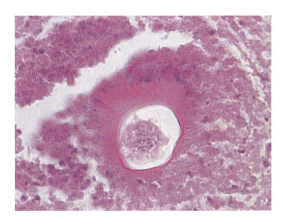

图 19-5 Hoeppli 现象(血吸虫卵卵壳周围呈放射状红染的抗原抗体复合物)

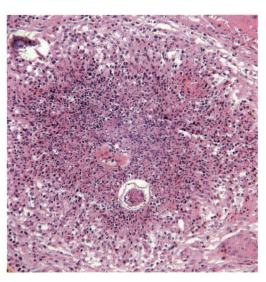

图 19-6 血吸虫卵引起的嗜酸性脓肿,脓肿内可见大量的嗜酸性粒细胞和成熟的血吸虫虫卵

Notes

（2）慢性虫卵结节：急性虫卵结节经过10天左右，虫卵内毛蚴死亡、分解及变性、坏死物质和嗜酸性粒细胞被清除、吸收或钙化，形成由血吸虫卵壳、上皮样细胞、异物巨细胞、淋巴细胞和成纤细胞组成的结核样肉芽肿，故称之为假结核结节，即慢性肉芽肿性虫卵结节（图19-7）。慢性虫卵结节进一步发展，成纤维细胞增生，胶原纤维形成，出现略呈同心圆排列的纤维性虫卵结节（图19-8）。部分虫卵结节一开始就可为慢性虫卵结节，而不经过急性虫卵结节阶段。

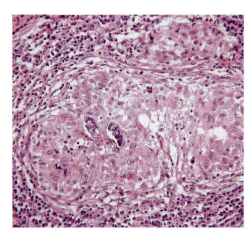

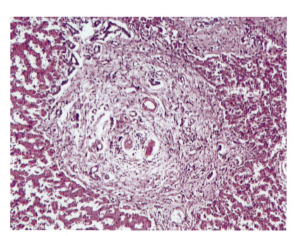

图19-7　慢性肉芽肿性血吸虫卵结节（假结核结节）

图19-8　血吸虫慢性纤维化虫卵结节

5. 循环抗原及免疫复合物引起的损害　血吸虫的虫卵、童虫、成虫的代谢产物、分泌物、排泄物和死亡后的分解产物以及虫体表皮更新的脱落物质排入到血液中，成为循环抗原如：肠相关抗原（gut associated antigens，GAA）、膜相关抗原（membrane associated antigens，MAA）和可溶性虫卵抗原（soluble egg antigens，SEA）。宿主对这些循环抗原产生相应的抗体，抗原抗体结合，形成免疫复合物。当免疫复合物形成过多或不能被有效清除时，则在组织（如血管、关节）内沉积，引起组织损伤性炎症反应，即Ⅲ型变态反应。免疫复合物沉积在血管内可激活补体，补体中的C3a和C5a具有促使肥大细胞和嗜碱性粒细胞释放组织胺等活性物质的作用，导致血管壁通透性增强；免疫复合物沉积在肾小球内，可引起肾脏损害，常出现蛋白尿、水肿及肾功能减退。

（三）主要脏器的病理变化及后果

1. 结肠

（1）急性期：黏膜有充血、水肿，可见灰黄色或黄白色小结节，结节直径约0.5~4mm，稍隆起，结节多时黏膜似绒絮状或细颗粒状，继之，结节破溃，黏膜形成大小不一、边缘不规则的浅表溃疡。溃疡处虫卵或排入肠腔，随粪便排出或为污染源。浆膜面也可见同样的急性虫卵结节。临床上表现为血吸虫病痢疾（schistosomal dysentery），即腹痛、腹泻和脓血便。此期粪便查虫卵阳性率较高。

（2）慢性或晚期：由于虫卵反复沉积在肠壁，新旧病变同时存在，形成多量的慢性虫卵结节和纤维性结节，纤维结缔组织增生，瘢痕形成，黏膜组织也可增生。肉眼观：黏膜粗糙、高低不平，部分黏膜萎缩，皱壁消失，部分黏膜上皮增生，形成大小不一的炎性息肉。尚可见大小、深浅不一的溃疡，此期溃疡一般较难愈合，黏膜下层可见一层黄色的虫卵沉积，结肠脂肪组织可有增生。肠壁变厚、变硬，少数病例肠腔狭窄或有梗阻（图19-9）。镜下：虫卵一般沉积在黏膜下层和固有膜内。可见少量的急性虫卵结节和多量的慢性虫卵结节，部分血吸虫卵有钙化；肉芽组织和纤维结缔组织增生，大片瘢痕形成；黏膜上皮萎缩或增生有息肉形成，有的上皮增生活跃、非典型增生，有的病例可癌变，据统计，血吸虫病患者大肠癌的发病率远比非血吸虫病患者为高，而且发病年龄也较轻，多为黏液腺癌。病变组织内还可见到不等量的嗜酸性粒细胞和其他白细

Notes

胞浸润。由于纤维组织增生及瘢痕形成,虫卵难于排入肠腔,故晚期粪便虫卵检查阳性率较低,有时需要做黏膜压片、活检或免疫检查确诊。

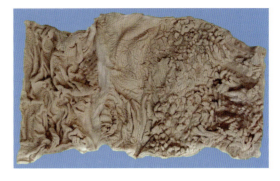

图 19-9　结肠慢性血吸虫性病,肠壁增厚、变硬,肠腔狭窄,黏膜粗糙,有息肉和溃疡形成

2. 肝脏

(1) 急性期:肝大,表面不光滑,表面和切面可见多少不等、粟米或小绿豆大小、黄色或灰白色结节,镜下:急性虫卵结节主要分布在门管区附近,肝细胞可因受压萎缩或变性及小灶性坏死,可有门静脉内膜炎改变,门管区内有嗜酸性粒细胞、淋巴细胞、浆细胞和巨噬细胞浸润,门管区血管和肝窦充血,肝细胞水变性,库普弗细胞(Kupffer cell)增生和吞噬血吸虫色素(schistosomal pigment)。

(2) 慢性或晚期:一次或少量轻度感染,门管区少量虫卵沉着,纤维组织轻度增生及淋巴细胞浸润,虫卵钙化,临床上一般不出现症状。如果长期、反复或重度感染,由于血吸虫卵较大,不能进入肝窦,形成门静脉的窦前阻塞,晚期镜下可见门管区有大量的慢性虫卵结节形成,结节周围纤维组织增生或慢性虫卵结节纤维化,甚至纤维瘢痕形成,虫卵钙化;有的门静脉分支血管内膜炎及周围炎,血栓形成;有的门静脉分支受压萎缩、闭塞或消失;纤维化区可有新生的小胆管和血管增生;肝细胞可有变性(如脂肪变性)、萎缩、再生,但肝细胞坏死不明显,一般无假小叶形成(所以严格的说血吸虫性肝硬化不是真正意义上的肝硬化,而是肝纤维化),库普弗细胞增生、吞噬棕褐色的血吸虫色素。肉眼观:肝脏变硬、变小、变轻、变色(血吸虫色素沉着)、变形。肝表面不平,有浅沟纹,构成稍隆起分区(分叶状),严重时可形成粗大结节。切面上增生的纤维结缔组织沿门静脉分支(树枝状)分布(图 19-10),故称为干线型或管道型肝纤维化(fibrosis of liver),习惯上也称为肝硬化

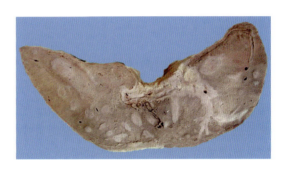

图 19-10　血吸虫性肝硬化,肝脏体积变小、变硬,切面见灰白色的沿肝门静脉分支增生的纤维结缔组织

(cirrhosis)。由于门静脉分支血管内膜受损、内膜炎、管壁变厚、血栓形成或机化;以及血吸虫卵造成门静脉的窦前阻塞,门管区纤维组织增生,导致门静脉阻塞,因此门静脉高压显著,临床上常出现腹水、巨脾(megalosplenia)、食管静脉曲张(esophageal varices)、胃肠淤血等。

3. 脾脏

(1) 早期:脾肿大不明显,主要由成虫的代谢产物引起的单核巨噬细胞增生所致。

(2) 晚期:由于门静脉高压引起脾脏长期高度淤血,形成巨脾,重量可达 1000~4000g,脾质地坚韧,被膜增厚,切面呈暗红色,脾小梁清楚,脾小体不明显,常见棕黄色的含铁小结,有时可见梗死灶。镜下:脾窦扩张充血,窦内皮细胞及巨噬细胞增生,窦壁纤维组织增生而变厚,脾小体萎缩变小或减少,单核巨噬细胞内可见血吸虫色素。陈旧出血灶内可见铁质、钙盐沉着和纤维组织增生,形成含铁小结(siderotic nodule)。脾内偶尔可见虫卵结节。临床上可出现贫血、白细胞和血小板减少及脾功能亢进等症状。

4. 异位寄生

日本血吸虫一般寄生在肝门静脉系统中,虫卵沉积在肝、肠组织内。若成虫和虫卵出现在门静脉系统以外的组织和器官时,称为异位寄生。异位寄生主要见于肺、脑和脊髓次之,此外还可见于皮肤、骨髓、睾丸鞘膜、阴囊、膀胱、子宫颈、甲状腺、心包、肾等处。

Notes

（1）肺：少数可由尾蚴、童虫移行时引起病变；但多数在急性期，形成急性虫卵结节，其周围肺泡、肺组织充血、水肿和炎性细胞渗出，X 线照片类似支气管肺炎或肺粟粒性结核。关于肺内虫卵的来源，有的文献报道认为并非成虫寄生在肺内产卵，而主要是通过门 - 腔静脉之间的交通支而来。特别是严重的门静脉高压时，更易发生门 - 腔静脉交通支的开放；也有在肺部血管内发现成熟雌雄虫合抱就地产卵的报道。临床上急性期常有咳嗽、气促、哮喘、肺部啰音等表现。

（2）脑：脑内病变可为急、慢性虫卵结节，周围脑组织血管充血、水肿及胶质细胞增生，病变部位多在脑顶叶、颞叶和枕叶，也可见于小脑。关于虫卵入脑的途径，可从肺进入体循环后，以栓子方式到达脑部；也可通过门—腔静脉侧支循环入脑；还可通过门静脉与椎静脉丛间的吻合支，循静脉丛入脊髓和脑。临床上急性期表现为急性脑炎，有嗜睡、意识障碍、瘫痪等症状；慢性期主要表现为癫痫发作，尤其以局限性癫痫为最多见，常伴头昏、头痛等症状。

（3）其他脏器：可引起血吸虫性肾小球肾炎（schistosomal glomerulonephritis），肾小球内发现有 IgG 及补体 C3 的沉着，故属Ⅲ型变态反应引起的免疫复合物性肾炎。少数病例中，胰腺、胆囊、心、膀胱及子宫等组织或器官内也可有血吸虫病变存在。

（四）血吸虫病侏儒症

血吸虫病侏儒症（schistosoma dwarfism）表现为年龄在 20 岁以上的成年患者，其身材发育犹如 12~13 岁的小孩，智力正常，面容衰老，俗称"小老人"；除身材矮小之外，生殖器官与第二性征发育迟缓，各内分泌腺如甲状腺、肾上腺皮质、生殖腺和垂体均显示退化与萎缩；长骨与软骨生长受阻，骨小梁纤细，骨骺线闭合延迟，骨质钙化不足。其发病可能系自幼反复感染血吸虫，严重影响肝功能，以致雌激素、醛固酮、ADH 等激素不能被灭活和转化，继发脑垂体功能抑制，垂体前叶萎缩、坏死以及甲状腺、性腺、肾上腺等萎缩，导致骨骼发育延缓，严重影响机体生长、发育所致。

（五）急性血吸虫病

急性血吸虫病（acute schistosomiasis）见于无免疫力的初次感染者，多在接触疫水 5~6 周后出现症状，主要由于成虫产生大量成熟、毒力强的虫卵沉积在肝、肠组织内形成急性虫卵结节，并形成一种可溶性抗原抗体复合物损伤血管，产生免疫病理反应，病变以浆液性炎和出血性炎以及虫卵结节形成为主；临床表现为发病急骤、全身中毒反应显著，主要症状为发热、腹痛、腹泻、脓血便、肝脾肿大、咳嗽或痰中带血丝、肺局灶性实质性改变，重症者可有神志迟钝、贫血、消瘦、无力等症状，血中嗜酸性和中性粒细胞增高。急性血吸虫病的病程一般不超过 6 个月，经杀虫药物治疗后，患者很快痊愈。但如不及时有效治疗，则可发展为慢性或晚期血吸虫病。

第三节　华支睾吸虫病

华支睾吸虫病（clonorchiasis）是由华支睾吸虫（*Clonorchis sinensis*）成虫寄生于肝内胆管所引起的疾病，俗称肝吸虫病（liver fluke disease）。华支睾吸虫于 1874 年首次在加尔各答一华侨胆管内发现。1975 年湖北江陵西汉古尸及 1994 年荆门战国楚墓古尸内均发现本虫虫卵，说明本病在我国至少已有 2300 多年的历史。本病主要分布于印度、越南、菲律宾等东南亚国家和中国、日本、朝鲜等国。在我国除西北地区外，24 个省区有不同程度的发病，主要流行区为台湾和广东。有文献报道全国人体华支睾吸虫的平均感染率为 0.36%，而广东省为 1.824%。

（一）病因及感染途径

华支睾吸虫的成虫主要寄生于人、犬、猫和猪等的肝胆管内。成虫产卵后，卵随胆汁进入消化管，随粪便排入水，虫卵被第一中间宿主淡水豆螺、沼螺或涵螺吞食，在螺的消化管内孵出毛蚴，经胞蚴、雷蚴的发育而形成尾蚴，尾蚴自螺体逸出后在水中游动，遇到第二中间宿主淡水鱼或虾时，尾蚴用吸盘吸附在鱼体的体表，依靠其分泌蛋白水解酶及透明质酸酶等，并借助尾部的

Notes

机械运动侵入鱼体内,形成囊蚴(encysted metacercaria);当终宿主人或动物食入未经煮熟的、含活囊蚴的鱼或虾后,囊蚴在消化管内经胃蛋白酶、胰蛋白酶和胆汁的作用,在十二指肠内破囊发育为童虫;童虫经总胆管至肝内胆管寄生并发育为成虫。

(二) 病理变化及发病机制

病理改变主要发生在肝内二级胆管,病变程度视感染轻重和病程长短而异。轻者虫数较少,一般无明显病理改变;重者虫数在千条以上,有文献报道达 21000 条,可致胆管炎、胆囊炎、胆石症及阻塞、淤胆、肝肿大、肝硬化、胆管上皮增生或非典型增生,有的病例可发生胆管上皮癌变。华支睾吸虫病的发病机制可能与下列因素有关:①虫体机械性损伤胆管内膜或阻塞,引起胆管内膜炎等;②虫体代谢、分泌和死亡崩解物的化学刺激作用;③虫体产生的抗原所引起的免疫反应;④死亡虫体、虫卵和脱落的上皮可成为胆石的核心,加上胆汁中 β- 葡萄糖醛酸酶和糖蛋白分泌增高,促进胆石形成;⑤虫体寄生和胆汁淤积,可继发细菌感染,导致胆管炎、胆囊炎及其周围炎;⑥胆管内膜长期慢性机械性、化学性和炎性刺激,可导致胆管上皮增生、腺瘤样增生或非典型增生,甚至发生癌变。

(三) 主要组织或器官的病理变化及后果

1. **肝脏** 肝轻度肿大,以左叶明显(可能因左叶胆管较平直,童虫易侵入之故),严重时在左叶被膜下可见到因成虫阻塞而扩张的胆管分支。切面见肝内大、中胆管呈不同程度扩张和管壁增厚,充满胆汁和数目不等的成虫(图 19-11)。华支睾吸虫前端较细,后端钝圆,形似葵花子,虫体长约 10~25mm,宽 3~5mm,柔软而半透明。在有大量虫体寄生的病例,切开并轻压胆管即可见成虫由胆管中鱼贯而出,镜下,胆管扩张,管壁增厚,胆管上皮细胞呈不同程度的增生,严重者上皮呈乳头状、腺瘤样增生或非典型增生,少数病例可有癌变。胆管上皮还可发生杯状细胞化生而分泌大量黏液。管壁和门管区内有不等量的淋巴细胞、浆细胞和嗜酸及中性粒细胞浸润。病程长的慢性病例常伴有纤维结缔组织增生,甚至引起肝纤维化。但肝细胞受损不明显。

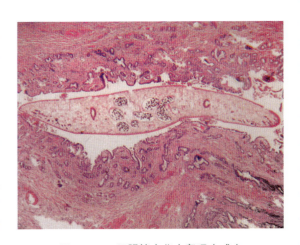

图 19-11　肝胆管内华支睾吸虫成虫

2. **胆囊** 成虫也可在胆囊内寄生。胆囊壁可充血、水肿,黏膜增生或增粗,壁增厚,囊腔内可查出不等量的成虫,胆汁淤积,可有胆石形成。镜下:可见胆囊黏膜上皮呈不同程度的增生,囊壁充血、水肿,有嗜酸性粒细胞和淋巴细胞浸润。

3. **胰腺** 成虫也可在胰腺导管内寄生(占 6%~37.5%),可能是成虫随胆汁进入胰管或童虫进入胰管内发育为成虫所致。胰管扩张、壁增厚。镜下:可见胰管上皮增生或鳞状上皮化生(可达 95%),管壁内可有嗜酸性粒细胞和其他炎细胞浸润。胰腺实质一般无明显病变。也有报道诱发胰腺炎的病例。

第四节　肺型并殖吸虫病

并殖吸虫病(paragonimiasis)是由并殖吸虫(paragonimus)引起,由于该虫主要寄生在肺,引起肺型并殖吸虫病(pulmonary type paragonimiasis)多见,故并殖吸虫病常直接称为肺型并殖吸虫病。肺并殖吸虫病是由并殖吸虫童虫及成虫在人体组织内随意穿行和寄居引起的疾病,以形成互相沟通的窦道(sinus)和多房性小囊肿为主要病变特点。本虫呈世界性分布,在亚洲、非洲、拉丁美洲30多个国家、地区及我国21个省、市、自治区流行,据流行病学调查,平均感染率为1.4%。

(一)病因及感染途径

并殖吸虫的变种、亚种有50多种,在我国致病的主要有卫氏并殖吸虫(*Paragonimus westermani*)和斯氏并殖吸虫(*Pagumogonimus skrjabini*)两种。卫氏并殖吸虫是引起人体肺型并殖吸虫病(俗称"肺吸虫病")为主的并殖吸虫。其成虫虫体肥厚,背侧略隆起,腹面扁平,活体呈红褐色,半透明,虫体长约7.5~12mm,宽4~6mm,厚3.5~5mm,有较强的收缩能力。成虫主要寄生在人、犬、猫、猪等的肺内,也可寄生在肺以外组织或器官。虫卵随痰咳出或随粪便排出,进入水中形成毛蚴,毛蚴侵入第一中间宿主淡水螺内,逐渐发育成尾蚴,尾蚴又进入第二中间宿主淡水溪石蟹(freshwater crab)或蝲蛄(crayfish),在其体内发育成囊蚴(encysted metacercaria),含有囊蚴的溪蟹和蝲蛄被终宿主人或动物食入后进入消化管,囊蚴经消化液作用脱囊成为童虫。童虫可穿过肠壁进入腹腔。此时大部分童虫从腹腔先钻入腹背部肌肉,后经横膈到达胸腔,再侵入肺部发育为成虫;少部分童虫停留在腹腔内发育,并穿入肝脏浅层或大网膜发育为成虫。偶尔也穿行肾脏、纵隔、皮下组织、脑、脊髓等处。虫体穿行某组织或器官,就引起该处病变。成虫在终宿主内可存活5~6年以上。

(二)发病机制及病理变化

1. 发病机制 ①虫体在人体内穿行和定居对组织或器官的机械性损伤、破坏;②虫体的代谢产物、虫体或虫卵死亡后分解产物作为异种蛋白,可引起人体的免疫病理反应;③虫卵还可以诱发局部形成异物肉芽肿。

2. 病理变化

(1)浆膜炎:虫体在腹、胸腔穿行或定居时,损伤浆膜,引起浆膜炎(hydrohymenitis)。浆膜渗出物少,一般可被分解、吸收消散;吸收不了时可因机化、纤维化引起胸、腹腔内器官互相粘连,甚至胸腔闭锁(pleural atresia)。

(2)窦道形成:虫体在组织中穿行破坏,引起出血和坏死,形成迂曲的、防空洞样的窟穴状病灶或窦道。其特点:大片组织坏死有窦道形成,周围有大量的嗜酸性粒细胞浸润(图19-12),Charcot-Leyden结晶形成和纤维组织增生,病变中偶可发现虫卵或虫体。

(3)脓肿或囊肿形成:童虫或成虫在器官内定居时,最初引起组织坏死及出血,继而炎性渗出,内含大量中性和嗜酸性粒细胞。接着,病灶周围产生肉芽组织而形成薄膜状脓肿壁,逐渐形成脓肿。病变进一步发展,渗出的炎性细胞和坏死组织崩解液化,脓肿内容物逐渐变成赤褐色黏稠性液体。镜下可见坏死组

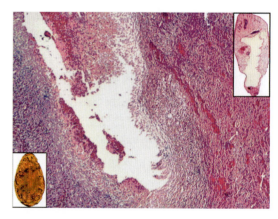

图19-12 肺并殖吸虫,大片坏死有窦道形成,周围有大量的嗜酸性粒细胞浸润(附并殖吸虫卵)

织、Charcot-Leyden结晶和虫卵,囊壁肉芽组织增生而肥厚;肉眼呈境界清楚的结节状虫囊肿,紫色葡萄状,X线显示边界清楚的结节状阴影,有时见液平面,此后成虫还可移行到他处形成新的囊肿,这些虫囊肿可互相沟通,肉眼显示多房性囊肿。

(4)纤维瘢痕形成:肺并殖吸虫形成的脓肿或囊肿,其内容物可被逐渐溶解吸收,继之由肉芽组织所充填,最后形成纤维瘢痕(fibrous scar)。X线显示硬结性或条索状阴影。

3. 急性肺并殖吸虫病(acute pulmonary paragonimiasis) 是指患者食入多量囊蚴后数天至1个月左右的重感染,由于大量童虫在许多脏器或组织内穿行,引起局部组织出血、坏死,加之机体的免疫反应,可出现全身症状,轻者仅表现为食欲不振、乏力、消瘦、低热等;重者发病急,

Notes

中毒症状明显,如高热、腹痛、腹泻、白细胞增多,特别是嗜酸性粒细胞增多明显。

(三)各器官或组织的病理变化

1.肺　胸膜粘连、增厚,在胸膜和肺内可见新旧不一、散在或群集的囊肿,囊肿大小不一(图 19-13),囊内有时可找到虫体和虫卵。当囊肿和支气管沟通时,可形成肺空洞。临床上可有胸痛、咳嗽、咳痰、痰中带血或咳出腐肉样物,痰中可查出虫卵、嗜酸性粒细胞和 Charcot-Leyden 结晶。囊肿及其周围肺组织可继发细菌感染,引起相应病变和症状,有时可并发气胸、脓胸等,慢性病例有明显的肺纤维化。

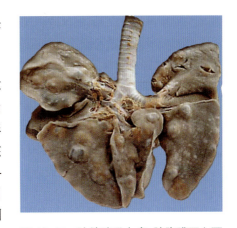

图 19-13　肺并殖吸虫病,肺胸膜面上可见大小不一的囊肿形成

2.皮下结节　约 10% 的病例虫体穿入皮下组织,形成游走性成群或成串的虫囊肿结节(cystic nodule),有的甚至穿破皮肤形成溃疡。主要分布于腹、背、臀、阴囊及大腿等处。

3.脑　由于脑组织柔软,虫体易于穿行,故可侵入脑的各个部位,但多见于大脑颞叶及枕叶,侵犯小脑者少见,病变与肺部病变相似,虫囊肿周围脑组织可有出血、软化及胶质细胞增生。脑的受累一般以儿童及青年较多见。

4.其他组织或器官　虫体可穿行到腹腔内各个组织或脏器,穿行到腹膜后、肾、肾上腺、腰大肌、脊髓、心包、纵膈、眼、精索、阴囊等处,形成病灶,引起相应的损害和临床症状。

第五节　丝　虫　病

丝虫病(filariasis)是由丝虫(filaria)寄生在人体淋巴系统引起的淋巴丝虫病(lymphatic filariasis),主要病变为淋巴管炎、淋巴结炎、淋巴回流障碍、淋巴液滞留、乳糜尿、象皮肿等。丝虫以虫体细长如丝而得名,以蚊为传播媒介。本病流行于世界各地,以热带及亚热带地区为多。文献报道,估计全世界有 9.02 千万人感染了丝虫病,其中班氏丝虫病人数约为 8.16 千万。

(一)病因及感染途径

目前已知寄生在人体的丝虫共 8 种,在我国流行的只有班氏吴策线虫(*Wuchereria bancrofti*)和马来布鲁线虫(*Brugia malayi*)两种,且两者生活史基本相同。近年来国内有少数罗阿丝虫病(loaiasis)病例报道,均发生在回国人员中,仍系在国外感染。人是班氏丝虫唯一的宿主,但有人工感染黑脊叶猴、银叶猴、恒河猴及台湾猴获得成功的报道。

当带有感染性幼虫的蚊子叮人吸血时,幼虫侵入人体,并迅速进入附近的淋巴管,移行到淋巴结和大的淋巴管寄生、发育为成虫。马来丝虫主要寄生在上、下肢浅表淋巴系统,以下肢为多;班氏丝虫多寄生在深部淋巴系统,如下肢、阴囊、精索、肾盂等部位。当雌雄虫体交配后,雌虫内受精卵发育产出微丝蚴(microfilaria)。微丝蚴进入血循环,一般白天滞留在肺及其他器官的毛细血管内,夜间出现于周围血液中,这种现象称夜现周期性(nocturnal periodicity),其机制不明。微丝蚴的寿命一般约为 2~3 个月,最长者可存活 3 年以上。丝虫从幼虫进入人体发育为成虫并产生微丝蚴的时间一般约需 8~12 个月。

(二)发病机制及病理变化

丝虫病的发生与发展取决于多种原因,如机体的反应性、感染的程度和次数、虫体的发育阶段、寄生部位和成活情况等。因此,其发病机制可能与下列因素有关:①虫体的代谢产物、死亡虫体的分解物、幼虫蜕皮时的分泌物等均具有抗原性,都可引起局部和全身性免疫反应;②虫体和毒性物质(如虫体的代谢产物和分泌物等)的机械性和化学性损伤而引起淋巴管和淋巴结炎;

③成虫阻塞淋巴管,引起淋巴液回流受阻、滞留和外溢等。

丝虫的成虫和微丝蚴均可引起病变,但以前者所致病变危害较重。

1. 微丝蚴所致病变　可引起结核样肉芽肿(tuberculoid granuloma),伴有较多的嗜酸性细胞浸润;当微丝蚴死亡、钙化后,可引起异物巨细胞反应和纤维结缔组织增生。

2. 成虫所致病变　主要引起淋巴管炎、淋巴结炎和淋巴管阻塞,根据病变特点和病程长短,可分为急性丝虫病(acute filariasis)和慢性丝虫病(chronic filariasis)。

(1) 淋巴管炎:病变常发生在较大的淋巴管,如下肢、精索、附睾、腹腔内淋巴管及乳腺等处。

急性期:①离心性淋巴管炎(centrifugal lymphangioitis):急性期淋巴管炎呈一条红线样自上而下离心蔓延,淋巴管中充满粉红色的蛋白性液体和嗜酸性粒细胞,淋巴管扩张、内皮细胞肿胀增生,管壁水肿、增厚,嗜酸性粒细胞和单核细胞浸润;②丝虫性丹毒性皮炎(filarial erysipelatous dermatitis):急性丝虫性淋巴管炎,当皮肤表浅微细淋巴管也被波及时,局部皮肤呈弥漫性红肿,微细淋巴管扩张,周围组织毛细血管亦扩张充血,组织水肿,嗜酸性粒细胞浸润,似丹毒性皮炎;③丝虫性嗜酸性脓肿(filarial eosinophilic abscess):虫体死亡后对组织强烈刺激,引起局限性组织坏死及大量嗜酸性粒细胞浸润,形成所谓嗜酸性脓肿。坏死组织中可见死亡虫体片段及脱出在虫体外的微丝蚴,病变附近可见 Charcot-Leyden 结晶。

慢性期:①结核样肉芽肿形成:慢性期在脓肿周围出现类上皮细胞、巨噬细胞、异物巨细胞、成纤维细胞和淋巴细胞,形成状似结核结节样的肉芽肿;②纤维组织增生和淋巴管阻塞:虫体及钙化引起纤维组织增生,结核样肉芽肿也逐渐纤维化,形成同心圆样实心纤维索,可使淋巴管腔完全阻塞,引起一系列继发改变。

(2) 淋巴结炎:病变多见于腹股沟、腘窝及腋窝等处淋巴结。一般由成虫寄居于淋巴结引起。淋巴结显著肿大,质实且逐渐变硬。镜下:急性期淋巴结充血、淋巴滤泡扩大,嗜酸性粒细胞浸润,可找到丝虫虫体。病变进一步发展,纤维组织增生,甚至淋巴结纤维化、瘢痕形成。

(3) 淋巴系统阻塞:可引起淋巴管和淋巴结急、慢性炎症,肉芽肿形成、纤维组织增生和瘢痕形成,丝虫虫体等均可引起淋巴系统阻塞,从而产生相应的病变。

①淋巴窦和淋巴管扩张:淋巴窦内长时间过度淋巴液淤积、扩张,形成局部囊状肿块,如腹股沟淋巴结曲张(varicose groin gland);淋巴管内淋巴液大量滞留而引起淋巴管曲张(lymph varix)。淋巴管通透性增强,淋巴液漏出或淋巴管破裂,有时曲张的淋巴管达手指粗细,管壁增厚。当阻塞位于精索及睾丸淋巴管时,可出现睾丸鞘膜淋巴积液及精索周围淋巴管曲张;当阻塞位于浅表腹股沟淋巴结或淋巴管,则出现阴囊淋巴肿(lymph scrotum);当阻塞位于股部淋巴结及其主干时,则出现下肢淋巴液肿(lymph edema);当阻塞发生于肾脏、输尿管及膀胱的淋巴管,阻塞部位以下的淋巴管内压力增高以致破裂,引起淋巴尿(lymphuria)。肠腔内吸收的乳糜经乳糜管通过肠淋巴管主干及主动脉前淋巴结到胸导管下端的乳糜池(cisterna chyli)。如果上述乳糜通道的某一部位受阻,则其以下的淋巴管曲张,可有白色或粉红色的乳糜溢出。由于上述淋巴系统与主动脉前淋巴结及精索淋巴管有侧支吻合或交通,故在上述部位阻塞时,乳糜液可经此交通支至泌尿系统与精索的淋巴管内,引起乳糜尿(chyluria)或睾丸鞘膜积液(hydrocele testis);乳糜液也可通过肠系膜淋巴管进入腹腔,形成乳糜腹水(chylous ascites);②象皮肿:这是晚期丝虫病时皮肤的突出病变。病变部位多见于下肢、阴囊、女阴等处,其次为手臂和乳房。由于淋巴

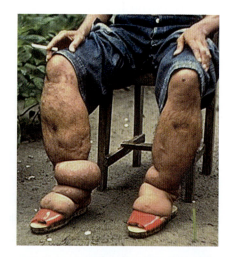

图 19-14　丝虫病,双下肢象皮肿,皮肤粗糙、肥大而下垂,皮皱加深,似幼象皮肤

Notes

阻塞后,淋巴液回流受阻,阻塞部位的下端发生淋巴水肿,即组织间隙内有多量淋巴液的滞留,这样反复、持续作用的结果,造成皮下组织增生,皮肤粗糙增厚,与幼象的皮肤相似,故称象皮肿(elephantiasis)。肉眼观:皮肤及皮下组织明显增厚、粗糙、肥大而下垂,皮皱加深,有时尚可伴有苔藓样变、棘刺及疣状突起等变化(图 19-14)。镜下:表皮角化过度,棘层细胞肥厚,真皮及皮下有致密纤维组织显著增生,淋巴管和小血管周围有少量淋巴细胞、浆细胞和嗜酸性粒细胞浸润,部分淋巴管内皮细胞肿胀或增生,有的管壁明显增厚,甚至闭塞。皮肤汗腺和皮脂腺萎缩;③罕见病变:微丝蚴偶尔可在脾脏及脑组织内引起肉芽肿。也有文献报道丝虫寄生于眼内引起虹膜睫状体炎(iridocyclitis)、视神经炎(optic neuritis)和视网膜出血(optic nerve hemorrhage)等。

第六节 棘球蚴病

棘球蚴病(echinococcosis)又称包虫病(hydatidosis),是棘球绦虫(echinococcus)的幼虫寄生于人体所引起的疾病。寄生于人体的幼虫有细粒棘球绦虫(*Echinococcus granulosus*)和泡状(或多房)棘球绦虫(*Echinococcus alveolariss* multilocularis)两种。在我国以前者多见。发病部位以肝为主,肺部次之,其他部位也可侵犯,是一种人兽共患病。此病分布广泛,几乎遍及世界各地,在我国各省均可发生,以畜牧地区更多见。

一、细粒棘球蚴病

(一)病因和发病机制

细粒棘球绦虫(echinococcus granulosus)是绦虫类最细小的一种,长约 2~7mm,宽约 0.5~0.6mm。整个虫体除头颈部之外,只有幼节、成节(mature proglottid)和孕节(gravid proglottid)各一节组成,偶可多 1~2 节。成虫雌雄同体,寄生在终宿主狗、狼等食肉动物小肠上段。孕节含有感染性虫卵,随终宿主粪便排出,污染水、牧草等,被中间宿主人及其他家畜食入后,在胃或十二指肠孵化脱出六钩蚴,钻入肠壁,经小肠黏膜血管随血流入肝,故以肝棘球蚴病(echinococcosis of liver)最多见,少数六钩蚴通过肝到肺,极少数到人体其他部位;六钩蚴也可进入肠壁淋巴管,经胸导管入血至全身各部位。六钩蚴经数月发育为囊状幼虫,称为棘球蚴或包虫囊。棘球蚴内含有很多原头蚴(protoscolex),如果含棘球蚴的器官被畜吞食,其中每个原头蚴均能在小肠壁发育为成虫,以后也可陆续排出孕节和虫卵,造成污染和感染。

棘球蚴对人体的危害是多方面的,其严重程度可因棘球蚴的体积、数量、寄生时间和部位及有无并发症而异。棘球蚴不断生长、发育,对邻近组织和器官造成机械性压迫、刺激和破坏,导致组织、细胞的变性、萎缩、坏死和功能障碍,严重者可致死;棘球蚴的代谢产物、虫体死亡的分解物和棘球蚴液渗出可引起中毒和过敏反应,有时伴有胃肠功能紊乱;如果大量囊液溢出进入血循环,常可出现严重的过敏性休克,甚至突然死亡;棘球蚴囊肿(echinococcus cyst)破裂后,囊内原生蚴散播到其他部位,可形成继发性棘球蚴病。棘球蚴常见的并发症有:感染、破裂、过敏性休克或继发性棘球蚴病。

(二)病理变化

棘球蚴在人体内可存活 40 年或更长,寄生部位依次为肝(65.5%)、肺(22%)和腹腔(10%),其余分布于胸腔、脾、脑、骨、肾、女性盆腔、肌肉及皮下、心脏等处。

六钩蚴侵入组织后,可引起周围组织嗜酸性粒细胞浸润及巨噬细胞反应,且大多数六钩蚴会死去,仅少数存活发育成棘球蚴囊(echinococcus cyst)。棘球蚴囊生长极为缓慢,经数年至数十年,其直径从 1cm 到拳头或儿头大,最大者可达 50cm。囊壁分内、外两层,内层为生发层(germinal layer),厚约 22~25μm,由单层或多层的生发细胞构成,具有显著的繁殖能力。生发层

Notes

一般向内生芽,在囊内壁形成无数小突起,后变成单层小囊,即生发囊。生发囊脱落,变为子囊(daughter cyst),子囊内壁可生出 5~30 个原头蚴,子囊结构与母囊相同,且可多达数百个。子囊又可产生生发囊或孙囊(grand daughter cyst)。生发层偶可向外生芽形成外生囊。棘球蚴囊壁的外层为角皮层(cuticle layer),呈白色半透明状,如粉皮,厚约 3~4mm,具有吸收营养物质和保护生发层作用。镜下为红染平行的板层状结构。棘球蚴囊内含有无色微黄色液体,液量由数十到数千毫升,多者可达 2 万升。悬浮在囊液中的厚头蚴、生发囊、子囊和孙囊统称为棘球蚴砂(hydatid sand)。囊液中所含的蛋白质具有抗原性,囊壁破裂后可引起周围组织的过敏性反应,重者可发生过敏性休克。母囊和子囊可发生钙化,囊内液体可被吸收浓缩为泥胶样物,其中仍可见原头蚴。

(三) 主要器官的病理变化

1. **肝棘球蚴囊肿**　多位于右叶膈面,囊肿一般为单个,向腹腔突出。肝棘球蚴囊肿主要是对局部肝组织破坏和压迫,导致肝细胞萎缩、变性或坏死,其外纤维组织增生、包绕形成纤维性外囊。其主要并发症为囊肿破裂和继发感染。囊肿破裂多因外伤、穿刺或继发感染引起,囊液破入腹腔后可导致过敏性休克甚至死亡,还可产生腹腔内继发性棘球蚴囊肿。继发感染主要由于被包入外囊中的小胆管破入囊肿腔内引起,也可因外伤、穿刺及血道感染引起,感染后引起的病理变化似肝脓肿,但症状较轻。如果子囊破入胆管或肝静脉内,可造成胆管阻塞及肺动脉栓塞。

2. **肺棘球蚴囊肿**　囊肿多为单个,常位于右肺和下叶,并多在肺的周边区。由于肺组织内血液循环丰富、组织疏松,故棘球蚴囊肿生长较快,并压迫周围肺组织,引起肺不张或萎陷和纤维化。若囊肿破入支气管,囊内容物可被咳出而自愈,但囊内容物过多时可阻塞支气管,引起窒息;有的病例破入胸腔,引起棘球蚴性胸膜炎和胸腔积液等。

二、泡状棘球蚴病

由泡状棘球蚴寄生于人体所引起的疾病称为泡状棘球蚴病(alveococcosis),亦称泡型包虫病(alveolar hydetid disease)或多房性包虫病(multilocular hydetid disease)。此病比较少见,在我国青海、新疆、四川、甘肃、内蒙古等地有病例报道,是一种人兽共患疾病,主要寄生在肝脏,肺、脑等其他部位多为继发性血道播散而来。

(一) 病因及感染途径

泡状棘球绦虫的成虫较短小(1.4~3.4mm),体节多为 2~5 节,吸盘、钩均较短小,头钩和睾丸数亦较少。泡状蚴不形成大囊泡而形成海绵状囊泡,生长较快,子囊为外生性,原头蚴数也较少。泡状棘球绦虫的成虫主要寄生于狐,其次为狗、猫等。中间宿主主要是鼠类,人感染较少。

(二) 病理变化

泡状棘球蚴绝大多数寄生在肝脏,病变一般呈单个巨块型,有时为结节型,或混合型。其囊泡常呈灰白色,质较硬,由无数小囊泡集合而呈蜂窝状或海绵状,与周围组织分界不清(图 19-15)。囊内容物为豆腐渣样蚴体碎屑和小泡,部分可发生变性、坏死或溶解呈胶冻状液体。如继发感染,可似脓肿。泡状囊肿外周无纤维包膜,向外芽生性子囊可以像癌组织样向周围组织浸润、破坏,并可侵入血管或淋巴管,播散到肺、脑、脾、肾、心等处。有时肝内呈巨块型,加上肝门淋巴结的播散肿大,肉眼可误诊为肝癌。镜下:在肝组织中散在大小不等的泡状蚴子囊泡(图 19-16),一般仅见角皮层,偶可见单细胞性生发层或原头蚴。病变内可见嗜酸性粒细胞浸润,伴有结核样肉芽肿形成及纤维组织增生。囊泡间的肝组织常发生凝固性坏死,病变周围肝细胞萎缩、变性、坏死、淤胆及纤维组织增生,可导致肝硬化、黄疸、门静脉高压和肝功能不全、肝性脑病等。

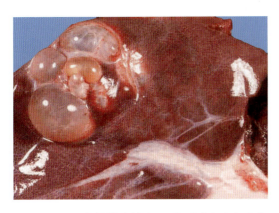

图 19-15　肝泡状棘球蚴病,肝内形成多个灰白色的囊泡

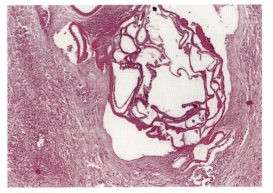

图 19-16　肝泡状棘球蚴病,在肝组织内形成散在大小不等的泡状蚴子囊泡,周围有大量嗜酸性粒细胞浸润

（文继舫）

小　结

　　寄生虫病是由病原寄生虫寄生于人体后引起的一类疾病的总称,按病程分为急性和慢性两类,大多数呈慢性经过。此病与生物因素、自然因素和社会因素及地理、季节等因素密切相关。

　　人体寄生虫很多,本章主要介绍了阿米巴病、血吸虫病、华支睾吸虫病、肺并殖吸虫病、丝虫病和棘球蚴病等,要求同学们:①掌握寄生虫病对人体的主要损害;②掌握各种寄生虫病的基本病变、主要脏器或组织的损害及后果。

参考文献

1. 李玉林.病理学.第 8 版.北京:人民卫生出版社,2013:368-380.
2. 刘彤华.诊断病理学.第 3 版.北京:人民卫生出版社,2013.
3. 翟启辉,周庚寅.病理学双语教材.北京:北京大学医学出版社,2012:459-472.
4. 陈杰,李甘地.病理学.北京:人民卫生出版社,2010:483-498.

Notes

附录一　疾病的病理学诊断

病理学诊断(pathologic diagnosis)是疾病诊断非常重要的一个方面,是通过对活体组织、细胞病理学标本和尸体解剖进行病理学检查,分别称为活体组织病理学检查(简称活检, biopsy)、细胞病理学检查(简称细胞学检查, cytology)和尸体解剖(简称尸检, autopsy),最后作出疾病的病理学诊断。病理学诊断为临床医师确定疾病诊断、制订治疗方案、评估疾病预后和总结诊治疾病经验等提供重要的、有时是决定性的依据,并在疾病预防,特别是传染病预防中发挥重要作用。疾病的病理学诊断在法医学中也起到重要作用。

七年制和八年制医学生了解疾病的病理学诊断的基本知识和在疾病诊断中的意义,在于可以更好地应用疾病的病理学诊断这一手段为患者的诊断、疾病的治疗和预后判断服务。

第一节　活体组织病理学检查

活体组织病理学检查(活检)是通过对活体的患者组织进行病理学检查以诊断疾病的方法,是病理学诊断最主要的手段,包括常规活检和手术中冰冻活检。

一、常规活检

(一)常规活检标本的类型

常规活检的标本来源包括治疗性手术切除标本、诊断性手术切除标本、内镜活检标本、手术刮出活检标本、穿刺活检标本和自然脱落排出标本。

1. 治疗性手术切除标本　治疗性手术切除标本指以治疗为目的手术切除的标本。医生通常在术前通过各种临床和(或)病理学检查手段已经对患者的疾病有了较明确的诊断,或者病变的手术切除是治疗疾病或缓解症状的必要手段。例如因急性阑尾炎切除的阑尾、因子宫平滑肌瘤次全切除的子宫、因肾脏占位性病变切除的肾癌标本(附录图 1-1)等。

治疗性手术切除标本的病理学检查一方面可

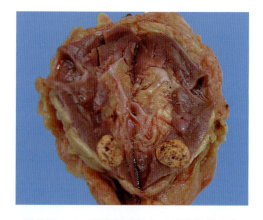

附录图 1-1　肾癌切除标本中的占位性病变

验证、补充或修正患者的术前临床诊断,同时确定疾病的广泛程度。例如急性阑尾炎是属于急性单纯性阑尾炎、急性蜂窝织炎性阑尾炎或坏疽性阑尾炎;明确切除的大肠癌的肿瘤体积、组织学类型、浸润深度、有无脉管内癌栓、肿瘤内及其周围结缔组织增生反应和淋巴细胞浸润状况、淋巴结累及状况、手术断端是否有肿瘤残留和浆膜有无肿瘤种植等。治疗性手术切除标本的病理学检查结果对患者当前和后续治疗均具有重要意义。部分治疗性手术切除标本的病理学检查还可明确疾病的病因,例如阑尾近端的类癌是造成阑尾腔阻塞而进一步引起急性阑尾炎的原因。

2. 诊断性手术切除标本　诊断性手术切除标本是以诊断为目的,切除部分或全部病变组织供病理学检查。例如为了确定左锁骨上淋巴结肿大的性质(淋巴瘤、转移癌、结核病、慢性淋巴结炎等)可切除全部病变组织进行病理学检查(附录图 1-2);如果颈部淋巴结肿大粘连成巨大瘤块,便只能部分切除,这常常是确定转移癌和恶性淋巴瘤组织学类型的重要手段。虽然明确诊断淋巴结癌转移较为容易,但要明确转移癌的原发部位则较困难,如果转移癌甲状腺球蛋白免疫组化阳性提示肿瘤的原发部位为甲状腺;转移性腺癌若甲状腺

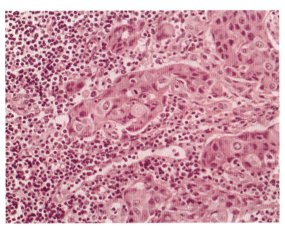

附录图 1-2　诊断性手术切除的左颈部淋巴结,为低分化鳞状细胞癌转移,HE 染色

转录因子免疫组化阳性提示肿瘤的原发部位为甲状腺或肺;但许多部位的转移癌并无特殊的标志物。

3. 内镜活检标本　随着内镜,特别是纤维光导内镜的广泛应用,临床医生得以从越来越多的内部器官获得活检组织材料供病理学检查。内镜活检标本包括支气管黏膜活检、经支气管镜肺活检、胃肠黏膜活检、膀胱黏膜活检、食管黏膜活检、胸腔镜及腹腔镜活检、阴道镜黏膜活检等。经心导管心内膜和心肌活检虽然不属于内镜活检,但与内镜活检标本有许多相似之处。内镜活检标本对确定这些内部器官的病变性质和病因(如幽门螺杆菌或人类乳头状瘤病毒感染)具有重要意义。有利于早期诊断肿瘤和早期治疗,早期发现癌前病变,可及早进行干预治疗。大肠黏膜活检是诊断全身性淀粉样变的有力工具。内镜活检还可监控疾病的演进和转归。由于研究的不断深入还可进行内镜下的治疗性切除。

内镜活检标本的共同特点是体积小,所取病变可能不具有代表性。从黏膜溃疡处取材可能仅为坏死组织和炎症渗出物,部分内镜活检标本可能有明显的挤压人工假象,因而常常需要于病变处多点取材。内镜活检标本的诊断对病理医生的经验有较高的要求。由于大肠黏膜活检有时不能取到黏膜下层,因此会给结直肠癌的定性诊断带来困难。根据 2000 年 WHO 结直肠癌的定义,只有当肿瘤浸润到黏膜下层才能诊断为结直肠癌,而黏膜内癌并不是行根治术的指征,临床医生密切结合患者的临床表现综合判断是十分重要的。

内镜活检标本组织包埋时应注意使切面与黏膜表面垂直,在病理标本的处理过程中应注意防止标本丢失,临床医生应注意内镜活检标本完全浸泡在固定液中,防止组织干涸。结直肠镜圈套切除的应十分注意取材方向,并应全部包埋做组织学检查,同时需要观察蒂部是否取材到位,并保证包埋时切面朝下。

4. 手术刮出活检标本　手术刮出活检主要应用于子宫内膜和部分前列腺病变的诊断,对于后者也是一种治疗手段。子宫内膜刮出活检对于判断子宫出血的原因,诊断妊娠、子宫肿瘤和不育的原因具有重要意义。

刮出活检标本应全部送检。刮出活检标本会有不少凝血块,一般情况下应尽量不选凝血块制片,但为了寻找胎盘绒毛,有时可在凝血块中发现胎盘绒毛。

5. **穿刺活检标本**　穿刺活检应用越来越广,可以是普通穿刺活检,也可以是在 CT 或超声引导下的穿刺活检。穿刺活检标本对于判断病变的性质有一定帮助,但由于穿刺活检标本常常体积细小,会有一定的局限性。同时应注意在切片时要同时留取供免疫组织化学染色的空白片。

6. **自然脱落排除标本**　自然脱落排除标本较为少见,主要见于肠道幼年性息肉因蒂扭转而使息肉自然脱落排除。

(二)活体组织病理学诊断的类型

活体组织病理学诊断是病理医师应用病理学知识、相关技术和个人专业实践经验,在对送检的患者标本进行病理学检查的同时,还需结合有关临床资料和其他临床检查,通过分析和综合后,做出送检标本病变性质的判断和具体疾病的诊断。

活体组织病理学诊断依据有关临床资料和其他临床检查的完整性、送检标本的代表性、病理学检查手段的局限性和疾病发展的阶段性等方面因素,可分为以下几种。

1. **病变性质 / 疾病种类明确或基本明确的病理学诊断(Ⅰ类病理学检查报告)**　通过对送检标本的病理学检查可以对病变性质 / 疾病种类做出明确或基本明确的病理学诊断。例如"急性蜂窝织炎性阑尾炎"、"前臂皮下脂肪瘤"、"左肺肺门型小细胞癌"。有时对某些疾病仅能做出病变性质的基本判断,而不能做出疾病种类或疾病病因的准确判断。例如"左锁骨上淋巴结低分化癌转移,低分化腺癌可能性大"、"左腋下淋巴结肉芽肿性炎"(但不能确定是由结核菌、不典型性分枝杆菌或真菌引起,还是结节病等)。尽管如此仍可为判断基本的性质或缩小鉴别诊断的范围提供有用的线索。

2. **不能完全肯定疾病名称 / 病变性质(Ⅱ类病理学检查报告)**　通过对送检标本的病理学检查不能完全肯定疾病名称 / 病变性质,或是对拟诊的疾病名称 / 病变性质有所保留。所提供的是病理诊断意向,常常在拟诊疾病 / 病变名称之前冠以诸如病变"符合为"、"考虑为"、"倾向为"、"提示为"、"可能为"、"疑为"、"不能除外"之类的词语。临床医生不能将这类诊断视为明确的病理学诊断,需进一步采取多种手段明确疾病的最后诊断。

3. **描述性病理学检查报告(Ⅲ类病理学检查报告)**　送检标本的病理学检查不足以诊断为某种疾病(即不能做出Ⅰ类或Ⅱ类病理学检查报告),但可能存在某些病变,病理学检查报告仅能进行病变的形态描述。例如"送检少量横纹肌组织,仅在局部区域小血管周围散在少量淋巴细胞浸润,未见其他特异性病变,请结合临床诊断"。

4. **不能诊断(Ⅳ类病理学检查报告)**　送检标本因过于细小、破碎、固定不当、自溶、严重受挤压(变形)、被烧灼或干涸等,无法做出病理诊断。

(三)临床与病理医师密切合作的重要性

病理学检查是临床医师与病理医师为确立疾病诊断而进行的合作行为,是临床科室与病理科之间一种特殊形式的会诊。临床医师和病理医师双方皆应认真履行各自的义务和承担相应的责任。

1. **病理学检查申请单**　病理学检查申请单是临床医师向病理医师发出的会诊邀请单。病理学检查申请单的作用是:①临床医师向病理医师传递关于患者的主要临床信息(包括年龄、性别、病史、症状、体征、各种辅助检查结果和手术所见等);②临床医师向病理医师提供诊断意向和就具体病例对病理学检查提出某些特殊要求。病理学检查申请单为进行病理学检查和病理学诊断提供重要的参考资料或依据。病理学检查申请单是疾病诊治过程中的有效医学文书,各项信息必须真实,应由患者的主管临床医师亲自逐项认真填写并签名。认为只要将病变组织送给病理科医生就能作出病理诊断的想法是错误的,因为许多病理诊断的引出是要密切结合临床信息,特别是骨肿瘤和神经内分泌肿瘤的诊断更是如此。

Notes

2. 合格的送检材料 临床医师应保证所送检的材料应具有病变代表性和可检查性,并且送检材料应是标本的全部。临床医师不应将送检材料分送几个病理科,这样将会造成不同的病理科给出不同的病理诊断。临床医师也不应擅自留取部分送检材料供科学研究使用,这样可能造成无法判断肿瘤的浸润深度、无法判断切缘有无肿瘤残留、给完整评估肿瘤的侵犯范围和淋巴结转移状况造成困难。如需要留取部分送检材料供科学研究使用,临床医师应取得病理医师的合作,在将全部材料送检的情况下,由病理医师协助留取部分送检材料供科学研究使用。

临床医师采取的标本应尽快置放于盛有固定液(10% 中性福尔马林,即 4% 中性甲醛)的容器内,固定液至少为标本体积的 4~5 倍。对于需作特殊项目检查(如微生物、电镜、免疫组织化学、分子生物学等)的标本,应按相关的技术要求进行固定或处理。

3. 密切的临床病理联系 病理科工作人员应恪尽职守,做好本职工作。病理医师应及时对标本进行检查和发出病理学诊断报告书。病理科技术人员应严格执行规范的技术操作规程,提供合格的病理学常规染色片、特殊染色片和可靠的其他相关检测结果,并确保处理检材的技术流程中精确无误。

病理医师应认真对待临床医师就病理学诊断提出的咨询和疑问,必要时应复查有关的标本和切片,并予以答复,对于有瑕疵的病理学诊断报告书要勇于修正。例如某一患者于脊柱骨出现溶骨性破坏,临床表现提示为恶性病变。病理组织学检查显示肿瘤细胞体积较大,有明显的异型性,核仁明显,肿瘤细胞散在及成巢排列,免疫组化染色结果显示肿瘤细胞 CD68(−)、S-100(−)、上皮细胞膜抗原 EMA(+),符合转移性大细胞癌或大细胞间变性恶性淋巴瘤。临床医生未发现患者全身存在原发瘤,肿瘤对化疗反应良好,提示大细胞间变性恶性淋巴瘤可能性大。进一步免疫组化检查显示肿瘤细胞 AE1/AE3(−)、白细胞共同抗原(+)、CD45RO(+)、CD30(+),确诊为大细胞间变性恶性淋巴瘤(附录图 1-3)。此例说明了密切的临床病理联系对最终的病理学诊断的重要性。

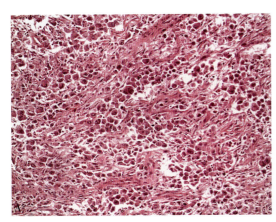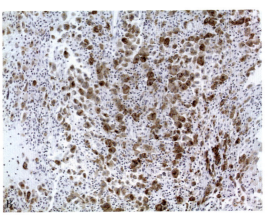

附录图 1-3 间变性大细胞恶性淋巴瘤
A. 病理组织学形态,HE 染色;B. CD30⁺,免疫组化 LSAB 方法

对于临床医生来说,由于所提供的临床信息不充分而误导了病理医生的诊断,应及时与病理医生沟通。

二、手术中快速活体组织病理学检查

手术中快速活体组织病理学检查一般是通过新鲜组织冰冻切片的方式进行诊断。是临床医师在实施手术过程中,就与手术方案有关的疾病诊断问题请求病理医师快速进行的急会诊。

Notes

(一) 手术中快速活体组织病理学检查的意义和适用范围

1. 手术中快速活体组织病理学检查的目的　手术中快速活体组织病理学检查是临床医师在实施手术过程中,就与手术方案有关的疾病诊断问题请求病理医师快速进行的急会诊,以决定手术方案。其目的在于:①确定病变性质:如某一送检标本是肿瘤性还是非肿瘤性病变;如果是肿瘤性病变,属于良性肿瘤、交界性肿瘤还是恶性肿瘤;②确定恶性肿瘤的扩散情况:例如前哨淋巴结或肿瘤周围淋巴结是否有肿瘤转移,肿瘤是否浸润到相邻组织等;③确定手术切缘有无肿瘤组织残留以决定是否需要扩大手术范围;④鉴定切除标本的组织类型:例如鉴定从舌根或前上纵隔切除的标本是否为异位的甲状腺组织,少数情况下鉴定绝育术中切除的组织是否为输卵管或输精管等。

2. 手术中快速活体组织病理学检查慎用范围和不宜应用范围

(1) 涉及截肢和其他会严重致残的根治性手术的术中快速活体组织病理学检查应慎用。需要进行此类手术治疗的患者,其病变性质应于手术前通过常规活检、石蜡切片确定诊断。

(2) 如疑为恶性淋巴瘤,不宜通过术中快速活体组织病理学检查诊断。新鲜组织冰冻切片的质量较差,细胞的细微结构不易辨认,会给恶性淋巴瘤的诊断带来困难。而且组织冰冻后所造成的人工假象,也会严重地影响石蜡切片的诊断,甚至不能得出明确的病理学诊断。为了不浪费宝贵的活检材料,疑为恶性淋巴瘤的活检组织不宜做术中快速活体组织病理学检查。

(3) 标本过小(检材最大径≤0.2cm)不宜做术中快速活体组织病理学检查。由于电刀热效应严重烧灼的小块组织也不适宜做术中快速活体组织病理学检查。

(4) 术前易于进行常规活检的器官,不宜做术中快速活体组织病理学检查。

(5) 脂肪组织、骨组织和钙化组织是不能进行术中快速活体组织病理学检查的。

(6) 需要依据核分裂象计数判断良、恶性的软组织肿瘤,很难通过术中快速活体组织病理学检查做出确切的病理学诊断,需要通过对石蜡切片的仔细观察来计数核分裂象。

(7) 主要根据肿瘤生物学行为特征而不能依据组织形态判断良、恶性的肿瘤,不是术中快速活体组织病理学检查的指征。

(8) 已知具有传染性的标本(例如结核病、病毒性肝炎、艾滋病等)不宜做术中快速活体组织病理学检查。

(二) 手术中快速活体组织病理学检查的局限性

手术中快速活检要求病理医师在很短时间内(一般在收到送检标本后 40 分钟内)发出快速活检诊断意见,根据对切除标本的肉眼检查和组织块快速冷冻切片或快速石蜡切片的观察,给手术医师提供的参考性病理诊断意见。在很短时间内做出病理学诊断对病理医师的经验和判断力都是严峻的考验。

与常规石蜡切片的病理诊断相比,快速冷冻切片的质量较差,使快速活检诊断具有更多的局限性和误诊的可能性。不同病理科的手术中快速活体组织病理学检查的准确率在88.9%~98.9%,平均为95% 左右,这就意味着手术中快速活体组织病理学检查的误诊率大约为5%。有的病例难以快速诊断,需要等待常规石蜡切片进一步明确诊断,临床医生应充分理解这一点。

(三) 手术中快速活体组织病理学检查的注意事项

1. 手术中快速活体组织病理学检查需要临床医师与病理医师间的密切合作。负责快速活检的主检病理医师应了解患者的临床情况、手术所见、既往有关的病理学检查情况。临床医生也应主动提供相关的临床资料。

2. 从事手术中快速活体组织病理学检查的病理医师应向临床医师说明快速活检的局限性、适用范围、慎用范围和不宜应用范围。

3. 临床医师应于手术前向患者和(或)患者授权人说明快速活检的意义和局限性等,取得

Notes

患方的知情和理解。患方应在由医院制订的《手术中快速活检患方知情同意书》签字。

4. 主持手术的临床医师应在手术前一天向病理科递交快速活检申请单,填写患者的病史,重要的影像学、实验室检查结果和提请病理医师特别关注的问题等。尽可能不在手术进行过程中临时申请快速活检。

5. 手术中快速活检应由经过该项工作训练的主治医师以上的病理医师主持。尚不具备相应条件的病理科不应勉强开展手术中快速活检。

第二节 细胞病理学检查

细胞病理学检查指对病变部位自然脱落、刮取或穿刺获取的细胞进行涂片检查,以便对疾病做出定性诊断,可为临床医师诊断疾病,尤其是肿瘤性疾病提供重要参考依据。细胞病理学检查对患者损伤小或无损伤、价格便宜、出结果快、常常有较高的阳性率是其优点,更适合于大规模防癌普查。

一、细胞病理学检查的类型

1. **脱落细胞学** 对病变部位自然脱落的细胞进行涂片检查,包括痰液、乳头溢液或尿液等。通过脱落细胞学可以明确涂片中是否有肿瘤细胞、炎症细胞的类型和其他类型细胞等。

2. **组织印片** 手术切除的新鲜组织直接印迹于载玻片,染色后进行细胞学检查。该检查可以更好地观察星形胶质细胞瘤的突起、淋巴瘤等肿瘤细胞的形态。

3. **穿刺细胞学** 穿刺细胞学是指通过粗针或细针吸取体腔积液(附录图 1-4)、脑脊液、囊肿的囊液、体表或内脏实体肿瘤的细胞进行细胞学检查,穿刺可直接进行,也可在 B 超或 CT 引导下进行。目前通过细针穿刺获取细胞学标本得到了越来越广泛的应用,称为细针吸取(fine needle aspiration, FNA)细胞学。FNA 技术所采用的穿刺针的外径为 0.6~0.9mm,在负压下吸取细胞、涂片进行细胞学检查,主要适应证通常为乳腺、甲状腺、涎腺、淋巴结、前列腺、皮下软组织和骨等浅表组织肿物的诊断。

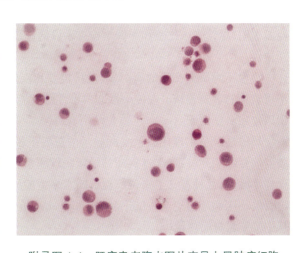

附录图 1-4 肝癌患者腹水图片查见大量肿瘤细胞

4. **刮取和刷取细胞学** 通过子宫颈刮取细胞涂片检查不仅对子宫颈癌的诊断具有重要意义,还可以进行激素水平判定,对 HPV 感染也有提示作用。支气管镜下进行的刷取细胞学可协助诊断肺癌。

二、细胞病理学诊断表述的基本类型

1. **直接表述性诊断** 适用于穿刺标本的细胞病理学诊断报告。根据形态学观察的实际情况,对于某种疾病/病变做出肯定性(Ⅰ类)、不同程度意向性(Ⅱ类)细胞学诊断,或是提供形态描述性(Ⅲ类)细胞学诊断,或是告知无法做出(Ⅳ类)细胞学诊断。

2. **间接分级性诊断** 用于查找恶性肿瘤细胞的诊断。可分为:①Ⅰ级:未见恶性肿瘤细胞;②Ⅱ级:查见核异质细胞。细分为Ⅱa(轻度核异质细胞)和Ⅱb(重度核异质细胞);③Ⅲ级:查见可疑恶性肿瘤细胞;④Ⅳ级:查见高度可疑恶性肿瘤细胞;⑤Ⅴ级:查见恶性肿瘤细胞。

三、细胞病理学诊断的局限性(假阴性或假阳性诊断)

1. **假阴性**　是指在恶性肿瘤患者的相关标本中未能查见恶性肿瘤细胞。假阴性率一般为10%左右。因此细胞病理学检查的阴性结果并不能否定临床医师的恶性肿瘤诊断。临床医生应多次送检以降低假阴性率。

2. **假阳性**　是指在非恶性肿瘤患者的有关标本中查见了"恶性肿瘤细胞"。假阳性率通常≤1%。因此细胞病理学医生应密切结合患者的临床资料,对于临床上未考虑为恶性肿瘤患者的阳性细胞学诊断应持慎重态度。临床医生也不应对细胞病理学报告与活体组织病理学检查报告等同看待,临床医生决定进行损害较大的治疗措施之前应尽可能取得活体组织病理学检查结果的佐证。

第三节　尸体解剖检查

尸体解剖检查(尸检)是对死者进行全面病理学检查,其中包括法医尸体解剖和疾病患者的尸体解剖,本节重点介绍疾病患者的尸体解剖。

一、尸检的意义

尸检是医学院校病理学教研室和医院病理科常规工作的重要组成部分,是对患者疾病"盖棺定论"的总结,以期明确死者的主要疾患、伴随疾患和死亡原因。尸检对于验证患者生前临床诊断的正确性、总结临床诊断和治疗的经验、提高临床诊断和治疗水平具有重要意义。国内外经验表明,尽管临床化验和影像学检查手段的进步,仍存在有20%~30%的患者临床主要疾患诊断错误。

尸检还为研究疾病的病因学、发病机制和疾病的转归提供系统的检查材料,是病理学研究不可替代的重要领域。在传染性非典型性肺炎流行期间,不少被临床扩大诊断的病例通过尸检得以排除便是例证。

尸检是医学生理论联系实际教学的重要手段,对于具体地观察疾病的病理变化、理解各个脏器病变的相互关系、掌握疾病的临床病理联系具有重要意义。尸检也是病理专业人员培训的这样手段,从某种意义上来说尸检诊断水平更能反映病理专业人员的业务水准。就尸检病例所进行的临床病理讨论会(clinical pathological conference,CPC)能使临床医生、病理医生和医学生从中受到教育而获益。

尸检也为维护医生和患者的正当权益、解决医疗纠纷和判断医疗事故责任提供重要依据。例如一个3岁的男童早晨8点钟被送到幼儿园,9点钟老师给每个小孩发一小包花生米,半小时后该男童发生气憋、呼吸困难和青紫,在送医院途中死亡。在进行尸检前家属和幼儿园老师都认为患儿是由于花生米误入气管造成窒息死亡。尸检发现该男童患有原发性肺结核,气管旁淋巴结干酪性结核病灶侵蚀了气管壁,致干酪性坏死组织团块进入气管腔造成窒息死亡。通过尸检使幼儿园老师免受不白之冤,也给患儿家属一个满意的交代。

但不幸的是目前国内的尸体解剖率很低,严重地影响着医学的进步。因此应在全社会提倡移风易俗、尊重科学的良好风尚,同时也应提高临床医生和病理医生开展尸检工作的积极性和主动性。

二、尸检的内容

尸检可分为局部尸检和全身系统尸检,更应提倡的是全身系统尸检。尸检操作的原则是既要保持尸体的完整性,又要便于操作和暴露清楚。

Notes

尸检要对尸体的体表、体腔和脏器进行全面的肉眼和光学显微镜检查,应有详细的记录。必要时应辅以分子生物学、电子显微镜、细菌或病毒培养等手段。

尸检的根本目的是明确死者的主要疾患、伴随疾患和死亡原因。主要疾患是引起死亡的基础疾病,是直接死亡原因的根本所在。直接死亡原因常常是主要疾患的合并症。例如脑出血常常是高血压病患者的直接死亡原因;心脏破裂和心包填塞可以是冠状动脉粥样硬化患者的直接死亡原因;内毒素中毒性休克是某些细菌感染患者的直接死亡原因。伴随疾患是与主要疾患无关的其他疾病,常常与直接死亡原因无关,在一些情况下也可能对死亡有一定的促进作用。

三、尸检的注意事项

尸检的受理必须遵照国家有关规定进行,死者亲属或代理人签署说明尸检有关事项的《死者亲属或代理人委托尸检知情同意书》,同意有关受理尸检机构对于死者进行尸检。受理尸检部门应是具备独立尸检能力的医院病理科、医学院校的病理学教研室、或经医政部门注册的病理诊断中心;尸检的主检人员应是接受过尸检训练、具有中级以上专业职称的病理医师或病理学教师,必要时邀请法医参与尸检;尸检的委托单位应逐项认真填写尸检申请书,包括死者的临床资料要点和其他需要说明的情况;主持尸检人员有权根据实际需要确定尸检的术式、范围、脏器或组织的取留,及其处理方式;尸检病理学诊断报告书可能提供死者所患的主要疾病和死因,难以做出明确结论时,可仅提交病变描述性尸检报告;尸检操作应在死者死亡 48 小时内进行,即使是冷冻尸体尸检操作也应在死者死亡 7 日内进行。

疾病的病理学诊断除了采用肉眼和普通病理组织学方法外,还可采用其他辅助方法(电子显微镜检查、免疫组织化学、核酸分子杂交、聚合酶链式反应、流式细胞术)协助疾病的病理学诊断。

(郑　杰)

Notes

附录二　病理学研究方法简介

随着生物医学高新技术的迅猛发展和广泛应用,现代病理学研究方法日趋多样化,并逐步应用于病理诊断之中。这些方法的使用深化了对疾病发生机制和发展规律的研究,拓宽了病理工作者的视野,同时也提高了病理学研究水平和疾病诊断的准确性。

以下简要介绍病理学研究中常用的实验方法和研究技术,后者包括电镜技术、免疫组织(细胞)化学、核酸原位杂交、原位 PCR 技术、激光扫描共聚焦显微术、流式细胞术、比较基因组杂交和生物芯片技术等。

一、动 物 实 验

动物实验(animal experiment)是采用适宜的动物和合理的方法,在活体动物建立模拟人体伤病的模型即动物模型(animal model),通过复制伤病过程研究伤病的病因学、发病机制、病理改变及转归。动物实验的优点在于可根据研究需要,对之施以单一或多种干预措施,设计不同的观测方法,研究伤病发生发展的动态变化规律和防治措施。例如可在伤病的不同时期取组织、细胞和(或)血样,以了解伤病不同阶段的病理变化及其发生发展过程,药物或其因素对伤病的疗效或影响等,并可与人体伤病进行对照研究。动物实验尤其适用于不宜进行人体试验的研究,如致癌剂的致癌作用和癌变过程的规律研究,以及某些特殊生物因子包括新型病原微生物的致病作用等。动物模型除包括诱发疾病模型外,还有自发疾病模型,基因敲除 / 敲入模型等。模式生物(model organism)也越来越多地应用于分子病理学研究之中,例如斑马鱼(Danio rerio,俗称zebrafish)可以用于研究血管发生机制。

动物实验可弥补人体病理学研究的某些限制和不足,但应该注意动物和人体之间毕竟存在物种的差异,不能把动物实验结果直接套用于人体,动物实验结果仅可作为研究人体疾病的参考。

二、组织和细胞培养

组织和细胞培养(tissue and cell culture)是将离体活组织或细胞用适宜的培养基在体外培养的方法。通过体外培养可以简便而直观地观测组织细胞生长过程中的形态和生物学特性,并可十分方便地研究各种因子(因素)对组织、细胞的影响,既可以模拟病理过程,也可以进行体外治疗试验。例如,在病毒感染和其他致癌因素的作用下,细胞如何发生恶性转化;在恶性转化的基础上发生哪些分子生物学和细胞遗传学改变;在不同因素作用下能否阻断恶性转化的发生或引起恶性转化的逆转;免疫因子、射线和抗癌药物对癌细胞生长的影响等。组织和细胞培养研究的优点是体外因素容易控制,试验周期短、获得结果较快、相对经济而简便。

根据研究目的,用于培养的组织、细胞可为正常或病变部位人体组织细胞,也可为动物模型的样本;既可是原代细胞培养,也可是经加工、修饰的组织、细胞的培养。应用最多的是直接来源于人体或动物活体组织、细胞的原代培养以及源性/动物源性细胞系(株)的传代培养。培养的方式有贴壁培养、悬浮培养、三维培养等。大量正常细胞系(株)、肿瘤细胞系(株)的建立为体外研究提供了大量的试验材料,各种基因转染技术、活细胞标记、示踪技术的进步又为体外试验观测提供了直观、可靠的手段。多种生物材料在组织、细胞培养体系中的应用扩展了体外培养技术的应用领域。目前,组织、细胞培养材料还可作为生物样本库加以建立和应用,也适宜研究细胞-细胞、细胞-细胞外基质相互作用。

需要注意的是,人工的体外环境与复杂的体内整体环境毕竟有很大的不同,故不能将体外研究结果与体内过程等同看待。

三、电子显微镜技术

电子显微镜技术(electron microscopy)(简称电镜技术)是利用电子显微镜观察经特殊制备的样本微细结构与形态的技术,是病理学诊断和研究的基本技术之一。1931 年德国的 Knoll 和 Ruska 研制成功了世界上第一台电子显微镜,由电子束和电子透镜组合成的电子光学系统可以将微小物体放大成像,极大地提高了分辨率。普通光学显微镜的分辨极限是 0.2μm,而目前最好电镜的分辨率可达 0.14nm,有效放大倍数为 100 万倍。电子显微镜分为两种基本类型:透射电子显微镜(transmission electron microscope,TEM)和扫描电子显微镜(scanning electron microscopy,SEM)。其中,TEM 是最早、最广泛应用于生物医学领域的一种电镜,以后又相继诞生了扫描电镜、超高压电镜等。电子显微镜和光学显微镜的基本原理是相同的,不同的是光镜的照明源是可见光,而电镜是用电子束照明。电镜的透镜不是玻璃而是轴对称的电场或磁场。电镜的使用大大地开阔了我们的视野,看清了细胞膜和细胞质内的各种细胞器和细胞核的细微结构及其病理变化,并由此产生了超微病理学(ultrastructural pathology)。

(一)电镜样本的制备

电镜样本的处理和超薄切片的制作技术比光镜制样更为精细和复杂,但基本过程是相似的,仍包括组织取材、固定、脱水、浸透、包埋、切片和染色等。以 TEM 样本制备为例,电镜样本制备的主要要求和特点是:①组织新鲜,取材准确:取材针对性要强,对于代表性区域进行小块多点取材。组织厚度可为 1~2mm,再修成 1mm×1mm×1mm 的小块,每个样本至少应取 4~5 小块,尽量在组织离体 5 分钟之内完成取材并进行预固定;②双重组织固定:一般先用 2.5% 戊二醛固定(4℃),再用锇酸固定,固定液的 pH 应低于 7.5;③组织包埋常用环氧树脂;④组织定位:1μm 厚的半薄切片经甲苯胺蓝或 HE 染色,光镜下观察进一步确定重点观测目标,再行超薄切片;⑤超薄切片:用玻璃刀或钻石刀切制超薄切片,切片厚度一般为 60~80nm;⑥重金属盐染色,如醋酸铀或枸橼酸铅等。

除常规 TEM 样本制备技术外,还有一些常用的特殊电镜样本制备技术,如冷冻蚀刻(freeze-etching)技术。冷冻蚀刻技术是从 20 世纪 50 年代开始发展起来的一种将断裂和复型相结合的电镜制样技术,亦称冷冻断裂(freeze fracture)或冷冻复型(freeze-replica)。它的优点在于:①样品通过冷冻,可使其微细结构接近于活体状态;②样品经冷冻断裂蚀刻后,能够观察到不同劈裂面的微细结构,进而可研究细胞内的膜性结构及内含物结构;③冷冻蚀刻的样品经铂、碳喷镀而制备的复型膜,具有很强的立体感且能耐受电子束轰击和长期保存。它的缺点是:冷冻也可造成样品的人为损伤;断裂面多产生在样品结构最脆弱的部位,无法有目的地选择。

Notes

（二）电镜技术的应用

电镜技术的应用领域很宽,在生命科学领域可用于胚胎及组织发生学方面的研究和观察;在临床上可用于多种疾病亚细胞结构病变的观察和诊断,特别是肾小球疾病及肌病的诊断,以及一些疑难肿瘤的组织来源和细胞属性判定(附录图 2-1),如一些去分化、低分化或多向分化肿瘤的诊断和鉴别诊断;最早关于细胞凋亡的形态学描述也是源于电镜的观察。扫描电镜具有对样本进行三维形貌的细微显示和定量功能。随着电镜技术的不断发展及其与其

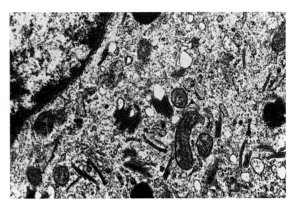

附录图 2-1　Langerhans 组织细胞增生症的电镜图片

他技术的综合使用,还推出了免疫电镜、电镜细胞化学技术、电镜图像分析技术及全息显微术等。电镜技术也有其局限性,如样本取材少、制备较复杂、观察范围特别有限,需要结合组织学观察结果综合分析。

四、组织化学和免疫组织（细胞）化学技术

（一）组织化学

组织化学(histochemistry)染色技术即一般所说的特殊染色,是通过应用某些能与组织和细胞化学成分相结合的显色试剂,定位地显示组织和细胞的特殊化学成分(如蛋白质、酶类、核酸、糖类和脂类等),同时又能保存原有的形态改变,从而反映形态与生化代谢状态。对一些代谢性疾病的诊断有一定的参考价值,例如在戈谢(Gaucher)病,由于先天性葡萄糖脑苷脂酶缺乏,致使大量葡萄糖脑苷脂在脾脏和肝脏的组织细胞内堆积,可用组织化学染色加以证实。在肿瘤的诊断和鉴别诊断中也可用特殊染色方法,如过碘酸 Schiff 反应(PAS)可区别骨 Ewing 肉瘤和恶性淋巴瘤,前者含有糖原而呈阳性,而后者不含糖原呈阴性。磷钨酸苏木精染色(PTAH)可显示横纹肌肉瘤中瘤细胞胞质内的横纹。为了保证待测物质不被常规制样损失,组织化学样本染色前常需要特别保存。

（二）免疫组织（细胞）化学

免疫组织化学(immunohistochemistry)是利用抗原 - 抗体的特异性结合反应原理,以抗原或抗体来检测和定位组织中的待测物质(抗体或抗原)的一种技术方法,它是免疫学和传统的组织化学相结合而形成的。免疫组织化学染色技术不仅有较高的敏感性和特异性,而且能将形态学改变与功能、代谢变化结合起来,直接在组织切片上观测蛋白质或多肽类物质的存在与定位,并可结合电镜技术精确到亚细胞结构,结合计算机图像分析系统或激光共聚焦显微术等可对被检物质进行定量分析。利用同样的原理,检测细胞样本(涂片或培养细胞)时所用的免疫染色称作免疫细胞化学(immunocytochemistry)。在临床病理诊断和实验病理研究中,使用最多的是采用特异性抗体检测样本中抗原的存在及含量。

1. 抗体的选择

(1) 抗体的类型:一般使用的抗体有两大类,一类是单克隆抗体(monoclonal antibody),另一类是多克隆抗体(polyclonal antibody)。传统的单克隆抗体来自于鼠杂交瘤,具有较高的特异性,但敏感性较多克隆抗体差。近年来,利用基因工程技术生产出了兔源性单克隆抗体,它兼有鼠源性单克隆抗体的特异性和多克隆抗体的敏感性,具有较高的使用价值。多克隆抗体有多种种属来源,常见的有来源于兔、山羊、豚鼠、马等,以前两者来源的使用较多。

(2) 抗体的工作条件:有的抗体只能用于新鲜组织、冷冻组织或细胞涂片,而不能用于石蜡

包埋组织切片的染色,如 CD103(黏膜内淋巴细胞)和 CD19(B 淋巴细胞)等。

(3) 抗体的保存条件:多数抗体要求 4~8℃保存,也有少数抗体要求 –20℃保存。在实际工作中,应根据具体情况选择抗体,一般而言,宜选择商品化的单克隆抗体,在抗体的说明书上多有关抗体的特异性、工作条件、保存,以及使用方法等的简要介绍。

2. 免疫组织化学染色方法和检测系统　免疫组织化学技术的具体染色方法和检测系统有多种。按标记物的性质可分为荧光法(荧光素标记)、酶法(辣根过氧化物酶、碱性磷酸酶等)、免疫金银及铁标记技术等;按染色步骤可分为直接法(又称一步法)和间接法(二步、三步或多步法);按结合方式可分为抗原抗体结合,如 PAP 法和标记的葡聚糖聚合物(labeled dextran polymer,LDP)法,以及亲和连接,如 ABC 法、标记的链亲和素生物素(labeled streptavidin-biotin,LSAB)法等,其中 LSAB 法(附录图2-2)和 LDP 法是最常使用的染色

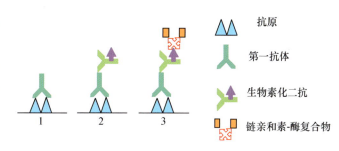

抗原

第一抗体

生物素化二抗

链亲和素-酶复合物

附录图 2-2

1:加第一抗体;2:加生物素化第二抗体;3:加链亲合素 - 酶复合物

方法。两步 LDP 法即 Envision 法,其优点是省时、操作简单和外界干扰因素少(如内源性生物素等),但成本高于 LSAB 法。免疫组织化学染色常用的检测系统见附录表 2-1。最常用的检测系统是辣根过氧化物酶二氨基联苯胺(DAB)系统,阳性信号呈棕色细颗粒状,其主要优点是经济适用,反应产物不溶于水和有机溶剂,染色片可长期保存,但 DAB 有一定的致癌作用,在使用时应注意防护。

附录表 2-1　免疫组织化学染色中常用的几种标记酶及其底物(检测系统)

检测系统	反应产物颜色	组织是否经过有机溶剂处理	封片
辣根过氧化物酶 -DAB	棕色	乙醇 - 二甲苯	中性树胶
辣根过氧化物酶 -DAB	红色	否	甘油
碱性磷酸酶 -NBT/BCIP	深蓝色	水 - 干燥 - 二甲苯	中性树胶
碱性磷酸酶 - 新福红	桃红色	水 - 干燥 - 二甲苯	中性树胶

3. 免疫组织化学染色结果判读与染色质量控制　抗原的表达与被检测抗原在细胞内的定位有关(附录图2-3)。常见的抗原表达阳性定位有以下几种:①细胞质阳性反应:由于抗原亚细胞结构定位又存在不同,这类阳性反应可有数种表现形式,如细胞角蛋白(cytokeratin,CK)和波形蛋白等主要分布在近细胞膜处的胞质内;有的抗原染色呈胞质内局限性点状阳性反应,如CD15 和 CD30 等;定位于线粒体的抗原常表现为细胞质内弥漫性阳性反应,如 Bcl-2 蛋白;②细胞膜阳性反应:各种膜抗原阳性反应定位于细胞膜,如 CD20 和 CD3 等;③细胞核阳性反应:如Ki-67、ER 和 PR 等。由于抗原分布本身特性或制样的影响,有时可见细胞质和细胞膜同时出现阳性反应,如 EMA 可呈膜性和胞质内弥漫性阳性反应,CD15 和 CD30 抗体可同时呈细胞膜和胞质内点状阳性反应等。

影响免疫组化染色质量的因素有很多,在实验中应注意组织的取材和固定、选择高质量抗体、恰当地使用抗原修复手段、严格技术操作和设置对照等。假阴性反应可发生在以下情况时:①组织内待测抗原由于不适当的样本处理而被分解破坏或含量过低;②使用不适当的固定剂而使抗原被遮盖(如使用醛类固定剂使大分子蛋白借醛键形成交联而遮盖待检抗原);③抗体质量不佳或稀释度不当;④技术操作失误等。假阳性反应可发生在:①抗体特异性差,与其他相关抗原发生了交叉反应;②组织对抗体的非特异性吸附,特别是在有大片组织坏死或组织中有较多

富于蛋白的液体时容易发生;③内源性过氧化酶(peroxidase)的作用,在脾脏、骨髓及一些炎性病变组织的染色中易出现;内源性碱性磷酸酶的作用,特别是肠黏膜上皮和肾近曲小管的刷状缘有高浓度的碱性磷酸酶,若处理不彻底,易出现假阳性结果。此外,在判断结果时要注意勿将肿瘤组织中残留的正常组织的免疫组织化学阳性信号误认为是肿瘤的染色反应。当肿瘤浸润破坏正常组织时,使被破坏的正常细胞胞质内的可溶性蛋白释放,后者被肿瘤细胞非特异吸附或吞噬,使瘤细胞出现该种抗原的阳性反应。这种"阳性反应"并非是肿瘤细胞中真正表达待测物质。观察时还应排除外源性和内源性色素的干扰。

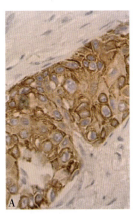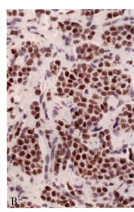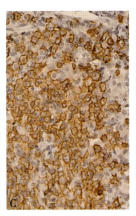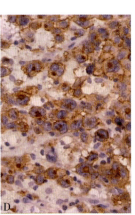

附录图 2-3　免疫组织化学染色阳性信号定位

A. 细胞质内弥漫阳性(细胞角蛋白);B. 细胞核阳性(雌激素受体);C. 细胞膜阳性(B 细胞分化抗原 CD20);D. 细胞膜和细胞质内点状阳性(CD30)

4. 免疫组织化学技术的应用　随着大量商品化的单克隆和多克隆抗体出现、配套试剂盒的使用及方法学的不断完善,免疫组织化学染色已经成为病理诊断和研究中必不可少的技术手段之一。该技术被广泛应用于各种蛋白质或肽类物质表达水平的检测、细胞起源与分化的判定、淋巴细胞的免疫表型分析、细胞增殖、细胞周期和信号传导等研究。一些组织特异性抗原的检测有助于肿瘤来源的判定、内分泌系统肿瘤的功能分类、肿瘤的预后判定以及指导临床对某些靶向治疗药物适用病例的筛选等。近些年,免疫组织化学技术在组织芯片上的应用使得该染色效率大大提高,与激光共聚焦显微术的结合使得阳性定位识别更加精确,并能实现定性与定量结合二维与三维结合,可以观测到更加直观美妙的三维立体阳性片。

五、原位杂交技术

原位杂交(in situ hybridization,ISH)是核酸分子杂交的一部分,是将组织化学与分子生物学技术相结合来检测和定位核酸的技术。ISH 是用标记了的已知序列的核苷酸片段作为探针(probe),通过杂交直接在组织切片、细胞涂片或培养细胞爬片上检测和定位某一特定的靶 DNA或 RNA 的存在。ISH 的生物化学基础是 DNA 变性、复性和碱基互补配对结合。根据所选用的探针和待检靶序列的不同,有 DNA-DNA 杂交、DNA-RNA 杂交和 RNA-RNA 杂交。

(一)探针的选择和标记

用于原位杂交的探针有双链 cDNA 探针、单链 cDNA 探针、单链 cRNA 探针和合成的寡核苷酸探针等。一般而言,探针的长度以 50~300 个碱基为宜,用于染色体原位杂交的探针可为1.2~1.5kb。探针标记物有放射性同位素,如 H、^{35}S 和 ^{33}P 等,这类探针的敏感性高,但有半衰期及放射性污染,成本也高且耗时,故其使用受限。非放射性探针标记物有荧光素、地高辛和生物素等,尽管其敏感性不如放射性标记探针,但因其性能稳定、操作简便、成本低和耗时短等长处,正越来越广泛地得到应用。双链 cDNA 探针的标记可用缺口平移或随机引物法;单链 cDNA 探

Notes

针可通过转录进行标记;合成的寡核苷酸探针可用 51 末端标记法,即加尾标记法。

(二) 原位杂交的主要程序

原位杂交的实验材料可以是常规石蜡包埋组织切片、冷冻组织切片、细胞涂片和培养细胞爬片等。主要程序包括杂交前准备、预处理、杂交、杂交后处理清洗和杂交体的检测等。操作中应注意的问题有:①对 DNA-RNA 杂交和 RNA-RNA 杂交,需进行灭活 RNA 酶处理包括用 0.5‰的二乙基焦碳酸盐水配制有关试剂和 160~180℃烘烤实验用器皿等;当使用双链 cDNA 探针和(或)待测靶序列是 DNA 时,需进行变性处理使 DNA 解链;②杂交温度应低于杂交体的解链温度(Tm) 25℃左右;③对照实验:原位杂交远较免疫组化染色复杂,影响因素颇多,故对照实验是必不可少的,有组织对照、探针对照、杂交反应体系对照和检测系统的对照等,可根据具体情况选用。

(三) 荧光原位杂交 (fluorescence in situ hybridization, FISH)

可以用直接法或间接法进行 FISH。狭义的 FISH 指 DNA-DNA 杂交,它是以荧光素直接标记已知 DNA 探针,所检测的靶序列是 DNA。广义的 FISH 包括了 DNA-DNA 和 DNA-RNA 杂交。间接法 FISH 是以非荧光标记物标记已知 DNA 探针,再桥连一个荧光标记的抗体。FISH 的实验材料可以是间期细胞、分裂中期的染色体,也可以是冷冻或石蜡切片等。用于 FISH 的探针有不同的类型,如重复序列探针、位点特异性探针和全染色体探针等,目前已有大量商品化的荧光标记探针,使 FISH 技术得到越来越广泛地应用(附录图 2-4)。

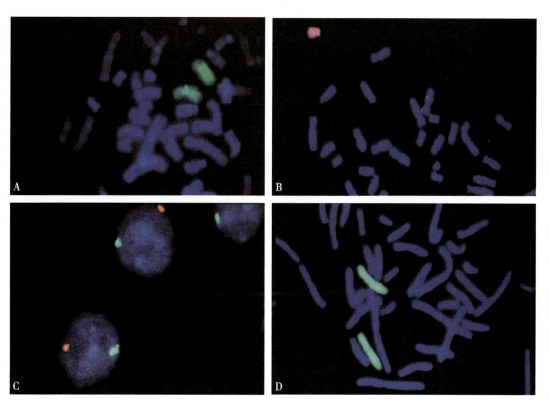

附录图 2-4　染色体的荧光原位杂交

A 示一对 X 染色体(绿色);B 示 Y 染色体(红色);C 示间期细胞 X 染色体(绿色),Y 染色体(红色);D 示一对 12 号染色体(绿色)

(四) 原位杂交技术的应用

原位杂交可应用于:①细胞特异性 mRNA 转录的定位,可用于基因图谱、基因表达和基因组进化的研究;②感染组织中病毒 DNA/RNA 的检测和定位,如 EB 病毒 mRNA、人乳头瘤病毒(附录图 2-5)和巨细胞病毒 DNA 的检测;③癌基因、抑癌基因及各种功能基因在转录水平的表达及

Notes

其变化的检测;④基因在染色体上的定位;⑤检测染色体的变化,如染色体数量异常和染色体易位等;⑥分裂间期细胞遗传学的研究,如遗传病的产前诊断和某些遗传病基因携带者的确定,某些肿瘤的诊断和生物学剂量测定等。原位杂交和免疫组化染色技术相比较,IHc 使用的是抗体,其检测对象是抗原,机制是抗原 - 抗体的特异性结合,是蛋白质表达水平的检测;ISH 使用的是探针,遵循碱基互补配对的原则与待检靶序列结合,是 DNA 或转录(mRNA)水平的检测。二者均有较高的敏感性和特异性,但 ISH 更容易受到外界因素的影响。

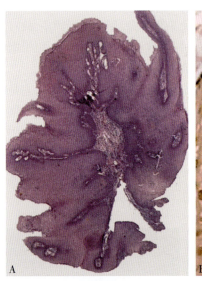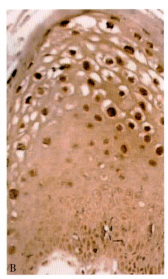

附录图 2-5　人类乳头瘤病毒的检测

A 示外阴尖锐湿疣的组织形态;B 用生物素标记的针对 HPV-6 的 DNA
探针进行原位杂交,在石蜡包埋组织切片上检测 HPV-DNA,示鳞状上
皮棘细胞层中的一些凹空细胞呈细胞核阳性(棕色),DAB 显色

六、原位多聚酶链式反应技术

原位多聚酶链式反应技术是多聚酶链式反应(polymerase chain reaction,PCR)技术的一部分,后者是在体外经酶促反应将某一特定 DNA 序列进行高效、快速扩增,它可将单一拷贝或低拷贝的待测核酸以指数的形式扩增而达到常规方法可检测的水平,但不能进行组织学定位。原位 PCR(in situ PCR)技术是将 PCR 的高效扩增与原位杂交的细胞及组织学定位相结合,在冷冻或石蜡包埋组织切片、细胞涂片或培养细胞爬片上来检测和定位核酸的技术。

(一) 原位 PCR 技术方法

原位 PCR 技术有直接法原位 PCR、间接法原位 PCR、原位反转录 PCR(in situ reverse transcription-PCR,RT-PCR) 和原位再生式序列复制反应(self-sustained sequence replication reaction,3SR)等方法,其中应用相对较广泛的是间接原位 PCR 方法。其主要程序有组织固定、预处理(如蛋白酶 K 和 RNA 酶消化)、原位扩增及扩增产物的原位杂交和检测等。由于使用原位杂交技术对扩增产物作检测,使该方法的特异性较直接法高。

(二) 原位 PCR 技术的应用及存在的问题

原位 PCR 技术能用于低拷贝的内源性基因的检测和定位。在完整的细胞样本上能检测出单一拷贝的 DNA 序列。原位 PCR 技术可用于基因突变、基因重排和染色体易位等的研究和观察,还可用于外源性基因的检测和定位,如对各种感染性疾病病原的基因检测,如 EB 病毒、人乳头瘤病毒、肝炎病毒、巨细胞病毒和人免疫缺陷病毒基因组及结核、麻风杆菌基因的检测等。在临床上还可用于对接受了基因治疗患者体内导入基因的检测等。

Notes

　　从理论上讲,原位 PCR 是一个较完美的技术,兼有较高的敏感性和基因的细胞内定位功能,但目前该技术方法还欠完善,主要表现在以下几个方面:①特异性不高,特别是假阳性的问题。可能产生假阳性的原因有引物与模板的错配、在扩增中因细胞内受损伤 DNA 的修复而形成的非特异性序列和特异性扩增序列的弥散等。为了提高其检测结果的特异性,必须设计严格的试验对照,包括已知阳性和阴性对照、引物对照、PCR 反应体系对照和用 DNA 酶和 RNA 酶处理后样本的阴性对照等;②技术操作复杂,影响因素太多;③需要特殊的设备,即原位 PCR 仪,多为进口,价格昂贵,加之技术方法上存在的问题等,短时间内还难于在国内推广使用,但有一定的潜在应用前景。

七、显微切割术

　　显微切割术(microdissection)是 20 世纪 90 年代初发展起来的一门新技术,它能够从组织切片、细胞涂片上的任一区域内切割下几百个、几十个同类细胞,或单个细胞甚至目标染色体,再进行有关的分子生物学方面的研究,如 PCR、PCR-SSCP 及比较基因组杂交等。用于显微切割的组织切片可以是冷冻或石蜡包埋组织切片或细胞涂片。切片的厚度可为 4~10μm,冰冻切片需经甲醛或乙醇固定。另外,用于显微切割的组织切片还必须染色,以便于进行目标细胞群或单一细胞的定位。染色可以用普通方法,如 1%~2% 的甲基绿、0.1% 的核固红、3.6% 的瑞氏染液或 2% 的苏木素等,也可用免疫组织化学染色,如要切割霍奇金淋巴瘤组织切片上的 R-S 细胞时,可用 CD15 或 CD30 单克隆抗体染色进行靶细胞示踪。显微切割的方法有手工操作法和激光显微切割法。其中激光显微切割术按照切割与获得目标样本的原理又分为不同的切割方法。以激光捕获显微切割(laser capture microdissection,LCM)技术为例,其基本原理是:将组织切片放在倒置显微镜的载物台上,并在切片表面覆盖一层乙烯乙酸乙烯酯(ethylene vinyl acetate,EVA)薄膜。激光束从切片的上方垂直照射下来,使其光路与显微镜聚光器的光路共轴,光斑正好落在显微镜视野中心,即要切割的区域。该区的 EVA 膜受激光照射后,瞬间温度升高并与其下方的细胞相粘连,但不损伤细胞;当将 EVA 膜揭起来时,与之相连的细胞也随之被完好地从切片上切割下来(附录图 2-6);将带有细胞的 EVA 膜放入试管内经蛋白酶消化使细胞与膜分开,同时也将细胞裂解,获得待提物质,如 DNA、RNA 和蛋白质等。

　　显微切割术的特点是可从构成复杂的组织中获得某一特定的同类细胞或单个细胞,尤其适用于肿瘤的分子生物学研究,如肿瘤的克隆性分析、肿瘤发生和演进过程中各阶段细胞基因改

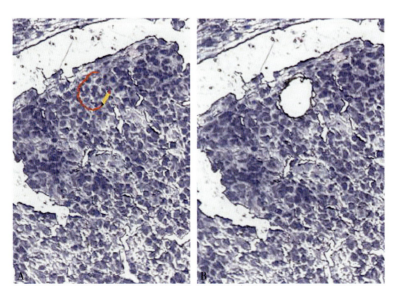

附录图 2-6　激光显微切割
A. 在组织切片上被切割细胞群的定位;B. 切割后在组织切片上留下的空隙

Notes

变的比较研究和肿瘤细胞内某些酶活性的定量检测等。例如对显微切割下来的结节性淋巴细胞为主型霍奇金淋巴瘤的肿瘤细胞的免疫球蛋白受体基因重排研究证实其有非胚系重排,即有B淋巴细胞的克隆性增生。

八、激光扫描共聚焦显微术

激光扫描共聚焦显微镜(laser scanning confocal microscopy,LSCM)是采用激光作为光源,在传统光学显微镜基础上采用共轭聚焦原理和装置,并利用计算机对所观测的对象进行数字图像处理的一套观察、分析和输出系统。LSCM是近代生物医学图像分析仪器最重要的发展之一。其主要部件有激光光源、自动显微镜、扫描模式(包括共聚焦光路通道和针孔、扫描镜、检测器)、数字信号处理器计算机等。共聚焦成像利用照明点与探测点共轭这一特性,可有效抑制同一焦平面上非测量点的杂散荧光及来自样品的非焦平面荧光,从而获得普通光学显微镜无法达到的分辨率同时具有深度识别能力(最大深度一般为200~400μm)及纵向分辨率,因而能看到较厚生物样本中的细节。通过LSCM可以对样品进行无损伤地断层扫描和成像,以观察、分析细胞的三维空间结构,与其他技术相结合还可实现活细胞的动态观察、多重免疫荧光标记或离子荧光标记,研究活细胞功能与代谢过程。

(一) LSCM 的主要功能

包括:①组织、细胞光学切片:该功能也被形象地称为"细胞CT"或"显微CT"(附录图2-7);

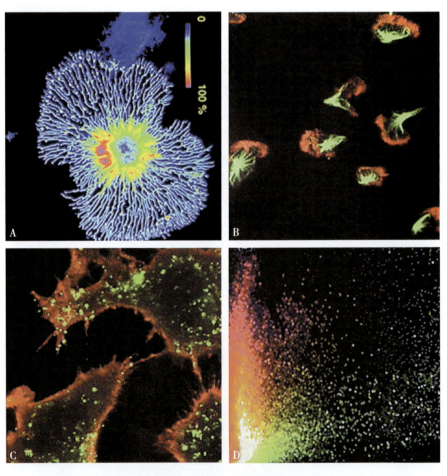

附录图 2-7　激光共聚焦显微术

A. 用荧光标记的抗 MHC-Ⅱ类分子抗体染色的树突状细胞;B. 细胞毒性 T 淋巴细胞的肌动蛋白微丝(Rhodamine 标记,红色)和微管(FITC 标记,绿色);C. 双标记染色,示成纤维细胞胞质中的组织蛋白酶 D(FITC 标记,绿色)和细胞膜的麦胚凝集素(Texae Red 标记,红色);D. 为 C 图双重荧光染色的荧光强度分析图

②三维图像重建;③对活细胞的长时间动态观察;④细胞内酸碱度及细胞离子的定量测定;⑤采用荧光漂白恢复技术(fluorescence redistribution after photobleaching,FRAP)研究细胞间通讯、细胞骨架的构成、生物膜结构和大分子组装等。FRAF 利用高强度脉冲式激光照射细胞的某一区域,造成该区域荧光分子的漂白,而该区域周围的非漂白荧光分子将以一定速率向受照区扩散,LSCM 可直接对其扩散速率进行监测;⑥细胞膜流动性测定;⑦光活化技术等。

(二) LSCM 对样本的要求及其局限性

用于 LSCM 的样本最好是培养细胞样本,如培养细胞涂片或爬片,也可以是冷冻组织切片,石蜡包埋组织切片不适用于该技术。LSCM 主要使用直接或间接免疫荧光染色和荧光原位杂交技术。这些荧光标记探针或抗体质量会直接影响到实验的结果。LSCM 价格高昂,而荧光标记探针或抗体的成本也较高,在选择该方法时应注意充分利用 LSCM 的长处,应避免仅仅把它当做一台高级荧光显微镜来使用的情况。

九、流式细胞术

流式细胞术(flow cytometry,FCM)是一种可以对细胞或亚细胞结构进行快速测量的新型分析技术与分选技术。其主要特点是:测量速度快,可在每秒钟内计测数万个细胞;可进行多参数测量,包括每个细胞的多种物理、化学特性参数测量。FCM 是一门综合性极高的技术方法,它综合于激光技术、细胞化学与免疫细胞化学技术、计算机技术、流体力学、图像技术等多领域成果。既是细胞分析技术,又是精确的细胞分选技术。在定性、定量分析的基础上,可以将不同的细胞或微粒亚群分选(sorting)出来,经收集进一步培养或观测。FCM 在生物医学领域已有广泛的应用。

(一) 流式细胞仪的基本结构和工作原理

流式细胞仪由三部分构成:①传感系统:包括样本递送系统、样品池、监测系统、电子传感器和激光源等;②计算机系统;③电路、光路和水路系统:有电源、光学传导和滤片、鞘液循环和回收部分等。流式细胞仪的工作原理是使悬浮在液体中分散的经荧光标记的细胞或微粒一个个地依次通过样品池,细胞的流速可达 9m/s,同时由荧光探测器捕获荧光信号并转换成分别代表前向散射角、侧向散射角和不同荧光强度的电脉冲信号,经计算机处理形成相应的点图、直方图和假三维结构图像进行分析。

(二) 样本制备基本要求

用于 FCM 的样本应是单细胞悬液,可以是血液、培养细胞、各种体液(如胸水、腹水、脑脊液)、新鲜实体瘤的单细胞悬液以及石蜡包埋组织的单细胞悬液等,以新鲜组织和细胞为佳。样本制备基本原则是:①使各种体液和悬浮细胞样本新鲜,尽快完成样本制备和检测;②针对不同的细胞样本进行适当的洗涤、酶消化或 EDTA 处理,以清除杂质,使黏附的细胞彼此分离而成单细胞状态;③对新鲜实体瘤组织可选用或联合使用酶消化法、机械打散法和化学分散法来获得有足够数量单细胞的悬液,常用的酶有胃蛋白酶、胰蛋白酶和胶原酶等;④对石蜡包埋组织应先切成若干 $40\sim50\mu m$ 厚的蜡片,经脱蜡、水化,再选用前述方法制备单细胞悬液;⑤单细胞悬液的细胞数一般应不少于 10^6 个。

(三) FCM 的应用

流式细胞仪具有精密、准确、快速和分辨高等特性,具体表现在以下几个方面:①分析细胞周期,研究细胞增殖动力学;②分析细胞的增殖与凋亡:定量分析细胞周期并加以分选;分析测定凋亡细胞比例和数量;定量分析生物大分子如 DNA、RNA、蛋白质等物质与细胞周期和凋亡的关系;③分析细胞分化、辅助鉴别良恶性肿瘤:利用分化标志物可以分析待测细胞的分化状态或恶性程度,利用 DNA 含量和倍性辅助判断肿瘤的遗传学特征和良恶性程度;④细胞或微粒分选:根据细胞或微粒的理化特性、表面标记特性,分析、分选出目标细胞或微粒,研究这些目标亚群的生物学特性或再培养,例如在免疫病理学和干细胞研究方面的应用,进行染色体核型分析,

Notes

并可纯化 X 或 Y 染色体;⑤检测分析药物在细胞中的含量、分布及作用机制等。FCM 在医学基础研究和临床检测中有多方面的应用,如外周血细胞的免疫表型测定和定量分析(附录图 2-8)、某一特定细胞群的筛选和细胞收集、细胞多药耐药基因的检测、癌基因和抑癌基因的检测、细胞凋亡的定量研究、细胞毒功能检测以及细胞内某些蛋白质和核酸的定量分析等。

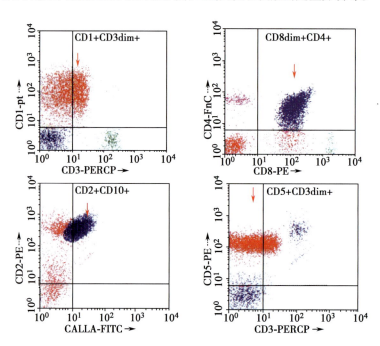

附录图 2-8　流式细胞术检测前体 T 淋巴母细胞白血病患者外周血中肿瘤细胞的免疫表型
A. 瘤细胞呈 CD1a 阳性;膜型 CD3 朦胧;B. 瘤细胞呈 CD4 和 CD8 阳性;
C. 瘤细胞呈 CD2 和 CD10 阳性;D. 瘤细胞呈 CD5 阳性;膜型 CD3 朦胧

十、比较基因组杂交

比较基因组杂交(comparative genomic hybridization,CGH)是近年(1992)来发展起来的一种分子细胞遗传学技术,它通过单一的一次杂交可对某一肿瘤整个基因组的染色体拷贝数量的变化进行检查。基本原理是:用不同的荧光染料通过缺口平移法分别标记肿瘤组织和正常细胞或组织的 DNA 制成探针,并与正常人的分裂中期染色体进行共杂交,以在染色体上显示的肿瘤与正常对照的荧光强度的不同来反映整个肿瘤基因组 DNA 表达状况的变化,再借助于图像分析技术可对染色体拷贝数量的变化进行定量研究。

CGH 的优点是:①实验所需样本 DNA 量较少,作单一的一次杂交即可检查肿瘤整个基因组的染色体拷贝数量的变化;②该方法不仅适用于外周血、培养细胞和新鲜组织样本的研究,还可用于对存档组织,如甲醛固定石蜡包埋组织样本的研究,也可用于因 DNA 量过少而经 PCR 扩增的样本的研究。尽管 CGH 是研究 DNA 拷贝数量变化的有力工具,但也有其局限性:①用 CGH 技术所能检测到的最小的 DNA 扩增或丢失是在 3~5Mb,故对于低水平的 DNA 扩增和小片段的丢失就会漏检;②是在相关染色体的拷贝数量无变化时,CGH 技术不能检测出平行染色体的易位。CGH 已广泛应用于肿瘤发病的分子机制等方面的研究,例如用 CGH 技术对较大样本肿瘤病例进行筛查,发现在某些类型的肿瘤中有相似的基因组染色体拷贝数量的改变,如肺的小细胞癌、肺的大细胞癌和肺腺癌等均有各自相对高频率出现的分子遗传学改变。对肺的小细胞癌的原发癌和淋巴结转移癌细胞的 CGH 检测,发现二者有大量相同的染色体不均衡性的改变,提示二者为单一克隆关系(附录图 2-9)。

Notes

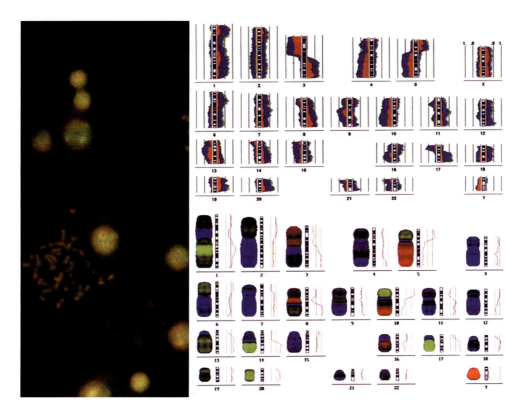

附录图 2-9　比较基因组杂交

十一、生物芯片技术

生物芯片技术(biochip technique)是近年来才发展起来的生物医学高技术系列,包括基因芯片、蛋白质芯片和组织芯片等。

(一) 基因芯片

基因芯片(gene chip)又称 DNA 芯片(DNA chip),是指固着在固相载体上的高密度的 DNA 微点阵。具体地说就是将大量靶基因或寡核苷酸片段有序地、高密度地(点与点间距一般小于 $500\mu m$)排列在如硅片、玻璃片、聚丙烯或尼龙膜等载体上,这就是基因芯片。一套完整的基因芯片分析系统包括芯片阵列仪、激光扫描仪、计算机及生物信息软件处理系统等。基因芯片技术是由美国斯坦福大学医学中心生化系 Brown 教授领导的研究小组在 1995 年首先报道的。

1. **基因芯片的分类和工作原理**　按基因芯片的功能可将其分为三类:即表达谱基因芯片、诊断芯片和检测芯片,前者主要用于基因功能的研究;后两者可用于遗传病、代谢病和某些肿瘤的诊断或病原微生物的检测等。表达谱基因芯片检测的基本原理是(附录图 2-10):用不同的荧光染料通过逆转录反应将不同组织的 mRNA 分别标记制成探针,将探针混合后与芯片上的 DNA 片段进行杂交、洗涤,用特有的荧光波长扫描芯片,得到这些基因在不同组织或细胞中的表达谱图片,再通过计算机分析出这些基因在不同组织中表达差异的重要信息。

2. **基因芯片的应用**　基因芯片技术可用于生命科学研究的各个领域,在基础研究方面有基因表达谱分析、基因分型、基因突变的检测、新基因的寻找、遗传作图、重测序等;在临床上可用于抗生素和抗肿瘤药物的筛选和疾病的诊断等方面。利用基因芯片技术,人们可以大规模、高通量地对成千上万个基因同时进行研究,从而解决了传统的核酸印迹杂交技术操作复杂、自动化程度低、操作序列数量少和检测效率低等问题。通过设计不同的探针阵列和使用特定的分析方法使该技术具有广阔的应用前景。应用基因芯片技术要求实验材料是从新鲜组织或培养细胞中提取的 mRNA ,对外周血或培养细胞样本的研究相对容易,对实体瘤的研究受到一定限

Notes

制。Alizadeh 等(2000)对 42 例弥漫性大 B 细胞淋巴瘤(DLBCL)进行了 cDNA 表达谱基因芯片检测,根据基因差异表达的不同,将 DLBCL 分为两个亚型,即生发中心 B 样 DLBCL(GC B-like DLBCL)和活化 B 样 DLBCL(activated B-like DLBCL),研究发现二者不仅在瘤细胞来源上,而且在临床表现、对治疗的反应和预后上均不相同(附录图 2-10),这是基因芯片技术用于肿瘤基因分型的典型事例之一。

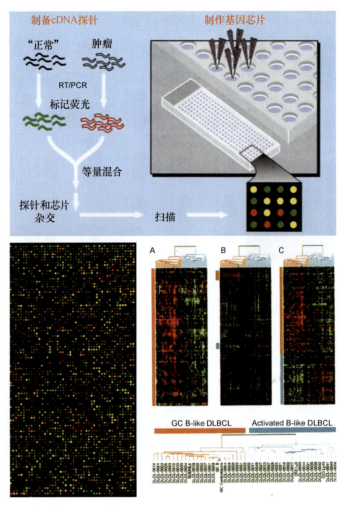

附录图 2-10　上图为表达谱基因芯片的检测原理模式图;下图 A 为 cDNA 芯片的扫描图;B 对一组弥漫性大 B 细胞淋巴瘤(DLBCL)的基因表达谱的聚类分析(clattering analysis),将 DLBCL 分为两个亚类,即生发中心 B 样 DLBCL(GC B-like DLBCL,黄色)和活化 B 样 DLBCL(activated B-likeDLBCL,蓝色)

(采自 Alizadeh A. A,Elsen M. B, Davis R. E,et al. Distinct types of diffuse large B-cell lymphoma identified by gene expression profiling. Nature,2000,403:503-511.)

(二) 蛋白质芯片

　　蛋白质芯片(protein chip)又称蛋白质微阵列(protein microarray),它是继基因芯片之后发展起来的对基因功能产物表达水平检测的技术。蛋白质芯片也是在一个载体上点布高密度不同种类的蛋白质,再用荧光标记的已知抗体或配体与待测样本中的抗体或配体一起同芯片上蛋白质竞争结合,在扫描仪上读出荧光强弱,再经计算机分析计算出待测样本结果。最近,德国科学家 Lueking 等率先利用机械手将基因工程生产的 92 种不同种类的人体蛋白质点印在聚二氟亚乙烯滤片上,用相应的单克隆抗体测试。之后,随着蛋白质芯片制作技术的不断完善,检测容量

Notes

已达一万三千多个点,并实现了整个过程全自动化检测,具有高效率、低成本的特点,尤其适合于蛋白表达的大规模、多种类筛查,并能用于受体-配体、多种感染因素的筛查和肿瘤的诊断。

(三) 组织与细胞芯片

组织芯片又称组织微阵列(tissue microarray)是由 Kononen 等在 1998 年首次提出这一概念。组织芯片是将数十个至数百个小的组织片整齐地排列在某一载体上(通常是载玻片)而成的微缩组织切片。组织芯片的制作流程主要包括组织筛选和定位、阵列蜡块的制作和切片等步骤(附录图 2-11)。

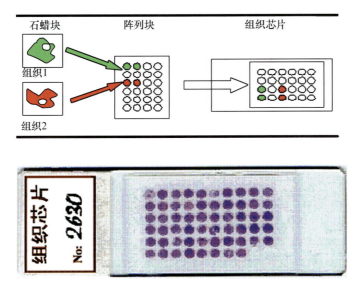

附录图 2-11
上图示组织芯片的制作流程;下图示组织芯片,其中共有 58 张组织芯片

组织芯片的特点是体积小、信息含量大,并可根据不同的需求进行组合并制成各种组织芯片,能高效、快速和低消耗地进行各种原位组织学的研究和观察,如形态学、免疫组织化学、原位杂交和原位 PCR 等,并有较好的内对照及实验条件的可比性。在科研工作中可单独或与基因芯片配套用于基因及其蛋白表达产物的分析和基因功能的研究;在国外被用于基因探针的筛选和抗体等生物制剂的鉴定;组织芯片还可作为组织学和病理学实习教材、外科病理微缩图谱。

细胞生物芯片(又称细胞芯片)技术作为 20 世纪 90 年代新兴的生物高科技技术,是利用微点阵技术将多种生物探针高密度地固定在固相基质上,从而使一些传统的生物学分析手段能够在尽量小的空间范围内,以尽量快的速度完成,达到一次实验同时检测多种疾病或分析多个生物样本的目的。细胞芯片为医学分子生物学提供了一种高通量、大样本以及快速的细胞分子水平的分析工具。它克服了传统细胞学方法和基因芯片、蛋白芯片技术中存在的某些缺陷,使人类可有效利用成百上千个自然或处于特定状态下的细胞株或细胞系来研究特定基因及其所表达的蛋白质与疾病之间的相互关系,对于科研、开发、疾病的分子诊断、预后分析、药物治疗靶点的筛选、组织分布、细胞定位、抗体药和新药的筛选等方面均有十分广泛的实用价值。它的出现,将从根本上改变临床检测的观念和效率,并为创建新的肿瘤早期检测方法提供参考方向。

十二、动物活体成像技术

1999 年,美国哈佛大学 Weissleder 等提出了分子影像学(molecular imaging)的概念——应用影像学方法,对活体状态下的生物过程进行细胞和分子水平的定性和定量研究。这种从非特异性成像到特异性成像的变化,为疾病生物学、疾病早期检测、定性、评估和治疗带来了重大的影响。

(一) 分子成像的优点

分子成像和传统的体外成像或细胞培养相比有着显著优点。传统成像大多依赖于肉眼可见的身体、生理和代谢过程在疾病状态下的变化。分子成像则是利用特异性分子探针追踪靶目标并成像。首先，分子成像能够反映细胞或基因表达的空间和时间分布，从而了解活体动物体内的相关生物学过程、特异性基因功能和相互作用。第二，由于可以对同一个研究个体进行长时间反复跟踪成像，既可以提高数据的可比性，避免个体差异对试验结果的可影响，又不需要杀死模式动物，节省了大笔科研费用。第三，尤其在药物开发方面，分子成像更是具有划时代的意义。根据目前的统计结果，由于进入临床研究的药物中大部分因为安全问题而终止，导致了在临床研究中大量的资金浪费，而分子成像技术的问世，为解决这一难题提供了广阔的空间，将使药物在临床前研究中通过利用分子成像的方法，获得更详细的分子或基因水平的数据，这是用传统的方法无法了解的领域，所以分子成像将对新药研究的模式带来革命性变革。最后，在转基因动物、动物基因打靶或制药研究过程中，分子成像能对动物的性状进行跟踪检测，对表型进行直接观测和(定量)分析。

(二) 分子成像的应用

分子成像技术主要分为光学成像、核素成像、磁共振成像和超声成像、CT 成像五大类。

活体动物体内光学成像(optical in vivo imaging)主要采用生物发光(bioluminescence)与荧光(fluorescence)两种技术。生物发光是用荧光素酶(luciferase)基因标记细胞或 DNA ，而荧光技术则采用荧光报告基团(GFP、RFP，Cyt 及 dyes 等)进行标记。利用一套非常灵敏的光学检测仪器，让研究人员能够直接监控活体生物体内的细胞活动和基因行为。通过这个系统，可以观测活体动物体内肿瘤的生长及转移、感染性疾病发展过程、特定基因的表达等生物学过程。传统的动物实验方法需要在不同的时间点宰杀实验动物以获得数据，得到多个时间点的实验结果。相比之下，可见光体内成像通过对同一组实验对象在不同时间点进行记录，跟踪同一观察目标(标记细胞及基因)的移动及变化，所得的数据更加真实可信。另外，这一技术对肿瘤微小转移灶的检测灵敏度极高，不涉及放射性物质和方法，非常安全。因其操作极其简单、所得结果直观、灵敏度高等特点，在刚刚发展起来的几年时间内，已广泛应用于生命科学、医学研究及药物开发等方面。最近许多文献报道的实验中，利用绿色荧光蛋白和荧光素酶对细胞或动物进行双重标记，用成熟的荧光成像技术进行体外检测，进行分子生物学和细胞生物学研究，然后利用生物发光技术进行动物体内检测，进行活体动物体内研究。

核素成像技术用于发现易于为核素标记的既定靶目标底物的存在，或用于追踪小量标记基因药物和进行许多药物抵抗或病毒载体的传送，包括微 PET、微 SPECT。磁共振(MRI)分子影像学的优势在于它的高分辨率(已达到 μm 级)，同时可获得解剖及生理信息。这些正是核医学、光学成像的弱点。但是 MRI 分子影像学也有其弱点，它的敏感性较低(微克分子水平)，与核医学成像技术的纳克分子水平相比，低几个数量级。CT 成像是利用组织的密度不同造成对 X 射线透过率的不同而对人体成像的临床检测技术。此外，超声分子影像学是近几年超声医学在分子影像学方面的研究热点。它是利用超声微泡造影剂介导来发现疾病早期在细胞和分子水平的变化，有利于人们更早、更准确地诊断疾病。

十三、图像分析和体视学技术

图像分析(image analysis)技术利用图像分析仪或图像分析系统解决如何客观而精确地用数字来表达存在于标本中的各种形态学与含量为主的信息。图像分析技术是光学、电子学、计算机技术等相互渗透的跨学科研究结果，涉及广泛的学科领域，生物医学只是其应用的一个分支。在病理学研究上，图像分析包括定性和定量两个方面。以往受技术所限，常规病理形态学观察基本上是定性的，缺乏精确的更为客观的定量标准和方法。图像分析技术的出现弥补了这个缺

Notes

点。随着电子计算机技术的发展,形态定量技术已从二维空间向三维空间发展。在肿瘤病理学方面,图像分析技术主要用于核形态参数的测定(如核直径、周长、面积、体积等)、DNA 倍体的测定和显色反应(如免疫组化)的定量,甚至辅助肿瘤的组织病理学分级和预后判断等。

目前,体视学(stereology)方法已广泛应用于图像分析技术中。体视学方法是一种基于二维切片观察而准确获得组织细胞和亚细胞结构三维形态定量特征的方法。体视学的优势在于它以三维定量数据来表达特征结构信息。体视学方法被广泛应用于生物学、基础医学和临床医学。生物体视学是由数学、定量分析技术、生物组织学和图像分析技术相结合所产生的一门新兴的边缘学科,体视学方法与各类组织化学、免疫组织化学等病理学技术相结合形成定量病理学(quantitative pathology),是生物体视学的重要应用领域之一。

十四、数字切片与数字化病理

数字化病理(digital pathology)主要是指将计算机、显微镜和网络技术应用于了病理学领域,是一种现代数字系统与传统光学放大装置有机结合的技术,用于图像采集、储存、传输、阅读、诊断(会诊)等临床和科研目的。它是通过全自动显微镜或光学放大系统扫描采集得到高分辨数字图像,再应用计算机对得到的图像自动进行高精度多视野无缝隙拼接和处理,获得优质的可视化数据以应用于病理学的各个领域。它是实现远程病理(telepathology)不可缺少的平台。

数字化病理系统主要由数字切片扫描装置和数据处理软件等构成。首先,利用数字显微镜或放大系统在低倍物镜下对玻璃切片进行逐幅扫描采集成像,显微扫描平台自动按照切片 XY 轴方向扫描移动,并在 Z 轴方向自动聚焦。然后,由扫描控制软件在光学放大装置有效放大的基础上利用程控扫描方式采集高分辨数字图像,图像压缩与存储软件将图像自动进行无缝拼接处理,制作生成整张全视野的数字化切片。将这些数据存储在一定介质中建立起数字病理切片库后,就可以利用相应的数字病理切片浏览系统,进行任意比例放大或缩小以及任意方向移动的浏览和分析处理,就好比在操作一台真实的光学显微镜一样。所以,又将这种数字化病理系统称作数字切片(digital slides)或虚拟切片(virtual slides)。

数字切片包含切片的全视野信息,具有高分辨率、高清晰度、色彩逼真、操作便捷、易于保存、便于检索等优点。具体应用主要表现在以下几个方面:①在远程会诊中的应用:医院通过网络,将相关病史与数字切片上传到诊断平台,专家通过登录平台,对患者的病情进行讨论和分析,进一步明确诊断,指导临床治疗或辅助确定治疗方案,从而实现技术设备资源、医学科技成果信息资源、医学资源和专家资源的共享;②在教学上的应用:数字切片为医师培训、学术交流和病理教学提供了有效教学工具,具有病变直观、操作简便和信息量大等特点,给形态学教学带来重要的变革;③在病理科信息管理中的应用:数字切片的应用将医院病理科的信息管理提高到一个全新的水平,有利于病理资料的调阅、查询和会诊。同时病理电子文档的建立可以防止病理切片损坏,并为解决医疗会诊、医疗纠纷提供了重要的依据。

广义上的数字化病理还包括在上述数字化病理系统基础上的大数据存储与数据(图像)分析、定性和定量诊断等。

(卞修武　刘卫平)

Notes

中英文名词对照索引

H

T

致 谢

继承与创新是一本教材不断完善与发展的主旋律。在该版教材付梓之际,我们再次由衷地感谢那些曾经为该书前期的版本作出贡献的作者们,正是他们辛勤的汗水和智慧的结晶为该书的日臻完善奠定了坚实的基础。以下是该书前期的版本及其主要作者:

7 年制规划教材
全国高等医药教材建设研究会规划教材
全国高等医药院校教材·供 7 年制临床医学等专业用

《病理学》(人民卫生出版社,2001)

主 编 李甘地
副主编 来茂德

普通高等教育"十五"国家级规划教材
全国高等医药教材建设研究会·卫生部规划教材
全国高等学校教材·供 8 年制及 7 年制临床医学等专业用

《病理学》(人民卫生出版社,2005)

主 编 陈 杰 李甘地

普通高等教育"十一五"国家级规划教材
全国高等医药教材建设研究会规划教材·卫生部规划教材
全国高等学校教材·供 8 年制及 7 年制临床医学等专业用

《病理学》(第 2 版,人民卫生出版社,2010)

主 编 陈 杰 李甘地
副主编 文继舫 来茂德 孙保存

编 委(以姓氏笔画为序)

丁彦青	广州南方医科大学	刘卫平	四川大学华西临床医学院
王国平	华中科技大学医学院	孙保存	天津医科大学
王恩华	中国医科大学	李玉林	吉林大学白求恩医学部
卞修武	重庆第三军医大学	李甘地	四川大学华西临床医学院
文剑明	中山大学医学院	来茂德	浙江大学医学院
文继舫	中南大学湘雅医学院	陈 杰	北京协和医学院
卢朝辉	北京协和医学院	周庚寅	山东大学医学院
叶诸榕	复旦大学上海医学院	郑 杰	北京大学医学部
朱明华	第二军医大学	姜叙诚	上海交通大学医学院

06材